河南省卫生健康委员会立项资助项目

ZHONGYAO PEIFANG XIANYAOXUE

中药配方鲜药学

苗明三　主编

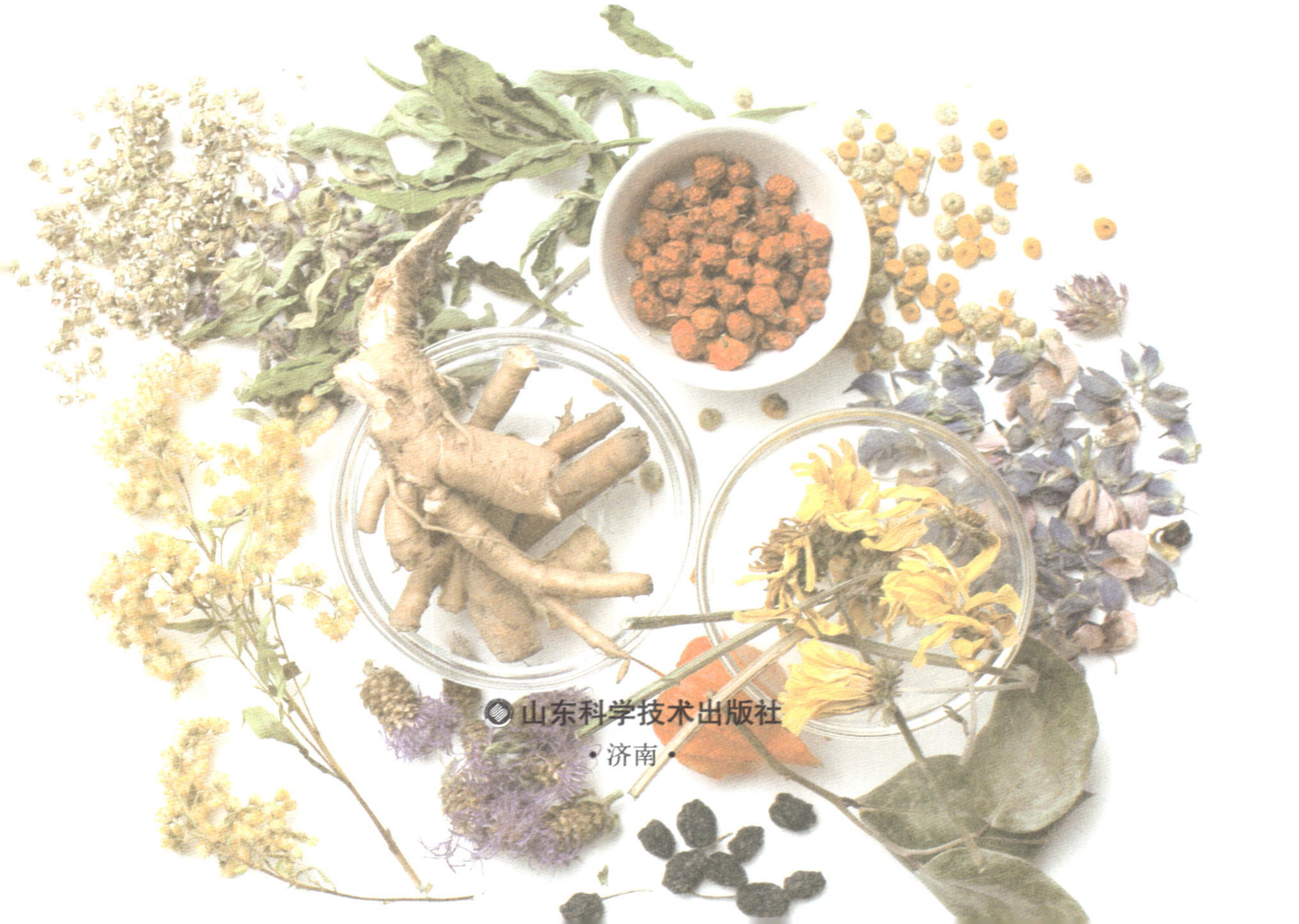

山东科学技术出版社
·济南·

图书在版编目（CIP）数据

中药配方鲜药学 / 苗明三主编 . -- 济南：山东科学技术出版社，2022.10
ISBN 978-7-5723-1438-4

Ⅰ . ①中… Ⅱ . ①苗… Ⅲ . ①中药材 – 配方 Ⅳ . ① R282

中国版本图书馆 CIP 数据核字（2022）第 200142 号

中药配方鲜药学

ZHONGYAO PEIFANG XIANYAOXUE

责任编辑：孙雅臻
装帧设计：孙小杰

主管单位：山东出版传媒股份有限公司
出 版 者：山东科学技术出版社
地址：济南市市中区舜耕路 517 号
邮编：250003 电话：（0531）82098088
网址：www.lkj.com.cn
电子邮件：sdkj@sdcbcm.com
发 行 者：山东科学技术出版社
地址：济南市市中区舜耕路 517 号
邮编：250003 电话：（0531）82098067
印 刷 者：济南普林达印务有限公司
地址：山东省济南市市中区二环西路 12340 号西车间
邮编：250001 电话：（0531）82904672

规格：16 开（184 mm × 260 mm）
印张：44.5 **字数**：830 千 **彩插**：15
版次：2023 年 1 月第 1 版 **印次**：2023 年 1 月第 1 次印刷
定价：149.00 元

编 委 会

主　编　苗明三

副主编　王晓田　康　乐　苗晋鑫　刘浩哲

编　委　佘琳静　刘茜茜　秦　格　刘　静

张亚楠　张　瑾　韩艳珍　康　乐

苗晋鑫　刘浩哲　苗明三

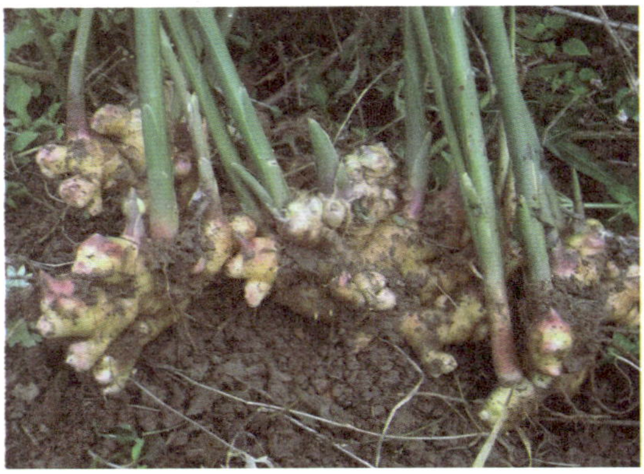

生姜

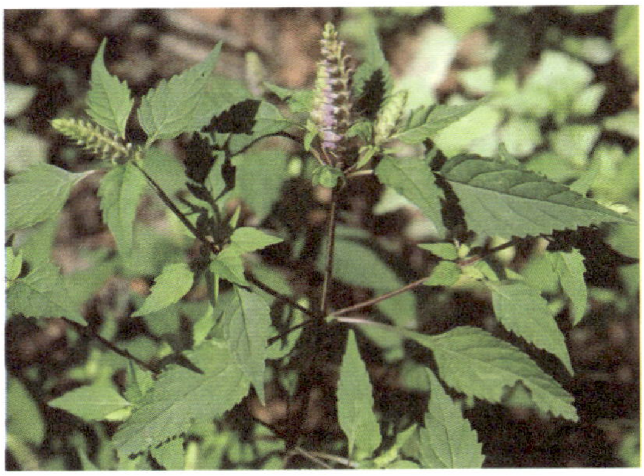

香薷

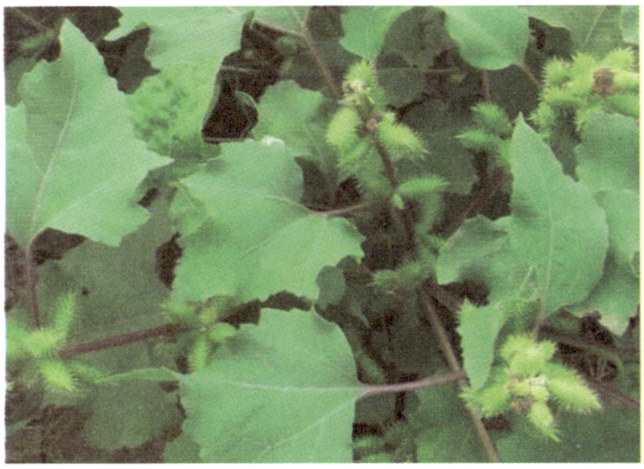

苍耳草

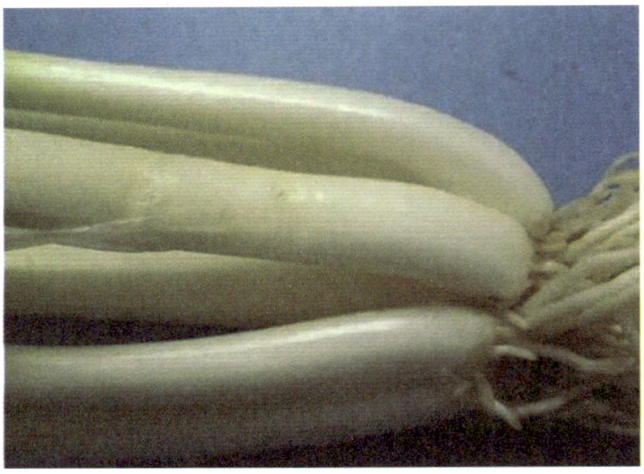

葱白

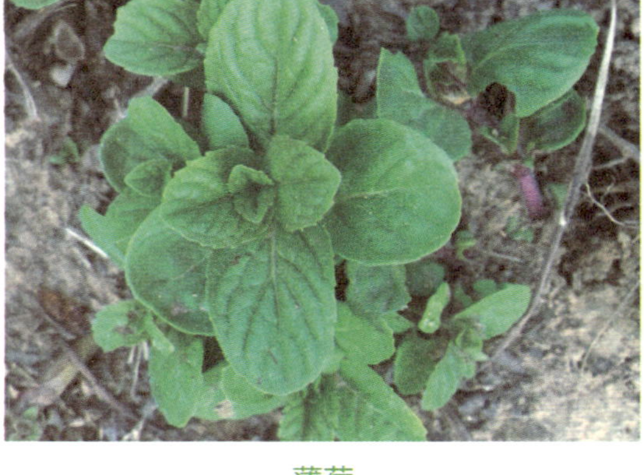

薄荷

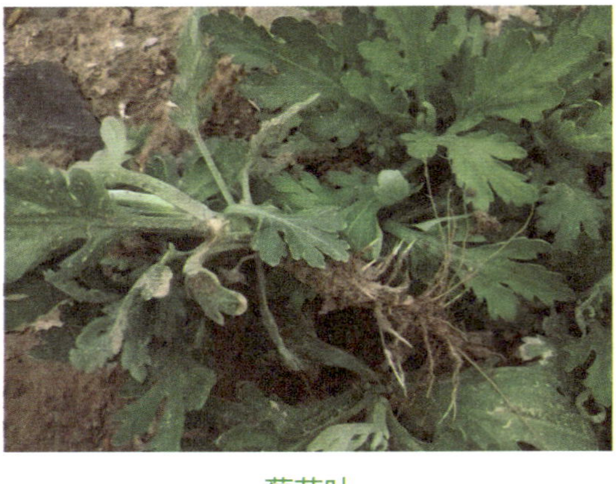

菊花叶

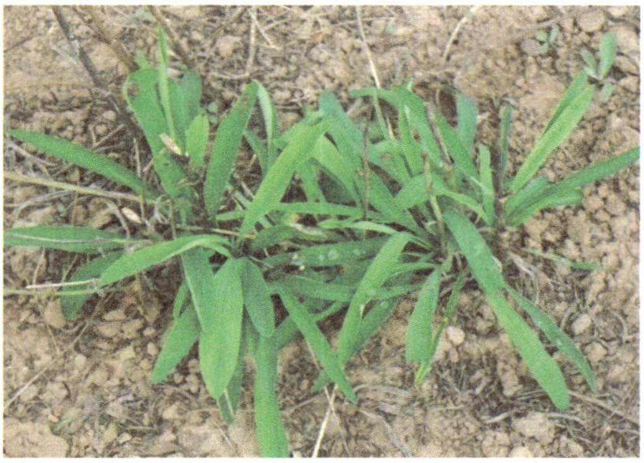
柴胡

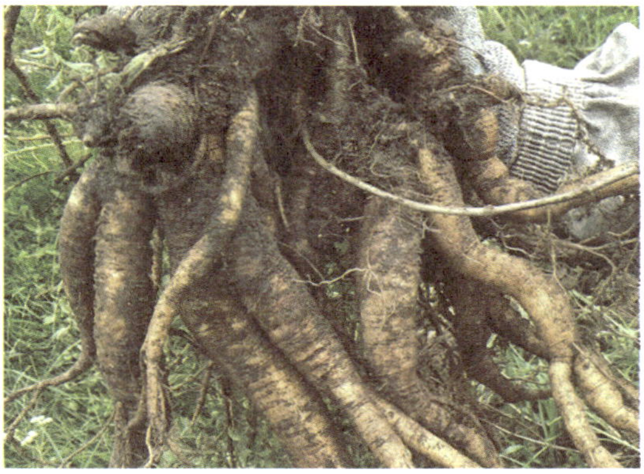
葛根

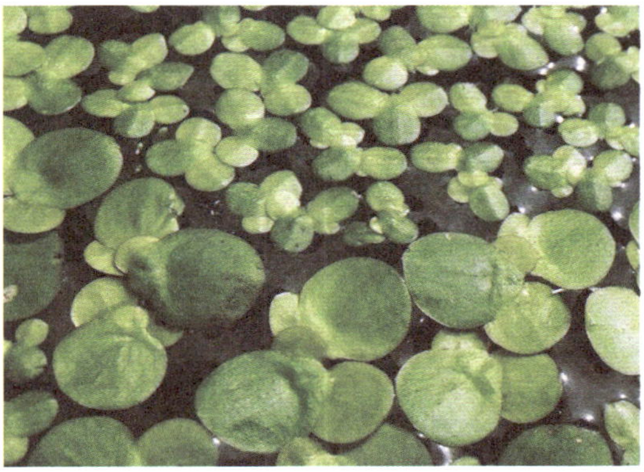
浮萍

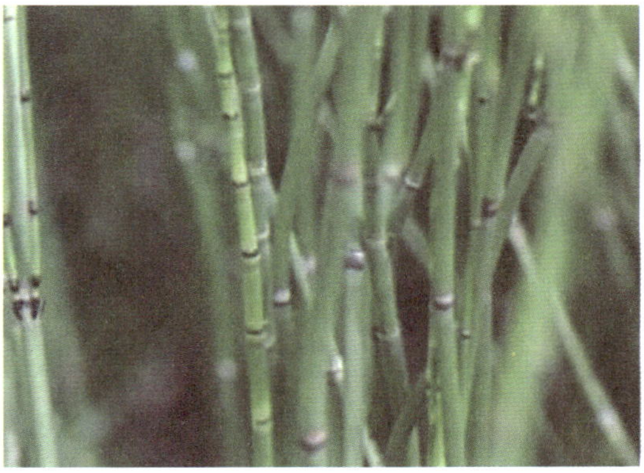
木贼

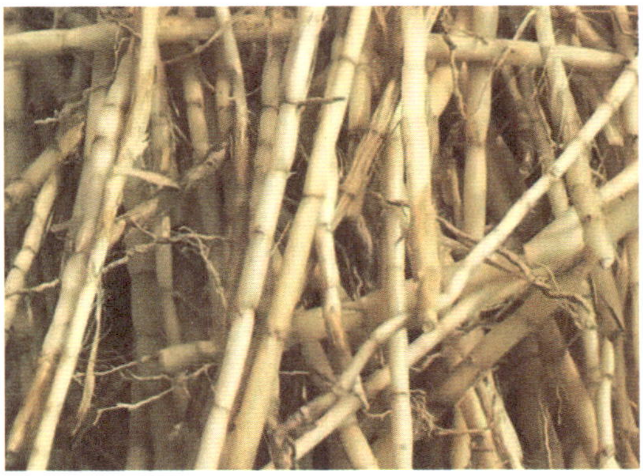
芦根

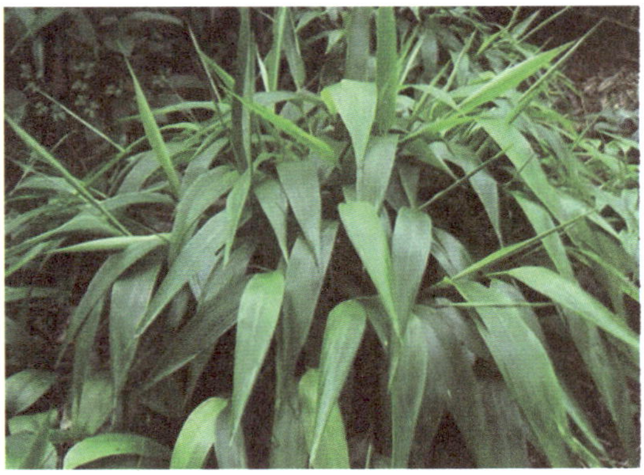
淡竹叶

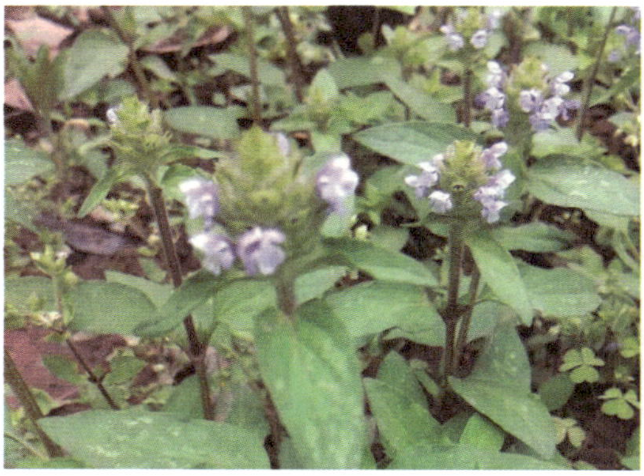
夏枯草

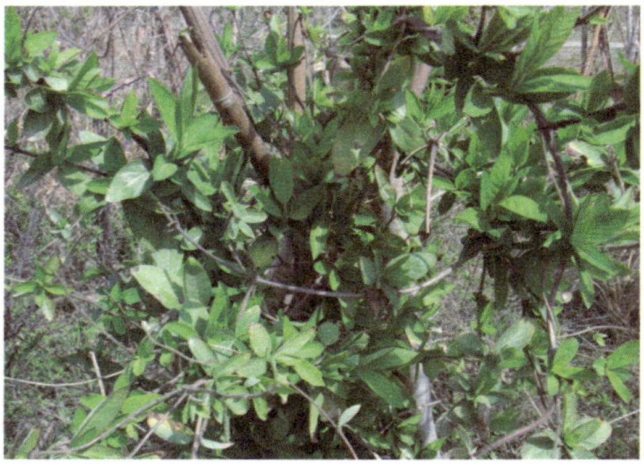
金银花

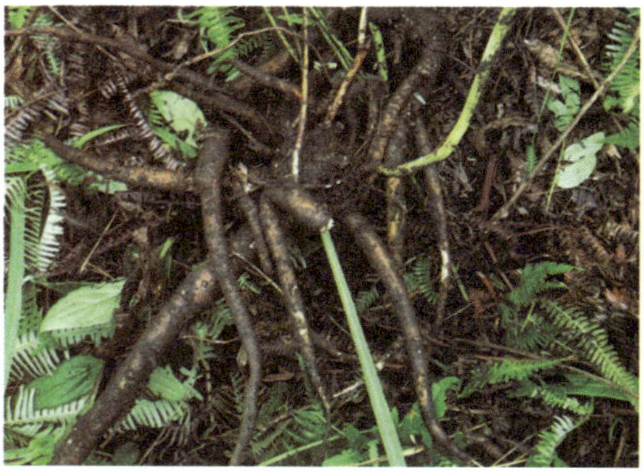
苦参

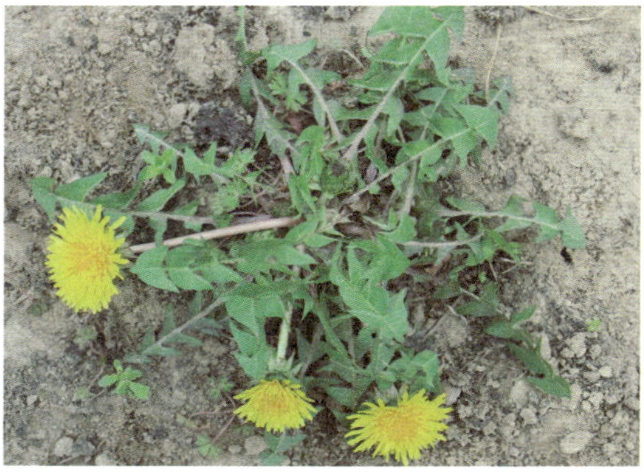
蒲公英

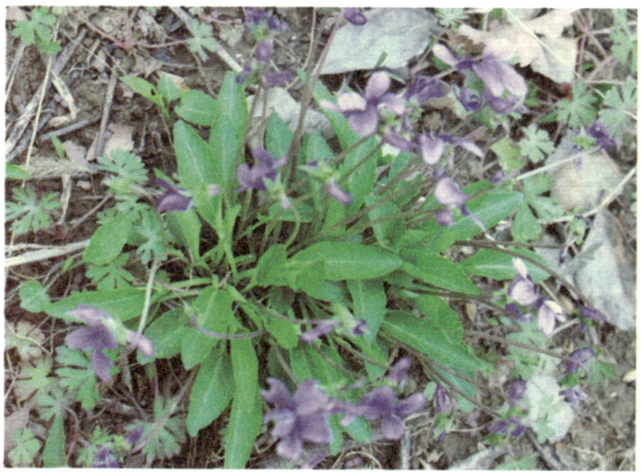
紫花地丁

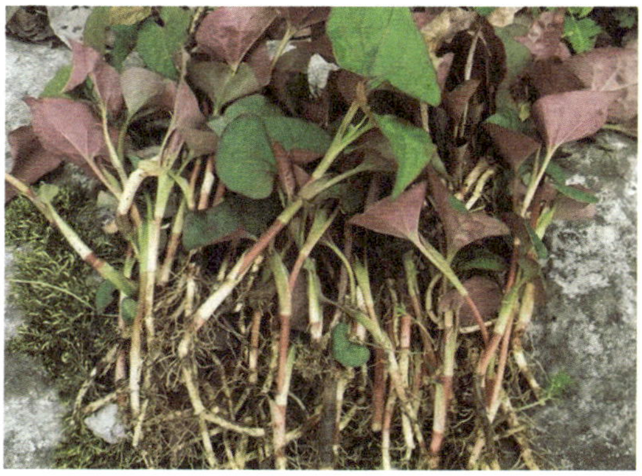
鱼腥草

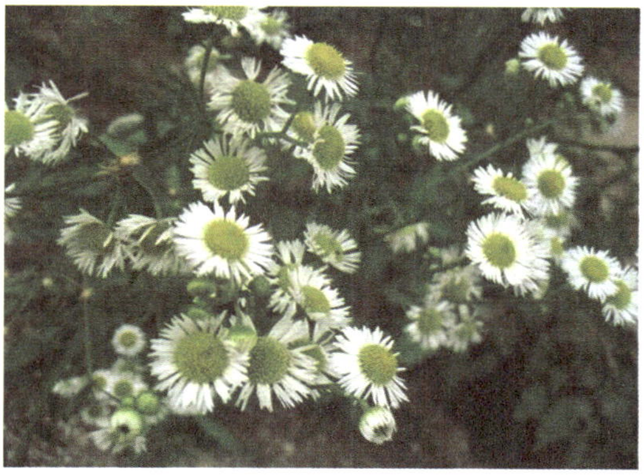
野菊花

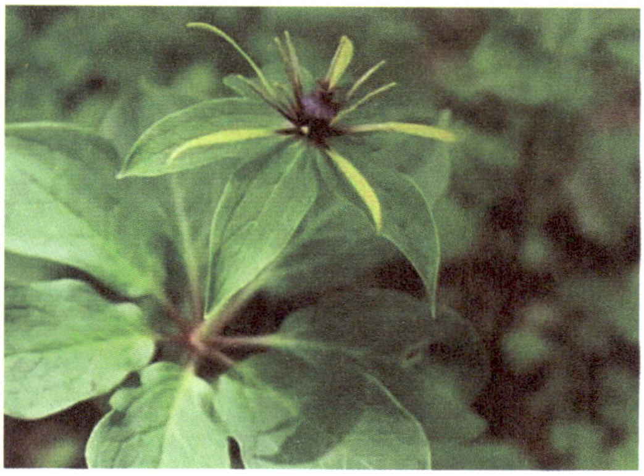
七叶一枝花

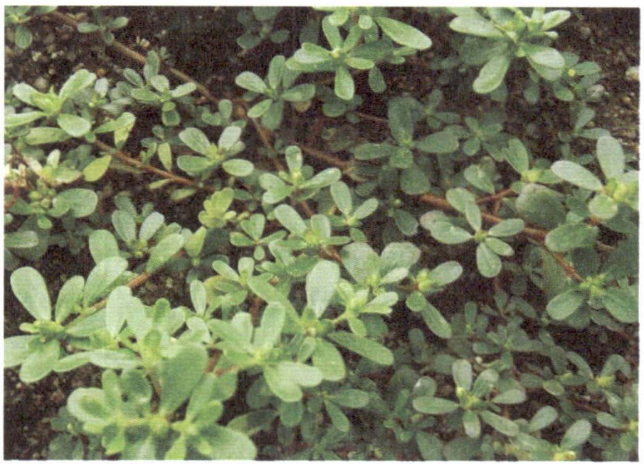
马齿苋

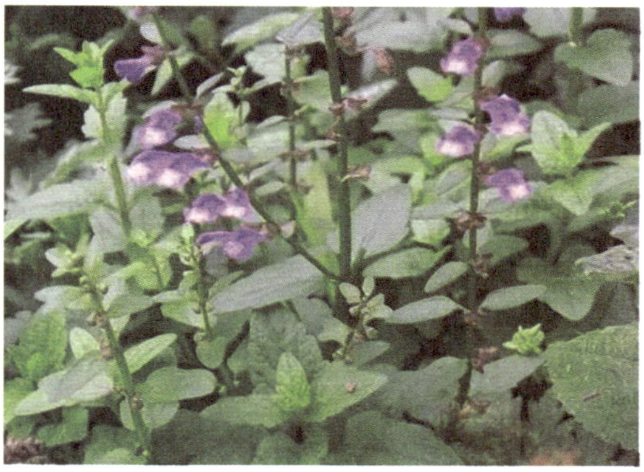
半枝莲

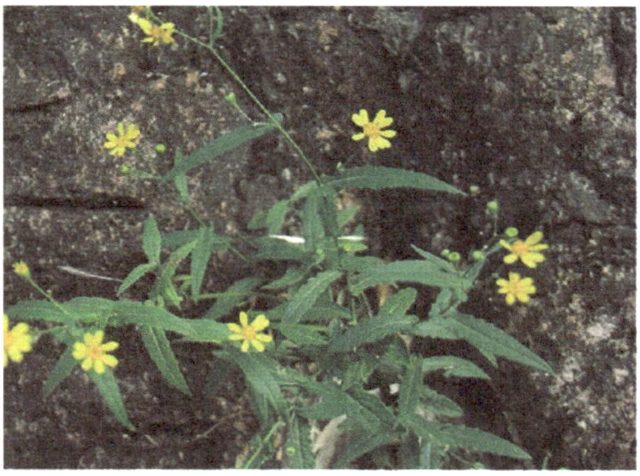
千里光

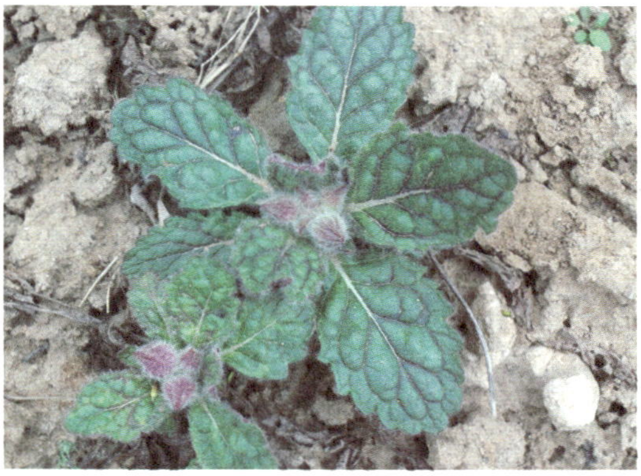
地黄

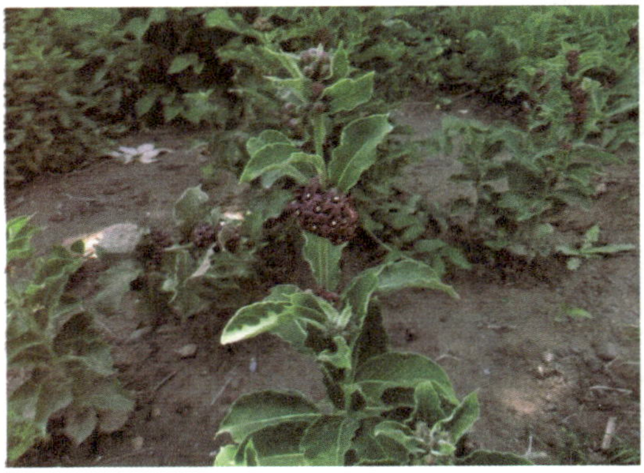
白薇

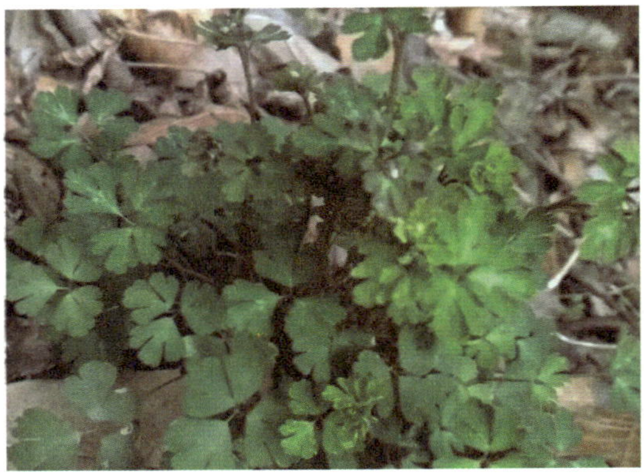
天葵子

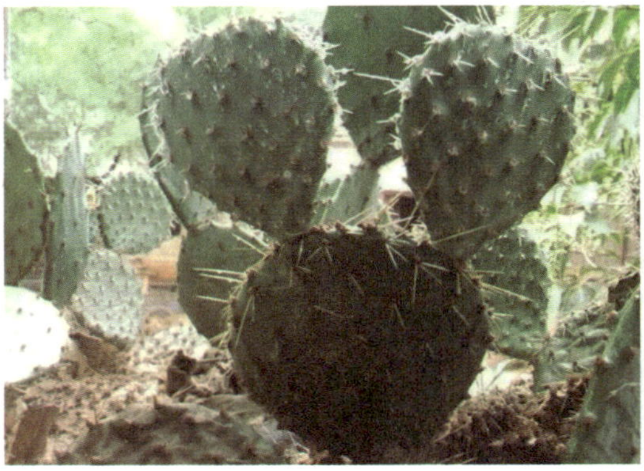
仙人掌

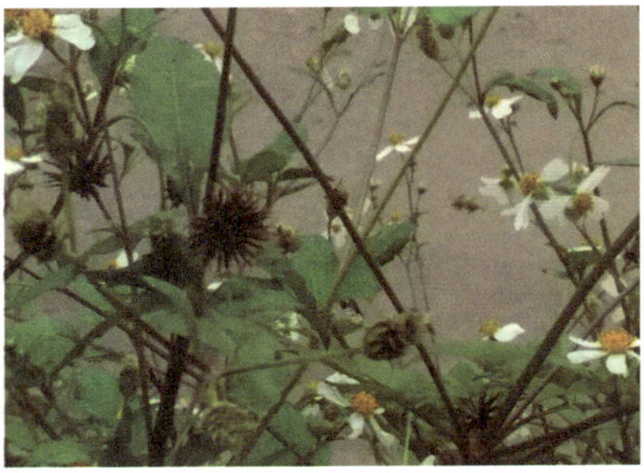
鬼针草

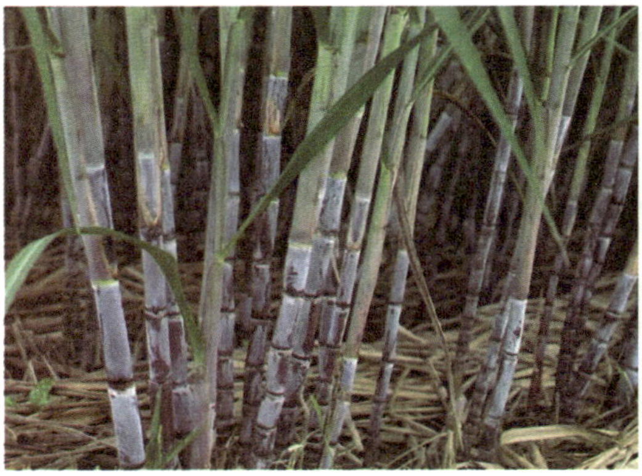
甘蔗

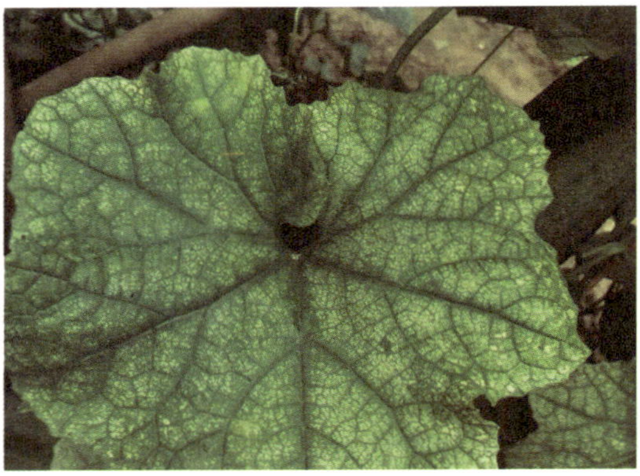
丝瓜叶

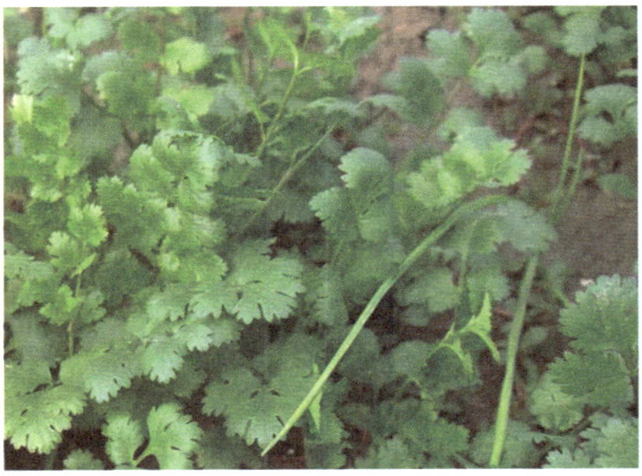

芫荽

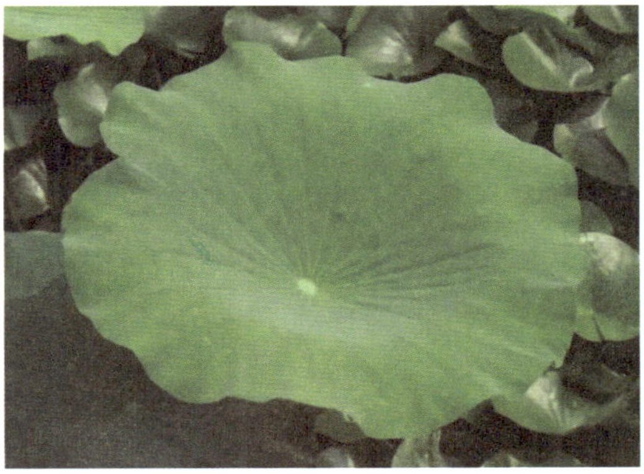

荷叶

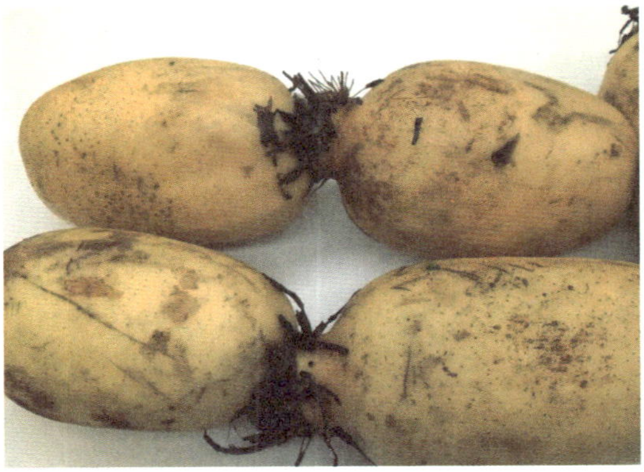

藕节

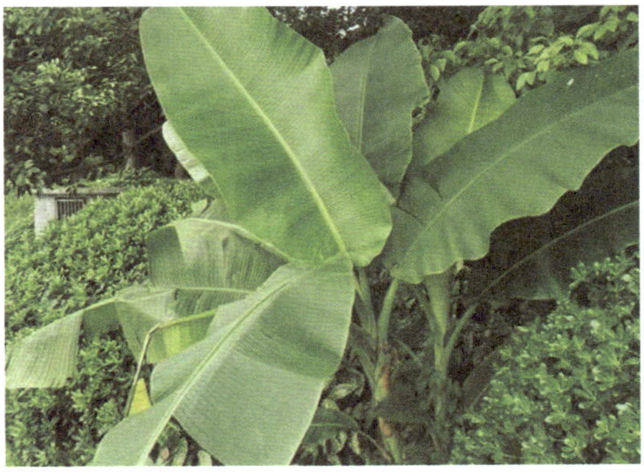

芭蕉

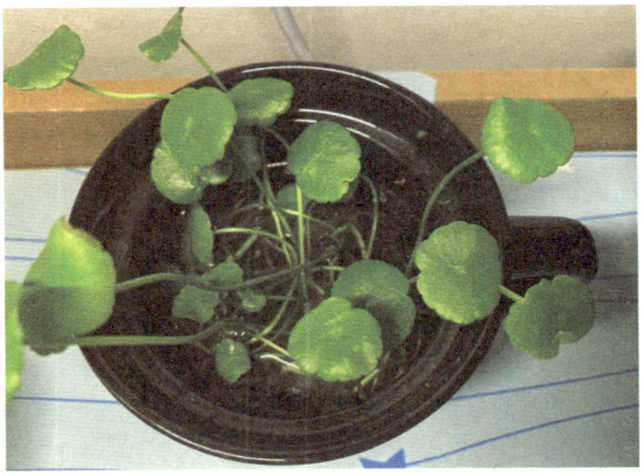

积雪草

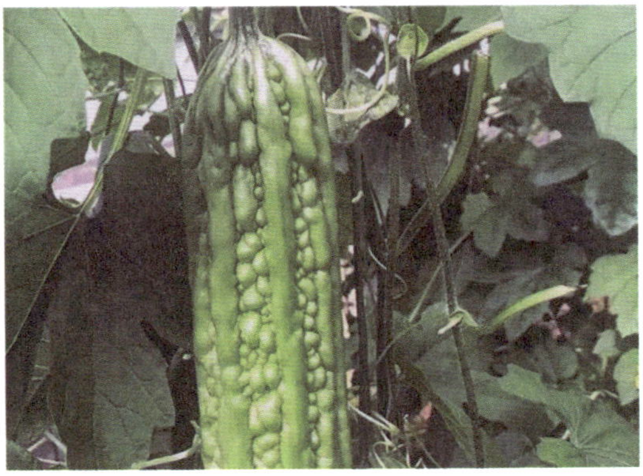

苦瓜

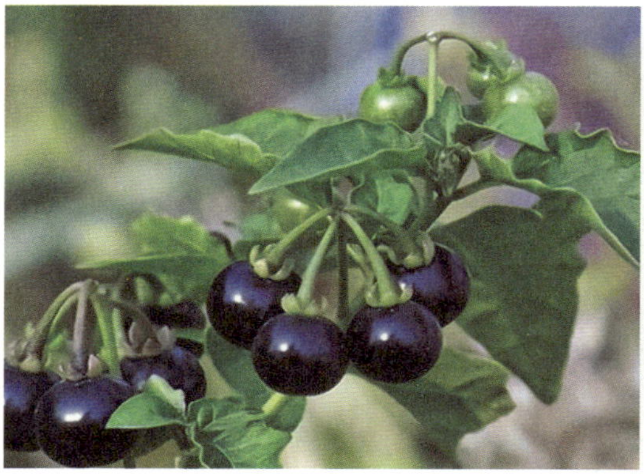

龙葵

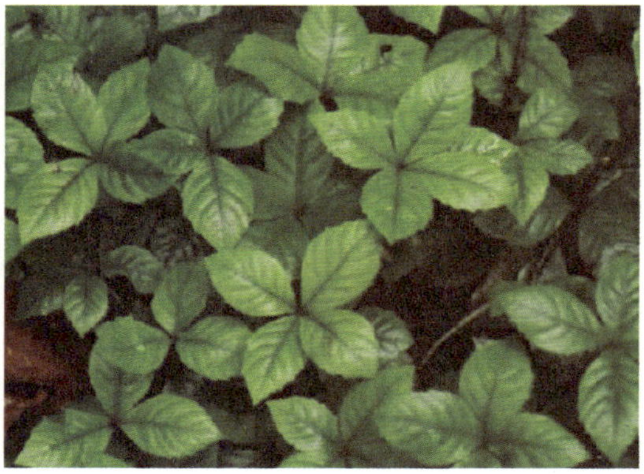

小青叶

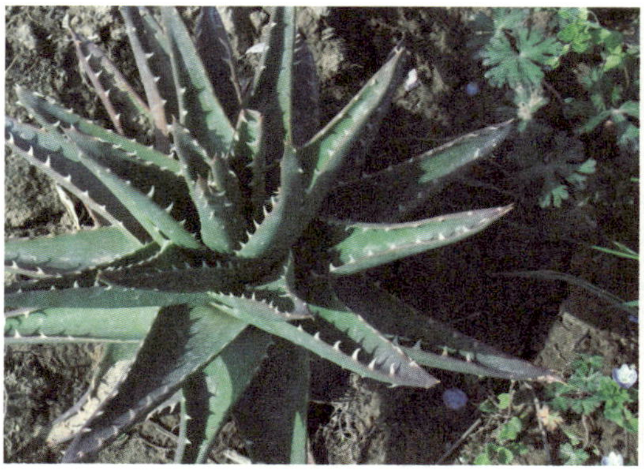

芦荟

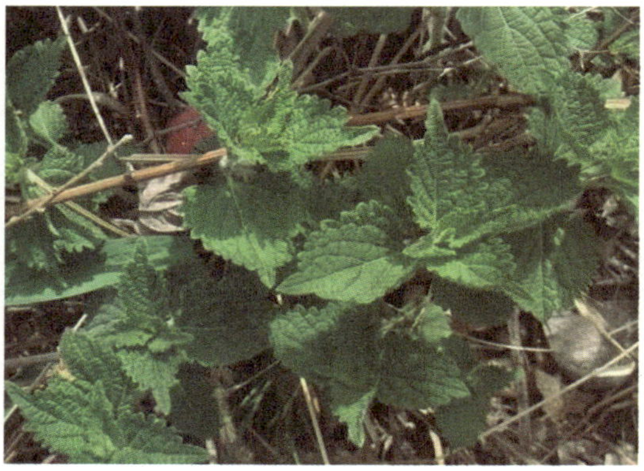

藿香

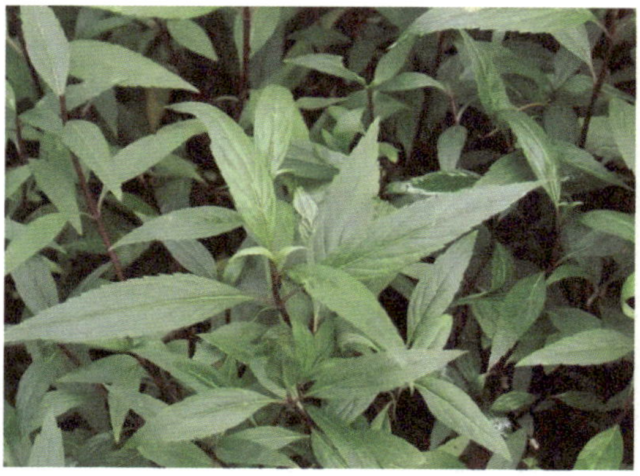

佩兰

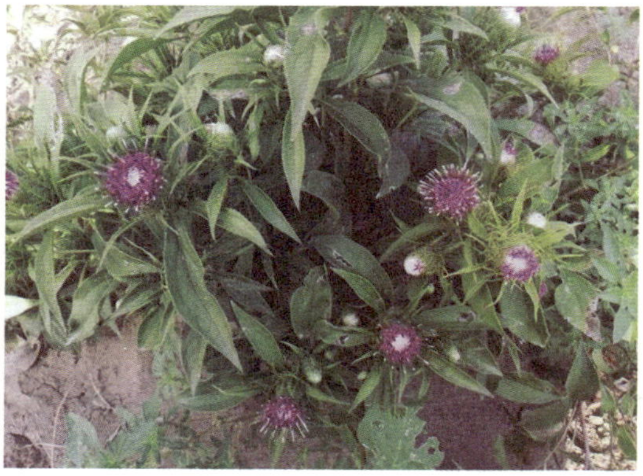

苍术

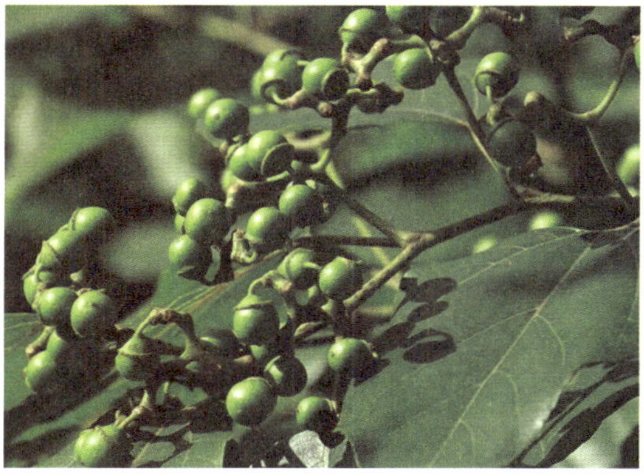
枳椇

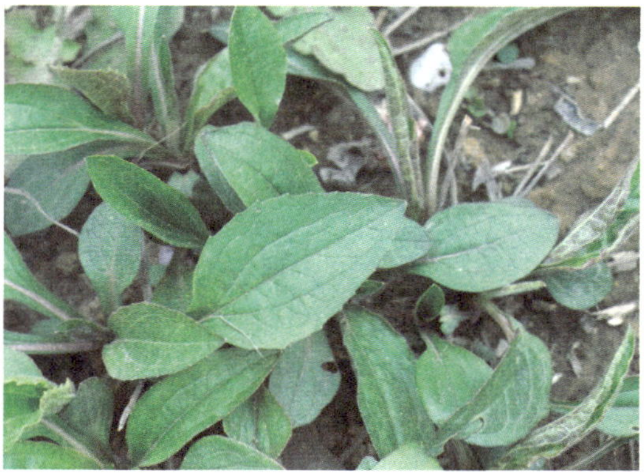
车前草

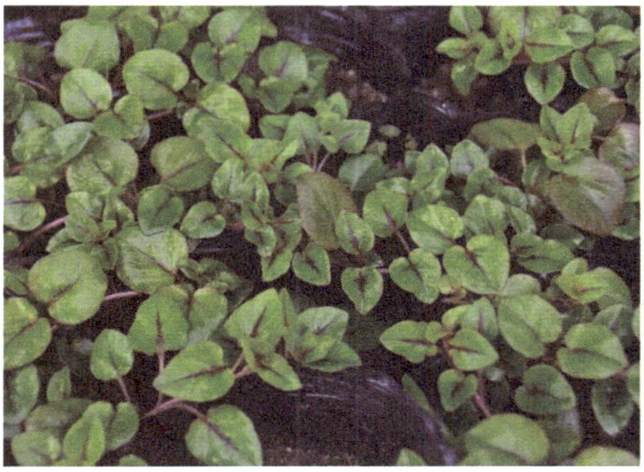
金钱草

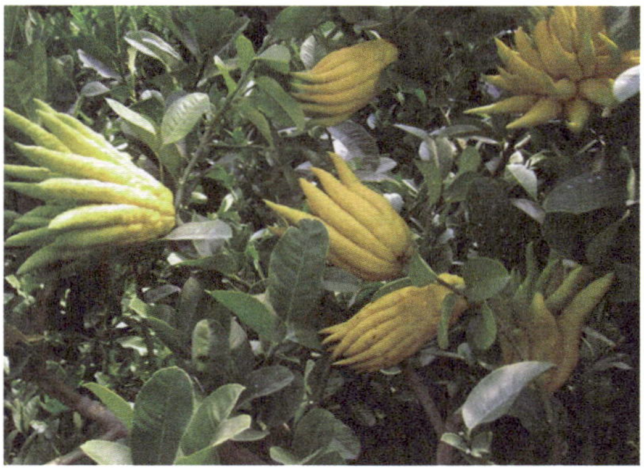
佛手

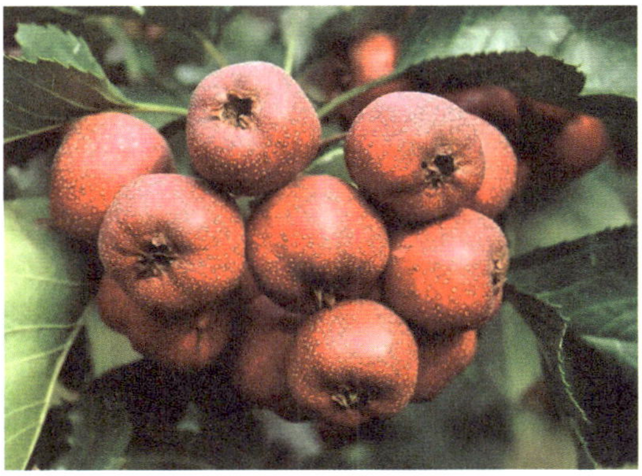
山楂

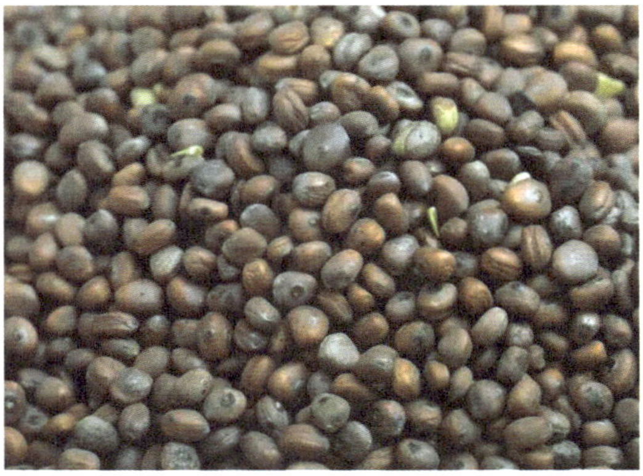
莱菔子

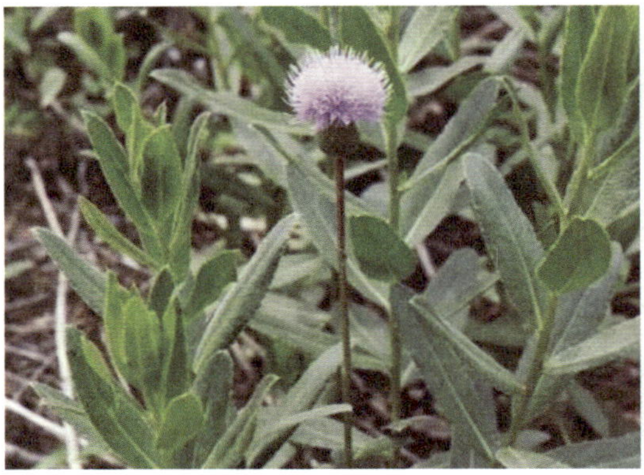
小蓟

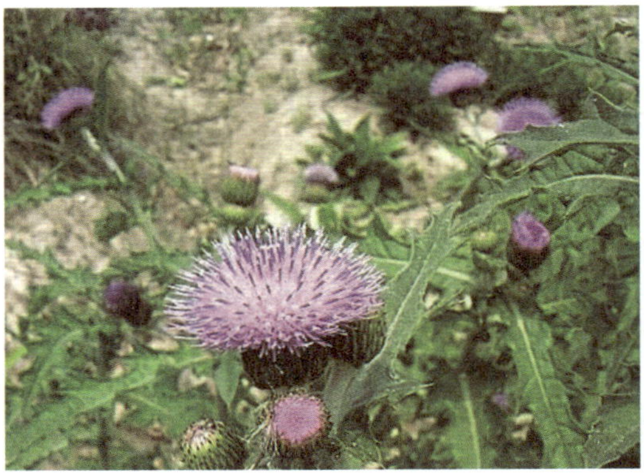
大蓟

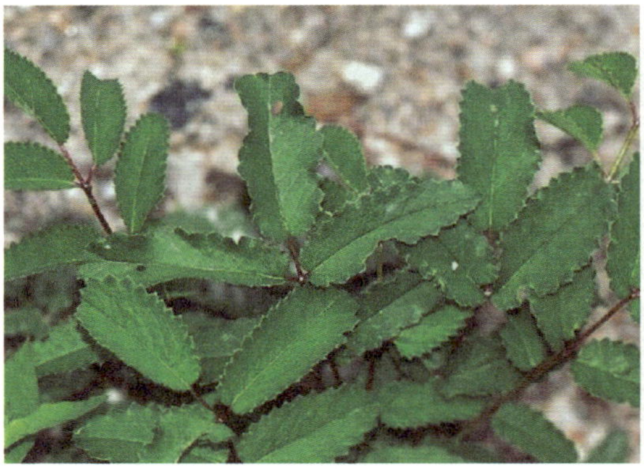
地榆

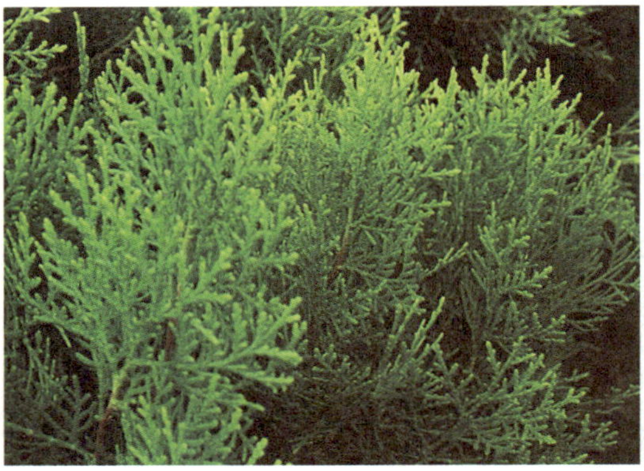
侧柏叶

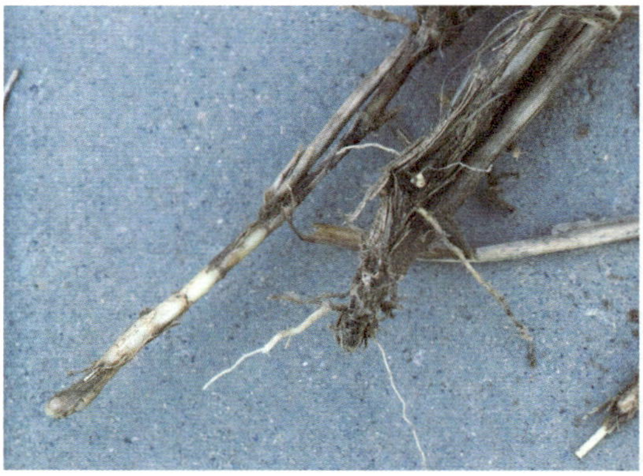
白茅根

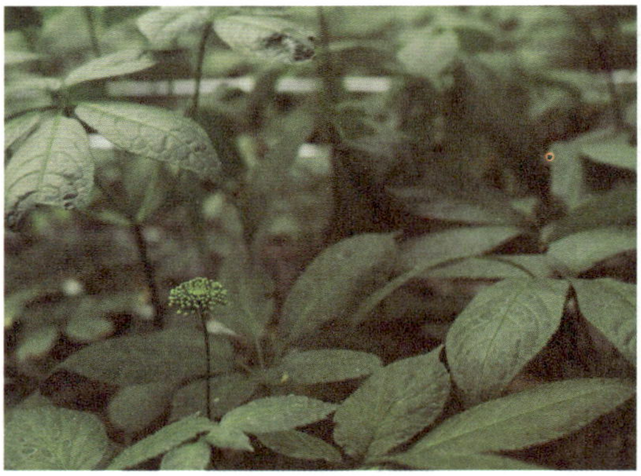
三七

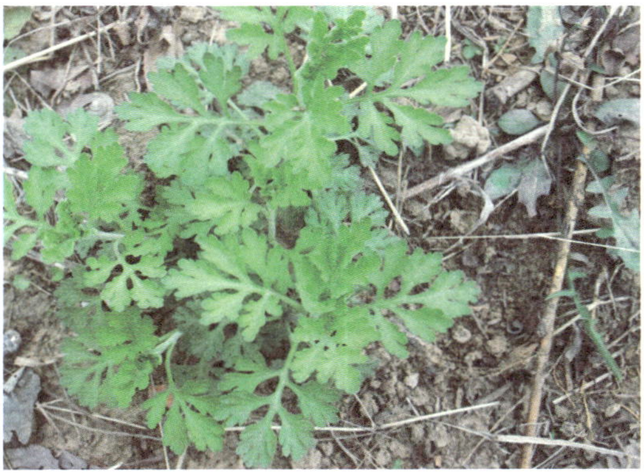

艾叶

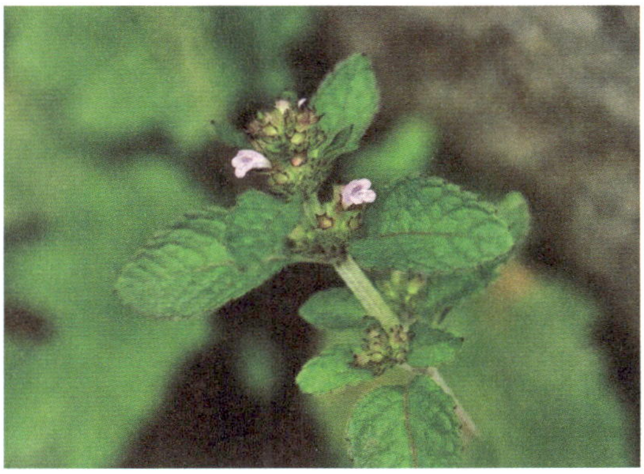

断血流

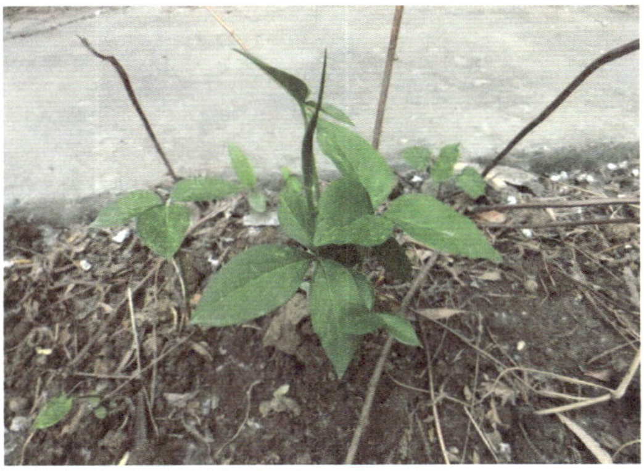

半夏

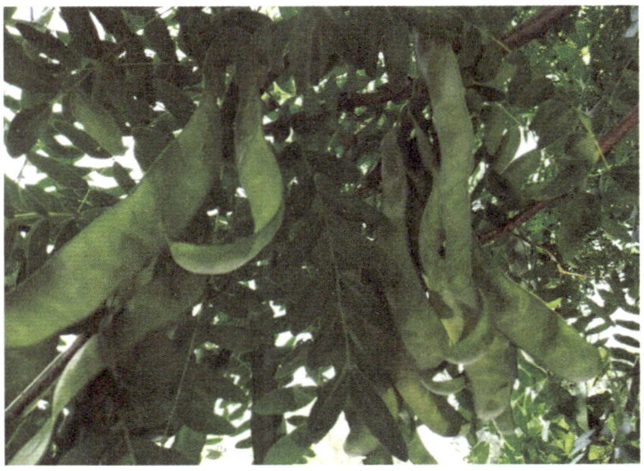

皂荚

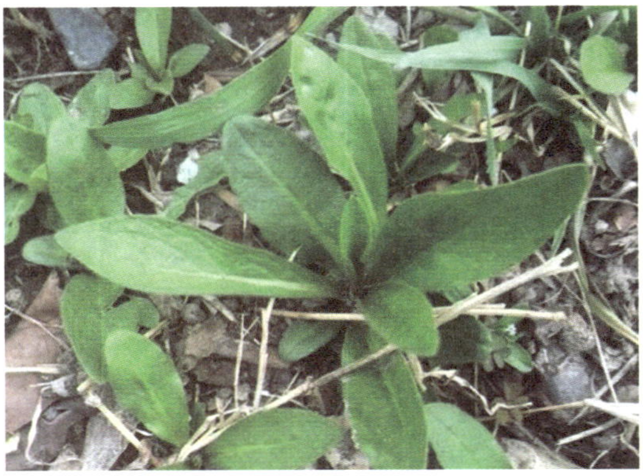

金沸草

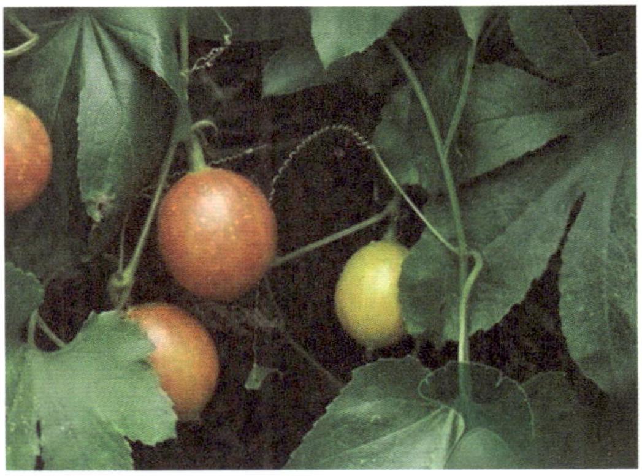

瓜蒌

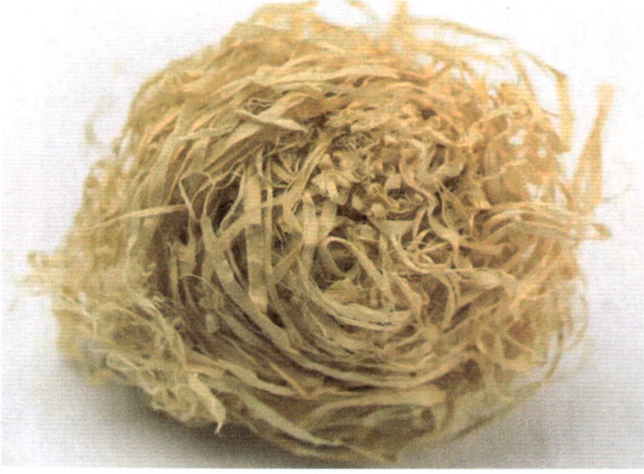
竹茹

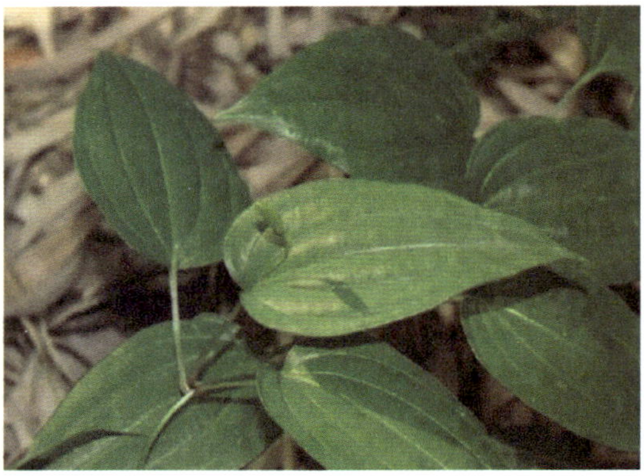
百部

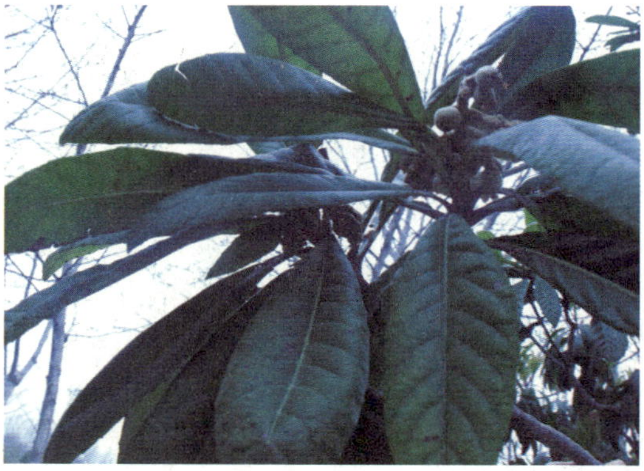
枇杷叶

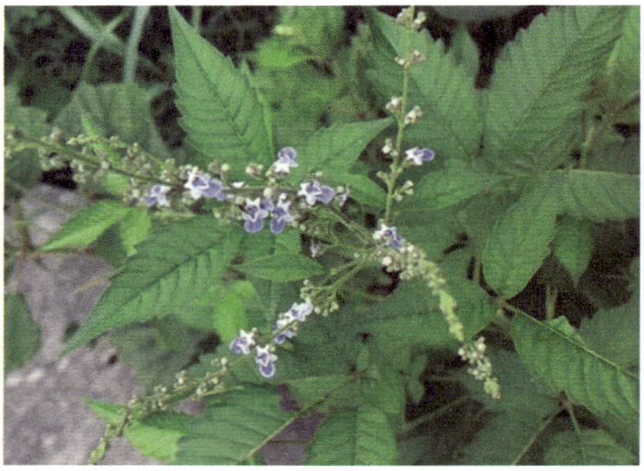
牡荆叶

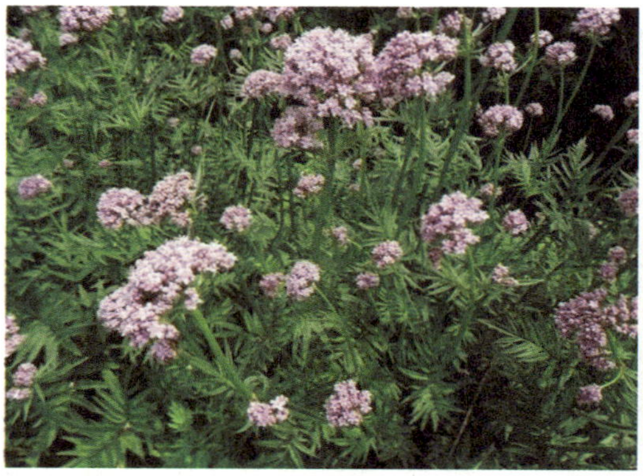
缬草

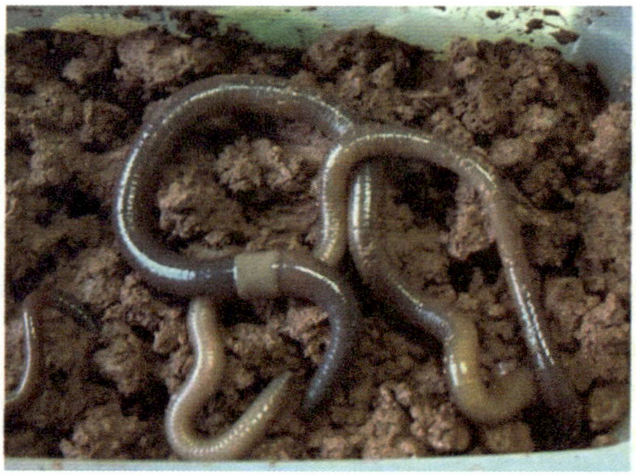
地龙

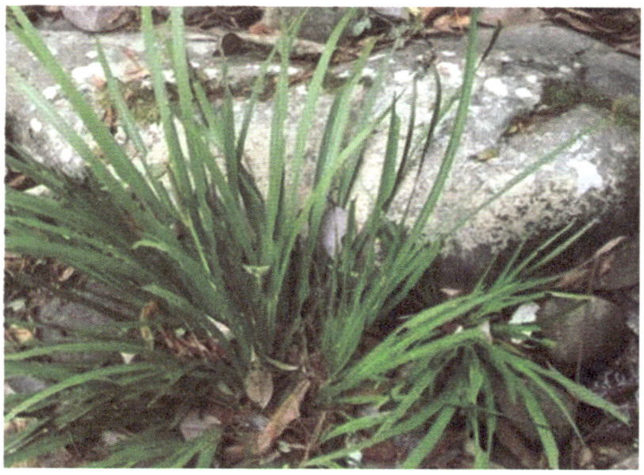

石菖蒲

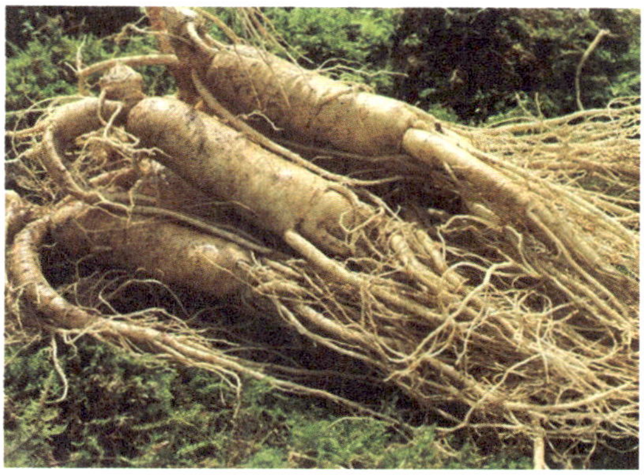

人参

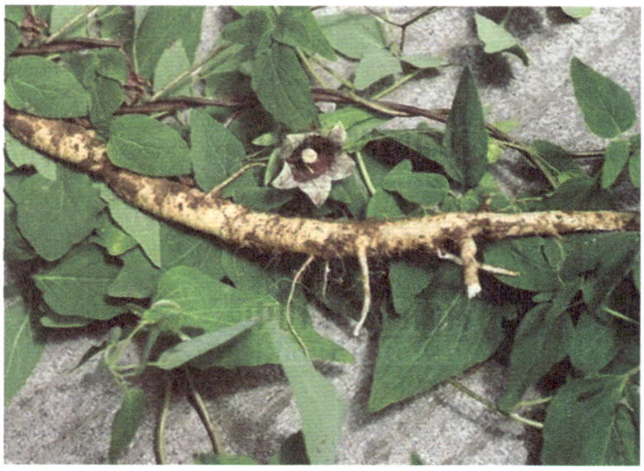

党参

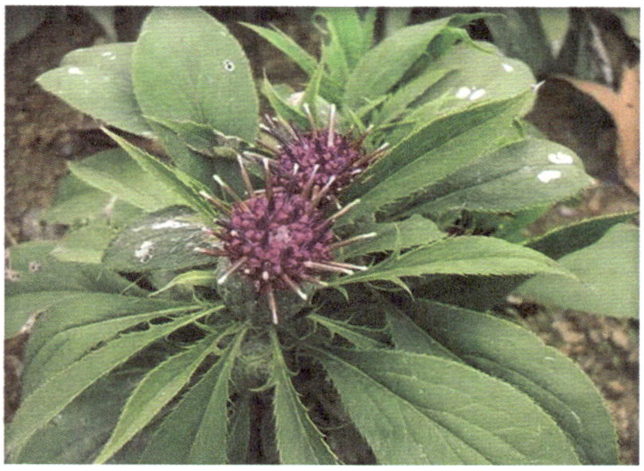

白术

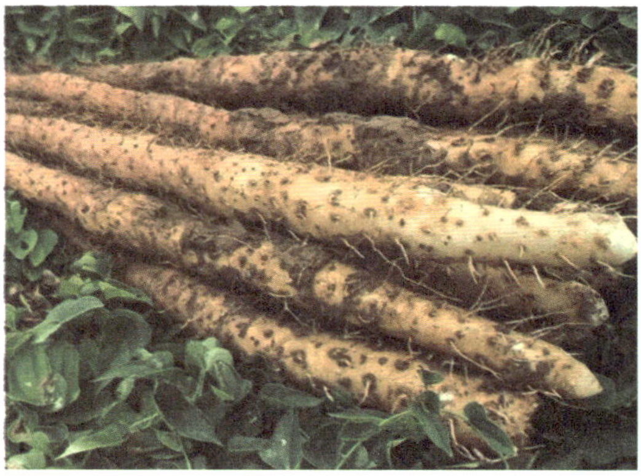

山药

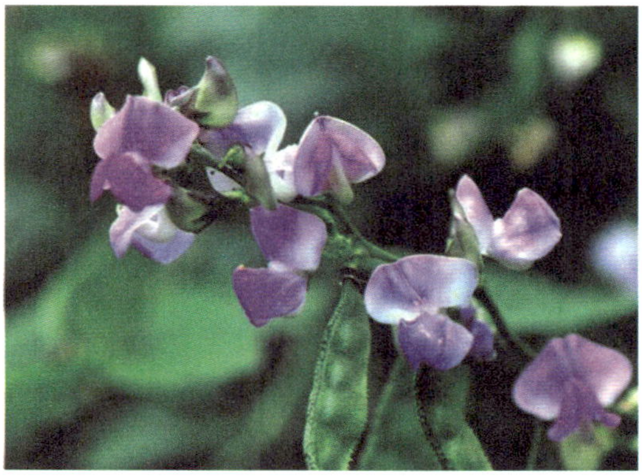

扁豆花

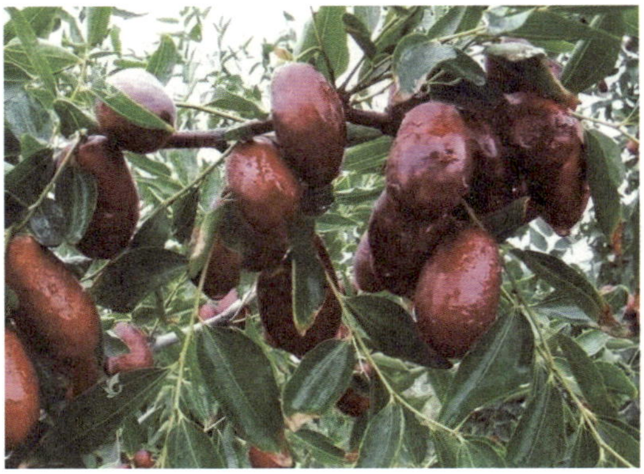
大枣

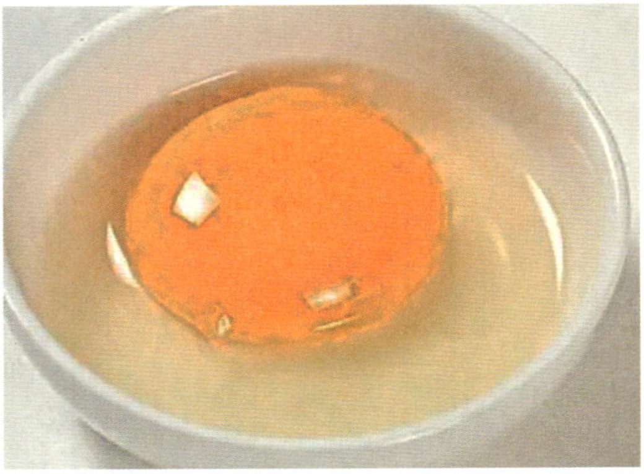
鸡子黄

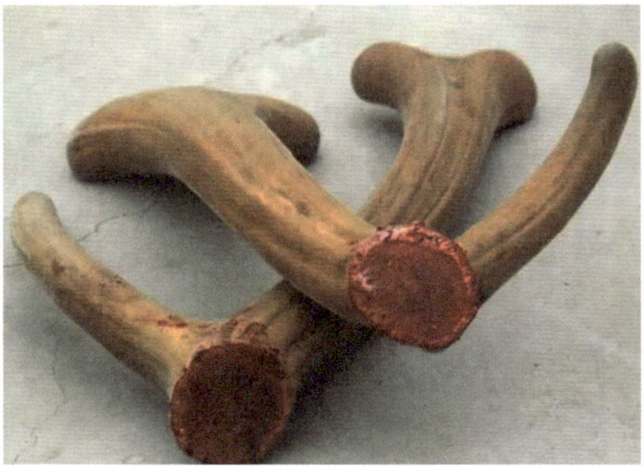
鹿茸

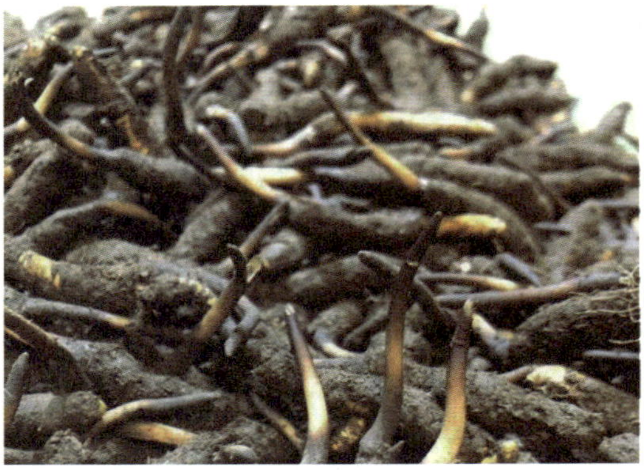
冬虫夏草

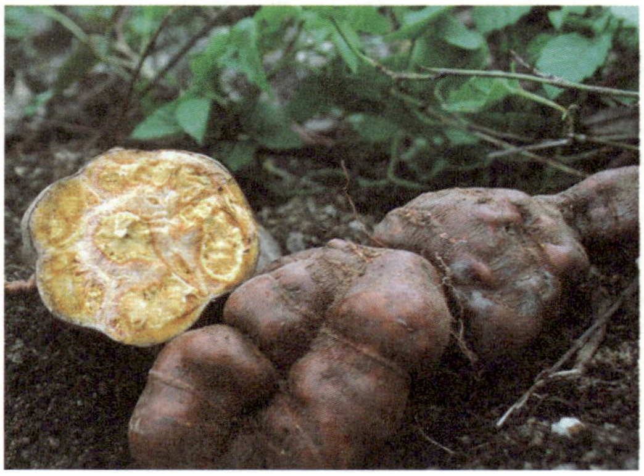
何首乌

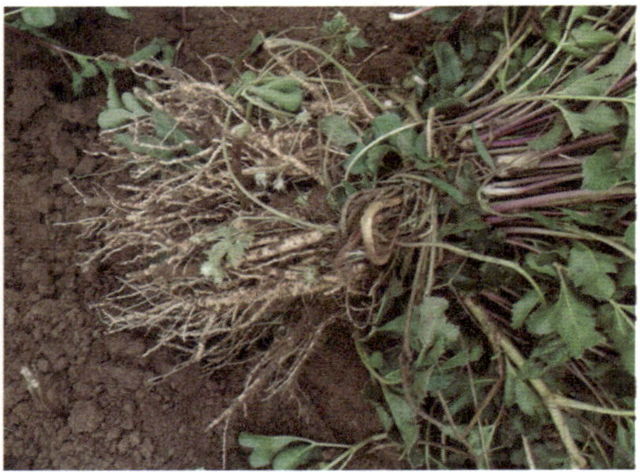
北沙参

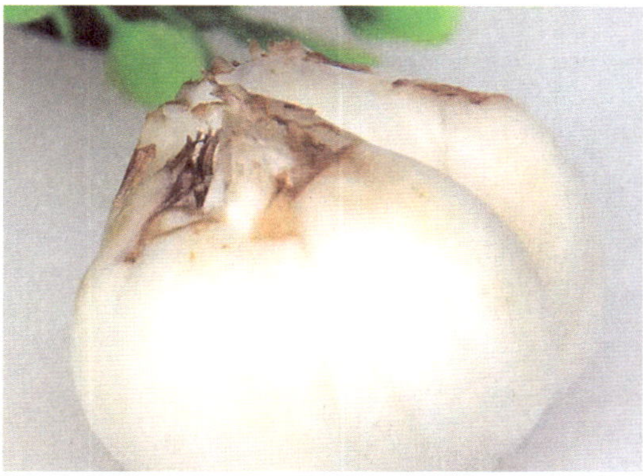

百合

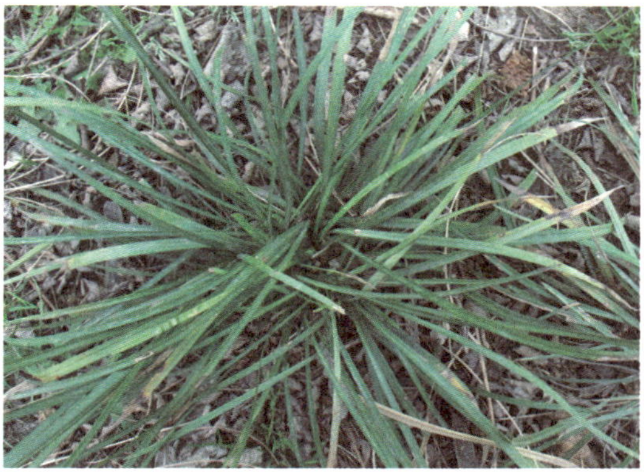

麦冬

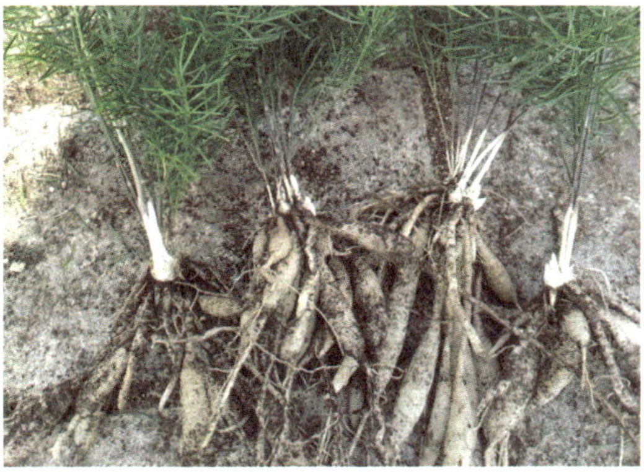

天冬

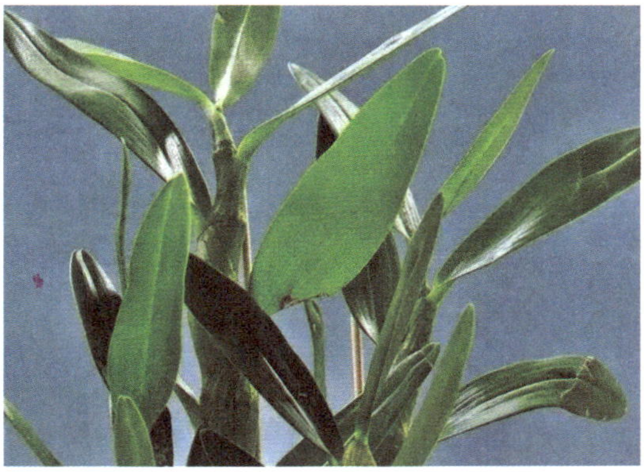

石斛

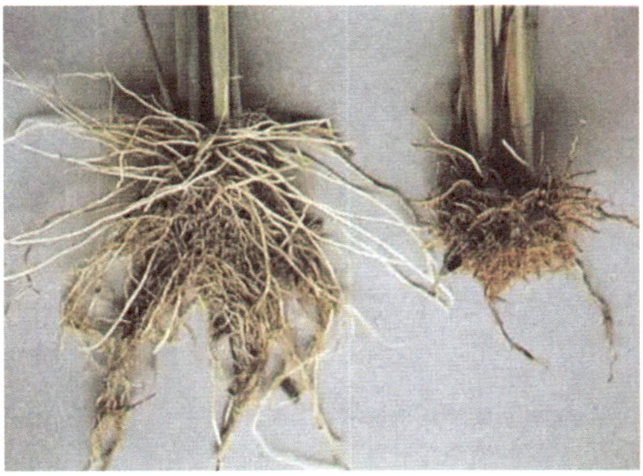

糯稻根

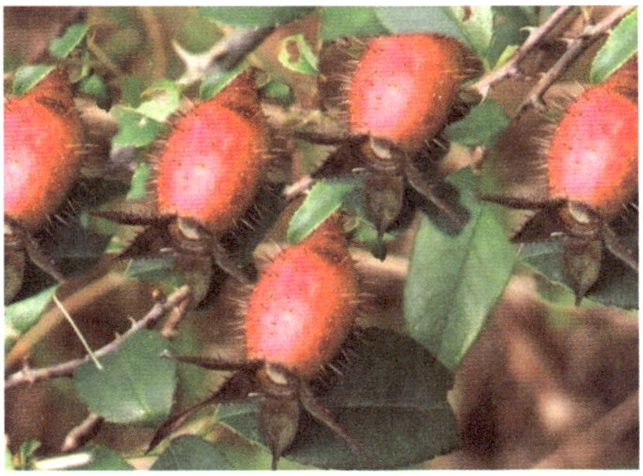

金樱子

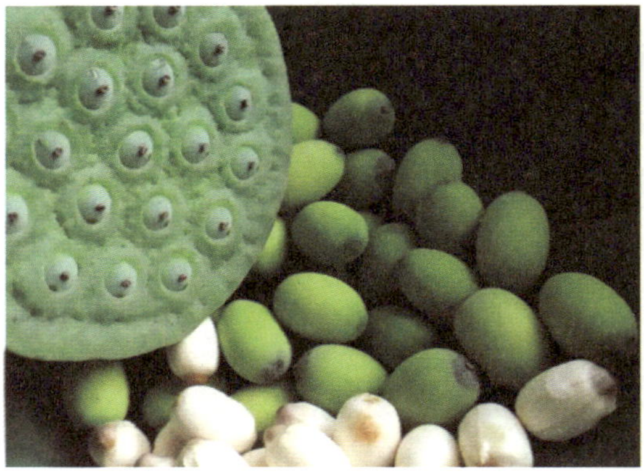
莲子

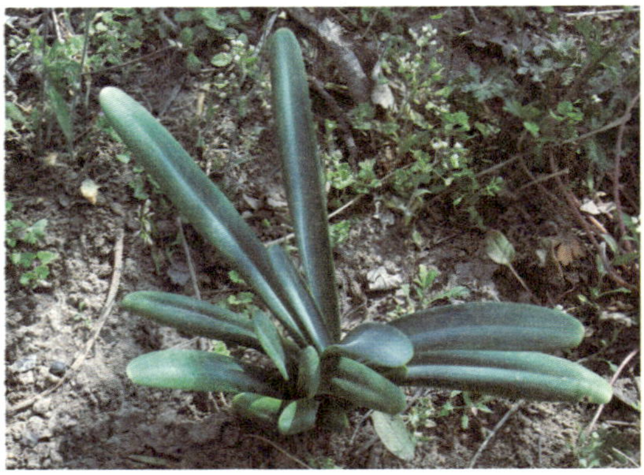
石蒜

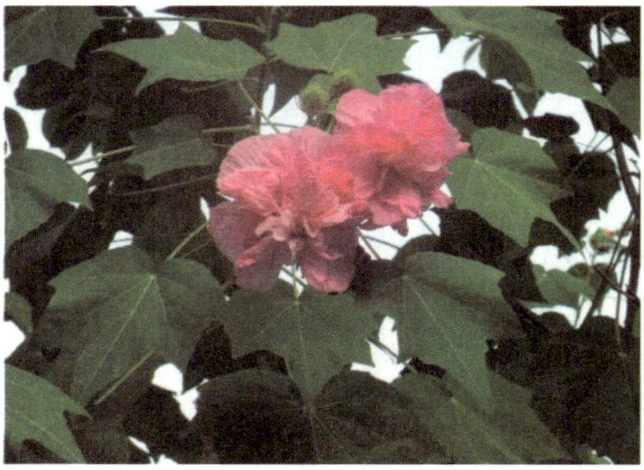
芙蓉花叶

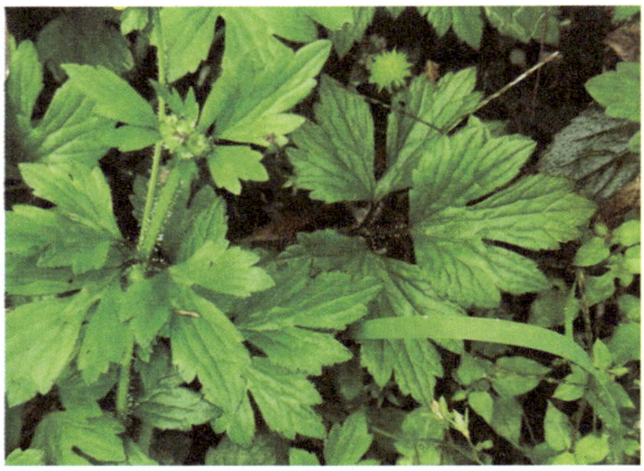
毛茛

前言

近年来，许多中医药工作者继承和发扬了中医学运用鲜药的经验，取得显著的临床疗效，其中不但包括临床杂病，也有急危重症，表明鲜药确有其独特之处。现代医学研究结果表明，有些鲜药活性成分的量较干品高，药理活性也较干品强。中药鲜（干）药的成分及活性有明显区别，屠呦呦获诺贝尔奖的主要发现来源就是鲜黄花蒿。鲜（干）药功能主治有明显差异，如鲜地黄－地黄、鲜姜－干姜等为不同类中药，其他鲜（干）药也存在差异。中医临床应用鲜药的历史，可追溯到秦汉时期，古书记载的“神农尝百草，一日而遇七十毒”所述的“百草”当为鲜草。《五十二病方》中有“蚖：取鋻兰，以酒沃，饮其汁，以宰（滓）封其痏，数更之”的记载。取新鲜的兰草，捣碎用酒泡后，饮其药汁内服，再用渣滓敷在伤口处的治疗方法。根据历代医家文献记载及现代临床实践，可以看出，鲜药的应用在内科杂病的调治、急危重症的抢救、解毒以及外伤治疗等方面，具有独到之处。

单味鲜药即使疗效优于干药，也难以完全控制或治愈多种脏器功能的紊乱与病变，这种情况催生了中药配方鲜药的诞生。本书首次提出中药配方鲜药学概念，常说的鲜药为中药材，加工后保持鲜药特点的为鲜药饮片；将鲜药饮片经过组方配伍应用于临床，即为配方鲜药；配方鲜药学是在中医药理论指导下将鲜药饮片应用于临床的一门学科。从广义上来讲，中药配方鲜药是经现代保鲜技术加工，最大程度保存新鲜药材有效成分及结构，供中医临床配方用的鲜药饮片。鲜药在性味上，药性更突出，如寒凉之性鲜药较普通饮片偏凉偏润；芳香辛窜气味的鲜药较普通饮片味厚力峻；鲜药的润燥之性明显强于普通饮片，并且吸收见效快。中药饮片是中医临床辨证施治的传统武器，也是中成药的重要原料，其独特的炮制理论和方法，无不体现着古老中医的精深智慧，而中药配方鲜药也是中药饮片的一种新形式。

本书系统介绍了中药鲜药的化学成分、保鲜加工方法、药理作用、毒理研究、不良反应等。配方鲜药按中医药理论配伍组合应用，发挥中药鲜药的特殊疗效，用于相应病症的治疗。中药配方鲜药学既有中药鲜药的特点，也有方剂应用的内容，是对中医药的创新发展。

中药鲜药应用是中医用药的特色及特殊形式，2020 版《中华人民共和国药典》（以下简称《中国药典》）载有 100 余种可鲜用中药。鲜药常用于外感风寒、瘟病及伤食、咳血吐血诸血证、急性菌痢腹泻、肺炎、肺痈、肺结核、慢性气管炎、百日咳、白喉、腮腺炎、乳腺炎、扁桃体炎、伤科、外科病症的治疗，还可用于恶性肿瘤、系统性红斑狼疮、免疫性疾病、感染性疾病和危重病的急救及解毒等。目前中药入药应用形式主要有饮片、配方颗粒，以内服应用为主；通过努力，以本书为先导，可形成新的以鲜药为主的中药配方鲜药新的入药形式。中药配方鲜药的应用发挥了鲜药的特殊疗效、扩大了鲜药的临床应用。中药配方鲜药概念的提出将为中药的应用形式带来巨大飞跃。目前国内外类似的书籍仅有针对鲜药的研究和应用总结，本书第一次提出中药配方鲜药学概念，本书通过对中药配方鲜药学的概念、内涵、外延、理论基础、实践应用等进一步的解释与探讨，并对中药鲜药按中药学习惯分类方法（按不同功效）分类，对已有的中药鲜药逐一进行化学成分、加工方法、药理和临床应用的论述。本书既促进了中药鲜药应用的普及，也使中医药理论得到进一步创新发展。

在本书写作过程中，引用了大量国内外公开发表的有关中药鲜药的论文，在此谨对这些原文作者致以诚挚的谢意。对参与编著工作资料搜集整理的同事们表示真诚的感谢。

目 录

上篇 总论

下篇 中药鲜药

上篇

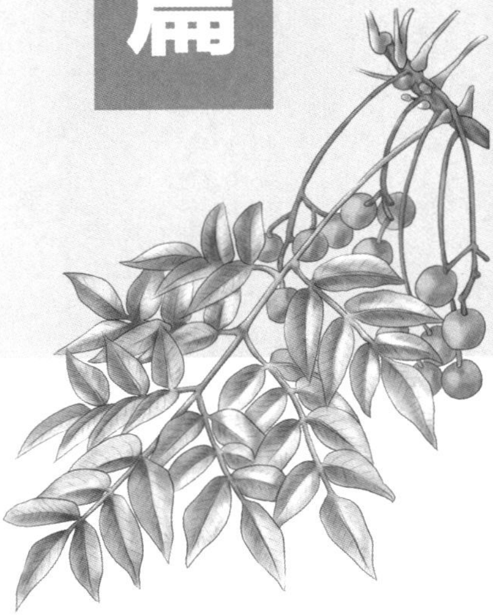

总　论

第一章　中药配方鲜药学概述

第一节　中药配方鲜药的提出与概念

中医临床应用鲜药的历史，可追溯到秦汉时期，古书记载的“神农尝百草，一日而遇七十毒”所述的“百草”当为鲜草。战国时期的《山海经》中已有鲜药外用的记载：“佩带，如薰草佩之已疠；坐卧，如溪边，席其皮者不蛊；涂抹，如天婴之已痤；洗浴，如黄浴之已疥。”汉代·张仲景《金匮玉函经》中用鲜生姜，“皆薄切之，乃捣绞取汁……”用于汤方。晋代·葛洪《肘后备急方》中用生姜解半夏毒，雄黄葱汁解藜芦毒。唐朝时，国家设立了药学学校，种植药材数百种并向学生进行教学，应用鲜药于临床。宋代，唐慎微在《经史证类备急本草》中将薤白、葱白除青令尽入药或外敷，对皮肤化脓性感染有一定疗效。明代，李时珍对葱白临床应用作了精辟的论述：“所谓外应皮毛，内合阳明，即取其发散通阳之功。”葱白辛温，外能散寒发汗，内可通阳止痛，又能下乳利水，外敷疗毒。《本草从新》中也以“生掘鲜者，捣汁饮之”。《中国药典》2000年版一部995种药材中就有马齿苋、九里香、三白草、大蓟、小蓟、车前草、鲜石斛、半枝莲、鲜地黄、地锦草、鲜芦根、连钱草、委陵菜、垂盆草、鱼腥草、闹羊花、骨碎补、络石藤、荷叶、鸭跖草、商陆、紫花地丁、积雪草、断血流、蒲公英、大青叶、墨旱莲、金沸草、金钱草、荩草、白茅根31种药材以鲜药入药，绞汁等法内服或外用治疗疾病的记载。鲜药的应用已成为中医临床用药不可缺少的一部分，并沿袭至今。

根据历代医家文献记载及现代临床实践，可以看出，鲜药在内科杂病的调治、急危重症的抢救、解毒以及外伤治疗等方面具有独到之处。现代医学研究结果表明，有些鲜药活性成含量较干品高，药理活性也较干品强。但由于不易保存、不能久贮等，限制了鲜药的临床应用。随着现代加工技术的创新与应用，如真空冷冻干燥技术解决了鲜药无法长期保鲜的难题，可得到具备传统鲜药概念及意义的中药鲜药，也使中药鲜药的临床应用具备了可行性。本书编写团队长期研究中药鲜药的加工方法以及鲜药的现代应用与研究，基于对中药鲜药的研究及应用，中药鲜药具有的特殊优势，提出

“中药配方鲜药”新概念，以“配方鲜药”的内涵和外延展开探讨，为进一步加强中药鲜药的临床应用提供理论支撑。

第二节　中药配方鲜药学的内涵与外延

一、中药配方鲜药的内涵

常说的“鲜药”为中药材，加工后保持鲜药特点的为鲜药饮片；将鲜药饮片经过组方配伍应用于临床，即为配方鲜药；配方鲜药学是在中医药理论指导下将鲜药饮片应用于临床的一门学科。配方鲜药的基本过程可以由图 1-1 表示。

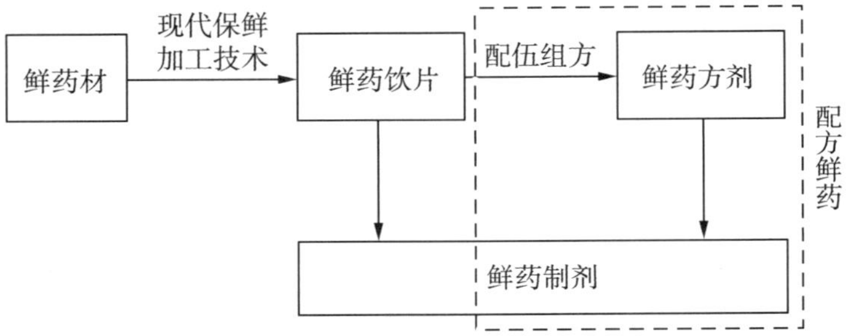

图 1-1　配方鲜药的基本过程

从广义上来讲，配方鲜药是经现代保鲜技术加工，最大程度保存新鲜药材有效成分及结构，供中医临床配方用的鲜药饮片。鲜药在性味上，药性更突出，如寒凉之性鲜药较普通饮片偏凉偏润；芳香辛窜气味的鲜药较普通饮片味厚力峻；鲜药的润燥之性明显强于普通饮片，并且吸收见效快。中药饮片是中医临床辨证施治必需的传统武器，也是中成药的重要原料，其独特的炮制理论和方法，无不体现着古老中医的精深智慧，而中药配方鲜药也是中药饮片的一种新形式。

配方鲜药的特点在于将鲜药经过特定加工方法（如低温冷冻干燥技术等）最大限度保存鲜药特性，制成的最大限度保存鲜药特点的饮片。配方鲜药学是指在中医药理论指导下，将疗效确切、药效物质基础相对清晰的鲜药饮片按君臣佐使配伍用于治疗相应疾病的用药形式。配方鲜药与目前的配方颗粒有相似之处：配方颗粒是用符合炮制规范的传统中药饮片作为原料，经现代制药技术提取、浓缩、分离、干燥、制粒、包装精制而成的纯中药产品系列；基本能够满足医师进行辨证论治，随证加减，具有不需要煎煮、直接冲服、服用量少、安全卫生、携带保存方便、易于调制和适合工业化生产等优点。配方鲜药也有不同于配方颗粒之处，如原料直接来源于中药的最初形式——鲜药，经特殊现代工艺加工（如冷冻干燥）制备、最大限度保留鲜药特点的鲜药饮片用于临床。配方鲜药概念的提出将为中药的应用形式带来巨大飞跃。配方鲜药的提出与发展类似于方剂的应用，单味鲜药即使疗效优于干药，也难以完全控制或治愈多种脏器功能的紊乱与病变，这种情况催生了配方鲜药的诞生。

鲜药由于受到保存、运输和贮藏困难等诸多因素的影响，目前临床上用药基本以干代鲜，鲜药供应很少。传统的中草药干燥主要是自然干燥及烘干，虽然可使药材干燥，但活性成分大大损失。随着中药现代化的发展，现代加工技术，如喷雾干燥、微波干燥、红外干燥、红外辐射加热干燥、冷冻干燥等，为鲜中药的加工提供了新的、可量化的方法，可提高鲜药材的有效成分，增加鲜药的临床药用价值。真空冷冻干燥技术是利用低温条件下水的升华性能，使物料低温脱水而达到干燥目的一种干燥方法，为目前最常用的鲜药保鲜加技术，最能完整保存鲜药的有效成分及原味，并可在加水后还原。该技术与其他干燥方法相比有很多优点：可避免药品中热敏性成分分解变质；可使物料中的易氧化成分不致氧化变质；经真空冷冻过的鲜药材质地疏松，呈多孔结构，复水性好，含水量低，有利于产品的长期保存；该技术易实现无菌操作，整个过程污染机会相对较少。真空冷冻干燥技术解决了鲜药不易保存的难题，是将中药鲜药加工制成配方鲜药的途径和技术，是实现中药鲜药材到中药配方鲜药转变的基础。

1. *配方鲜药与中药学*　配方鲜药由中药组成，中药的一些知识必然同时也是构成配方鲜药学知识体系的一部分，并且是重要部分。但配方鲜药又不等于中药，而是中药的另一种应用形式。配方鲜药是在中药学的基础上，强调了中药鲜用的方法及特点。中药学中虽有可鲜用的中药，但鲜药品种数量难以满足临床所需，配方鲜药可补足这一缺点。但必须界定有关中药知识的哪些部分是配方鲜药知识的组成内容之一，一般认为：以中国传统医药理论指导采集、炮制、制剂、说明作用机理、指导临床应用的药物，统称为中药。其中采集、炮制、制剂均属于中药学范畴，作用机制和临床应用与配方鲜药理论和应用相互关联，但配方鲜药更加重视保鲜加工后的中药的配伍应用，并且通过鲜药与鲜药之间的和合关系使临床疗效得到加强、减弱、抑制或转化，这就是配方鲜药配伍奥妙所在，二者具有难分难离的连体关系。

2. *配方鲜药与方剂学*　方剂是“在辨证审因、决定治法之后，选择适宜的药物，按着组方原则，酌定用量、用法，妥善配伍而成”。方剂学是“研究治法与方剂配伍规律及其临床运用的一门科学”。药物经过配伍起到既降低不良反应，又提高疗效的作用，而鲜药的精髓也在于鲜药配伍组成方剂的应用，配伍的合适与否直接关系到配方鲜药的产品——制剂或成药药效的高低与毒性的大小。由于一些药物不适合鲜用，因此不可生搬硬套方剂学应用原则，配方鲜药学应在方剂学发展的基础上，不断完善自身特有体系。

3. 配方鲜药与中药调剂学　中药调剂是以中医药理论为基础，根据医师处方或患者需求，将中药饮片或中成药调配给患者使用的过程，它是一项负有法律责任的专业操作技术，是研究中药调剂理论和操作技能的一门应用技术学科。在中医临床治疗过程中，中药调剂是极其重要的组成部分之一。配方鲜药则是基于中药调剂理论，同样涉及药品质检、药品保管与养护以及有关法律法规等相关知识。

二、配方鲜药的外延

1. 配方鲜药与中医药基础理论　理、法、方、药贯穿于中医临床医疗活动的全过程，综合运用中医理论认识疾病、分析病情、判断证型，依据证型确立治疗方法，由具体的治法指导选药组方，组方是其中的重要一环，而各环节之间紧密相连，起着逐级的指导作用。遵照已有理论开展的临床实践，效果如何？原因何在？又反馈给上一环节，促使我们进行必要的理论反思，或者重新分析病情，修正诊断；或者改变治法，重立处方，更换药物。配方鲜药接受中医理论指导，同时又反作用于中医基础理论。中医理论来源于实践，实践疗效又可通过配方鲜药而体现，配方鲜药的疗效与理论指导相互作用，形成了互动式的发展。

2. 配方鲜药与生药学　中药材是未经炮制的中药，又称生药，生药是相对炮制后的熟药而言，宋代即有生药、熟药之称。生药学所基于的方法是在继承传统中医药学遗产和鉴别经验的基础上，运用现代自然科学的理论知识和技术方法，研究和探讨中药的来源、性状、显微特征、理化鉴别、制定质量标准、寻找新药，利用生物技术鉴定中药材和进行中药资源研究。生药学作为配方鲜药的基础，为鲜药提供鉴定、品种真伪和质量的优劣，制定鲜药质量标准，寻找和扩大新药源。

3. 配方鲜药与中药化学　中药化学是一门在中医药理论指导下，充分利用化学、物理、色谱、光谱等现代科学技术，寻找中药中化学成分，研究其结构、性质、组成，揭示中药作用物质基础的重要学科，是中药研究领域中的基础学科之一。中药化学研究的目的是通过对单味中药或复方中药进行提取、分离、纯化、结构鉴定等研究过程，获得该药中的诸个化学成分，进而通过药效筛选明确其中的活性成分，或找到与该药功能主治相吻合的有效成分，从而揭示其药效物质基础。在当今多学科相互渗透的时代，中药化学研究是学科间联系的工具和桥梁。借助中药化学理论和手段，对比鲜药饮片与中药饮片的单个成分或成分群变化，可有效为配方鲜药的临床应用奠定基础，阐释配方鲜药药效物质基础。

4. 配方鲜药与中药药理学 在中医药的诸多学科中，中药药理学既是基础学科，又是应用学科，如借助中药药理这架桥梁可研究鲜药的药性、归经、功效、配伍药理，赋予其科学内涵；在配方鲜药学中，中药药理学又担负着配方鲜药的功能、主治、组方原则、配伍原理、加减变化等药理研究，以便于指导配方鲜药的临床应用，探索其治则、治法的临床药效、疗效原理以及不良反应。

5. 配方鲜药与其他学科的关系 要使配方鲜药有所发展，就必须以中药基础理论和应用理论为指导，利用现代科技去解读传统中医药，深入研究其成分、药理、药效、作用机制，涉及（中药）药剂学、制药工程学、化学（包括有机化学、无机化学、分析化学、生物化学）、分子生物学，甚至解剖学、生理学等多学科的互相渗透。

三、配方鲜药的应用特点

中药鲜药的应用贯穿于中医药起源和发展的全过程。鲜药因未经加工保持了天然药物气味俱纯的特性，例如芳香类中药味厚色醇、芳香透达，可发散外邪除秽化湿，临床上多应用于治疗重症、急证、血证、热病及皮肤外科等病症。其疗效在某些方面明显优于中药干品。

1. 热证 温病学说认为热邪伤津液，“存津为第一要务”。叶天士作为温病学派的重要医家，用药“清轻灵巧”，其医案中对鲜药的记载也颇多。如治疟常用姜汁、生姜；咳嗽常用甘蔗浆、鲜枇杷叶；痉厥常用生鸡子黄；吐血常用鲜荷叶汁、韭白汁、鲜地黄；中暑常用鲜荷叶汁；噎膈反胃常用姜汁－竹沥；中风常用竹沥、竹沥－姜汁；诸痛、癥瘕常用青葱管等。

2. 血证 四鲜汤由鲜地黄、鲜蒲公英、鲜小蓟、鲜白茅根组成，源于孙一民《临证医案医方》，是我国近代名医施今墨先生治疗血证之验方，具有养阴清热、凉血解毒、宁络止血之功，为治阴虚内热而引起的各种血液病和出血性疾病而设。孙敏常用一味鲜小蓟治疗血证（包括顽固性胃溃疡呕血、乳腺癌肺转移咳血、肾癌尿血、胆管癌姑息术后放疗后便血等），每获良效。鲜生地对大鼠肠源性内毒素血症有较好的保护作用，可以有效降低大鼠肠损伤程度及血浆内毒素水平。

3. 急证 《五十二病方》中有“蚖：取蘁兰，以酒沃，饮其汁，以宰（滓）封其痏，数更之”的记载。这就是用新鲜的兰草治疗被蚖虫咬伤的病。鲜穿心莲和鲜千里光结合壮医综合疗法治疗火眼，其眼异物感、畏光、流泪及分泌物消褪较快，眼睛舒适感明显。鲜穿心莲叶、鱼腥草、枇杷叶鲜药原汁口服治疗埃病（咳嗽），临床效果明显。用罗裙带、水泽兰、五加皮叶、大风艾、七叶莲、走马胎、韭菜根、九节风、小罗伞、马鞭草、八角枫、九里香、苏木叶等其中 1 ~ 5 种鲜品，捣烂炒热外敷患处，可促进皮肤外伤局部血液循环，疏通经络，有利消肿止痛。

4. 重症　鲜虫类药制剂（金龙胶囊、扶正蠲痹胶囊）为主治疗系统性红斑狼疮、干燥综合征、白塞氏病、强直性脊柱炎、系统性硬皮病、幼儿型类风湿关节炎等疾病案例中发挥了较大的效能。可能与它含有丰富的生物小分子活性物质细胞跨信息传递和积极参与细胞代谢的调节密切相关。虫药鲜用解决了传统工艺制备的产品富含氨基酸、蛋白质、多肽、多糖、酶类等成分的缺失和失活，最大程度上保留了它的有效活性成分，更易于被人体所吸收。金水鲜胶囊由鲜守宫、鲜金钱白花蛇、鲜活蛤蚧、鲜冬虫夏草、鲜西洋参 5 味中药组成，具有益气养阴、补肺益肾的作用，对肿瘤具有良好的治疗作用。金龙胶囊以鲜守宫、鲜金钱白花蛇、鲜蕲蛇等为原料，对多种血瘀郁结型的恶性肿瘤具有较好的治疗作用，并且适用于肿瘤治疗的各个阶段，如提高免疫功能、配合介入放化疗、提高生活质量等。鲜生地黄汁配合中西医综合疗法治疗重症型病毒性肝炎取得了良好的疗效。中医和民间常将毛茛科植物威灵仙、毛茛和白头翁的鲜品全草捣烂贴敷体表一定穴位，发疱即除去，以此治疗风湿性和类风湿性关节炎等多种疾病。对重症乙脑痰阻患者在综合治疗措施中早期使用鲜竹沥，可部分代替气管切开，改善呼吸，预防缺氧，减少因痰阻脑缺氧而造成一系列继发性病变，有利于重症乙脑的恢复。

5. 其他　鲜党参、鲜枸杞子、鲜菊花、鲜葛根、鲜五味子，具益气养阴、生津止渴之功，常作为保健品用以调节血糖；鲜白菊花、鲜地黄、鲜芦根、鲜香薷等，有滋肾平肝、生津利尿之效，作为保健品用以调节血压等；鲜五味子、鲜白菊花等，作为保健品用以补肾养肝明目。在广东等南方地区，民间治疗外感病，常煎服马鞭草、（泥）鱼鳅串、葫芎革（车前草）等鲜品草药，对于外感热证，此法往往能药到病除，故民间有“感冒发烧，鱼鳅串加马鞭草”之说。遇风寒外袭，感冒初起，老百姓多会用生姜、葱白、红糖三者温水饮服，待微汗过后，邪随汗出，自然痊愈。

四、结语

现代鲜药是我国中医药学者在继承传统鲜药防病、治病经验的基础上所取得的一项重要发展和创新，而配方鲜药作为现代中药的重要分支，凭借“生者尤良”的中医理论思维和创新工艺，在疾病治疗中显现出了新的活力。鲜药应用是中医药传统用药经验的精华之一。配方鲜药不同于配方颗粒，其优势在完整保存鲜药有效成分的基础上，加强一些药物的临床疗效。鲜药作为中药材的基质，是中医用药的原始方式和基本选择之一。古人对药物的发现和应用，大都肇端于新鲜的植物，之后随着炮制手段的出现和不断完善，才有了干药这一概念。这尽管是药物学发展和进步的表现，但也与历史上保存鲜药的手段局限、无法满足临床的需求有很大关系，包含着许多无奈。目前，现代鲜药加工技术极大地提高了鲜药的临床药用价值。但现代加工技术并不是万能的，哪些鲜中药材适合何种干燥方法，采取何种鲜药的加工技术参数可得到理想的结果，均需开展相应的对比研究，才能使现代技术在鲜中药的加工中得以广泛应用。

目前鲜药标准数量有限，难以满足大量实际应用鲜药品种的需求，需针对鲜药的实际使用品种情况制订相关标准，以规范鲜药的质量，有利于未来临床加强“配方鲜药”的使用。鲜药亦是中医药的一座宝库，可以弥补干药的不足，合理使用将成为诸多疾病的克星，成为人类的福音。

第二章　中药鲜药的现代研究

第一节　中药鲜药的加工

中药鲜药是一类特殊的中药材。鲜品中药要想在临床上得到广泛的应用，就必须实现鲜药产业化，实现生产加工的规范化、现代化。现在很多鲜药的产地初加工原理不明确、技术不统一，药材流通过程中质量不稳定。基于此，对鲜药的现有加工处理方法综述如下：

一、中药鲜药的传统加工方法

1. *发汗法*　鲜药材采收后应趁鲜刮去外层的栓皮，再进行干燥，如丹皮、椿银皮、黄柏等。有些树皮类药材采后应先用沸水略烫后，加码叠放，使其“发汗”，待内皮层变为紫褐色时，再蒸软刮去树皮，然后切成丝片或卷成筒，再进行干燥，如肉桂、厚朴、杜仲等。

2. *低温阴干处理法*　为了保持花类药材颜色鲜艳，花朵完整，采后应放置在通风处摊开阴干，或在低温下迅速烘干，以避免有效成分的散失，保持浓郁的香气，如红花、芫花、金银花、玫瑰花、月季花等。

3. *润、蒸、焖法*　取净黄精，加水拌匀使之湿润，旺火蒸 2 h，淋水 1 次，使所有黄精都淋到水，再蒸 24 h，熄火，焖一夜，取出切片，80 ℃干燥 10 h 即得样品；润、蒸、闷是常用的鲜中药加工方法。

4. *硫黄法加工处理*　近年来，产区有不少采用硫黄薰蒸鲜药的加工方法，并认为该加工方法具有方便、外观好看、生物碱含量高、防虫、杀菌效果好、耐贮藏等优点。有报道取洗净晾干鲜浙贝装网袋内，已装袋的鲜鳞茎一起码于距地 50 cm 的木架上，下放盛硫黄的铁桶，点燃，上盖 2 层塑料薄膜，不使漏气；过 2 ~ 3 h 检查，注意不使火熄灭，并及时添加硫黄，保持硫蒸气充满整个空间，24 h 中上、下、内、外翻 1 次，连续薰蒸 72 h，取出用清水冲洗鳞茎表面残留的物质，放水泥场晒 4 d，收至室内回潮 2 d，再晒 3 d 至干，重复 3 次，得干贝母。有人曾取同一块试验田的新鲜百合鳞茎，分别剥取外片（上年种茎的鳞叶）、心片（鳞茎中央抱合紧密的 5 ~ 6 枚鳞叶）、中片（去除外片，心片部分后的鳞叶）、混片（鳞茎上所有的鳞叶），洗净，沸水中烫煮 11 min，捞出冷水漂净，晒干；另取百合混片分别烫煮 7 min、9 min、11 min、13 min、15 min，捞出冷水漂净，晒干。

5. 烘箱干燥　将鲜药材平贝母采挖后抖去泥土，用清水将鳞茎上的泥土及杂物冲洗干净，分别装盘置于室外晾至无浮水时称重，然后放进 45 ℃、50 ℃、55 ℃ 3 种温度的烘箱中干燥；每隔 24 h 称重 1 次，排潮时间为第 1 d 每隔 1 h 排 1 次，第 2 d 每隔 2 h 排 1 次，第 3 d 每隔 3 h 排 1 次，3 d 可全部烘干。

6. 水飞处理　有研究报道，夏、秋采收青黛茎叶，置缸内，用清水浸 2 ~ 3 昼夜，至叶烂枝脱时捞出枝条，每 100 kg 叶加入石灰 10 kg 充分搅拌，至浸液呈紫红色时，捞取液面泡沫，晒干，即得青黛粉。

二、中药鲜药的现代加工方法

1. 微波干燥　微波具有穿透性，可以穿透材料的内部，穿透深度随频率而变，一般从几厘米到几十厘米；微波干燥时只对被加工的鲜药材进行加热，对炉体及周围环境不加热，也无热辐射，所以周围环境温度低，同时无燃料烟尘等污染环境的有害物质排出，有利于环保和产品的卫生等。微波干燥具有干燥速度快、干燥时间短、产品质量高、反应灵敏、易控制、热能利用率高、节省能源、没有公害、设备占地小等优点。目前国内使用微波干燥的鲜药材主要有百合、天麻、菊花等。

2. 红外干燥法　红外干燥具有干燥速率快、热效率较高、成品质量好的特点，但电耗过大，适于热敏性物料干燥，也有用于鲜中药的干燥。有报道取新鲜鸡胆 5 粒，将胆汁置于 100 ml 蒸发皿中，置红外干燥箱中，控制温度为 40 ℃或 60 ℃，敞开式加热使胆汁中的水分蒸发至近干，而后取出晾干。

3. 红外辐射加热干燥法　红外辐射可把热量通过辐射直接传给物料，不需要中间介质、热损失小。红外辐射加热符合环保的要求，对被加热物没有污染。虽然远红外干燥具有干燥后使物料含水量内外均匀一致、干燥快等优点，但由于其存在设备成本高、远红外线只具有一定的穿透性，使得干燥能力介于热风干燥和微波干燥之间，对于粗大物料，其干燥能力并不能表现出来等缺点，目前该法用于鲜药材干燥的报道尚少。

4. 冷冻干燥法　冷冻干燥法是指在 −20 ℃，将冷冻的药材置于真空状态下，使之充分脱水，从而完成植物从冷冻状态到脱水防腐状态的转换，最能保留完整的有效成分及原味，并可在加水后还原。将鲜中药匀浆后可直接进行冷冻，说明直接冷冻干燥方法加工鲜药材是可取的，直接冷冻干燥，不经水处理，减少了鲜药材中有效成分的损失，对提高鲜药材的质量是有益的。用真空冷冻干燥法加工鲜人参（即用机械在低温下将鲜药材进行快速干燥）的方法，外表颜色鲜艳、美观，主根饱满、无皱似鲜参（排针）、香气浓郁，断面、粉末颜色均浅，易粉碎、易浸渍，有利于制备制剂，断面荧光亮蓝、明显而均匀；总皂苷含量比生晒参约高 17.7%，收率高 10% ~ 14%。采用真空冷冻干燥法加工天麻，以化学成分和外观指标进行考核，真空冷冻干燥法加工天麻的优越性高于传统的水煮烘干法。

5. 喷雾干燥法　喷雾干燥法往往是制造过程中最后的一个步骤是经由不断的喷雾、混合和干燥来使药材从（提取）液体变为粉末。将鲜中药匀浆后可直接进行喷雾干燥。对于中药制药行业，喷雾干燥技术的应用有其独特的作用，简化并缩短了中药提取液到制剂半成品的工艺和时间，提高了生产效率和产品质量。喷雾干燥技术的核心是流化技术，具有从流体到固体瞬时干燥的突出优势。有研究表明，将鲜益母草通过喷雾干燥工艺制成胶囊，剂量仅为原来的 1/50，成本降低 4/5。

6. 高温湿热蒸气法　有人取净黄精，加水拌匀后装入高压蒸气消毒柜，在 120 ℃，0.2 MPa 条件下，分别蒸制 2 h、4 h、6 h，取出切片，80 ℃干燥 10 h 即得样品。

第二节　中药鲜药的质量控制

现行的鲜药质量标准主要包括《中国药典》标准和地方药材标准。

一、鲜药真伪鉴别

1. 性状鉴别　性状鉴别是指对药材宏观性状（形状、大小和颜色等）和感官特征（质地、气味和味道）进行鉴别。《中国药典》关于生姜的性状记载：“本品呈不规则块状，略扁，具指状分支，长 4 ~ 18 cm，厚 1 ~ 3 cm，表面黄褐色或灰棕色，有环节，分支顶端有茎痕或芽。质脆，易折断，断面浅黄色，内表皮环纹明显，维管束散在。气香特异，味辛辣。”该性状规定药材在形状、大小、色泽和质地等方面充分突出了鲜药的特点：生姜较干姜体积更大，体型饱满，略扁（干姜为扁平）；生姜断面色为浅黄色，而干姜断面色为黄白色或灰白色；鲜姜质脆，易折断，而干姜质坚实。冬虫夏草鲜品相对于干品形态更饱满，特别是子座部分多呈圆柱形，而干品子座多干瘪；另外，鲜品较干品质地稍柔韧（干品质脆），气味较干品淡一些。电子感官评价技术也逐渐在鲜药性状鉴别研究中应用。刘红秀等采用电子鼻系统 PEN3 结合数学统计分析法，建立了广藿香药材、新鲜广藿香、薄荷药材及新鲜薄荷 4 种中药材的气味指纹图谱，能很好地鉴别不同类中药材及其不同新鲜度，为鲜药性状鉴别提供了数字化评价方法。

2. 显微鉴别　显微鉴别是利用显微镜对药材的组织、细胞等微观特征进行分析的鉴别技术。鲜药因新鲜状态利于切片不易粉碎的特点，因此多采用切片鉴别。《中国药典》中收录的 7 种鲜药中 5 种鲜药材（鲜地黄、牡荆叶、鲜益母草、鲜石斛、生姜）均采用切片显微鉴别，如鲜益母草通过其表皮细胞、下皮厚角细胞、皮层、韧皮部、木质部、髓部、薄壁细胞的特征鉴别；生姜通过其横切面的木栓层、皮层、中柱及薄壁组织特征鉴别。鲜药标准中也有少部分药材采用粉末鉴别，操作方式一般为干燥后粉碎，粉末鉴别同干品，如鲜鱼腥草，《中国药典》标准就采用了粉末鉴别，其主要粉末显微鉴别特征为油细胞、非腺毛、腺毛、叶表皮细胞和草酸钙簇晶。

3. DNA 分子鉴定　DNA 分子鉴别是利用药材基因组中一段相对较短的 DNA 片段进行真伪鉴定的一种分析技术。聚合酶链式反应（PCR）是 DNA 分子鉴别技术的一种方法，具有快速、简便、高效等特点。《中国药典》中乌梢蛇和川贝母标准采用该方法作为药材鉴别方法。李文庆等采用 PCR 技术建立了鲜冬虫夏草的 DNA 分子鉴别方法，该方法基于内转录间隔区 2（ITS2）序列设计的特异性引物（正向 5′-AGTTACCACTCCCAAACC-3′ 和反向 5′-TGCTTGCTTCTTGACTGA-3′），首先通过植物基因组 DNA 试剂盒提取 DNA；再进行 PCR 扩增：94 ℃预变性 5 min，循环反应 30 次（94 ℃ 30 s、64 ℃ 30 s、72 ℃ 30 s），延伸（72 ℃）5 min；最后，通过琼脂糖凝胶电泳进行分析检测。该方法通过对实际样品的检测，可有效鉴别蝙蝠蛾拟青霉菌丝体、蛹虫草、蝉花、亚香棒虫草、新疆虫草、凉山虫草和戴氏虫草等冬虫夏草混淆品。

4. 波谱鉴别　紫外光谱、红外光谱、核磁共振波谱和质谱是常用的波谱技术，在中药鉴别中均有运用。其中，红外光谱具有简便、快捷和特征性强的优点，被大量应用于中药材的鉴别分析。有人建立了鲜冬虫夏草红外特征图谱鉴别技术，将鲜冬虫夏草干燥后粉碎，与溴化钾粉末混合，于红外灯下在玛瑙乳钵中研磨均匀，压成透明薄片，于红外光谱仪中进行测试，得其红外光吸光图谱，确定了 7 个特征峰（分别为 2 926 cm^{-1}、2 855 cm^{-1}、1 746 cm^{-1}、1 652 cm^{-1}、1 546 cm^{-1}、1 084 cm^{-1}、931 cm^{-1}）。通过比较特征峰的方法发现，蝉花、蛹虫草、中华被毛孢菌丝体、亚香棒虫草、戴氏虫草 5 种冬虫夏草混淆品均存在特征峰的缺失情况，该方法可有效鉴别鲜冬虫夏草和其混淆品。

5. 薄层色谱鉴别　由于鲜药对照药材不易长时间储存，薄层鉴别时多采用对照品进行对照鉴别。生姜薄层色谱鉴别，直接将生姜处理成小块后，采用乙酸乙酯提取，以6-姜辣素作对照品，采用硅胶G薄层板，以石油醚（60～90 ℃）-三氯甲烷-乙酸乙酯（2∶1∶1，V/V/V）为展开剂，以香草醛硫酸试液为显色剂进行鉴别。鲜冬虫夏草薄层色谱鉴别法，将鲜品干燥粉碎，采用90%甲醇提取，以腺苷和尿苷作对照，采用4%磷酸氢二钠溶液浸渍后的硅胶GF254薄层板，以异丙醇-乙酸乙酯-甲醇-水-浓氨试液（5∶3∶1∶1∶0.1，V/V/V/V/V）为展开剂，紫外光灯（254 nm）下检视。该方法可有效鉴别中华被毛孢菌丝体、蝙蝠蛾拟青霉菌丝体、蛹虫草、亚香棒虫草、新疆虫草和凉山虫草。

6. 特征图谱鉴别　中药特征图谱鉴别技术是指药材经过处理后，采用色谱仪器分析，得到能体现药材特征色谱峰的图谱，并用于药材的真伪鉴别，见于《中国药典》品种羌活、沉香等中药材标准，但在鲜药材标准中尚未见收录。李文庆等采用高效液相色谱技术建立了鲜冬虫夏草的特征图谱，确定了6个特征色谱峰，通过分析40批鲜冬虫夏草和8批虫草混淆品，可有效鉴别中华被毛孢菌丝体、蝙蝠蛾拟青霉菌丝体、蛹虫草、蝉花、亚香棒虫草、新疆虫草和凉山虫草。同时，采用高效液相色谱-质谱联用技术建立鲜冬虫夏草蛋白类成分特征图谱，确定鲜冬虫夏草的6个特征蛋白峰，可有效鉴别蛹虫草、蝉花、草石蚕、亚香棒虫草、凉山虫草、中华被毛孢菌丝体和蝙蝠蛾拟青霉菌丝体。

气相色谱常用于药材挥发性成分的分析。李计萍等采用水蒸气蒸馏法得到鲜、干姜的挥发油成分，并建立了气相色谱-质谱联用（GC-MS）法对二者成分进行了比较。测定结果显示，生姜检测出77个峰，鉴定出37个成分；干姜检测出83个峰，鉴定出44个成分，并从中寻找到了2个生姜中的特有成分，即β-榄香烯和反，反-法呢醛。采用GS-MS法对鲜冬虫夏草中的挥发性成分进行了研究，鉴定出15个挥发性成分，可为冬虫夏草鲜品的鉴别提供参考。

二、鲜药含量测定

1. 紫外分光光度法　紫外分光光度法作为中药质量评价的常用检测技术，具有操作方便、检测速度快的特点，主要应用于药材中某一类成分的含量测定。李计萍等采用紫外分光光度法比较了鲜地黄与干地黄中多糖的含量，先用80%乙醇去除小分子糖，然后用水回流提取样品多糖，硫酸-苯酚法反应，检测波长为480 nm，结果显示：鲜地黄中的多糖含量（以干品计）为7.81%～9.48%，而干地黄中的多糖含量为4.21%～4.46%，地黄鲜品多糖含量约为干品的2倍。该结果验证了“地黄生者尤良”的合理性，同时也提示多糖作为地黄的重要活性成分，在鲜干地黄标准含量限度设定应有区别。

2. 高效液相色谱法　鲜药所含成分复杂，分离纯化难度大，高效液相色谱法具有分离能力强、分析速度快、检测灵敏度高的特点，是目前鲜药中常用的含量测定技术。刘秋琼等采用高效液相色谱法对经保鲜处理的鲜龙葵果和干龙葵果中的抗肿瘤成分澳洲茄碱、澳洲茄边碱含量进行了比较，结果显示：经保鲜技术处理的鲜果中澳洲茄碱和澳洲茄边碱的含量比干果的含量高 80% 以上，说明龙葵果在干燥过程中生物碱存在流失。王梦溪等采用高效液相色谱法测定益母草鲜品和干品中生物碱和黄酮类成分含量，结果显示：鲜品中生物碱（水苏碱和益母草碱）和黄酮（槲皮素和芫花素）的含量均明显高于干品，说明干燥过程会引起益母草生物碱及部分黄酮类成分的损失。李文庆等采用高效液相色谱蒸发光散射检测器联用技术建立了冬虫夏草中 3 种甾醇类成分（麦角甾醇、胆甾醇和谷甾醇）的测定方法，并对冬虫夏草干品和鲜品进行比较，结果显示：鲜冬虫夏草繁育品与干冬虫夏草繁育品甾醇含量相当，提示干冬虫夏草采用低温冷冻干燥技术很好地保留了鲜冬虫夏草中原有甾醇类成分。

3. 气相色谱法　气相色谱技术多用于药材中挥发性成分的定量分析。采用 GC-MS 法建立了鲜鱼腥草中 4 种挥发油类成分（4- 萜品醇、α- 松油醇、乙酸龙脑酯和甲基正壬酮）的定量方法，结果显示：采收期不同，鱼腥草鲜药材挥发油中 4 种挥发性成分的含量差异较大；生代谢产物的积累随时间推移，4 种成分含量呈上升趋势，到 8 月中旬含量最高，此后含量下降。

三、鲜药有害物质测定

有害物质测定是鲜药质量评价的重要组成部分。目前，鲜药质量主要涉及的有害物质包括重金属和农药残留。

重金属常见测定技术包括比色法、原子吸收光谱法和电感耦合等离子体质谱法等，第一种的使用越来越少，后两种已成为主流技术。采用原子吸收光谱技术建立了紫皮石斛中 5 种重金属元素（铬、镉、铅、汞和铜）的测定方法，结果显示，根和茎中均检测到了铬、汞、铜，未检测到镉、铅。杨健等采用电感耦合等离子体原子发射光谱技术建立了鲜地黄中砷、汞、铅和镉的测定方法，结果表明，11 个不同产地的鲜地黄中铅、砷和镉残留均符合国家《药用植物及制剂外经贸绿色行业标准》，而汞残留超标。钱正明等采用微波消解 - 电感耦合等离子体质谱法建立了一种同时测定鲜冬虫夏草样品中铅、镉、砷、汞、铜 5 种重金属残留量的分析方法，并对 15 批鲜冬虫夏草样品进行了检测，结果显示，15 批样品 5 种重金属残留均符合中国、美国和欧洲的药典标准要求。

农药残留也会影响鲜药品质。采用在线凝胶色谱 - 气相质谱联用技术建立了鲜浙贝母药材中敌敌畏、乐果、脱叶磷等 17 种农药残留的测定方法，并对市场上收集的 3 批鲜药样品进行了分析，其中二苯砜的平均含量为 0.214 mg/kg，咯菌腈的平均含量为

0.112 mg/kg，其余农药均未检出。该方法简便、快速和灵敏，可满足鲜贝母中多种农药残留的同时检测。

四、鲜药生物活性评价

鲜药生物活性检测技术是以鲜药的生物反应活性为基础，采用特定试验测定鲜药生物活性，从而对鲜药进行质量评价。钱正明等以超氧化物歧化酶（SOD）活力为评价指标分析鲜冬虫夏草及不同干燥条件下的干品，结果显示，鲜冬虫夏草 SOD 活力最好，冻干冬虫夏草、阴干冬虫夏草和烘干冬虫夏草的 SOD 活力依次减少，其中烘干冬虫夏草样品的 SOD 活力仅为鲜品的 1/3。相较于干燥药材，鲜药细胞内的生物活性分子保存较好，是鲜药材相对干品在药效上的优势之一。因此，在鲜药质量评价中引入生物活性检测技术将有助于鲜药质量的全面评价。

第三节　中药鲜药的应用特点

应用鲜药治疗疾病是中医特有的治疗方法。最早应用鲜药的记载见于《五十二病方》中利用山药汁治疗牝痔。中药鲜药，是指未经干燥及加工处理的新鲜植物（包括植物的根、茎、叶、花、果实等）、鲜活动物体（包括动物全体或器官、组织等），在中医药理论指导下，直接用于治疗疾病的中药材。由于鲜药在应用时成分未发生改变或损失，药性得以保存，在治疗疾病时有较大优势。到了现代，中药鲜药引发了更多的关注，其应用更加广泛。

通过查阅相关书籍和中国知网数据库。以生 / 鲜为第一关键词，中药为第二关键词，时间范围以建库至 2020 年间，查阅到文献有 307 篇。共有医案 259 则，其中单味鲜药 149 则，复方鲜药 110 则。将关于中药鲜药治疗疾病的真实医案作为纳入标准，将同一作者用相同观点发表的类似文献和在每则医案中未表明组成成分的文献作为排除标准。把符合标准的中药精油逐一输入 Excel 2013 建立数据库，统一中药精油的名称，如广藿香统称为藿香；石香薷统称为香薷；生地黄统称为地黄等。采用 Clementine 12.0 统计学软件进行数据处理，相关数据采用统计描述。

一、单味中药鲜药

1. 中药鲜药种类分布情况　我国鲜药资源丰富，其中包括植物药和动物药。通过查阅书籍以及CNKI数据库中，在261则医案中共出现中药鲜药414次，植物药和动物药出现的频数和占比分别是353次、85.2%和58次、14%。此外在复方中药鲜药的应用中，应用鲜药与矿物药配伍治疗疾病，出现矿物药的频数为3次、0.8%。由此可见中药鲜药在应用过程中以植物药为主。数据统计见图2-1。

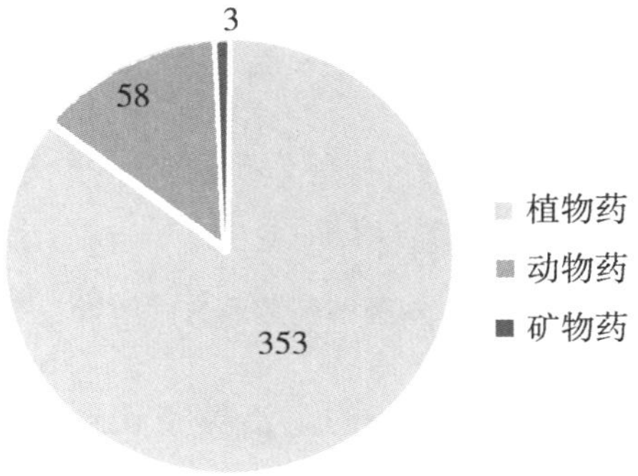

图2-1 中药鲜药的种类分布

2. 中药鲜药应用方式统计　根据查阅有明确记载中药鲜药应用方式的文献，大致将其分为三大类：外用（62次，33.5%）、内服（117次，63.2%）以及综合用药（6次，3.3%）。其中外用鲜药包括熏洗（16次）、外敷（19次）、涂抹（22次）和孔窍给药（5次），如《备急千金要方》中记载的“治暴气在表，攻皮上，瘾疹作疮方：煮槐枝叶洗之”，便是利用槐枝叶熏洗治疗荨麻疹；利用新鲜芦荟和南非叶外敷治疗慢性溃疡性疮口；《本草纲目》中也有关于涂抹鲜药治疗疾病的记载：“疮口不合：芭蕉根取汁，抹之良。”涂抹也是外用中药鲜药最常用的方法；《肘后备急方》中也提到了利用附子、葱膜塞入耳道治疗耳中流脓血。内服鲜药包括煎煮（54次）、食疗（15次）、绞汁服用（18次）和直接口服用药（30次），如《金匮要略》中记载使用新鲜橘皮、枳实、生姜煎煮服用可治疗胸痹疼痛；也可通过食疗茶饮，鲜荷叶和鲜白茅根治疗出血证；鲜药汁液丰富，可直接绞汁服用，古时就有了利用生姜汁解毒、止呕的医案；直接口服用药也很常见，如鲜黄瓜、鲜橄榄搭配蜂蜜、冰糖等可治疗小儿风热咳嗽。综合用药（6次）是指内服外用皆使用鲜药，如应用新鲜的马兰叶内服加外用涂抹治疗头癣。通过统计有确切文献记载的鲜药应用数据，可以得出中药鲜药治疗多为内服，其中煎煮内服是应用最为广泛的方式。见图2-2。

- 中药鲜药应用方式
  - 外用（62 次）
    - 熏洗（16 次）
    - 外敷（19 次）
    - 涂抹（22 次）
    - 孔窍给药（5 次）
  - 内服（117 次）
    - 煎煮（54 次）
    - 食疗（15 次）
    - 绞汁（18 次）
    - 直接口服（30 次）
  - 综合用药（6 次）——综合用药（6 次）

图 2-2　中药鲜药应用方式统计

3. 中药鲜药的主治类型　中药鲜药的主治类型大致有以下 7 种：儿科疾病、妇科疾病、肺系疾病、皮肤病、温热病、出血性疾病和急症。经统计鲜药主治疾病频次最高的是皮肤病（63 次，30.7%）、儿科疾病（31 次，15.1%）和温热病（29 次，14.1%）。见表 2-1。

表 2-1　中药鲜药的疾病主治类型

疾病类型	主治病症	频数	百分比
儿科疾病	小儿发热（6）、小儿火丹（3）、小儿消化不良（3）、小儿炎症（3）、小儿疮疣（3）、小儿阴肿（2）、小儿肺炎（2）、小儿腹泻（2）、小儿中风（2）、小儿舌肿（1）、小儿百日咳（1）、小儿出血（1）、小儿哮喘（1）、小儿尿频（1）	31	15.1%
妇科疾病	带下症（4）、乳痈肿痛（3）、女人阴肿（2）、阴道炎（2）、产后恶露不净（1）、产后血崩（1）	13	6.3%
肺系疾病	咳嗽（10）、肺炎（5）、肺结核（4）、哮喘（1）	20	9.7%
皮肤病	疔疮（9）、动物咬伤（8）、痈肿（7）、皮肤炭疽（7）、皮癣（6）、疖毒（5）、手足皴痛（4）、脱发（4）、瘢痕（3）、风热丹毒（2）、烧伤（2）、疕病（2）、荨麻疹（1）、风疹（1）、狐臭（1）、脚气（1）	63	30.7%
温热病	恶寒发热（6）、肺热咳嗽（4）、热淋（3）、口渴（3）、头疼（2）、胸闷（2）、呕逆（2）、痰热蒙蔽清窍（2）、大便不利（2）、腹胀（1）、扁桃体发炎（1）、热性哮喘（1）	29	14.1%
出血性疾病	吐血（9）、衄血（5）、痰血（3）、外伤出血（2）、产后血崩（2）、尿血（2）、耳中出血（2）	25	12.1%

续表

疾病类型	主治病症	频数	百分比
急症	霍乱（7）、中毒（5）、中风（3）、心绞痛（2）、疟疾（2）、毒蛇咬伤（2）、急性肝（2）、急性腰痛（1）、急性昏厥（1）、急性肠胃炎（1）	24	12.1%

4. 高频单味鲜药的频次统计　通过对 149 则单味鲜药进行统计，频次≥ 3 的鲜药共有 10 味，分别是龙葵、地黄、艾叶、鱼腥草、马蓝叶、马齿苋、天冬、侧柏叶、生姜和葛根。其中频次较高的有 3 味，分别是龙葵（6 次，16.6%）、地黄（5 次，13.8%）和艾叶（4 次，11.1%）。见表 2-2。

表 2-2　高频单味鲜药的频次统计

中药鲜药	频次	百分比	中药鲜药	频次	百分比
龙　葵	6	16.6%	马齿苋	3	8.3%
地　黄	5	13.8%	天　冬	3	8.3%
艾　叶	4	11.1%	侧柏叶	3	8.3%
鱼腥草	3	8.3%	生　姜	3	8.3%
马蓝叶	3	8.3%	葛　根	3	8.3%

5. 单味鲜药的性味归经统计　对 149 则单味鲜药进行性味归经统计，删除重复项共有 112 味鲜药。单味中药鲜药在应用时药性以寒（44 次，46.8%）、平（20 次，21.2%）和温（17 次，18.1%）为主；药味以甘（50 次，34.7%）、苦（46 次，31.9%）、辛（30 次,20.8%）为主；药物归经以肝经 195（42 次,21.5%）、肺经（39 次，20%）、胃经（36 次，18.4%）为主。见图 2-3。

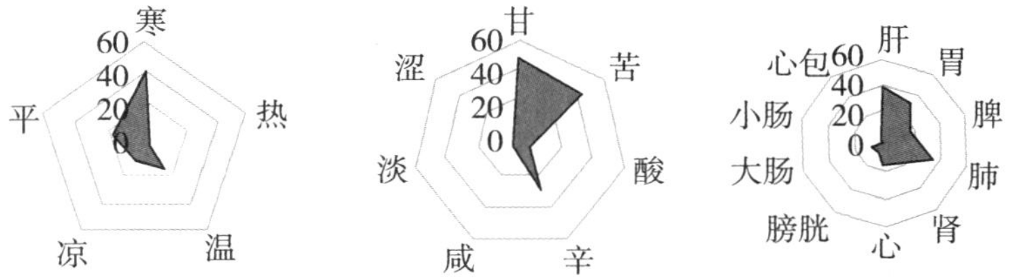

图 2-3　单味鲜药的性味归经统计

二、复方中药鲜药

1. 复方中单味鲜药使用情况　通过查阅资料，中药鲜药复方中共有 265 味鲜药。

其中频次 > 3 的鲜药有 20 味，分别是生姜、地黄、甘草、藕、龙葵、白茅根、荷叶、蒲公英、芦根、大枣、山药、白术、葛根、石斛、小蓟、藿香、车前草、麦冬、沙参和马齿苋，频次最高的鲜药是生姜（17 次，13.3%）、地黄（17 次，13.3%）和甘草（11 次，8.6%）。见表 2–3。

表 2–3　复方中高频单味鲜药的频次统计

中药鲜药	频次	百分比	中药鲜药	频次	百分比
生　姜	17	13.3%	山　药	4	3.1%
地　黄	17	13.3%	白　术	4	3.1%
甘　草	11	8.6%	葛　根	4	3.1%
藕	8	6.2%	石　斛	4	3.1%
龙　葵	7	5.5%	小　蓟	4	3.1%
白茅根	7	5.5%	藿　香	4	3.1%
荷　叶	6	4.7%	车前草	4	3.1%
蒲公英	6	4.7%	麦　冬	4	3.1%
芦　根	4	3.1%	沙　参	4	3.1%
大　枣	4	3.1%	马齿苋	4	3.1%

2. 药物的配伍与配比情况　对鲜药进行配伍统计，可看出在复方鲜药中，最常用的配伍有 10 种，其中地黄 – 藕和麦冬 – 玉竹（4 次，15.3%）的配伍组合占比最高。见表 2–4。同时对高频鲜药进行配比分析可得出，在内服鲜药时，多用于 5 ~ 10 g 的鲜药有葛根、甘草、白术、藿香和麦冬；多用于 21 ~ 50 g 的鲜药有鱼腥草、藕和蒲公英；多用于 51 ~ 100 g 的鲜药有蒲公英和芦根；多用于 101 ~ 150 g 和 151 ~ 200 g 的鲜药分别是生姜和车前草；用量大于 200 g 的鲜药是地黄、荷叶和小蓟。在外用鲜药时，常用的用药区间是 21 ~ 50 g，分别是龙葵、马蓝叶和马齿苋。

表 2–4　鲜药的配伍情况分析

鲜药配伍	频次	百分比	鲜药配伍	频次	百分比
地黄 – 藕	4	15.3%	麦冬 – 玉竹 – 山药	2	7.6%
麦冬 – 玉竹	4	15.3%	麦冬 – 玉竹 – 甘草	2	7.6%
地黄 – 甘草	3	11.5%	白茅根 – 藕	2	7.6%
地黄 – 生姜	3	11.5%	藿香 – 佩兰	2	7.6%
生姜 – 甘草	2	7.6%	蒲公英 – 鱼腥草	2	7.6%

3. 高频药物关联规则分析　对高频药物，使用 SPSS Clementine 12.0 统计软件进行关联规则分析，在单味药层次上进行复方药物的关联模式研究，设置支持度为 5%，置信度为 50%，选择最大前项数为 5 的条件，Apriori 建模挖掘中药之间的潜在关联，得到了 7 组核心中药组合，组合的提升度大于 1，说明在统计学上有意义。见表 2-5。建立“数据源 - 类型 - 网络化关联图”的关联网络化展示。见图 2-4。

表 2-5　高频药物关联规则统计分析

药物组合	支持度 / %	置信度 / %	提升
山药 - 甘草	5.797 101 449	75	4.704 545 455
芦根 - 藕	5.797 101 449	50	4.312 5
白术 - 甘草	5.797 101 449	50	3.136 363 636
小蓟 - 白茅根	5.797 101 449	50	4.928 571 429
小蓟 - 藕	5.797 101 449	50	4.312 5
小蓟 - 地黄	5.797 101 449	50	2.029 411 765
藕 - 地黄	11.594 202 9	50	2.029 411 765

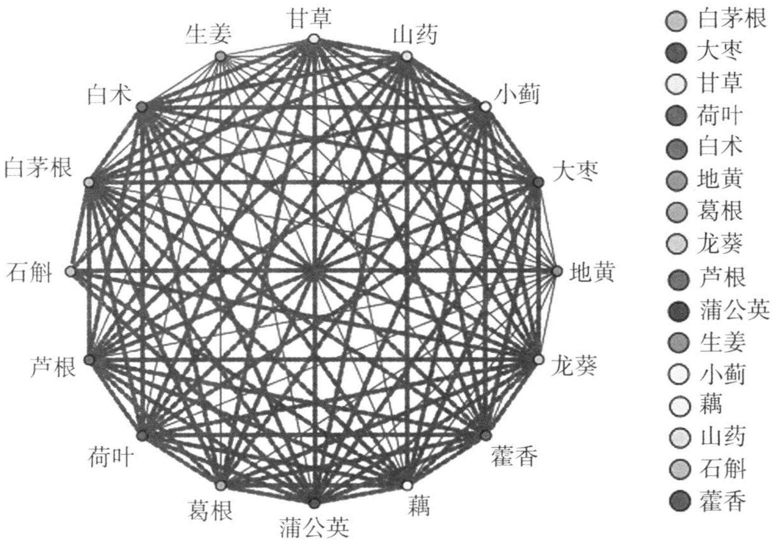

图 2-4　建立“数据源 - 类型 - 网络化关联图”的关联网络化展示

三、结果

中药鲜药在应用时主要以植物药为主；在应用方面以内服用药为主，其中煎煮鲜药是最常见的应用方式；中药鲜药的主治类型有7种，以皮肤病、儿科疾病和温热病为主要治疗疾病。此外，单味鲜药在应用时药性以寒、平、温为主，药味以甘、苦、辛为主，药物归经以肝经、肺经、胃经为主；高频单味鲜药有10味，频次最高的有龙葵、地黄和艾叶。复方中的高频单味鲜药有20味，其中频次最高的有生姜、地黄和甘草；复方鲜药中最常用的配伍有10种，配伍组合占比最高的是地黄－藕和麦冬－玉竹；在内服鲜药时，药物用量在5～10 g的鲜药有葛根、甘草、白术、藿香和麦冬；21～50 g的鲜药有鱼腥草、藕和蒲公英；51～100 g的鲜药有蒲公英和芦根；用量在101～150 g和151～200 g的鲜药分别是生姜和车前草；用量大于200 g的鲜药是地黄、荷叶和小蓟。外用鲜药时，常用的用药区间是21～50 g。对高频药物进行关联规则分析可得到7组核心药对。

在中国民间鲜药应用具有悠久的历史，利用新鲜植物治疗疾病较为常见，如利用葱白和盐擦拭身体用以治疗伤寒。在鲜药应用方面，《千金药方》提出利用生姜、人参、甘草、大枣煎煮服用治疗肺痿咳嗽。中药鲜药在治疗皮肤病、儿科疾病和温热病方面都有所建树，如《本草纲目》《备急千金要方》等医书中记载了大量使用鲜药外治皮肤病的方法；江丽曾报道过鲜药用于治疗儿科呼吸系统疾病、出血症、急性肠胃炎等疾病，效果良好；在应用鲜药治疗温热病方面，如在《丁甘仁医案》中利用鲜藿香、鲜佩兰、鲜荷叶、青蒿治疗温湿初起或外感暑湿之恶寒发热、头胀胸闷。此外，鲜药有别于干品药材，从传统中医药理论来看，在性味上寒凉性药鲜品较干品偏凉偏润，辛香气药鲜品较干品味厚力峻。而现代药理学也证明鲜藿香、鲜佩兰、鲜薄荷等芳香药物中的挥发油成分比干品要高，抗炎活性更强。同时在今后的中药鲜药临床研究或应用中，可重视龙葵、地黄、艾叶、生姜、甘草、地黄和藕等药物。

中药鲜药前景广阔，有其独特的作用。但在现代应用中，如运输、储存、合理运用等方面还存在一些问题。可以选择建造存储仓库、完善冷链配送、推广保鲜技术，提高执业人员的鲜药应用的能力等。中药鲜药是中医药重要的组成部分，本文通过数据挖掘鲜药的应用特点，希望能对临床应用提供数据支持。

第三章　中药配方鲜药学的发展

第一节　配伍理论

配伍是连通中药与方剂的桥梁，中药配方鲜药的配伍理论与中药的配伍理论一致，依据临床，辨证施治，在中医基础理论指导下，把多种有效中药组配在一起，用以治疗疾病平衡人体阴阳的医疗举措；是中医药的核心，有着深刻的科学内涵。从强调药物组合要遵循一定的原则方面来看，配伍是指两味或两味以上的中药按君臣佐使的组方原则有规律、有制度地配合、搭配。配伍理论涉及有方剂组成之“君臣佐使”，也有药物配伍之“七情合和”。

中药配伍理论始于《黄帝内经》，经过汉、唐、宋、元、明、清及当代研究，形成了较为系统的理论和方法。从《内经》和《神农本草经》开始，已有中医方剂配伍的方法及原则论述。最有代表性的是关于药物协同或制约的“七情和合”。“七情和合”使得方剂配伍形成了下列原则：

（1）“和合”原则：如《神农本草经·序例》说：“药有君臣佐使，以相宣摄和合。”“有单行者，有相须者，有相使者，有相畏者，有相恶者，有相反者，有相杀者。凡此七情，合和视之，当用相须相使者良，勿用相恶相反者，若有毒宜制，可用相畏相杀者；不尔，不合用也。”

（2）药物排列有序性原则：药物的功能、剂量按君臣佐使有序排列。如《素问·至真要大论》说：“方制君臣，何谓也？岐伯曰：主病之谓君，佐君之谓臣，应臣之谓使。”

（3）依法组方、方证对应：根据方从法出，法依证立的逻辑关系，方剂配伍与辨证立法一致，达到方证对应的目的。

（4）配伍药物与剂型相匹配，最大限度反映药效特点而不减效。

（5）因人因时因地制宜，灵活选择药物、剂量和剂型。

（6）效验原则：无论根据什么理论，方剂的安全、有效性是始终坚持的原则。

纵观中医方剂配伍的方法，其特点为在配伍时根据不同目的取向形成，主要有：

（1）药性配伍方法：根据治则治法的要求，以药性理论为依据，选择适当药物配伍的方法，主要包括气味组合配伍、五脏苦欲补泻配伍、药象配伍等。

（2）标本配伍方法：通过分析脏腑间的标本虚实与五行传变关系来确定方之君臣配伍。如《标本论》云“本而标之，先治其本，后治其标……以药论之，入肝经药为之引，用泻心火药为君，是治实邪之病也。假令肝受肾邪，是从后来者，为虚邪，虚则补其母……以药论之，入肾经药为引，用补肝经药为君是也”。

（3）君臣佐使配伍方法：针对证候主要因素和次要因素、主要发病环节和次要发病环节，按照“主病之谓君，佐君之谓臣，应臣之谓使”的原则选药配伍。

（4）药对配伍：根据治则治法的要求，选择数个药对为基础组合配伍。

（5）核心方剂加减配伍方法：以经典成方为核心，针对证候具体情况加减配伍。

（6）复方合方配伍方法：以两个以上经典小成方相互组合。在临床实际应用中，多采取综合方法。

临床中常取相须、相使、相畏、相杀，而相恶、相反按本草记载则应慎用。

相须即性能功效相类似的药物配合应用，可以增强其原有的疗效。相使即性能功效方面有某种共性的药物配合使用，一药为主，一药为辅，二药合用，辅药可增强主药之疗效。相须、相使之法，因其皆为增强疗效为伍而为临床常用。如大黄和芒硝均是临床上常见的泻下药，在中药组方中，大黄常与芒硝同用以增强攻下实热积滞之功效。《伤寒论》中的大承气汤，大黄与芒硝两者相须使用，增强了软坚泻热通便的力量。通过测定，当大黄与芒硝 1∶1 配伍时蒽醌苷的含量有所增加，随着芒硝比例的增加或减少，蒽醌苷的含量均逐渐减少，故建议大黄与芒硝配伍时，其最佳比例是 1∶1。

相使即在性能功效方面有某些共性的药物，以一种药为主，另一种药为辅的形式配伍，能提高主药疗效。相杀，指一种药物能减轻或消除另一种药物的毒副作用。如小半夏汤中半夏和生姜的配伍应用。半夏属辛温之品，有毒。《神农本草经》记载半夏：“味辛，平。主伤寒寒热，心下坚，下气，喉咽肿痛，头眩胸胀，咳逆肠鸣，止汗。”但半夏对口腔、喉头、消化道黏膜具有强烈的刺激。小半夏汤主治痰饮呕吐，用半夏燥湿化痰、降逆止呕；并配伍生姜和胃止呕的同时以解半夏之毒。半夏与生姜的配伍是相畏、相杀配伍应用的典范。

相畏即一种药物的毒性或其副作用，能被另一种药物减轻或者消除。相杀即一种药物可减轻或者消除另一种药物的毒性或其副作用。相畏相杀在药对配伍理论中的应用，实为同一配伍关系的两种提法。典型之例如半夏与生姜相配，可减低半夏的毒性。

相恶即两药合用一种药物能破坏另一种药物的功效。需要指出，相恶并非是一种绝对的配伍禁忌，临床可以根据具体病情使用，亦可成为一种可以利用的配伍关系。

相反即两种药物同用能产生剧烈毒副作用，依据《神农本草经》旨意相反应“勿用”，如甘遂半夏汤之甘遂与甘草，取其相反相成，激发留饮尽去；赤丸之半夏与乌头，附子粳米汤之附子与半夏，方中药物虽为“十八反”中相反之品，但在方中所用便是借其反乱之势，以收拨正之功，亦属相反相成之品。

中药配方鲜药学根据中药配伍的特点，针对药物之间的相关性并根据疾病的特点进行配伍。因此，只有正确理解七情配伍理论的整体性和相对性，准确把握七情配伍理论的原则性和灵活性，七情配伍理论才能在实践中得到可持续发展，从而为中药鲜药学的发展提供理论依据，真正体现中药临床运用的优势和特色。决不能把七情配伍绝对化，使之成为僵化的理论。

第二节　配伍特点

中药鲜药应用时以捣汁单独应用为主，如《五十二病方》最早记载治疗牝痔：“取薯蓣茎干治二升，取薯苽汁二斗以渍之，以为浆，饮之。”薯苽（山药）汁的应用是用新鲜植物药治疗的第 1 个案例。至唐宋时期，孙思邈利用鲜药治疗的病种之多、涉及药味品种之广都是前代医家所不及的。《备急千金要方》治小儿丹毒用“捣马齿苋一握，取汁饮之，以滓薄之，捣赤小豆五合，水和，取汁饮之一合良，滓涂五心”。

鲜药在配伍使用时，常利用相似药性的药物针对相应疾病进行治疗，如清代叶天士善用鲜荷叶、鲜莲子、鲜生地黄、鲜石菖蒲根茎等治暑邪，且屡验屡效。薛生白也善用鲜地黄汁、西瓜汁、甘蔗汁等治疗各种温热疾病，并创五叶芦根汤治疗湿热病后期余邪未清、胃气未醒之证。吴鞠通创清络饮（鲜荷叶边、鲜金银花、鲜西瓜翠衣、鲜扁豆花、丝瓜皮、鲜竹叶心）、五汁饮（梨汁、鲜麦冬汁、鲜芦根汁、荸荠汁、鲜藕汁或甘蔗浆），皆用鲜品。余师愚制清瘟败毒饮以鲜竹叶配生石膏、犀牛角等，治火热之证、大热烦躁。清代中期王旭高在治疗暑邪、伏暑、痢疾等证时，常以鲜药组方，如鲜地黄、鲜石斛、鲜芦根、鲜荷叶、鲜薄荷根、鲜藿香、鲜佩兰、鲜佛手、鲜藕节等，使用玉女煎治温病热入心包、阳明火旺之证，以鲜地黄代熟地黄，并加鲜石斛与甘蔗汁。至近代，民国著名医家丁甘仁治疗温病时处方中亦多应用鲜药，如常用鲜荷梗以治壮热、汗多不解；用鲜地黄、鲜沙参、鲜石斛清肺生津；清暑之品则多用鲜荷叶、鲜薄荷、鲜藕节之类。施今墨用鲜药“取其清新之气，清暑生津力强”，常用鲜茅根、鲜芦根为伍，治疗温病之发热、烦渴、烦躁不安等症，不胜枚举。

鲜药相互配伍时可增强其通达之力，如清润宣肺方（基本组成：鲜北沙参、鲜丹参、鲜地黄、鲜桔梗、鲜鱼腥草、鲜黄芪、鲜甘草、鲜瓜蒌、紫河车、蛤蚧等）治疗肺纤维化，宣达肺气、清润肺体、通达肺络。

纵观中药鲜药的应用历史，中药鲜药的配伍特点主要依据疾病的特点，外用时主要是解毒疗疮类鲜药共同配伍捣汁用，缓解其“红、肿、热、痛”的症状，内服时以缓解体内热症为主。从鲜药的药性理论来看，相当一部分传统鲜药品种其药性均属于寒凉性，与治疗温、热症疾病相呼应。综上所述，在使用鲜药之前，必须详细了解每一种鲜药性味归经和功能主治。

第四章　基于数据挖掘《普济方》中鲜药方剂应用特点分析

中药鲜药是我国传统中医药不可或缺的组成部分，葛洪所著《肘后备急方》共收载药物约 439 种，其中，鲜药就多达 198 种，占总药物的 45%；《本草纲目》中运用鲜药的记载多达 1 100 多条，所载附方中约有 1/10 的方剂配用鲜药；然而，近现代鲜药的应用呈逐年萎缩的趋势。清末民初，北京各药铺中经营的鲜药尚有 40 多种。到了 20 世纪 70 年代，鲜药仅在个别药店中偶有所见。“神农尝百草，一日而遇七十毒”，说明中药起源于各种原植物（即鲜药），从战国至近代，鲜药的临床应用贯穿整个中医药史，以鲜品入药的经典古籍和应用鲜药治病的名医圣手不胜枚举。

《普济方》是中国历史上最大的方剂书籍，载方 61 739 首，是一本十分实用的方书。它在所列的每一病症之下，列了一些方子，学者或医生只要依病查方，再在各个方子之间选择一下即可。而这本书也是十分宝贵的医学文献资料。全书大致分为 12 部分，卷 1 ~ 5 为方脉，卷 6 ~ 12 为运气，卷 13 ~ 43 为脏腑，卷 44 ~ 86 为五官，卷 87 ~ 250 为内科杂病，卷 251 ~ 267 为杂治，卷 268 ~ 272 为杂录和符禁，卷 271 ~ 315 为外伤科，卷 316 ~ 357 为妇科，卷 358 ~ 408 为儿科，卷 409 ~ 424 为针灸，卷 425 ~ 426 为本草。编次条理清晰，内容十分丰富。自古经方，本书最为完备。因此，从《普济方》中探索鲜药的应用特点，总结鲜药配伍规律，对鲜药的进一步研究及临床应用具有重要的参考价值。

一、资料与方法

1. 一般资料　查阅《普济方》，选取带有“生”“鲜”“汁”等标志的中药。

2. 统计学方法　汇总到 Excel 表中，运用 IBM SPSS Statistics 24、Clementine 12.0 软件进行统计分析。

二、结果

1. 鲜药使用频次与频率分析　经统计筛选，全书使用鲜药的方剂有 362 首，共使用鲜药种类 44 种，其中植物药 38 种，动物药 6 种。全书使用鲜药频次 719 次，其中使用植物类鲜药和动物类鲜药出现的频次和占比分别为 711 次，98.89% 和 8 次，1.11%。频次排名前 20 的鲜药依次是：鲜地黄、生姜、藕、麦冬、淡竹沥、杏仁、天冬、葛根、薄荷、梨、青蒿、牡荆沥、墨旱莲、牛膝、冬瓜、大蓟、小蓟、益母草、栝楼根、百合。

表 4-1　排名前 20 位的鲜药使用频次和频率

排名	鲜药名称	频次 / 次	频率 / %
1	鲜地黄	220	30.60
2	生　姜	142	19.75
3	藕	51	7.09
4	麦　冬	38	5.29
5	淡竹沥	32	4.45
6	杏　仁	30	4.17
7	天　冬	20	2.78
8	葛　根	18	2.50
9	薄　荷	16	2.23
10	梨	16	2.23
11	青　蒿	12	1.67
12	牡荆沥	12	1.67
13	墨旱莲	10	1.39
14	牛　膝	9	1.25
15	冬　瓜	9	1.25
16	大　蓟	9	1.25
17	小　蓟	9	1.25
18	益母草	8	1.11
19	栝楼根	7	0.97
20	百　合	6	0.83

2. 鲜药方剂的应用方法频次与频率分析　通过对 362 首方剂的用法方法进行统计分析，结果显示主要有三种用药方法，分别为内服、局部外用和滴鼻，其中内服频次为 314 次，占 86.74%，局部外用为 45 次，占 12.43%，滴鼻频次为 3 次，占比 0.83%。

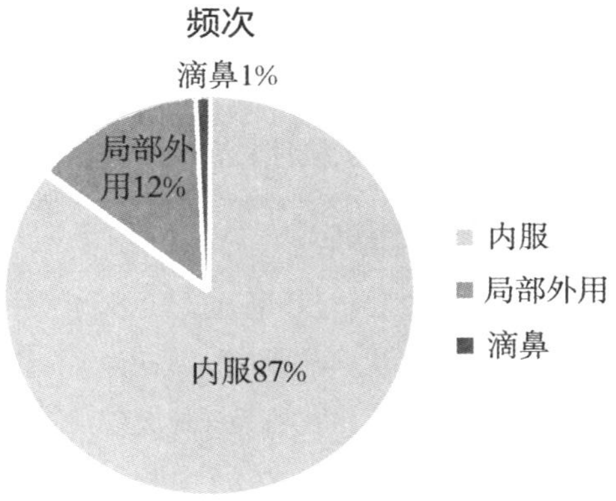

图 4-1 鲜药方剂的应用方法分析

3. 鲜药方剂的应用形式频次与频率分析 通过对362首方剂的用法形式进行统计分析，结果显示用药形式包括汤剂、鲜汁、丸剂、膏剂、散剂、贴剂、酒剂、茶剂、糊丸等，其中211首方剂采用汤剂的形式，占比为58.29%；采用鲜汁形式的有56首方剂，占比15.47%；其次还有丸剂（49次）、膏剂（30次）、散剂（11次）、贴剂（2次）、酒剂（2次）等，分别占比为13.54%、8.29%、3.04%、0.55%和0.55%。

表 4-2 鲜药方剂应用形式统计

应用形式	频次 / 次	频率 / %
汤剂	211	58.29
鲜汁	56	15.47
丸剂	49	13.54
膏剂	30	8.29
散剂	11	3.04
贴剂	2	0.55
酒剂	2	0.55
茶剂	1	0.28
糊丸	1	0.28

4. 鲜药方剂的主治疾病类型频次与频率分析 在统计出的362首鲜药方剂中，主治疾病类型大致分为8类：内科疾病、妇产科疾病、皮肤科疾病、耳鼻喉等五官科疾病、眼科、外科疾病、传染性疾病、牙科疾病。经总结分析《普济方》中使用鲜药频次最高的是内科疾病246次（67.96%），其次依次是妇产科疾病41次（11.33%）、皮

肤科疾病 32 次（8.84%）、耳鼻喉等五官科疾病 30 次（8.29%）、眼科 21 次（5.80%）、外科疾病 8 次（2.21%）、传染性疾病 3 次（0.83%）、牙科疾病 2 次（0.55%）。

表 4–3　鲜药方剂主治疾病类型

疾病类型	主治病症	频数 / 次	百分比 / %
内科疾病	虚劳（29 次）、咳嗽（27 次）、吐血（19 次）、中风（18 次）、热病（16 次）、伤寒（11 次）、消渴（11 次）、烦躁（7 次）、乳石发（6 次）、便血（6 次）、中毒（6 次）、肺痿（5 次）、食积（5 次）、黄疸（5 次）、衄血（5 次）、食积（5 次）、呕吐（4 次）、噎膈（4 次）、痹症（3 次）、呃逆（3 次）、肺痨（3 次）、霍乱（3 次）、癖气（3 次）、外感（3 次）、心悸（3 次）、郁证（3 次）、口臭（3 次）、抽筋（2 次）、痢疾（2 次）、头痛（2 次）、胃痛（2 次）、哮喘（2 次）、癫病（2 次）、腰痛（2 次）、水肿（2 次）、排便困难（2 次）、癫病（1 次）、肺气虚（1 次）、手足冷（1 次）、昏厥（1 次）、劳伤（1 次）、血积（1 次）、血瘀（1 次）、泄痢（1 次）、浮肿（1 次）、骨痈（1 次）、口干（1 次）、劳郁（1 次）	246	67.96
妇产科疾病	产后病（27 次）、妊娠病（6 次）、月经病（5 次）、出血（2 次）、胎动不安（1 次）	41	11.33
皮肤科疾病	白发（8 次）、脱发（7 次）、癣病（5 次）、头风白屑（4 次）、衰老（4 次）、风疮（2 次）、阴疮（1 次）、紫癜风（1 次）	32	8.84
耳鼻喉等五官科疾病	鼻衄（12 次）、喉痹（6 次）、失音（6 次）、鼻疮（2 次）、耳聋（2 次）、耳鸣（1 次）、口齿不清（1 次）	30	8.29
眼科	眼痛（21 次）	21	5.80
外科疾病	淋证（6 次）、脱肛（1 次）、大小便不通（1 次）	8	2.21
传染性疾病	疟疾（3 次）	3	0.83
牙科疾病	牙齿松动（1 次）、牙黄（1 次）	2	0.55

5. 中药鲜品与干品的配伍情况统计　对《普济方》中 362 首鲜药方剂进行配伍统计，可看出最常用的中药鲜品与干品的配伍排名前 10 的分别为：鲜地黄 – 人参（干品）

（21 次，5.8%）、生姜 – 人参（干品）（11 次，3.04%），鲜地黄 – 茯苓（干品）（10 次，2.76%）、鲜地黄 – 生姜 – 贝母（干品）（9 次，2.49%）、鲜地黄 – 生姜 – 紫菀（干品）（8 次，2.21%）、麦冬 – 贝母（干品）（8 次，2.21%）、麦冬 – 紫菀（干品）（8 次，2.21%）、生姜 – 茯苓（干品）（8 次，2.21%）、鲜地黄 – 麦冬 – 人参（干品）（7 次，1.93%）、麦冬 – 甘草（干品）（5 次，1.38%）。见表 4–4 和图 4–2。

表 4–4 鲜药的配伍情况统计

鲜药配伍	频次 / 次	百分比 / %
鲜地黄 – 人参（干品）	21	5.80
生姜 – 人参（干品）	11	3.04
鲜地黄 – 茯苓（干品）	10	2.76
鲜地黄 – 生姜 – 贝母（干品）	9	2.49
鲜地黄 – 生姜 – 紫菀（干品）	8	2.21
麦冬 – 贝母（干品）	8	2.21
麦冬 – 紫菀（干品）	8	2.21
生姜 – 茯苓（干品）	8	2.21
鲜地黄 – 麦冬 – 人参（干品）	7	1.93
麦冬 – 甘草（干品）	5	1.38

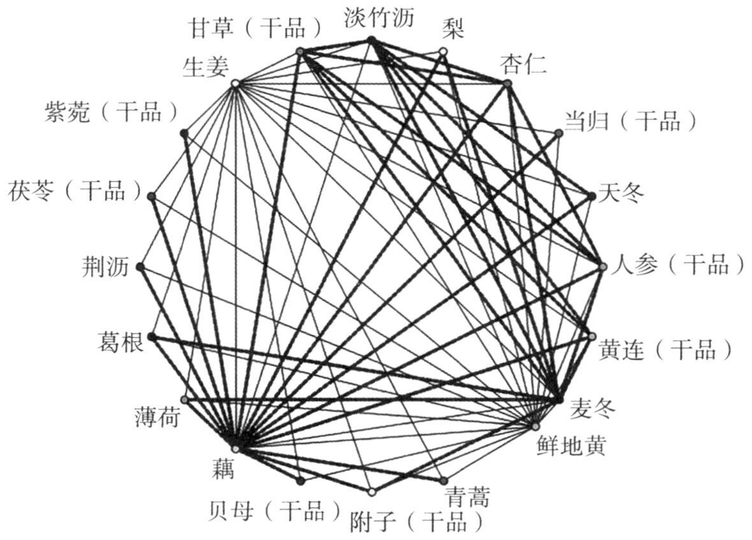

图 4–2 高频中药干品与鲜品数据源 – 类型 – 网络化关联图

6. 鲜药方剂治疗证型频次与频率分析　对《普济方》中 362 首鲜药方剂进行配伍统计，可以看出，该书鲜药方剂主要用于实热证、虚热证、虚实夹杂证、虚寒证、表寒证等证型的治疗，按照频次顺序依次分别为：实热证（116 次，32.04%），虚热证（104 次，28.73%），虚实夹杂证（99 次，27.35%），虚寒证（21 次，5.80%），表寒证（11 次，3.04%），急症（7 次，1.93%），气滞证（4 次，1.10%），血热证（4 次，1.10%），实寒证（3 次，0.83%），上热下寒证（2 次，0.55%）。结果见表 4-5。

表 4-5　鲜药方剂治疗证型频次统计

治疗证型	频次 / 次	频率 / %
实热证	116	32.04
虚热证	104	28.73
虚实夹杂证	99	27.35
虚寒证	21	5.80
表寒证	11	3.04
急症	7	1.93
气滞证	4	1.10
血热证	4	1.10
实寒证	3	0.83
上热下寒证	2	0.55

7. 鲜药高频药物关联规则分析　对高频鲜药药物，使用 SPSS Clementine 12.0 统计软件进行关联规则分析，在单味药层次上进行复方药物的关联模式研究，设置支持度为 10%，置信度为 50%，选择最大前项数为 5 的条件，Apriori 建模挖掘中药之间的潜在关联，得到了 7 组核心中药组合，组合的提升度大于 1，说明在统计学上有意义，结果见表 4-6。

表 4-6　鲜药高频药物关联规则分析

药物组合	支持度 / %	置信度 / %	提升
鲜地黄 - 藕	14.09	90.20	3.48
鲜地黄 - 麦冬	10.50	89.47	3.47
鲜地黄 - 生姜	38.95	61.00	3.20
生姜 - 藕 - 鲜地黄	12.71	50.00	3.90

续表

药物组合	支持度 / %	置信度 / %	提升
生姜 - 藕	14.09	50.00	3.21
生姜 - 麦冬	61.05	50.00	2.90
天冬 - 麦冬	10.50	50.00	7.81

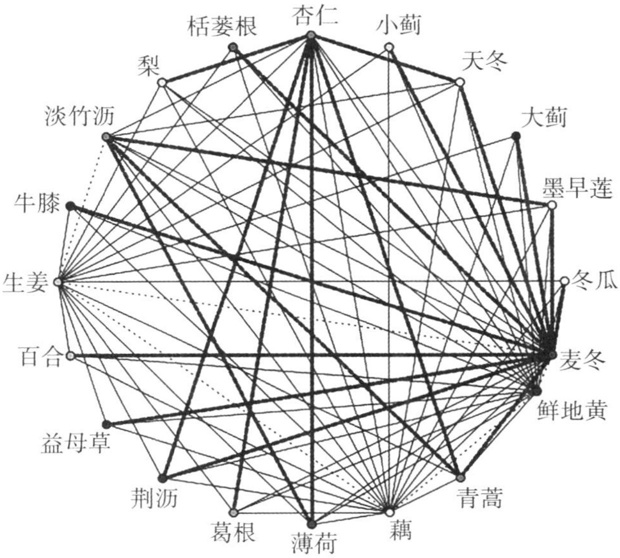

图 4-3　高频鲜药数据源 - 类型 - 网络化关联图

三、讨论

鲜药对适宜病症的独特临床疗效，一直受到历代医家的推崇。我国现存最早本草专著《神农本草经》在干地黄与干姜项下记有“生者优良”，此生字实乃指“鲜”；《五十二病方》中使用薯蓣的自然汁，制成药浆服用以驱除疾病；《伤寒论》《金匮要略》多次应用鲜药，如生姜泻心汤、百合地黄汤等；《肘后备急方》《新修本草》《本草纲目》等均有大量鲜药应用的记载。《中国药典》自 1953 年版到 2020 年版均收录有鲜药，1977 年版《中国药典》鲜药饮片的数量达到了 67 种；后续版本记载的鲜药数目逐渐下降，在 2015 年版《中国药典》来源含鲜品的中药稳定为石斛、生姜、地黄、芦根、牡荆叶、鱼腥草、益母草 7 种，鲜药临床应用有外治、内服、食疗 3 种。鲜药对特定疾病临床疗效确切，与现代研究缺少的现状成了鲜明对比，鲜药研究方面是中医药研究的盲区，鲜药基础研究的缺失，限制了鲜药的临床应用及疗效发挥。

根据本研究可以发现，在《普济方》鲜药方剂中，鲜地黄、生姜、藕、麦冬、淡竹沥、杏仁、天冬、葛根、薄荷、青蒿等是应用最多的鲜药，内服作为鲜药最多的用药方法，具有起效快，不良反应少等特点。鲜药不仅可以出现在汤剂、鲜汁中，丸剂、膏剂、散剂、贴剂、酒剂、茶剂、糊丸等形式中均可应用鲜药；内科疾病、妇产科疾病、皮肤科疾病等是鲜药方剂常治疗的疾病；从鲜品与干品配伍的分析中，可以看出鲜药方剂中，鲜地黄－人参（干品）是鲜药方剂中最常出现的药对，其次为生姜－人参（干品）、鲜地黄－茯苓（干品）、鲜地黄－生姜－贝母（干品）等；因此根据这些高频药对以及对鲜药方剂的应用证型，可以看出，鲜药方剂在实热证、虚热证、虚实夹杂证、虚寒证、表寒证、急症、气滞证、血热证、实寒证、上热下寒证等疾病中具有较大治疗优势；通过鲜药间的关联规则分析，可以看出鲜地黄－藕、鲜地黄－麦冬、鲜地黄－生姜、生姜－藕－鲜地黄、生姜－藕、生姜－麦冬、天冬－麦冬是最常用的鲜药组合药对。

《普济方》所记载的鲜药药方颇多，鲜药来源广泛，代表性高，临床应用广泛，不只用于内科，还用于外科、妇科、皮肤科、耳鼻喉等；不只用于一般疾病，还用于疑难杂症、危重症以及急性的传染病等，且在热证方面，鲜药尤其独特优势。对鲜药的文献考究，必将加深人们对鲜药特点的理解和认识，也为鲜药的现代研究提供文献依据。

第五章　中药配方鲜药的应用前景

第一节　医学应用

中药配方鲜药是中药市场的又一变革，存在着广阔的发展前景，能够让中药鲜药的用药管理达到标准化、规范化、科学化，让传统的鲜药在医药市场中更有竞争力，从而长久的传承下去。中药配方鲜药不仅有中药配方颗粒便于保管、服用方便、剂量精准、干净卫生等优点，还有中药鲜药的活性成分含量高、药理活性强、药性突出的特点。解决了鲜药应用过程中出现的一系列问题，中药鲜药的应用和发展不仅符合临床发展的需要，更是契合国家倡导的中医药发展的方向，有利于中医药文化在全球范围内推广和普及。因此，在快速发展的当今社会中，要增加中药配方鲜药的研究力度，提高其在医疗机构中的使用量。

就目前的形势来看，在短时间内中药配方鲜药既不会取代传统的中药饮片，也不会代替如今的配方颗粒，将会呈现共存的状况。中药配方鲜药在应用范围上，能够单独使用也能组方使用。而且使用形式更加多样性，如外敷、灌肠、外洗、内服等。还可以用作某些制剂的基础药，如应用到减肥、美容、健品产品的配置中。在不同的科室也能使用中药配方鲜药，如中医急症科、骨伤科、外科、儿科、妇科、内科等。所以说中医配方鲜药有着广阔的应用前景，不过还有一些问题有待解决，如提高生产工艺，丰富药品包装种类和质量；制定统一的中药饮片和中药配方鲜药的折算标准。

第二节　食疗应用

近年来，健康保健事业蓬勃发展，人民生活水平和生活质量不断提高，民众的养身保健理念发生了根本性的转变，未病先防、既病防变、病愈防复的全面预防思想更加深入人心。食疗药膳越来越受到人们的重视。由于保健理念的转变，食疗逐步向社会化和商业化发展，食疗产业不断兴起。

近年来，随着科学技术的飞速发展以及中医药工作者继承发扬了中医学运用鲜药的经验，中药鲜用的研究逐步展开，引入了现代加工，低温冷冻干燥技术的应用为新鲜中药的加工提供了新的、可量化的方法，既保持了鲜药原有形态，又基本不破坏有效成分及药效活性。尤其是药食两用鲜药作为膳食的应用逐渐广泛，如利用低温冷冻干燥技术将杨梅加工成杨梅粉制成固体饮料，不仅味道鲜美、冲饮方便、营养丰富，还有效延长了保质期；利用真空冷冻干燥技术制取速溶红枣粉，最大限度地保存了枣原有的营养以及风味，便于再加工与贮藏，有很高的食疗价值和营养价值，是一种新兴的营养滋补剂。利用真空冷冻干燥（冻干）技术得到冻干山楂、山楂果粉，相关企业以红枣、山楂为原料加工成复合山楂果粉，有效避免的传统炮制导致有效成分散失的弊端，兼有红枣的浓香和山楂的酸味，甜度适口、老少皆益，常食用有明显的保健作用。

鲜药药膳发源于我国传统的饮食和中医食疗文化，是在中医学、烹任学和营养学理论指导下，将新鲜中药按药膳配方与食材相配伍，采用我国独特的饮食烹调技术和现代科学方法制作而成的具有一定色、香、味、形和保健功效的食品。它是中国传统的医学知识与烹调技术相结合的产物，既具有较高的营养价值，又可防病治病、保健强身。鲜药作为药膳的原材料可以最大限度保持药材原有的色泽和气味，相对于一般炮制加工过的中药材具有独特的优势。

可见一些配方鲜药已作为膳食逐渐融入了人们的生活，配方鲜药利用真空冷冻干燥技术解决了鲜药在实际应用中具有一定的局限，尽量保持了药材“鲜活”“整体”和“天然”的特点，在色泽上保持原有的风貌；在营养上，一些新鲜药材所含有的皂苷和挥发油等活性成分能更好地保存。配方鲜药入膳既发挥了药膳保健养生的作用，又突出了鲜药的优势和特色，配方鲜药的应用更符合现代人快节奏的生活方式和绿色、天然的生活理念，因此具有很好的发展前景。

下篇

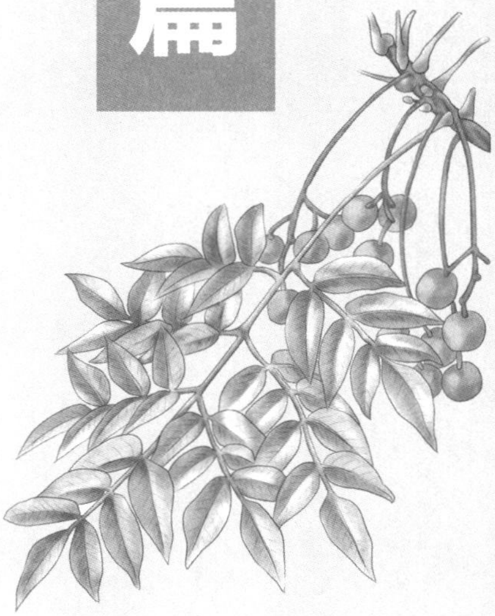

中药鲜药

第六章　解表药

生　姜

【**来源**】姜科植物 *Zingiber officinale* Rosc. 的新鲜根茎。

【**性味归经**】味辛，性微温。归肺、脾、胃经。

【**功能**】解表散寒，温中止呕，化痰止咳。

【**主治**】风寒感冒，胃寒呕吐，寒痰咳嗽。

【**化学成分**】

生姜总挥发油高于干姜;GC-MS 法中生姜有 2 个成分（柠檬醛、反，反 - 法呢醛）干姜未检出，干姜有 8 个成分（2- 庚醇、松油烯 -4- 醇、a- 松油醇、香茅醇、β- 柠檬醛、橙花醇乙酸酯、异香橙烯、β- 桉叶油醇）在生姜中未检出；1,8- 桉叶素相对百分含量生姜低于干姜；总姜酚含量、游离氨基酸含量生姜与干姜略有不同。生姜与干姜的醇提物、水提物的 TLC 比较，斑点明显不同，生姜均有与干姜不同的斑点。

【**干燥方法**】

称取生姜片，单层均匀平铺于物料盘中，将药材以预冻速率 -1.3 ℃ · min^{-1} 快速冷冻至 -39 ℃，干燥室真空度 0.08 MPa，加热隔板的温度 60 ℃（生姜组设置为 40 ℃），冷阱温度 -45 ℃，干燥 24 h。

【**药理作用**】

1. 镇吐（家鸽 $CuSO_4$ 法）　给家鸽灌胃生姜汁 5 g 生药，10 g 生药 · kg^{-1}，可减少鸽子的呕吐只数，显著延长鸽子出现呕吐的潜伏期（$P < 0.02$，$P < 0.05$），显著降低鸽子的呕吐次数（$P < 0.05$），镇吐作用强度可达 84.3%，84.97%；生姜煎剂在剂量为 5 g/kg 时，未发现有明显的镇吐作用，而 10 g/kg、20 g/kg 生药均可显著延长鸽子出现呕吐的潜伏期（$P < 0.05$，$P < 0.01$），20 g/kg 可显著抑制鸽子的呕吐次数（$P < 0.05$），镇吐作用达 89.36%，明显减少鸽子的呕吐只数，与模型对照组比较（$P < 0.05$），与同剂量干姜煎剂组比较（$P < 0.05$）。镇吐作用呈现出一定的效量关系；干姜煎剂各剂量组均有一定延长鸽子呕吐的潜伏期及抑制呕吐次数的作用。

2. 解热　一次生姜水煎剂灌胃 40.0 g/kg、80.0 g/kg 后 2 h 对酵母致热大鼠（$P < 0.05$，$P < 0.01$）有明显的退热作用，80.0 g/kg 剂量组的退热作用可持续至药后 4 h，3 个剂量组呈现出一定的量效关系；干姜水煎剂的中、小剂量组在药后 2 h 起也表现出一定的退热作用趋势（$P > 0.05$），80.0 g/kg 在药后 4 h 表现出显著的退热作用（$P < 0.05$）。但相同剂量的鲜干煎剂组比较无显著性差异。

3. 拮抗结膜刺激　对生半夏混悬液诱发家兔眼睑结膜刺激作用的拮抗作用：生半夏混悬液对家兔眼睑结膜有较强的刺激作用。刺激反应的阳性率为 100%。在 3 种制剂生药剂量相同的情况下，生姜汁可使半夏对眼结膜刺激反应的阳性率下降至 22.2%，对半夏的刺激反应呈现出较强的拮抗作用，虽然仍有 22.2% 出现阳性反应，但刺激强度也较弱；生姜煎剂对半夏刺激性也呈现出一定的拮抗作用。3 种制剂的拮抗作用强度依次为生姜汁 > 生姜煎剂 > 干姜煎剂。

4. 降胆固醇　口服生姜二萜类化合物对大鼠肝胆固醇合成有抑制作用，且抑制生物合成有剂量依赖性。成年雄性白化变种型 Wister 大鼠，分别以大蒜 2%（W/W）、生姜 + 大蒜、生姜 0.5%（W/W）喂养 4 周后检测其血清生化参数。除了生姜组外，其余各组体重显著增加。各组血糖和总胆固醇值和碱性磷酸酶均显著降低。而仅有生姜组、生姜 + 大蒜组的血清 HDL- 胆固醇明显降低，并且后一组的效果更明显。对家兔给药胆固醇造模 10 周，其血清及组织中胆固醇、血清甘油三酯、血清脂蛋白和磷脂显著增加。给予生姜的乙醇提取物（200 mg/kg，po.），与吉非贝齐（gemfibrozil，一种标准的口服调血脂药）相比，可观察到上述指标均明显降低。

【毒理研究】

急性毒性试验的最大耐受剂量为 5 000 mg/kg，亚急性毒性试验 2 000 mg/kg，未发现毒性和死亡迹象。慢性毒性显示最大耐受剂量和未观察到副作用水平的剂量为 1 000 mg/kg。

【古代鲜用】

《神农本草经》：干姜，味辛温，主胸满咳逆上气，温中止血，出汗，逐风湿痹，肠澼下痢，生者尤良，久服去臭气，下气，通神明。生山谷。

《名医别录》：味辛，微温。主治伤寒头痛、鼻塞、咳逆上气，止呕吐。又，生姜，微温，辛，归五脏。去淡，下气，止呕吐，除风邪寒热。久服小志少智，伤心气。

《本草拾遗》：本功外，汁解毒药，自余破血，调中，去冷，除痰，开胃。须热即去皮，要冷即留皮。

《药性论》：主痰水气满，下气。生与干并治嗽，疗时疾，止呕逆不下食。生和半夏，主心下急痛，若中热不能食，捣汁合蜜服之。又汁和杏仁作煎，下一切结气，实心胸拥隔冷热气，神效。

《本草衍义》：治暴逆气。嚼三两皂子大，下咽定，屡服屡定。初得寒热，痰嗽，烧一块，含咬之终日间，嗽自愈。暴赤眼无疮者，以古铜钱刮净姜上取汁，于钱唇点目，热泪出，今日点，来日愈。但小儿甚惧，不须疑，已试良验。

《开宝本草》：味辛，微温。主伤寒头痛鼻塞，咳逆上气，止呕吐。

《本草图经》：以生姜切细，和好茶一、两碗，任意呷之，治痢大妙！热痢留姜皮，冷痢去皮。

《药性赋》：味辛，性温，无毒。升也，阳也。其用有四：制半夏有解毒之功，佐大枣有厚肠之说。温经散表邪之风，益气止胃翻之哕。

《本草发挥》：成聊摄云：姜、枣味辛、甘。固能发散，而又不特专于发散之用。以脾主为胃行其津液，姜、枣之用，专行脾之津液，而和荣卫者也。

《汤液本草》：气温，味辛。辛而甘，微温，气味俱轻，阳也，无毒。

《本草衍义补遗》：辛温，俱轻，阳也。主伤寒头痛、鼻塞、咳逆上气，止呕吐之圣药。治咳嗽痰涎多用者，此药能行阳而散气故也。又东垣曰：生姜辛温入肺，如何是入胃口？曰：俗皆以心下为胃口者，非也。咽门之下受有形之物，系谓之系，便为胃口，与肺同处，故入肺而开胃口也。又问曰：人云夜间勿食生姜，食则令人闭气，何也？曰：生姜辛温主开发，夜则气本收敛，反食之开发其气，则违天道，是以不宜。若有病则不然，若破血、调中、去冷、除痰、开胃。须热即去皮，若要冷即留皮用。

《本草纲目》：姜，辛而不荤，可蔬，可和，可果，可药。生姜熬的汤还有一个别名叫“还魂汤”。

《本草思辨录》：生姜，味辛色黄，由阳明入卫；大枣味甘色赤，由太阳入营。其能入营，由于甘中有辛，惟甘守之用多，得生姜乃不至过守。生姜辛通之用多，得大枣乃不至过通。二物并用，所以为和营卫之主剂。

【现代鲜用】

1. 急性细菌性痢疾　生姜 46 g，红糖 32 g，共捣为糊，分 3 次服，7 d 为一疗程。治疗急性细菌性痢疾 50 例，治愈率为 70%，好转率为 70%。用药后平均 5 ~ 6 天症状消失。大便镜检及培养平均转阴天数分别为 4.58 d 和 3.6 d。

2. 儿童蛔虫性肠梗阻　用鲜生姜、蜂蜜（1∶2）组方，成人 30 ml/ 次，小儿酌减，每 2 ~ 3 h 一次。用于单纯性肠梗阻 313 例，痊愈 309 例，有效率达 98.7%。生姜 120 g，磨碎开水淬汁并调蜂蜜 120 g，顿服，小儿减量，1 ~ 2 次 / 日。临床治疗蛔虫性肠梗阻 64 例，总有效率为 96.8%，有效驱蛔率 61.5%。用去皮生姜 180 g 捣碎取汁与生蜂蜜 90 g 拌匀，一次顿服，小儿酌减。治胆道蛔虫所致腹痛 102 例，有效 98 例，有效率为 96.1%，其中服用一剂见效 96 例，无效 4 例。

3. 水火灼伤　用生姜捣汁，用药棉蘸汁敷于患处。烫伤轻者，敷药一次，重者以姜汁保持湿润 36 h 即可停药。治疗水火烫伤 400 例均获明显疗效，且止痛迅速，无刺激，适用面广。

4. 附睾炎　生姜切 0.2 cm 薄片，每次用 6 ~ 9 片，外敷于患侧阴囊，盖上纱布，托起阴囊，每日更换 1 次，直到痊愈为止。临床治疗 24 例，敷后第 2 d,15 例症状减轻，5 d 后 22 例痊愈。

5. 牙痛　口含一片鲜生姜在牙疼处即可一定程度减轻或消除牙疼症状。这主要是由于生姜中含姜醇、姜烯、姜辣素等具有消炎镇痛作用成分。

6. 晕车、晕船、晕机　姜粉胶囊（每丸含姜粉 940 mg）是一种防晕药，服后可以防止晕车、晕船等且无副作用。临床上对 39 名有晕车史者，用新鲜生姜片贴在内关穴，固定，持续行车 10 h，约 400 km，结果 38 人没有发生晕车现象，1 人出现轻度头晕、恶心。

7. 预防胆结石　生姜中含有大量的姜酚、姜辣素等成分。能抑制前列腺素的合成，减少胆汁中黏蛋白的含量，有利于保持胆汁中各种物质的平衡，可阻止和预防胆结石的形成。

8. 风湿痛及慢性腰背痛　用鲜生姜制成 5% ~ 10% 注射液，进行痛点或反应结节注射，用于风湿痛、慢性腰背痛 115 例，显效 38 例，好转 56 例，有效率达 83%，尤其对风湿痛疗效更佳，有效率达 93.5%。

9. 斑秃　取新鲜生姜 3 块（如拇指大小），置于高度白酒 60 ml 中浸泡 2 d，用浸制的生姜蘸药液擦患处，每日 3 次，每次 1 ~ 3 min，共治疗 2 000 余例，效果甚佳。亦有人用生姜 250 g 捣烂取汁，然后将病变部位清洗后用棉球蘸姜汁反复擦患处，至姜汁用完为止，每周 1 次，连用 2 ~ 3 次即愈。主治脂溢性脱发。

【不良反应】

《名医别录》：久服小志少智，伤心气。

《本草新编》：生姜四时皆可服，但不宜多服散气，岂特发汗哉。然而多服则正气受伤，少服则正气无害。

腐烂的生姜中含有毒物质黄樟素，其对肝脏有剧毒。

【防范措施与禁忌】

严格掌握适应证：阴虚内热及实热证禁服。注意生姜的储存，不用已经变坏的生姜。

与中药的配伍禁忌：《本草》云：恶黄芩、黄连。

【中药小故事】

神农尝百草，以辨药性，误食毒蘑菇昏迷，苏醒后发现躺卧之处有一丛青草。神农顺手一拔，把它的块根放在嘴里嚼。过了不久，肚子里咕噜咕噜地响，泄泻过后，身体全好了。神农姓姜，他就把这尖叶草取名“生姜”。意思是它的作用神奇，能让自己起死回生。

香　薷

【来源】唇形科植物石香薷 *Mosla chinensis* Maxim. 或江香薷 *Mosla chinensis* ‘Jiangxiangru’的地上部分。

【性味归经】辛，微温。归肺、胃经。

【功能】发汗解表，化湿和中。

【主治】用于暑湿感冒，恶寒发热，头痛无汗，腹痛吐泻，水肿，小便不利。

【化学成分】

含挥发油：含量全草为 0.2% ~ 1%，鲜茎叶为 0.26% ~ 0.59%；油中主成分为香薷酮。全草尚含 5−羟基−6,7−二甲氧基黄酮、5−羟基−7,8−二甲氧基黄酮、5,7−二羟基−4′−甲氧基黄酮、5−羟基−7,4′−二甲氧基双氢黄酮醇和 5−羟基−6−甲基−7−O−α−D−半乳吡喃糖双氢黄酮苷。

【干燥方法】

将鲜香薷除去杂质、洗净，用切片机切成 3 ~ 5 mm 的片，速冻至 −30 ℃，按照冻干曲线设定参数操作，最终加热温度设定为 −50 ℃，真空度保持在 50 ~ 70 Pa，到物料温度为 50 ℃时为止。

【药理作用】

1. 镇痛　石香薷挥发油 0.3 ml/kg 和 0.15 ml/kg 灌胃，对小鼠醋酸扭体反应有明显抑制作用，并呈量效关系。

2. 镇静　石香薷挥发油 0.3 ml/kg 灌胃，对阈下剂量的戊巴比妥钠的催眠作用有显著增强作用，表明有镇静作用。

3. 调节胃肠　石香薷挥发油对小鼠、大鼠、豚鼠和家兔离体回肠的自发性收缩均有显著抑制作用，其 ED_{50} 分别为 35.1 μg/ml、14.2 μg/ml、3.6 μg/ml 和 7.6 μg/ml。在 40 μg/ml 浓度时对蛋清所致豚鼠回肠的过敏性收缩和氯化钡所致豚鼠回肠痉挛性收缩也有显著抑制作用。江香薷挥发油对在体胃肠推进有明显促进作用，且小剂量（0.1 ml/kg）作用比大剂量明显。

4. 免疫增强　石香薷挥发油每日 190 mg/kg 灌胃连续 7 ~ 8 d，能显著增加小鼠血清溶菌酶含量及血 ACHso（表明有激活补体第二途径作用），明显促进抗体形成细胞分泌溶血素，升高血清抗绵羊红细胞（SRBC）抗体效价和外周血 T 淋巴细胞百分率，并使脾脏重量增加。这些结果表明本品对机体非特异性及特异性免疫功能均有显著增强作用。

5. 抑菌　石香薷挥发油有较强的广谱抑菌作用。其抑菌有效成分为百里香酚、香荆芥酚和对聚伞花素等。1∶2 000 的香薷油的抑菌作用与 75% 乙醇的抑菌作用相似，对金黄色葡萄球菌、卡他球菌和福氏痢疾杆菌的抑菌作用强度高于碘液，而弱于呋喃西林和苯扎溴铵。此外，石香薷的挥发油或水煎剂对大肠杆菌、乙型链球菌、伤寒杆菌、痢疾杆菌、白喉杆菌、肺炎杆菌、变形杆菌、炭疽杆菌、铜绿假单胞菌及脑膜炎球菌等均有显著抑制作用。

【古代鲜用】

《名医别录》：主霍乱腹痛吐下者，是夏月形寒饮冷伤其中阳，以致大气缭乱，上吐下泻，腹痛如绞。香薷能通阳气，所以可治，然此特寒霍乱之轻者耳，如果肢厥脉伏，目陷面青，唇舌淡白如纸，则是真寒直中之阴症，非大剂姜、附、连、萸，不能挽救于什一者，亦非香薷轻清所能胜任。散水肿者，水溢于肤表，本宜发表以开鬼门，且肺气开泄，清肃之令顺其下降之常而小溲自畅，水肿自消。香薷达表通阳，又能利水，故治肿甚捷，此与麻黄解表亦能消肿之理无二。《名医别录》用一“散”字，则所以退肿之由，重在散表，不重在利导，其旨更显。昔人每谓此物为治暑要药者，亦指暑月受凉，外寒闭其内热，有发热恶寒头痛等症，则香薷通阳解表，是其专职，而又能导水利湿，更与暑月湿热郁蒸，膀胱不利者相合，非谓暑天百病，香薷一物能通治之也。

《肘后备急方》：香薷汁服一升，日三（用于舌上忽出血如钻孔者）。

《日华子诸家本草》：下气，除烦热，疗呕逆冷气。

《履巉岩本草》：截四时伤寒。

《本草衍义补遗》：治伤暑，利小便。香薷有彻上彻下之功，治水甚捷。肺得之则清化行而热自下。又大叶香薷治伤暑，利小便。浓煎汁成膏，为丸服之，以治水胀病效。

《滇南本草》：解表除邪，治中暑头疼，暑泻肚肠疼痛，暑热咳嗽，发汗，温胃，和中。

《本草纲目》：世医治暑病，以香薷饮为首药，然暑有乘凉饮冷，致阳气为阴邪所遏，遂病头痛发热恶寒，烦躁口渴，或吐或泻，或霍乱者，宜用此药，以发越阳气，散水和脾。若饮食不节，劳役作丧之人伤暑，大热大渴，汗泄如雨，烦躁喘促，或泻或吐者，乃劳倦内伤之证，必用东垣清暑益气汤、人参白虎汤之类，以泻火益元可也。

若用香薷之药，是重虚其表而又济之以热矣。盖香薷乃夏月解表之药，如冬月之用麻黄，气虚者尤不可多服，而今人不知暑伤元气，不拘有病无病，概用代茶，谓能辟暑，真痴人说梦也。且其性温，不可热饮，反致吐逆，饮者惟宜冷服，则无拒格之患。其治水之功，果有奇效。

《本草纲目》：主脚气寒热。

《本草经疏》：香薷，辛散温通，故能解寒郁之暑气，霍乱腹痛，吐下转筋，多由暑月过食生冷，外邪与内伤相并而作，辛温通气，则能和中解表，故主之也、散水肿者，除湿利水之功也。

《本草汇言》：香薷，和脾治水之药。伤暑用之，即消蓄水；霍乱用之，即定烦躁；水肿用之，即行小便。其辛温利水，有彻上彻下之效；甘温和脾，有拔浊回清之功；所以肺得之则清气化行而蕴热自下；脾得之则浊气不干而水道流行也。

《本经逢源》：香薷，先升后降，故热服能发散暑邪，冷饮则解热利小便，治水甚捷。

《幼科要略》：考《本草纲目》香薷辛温发散，能泄宿水，夏热气闭无汗，渴饮停水，香薷必佐杏仁，以杏仁苦降泄气。又曰，香薷辛温气升，热服易吐，佐苦降如杏仁、黄连、黄芩则不吐。

《本草正义》：香薷气味清冽，质又轻扬，上之能开泄腠理，宣肺气，达皮毛，以解在表之寒；下之能通达三焦，疏膀胱，利小便，以导在里之水。

《救急成方》香薷汤：生香薷（切）一升，小蒜一升（碎），厚朴六两（炙），生姜十两。上四味切，以水一斗，煮取三升，分三服，得吐痢止，每服皆须温（用于霍乱腹痛吐痢）。

【不良反应】

《本草纲目》：香薷乃夏月解表之药，如冬月之用麻黄，气虚者尤不可多服。其性温，不可热饮，反致吐逆。饮者惟宜冷服，则无拒格之患。

《本草从新》：无表邪者戒之。

《得配本草》：人盛气虚，寒中阴脏，阴虚有热者禁用。忌山白桃，并忌见火。

《医林纂要》：多服耗气。

【防范措施与禁忌】

严格掌握适应证：表虚者忌服。内服宜凉饮，热饮易致呕吐。

苍耳草

【来源】菊科植物苍耳 *Xanthium sibiricum* Patrin ex Widder. 的地上部分。

【性味归经】味苦、辛，性微寒，有小毒。归肺、脾、肝经。

【功能】祛风，散热，除湿，解毒。

【主治】感冒，头风，头晕，鼻渊，目赤，目翳，风温痹痛，拘挛麻木，风癞，疔疮，疥癣，皮肤瘙痒，痔疮，痢疾。

【化学成分】

苍耳草的化学成分包括挥发油、倍半萜内酯、水溶性苷类等多种成分。挥发油类成分包括：α– 乙基 – 呋喃、β– 侧柏烯、月桂烯、β– 松油二环烯、d– 柠檬烯、莰烯、β– 石竹烯、β– 广藿香烯、伞花烃、β– 丁香烯、萜品油烯、1–α– 紫罗兰酮、d– 高萜醇、α– 蒎烯、大根香叶烯、反式 –2– 己烯醇、δ – 榄香烯以及 α– 律草烯等；倍半萜内酯是菊科植物的特征性成分，主要有黄质宁（即隐苍耳内酯）、苍耳明（即苍耳内酯，为黄质宁的立体异构体）、苍耳醇、异苍耳醇、苍耳亭（即苍耳素）等；水溶性苷类主要为：3′,4′– 二脱硫酸羧基苍术苷、4– 脱硫羧基苍术苷、3′,4′– 二脱硫酸化苍术苷、4′– 脱硫 –α– 豆蔻苷、19– 二羧酸等。此外，苍耳草中还含有 β– 豆甾醇、豆甾醇 –3–O–β–D 吡喃葡萄糖苷、羽扇豆醇十六酸酯、麦角甾醇过氧化物、东莨菪内酯苷、二十七酸、8–（△ 3– 异戊烯基）–5,7,3′,4′– 四羟基黄酮、咖啡酸、绿原酸、1,4– 二咖啡酰奎尼酸、氢醌以及 Ca、K、Mg、P、Na、B、Mn、Zn、Cu 等九种元素。

【干燥方法】

将鲜苍耳草除去杂质、洗净，用切片机切成 3 ~ 5 cm 长的段，速冻至 −30 ℃，按照冻干曲线设定参数操作，最终加热温度设定为 −50 ℃，真空度保持在 50 ~ 70 Pa，到物料温度为 50 ℃时为止。

【药理作用】

1. 抑菌　苍耳叶的乙醇提取液对微球菌、放线菌和酵母菌均有不同程度的抑制作用；苍耳草有效成分之一的苍耳亭具有显著的抗金黄色葡萄球菌群特性，包括耐甲氧西林金葡菌（MRSA）。

2. 抗肿瘤　通过观察体内、外抗肿瘤试验，结果发现，苍耳草在体外和体内中均可抑制小鼠黑色素瘤细胞，可杀死血管周围的肿瘤细胞从而降低微血管密度；苍耳草中的倍半萜内酯也显示了细胞毒性和抗肿瘤活性。

3. 对心血管系统的作用　苍耳叶浸剂能抑制蛙心的兴奋传导，导致心脏阻滞；并能扩张离体兔耳血管；在蛙后肢灌流中，引起血管先扩张后收缩。叶的酊剂对猫静注可引起短暂的血压下降，并抑制脊髓反射的兴奋性。

4. 降糖　苍耳水提物中含有抑制 α- 葡萄糖苷酶的活性成分，其抑制作用强于阿卡波糖，可提高正常小鼠的耐糖量，高血糖小鼠模型试验中，苍耳水提物可降低糖尿病小鼠血糖。

5. 其他　苍耳叶的 50% 乙醇溶液提取物体内外试验均显示抗锥体虫病活性；苍耳、刺苍耳和意大利苍耳的提取物具有利尿作用和电解质平衡的作用。此外，苍耳叶中所含的苍耳明有中枢神经系统抑制作用。

【毒理研究】

苍耳叶及萌芽含毒性成分氢醌，服用氢醌 1.0 g，会出现耳鸣、恶心、呕吐、呼吸困难、谵妄、发绀，知觉消失及虚脱等症状；部分研究认为苍耳全草中所含的氢醌，苍耳的叶及种仁中所含的毒蛋白，苍耳的果实中含有的苍耳苷，这 3 种成分是苍耳所含的主要毒性成分，若使用超过度规定的正常用量时，须充分考虑其毒性反应。

苍耳草水煎液给小鼠灌胃未测出 LD_{50}，其最大给药量为 0.8 g/（kg · d），是临床拟用剂量的 200 倍，未见明显的急性毒性反应。

【古代鲜用】

《食疗本草》：治中风伤寒头痛，又疗疔肿困重：生捣苍耳根叶，和小儿尿绞取汁，冷撮一升，日三度。

《本草拾遗》：治疔肿，出根：苍耳烧作灰，和腊月猪脂封之。

《千金方》：治热毒攻手足，赤肿焮热，疼痛欲脱：苍耳草绞取汁以渍之。

《斗门方》：治妇人血风攻脑，头旋闷绝，忽死倒地，不知人事：喝起草嫩心，阴干为末，如常酒服一大钱。

《太平圣惠方》：治中风，头痛，湿痹，四肢拘挛痛：苍耳嫩苗叶一斤，酥一两。先煮苍耳三、五沸，漉出，用豉一合，水二大盏半，煎豉取汁一盏半，入苍耳及五味，调和作羹，入酥食之。

《履巉岩本草》：治大风及诸风疾：苍耳不以多少，碾为细末，用大风（子）油为丸，如梧桐子大。每服三十丸至四十丸，用荆芥茶送下，不拘时候服。

《袖珍方》：治癞：嫩苍耳、荷叶各等分。为末，每服二钱，温酒调下。

《浙江民间草药》：治目上星翳，鲜苍耳草，捣烂涂膏药上贴太阳穴。

《福建民间草药》：治中耳炎：鲜苍耳全草五钱（干的三钱）。冲开水半碗服。《闽东本草》：治疥疮痔漏：苍耳全草煎汤熏洗。

《闽东本草》：治风疹和遍身湿痒：苍耳全草煎汤外洗。

《中草药新医疗法资料选编》：治虫咬性皮炎：鲜苍耳茎叶、白矾、明雄各适量。共捣成膏，外敷螫咬处，固定。

【现代鲜用】

麻风　对改善症状有较好作用，用药后能使患者结节得到一定改善，恢复正常皮肤，或红斑颜色变淡、范围缩小，面部、耳垂浸润性损害减轻，胀大的尺神经变细变软，手足活动灵活，部分恢复知觉。麻风杆菌也有减少趋势。病理浸润亦稍有进步。但上述疗效多发生在用药后 3 ~ 4 月之间，以后进步便不明显，且有部分病人发生新生损害，少数病人继续用药 12 ~ 15 月又有不同程度的进步，但不及初期效果明显。因此认为苍耳草宜与砜类药或氨硫脲同时服用或交替服用，以期收到较满意的效果。剂量及用法：目前尚无统一的剂量标准。一般采用新鲜苍耳草制成浸膏丸或片内服。浸膏丸每粒相当于生药 1 ~ 2 两或 4 两。开始用 4 两，每日 1 次，3 日后根据患者身体情况和病情轻重逐渐增加用量，最多每日 16 两，2 次分服；有的每日用 8 ~ 24 两，连服 3 个月，休息两周；也有主张每日用 12 两，3 次分服，若出现副作用可酌量减少，如无不良反应而见效迟缓者，可酌情渐增剂量。副作用有食欲减退、便秘，及发热、神经症状等，但均较轻微。有人指出：在服用大剂量时，应注意安全，以免发生中毒事故。

【不良反应】

部分患者外敷“苍耳捣烂的叶及汁”治疗风湿病，引起接触性皮炎，受累部位出现不同程度的胀痛、红肿、瘙痒，局部出现水疱、大疱。使用不当也会出现头晕、头痛、懒动、食欲减退、恶心、呕吐、腹痛、腹泻，或发热、颜面潮红、结膜充血，荨麻疹等；严重者可出现烦躁不安或终日昏沉嗜睡，进而昏迷、抽搐，心动过缓，血压升高，黄疸，肝肿大，肝功能损害，出血，尿常规改变或少尿，眼睑浮肿等。

【防范措施与禁忌】

血虚之头痛、痹痛忌服。

《唐本草》：忌猪肉、马肉、米泔。

《本草从新》：散气耗血，虚人勿服。

本品有毒，故内服不宜多用。

葱　白

【来源】百合科植物葱 *Allium fistulosum* L. 的新鲜鳞茎。

【性味归经】辛，温。归肺、胃经。

【 功能 】发表、通阳、解毒。

【 主治 】风寒感冒，阴寒腹痛，二便不同，痢疾，疮痈肿痛，虫积腹痛。

【 化学成分 】

葱白中含有的化学成分主要有挥发油、脂肪酸类化合物、甾体类化合物、黄酮类化合物、多糖类等。鳞茎含挥发油，油中主要成分为蒜素并且又含二烯丙基硫醚。叶鞘和鳞片细胞中有草酸钙结晶体，又含维生素 C、维生素 B_1、维生素 B_2、烟酸、维生素 A、脂肪油和黏液质。脂肪油中含棕榈酸、硬脂酸、花生酸、油酸和亚油酸。黏液汁中主要成分为多糖类，其中有 20% 纤维素、3% 半纤维素、41% 原果胶及 24% 水溶性果胶。

【 干燥方法 】

将新鲜大葱洗净后，去除根部等不符合要求的部分，将葱白切为 5 mm 的切片取切好的葱白切片 200 g，按 1∶8 的料液比，平均置于 4 个装有浓度为 75% 乙醇的烧杯中，然后放入到真空度为 0.6 bar 的真空箱中真空处理 5 min、10 min、20 min、30 min，处理时间到达后，取出葱白切片，沥干表面溶液，称重。红外热风干燥辐射距选取 11 cm，选用功率为 225 W 的红外灯管 3 根，干燥温度选取 60 ℃，风速为 2 m/s 下进行干燥直到含水率低于 7%。

【 药理作用 】

1. 抗炎　观察鲜葱白提取物对非酒精性脂肪肝（NAFLD）炎症的影响：采用脂肪乳灌胃法复制非酒精性脂肪肝大鼠模型，同时施加不同剂量的鲜葱白提取物进行治疗，并与易善复胶囊、绞股蓝总甙片做对照，观察不同处理组大鼠肝脏病理形态学的变化，应用免疫组化法观察大鼠肝内 COX-Ⅱ（前列腺素合成酶）的表达情况。结果表明与正常对照组相比，模型组大鼠肝组织可见重度脂肪变，炎症细胞浸润，肝细胞坏死，汇管区渗出，大鼠肝内 COX-Ⅱ表达明显增高。与模型组相比，鲜葱白提取物低、中、高剂量组能显著减轻肝脏脂肪变性，COX-Ⅱ表达明显下降（$P < 0.01$）。即鲜葱白提取物可以减轻灌胃脂肪乳诱导的 NAFLD 大鼠 COX-Ⅱ的表达，从而减轻 NAFLD 的炎症。

2. 保鲜　以新鲜鸡蛋为原料，保鲜原液（鲜大蒜和鲜葱白原汁和花椒按质量比 20∶10∶1 复配）加水等质量比稀释至原液的 50% 和 25%，分别用上三个浓度复配物涂膜鸡蛋，并设置对照组，在温度为 37 ℃的恒温培养箱中贮藏，检测复配物对鸡蛋感官品质、失重率、哈夫单位、蛋黄指数和蛋清 pH 的影响。结果表明：对照组蛋品质量在第 10 d 已严重下降，第 20 d 全部散黄，而大蒜、葱白浸泡花椒原汁（即 100%）复配物 37 ℃环境中贮藏 20 d 后感官性状良好，失重率 4.61%，哈夫单位 63.77，蛋黄指数 0.38，蛋清 pH 为 9.67，保鲜效果最好，即鲜葱白汁具有一定的保鲜作用。

3. 其他　葱白提取物可改善人体血液循环如微循环、血液流量、流速及流态；清除氧自由基，提高抗氧化能力。并且能显著降低高脂血症大鼠血清 TC（胆固醇）、TG（三酰甘油）和 LDL−C（低密度脂蛋白胆固醇）水平，同时能显著升高 HDL−C 水平，因而有显著的降血脂作用，保护肝功能的作用。除此之外还有抑菌、抗肿瘤、抗亚硝酸盐、抑制血小板聚集等药理作用。

【毒理研究】

葱与蜂蜜均是常用食物，单独食用并无毒性。两者合用就会产生毒性 50 只小鼠分为 5 组，给小鼠以每 20 g 体重 1.5 ml 葱汁蜂蜜混合溶液灌胃，观察葱汁蜂蜜不同混合比例组小鼠死亡例数。结果葱汁与蜂蜜以不同的比例混合灌胃后可以造成不同程度的小鼠死亡，其中葱汁与蜂蜜 1∶1 组小鼠死亡率最高。结论葱汁与蜂蜜合用对小鼠有毒性作用。

【古代鲜用】

《神农本草本经》：主伤寒寒热，出汗中风，面目肿。

《名医别录》：治伤寒骨肉痛，喉痹不通，安胎。

《日华子本草》：治天行时疾，头痛热狂，通大小肠，霍乱转筋及贲豚气，脚气，心腹痛，目眩及止心迷闷。

《用药心法》：通阳气，发散风邪。

《日用本草》：能达表和里，安胎止血。

《本草纲目》：葱，所治之症，多属太阴、阳明，皆取其发散通气之功。通气故能解毒及理血病。气者，血之帅也，气通则血活矣。金疮磕损，折伤血出，疼痛不止者，王嵺《百一方》用葱白、砂糖等分研封之，云痛立止，更无痕瘢也。葱叶亦可用。又葱管吹盐入玉茎内，治小便不通及转脬危急者。余常用，治数人得验。

《本草经疏》：葱，辛能发散，能解肌，能通上下阳气，故外来怫郁诸证，悉皆主之。伤寒寒热，邪气并也；中风面目肿，风热郁也；伤寒骨肉痛，邪始中也。喉痹不通，君相二火上乘于肺也，辛凉发散，得汗则火自散而喉痹通也。肝开窍于目，散肝中邪热，故云归目。除肝邪气，邪气散则正气通，血自和调而有安胎安中利五脏之功矣。其曰益目睛，杀百药毒者，则是辛润利窍而兼解散通气之力也。

《本草蒙筌》：蛇伤、蚯蚓伤，和盐署即解。

《医林纂要》：葱，陶氏谓白冷青热，此却不然。但全用则行通身，根与白行肌肤，青与尖专行达肌表，上头目。又生用则外行，泡汤则表散，熟之则守中。

【现代鲜用】

1. 感冒　取葱白、生姜各半两，食盐 1 钱，捣成糊状，用纱布包裹，涂擦五心（前胸、后背、脚心、手心、腘窝、肘窝）一遍后让患者安卧。部分病例半小时后出汗退热，自觉症状减轻，次日可完全恢复。治疗 107 例，均在 1 ~ 2 日内见效、一般用 1 次，少数病例用 2 次。

2. 蛔虫性急腹痛　鲜葱白 1 两捣烂取汁，用麻油 1 两调和，空腹 1 次服下（小儿酌减），每日 2 次。一般服 1 ~ 7 次后缓解。服药后大便可能转为稀便，但不致腹泻。除个别外，多数未见有蛔虫驱出。或用青葱（连根须）2 ~ 3 两，捣烂取汁顿服，10 min 后，再服菜油或麻油 1 两。约半小时即可止痛，4 ~ 6 h 后，排出黏液粪便，有时夹有蛔虫。

3. 蛲虫病　取食用大葱及大蒜，去叶、皮、根须，洗净。葱白每两加水 100 ml，大蒜每两加水 200 ml，分别用微火煮烂，纱布过滤，装瓶备用。在傍晚或临睡前，任选一种煎液灌肠。剂量：4 ~ 5 岁 10 ml，7 岁 15 ml。治疗后以棉拭漂浮法检查虫卵。结果：葱白煎液治疗 116 例，阴转 86 例，阴转率为 74.1%；大蒜煎液治疗 38 例，阴转 29 例，阴转率为 76.3%。均以男孩的阴转率较高；在年龄方面，葱液的阴转率随年龄的增长而递减，蒜液随年龄的增长而增高。

4. 乳腺炎　以葱白、半夏栓结合姜汁水罐治疗早期急性乳腺炎 130 例，有效率达 96.9%。葱半栓是采用新鲜葱白与生半夏捣烂如泥，捏成鼻孔一样大小的栓子，塞入患乳对侧的鼻孔中，经 20 min 左右除去，每日 1 ~ 2 次。姜汁水罐是采取生姜（或干姜）的浓煎液，盛入小玻璃瓶内，抽出空气，利用负压，在炎性肿块及其周围拔罐。可用废弃的青霉素瓶，磨去瓶底，不去瓶塞，以 5 ~ 10 个吸着在患乳上。配合葱半栓同时进行。如乳腺局部炎性浸润明显，腋窝淋巴结肿大，且全身有畏寒、发热症状者，宜同时内服清热解毒剂；如脓肿已形成，则必须切开排脓，本法无效。

5. 小儿消化不良　取生葱 1 根，生姜 5 钱，同捣碎，加入茴香粉 3 钱，混匀后炒热，用纱布包好敷于脐部。每日 1 ~ 2 次，直到治愈为止。对吐泻严重的病例，须按常规禁食及补液。

6. 小儿蛔虫性急腹痛　取洗净青葱（连根须）30 g，捣烂取汁顿服，10 min 后再服菜油或麻油 15 g，约 30 min 后可发挥一定程度止痛。

7. 可用于婴儿腹胀　取葱白 50 g 捣成糊状，用 2 层纱布包裹敷于脐部，包扎固定，同时喂养方法不当者应予改正。

8. 急性乳腺炎　鲜葱白及生半夏捣烂，捏成适合鼻孔大小的栓剂，塞入患乳对侧鼻孔，20 min 后取掉，每日 1 ~ 2 次。再用生姜（干姜）浓煎液盛入小玻璃瓶内，抽空空气，利用负压在炎性肿块及周围拔罐，有一定治疗作用。

9. 痔疮疼痛　葱和须浓煎汤，置盆中坐浸之，有一定缓解作用。

10. 治疗前列腺肥大　葱白 10 根，捣烂分成 3 等份，锅内加热，交替熨脐，效果具有一定显著性。

11. *急性扭伤肿痛* 鲜葱白 30 g，韭菜头 50 g，白酒 30 g，面粉适量，将前两药捣烂如泥，加入白酒及面粉调成糊状敷于患处，有一定缓解作用。

12. *胃痛* 大葱 4 个，红糖 200 g，将葱捣烂，混入红糖，放在盘里用锅蒸熟，每日 3 次，每次 9 g，有一定缓解作用。

13. *术后尿潴留* 取鲜葱白 10 ~ 15 馆，加食盐 59 g 共捣为泥，用纱布包好，置于神胭穴，然后用两条艾绒同时点燃在其上温灸，每次 15 ~ 30 min。经治疗 1 次，小便即能自解，症状体征消失，未再复发者，为痊愈，计 83 例；经治疗 1 次，小便虽然自解，但排尿功能尚未完全恢复，需再治疗 1 ~ 2 次才能完全恢复者，为显效，计 8 例；经治疗 1 次，虽有尿意，仍不畅通，症状体征未消失，需再经治疗多次或需配合药物治疗，为好转，计 8 例；经治疗 1 次，毫无便意，或小便仍不能自解，或小便不畅，改用导尿术者为无效，计 21 例，总有效率 82.5%。

14. *风湿性关节炎* 未破猪膀 2 个（晾干），川乌、草乌、干姜、鲜葱白各 30 g，生南星、细辛、菖蒲、生半夏、肉桂、白芷各 20 g。药除猪膀胀、葱白外，共炕脆研为粗末，再将葱白捶绒和匀，加醪糟（黄酒）50 ml，煮热如粥，干时加烧酒适量。每次用 1/2 装猪膀内（剪口装入）趁热熨痛处，从上到下，从内侧到外侧（以脊椎或肚脐为中心），冷却后另换一袋，交替加热进行，令患者汗出。连熨 5 ~ 6 遍后，将药膀封口、压扁，置疼痛剧烈处，再用绷带固定好，第二天晨起除去，晚上加温后趁热敷熨，连用3夜后，另换新药（膀若不破裂可继续使用）。半月为一疗程，休息3天再用，该法有一定缓解作用。

【不良反应】

《千金要方·食治》：食生葱即啖蜜，变作下利。

《食疗本草》：上冲人，五脏闭绝。虚人患气者，多食发气。

《覆蟾岩本草》：久食令人多忘，尤发痼疾。狐臭人不可食。

【防范措施与禁忌】

掌握适应证及禁忌证：表虚多汗者忌服。《本草经疏》：病人表虚易汗者勿食，病已得汗勿再进。

本品忌与蜜，枣，地黄，常山同食。《本草纲目》：服地黄、常山人，忌食葱。

【中药小故事】

传说葱是神农尝百草时寻出的一味良药，由于在日常饭菜中常用，又被称为“和事草”在中国传统饮食中，葱是常用的调味作料。葱原产于我国，16 世纪传入欧洲，在此之前，欧洲人吃的是洋葱，而非我国的细香葱。

薄　荷

【来源】唇形科植物薄荷 *Mentha haplocalyx* Briq. 的地上部分。

【性味归经】辛，凉。归肺、肝经。

【功能】疏散风热，清利头目，利咽，透疹，疏肝行气。

【主治】用于风热感冒，风温初起，头痛，目赤，喉痹，口疮，风疹，麻疹，胸胁胀闷。

【化学成分】

薄荷新鲜叶挥发油低于干茎叶，薄荷新鲜叶含挥发油 0.8% ~ 1%，干茎叶中含 1.3% ~ 2%。挥发油中左旋薄荷醇（menthol）含量最高（80% 左右），其次是左旋薄荷酮（menthone）（约 10%）。黄酮类成分也是薄荷主要成分之一。除此之外薄荷里还含有三萜及甾体类化合物，以及有机酸类。薄荷中的三萜及甾体类化合物有齐墩果酸、β-谷甾醇、胡萝卜苷、熊果酸及醉鱼草苷，薄荷中也含有苯甲酸、反式桂皮酸、咖啡酸等有机酸类化合物。

【干燥方法】

将鲜薄荷除去杂质、洗净，用切片机切成 3 ~ 5 mm 的段，速冻至 −30 ℃，按照冻干曲线设定参数操作，最终加热温度设定为 −50 ℃，真空度保持在 50 ~ 70 Pa，到物料温度为 50 ℃时为止。

【药理作用】

1. 对消化系统的作用

1.1 对胃肠平滑肌的作用　薄荷油对小鼠离体肠肌有解痉（抗乙酰胆碱）作用。在整体条件下不能促进肠的推进性蠕动，有时甚至表现抑制。薄荷油有健胃作用，可能是由于它刺激嗅觉及味觉引起的继发作用。薄荷醇、薄荷酮对离体兔肠肌有抑制作用，且后者作用比前者强一倍。

1.2 保肝　给四氯化碳造成的大鼠肝损害实验模型，皮下注射薄荷注射液，能使其血清谷丙转氨酶活性明显降低，但未恢复正常。肝细胞肿胀、气球样变性均较对照组轻，但坏死病变却较对照组重。

1.3 利胆　薄荷醇与薄荷油给大鼠口服，表现强大的利胆作用。给予薄荷醇 3 ~ 4 h 后，胆汁排出量约增加 4 倍，随后作用减弱。薄荷酮具有相似作用且较持久，服药 5 h 后胆汁排出量增加 50% ~ 100%。实验表明：含有挥发油多丙酮干浸膏组比 50% 甲醇干浸膏组的利胆效果强。此乃因为挥发油的主要成分薄荷醇有很强的利胆作用。薄荷醇的醇羟基乙酰化后，其利胆作用减弱，说明醇羟基在利胆作用的产生上起着重要作用。此外，对大鼠实验性胃溃疡，给予从薄荷油蒸馏所得的兰香油烃有治疗效果。

2. 对中枢神经系统的作用　内服小量薄荷有发汗解热作用，此作用主要是通过兴奋中枢神经系统，使皮肤毛细血管扩张，促进汗腺分泌以增加散热。同属植物圆叶薄荷精油和欧薄荷精油能明显延长戊巴比妥钠诱导的睡眠时间（50 mg/kg）。两者对中枢神经系统都有抑制作用，且后者比前者更能延长小鼠中枢抑制时间。在自发活性测量中，后者对中枢神经系统的抑制比前者更有效，但两者对大鼠的条件反射均没有影响。两者不同剂量给药都能降低小鼠和大鼠的体温。

3. 对病原微生物的作用　体外实验表明薄荷煎剂对金黄色葡萄球菌、白色葡萄球菌、甲型链球菌、乙型链球菌、卡他球菌、肠炎球菌、弗氏痢疾杆菌、炭疽杆菌、白喉杆菌、伤寒杆菌、绿脓杆菌、大肠杆菌、变形杆菌、白色念珠菌等均有抑菌作用。薄荷煎剂对孤儿病毒和单纯疱疹病毒均有抑制作用。

4. 对皮肤及黏膜血管的作用　薄荷醇与薄荷酮对皮肤均有刺激作用。薄荷醇应用于皮肤，能刺激神经末梢感受器，可使局部皮肤或黏膜的冷觉感受器产生冷的感觉，反射地引起皮肤或黏膜的血管收缩。因其对皮肤的刺激作用，并可缓慢渗透入皮肤内，引起长时间的充血，并反射性地引起深部组织血管的变化，调整血管的功能，以达治疗作用。薄荷醇的复方局部应用有消炎、止痛作用。

5. 抗早孕及对子宫的作用　薄荷对小鼠有抗早孕作用。薄荷油不同剂量皆有一定抗着床与抗早孕作用，作用强度随剂量增加，每只 0.035 ml，抗着床率达 100%。终止妊娠的原因可能是子宫收缩加强，也不能排除蜕膜组织等的直接损伤。薄荷水溶部分也对大白鼠有抗早孕作用和兴奋子宫作用。家兔孕后第 6 d 或第 9 d 宫腔内分别给予不同量的薄荷油，于第 12 d 处死观察胚珠变化，结果表明：薄荷油具有终止早孕及抗着床作用。其作用机制可能与加强子宫收缩无关，对 α 及 β 受体皆无影响，但能轻度加强缩宫素的作用，与对滋养叶的损害有关。薄荷热水提取物体外实验对人子宫颈癌 JTC-26 株有抑制作用。

6. 对呼吸系统的作用　乌拉坦麻醉兔吸入薄荷醇蒸气 81 mg/kg，能增加呼吸道黏液的分泌，降低分泌物重量，吸入 243 mg/kg 则降低黏液排出量，这可能是对呼吸道黏液细胞的直接作用。薄荷醇能减少血液与皂苷等的泡沫，用于支气管炎时，能减少呼吸道的泡沫痰，而使有效通气腔道增大。用于鼻炎、喉炎时可能由于薄荷醇能促进分泌，使黏稠的黏液稀释，而表现明显的缓解作用。

【毒理研究】

薄荷醇天然品的半数致死量分别为：小鼠皮下注射 5 000 ~ 6 000 mg/kg；大鼠皮

下注射 1 000 mg/kg；猫口服或腹腔注射混悬液均为 800 ~ 1 000 mg/kg。薄荷醇（合成品）的半数致死量分别为：小鼠皮下注射 1 400 ~ 1 600 mg/kg；猫口服或腹腔注射均为 1 500 ~ 1 600 mg/kg。临床应用薄荷，毒副作用很少见。曾报道一例因腹胀误服薄荷油 20 ml，15 min 后发生头昏、眼花、恶心、呕吐、手足麻木、逐渐昏迷、血压略降（9.31/7.98 kPa）。经静脉输液，并给予中枢兴奋剂，于第二天恢复。

【古代鲜用】

《药性论》：去愤气，发毒汗，破血止痢，通利关节。

《千金·食治》：却肾气，令人口气香洁。主辟邪毒，除劳弊。

《唐本草》：主贼风，发汗。（治）恶气腹胀满。霍乱。宿食不消，下气。

《食疗本草》：杵汁服，去心脏风热。

《食性本草》：能引诸药入营卫。疗阴阳毒、伤寒关痛。

《日华子本草》：治中风失音，吐痰。除贼风。疗心腹胀，下气、消宿食及头风等。

《本草图经》：治伤风。头脑风，通关格。小儿风涎。

《本草衍义》：小儿惊风、壮热，须此引药；治骨蒸劳热，用其汁与众药为膏。

《本草纲目》：薄荷，辛能发散，凉能清利，专于消风散热。故头痛、头风、眼目、咽喉、口齿诸病，小儿惊热，及瘰疬、疮疥为要药。

《本草纲目》：利咽喉、口齿诸病。治瘰疬，疮疥，风瘙瘾。

《本草经疏》：薄荷，辛多于苦而无毒。辛合肺，肺合皮毛，苦合心、而从火化，主血脉，主热，皆阳脏也。贼风伤寒，其邪在表，故发汗则解。风药性升，又兼辛温，故能散邪辟恶。辛香通窍，故治腹胀满、霍乱。

《药品化义》：薄荷，味辛能散，性凉而清，通利六阳之会首，祛除诸热之风邪。取其性锐而轻清，善行头面，用治失音，疗口齿，清咽喉。同川芎达巅顶，以导壅滞之热。取其气香而得窍，善走肌表，用消浮肿，散肌热，除背痛，引表药入营卫以疏结滞之气。《滇南本草》：治一切伤寒头疼、霍乱吐泻、痈、疽、疥、癞诸疮。又：野薄荷上清头目诸风，止头痛、眩晕、发热。去风痰，治伤风咳嗽、脑漏鼻流臭涕。退虚痨发热。

《本草新编》：薄荷，不特善解风邪，尤善解忧郁。用香附以解郁，不若用薄荷解郁之更神。薄荷入肝胆之经，善解半表半里之邪，较柴胡更为轻清。

《本草求真》：薄荷，气味辛凉，功专入肝与肺，故书载辛能发散，而于头痛、头风、发热恶寒则宜，辛能通气，而于心腹恶气、痰结则治；凉能清热，而于咽喉、口齿、眼、耳、瘾疹、疮疥、惊热，骨蒸、衄血则妙。是以古方逍遥，用此以为开郁散气之具；小儿惊痫，用此以为宣风向导之能；肠风血痢，用此以为疏气清利之法，然亦不敢多用，所用不过二、三分为止，恐其有泄真元耳。

《本经续疏》：吐下则胀满应减，下气则宿食应行，即不减不行，亦宜以宽中理气消导顺降为治，何取于薄荷？不知薄荷之凉，大有似乎豆蔻辈，原能宽中理气，消导顺降者也。特其芳烈外发，不似豆蔻辈内藏，所以重在散发，而治内不专耳。设使恶气宿食既已内扰，仍复托根于表，则非薄荷之内解其结，外其根，何以使表里尽除耶。

《医学衷中参西录》：薄荷味辛，气清郁香窜，性平。其力能内透筋骨，外达肌表，宣通脏腑，贯串经络，服之能透发凉汗，为温病宜汗解者之要药。若少用之，亦善调和内伤，治肝气胆火郁结作痛，或肝风内动，忽然痫痉，头疼、目疼，鼻渊、鼻塞，齿疼、咽喉肿疼，肢体拘挛作疼，一切风火郁热之疾，皆能治之。痢疾初起挟有外感者，亦宜用之，散外感之邪即以清肠中之热，则其痢易愈。又善消毒菌，逐除恶气，一切霍乱痧证，亦为要药。为其味辛而凉，又善表瘾疹，愈皮肤瘙痒，为儿科常用之品。温病发法用薄荷，犹伤寒发汗用麻黄也。按薄荷古原名苛，以之作蔬，不以之作药。

《本草正义》：孙星衍辑刻《本草经》，径谓薄荷苏类，确乎可信。《唐本草》谓为辛温，亦以苏类例之。然冷冽之气能散风热，决非温药，故洁古直谓之辛凉。其主治则《唐本》谓贼风伤寒、恶气、心腹胀满、霍乱、宿食不消、下气，又皆与紫苏大略相近，惟辛而凉降，微与温散者不同耳。按外治风热生疮，煮汁和入消肿末药敷之，凉入肌肤，立能止痛。

《本草述》：治中风，癫痫，伤燥热郁。

《医林纂要》：愈牙痛，已热嗽，解郁暑，止烦渴，止血痢，通小便。

《本草再新》：消目翳。

【现代鲜用】

小儿红痱　用温水将患儿皮肤擦洗干净，然后取鲜薄荷 15 ~ 30 g 捣烂成汁，取汁涂与患处，早晚各 1 次，涂汁处皮肤略有清凉感，经 3 ~ 5 min 自然吸收，3 天为 1 个疗程。68 例中显效 49 例，有效 15 例，无效 4 例，显效率 72.06%，总有效率 94.12%。

【不良反应】

《药性论》：新病瘥人勿食，令人虚汗不止。

《千金・食治》：动消渴病。

《本经逢原》：多服久服，令人虚冷；阴虚发热，咳嗽自汗者勿施。

《本草从新》：辛香伐气，多服损肺伤心，虚者远之。

【防范措施与禁忌】

阴虚血燥、肝阳偏亢、表虚汗多者忌服。

【中药小故事】

薄荷是一种充满希望的植物，人生难免有许多错过的人或者事物，能再次相遇、相亲和相爱的机会几乎没有，但越是没有就越是想念，薄荷虽然是一种平淡的花，但它的味道沁人心脾，清爽从每一个毛孔渗进肌肤，身体里每一个细胞都通透了，那是一种很幸福的感觉，会让那些曾经失去过的人得到一丝安慰，所以薄荷的花语是“愿与你再次相逢”和“再爱我一次”。此外，它还有一种花语是“有德之人”。

菊花叶

【来源】菊科植物菊 *Dendranthema morifolium*（Ramat.）Tzvel. 的叶。

【性味归经】味辛、甘，性平。归心、肺、肝、胆四经。

【功能】清肝明目；解毒消肿。

【主治】头风，目眩，疔疮，痈肿。

【化学成分】

菊花叶的化学成分主要包括：挥发油、氨基酸、黄酮、酚酸以及多糖类成分。挥发油的主要成分有桉树脑、3- 松油醇、2,7,7-3- 甲基 -（3,1,1）双环 -2- 庚烯 -6- 酮；氨基酸类化合物主要以 γ- 氨基丁酸、L- 组氨酸和精氨酸为主；黄酮类成分含有木犀草素、金合欢素 -7-O-β-D 葡萄糖苷和金合欢素 -7-O-（6″-O- 鼠李糖）-β-D-葡萄糖苷等；酚酸成分主要有绿原酸（5-O- 咖啡酰奎宁酸）、3,5-O- 二咖啡酰奎宁酸、3,3′,4′,5- 三羟基黄酮 -7-O- 葡萄糖苷（圣草酚 -7-O- 葡萄糖苷）。

【干燥方法】

将鲜菊花叶除去杂质、洗净，用切片机切成宽 2 ~ 3 cm 左右的叶，速冻至 -30 ℃，按照冻干曲线设定参数操作，最终加热温度设定为 -50 ℃，真空度保持在 50 ~ 70 Pa，到物料温度为 50 ℃时为止。

【药理作用】

1. 抗氧化　在生长羔羊的饲料中添加杭白菊茎叶，连续喂养 72 d，随着杭白菊茎叶饲喂比例的增加，羔羊血清中 CAT 活性和 T-AOC 增加；羔羊血清中 MDA 含量随杭白菊茎叶饲喂比例的增加而减少，杭白菊茎叶用作粗饲料饲喂生长羔羊可以提高机体抗氧化能力，促进生长。

2. 抑菌　用水蒸气蒸馏法提取野菊花茎叶中的挥发油，采用菌丝生长速率法，测定其对植物病原真菌的抑菌活性，结果表明，野菊花茎叶中的挥发油对油菜菌核病菌、苹果炭疽病菌、烟草赤星病菌、番茄灰霉病菌、核桃果炭疽病菌均有明显的抑制作用。

【古代鲜用】

《食疗本草》：作羹，主头风，目眩，泪出，去烦热，利五脏。

《日华子本草》：明目。生熟并可食。

《本草求原》：清肺，平肝胆。治五疔、疳疔毒、痈疽、恶疮。

【现代鲜用】

1. 红丝疔　白菊花叶（无白者，别菊亦可，冬月无叶，取根），加雄黄钱许，蜒蚰二条，共捣极烂，从头敷至丝尽处为止，用绢条裹紧，有一定缓解作用。

2. 疔毒及一切无名肿毒　白菊花叶连根，捶取自然汁一茶盅，滚酒调服；用酒煮服亦可，生用更妙。病重宜多服。渣敷患处，留头不敷，盖被睡卧出汗，有一定缓解作用。

3. 口舌生疮，走马牙疳，咽喉肿痛　嫩菊叶、山豆根、松罗茶、夏枯草、苏薄荷各等分，煎汤频漱，有一定缓解作用。

【防范措施与禁忌】

菊花叶入药以后性质平和无毒性，使用时没有什么禁忌，对于身体虚弱或者过敏体质人群，使用时需注意用法用量。

柴　胡

【来源】伞形科植物柴胡 *Bupleurum chinense* DC. 或狭叶柴胡 *Bupleurum scorzonerifolium* Willd. 的根。

【性味归经】味辛、苦，性微寒。归肝、胆、肺经。

【功能】疏散退热，疏肝解郁，升举阳气。

【主治】感冒发热，寒热往来，胸胁胀痛，月经不调，子宫脱垂，脱肛。

【化学成分】

1. 柴胡　柴胡根含挥发油 0.15%，内有：戊酸、已酸、庚酸、2- 庚烯酸、辛酸、2- 辛烯酸、壬酸、2- 壬酸、苯酚、邻 - 甲氧基苯酚、γ - 辛内酯、γ - 癸内酯、丁香油酚、γ - 十一烷酸内酯、甲苯酚、己基苯酚、百里香酚、玛索依内酯、已酸香苯醛酯。还有：2- 甲基环戊酮、柠檬烯、月桂烯、右旋香荆芥酮、反式香苇、胡薄荷酮、桃金娘醇、α- 松油醇、芳樟醇、牻牛儿醇、正十三烷、（E）- 牻牛儿基丙酮、α- 荜澄匣油烯、

ξ－荜澄匣烯、葎草烯、反式丁香烯、长叶烯、努特卡扁柏酮、十六酸、六氢金合欢基内酮。又含柴胡皂苷，皂苷类成分是柴胡发挥药理药效的重要成分，包括：柴胡皂苷 a、b1～b4、c、d、f、g、m、n、o、p、q、v、S1、S、S4，羟基柴胡皂苷 a、c，″-O-乙酰基柴胡皂苷 a，″-O-乙酰基柴胡皂苷 d 等。还含侧金盏花醇、α-菠菜甾以及脱肠草素、七叶亭、蒿属香豆素、白柠檬素、白蜡树亭和吡喃香豆素等香豆素类成分；另含多糖，命名为柴－Ⅲ－5311，系酸性多糖，相对分子质量约 80 000，由 L-阿拉伯糖、核糖、D-木糖、L-鼠李糖、D-葡萄糖、D-半乳糖及一未知成分组成，其中葡萄糖和核糖的含量较少。

茎叶含酮类成分：山柰酚、山柰酚-7-鼠李糖苷、山柰苷、山柰酚-3-O-α-L-呋喃阿拉伯糖苷-7-O-α-L-吡喃鼠李糖苷。

2. 狭叶柴胡　狭叶柴胡根含挥发油，内有：β-松油烯、柠檬烯、樟烯、β-小茴香烯、胡薄荷酮、异龙脑、β-松油醇、芳樟醇、α-（王古）（王巴）烯、葎草烯、α-金合欢烯、香橙烯、顺式的和反式的丁香烯、β-榄香烯、γ－衣兰油烯、广藿香烷、努特卡扁柏酮、喇叭茶醇。又含柴胡总苷 0.15%，其中柴胡皂苷 a 0.05%，柴胡皂苷 d 微量，柴胡皂苷 c 0.10%。另含多糖，狭叶柴胡多糖由阿拉伯糖、甘露糖、核糖、半乳糖和木糖等组成。

狭叶柴胡地上部分含黄酮类化合性：山柰酚、山柰酚-7-鼠李糖苷、槲皮素、异槲皮素、异鼠李素、芸香苷、水仙苷等。

柴胡皂苷和挥发油作为柴胡的主要成分，其中北柴胡含柴胡皂苷量较高，以总皂苷计，北柴胡含量约为南柴胡的 4 倍，而在挥发油含量上，南柴胡含量约为北柴胡的 2～3 倍。除上述成分外，柴胡还含有色氨酸、木糖醇、尿苷、腺苷、木脂素等化合物和 Ca、Al、Fe、Co、Mg、Hg、Cu、Mn、Zn 等微量元素。

【干燥方法】

将鲜柴胡除去杂质、洗净，用切片机切成 3～5 mm 的段，速冻至 -30 ℃，按照冻干曲线设定参数操作，最终加热温度设定为 -50 ℃，真空度保持在 50～70 Pa，至物料温度为 50 ℃时为止。

【药理作用】

1. 对中枢神经系统的作用

1.1 抗惊厥　小鼠（10 只）灌胃柴胡煎剂 20 g（相当生药）/ kg，1 h 后皮下注射不同剂量的咖啡因，与对照组相比在 15 min 内各组发生惊厥的动物数，求出用药组与对照组的半数有效量分别为 350（385.0～318.2）mg/kg 和 250（302.5～206.6）mg/kg，表明柴胡煎剂对小鼠咖啡因惊厥有对抗作用。

1.2 解热镇痛　给大鼠（每组 6 只）腹腔注射北柴胡油 300 mg/kg（1/4 半数致死量），北柴胡总皂苷 380 mg/kg 和 635 mg/kg（1/5 和 1/3 半数致死量）。结果表明，在注射酵母后 5 ~ 8 h 内均有明显的解热作用。采用电击鼠尾法，北柴胡总皂苷 478 mg/kg（1/4 半数致死量）有明显的镇痛作用。小鼠灌胃柴胡煎剂 10 g（相当生药）/ kg 亦具有镇痛作用，其镇痛作用可破阿托品灌胃 25 mg/kg 或纳洛酮皮下注射 0.26 mg/kg 部分拮抗。

1.3 镇静　柴胡制剂和柴胡总皂苷均有明显镇静作用，小鼠口服粗柴胡皂苷 200 ~ 800 mg/kg 即可出现镇静作用。在小鼠攀登试验中，粗柴胡皂苷有与眠尔通相似的镇静作用，口服的运动半数抑制剂量（CD50）为 347 mg/kg。粗皂苷对大鼠的条件性回避、逃避反应均有明显的抑制。小鼠口服柴胡总皂苷 500 mg/kg 能延长乌巴比妥钠的睡眠时间。

1.4 抗炎　大鼠肌肉注射 50 mg/kg、25 mg/kg 2% 柴胡总皂苷水溶液，能明显抑制由右旋糖酐（6% 溶液 0.1 ml/ 只）引起的足浮肿，抑制作用与剂量相关，大鼠去两侧肾上腺后抑制作用明显减弱。小鼠腹腔注射 100 mg/kg 总皂苷的 2% 水溶液和 0.6% 醋酸 0.2 ml/ 只，对醋酸引起的小鼠腹腔液的渗出有明显的抑制作用。柴胡总皂苷和挥发油腹腔注射对角叉菜胶所致大鼠足肿均有明显的抑制作用。粗柴胡皂苷口服 600 mg 还能抑制 5−羟色胺和巴豆油引起的小鼠足肿。粗柴胡皂苷对醋酸、组胺和 5−羟色胺引起的血管通透性增加均具有抑制作用。柴胡皂苷 a 和 d 肌肉注射或口服均有抗渗出和抗肉芽肿作用。柴胡皂苷 a 与柴胡皂苷 d 在角叉菜胶诱导的大鼠足肿胀和乙酸诱导的小鼠血管通透性升高的实验中，都表现出显著的抗炎活性。柴胡皂苷 a 和 d 腹腔注射后，大鼠血浆皮质酮大量增加，其肾上腺重量也有不同程度增加，可能抗炎作用与刺激肾上腺，促进肾上腺皮质系统有关。

1.5 抗癫痫　柴胡皂苷能够显著抑制 4AP 诱导的癫痫发作模型海马 CA1 神经元的癫痫样放电频率和持续时间，并且柴胡皂苷抑制作用强度与柴胡皂苷的剂量有关。

2. 对心血管系统的作用　北柴胡醇浸出液能使麻醉兔血压轻度下降。柴胡总皂苷对犬能引起短暂的降压反应，心率减慢；对兔亦有降压作用。离体蛙心及豚鼠离体心耳试验可见柴胡总皂苷有抑制心肌的作用。粗皂苷有明显的溶血作用，柴胡皂苷的溶血作用强度为柴胡皂苷 d > a > c，但其溶血作用可被腺嘌呤、肌酐所抑制。犬静脉注射粗皂苷 5 mg/kg 时，可出现暂时性的血压下降及心率减少。柴胡地上部分含有 6% ~ 8% 类黄酮，具有增强毛细血管作用。

3. 对消化系统的作用

3.1 对肝脏的作用　柴胡皂苷能通过对 NF−kappa B 和转录因子 STAT3 信号通路的调控，对乙酰氨基酚（APAP）制造的小鼠模型的肝损伤程度具有一定的减轻作用，从而达到一定的保肝效果。柴胡的水浸剂与煎剂（1∶20）均能使犬的总胆汁排出量与胆盐成分增加。粗柴胡皂苷每日口服 500 mg/kg 连续 3 天，能使四氯化碳肝损伤大鼠的肝功能恢复正常，还能使半乳糖所致的肝功能与组织损伤恢复。柴胡皂苷 a 对四氯化碳引起的小鼠肝损伤实验，可见过氧化氢含量降低，肝脏中 GSH 含量升高，而血清中 GTP 含量下降，肝脏中甘油三酯含量降低，表明具有保护肝细胞损伤和促进肝脏中脂质代谢。

3.2 对胃、十二指肠的作用　柴胡总皂苷能兴奋离体肠平滑肌，且不为阿托品所对抗，并能增强离体小鼠小肠由乙酰胆碱引起的收缩作用。口服柴胡总皂苷能抑制胃酸的分泌，增加胃液的 pH 值。对大鼠实验性的醋酸溃疡，每日口服粗皂苷 10 mg/kg，连续 15 天，有促进胃溃疡的治疗作用，但较大剂量 50 mg/kg 或 100 mg/kg 反而出现溃疡恶化倾向。在用固定水浴法所致应激性溃疡中，口服粗皂苷 500 mg/kg 有明显的抑制作用。另外，柴胡总皂苷对胰蛋白酶有较强的抑制作用。

4. 抗病原体　柴胡有抗病原体作用，北柴胡注射液及其蒸馏出的油状物对流感病毒均有强烈抑制作用。柴胡皂苷 a 的体外实验表明对流感病毒也有抑制作用。柴胡还有抗结核菌作用。柴胡注射液也可治疗单疱病毒角膜炎，能促进溃疡愈合，后层皱褶及实质层浸润水肿消失，有助于恢复视力。

5. 对物质代谢的影响

5.1 对蛋白代谢的影响　柴胡皂苷 a、c、d 混合物（3∶2∶2）能明显增加大鼠的蛋白质生物合成。肌肉注射柴胡总皂苷也有这种作用。

5.2 对糖代谢的影响　柴胡总皂苷能使肝糖无明显增加，促进葡萄糖在总脂质和胆甾醇生物合成中的利用率明显增加。

5.3 对脂质代谢的影响　柴胡总皂苷能抑制肾上腺素和 ACTH 诱导的脂库中的脂肪分解，也具有抑制胰岛素促进脂肪的生成作用，使血中脂肪量降低。

5.4 对胆固醇代谢的影响　柴胡中所含的 a- 菠菜甾醇有降低血浆胆固醇的作用，能对抗硫脲嘧啶降低家兔基础代谢的作用。

6. 对垂体 - 肾上腺皮质作用功能的影响　口服柴胡或柴胡皂苷可使小鼠或大鼠胸腺萎缩和肾上腺重量增加。其中皂苷 a 和 d 能使肾上腺明显肥大，而皂苷 c 作用不明显。柴胡皂苷 a 或 d 能兴奋垂体前叶分泌 ACTH，刺激肾上腺引起皮质酮的合成和分泌。

7. 抗脂质过氧化　柴胡注射液（1 g/ml）体外对小鼠肝匀浆丙二醛（MDA）和 H_2O_2 作用后兔血浆 MDA、血浆游离血红蛋白（PHb）的影响。实验结果表明，柴胡注射液能明显抑制肝匀浆 MDA 的生成和 H_2O_2 引起的血浆 MDA、PHb 升高，抑制作用随剂量增加而加强，表明具有抗脂质过氧化的作用。

8. 抗肿瘤　柴胡皂苷 d 灌胃或腹腔注射对小鼠艾氏腹水癌有抑制肿瘤生长作用，且能明显延长动物的生存时间。用柴胡以新西兰纯种白兔制备具有抗癌效应的肿瘤坏死因子（TNF），以肝癌细胞作为靶细胞，结果使癌细胞坏死、裂解；柴胡丙酮提取物通过抑制端粒酶活性和激活凋亡细胞，从而对 A549 人肺癌细胞具有抑制作用。

9. 其他

9.1 免疫　小鼠腹腔注射柴胡多糖（分子量 9 900）可显著增加脾系数、腹腔巨噬细胞吞噬百分数及吞噬指数和流感病毒血清中抗体滴度，但不影响脾细胞分泌溶血素。柴胡多糖对正常小鼠迟发超敏反应（DTH）无作用，但可以完全及部分恢复环磷酰胺或流感病毒对小鼠 DTH 反应的抑制。柴胡多糖可明显提高刀豆球蛋白 A（ConA）活化的脾淋巴细胞转化率及天然杀伤细胞的活性，表明柴胡多糖能提高小鼠体液和细胞免疫功能，并使免疫抑制状态有一定程度的恢复。

9.2 抗辐射　柴胡多糖具有一定的抗辐射作用。

9.3 对乙酰胆碱酯酶的抑制　柴胡皂苷和黄酮对血浆乙酰胆碱脂酶 50% 抑制率时的药物浓度分别为 44.2 ± 3.7 mg/ml 和 30.3 ± 2.4 mg/ml，两者混用时为 26.0 ± 1.8 mg/ml，这两种药用成分对乙酰胆碱酯酶均呈现竞争－非竞争型混合抑制作用。

【毒理研究】

柴胡毒性很低，柴胡浸膏（10%）水溶液鼹鼠皮下注射，其最小致死量为 100 mg/kg。小鼠腹腔注射北柴胡总挥发油的半数致死量为 1.19 ± 0.12 g/ kg，北柴胡总苷的半数致死量为 1.906 ± 0.21 g/kg。另有报道，柴胡总皂苷小鼠口服的半数致死量为 4.7 g/kg，腹腔注射为 0.112 g/kg；豚鼠腹腔注射的半数致死量为 0.583 g/kg。柴胡所含白芷素大鼠腹腔注射的半数致死量为 165 mg/kg，小鼠为 254 mg/kg。

【古代鲜用】

《神农本草经本经》：主心腹肠胃中结气，饮食积聚，寒热邪气，推陈致新。

《名医别录》：除伤寒心下烦热，诸痰热结实，胸中邪逆，五藏间游气，大肠停积，水胀，及湿痹拘挛。亦可作浴汤。

《药性论》：治热劳骨节烦疼，热气，肩背疼痛，宣畅血气，劳乏羸瘦；主下气消食，主时疾内外热不解，单煮服。

《千金方》：苗汁治耳聋，灌耳中。

《四声本草》：主痰澜、胸胁中痞。

《日华子本草》：补五劳七伤，除烦止惊，益气力，消痰止嗽，润心肺，添精补髓，天行温疾热狂乏绝，胸胁气满，健忘。

《珍珠囊》：去往来寒热，胆痹，非柴胡梢子不能除。

《医学启源》：除虚劳烦热，解散肌热，去早晨潮热。

《滇南本草》：伤寒发汗解表要药，退六经邪热往来，痹痿，除肝家邪热、痨热，行肝经逆结之气，止左胁肝气疼痛，治妇人血热烧经，能调月经。发汗用嫩蕊，治虚热、调经用根。

《本草纲目》：治阳气下陷，平肝、胆、三焦、包络相火，及头痛、眩晕，目昏、赤痛障翳，耳聋鸣，诸疟，及肥气寒热，妇人热入血室，经水不调，小儿痘疹余热，五疳羸热。

【不良反应】

近来，有报道显示，柴胡会引起药物性肝损害，病人表现出肝功能指标的变化及肝炎、黄疸，且多为急性肝损害，停药后肝功恢复正常。柴胡长期、大量使用会有一定的肝脏毒性和致肺纤维化的毒副作用；在注射柴胡注射液时，部分患者肌内注射 2 ml 出现头晕、昏厥；注射 4 ml 出现恶心呕吐、休克；静脉滴注约 7 ml 会出现急性肾衰、死亡，肌内注射 1 ~ 2 ml 出现副作用时及时处理，伴随的副作用逐渐消失。

【防范措施与禁忌】

真阴亏损，肝阳上升者忌服。

《本草经集注》：半夏为之使。恶皂荚。畏女菀、藜芦。

《医学入门》：元气下绝，阴火多汗者，误服必死。

《本草经疏》：病人虚而气升者忌之，呕吐及阴虚火炽炎上者，法所同忌。疟非少阳经者勿食。

【中药小故事】

唐代有个胡进士，家有长工叫二慢。秋天，二慢得了瘟病，胡进士怕传染家里的人，就让他离开。二慢来到水塘边，在杂草丛里躺着，觉得又渴又饿，浑身无力，便挖了些草根吃。一连吃了 7 天，周围的草根吃完了，二慢试着站起身，忽然觉得身上有劲了。从此，二慢的病再没犯过。

过了些日子，胡进士的儿子也得了瘟病。他请了许多医生，谁也治不好。胡进士忽然想起二慢，把他找来询问后，急忙命人挖草根洗净煎汤，给儿子一连喝了几天"药"，病就好了。胡进士很高兴，想给那种药草起个名字，那东西原来是当柴烧的，自己又姓胡，就叫它"柴胡"吧。

葛 根

【来源】豆科植物野葛 *Puerarialobata*（Willd.）Ohwi 的新鲜根。

【性味归经】味甘、辛，性凉。归脾、胃、肺经。

【功能】解肌退热，生津止渴，透疹，升阳止泻，通经活络，解酒毒。

【主治】外感发热头痛，项背强痛，口渴，消渴，麻疹不透，热痢，泄泻，眩晕头痛，中风偏瘫，胸痹心痛，酒毒伤中。

【化学成分】

葛根含异黄酮成分葛根素、葛根素木糖苷、大豆黄酮、大豆黄酮苷及β-谷甾醇、花生酸，又含多量淀粉、维生素、蛋白质等多种营养成分和人体必需的钙、锌、铜、镁、铁、锰、钾、钠等 10 多种微量元素。鲜葛根相较于干燥葛根来说淀粉和微量元素含量较高，其中淀粉含量约为 20% ~ 25%。微量元素 Zn 的含量可达 12.0 μg/g。

【干燥方法】

鲜葛根→清洗→去皮→切片→护色→蒸制→真空干燥（0.09 Pa、80 ℃、7 h）→粉碎→过筛（100 目）→成品。

【药理作用】

1. 抗氧化　有研究发现鲜葛根汁对 DPPH 自由基、羟基自由基、超氧阴离子有清除能力。

2. 其他　葛根含有的葛根黄酮具有降血糖、抗氧化的作用，葛根浸剂对人工发热家兔有明显解热作用，葛根煎剂具有较好的调节家兔血糖的作用。除此之外，还具有抗心律失常、降血脂、降血压和预防骨质输送的作用。

【毒理研究】

急性毒性实验中：小鼠经口 LD_{50} 在 20 g/kg 范围内，属无毒范围；从筛检致突变试验中，小鼠精子畸形试验、骨髓嗜多染红细胞微核试验及 Ames 试验为阴性，未发现葛根有引起哺乳动物体细胞，生殖细胞和细菌基因突变作用，表明葛根食用安全。

【古代鲜用】

《神农本草经》：主消渴，身太热，呕吐，诸痹，起阴气，解诸毒。

《名医别录》：疗伤寒中风头痛，解肌，发表，出汗，开腠理。疗金疮，止痛，胁风痛。生根汁，疗消渴，伤寒壮热。

《本草经集注》：杀野葛、巴豆、百药毒。陶弘景：生者捣取汁饮之，解温病发热。葛根为屑，疗金疮断血，亦疗疟及疮。

《药性论》：治天行上气，呕逆，开胃下食，主解酒毒，止烦渴。熬屑治金疮，治时疾解热。

《唐本草》：末服之，主猘狗啮，并饮其汁良。

《本草拾遗》：生者破血，合疮，堕胎，解酒毒，身热赤，酒黄，小便赤涩。

《日华子本草》：治胸膈热，心烦闷热狂，止血痢，通小肠，排脓破血，敷蛇虫啮。

《开宝本草》：小儿热痞，以葛根浸捣汁饮之。

《医学启原》：除脾胃虚热而渴。

《本草纲目》：《本草》十剂云，轻可去实，麻黄、葛根之属。盖麻黄乃太阳经药，兼入肺经，肺主皮毛；葛根乃阳明经药，兼入脾经，脾主肌肉。所以二味药皆轻扬发散，而所入迥然不同也。

《本草经疏》：葛根，解散阳明温病热邪主要药也，故主消渴，身大热，热壅胸膈作呕吐。发散而升，风药之性也，故主诸痹。伤寒头痛兼项强腰脊痛，及遍身骨疼者，足太阳也，邪犹未入阳明，故无渴证，不宜服。

《本草正》：葛根，用此者，用其凉散，虽善达诸阳经，而阳明为最，以其气轻，故善解表发汗。凡解散之药多辛热，此独凉而甘，故解温热时行疫疾，凡热而兼渴者，此为最良。当以为君，而佐以柴、防、甘、桔。

《本经逢原》：葛根轻浮，生用则升阳生津，熟用则鼓舞胃气，故治胃虚作渴，七味白术散用之。又清暑益气汤兼黄柏用者，以暑伤阳明，额颅必胀，非此不能开发也。

《本经疏证》：葛根之用，妙在非徒如栝蒌但浥阴津，亦非徒如升麻但升阳气，而能兼擅二者之长，故太阳阳明合病，自下利者（葛根汤证），太阳被下，利遂不止，脉促喘汗者（葛根芩连汤证）咸用之。盖两者之利，为阳盛于外，不与阴交，阴遂不固而下溜，起其阴气，使与阳浃，得曳以上行，则非但使利止，并能使阳之遏于外者，随胃阳鼓荡面散矣。

【现代鲜用】

1. 热毒下血　生葛根二斤，捣取汁一升，并藕汁一升，相和服，可有一定缓解。

2. 心热吐血不止　生葛根汁半大升，顿服，可有一定缓解。

3. 鼻衄　生葛根，捣取汁，每服一小盏，可有一定缓解。

4. 妊娠热病心闷　葛根汁二升，分作三服，可有一定缓解。

5. 干呕　捣葛根，绞取汁，服一升差，可有一定缓解。

6. 酒醉不醒　葛根汁一斗二升，饮之，取醒，止。

7. 服药失度，心中苦烦　饮生葛根汁大良。无生者，干葛为末，水服五合，亦可煮服之。

8. 金疮中风　捣生葛根一斤，细切，以水一斗，煮取五升，去滓，取一升服，若干者，捣末，温酒调三指撮，若口噤不开，但多服竹沥，又多服生葛根自愈，食亦妙。

9. 食品保健

9.1 黑糯米葛根酒　采用黄酒酿造工艺，以黑糯米、葛根为原料，按优质黑糯米与鲜葛根重量以 2∶1 配料，酒药用量为总量的 2%，温度 30 ℃，二次补料发酵 36 h，18 ℃以下后酵 20 d 左右。

9.2 葛根酸奶　鲜葛根提取液为 30 ml/100 ml，奶粉为 8 g/100 ml，接种量 4 ml/mL，蔗糖 8 g/100 ml，在 37 ℃发酵 12 h。

9.3 葛根饮料　鲜葛根原汁 150 ml/L，蔗糖 80 g/L，柠檬酸 2 g/L，蜂蜜 2 g/L，饮品调料 0.7 g/L 调配饮料，制得营养丰富、清凉爽口、风味独特的葛根保健饮料。

10. 中暑　鲜葛根捣汁频饮即愈。轻症中暑以鲜葛汁与凉盐开水交替饮服。对重症中暑患者予以头部冷敷，鲜葛根、鲜藕分别捣汁，用生绿豆末冷盐开水绞汁，三汁交替饮服。以葛根为主共治疗中暑 63 例，均获良效。

【不良反应】

张元素：不可多服，恐损胃气。

【防范措施与禁忌】

《本草正》：其性凉，易于动呕，胃寒者所当慎用。

《本草从新》：夏日表虚汗多尤忌。

【中药小故事】

相传东晋升平年间，我国著名的道教理论家、医学家、养生家葛洪携弟子选取灵山秀水之地，铸炉炼丹，修炼道行。在炼丹过程中，有弟子不慎感染丹毒，出现毒火攻心、躯体出现红疹等症状。葛洪试用多种草药均不见效，令他十分痛苦。一天夜里，他梦见三清教祖为他指点迷津“此山深处长有一青藤，根如白茹，渣似丝麻，榨出的白液，清秀中略带甘甜。可解丹毒”。次日，葛洪独自前往大山深处寻找青藤，在费尽一番周折后，终于找到一大片青藤，选取一颗钵盘粗的大藤根掏了出来。回家后用锤敲碎，挤出白浆，煮熟了让弟子服下，几日弟子的病就痊愈了从此以后，青藤汁能解毒治病的消息被传播开来。人们按照葛洪的指点，纷纷上山采挖青藤清凉解毒，食用充饥，织布遮衣，同时还大量采种繁殖，一时间青藤名声大噪，传遍大江南北。此时，大家还不知道这种青藤叫什么名字，只知是葛洪发现了它，并把它用以治病救人，于是就将这青藤取名为“葛”。至此，这个原本没有名字的植物有了一个名字“葛”，而葛的根称为“葛根”。

浮　萍

【来源】浮萍科植物紫萍 *Spirodela polyrrhiza*（L.）Schleid 的全草。

【性味归经】辛，寒。归肺经。

【功能】宣散风热，透疹，利尿。

【主治】用于麻疹不透，风疹瘙痒，水肿尿少。

【化学成分】紫背浮萍含醋酸钾及氯化钾及碘、溴等物质。青萍含多量维生素 B_1、B_2、C 等水溶性维生素，木犀草素 -7-β- 葡萄糖苷。8- 羟基木犀草素 -8-β- 葡萄糖苷等黄酮类及碘、溴等物质。其多糖是 D- 洋芫荽糖的丰富来源。尚含树脂、蜡质、甾类、叶绿素、糖、蛋白质、黏液质、鞣质等。

【干燥方法】

将鲜浮萍除去杂质、洗净，用切片机切成 3 ~ 5 mm 的段，速冻至 −30 ℃，按照冻干曲线设定参数操作，最终加热温度设定为 −50 ℃，真空度保持在 50 ~ 70 Pa，到物料温度为 50 ℃时为止。

【药理作用】

1. 对心血管的作用　1% 浮萍煎剂对健康的离体和在体蛙心无明显影响，但对奎宁引起衰竭的蛙心有显著强心作用，钙剂能增强此强心作用；如剂量过大，可使心跳停止在舒张期。强心作用机制可能是直接作用。此外，浮萍尚有收缩血管和升高血压作用。

2. 抗感染　浮萍在体外对肠道埃可病毒（ECHO）有抑制作用；在感染同时或感染后给药均可延缓人胚肾原代单层细胞病变的出现时间。

3. 利尿作用　紫萍和青萍均有利尿作用。紫萍的利尿作用可持续 3 ~ 4 h，青萍属于利尿较快的中药，前 2 h 已占总排出量的 50% 以上。紫萍和青萍均有明显的排 Na^+ 和排 K^+ 作用，浮萍对尿 pH 没有影响，均为正常酸性尿。

4. 促进黑素细胞生长　浮萍醇提取物浓度在 0 ~ 250 μg/ml 时对黑素细胞促生长作用明显，且呈剂量依赖关系。

5. 其他　浮萍能使牛凝血酶和人血纤维蛋白原的凝聚时间延长，有一定抗凝作用。紫萍叶子在现场和实验室条件下均能吸收氟，蓄积氟化物，可用于降低天然水中氟的水平，用于防治高氟所致的氟中毒。青萍对库蚊幼虫和蚊蛹有杀灭作用，能抑制蚊类幼虫生长，降低蚊类幼虫密度。

【古代鲜用】

《名医别录》：主消渴者，以湿热之邪去，则津液自生，而渴自止也。其曰下气，以休浴生毛发者，亦以寒能除热，凉血之验也。

《本草衍义补遗》：水萍，发汗尤甚。

《本草纲目》：浮萍，其性轻浮，入肺经，达皮肤，所以能发扬邪汗也。

《本草经疏》：水萍，其体轻浮，其性清燥，能祛湿热之药也。热气郁于皮肤则作痒，味辛而气清寒，故能散皮肤之湿热也。寒能除热，燥能除湿，故下水气。酒性湿热，而萍之质不沈于水，其气味辛寒，轻清而散，故能胜酒。血热则须发焦枯而易堕，凉血则营气情而须发自长矣。

《本草汇言》：此药专得寒水清阴之气以生，夏天清阳之气以长。体轻性燥，善去皮肤湿热风疹。

《本草崇原》：浮萍下水气者，太阳之气外达皮毛，则膀胱之水气自下也。

《本草求真》：水肿不消，小便不利，用此疏肌通窍，俾风从外散，湿从下行。

《本草正义》：浮萍，不仅专人气分，而亦必兼清血热，故《圣济》以治吐血不止，《圣惠方》又治鼻衄，濒湖以治目赤、口疮，既善清火，而又导热下行，其效良捷。近人止以六十发汗之药，而不知清热正其专长，殊觉未尽其用。浮萍，其质最轻，气味皆薄，虽日发汗，性非温热，必无过汗之虑。

【现代鲜用】

1. 蛇咬，毒入腹　浮萍草捣绞汁饮之。

2. 消渴　饮水日至一行者浮萍捣汁服之。一方用干浮萍、栝楼根等分，为末，入乳汁和丸梧子大。空腹饮服三十丸。一年者，数日愈。

【不良反应】

《本草经疏》：表气虚而自汗勿用。

《本草从新》：非大实大热，不可轻试。

《得配本草》：血虚肤燥，气虚风痛，二者禁用。

【防范措施与禁忌】

严格掌握适应证：表虚自汗者禁服。

【中药小故事】

在一个风雨交加的下午，李时珍采药避雨来到一条小船上。老渔翁和他的两个不到 10 岁的孙子热情地接待了他。老渔翁为李时珍端来吃的，李时珍也从包里拿出一瓶酒，招呼主人一齐坐下共酌。交谈了一会儿，老人对李时珍的身份便清楚了，老人把自己知道的药物知识全告诉了他。末了，老渔翁想起一个问题，说："我们这里还有一种草药，能治身痒、癣疮。"李时珍问："它生长在什么地方，有什么特征呢？""这种草长在水上，离我们很近。"老渔翁笑哈哈地又说了四句话："天生灵芝本无根，不在山间不在岸。始因飞絮逐东风，泛根青青泛水面。"在一旁大孙子听后说了一首童谣：

“有根不带沙，有叶不开花。最爱随风飘，江河都是家。”接着，小孙子也唱了一段儿歌：“有根不着地，有叶不开花。整日随风飘，四海就是家。”“这三个谜语都是一个谜底，你们祖孙三人出题考我也！”李时珍低头思索了一会儿，忽然眼睛一亮，抬头看到船外，一种水草在风雨中依然团聚不散，飘飘游游，便指着船外说“就是它！”就是它，它是什么？您能猜得出吗？

木 贼

【来源】木贼科植物木贼 *Equis'etum hiemale* L. 的全草。

【性味归经】甘、苦，平。归肺、肝经。

【功能】疏散风热，明目退翳。

【主治】用于风热目赤，迎风流泪，目生云翳。

【化学成分】

1. 挥发油成分　从木贼挥发油中鉴定出 29 种化合物，占挥发油总量的 70%。木贼中含量较高的挥发油依次为 2- 甲氧基 -3（1- 甲基乙基）吡嗪、十五烷、9- 辛基 - 十七烷，相对含量分别为 11.82%，7.99%，5.61%。

2. 酚酸类成分　木贼中的酚酸类化合物主要有：咖啡酸、阿魏酸、延胡索酸、戊二酸甲酯、对羟基苯甲酸、香草酸、对甲氧基肉桂酸、间甲氧基肉桂酸。Carnat 等从木贼中分离得到异槲皮苷酸和酚酸等。

3. 黄酮类成分　含山奈素、槲皮素、芹菜素、木犀草素、山奈素 3- 双葡萄糖 -7- 葡萄糖苷及山奈素 -3- 葡萄糖苷 -7- 葡萄糖苷、山奈酚 -3β-D-（2-O-β-D 双葡萄糖）-7、β-D 葡萄糖苷、山奈酚 -7-O-β-D 葡萄糖苷、山奈酚 -3- 芸香糖 -7- 葡萄糖苷、山奈酚 -3，7- 双葡萄糖苷，草棉素 -3- 双葡萄糖 -8- 葡萄糖苷、棉黄素 -3- 双葡萄糖 -8- 葡萄糖苷、槲皮素 -3-O-β-D 吡喃葡萄糖苷。

4. 酯类成分　多数为脂肪酸酸酯类，含量最高的为十六烷酸乙酯（72.1%）。

5. 生物碱类成分　犬问荆碱，烟碱。

6. 其他成分　含较大量的硅质、鞣质、少量皂苷，尚含藻沼泽苷、二甲砜、葡萄糖、果糖、氨基酸及锰、硫、钙、锌等无机元素。

【干燥方法】

最佳喷雾干燥工艺条件为 3% 微粉硅胶加入固含量 20% 的木贼浸膏中，料液温度

65 ℃，进风温度 151 ℃，进风量 4 m^3/min，进料速度 33 ml/min。

【药理作用】

1. 对心血管系统的作用 浓度为 4 g（生药）/ml 木贼提取药液以 0.5 ~ 2 ml/100 ml 对大鼠离体作功心脏灌流，中低剂量组药后其生理功能得到改善，其收缩与舒张功能均增强，冠脉流量增加，心率变慢，有强心、扩张冠脉血管和减慢心率的作用。大剂量用药后冠脉流量增加与心率减慢比中低剂量组更为明显，但此时心脏的收缩与舒张功能却比用药前明显下降，可认为此现象是由于所用木贼药液剂量过大引起。

2. 降压 木贼醇提取物给麻醉猫分别腹腔注射 10 g/kg 和 15 g/kg、十二指肠给药 20 g/kg，均有持久性的降压作用，持续 4 h 以上，血压降低为原水平的 30.5% ~ 41.9%。其降压作用是外周性的。

3. 镇静、抗惊厥 木贼醇提取物 20 g/kg 和 40 g/kg 给小鼠灌胃，能明显增强戊巴比妥钠的中枢抑制作用。香草醛腹腔注射能对抗戊四氮引起的小鼠惊厥，减少小鼠自发活动和延长环已烯巴比妥的睡眠时间。香草醛给兔静注可提高电击惊厥的阈值，制止癫痫样发作。

4. 实验性高脂血症 木贼水煎液 12.5 ~ 25 g/kg 给大鼠灌胃，共 30 d，能显著降低高脂饲料升高的大鼠血清总胆固醇、三酰甘油，对实验性高脂血症有防治作用。12.5 g（生药）/kg 和 5 g（生药）/kg 木贼水煎剂 2 ml 灌胃，能明显抑制高脂血症导致的大鼠动脉硬化早期主动脉内皮细胞损伤引起的内皮细胞凋亡。同时发现木贼组动物血清内皮细胞一氧化氮及一氧化氮合酶分泌与内皮细胞凋亡有明显相关性，提示木贼对高脂血症大鼠主动脉内皮细胞损伤具有保护作用。

5. 抑制血小板聚集 阿魏酸钠 0.2 g/kg 和 0.1 g/kg 静注能分别抑制 ADP 和胶原诱导的大鼠血小板聚集。体外试验证明阿魏酸 0.4 ~ 0.6 mg/ml 能抑制 ADP 和胶原诱导的大鼠血小板聚集。阿魏酸钠 1 ~ 2 mg/ml 对凝血酶诱导的血小板聚集有明显抑制，同时也抑制［3 h］-5-HT 从血小板中释放的。

【毒理研究】

小白鼠灌胃或腹腔注射木贼醇提取物的半数致死量分别为 249.6 g/kg 和 47.56 g/kg。木贼注射液静脉注射的半数致死量为 33.49 g/kg。曾有内服本品糖浆剂致口干、肠鸣；服流浸膏致颜面色素沉着，长期大量服用可致肝损害的报告。

【古代鲜用】

《嘉柘本草》：主目疾，退翳膜。又消积块，益肝胆，明目，疗肠风，止痢，及妇人月水不断。

《本草纲目》：解肌，止泪，止血，去风湿，疝痛，大肠脱肛。《本草纲目》：木贼，与麻黄同形同性，故亦能发汗解肌，升散火郁风湿，治眼目诸血疾也。

《本草经疏》：木贼草，首主目疾，及退翳膜，益肝胆而明目也。其主积块、疗肠风、止痢，及妇人月水不断、崩中赤白、痔疾出血者，皆入血益肝胆之功，肝藏血故也。

《本草从新》：治目疾迎风流泪。

《本草便读》：平肝疏肺，行血滞。

《本经逢原》：木贼专主眼目风热，暴翳，止泪，取发散肝肺风邪也。

《本草求真》：木贼，书云形质有类麻黄，升散亦颇相似，但此气不辛热，且入足少阳胆、足厥阴肝，能于二经血分驱散风热，使血上通于目，故为去翳明目要剂，初非麻黄味辛性燥，专开在卫腠理而使身汗大出也。是以疝痛脱肛，肠风痔漏，赤痢崩带，诸血等症，审其果因风热而成者，得此则痛止肛收，肠固血止，而无不治之症矣。然气血亏损，则用谷精、木贼去障，又当兼以芍药、熟地，滋补肝肾，使目得血能视。若徒用此二味退障，则即加以当归补助，亦恐气味辛散，非其所宜。

《本草正义》：木贼，治疗肝胆木邪横逆诸病，能消目翳，破积滞，皆消磨有余之用也。然则为目科要药者，固不仅取其克木，能磨擦障翳，亦含有疏风、泄化湿热、升散郁火诸义。要知克削之力甚强，即治下血、血痢、血崩、血痔诸症，皆惟有余之体为宜，苟其气虚，皆当审慎，而血痢、便血、崩中及月事淋沥诸病，则气虚血不能摄者为多，尤不可不知所顾忌也。

《本草正义》：发汗，解肌。治伤寒、疟疾。去风湿，散火邪。

《王楸药解》：平疮疡肿硬，吐风狂痰涎。治痈疽瘰疬，疔毒，疖肿，汗斑，粉渣，崩中亦白诸证。

《湖南药物志》：解热利尿，主治筋骨痛。

《浙江药用植物志》：祛痰止咳。主治肝炎，支气管炎，尿路感染。

【现代鲜用】

1. 病毒性肝炎　木贼草 30 g，板蓝根、茵陈各 15 g（如用鲜品均加倍量），水煎浓缩至 100 ml，成人每次 50 ml，5 岁以下每次 20 ml，6 ~ 10 岁每次 30 ml，11 ~ 16 岁每次 40 ml，均为每日 2 次，口服。治疗 73 例（门诊确诊后入院），一律口服木贼草合剂，肝炎常规护理，普通饮食，均不加葡萄糖及其他保肝药物。结果全部有效，其中临床治愈 68 例，基本治愈 4 例，好转 1 例。黄疸消失平均为 9.8 d，食欲恢复正常平均为 5.6 d，其中 68 例肝脏肿大治后缩小至肋下 0.5 cm 以内，平均为 19.6 d，69 例复查肝功能恢复正常所需时间平均为 27.4 d。

【不良反应】

《本草经疏》：目疾由于怒气及暑热伤血、暴赤肿痛者，非其所任。

《本草汇言》：多服损肝，不宜久服。

《本经逢原》：多用令人目肿，若久翳及血虚者非所宜。

【防范措施与禁忌】

严格掌握适应证：气血虚者慎服。

【中药小故事】

第一，木贼再生力强，木贼属于孢子植物，除用孢子植物繁殖外，又因有根茎，还可进行无性繁殖。因根茎繁殖迅速，再生力强，因此，木贼往往成片生长，甚至可以形成单优势种的草本群落。它的根茎除冬季外每天在伸展，伸展到哪里都向上发芽生长——“贼”。

第二，木贼适应性强，生态幅度广。一般喜湿，多成片生长在河边，沟谷溪边、林内坡地。在林区无论是在茂密的针阔混交林或针叶林的林下，还是在疏林下均茂盛的生长。垂直分布从海拔 650 m 起，可以达到海拔 2 950 m 都可生存——“贼”。

第三，木贼生命力强。木贼耐寒，可以忍耐零下 40 ℃以下的寒冷气候。在长白山区，木贼在针阔混交林下，常形成单优势种的林下草本层，是林区的重要牧草资源。在零下 40 ℃以下的寒冷气候里只要它的根茎冻不死，来年春又生——“贼”。

此外，虽然它是草本植物，但是它的根茎却延续生存了二亿多年，成了活化石，一般木本植物比不了它，它不是木本植物胜过“木本”植物。这也许可能就是叫它“木贼”的缘故。

其他可鲜用解表药

药名	来源	功能主治	临床鲜用
石椒草	芸香科植物石椒草 *Boenninghausenia sessilicarpa* Levl. 的全草	疏风解表，清热解毒，行气活血。主治感冒，扁桃体炎，支气管炎，肺炎，肾盂肾炎，胃痛腹胀，血栓闭塞性脉管炎，腰痛，跌打损伤	1. 治跌打损伤，疮毒：石椒草、酢浆草鲜品各等量，捣烂，敷伤处（《四川中药志》1979 年）。 2. 治战外伤骨折：五爪金龙、大狼毒、石椒草各等量，捣绒用酒调匀敷患处，每 2 日换药 1 次（《云南中草药》）

续表

药名	来源	功能主治	临床鲜用
风轮菜	唇形科植物风轮菜 *Clisnopodium chinense*（Benth.）O.Kuntze［Cala mintha chinensis Benth.］的全草	疏风清热解毒，消肿、止血。主治感冒发热，中暑，咽喉肿痛，白喉急性，胆囊炎，肝炎，肠炎，痢疾，腮腺炎，乳腺炎，疮肿毒，过敏性皮炎，急性结膜炎，尿血崩漏，牙龈出血，外伤出血	1. 治白喉：鲜风轮菜全草捣烂取汁，每次服用 10 ~ 30 ml，2 ~ 4 h 服 1 次（《浙江药用植物志》）。2. 治毒蛇咬伤，无名肿毒：鲜风轮菜捣烂敷患处（《青岛中草药手册》）
明萼草	爵床科植物中华孩儿草 *Rungia chinensis* Benth. 的全草	疏风清热，利湿解毒。主治风热感冒，咽喉肿痛，风热咳嗽，疳积，痢疾水肿，疔疮肿毒	治疗疔疮痈肿，鲜中华孩儿草 60 ~ 120 g，捣烂敷患处（《浙江药用植物志》）
九头狮子草	爵床科九头狮子草属植物九头狮子草 *Peristrophe japonica*（Thunb.）Makino［Dicliptera japonica（Thunb.）Makino；D.crinita（Thunb.）Nees］的全草	祛风清热，凉肝定惊，散瘀解毒。主治感冒发热，肺热咳喘，肝热目赤，小儿惊风，咽喉肿痛，痈肿疔毒，乳痈，聤耳，瘰疬，痔疮，蛇虫咬伤，跌打损伤	1. 治疗肺炎：鲜九头狮子全草 60 ~ 90 g，捣烂绞汁，调食盐服。2. 治肺炎咯血：鲜九头狮子草，60 ~ 90 g，捣烂绞汁调童便服（《福建中草药》）。3. 治疗中耳炎：鲜九头狮子草全草适量，加食盐少许捣烂取汁滴耳（《浙江药用植物志》）。4. 治疗小儿高热抽搐：鲜九头狮子草、鲜聚花过路黄各 9 ~ 15 g，同捣烂酌加凉开水，擂汁服（《江西战备草药手册》）。5. 治疗疮炎肿：鲜九头狮子草一把，洗净捣烂，调冬蜜外敷，每日换两次（《福建民间草药》）。6. 治疗毒蛇咬伤：鲜九头狮子草适量，捣如泥，加食盐少许捣匀敷于伤口周围及肿处。7. 治疗跌打损伤：①九头狮子草，全

续表

药名	来源	功能主治	临床鲜用
			草 15 g，捣汁兑酒服（《湖南药物志》）；②九头狮子草 15 ~ 30 g，甜酒清水各半煎，服药渣捣烂外敷（《江西战备草药手册》）
杜衡	马兜铃科植物杜衡 *Asarum forbesii* Maxim. 的根茎及根或全草	祛风散寒，消痰行水，活血止痛，解毒。主治风寒感冒，痰饮喘咳，水肿风寒湿痹，跌打损伤，头痛，齿痛，胃痛，痧气腹痛，瘰疬，肿毒，蛇咬伤	1. 治蛀齿疼痛：杜衡鲜叶捻烂，塞入蛀孔中。2. 治损伤疼痛及蛇咬伤：鲜杜衡，捣敷患处。3. 治无名肿毒，瓜藤疽初起，漫肿无头木痛不红，连贯而生：杜衡鲜叶七片，酌冲开水炖一小时服后出微汗日服一次渣捣烂加热敷贴。4. 治疮毒：杜衡根、青蓬叶各 3 ~ 6 g，捣烂敷患处
冷水丹	马兜铃科植物马蹄香 *Saruma henryi* Oliv. 的全草	祛风散寒，理气止痛，消肿排脓。主治风寒感冒，咳嗽，头痛，胃寒，气滞脘胀疼痛，胸痹疼痛，关节痛，劳伤身痛，痈肿疮毒	治疮疖肿痛：全草适量，捣烂敷患处（《湖北中草药志》）
蓟罂粟	罂粟科植物蓟罂粟 *Argemone mexicana* L. 的全草	发汗利水，清热解毒，止痛止痒。主治感冒无汗，黄疸，淋病，水肿，眼睑裂伤，疝痛，疥癞，梅毒	治眼睑裂伤，皮肤病，梅毒癞病及油脂脂质水肿，黄疸病及皮肤病利尿，使用鲜草，为发汗剂，液汁治疗（《台湾药用植物志》）
亚罗椿	楝科植物浆果楝 *Cipadessa baccifera*（Roth.）Miq.［Melia baccifera Roth；*Cipedessa fruticosa* Bl.］的根、叶	疏风解表，截疟。主治感冒皮肤瘙痒，疟疾	治疟疾：鲜叶 5 ~ 10 片，揉烂后开水泡服，每日 2 次

续表

药名	来源	功能主治	临床鲜用
苦丁茶	冬青科植物枸骨 *Ilex cornuta* Lindl.ex Paxt.、大叶冬青 *Ilex latifolia* Thunb. 或苦丁茶冬青 *Ilex kudingcha* C.J.Tseng 的嫩叶	疏风清热，明目生津。主治风热头痛齿痛，目赤聤耳口疮，热病烦渴，泄泻痢疾	治外伤出血：鲜苦丁茶捣烂绞汁涂搽，或干叶研末细末，麻油调搽
野鸦椿根	省沽油科植物野鸦椿 *Euscaphis japonica*（Thunb.）Dippel 的根或根皮	祛风解表，清热利湿。主治外感头痛，风湿腰痛痢疾，泄泻跌打损伤	1. 治风湿腰痛，产后风：野鸦椿鲜根 30 ~ 90 g，水煎调酒服。2. 治外伤肿痛，鲜野鸦椿根皮和酒捣烂，烘热敷患处
浙江铃子香	唇形科铃子香属植物浙江铃子香 *Chelonopsis chekiangensis* C.Y.Wu 的根或全草	散风寒，通经络，消积。主治风寒，感冒咳嗽，筋骨酸痛，食积腹胀	1. 治风寒咳嗽，食积：浙江铃子香全草、芫荽菜、前胡，蓬蘽根、高粱泡根、六月雪根各 15 g，水煎服（《浙江药用植物志》）。2. 治筋骨酸痛：浙江铃子香鲜根 15 ~ 18 g。水煎，黄酒，红糖冲服（《全国中草药汇编》）
剪刀草	唇形科植物细风轮菜 *clinopodium gracile*（Benth.）Matsum［*cala mintha gracilis* Benth］和邻近风轮菜的 *clinopodium confine*（Hance）o.Kuntze［*cala mintha confine* Hance］全草	祛风清热，行气活血，解毒消肿。主治感冒发热，食积腹痛，呕吐泄泻，痢疾，白喉，咽喉肿痛，痈肿丹毒，荨麻疹，毒虫咬伤跌打肿痛外伤出血	1. 治委中毒：瘦风轮鲜全草 60 g，酒、水炖服，渣捣烂外敷（《福建中草药》）。2. 治毛囊炎，蜂窝组织炎：剪刀草、蕺草、千里光叶各取鲜草等量，食醋捣烂敷患处，每日换两次（《浙南本草新编》）。3. 治乳腺炎：光风轮菜、槟榔皮各 30 g，水煎服同时用鲜光风轮全草洗净捣烂外敷。4. 治刀伤，无名肿毒：鲜光风轮菜捣烂或加食盐少许外敷（《全国中草药汇编》）。5. 治跌打损伤积瘀疼痛：

续表

药名	来源	功能主治	临床鲜用
			①一鲜风轮菜，绞汁泡酒服（《泉州青草药》）；②鲜瘦风轮菜用甜酒酿糟，捣烂敷伤处（《江西民间草药验方》）
半边苏	唇形科植物绵穗苏 *Comanthosphace ningpoensis*（Hemsl.）Hand.-Mazz.［*C.sublanceolata* auct.non（Miq.）S.Moore］的全草	祛风发表，止血，调经，消肿，解毒。主治感冒，头痛，瘫痪，劳伤吐血，崩漏，月经不调，痛经，疮痈肿毒	1. 治瘫痪：半边苏适量，捣烂包关节处（《贵州民间药物》）。2. 治疮毒：半边苏适量，捣绒，包患处（《贵州民间药物》）
山薄荷	唇形科植物香青兰 *Dracocephalum moldavicum* L. 的全草	疏风清热，利咽止咳，凉肝止血。主治感冒，发热，头痛，咽喉肿痛，咳嗽，气喘，痢疾，黄疸，吐血，瘀血，风疹，皮肤瘙痒	治疗遍身风疹：鲜山薄荷 120～150 g，鲜韭菜根 60 g，甜酒酿 90 g，共捣烂用白布包扎，轻擦患处数次，即愈（《吉水草药汇编》）
土香薷	唇形科植物香薷 *Elsholtzia ciliata*（Thunb.）Hyland. 的全草	发汗解暑化湿，利尿。主治夏季感冒中暑泄泻，小便不利，水肿，湿疹，痈疮	1. 治暑热口臭：香薷鲜，全草 30 g，水煎服或香薷全草、佩兰、藿香各 3 g，水煎服（《浙江民间常用草药》）。2. 治疗湿疹，皮肤瘙痒：用香薷鲜全草适量水煎外洗（《广西本草选编》）
吉龙草	唇形科植物吉龙草 *Elsholtzia communis*（Coll.et Hemsl）.Diels［*Dysophylla communis* Coll.et Hemsl.］的茎叶	清热，解表，消食。主治伤风感冒，高热，抽搐，消化不良	治高热不退，抽搐，周身酸痛，内服，煎汤，9～15 g；或鲜品捣汁（《西双版纳傣药志》）

续表

药名	来源	功能主治	临床鲜用
野草香	唇形科植物野草香 *Elsholtzia cypriani*(Pavol.) C.Y.Wu et S.chow 的叶或茎叶	清热发表，解毒截疟。主治风热感冒，咽喉肿痛，鼻渊头痛，风湿关节痛，泻痢腹痛，疟疾疔疮，肿毒，汗斑，神经性皮炎	1. 治鼻渊：木姜花捣绒塞鼻孔（出自《贵州草药》）。2. 治汗斑，神经性皮炎：鲜野草香叶捣汁，外涂患处，每日 2 ~ 3 次（《云南中草药选》）。3. 治疗疮：木姜花加豆豉捣绒，外敷患处（《贵州草药》）
蛇百子	唇形科山香属植物山香 *Hyptis suaveolens*（L.）Poit. 的茎、叶	解表利湿，行气散瘀。主治感冒风湿痹痛，腹胀泄泻，痢疾，跌打损伤，湿疹，皮炎	治感冒：山香 6 ~ 12 g，水煎服，并用鲜草适量水煎洗身（《广西中草药》）
留兰香	唇形科植物留兰香 *Mentha spicata* L 的全草	解表，和中，理气。主治感冒，咳嗽，头痛，咽痛，目赤，鼻衄，胃痛，腹胀，霍乱吐泻，痛经，肢麻，跌打肿痛，皲裂，疮疖	治疗皲裂：用鲜留兰草全草，捣烂敷患处（《浙江药用植物志》）
石荠苎	唇形科植物石荠苎 *Mosla scabra*（Thumb.）C.Y.Wu et H.W.Li［*Orthodon scabra*(Thunb.) Hand.Mand.; *Mosla punctata*（Thunb.）Maxim.］的全草	疏风解表，清暑除湿，解毒止痒。主治感冒头痛，咳嗽，中暑，风疹，肠炎，痢疾，痔血，血崩，热痱，湿疹脚癣，蛇虫咬伤	1. 治疗痢疾里急后重：石荠苎 45 g 捣绞汁，调乌糖服（《泉州本草》）。2. 治疟疾：紫花草，碾烂塞鼻孔，并煎汤于疟发前洗脸（《江苏药材志》）。3. 治疗慢性气管炎：鲜石荠苎 90 g，提取挥发油后加入鲜虎杖根、鲜鸭跖草根各 45 g，水煎，浓缩，加入淀粉及挥发油制成冲剂，分两次用温开水冲服，10 天为一疗程，每疗程间隔两天（《浙江药用植物志》）。4. 治疗鼻出血：狭叶荠苎 45 ~ 60 g。揉烂，塞鼻孔（《成都中草

续表

药名	来源	功能主治	临床鲜用
			药》)。5. 治疗痔瘘下血：鲜石荠苧 45 ~ 60 g，捣绞汁，调开水服(《泉州本草》)。6. 治创伤出血：鲜石荠苧叶适量，捣烂如泥，敷于患处(《江西草药手册》)。7. 治痈疽：在未成脓阶段石荠苧叶，加红糖 15 g。共捣烂遍贴患处，每日换 1 ~ 2 次(《福建民间草药》)。8. 治疗蜈蚣咬伤：石荠苧鲜叶擦患处，或烧存性研末加麻油调敷(《浙江民间常用草药》)
五香草	唇形科植物苏州荠苎 *Mosla soochowensis* Matsuda 的全草	解表祛暑，理气止痛。主治感冒，中暑，痧气，胃气痛，咽喉肿痛，疖子，蜈蚣咬伤	治蜈蚣咬伤：五香草捣汁外敷(《浙江民间常用草药》)
罗勒	唇形科植物罗勒 *Ocimum basilicum* L. 的全草	疏风解表，化湿和中，行气活血，解毒消肿。主治感冒头痛，发热咳嗽，中暑，食积不化，不思饮食，脘腹胀满疼痛，呕吐泻痢，风湿痹痛，遗精，月经不调，牙痛口臭，皮肤湿疮，瘾疹瘙痒，跌打损伤，蛇虫咬伤	治翼状胬肉：鲜罗勒适量，揉汁滴眼(《福建药物志》)
毛叶丁香罗勒	唇形科植物毛叶丁香罗勒 *Ocimum gratissimum* L.var.suave(Willd.)Hook.f. 的全草	疏风发表，化湿和中，散瘀止痛。主治外感风寒，头痛，脘腹胀痛，消化不良，泄泻，风湿痹痛，湿疹瘙痒，跌打，瘀肿，蛇咬伤	治关节扭伤肿痛：(毛罗勒)全草、威灵仙各 30 g，赤芍 15 g，水煎熏洗患处；或用鲜全草捣烂，外敷患处(《浙江药用植物志》)

续表

药名	来源	功能主治	临床鲜用
牛至	唇形科植物牛至 *Origanum vulgare* L. 的全草	解表理气，清暑利湿。主治感冒，发热，中暑胸膈胀满，腹痛，吐泻，痢疾，黄疸水肿，带下，小儿疳积，麻疹，皮肤瘙痒，疮疡肿痛，跌打损伤	治皮肤湿热瘙痒：满坡香（鲜草）250 g，煎水洗（《贵州民间药物》）
紫苏叶	唇形科植物紫苏 *Perilla frutescens*（L.）Britt 的干燥叶（或带嫩枝）	散寒解表，宣肺，化痰行气，和中安胎解郁泄毒。主治风寒表症，咳嗽痰多，胸脘胀满，恶心呕吐，腹痛吐泻，胎气不和，妊娠恶阻，食鱼蟹中毒	治金疮出血：嫩紫苏叶、桑叶同捣贴之（《永类钤方》）
水毛射	唇形科植物水珍珠菜 *Pogostemon auricularius*（L.）Hassk.［*Mentha auricularis* L.；*Dysophylla auricularis*（L.）Bl.］的全草	散风清热，祛湿解毒，消肿止痛。主治感冒发热，惊风，风湿痛，肠伤寒，疝气，疮肿湿烂，湿疹，小儿胎毒，毒蛇咬伤	1. 治石硬：水毛射嫩叶适量，捣烂外敷患处（《惠阳地区中草药》）。2. 治湿疹：鲜蛇尾草捣烂，取汁外涂，或用全草适量水煎外洗（《广西本草选编》）。3. 治疗小儿胎毒：水珍珠菜捣汁，浸小儿内衣，凉干后连穿三天。4. 治毒蛇咬伤：水珍珠菜 2 份，小果倒地铃 1 份，捣烂取汁加酒少许服（《福建药物志》）
长毛香科科	唇形科香科科属植物长毛香科科 *Teucrium pilosum*（Pamp.）C.Y.Wu et S.Chow 的全草	祛风发表，清热解毒，止痒。主治风热感冒，咽喉肿痛，痄腮肺痈，痢疾，漆疮，湿疹，疥癣，风疹	治疥癣：毛薄荷鲜叶适量。捣烂揉擦患处（《四川中药志》
大头陈	玄参科植物球花毛麝香 *Adenosma indianum*(Lour.) Merr. 的带花全草	疏风解表，化湿消滞。主治感冒，头痛，发热，腹痛，泄泻，消化不良	治皮炎：大头陈适量。捣烂敷患处（《广州空军常用中草药手册》）

续表

药名	来源	功能主治	临床鲜用
野甘草	玄参科植物野甘草 *Scoparia dulcis* L. 的全株	疏风止咳，清热利湿。主治感冒发热，肺热咳嗽，咽喉肿痛，肠炎，痢疾，小便不利，脚气水肿，湿疹痱子	1. 治喉炎：鲜野甘草 120 g，捣汁调蜜服（《福建中草药》）。2. 治丹毒：鲜野甘草 60 g，食盐少许同捣烂，水煎服（《福建中草药》）。3. 治湿疹热痱：鲜野甘草捣汁外涂（《广西中药志》）
岩冬菜	爵床科植物四子马蓝 *Strobilanthes tetraspermus* 的全草	疏散风热，活络，解毒。主治风热感冒，风湿骨痛，跌打损伤，疮疖肿毒	治疮疖肿毒：四子马蓝全草配九里光煎水洗，或以鲜四子马蓝草配蒸熟的鱼腥草捣烂敷（《湖南药物志》）
佛肚花	苦苣苔科植物浙皖粗筒苣苔 *Briggsia chienii* Chun. 的根或全草	祛风解表，活血消痈。主治感冒头痛，劳伤，筋骨酸痛，痈疮，无名肿毒	治疗外耳道渗出性湿疹：鲜佛肚花，全草捣烂，取汁滴患处（《浙江民间常用草药》）
荚蒾	忍冬科植物荚蒾 *Viburnum dilatatum* Thunb. 的茎、叶	疏风解表，清热解毒，活血。主治风热感冒，风疮发热，产后伤风，跌打骨折	治疗外伤骨折：荚蒾茎叶，荨麻，水铜树根，糯米各适量。共捣烂，敷患处（《湖南药物志》）
南方荚蒾	忍冬科荚蒾属植物南方荚蒾 *Viburnum fordiae* Hance 的根、茎、叶	疏风解表，活血散瘀，清热解毒。主治感冒发热，月经不调，风湿痹痛，跌打损伤，淋巴结炎，疮疖，湿疹	治疗风火牙痛，疮疖肿毒：将南方荚蒾茎燃烧后，靠近铁刀面，使冷凝成油液，涂患处（《湖南药物志》）
蛇头细辛	败酱科缬草属植物柔垂缬草 *Valeriana flaccidissima* Maxim. 的根、根茎	祛风散寒，除湿消食。主治外感风寒，风湿痹痛，食积腹胀	治疗小儿白口疮：蛇头细辛适量，捣烂搽患处（《贵州民间药物》）
岩七	川续断科植物裂叶翼首花 *Pterocephalus bretschneideri*（Bat.）Pritz. 的根及全草	疏风清热，活血止痛。主治外感风热，发热，头痛咳嗽，咽喉肿痛，跌打损伤，骨折	治疗骨折疼痛：岩七全草适量，捣烂兑甜酒，炒热包敷（《西昌中草药》）

续表

药名	来源	功能主治	临床鲜用
离根香	草海桐科植物离根香 *Calogyne pilosa* R.Br. 的全草	祛风散寒，行气活血，解蛇毒。主治风寒痹痛，胃痛，腹痛，跌打损伤，毒蛇咬伤	治疗蛇咬伤：鲜离根香 30 g，水煎服，另取鲜全草适量，捣烂敷伤口周围（《全国中草药汇编》）
蓍草	菊科植物高山蓍 *Achillea alpina* L.［*A.sibirica* Ledeb.；*A.mongolica* Fisch. ex Spreng.］的全草	祛风止痛，活血解毒。主治感冒发热，头风痛，牙痛，风湿痹痛，血瘀经闭，腹部痞块，跌打损伤，毒蛇咬伤，痈肿疮毒	1. 治头风、年久头风痛：取一枝蒿捣绒绞汁，滴耳心。2. 治疗风火牙痛：取一只蒿捣绒，揉擦两个太阳穴，如痛不止，再取叶塞于痛处（《贵州草药》）。3. 治疗枪弹伤：一枝蒿、瓜蒌蒂、马鞭草各适量，捣烂敷于伤口周围，并用三味药的汁浸纱布敷伤口（《沙漠地区药用植物志》）。4. 治疗毒蛇咬伤：乱头发，水慈菇捣烂或晒研末，调淘米水敷伤口（《贵阳民间药草》）
倒赤伞	菊科植物宽穗兔耳风 *Ainsliaea latifolia*（D.Don）Sch.-Bip. 的全草	祛风散寒，活血消肿。主治风寒感冒，头痛，腰痛，肠炎痢疾，跌打瘀肿，外伤出血，中耳炎，乳腺炎	1. 治疗中耳炎：鲜青皮草捣汁滴耳。2. 治乳腺炎：鲜青皮草捣烂外敷（《四川中药志》）
青兔耳风	菊科植物红脉兔耳风 *Ainsliaea rubrinervis* Chang 的全草	祛风散寒，行瘀止痛。主治风寒，咳嗽，头风痛，牙痛，风寒湿痹，跌打瘀肿，深部脓肿，毒蛇咬伤	治疗深部脓肿，淋巴结核：鲜青土兔耳风 90 g，加少量白酒捣绒敷患处（《万县中草药》）
南牡蒿	菊科蒿属植物南牡蒿 *Artemisia eriopoda* Bge. 的根或全草	疏风清热，除湿止痛。主治风热头痛，风湿性关节炎，蛇咬伤	治疗毒蛇咬伤：鲜南木蒿叶，嚼烂敷患处，敷后，再用鲜南牡蒿 30 g，金银花 15 g，细辛、大黄各 3 g，水煎兑酒或黄酒服，早晚饭前各一次（《全国中草药汇编》）

续表

药名	来源	功能主治	临床鲜用
鹅不食草	菊科植物石胡荽 *Centipeda minima*（L.）A.Braun et Aschers. 的全草	祛风通窍，解毒消肿。主治感冒，头痛，鼻渊，鼻息肉，咳嗽哮喘，喉痹，耳聋，目赤翳膜，疟疾，痢疾，风湿痹痛，跌打损伤，肿毒疥癣	1. 治疗伤风头痛，鼻塞：鹅不食草鲜或干均可搓揉，嗅其气，即打喷嚏，每日 2 次（《贵阳民间药草》）。2. 治疗跌打损伤：球子草全草 9～15 g，加黄酒，红糖适量，水煎服同时用鲜全草捣烂，敷患处（《浙江民间常用草药》）。3. 治疗毒蛇咬伤：球子草鲜，全草捣烂，外敷伤口周围，另用鲜全草 30 g，捣烂绞汁冲开水服（《浙江民间常用草药》）。4. 治疗鸡眼：先把鸡眼厚皮削平，将球子草鲜全草捣烂，包敷患处，3～5 d 后，取下（《浙江民间常用草药》）。5. 治小儿急慢惊风：鹅不食草鲜全草适量。捣烂榨取汁，调花生油灌服，药渣外搽额头及太阳穴（《壮族民间用药选编》）
千年艾	菊科植物芙蓉菊 *Crossostephium chinense*（L.）Makino ex Cham. et Schltr.［*Artemisia chinensis* L.］的叶	散风寒，化痰利湿，解毒消肿。主治风寒感冒，咳嗽痰多，白日咳，泄泻，淋浊，白带，痈肿疔毒	1. 治疗遗精、白浊：芙蓉菊鲜叶 15 g，猪腰两只，炖服，连服数次（《浙江药用植物志》）。2. 治疗：芙蓉菊鲜叶、野菊鲜叶。捣烂，调蜜敷患处（《福建中草药》）。3. 治痈疽初起：芙蓉菊适量，丁香末、江南香末少许，捣烂敷患处（《福建药物志》）

续表

药名	来源	功能主治	临床鲜用
灯盏细辛	菊科植物短葶飞蓬 *Erigeron breviscapus* (Vant.) Hand.-Mazz. [*Aster breuiscapus* Vant.] 的根及全草	散寒解表，祛风除湿，活络止痛，消积。主治感冒，风湿痹痛，瘫痪，胃痛，牙痛，小儿疳积，骨髓炎，跌打损伤	1. 治疗牙痛：灯盏花鲜全草捣烂加红糖敷痛处。2. 治骨髓炎：灯盏花鲜品 6 g，大蓟根 30 g，捣敷（《红河中草药》）
白牛胆	菊科植物羊耳菊 *Inula cappa* (Buch.-Ham.) DC. 的全草	祛风散寒，行气利湿，解毒消肿。主治风寒感冒，咳嗽，风湿痹痛，泻痢，肝炎，乳腺炎，痔疮，湿疹，疥癣	1. 治疗目痛：白牛胆鲜叶 30 g，水煎服（《泉州本草》）。2. 治疗黄水疮：白牛胆鲜全草适量，紫金皮鲜根 60 g，明矾 6 g，猪油 60 g，水煎洗患处，每日 2 次（《常用青草药选编》）
白牛胆根	菊科植物羊耳菊 *Inula cappa* (Buch.-Hma.) 的根	祛风散寒，止咳定喘，行气止痛。主治风寒感冒，咳嗽哮喘，头痛，牙痛，胃痛，疝气，风湿痹痛，跌打损伤，月经不调，白带，肾炎水肿	1. 治骨折：鲜白牛胆根捣烂，外敷患处（《中国民族药志》）。2. 治痢疾：白牛胆鲜根 60 g，水煎，白痢加红糖，红痢加白糖调服，日 2 ~ 3 次（《常用青草药选片》）
一枝黄花	菊科植物一枝黄花 *Solidago decurrens* Lour. 的全草	疏风泄热，解毒消肿。主治风热感冒，头痛，咽喉肿痛，肺热咳嗽，黄疸，泄泻，热淋，痈肿疮疖，毒蛇咬伤	1. 治疗小儿急惊风：鲜一枝黄花 30 g，生姜一片，同捣烂取汁，开水冲服（《闽东本草》）。2. 治疗毒蛇咬伤：一朵黄花鲜根、薯蓣鲜根各等量，捣烂外敷（《江西草药》）。3. 治疗乳腺炎：一枝黄花、马兰各 15 g，鲜香附 30 g，葱头 7 个，捣烂外敷（《福建药物志》）
伤寒草	菊科植物夜香牛 *Vernonia cinerea* (L.) Less. [*V.abbreuiana* (Wall.) DC.] 的全草或根	疏风清热，除湿，解毒。主治外感发热，咳嗽，急性黄疸型肝炎，湿热腹泻，白带，疔疮肿毒，乳腺炎，鼻炎，毒蛇咬伤	治疗白带附件炎，宫颈糜烂，阴道炎：鲜夜香牛 30 ~ 45 g，丁香蓼 30 g，水煎服《（福建药物志》）

续表

药名	来源	功能主治	临床鲜用
发痧藤	菊科植物毒根斑鸠菊 *Vernonia cu mingiana* Benth.［*V.andersonii* auct. Non Clarke］的藤茎和根	祛风解表，舒筋活络。主治感冒，疟疾，头痛，牙痛，风火赤眼，风湿痹痛，腰肌劳损，跌打损伤	防治疟疾：鲜毒根斑鸠菊 60 g，鲜黄皮叶、鲜土牛膝各 45 g，水煎服，每日一剂连服 3 ~ 4 d（《全国中草药汇编》）
广玉兰	木兰科植物荷花 *Magnolia grandiflora* L. 的花和树皮	祛风散寒，行气止痛。主治外感风寒，头痛鼻塞，脘腹胀痛，呕吐腹泻，高血压，偏头痛	治偏头痛：洋玉兰树皮、糯稻草（烧灰），捣烂敷痛处
黄樟	樟科植物黄樟 *Cinnamomum porrectum*（Poxb.）Kosterm.［*Laurus porrecta* Roxb.；*Cinnamomum parthenoxylum*（Jack）Nees］的根、树皮或叶	祛风散寒，温中止痛，行气活血。主治风寒，感冒，风湿痹痛，胃寒腹痛，泄泻，痢疾，跌打损伤，月经不调	1. 治跌打损伤：黄樟根花、桐木根红、茴香根、大叶含笑根各 30 g，加白酒 250 g，每服药酒 15 g，药渣加面粉调敷（《草药手册》）。2. 治跌打肿痛：黄樟鲜叶捣烂外敷。3. 治皮肤瘙痒：用黄樟鲜叶水煎外洗
飞廉	菊科飞廉属植物丝毛飞廉 *Carduus crispus* L. 和节毛飞廉 *Carduus acanthoides* L. 的全草或根入	祛风，清热，利湿，凉血止血，活血消肿。主治感冒咳嗽，头痛眩晕，泌尿系感染，乳糜尿，白带，黄疸，风湿痹痛，吐血，衄血，尿血，月经过多，功能性子宫出血，跌打损伤，疔疮疖肿，痔疮肿痛，烧伤	1. 治疗疖疮痈肿：鲜飞廉适量捣烂敷患处。2. 治疗静脉曲张：鲜飞廉捣烂外敷或煎汤熏洗（《内蒙古中草药》）
咸虾花	菊科植物咸虾花 *Vernonia patula*（Ait.）Merr.［*Conyza patula* Dryand.］的全草	疏风清热，利湿解毒，散瘀消肿。主治感冒发热，疟疾，头痛，高血压，泄泻，痢疾，风湿痹痛，湿疹，荨麻疹，疮疖，乳腺炎，颈淋巴结核，跌打损伤	1. 治疗慢性喉痧：咸虾花鲜叶加片糖少许，捣烂含咽（《草药手册》）。2. 治疗荨麻疹，湿疹：狗仔花鲜全草，捣烂水调外搽（《广西本草选编》）。3. 治疗疮口不合：咸虾花鲜叶适量，捣烂敷患处（《阳春草药手册》）

续表

药名	来源	功能主治	临床鲜用
小黄皮	芸香科小黄皮 *Clausena emarginata* Huang 的根、叶、全株入药	疏风止咳，行气止痛，通经活络。主治感冒头痛，咳嗽，偏头痛，牙痛，胃痛，神经痛，风湿关节炎，跌打损伤	1. 治感冒发热，风寒咳嗽：小黄皮鲜叶 30 g，水煎服。2. 治跌打扭伤肿痛：小黄皮鲜叶捣烂，调酒炒热外敷（1 ~ 2 方出自《广西本草选编》）
黄皮叶	芸香科植物黄皮 *Clausena lansium*（Lour.）skeels 的叶片	解表散热，行气化痰，利尿，解毒。主治温病发热，流脑，疟疾，咳嗽痰喘，脘腹疼痛，风湿痹痛，黄肿，小便不利，热毒疥癣，蛇虫咬伤	1. 治疟疾：黄皮鲜叶 60 g，牡荆鲜叶 30 g，水煎服（《福建中草药》）。2. 预防疟疾：黄皮叶 15 g（鲜 60 g），加水没过药面，煎至 50 ml，1 次服。每星期 2 次（中间间隔 2 ~ 3 d），连服 2 ~ 10 个月（《全国中草药汇编》）。3. 治痰湿喘咳：鲜黄皮叶 30 ~ 60 g，水煎服（《福建中草药》）。4. 治腹胀腹痛：风湿性关节炎，鲜黄皮叶 30 ~ 60 g（干用减半），水煎服（广州空军《常用中草药手册》）
番杏	番杏科植物番杏 *Tetragonia tetragonioides*（Pall.）Kuntze［*T.expansa* Murr.］的全草	疏风清热，解毒消肿。主治风热目赤，疔疮肿痛，肠炎，败血症，肿瘤	1. 治胃癌，食管癌，子宫颈癌：鲜番杏 90 g，菱茎鲜草或连壳的菱角 120 g，薏仁 30 g，马蹄决明 12 g，水煎服。2. 治眼风火赤肿：白番杏鲜叶，洗净，用银针密刺细孔，加入乳汁少许，炖半小时，敷贴眼部，每日换 3 ~ 4 次。3. 治疔疮红肿：鲜白番杏叶一握，洗净，和少量的冷饭，食盐共捣烂贴患处，每日换两次。并可治刀伤出血后红肿

续表

药名	来源	功能主治	临床鲜用
吴茱萸叶	芸香科吴茱萸属植物吴茱萸 *Evodia rutaecarpa*（Juss.）Benth. 的叶	散寒，止痛，敛疮。主治霍乱转筋，心腹冷痛，头痛，疮疡肿毒	1. 治疮毒久烂不愈：吴茱萸叶 9 g。捣烂敷患处。又方，叶捣汁，加水洗患处（《湖南药物志》）。2. 治手术后肠麻痹：用鲜吴茱萸叶 45 g（或果 30 g），捣烂炒热用纱布包敷脐部，外加热水袋。孕妇慎用（《广西本草选编》）
小芸木	芸香科植物小芸木 *Micromelum integerrimum*（Buch.-Ham.）Wight et Arn.ex Roem. 的根、树皮及叶	疏风解表，温中行气，散瘀消肿。主治流感，感冒咳嗽，胃痛，风湿痹痛，跌打肿痛，骨折	治跌打肿痛：用小芸木根研粉酒调或用鲜叶捣烂外敷（《广西本草选编》）
兰香草	马鞭草料植物兰香草 *Caryopteris incana*（Thunb.）Miq［*Nepeta incana* Thunb.ex Houtt.］的全草或带根全草	疏风解表，祛寒除湿，散瘀止痛。主治风寒感冒，头痛咳嗽，脘腹冷痛，伤食吐泻，寒瘀痛经，产后瘀滞腹痛，风寒湿痹，跌打瘀肿，阴疽不消，湿疹，蛇伤	1. 治跌打肿痛：鲜兰香草捣敷患处（《广西中草药》）。2. 治阴疽：鲜兰香草，两面针，算盘子各 30 g，水酒各半炖服（《福建药物志》）。3. 治疖肿：鲜兰香草捣烂敷患处（《浙江民间常用草药》）。4. 治钩蛔感染（钩蚴皮炎）：兰香草鲜叶适量。外擦患处，擦至患处有热感，每日 3 ~ 5 次（《浙江药用植物志》）
莸	马鞭草科植物单花莸 *Caryopteris nepetaefolia*（Benth.）Maxim. 的全草	清暑解表，利湿解毒。主治夏季感冒，中暑，热淋，带下，外伤出血	治外伤出血：鲜莸叶捣烂外敷（《浙江民间常用草药》）
六月寒	马鞭草科植物三花莸 *Caryopteris terniflora* Maxim. 的全草	疏风解表，宣肺止咳。主治感冒咳嗽，百日咳，外障目翳，水火烫伤	治已溃淋巴结结核：路边梢鲜叶适量，捣烂加白糖外敷（《陕西中草药》）

续表

药名	来源	功能主治	临床鲜用
黄荆叶	马鞭草科植物黄荆 *Vitex negundo* L. 的叶	解表散热，化湿和中，杀虫止痒。主治感冒发热，伤暑吐泻，痧气腹痛，肠炎，痢疾，疟疾，湿疹，癣，疥，蛇虫咬伤	1. 治痧气腹痛：新鲜黄荆枝头嫩叶，新鲜辣蓼枝头嫩叶各 30 g，吴茱萸 9 g，同捣极烂，做成条状锭子，晒干，用时用药锭 3 g，凉开水磨服（《江西民间草药验方》）。2. 治急性细菌性痢疾：鲜黄荆叶 250 g，加水 800 ml，煎 1.5 h，滤取药液，浓缩到 120 ml，口服，每次 30 ~ 40 ml，每日 3 次，对慢性痢疾也有一定疗效。3. 治脚趾湿痒：鲜黄荆叶适量，捣汁涂搽或煎水洗（《安徽中草药》）。4. 治外伤，犬及蜈蚣咬伤：黄荆叶 60 ~ 120 g。捣烂，擦、敷患处（《农村常用草药手册》）
虎耳草	虎耳草科植物虎耳草 *Saxifraga stolonifera* Curt.［S.sarmentosa L.］的全草	疏风，清热，凉血，解毒。主治风热咳嗽，肺痈吐血，聤耳流脓，风火牙痛，风疹瘙痒，痈肿丹毒，痔疮肿痛，毒虫咬伤，烫伤，外伤出血	1. 治耳内肿痛，流脓出水：①虎耳草捣取汁，多灌入耳中，常常用之。略加枯矾更妙（《幼幼集成》）；②鲜虎耳草 60 g，鲜爵床、冰糖各 30 g，水煎服（《福建药物志》）。2. 治耳郭溃烂：鲜虎耳草适量，捣烂调茶油涂患处，或加冰片 0.3 g，枯矾 1.5 g，共捣烂敷患处（《全国中草药汇编》）。3. 治湿疹，皮肤瘙痒：鲜虎耳草 500 g，切碎，加 95% 乙醇拌湿，再加 30% 乙醇 1 000 ml 浸泡 1 星期，去渣。外涂患处（《南京地区

续表

药名	来源	功能主治	临床鲜用
			常用中草药》)。4. 治风丹热毒：鲜虎耳草30 g，水煎服(《南京地区常用中草药》)。5. 治淋巴结核：虎耳草鲜草捣烂孵患处，连用3～5 d(《南药中草药学》)。6. 治血崩：鲜虎耳草30～60 g，加黄酒、水各半煎服(《浙江民间常用草药》)
蔓草虫豆	豆科蔓草虫豆 *Atylosia scarabacoides*(L.) Benth. [*Dolichos scarabaeoides*(L.) Baill.] 的全草	疏风解表，化湿，止血。主治伤风感冒，咽喉肿痛，牙痛，暑湿腹泻，水肿，腰痛，外伤出血	1. 治伤风感冒：鲜蔓草虫豆、苍耳子根各15 g，生姜3 g，水煎服。2. 治中暑发痧：鲜蔓草虫豆、淡竹叶、牛筋草各15 g。水煎服(1～2方出自《福建药物志》)
马棘	豆科植物马棘 *Indigofera pseudotinctoria* Matsum. 的根或地上部分	清热解表，散瘀消积。主治风热感冒，肺热咳嗽，烧烫伤，疔疮，毒蛇咬伤，瘰疬，跌打损伤，食积腹胀	1. 治烧烫伤：苦处喜鲜品适量，捣烂外敷，或捣汁外搽，也可用干品研末，调陈醋搽患处(《彝药治》)。2. 治哮喘：马棘鲜根60 g。煮瘦猪肉食(《湖南药物志》)。3. 治白喉：马棘鲜根(去栓皮)90～120 g。加米汤(或米泔水)、冰糖或白糖蒸服。小儿5岁以内用量减为9 g，5～10岁用15 g。4. 治疔疮：马棘鲜根(去黑皮)煎服。并用鲜根洗净，加白糖捣烂敷患处。5. 治毒蛇咬伤：马棘鲜根磨汁涂敷(3～5方出自《天目山药用植物志》)

续表

药名	来源	功能主治	临床鲜用
女金丹	豆科植物绿叶胡枝子 *Lespedeza buergeri* Miq. 的根	清热解表，化痰，利湿，活血止痛。主治感冒发热，咳嗽，肺痈，小儿哮喘，淋症，黄疸，胃痛，胸痛，瘀血腹痛，风湿痹痛，崩漏，疔疮痈疽，丹毒	治肺痈：鲜血人参、苦锦各60 g，焙焦，研末，拌猪肝服（《闽东本草》）
菱叶山蚂蝗	豆科植物长柄山蚂蝗 *Podocarpium podocarpum*（DC.）Yang et P.H.Huang［*Desmodium podocarpum* DC.］的根、叶	散寒解表，止咳，止血。主治风寒感冒，咳嗽，刀伤出血	治刀伤：小粘子草叶，适量、捣绒，敷患处（《贵州草药》）
丁癸草	豆科植物丁癸草 *Zornia gibbosa* spanoghe 的全草	清热解表，凉血解毒，除湿利尿。主治风热感冒，咽痛，目赤，乳痈，疮疡肿毒，毒蛇咬伤，黄疸，泄泻，痢疾，小儿疳积	1. 治马嘴疔（生于上人中处者是）：丁癸草叶，捣烂，加蜜糖少许敷（患处）（《岭南草药志》）。2. 治毒蛇咬伤：鲜丁癸草捣烂取汁服，每次20～30 ml，每日3～4次。渣敷伤口周围（《广西本草选编》）。3. 治急性胃肠炎：丁癸草18 g，积雪草15 g，白花蛇舌草60 g。均用鲜全草捣烂绞汁，食盐少许冲开水，每2 h服1杯（《福建药物志》）
蓼子草	蓼科植物细刺毛蓼 *Polygonum criopolitanum* Hance 的全草及根	祛风解表，清热解毒。主治感冒发热，毒蛇咬伤	治毒蛇咬伤（红头蛇），鲜草捣烂浸淘米水内服，三口，余外敷
大酸浆草	蓼科植物戟叶酸模 *Rumex hastatus* D.Don 的根或全草	发汗解表，祛风除湿，止咳止血。主治感冒头痛，风湿关节痛，咳喘，跌打损伤，崩漏	1. 治关节红肿：大酸浆草鲜叶，小血藤各适量，捣敷患处。2. 治骨折：大酸浆草，鲜叶捣烂，加白酒适量，焙热外敷患处

续表

药名	来源	功能主治	临床鲜用
茉莉叶	木犀科植物茉莉 *Jas minum sambac*（L.）Ait. 的叶	疏风解表，消肿止痛。主治外感发热，泻痢腹胀，脚气肿痛，毒虫螫伤	治赤白痢：茉莉花叶捣车前草汁，和蜜一匙，顿服一升，日三（《龙门石窟药方》）
桂花枝	木犀科植物木犀 *Osmanthus fragrans*（Thunb.）Lour. 的枝叶	发表散寒，祛风止痒。主治风寒感冒，皮肤瘙痒，漆疮	治漆疮：每日用鲜桂花树叶 500 ~ 1 000 g，加水 2 000 ml，煎至黑色。用纱布蘸水，趁热烫洗患处，原汤加热再洗，每日 3 ~ 4 次（《新中医》）
牛奶树	桑科植物对叶榕 *Ficus hispida* L.f. 的根、皮或茎叶	疏风清热，消积化痰，健脾除湿，行气散瘀。主治感冒发热，结膜炎，支气管炎，消化不良，痢疾，脾虚带下，痢疾，脾虚带下，乳汁不下，跌打肿痛，风湿痹痛	治腋疮：捣牛奶树叶敷之
榕须	桑科植物榕树 *Ficus microcarpa* L.［F.retusa auct.nonl.］的气生根	散风热，祛风湿，活血止痛。主治流感，百日咳，麻疹不透，扁桃体炎，结膜炎，风湿骨痛，痧气腹痛，久痢，胃痛。白带，湿疹，阴痒，跌打损伤	1. 治血淋：榕树倒抛根鲜者 45 g 干者 24 g，合冰糖炖服，每日一次，续服四五次。2. 治神经性皮炎：鲜榕树须，捣烂外敷

第七章　清热药

芦　根

【来源】禾本科植物芦苇 *Phragmites communis* Trin. 的新鲜根茎。

【性味归经】甘，寒。归肺、胃经。

【功能】清热泻火，生津止渴，除烦，止呕，利尿。

【主治】热病烦渴，肺热咳嗽，肺痈吐脓，胃热呕哕，热淋涩痛。

【化学成分】

鲜芦根含有大量的维生素 C、B_1、B_2 以及脂肪 1%，天冬酰胺 0.1%，蛋白质 5%，碳水化合物 51%，还含脂肪酸、氨基酸、生育酚、甾醇、多元酚等多种成分。还含 2,5- 二甲氧基 - 对 - 苯醌，对 - 羟基苯甲醛，丁香醛，松柏醛，香草酸，阿魏酸，对 - 香豆酸及二氧杂环已烷木质素。后者的氧化降解产物为苯丙烷的愈创木酚基，丁香酚基和 4- 羟基苯基的衍生物。另含薏苡素，小麦黄素，β- 香树脂醇，蒲公英赛醇，蒲公英塞酮和由阿拉伯糖，木糖和葡萄糖按摩尔比 10∶19∶94 所组成的相对分子质量约为 20 000 的多糖。又含游离的脯氨酸和三甲铵乙内酯类化合物。

【干燥方法】

将鲜芦根除去杂质、洗净，用切片机切成 3 ~ 5 mm 的段，速冻至 −30 ℃，按照冻干曲线设定参数操作，最终加热温度设定为 −50 ℃，真空度保持在 50 ~ 70 Pa，到物料温度为 50 ℃时为止。

【药理作用】

1. 抗氧化　经研究发现芦根多糖有一定的抗氧化活性。

2. 保肝　已有研究证实，经化学分离提取得到有效成分——芦根多糖有一定的保肝及抗肝纤维化的作用。经研究观察芦根多糖可通过抗氧化、保护肝细胞、抑制胶原沉积等途径来抑制肝纤维化，并通过实验发现，作用机制可能与影响 TGF-β/Smads 信号通路有关。

【古代鲜用】

《名医别录》：主消渴客热，止小便利。

《唐本草》：疗呕逆不下食、胃中热、伤寒患者弥良。

《药性论》：能解大热，开胃。治噎哕不止。

《日用本草》：解河豚鱼毒。

《本草纲目》：按《雷公炮炙论·序》云，益食加觞，须煎芦朴。注云，用逆水芦根，并厚朴二味等分，煎汤服。盖芦根甘能益胃，寒能降火故也。

《本草经疏》：芦根，味甘寒而无毒。消渴者，中焦有热，则脾胃干燥，津液不生而然也，甘能益胃和中，寒能除热降火，热解胃和，则津液流通而渴止矣。客热者，邪热也，甘寒除邪热，则客热自解。肺为水之上源，脾气散精，上归于肺，始能通调水道，下输膀胱，肾为水脏而主二便，三家有热，则小便频数，甚至不能少忍，火性急速故也，肺、肾、脾三家之热解，则小便复其常道矣，火升胃热，则反胃呕逆不下食及噎哕不止；伤寒时疾，热甚则烦闷；下多亡阴，故泻利人多渴；孕妇血不足则心热，甘寒除热安胃，亦能下气，故悉主之也。

《本草原始》：治干呕霍乱。

《本草蒙筌》：解酒毒、鱼蟹中毒。

《玉楸药解》：清降肺胃，消荡郁烦，生津止渴，除呕下食，治噎哕懊憹。

《医林纂要》：能渗湿行水，疗肺痈。

《天宝本草》：清心益肾，去目雾，头晕，耳鸣，疮毒，夜梦颠倒，遗精。

《医学衷中参西录》：《千金》苇茎汤，释者谓苇用茎而不用根者，以肺原在上，取本乎天者亲上也。而愚则以为不然。苇之根居于水底，其性凉而善升，患大头瘟者，愚常用之为引经要药，是其上升之力可至脑部，而况于肺乎？且其性凉能清肺热，中空能理肺气，而又味甘多液，更善滋养肺阴，则用根实胜于茎明矣。今药房所鬻者名为芦根，实即苇根也。其性颇近茅根，凡当用茅根而无鲜者，皆可以鲜芦根代之也。

《中国药用植物志》：治便秘。

《南京民间药草》：治喉痛。

《山东中药》：治浮肿。

《四川中药志》：治斑疹舌燥及津少。

【现代鲜用】

1. 肺痈吐血　鲜芦根 1 000 g，炖猪心肺服。

2. 五噎，心膈气滞，烦闷吐逆，不下食　芦根 250 g，锉，以水三大盏，煮取二盏，去滓，不计时，温服。

3. 小儿呕吐，心烦热　生芦根 50 g。净洗，以水一升，煎取七合，去滓，红米一合，于汁中煮粥食之。

4. 咽喉肿痛　鲜芦苇根，捣绞汁，调蜜服。

5. 牙龈出血　（芦根）水煎，代茶饮。

6. 河豚鱼中毒　芦根 120 g。煎服。

【不良反应】

《本草经疏》：因寒霍乱作胀，因寒呕吐勿服。

《冯氏锦囊》：脾胃虚寒者禁用。

《得配本草》：忌巴豆。

【防范措施与禁忌】

脾胃虚寒者慎服。

【中药小故事】

相传从前有一户姓田的穷人，有一年在秋冬之交，由于孩子受了风寒，烧得满面通红，昏睡不起，穷人急忙去镇上的药铺买药。外号叫刀黑心的药店店主慢悠悠地对穷人说："要退烧，就得吃羚羊角，离了羚羊角，发烧退不了。"穷人急忙问道："那羚羊角需要多少钱？"刀黑心说："退烧需要五分羚羊角，名贵药材，一分一两，五分五两银子。"穷人哪里有这么多银子，便向刀黑心哀求能不能少要点钱。刀黑心把脸一沉说："穷鬼，买不起药就别来，我还不想卖给你呢！"穷人听了非常气愤，但又没有办法，无奈之下只有忍气吞声走出药店。穷人刚一迈出药店店门，就碰见了一个叫花子。叫花子同情地对穷人说："退烧不一定要吃羚羊角不可，我教给你个法儿，不花一分钱，就可以退孩子的烧。"穷人听了非常感激，急忙问道："好师傅，什么法儿？"叫花子说："你赶快到池塘边挖些芦根，用水洗净后，给孩子煎成汤药喝，烧就自然退了。"穷人听了连忙到村外池塘边上挖了些鲜芦根，用水洗去根上的泥沙，切成半寸长，煎成汤给孩子灌下去。果然，三剂过后，孩子烧退病愈。从此以后，村里的人都知道芦根能解大热，是一种退烧药，谁家有发高烧的病人，便去挖些芦根，再也不去药店求那个刀黑心了，芦根也就成了一味不花钱能退烧的草药。

淡竹叶

【来源】禾本科植物淡竹叶 *lophatherum gracile* Brongn. 的全草。

【性味归经】甘、淡，寒。归心、胃、小肠经。

【功能】清热泻火，除烦止渴，利尿通淋。

【主治】用于热病烦渴，小便短赤涩痛，口舌生疮。

【化学成分】

淡竹叶中化合物主要含有三萜类、黄酮类、挥发油类、酚酸类、氨基酸多糖及微量元素。三萜类主要有卢竹素、印白茅素、蒲公英赛醇、无羁萜，此外还含有羊齿烯醇等。黄酮类是淡竹叶中研究较多的一类化合物。通过研究发现，淡竹叶中含有荭草苷、异荭草苷、牡荆苷、异牡荆苷，苜蓿素、苜蓿素-7-O-β-D-葡萄糖苷，日本当药黄素，木犀草素-7-甲醚-6-c-β-D-半乳糖、阿福豆苷、当药黄素、木犀草素、苜蓿素7-O新橙皮糖苷，3′-甲氧基木犀草素6-c-β-D-半乳糖醛酸基-(1→2)-α-L-阿拉伯糖苷。淡竹叶中所含的酚酸主要有4-羟基-3,5-二甲氧基苯甲醛、反式对羟基桂皮酸和香草酸；对甲氧基肉桂酸、对羟基苯甲醛、月桂酸、绿原酸。挥发性成分主要有棕榈酸，2-呋喃甲醛、反式-4-甲基环己醇、二十九烷、α生育酚醌等。淡竹叶中含有丰富的钙、钾、镁，铁、锰含量相对较高。

【干燥方法】

将鲜淡竹叶除去杂质、洗净，用切片机切成3～5 mm的片，速冻至-30 ℃，按照冻干曲线设定参数操作，最终加热温度设定为-50 ℃，真空度保持在50～70 Pa，到物料温度为50 ℃时为止。

【药理作用】

1. 解热作用　淡竹叶有解热作用，解热的有效成分溶于水及稀盐酸，但不易溶于醇及醚。

2. 利尿作用　本品利尿作用弱，但能增加尿中氯化物的排泄量。其利尿作用较木通、猪苓为弱，但其增加尿中氯化物量的排泄则比猪苓强。

3. 其他作用　本品体外试验对金黄色葡萄球菌、溶血性链球菌有抑制作用。本品还有升高血糖的作用。

【毒理研究】

该品对小鼠的半数致死量为64.5 g/kg。

【古代鲜用】

《本草纲目》：去烦热，利小便，除烦止渴，小儿痘毒，外症恶毒。

《本草再新》：清心火，利小便，除烦止渴，小儿痘毒，外症恶毒。

《生草药性备要》：消痰止渴，除上焦火，明眼目，利小便，治白浊，退热，散痔疮毒。

《握灵本草》：去胃热。

《草木便方》：消痰，止渴。治烦热，咳喘，吐血，呕哕，小儿惊痫。

《分类草药性》：治咳嗽气喘，眼痛。

《现代实用中药》：清凉解热，利尿。治热病口渴，小便涩痛，烦热不寐，牙龈肿痛，口腔炎。

《广西中药志》：治鼻衄。

【不良反应】

《本草汇言》：阴虚清气不化者，不可用。

《品汇精要》（续集）：孕妇勿服。

《四川中药志》1960年版：无实热者慎用。

《南宁市药物志》：无湿热者禁用。

《广西民族药简编》：忌吃酸、辣、萝卜、老蒜、猪油、酒等食物。

【防范措施与禁忌】

无实火、湿热者慎服，体虚有寒者禁服。

孕妇忌服。肾亏尿频者忌服。

不宜久煎，入食以鲜品为佳，煮粥时宜稀薄，不宜稠厚。

【中药小故事】

相传，建安十九年，曹操独揽大权，在朝中威势日甚，此时刘备已取得了汉中，羽翼渐丰，在诸葛亮的建议下，发兵声讨曹操。先锋即是张飞与马超。兵分二路，张飞一路兵马到巴西城后，即与曹操派来的大将张郃相遇。张郃智勇双全，筑寨拒敌。猛张飞急攻不下后，便指使军士在阵前骂阵。张郃不理，在山寨上多置擂木炮石，坚守不战，并大吹大擂饮酒，直气得张飞七窍生烟，口舌生疮，众兵士也多因骂阵而热病烦渴。

诸葛亮闻知后，便派人送来了50瓮佳酿，并嘱咐张飞依计而行。酒抬到了阵前，张飞吩咐军士们席地而坐，打开酒瓮大碗饮酒，自己更是把瓮大饮。有细作报上山寨，张郃登高一看，果然如此，恶狠狠地骂道："张飞欺我太甚！"传令当夜下山劫寨，结果遭到惨败。原来张飞使的是一条"诱敌之计"，他们白天在阵前喝的不是什么"佳酿美酒"，而是孔明遣人送来的一种中药汤：淡竹叶汤，既诱张郃上当，又为张飞和众军士们解火治病。

夏枯草

【来源】唇形科植物夏枯草 *Prunella vulgaris* L. 的干燥果穗。

【性味归经】辛、苦，寒。归肝、胆经。

【功能】清肝泻火，明目，散结消肿。

【主治】用于目赤肿痛，目珠夜痛，头痛眩晕，瘰疬，瘿瘤，乳痈，乳癖，乳房胀痛。

【化学成分】

果穗含熊果酸，齐墩果酸，熊果酸及齐墩果酸为主要苷元的皂苷，胡萝卜苷，β-香树脂醇和它的二十四烷酸、二十产烷酸，二十八烷酸及三十烷酸的酯。

【干燥方法】

将鲜夏枯草除去杂质、洗净，用切片机切成 3 ~ 5 mm 的段，速冻至 −30 ℃，按照冻干曲线设定参数操作，最终加热温度设定为 −50 ℃，真空度保持在 50 ~ 70 Pa，到物料温度为 50 ℃时为止。

【药理作用】

1. 抑菌、抗病毒作用。
2. 降压，对麻醉动物有降压作用。
3. 夏枯草提取物具有抗炎作用。
4. 从夏枯草中提取的一种未鉴的化合物具有降血糖的作用。
5. 将夏枯草分离纯化得到夏枯草果穗中 14 种化学成分具有抗肿瘤作用。
6. 夏枯草注射剂皮下注射是一种免疫抑制剂。

【古代鲜用】

《神农本草经》：主寒热、瘰疬、鼠瘘、头疮，破症，散瘿结气，脚肿湿痹。

《本草衍义补遗》：补养血脉。朱震亨：《本草》言夏枯草大治瘰疬散结气。有补养厥阴血脉之功，而不言及。观其退寒热，虚者可使，若实者以行散之药佐之。外以艾灸，亦渐取效。

《本草纲目》：黎居士《易简方》，夏枯草治目疼，用砂糖水浸一夜用，取其能解内热，缓肝火也。楼全善云，夏枯草治目珠疼至夜则甚者，神效，或用苦寒药点之反甚者，亦神效。盖目珠连目本，肝系也，属厥阴之经。夜甚及点苦寒药反甚者，夜与寒亦阴故也。夏枯禀纯阳之气，补厥阴血脉，故治此如神，以阳治阴也。

《滇南本草》：祛肝风，行经络。治口眼歪斜，行肝气，开肝郁，止筋骨疼痛，目珠痛，散瘰疬，周身结核。

《本草通玄》：夏枯草，补养厥阴血脉，又能疏通结气。目痛、瘰疬皆系肝症，故建神功。然久用亦防伤胃，与参、术同行，方可久服无弊。

《本草从新》：治瘰疬、鼠瘘、瘿瘤、症坚、乳痈、乳岩。

《本草求真》：夏枯草，辛苦微寒。按书所论治功，多言散结解热，能愈一切瘿疬湿痹，目珠夜痛等症，似得以寒清热之义矣。何书又言气禀纯阳，及补肝血，得毋自相矛盾乎？讵知气虽寒而味则辛，凡结得辛则散，其气虽寒犹温，故云能以补血也。是以一切热郁肝经等证，得此治无不效，以其得藉解散之功耳。若属内火；治不宜用。

《生草药性备要》：去痰消脓。治瘰疬，清上补下，去眼膜，止痛。

《重庆堂随笔》：夏枯草，微辛而甘，故散结之中，兼有和阳养阴之功，失血后不寐者服之即寐，其性可见矣。陈久者其味尤甘，入药为胜。

《现代实用中药》：为利尿药。对淋病、子宫病有效；并能治高血压，能使血压下降。

《本草正义》：夏枯草之性，《本经》本言苦辛，并无寒字，孙氏问经堂本可证。而自《千金》以后，皆加一寒字于辛字之下，然此草夏至自枯，故得此名。丹溪谓其禀纯阳之气，得阴气而即死，观其主瘰疬，破症散结，脚肿湿痹，皆以宣通泄化见长，必具有温和之气，方能消释坚凝，疏通窒滞，不当有寒凉之作用。石顽《逢原》改为苦辛温，自有至理，苦能泄降，辛能疏化，温能流通，善于宣泄肝胆木火之郁窒，而顺利气血之运行。凡凝痰结气，风寒痹着，皆其专职。

《科学的民间药草》：有利尿杀菌作用。煎剂可洗创口，治化脓性外症。洗涤阴道，治阴户及子宫粘膜炎。

【不良反应】尚未报道。

【防范措施与禁忌】

脾胃虚弱者慎服。

《本草经集注》：土瓜为之使。

《得配本草》：气虚者禁用。

【中药小故事】

有个秀才的母亲得了瘰疬，脖子肿得老粗，还直流脓水。人们都说这种病很难治，秀才十分着急。

一天，来了个卖药的郎中。他对秀才说："山上有种草药，可以治好这个病。"秀才立即求郎中帮忙。郎中就上山采了一些有紫色花穗的野草回来，剪下花穗，煎药给秀才母亲吃。几天过去，秀才母亲流脓的地方封口了；又过了些日子，病全好了。老太太十分高兴，嘱咐儿子留郎中住在家里，重重酬谢并款待郎中。郎中也不客气，白天出去采药、卖药，夜晚就宿在秀才家中。秀才经常和郎中在一起聊天，慢慢地对医道也有了兴趣。

过了一年，郎中要回家，临走时对秀才说："我在你这儿住了一年，该给你多少饭钱？"

秀才说："你给我母亲治好了病，吃几顿饭算什么？"

郎中说："也好，那就传你一种药吧！"

郎中说罢，便带着秀才上了山。他指着一朵长圆形叶子、开紫花的野草对秀才说："这就是治瘰疬的药草，你要认清。"

秀才仔细地看了看，说："我认清了。"

“你还得记着，这草一过夏天就没了。”

“嗯，我记住了。”

两人分手后一晃两个多月过去了。就在这年的夏末秋初，县官的母亲得了瘰疬，张榜求医。秀才听说以后立刻揭了榜去见县官，说：“我会采药治瘰疬。”县官派人跟着秀才上了山，可是，怎么也找不着长圆叶、开紫色花的药草。秀才十分奇怪：这是怎么回事啊？他爬遍了附近的大山，一棵也没找到。差人把秀才押回县衙，县官认定他是骗子，当堂就打了他五十大板。

转过年的夏天，郎中又回来了。秀才一把抓住郎中说：“你害得我好苦啊！”

郎中一愣：“怎么啦？”

“你教我认出药草怎么没有啦？”

“有啊。”

“在哪儿？”

“山上。”

两人又到山上，一看，到处都有紫穗野草。秀才奇怪地说：“怎么你一来，这草又有了。”

郎中说：“我不是对你讲过吗？这草一过夏天就枯死了，要用就得早采。”

秀才这才猛然记起郎中当初交代给他的话，只怪自己粗心大意，白挨了一顿板子。为了记住这事，秀才就把这草叫作“夏枯草”了。

金银花

【来源】忍冬科植物忍冬 *Lonicerajaponica* Thunb. 的新鲜花蕾或初开的花。

【性味归经】味甘，性寒。归肺、心、胃经。

【功能】清热解毒，疏散风热。

【主治】痈肿疔疮，喉痹，丹毒，热毒血痢，风热感冒，温病发热。

【化学成分】有机酸类、黄酮类化合物、挥发油和环烯醚萜类是金银花中有效的成分，鲜花的挥发油成分主要是芳香醇，其他多为低沸点不饱和苷类成分。金银花的叶中黄酮类化合物的含量最多，主要包括木犀草苷、木樨草素、苜蓿苷、槲皮素、苜蓿苷、芦丁等。有机酸类化学成分主要为绿原酸类化合物，其主要分为绿原酸及异绿原酸，除此之外，还含有如豆甾醇、苯丙氨酸、胡萝卜苷、微量元素等成分。

【干燥方法】

微波干燥：鲜金银花 10 g，在干燥距离为 200 mm 条件下，处理金银花 120 s，从外观性状上看，在 700 W 功率下干燥的金银花外观性状最好，绿原酸含量最高。厚度为 2 cm 时金银花干燥适中，无焦糊色和严重蜷缩现象，无干燥不充分现象，绿原酸损失小，金银花产品等级高。

【药理作用】

1. 抗氧化作用　经实验观察新鲜的金银花提取物对·OH 自由基有较好的清除能力。表明鲜金银花有较好的抗氧化作用。

2. 抑菌作用　经实验观察金银花鲜样的水提物对大肠杆菌、金黄色葡萄球菌、福氏痢疾杆菌、肿炎双球菌和链球菌均有较强的抑菌活性。即鲜金银花水提取物有较好的抑菌作用。

3. 其他作用　金银花还有抗炎、抗内毒素、加强防御机能、中枢兴奋、降血脂、保肝利胆、治疗胃溃疡等药理作用。

【毒理研究】

金银花水浸液灌胃，对家兔、犬等无明显毒性反应，对呼吸、血压、尿量均无影响。小鼠皮下注射本品浸膏的 LD_{50} 为 53 g/kg。绿原酸具有致敏原作用，可引起变态反应，但口服无此反应，因绿原酸可被小肠分泌物转化为无致敏活性的物质。

【古代鲜用】

《滇南本草》：清热，解诸疮，痈疽发背，丹流瘰疬。

《本草通玄》：金银花，主胀满下痢，消痈散毒，补虚疗风，世人但知其消毒之功，昧其胀利风虚之用，余子诸症中用之，屡屡见效。

《本草正》：金银花，善于化毒，故治痈疽、肿毒、疮癣、杨梅、风湿诸毒，诚为要药。毒未成者能散，毒已成者能溃，但其性缓，用须倍加，或用酒煮服，或捣汁搀酒顿饮，或研烂拌酒厚敷。若治瘰疬上部气分诸毒，用一两许时常煎服极效。

《生草药性备要》：能消痈疽疔毒，止痢疾，洗疳疮，去皮肤血热。

《本经逢原》：金银花，解毒去脓，泻中有补，痈疽溃后之圣药。但气虚脓清，食少便泻者勿用。痘疮倒陷不起，用此根长流水煎浴，以痘光壮为效，此即水杨汤变法。

《本草备要》：养血止渴。治疥癣。

《重庆堂随笔》：清络中风火湿热，解温疫秽恶浊邪，息肝胆浮越风阳，治痉厥癫痫诸症。

广州部队《常用中草药手册》：清热解毒。治外感发热咳嗽，肠炎，菌痢，麻疹，腮腺炎，败血症，疮疖肿毒，阑尾炎，外伤感染，小儿痱毒。制成凉茶，可预防中暑、感冒及肠道传染病。

【现代鲜用】

1. 荨麻疹

采取新鲜金银花煎服，每次1两，每天3次。治疗3例，均在用药3剂后症状消失。观察2个月无复发。

2. 肿毒

金银花（连茎叶）自然汁半碗，煎八分服之，以滓敷上，败毒托里，散气和血，其功独胜。

3. 外伤感染、疮疡溃烂

鲜金银花藤、鲜九里各等量合剂，浓煎，外洗伤烂处。

【不良反应】

金银花中绿原酸具有致敏原作用，可引起变态反应，但口服无此反应，因绿原酸可被小肠分泌物转化成无致敏活性的物质，除此之外，金银花也有轻微溶血作用。

【防范措施与禁忌】

脾胃虚寒及气虚疮疡脓清者忌服。

【中药小故事】

话说诸葛亮在七擒孟获的过程中，大部分将士水土不服，中了山岚瘴气。后经一小村寨，见村民面黄肌瘦，诸葛亮顿起恻隐之心，发放军粮施救。村民们十分感谢，一土著白发老人得知许多蜀兵患了“热毒病”时，便叫来自己的一对孪生孙女：“金花、银花，你们去采几筐仙药来为蜀军解难。”然而三天后，姐妹仍未归来。人们多方寻找，在一处山崖，只见两只药筐中已采满了草药，筐边有野狼的足迹和被撕碎的衣服鞋子，蜀军将士吃了草药得救了，而金花、银花却为此献出了生命，为了纪念她们，人们就把这种草药开的花叫作“金银花”。

苦　参

【来源】豆科植物苦参 *Sophora flavescens* Ait. 的根。

【性味归经】味苦，性寒。归心、肝、胃、大肠、膀胱经。

【功能】清热燥湿，杀虫，利尿。

【主治】热痢，便血，黄疸尿闭，赤白带下，阴肿阴痒，湿疹，湿疮，皮肤瘙痒，疥癣麻风；外治滴虫性阴道炎。

【化学成分】苦参含有多种成分，主要包括生物碱、黄酮类、三萜皂苷以及苯丙素类化合物等，其中黄酮类和生物碱类是其主要的生物活性成分。

【干燥方法】

将鲜苦参除去杂质、洗净，用切片机切成 3 ~ 5 mm 的段，速冻至 −30 ℃，按照冻干曲线设定参数操作，最终加热温度设定为 −50 ℃，真空度保持在 50 ~ 70 Pa，至物料温度为 50 ℃时为止。

【药理作用】

1. 抗炎镇痛　采用二甲苯致小鼠耳廓肿胀及小鼠腹腔毛细血管通透性实验、醋酸致小鼠扭体反应等实验动物模型，结果表明，苦参碱能有效缓解小鼠耳廓肿胀。减少小鼠扭体次数并缓解因醋酸刺激腹腔黏膜引起的疼痛反应且具有一定程度的镇痛抗炎活性。

2. 抗肿瘤　苦参在小鼠体内的抗肿瘤作用显著。

3. 抑菌　采用液体二倍稀释法观察苦参体外抑菌实验，结果表明，苦参总生物碱、苦参总黄酮提取物及其混合物对金黄色葡萄球菌、大肠埃希菌、福氏志贺菌、乙型副伤寒杆菌、铜绿假单胞菌、白色葡萄球菌、痢疾杆菌和柠檬色葡萄球菌均存在抑制或杀灭作用，混合物呈现一定的协同作用。苦参水煎液对大肠杆菌、金黄色葡萄球菌、甲型链球菌、乙型链球菌、痢疾杆菌、维自痢沙门氏杆菌以及变形杆菌均有明显抑制作用。

4. 抗病毒　采用 HepG 2.2.15 乙肝病毒细胞模型发现，苦参中的有效成分槐定碱，具有良好的抗 HBV 作用。

5. 免疫系统　有研究表明，苦参多糖能够增强腹膜巨噬细胞的吞噬活性，表现出强大的免疫增强特性。苦参碱、氧化苦参碱在 1/5 LD_{50} 剂量下对小鼠免疫功能均有抑制作用。

6. 抗心律失常

7. 抗心肌细胞纤维化　采用冠状动脉结扎术复制大鼠急性心肌梗死模型，采用氧化苦参碱溶液对小鼠进行灌胃，结果发现，氧化苦参碱对急性心肌梗死诱发实验性心肌纤维化具有一定的抑制作用，其作用机制可能与 TGF−β−Smads 信号系统相关。

8. 抗肝损伤　硫代苦参碱能够显著抑制肝纤维化的形成，并且能够降低相关联的蛋白激酶 B（Protein Kinase B，Akt）的磷酸化。

9. 抗过敏　苦参碱可降低过敏介质的释放，为免疫抑制剂。

10. 平喘祛痰　苦参碱主要是通过兴奋 β 受体，尤其是中枢的 β 受体，解除支气管痉挛及抑制抗体和慢反应物质的释放而产生平喘作用的。

11. 其他作用　苦参总碱具有一定的镇静作用。兔灌胃、皮下注射、静脉注射、腹腔注射和肌肉注射苦参煎剂、苦参注射液及苦参碱均有利尿作用，尿中氯化钠量有显著增加。苦参 50% 甲醇浸膏具有抗盐酸乙醇所致的溃疡作用，其活性成分为苦参酮。氧化苦参碱可抑制大鼠的血糖上升，能够预防糖尿病引发的并发症。苦参中黄酮化合物可能经由 HO-1 的诱导作用对谷氨酸所致神经毒性产生保护作用。

【毒理研究】

苦参碱注射于家兔，发现中枢神经麻痹现象，同时发生痉挛，终则呼吸停止而死。注射于青蛙，初呈兴奋，继则麻痹，呼吸变为缓慢而不规则，最后发生痉挛，以致呼吸停止而死；其痉挛的发作，恐系起因于脊髓反射的亢进。对家兔的最小致死量为 0.4 g/kg。苦参生物碱对冷血和温血动物均有引起痉挛和麻痹呼吸中枢的作用。接受较大剂量药物的小鼠出现燥跳、痉挛性抽搐等兴奋现象；静脉注射家兔开始出现畏惧不安，最后呼吸困难而死亡。槐果碱当大剂量（150 mg/kg）注入家兔体内时，引起静脉充血、血压下降、呼吸次数明显减少及呼吸麻痹而中毒死亡。苦参生物碱 LD_{50} 测定结果报道不一致。苦参总黄酮给小鼠静脉注射的 LD_{50} 为 103.1 ± 7.66 g/kg。小鼠肌肉注射和静脉注射氧化苦参碱的 LD_{50} 分别为 256.74 ± 573.6 mg/kg 和 144.2 ± 22.8 mg/kg。灌胃和肌肉注射苦参浸膏小鼠的 LD_{50} 分别为 14.5 g/kg 和 14.4 g/kg。小鼠皮下注射苦参结晶碱的 LD_{50} 为 571.2 ± 48.8 mg/kg，犬肌肉注射苦参碱结晶（200 mg/kg）或苦参浸膏（0.1 g/kg），鸽肌肉注射苦参生物碱（100 mg/kg）均未见中毒症状。苦参避孕栓对小白鼠阴道、宫颈无刺激性。

【古代鲜用】

《神农本草经》：主心腹结气，症瘕积聚，黄疸，溺有余沥，逐水，除痈肿，补中，明目止泪。

《名医别录》：养肝胆气，安五脏，定志益精，利九窍，除伏热肠澼，止渴，醒酒，小便黄亦，疗恶疮下部匿，平胃气，令人嗜食。

《唐本草》：治胫酸，疗恶虫。

《药性论》：治热毒风，皮肌烦燥生疮，赤癞眉脱，主除大热嗜睡，治腹中冷痛，中恶腹痛，除体闷，治心腹积聚。

《珍珠囊》：去湿。

《本草纲目》：苦参、黄柏之苦寒，皆能补肾，盖取其苦燥湿，寒除热也。热生风，湿生虫，故又能治风杀虫。惟肾水弱而相火胜者用之相宜，若火衰精冷，真元不足，及年高之人不可用也。张从正亦云，凡药皆毒也，虽甘草、苦参，不可不谓之毒，久服则五味各归其脏，必有偏胜气增之患，诸药皆然，学者当触类而长之可也，至于饮食亦然。又按《史记》云，太仓公淳于意医齐大夫病龋齿，灸左手阳明脉，以苦参汤日漱三升，出入慎风，五、六日愈，此亦取其去风气湿热杀虫之义。

《滇南本草》：凉血，解热毒，疥癞，脓窠疮毒。疗皮肤瘙痒，血风癣疮，顽皮白屑，肠风下血，便血。消风，消肿毒，痰毒。

《本草从新》：燥湿，胜热，治梦遗滑精。

《本草正义》：苦参，大苦大寒，退热泄降，荡涤湿火，其功效与芩、连、龙胆皆相近，而苦参之苦愈甚，其燥尤烈，故能杀湿热所生之虫，较之芩、连力量益烈。近人乃不敢以入煎剂，盖不特畏其苦味难服，亦嫌其峻厉而避之也。然毒风恶癞，非此不除，今人但以为洗疮之用，恐未免因噎而废食耳。

《神农本草经百种录》：苦参，专治心经之火，与黄连功用相近。但黄连似去心脏之火为多，苦参似去心腑小肠之火为多，则以黄连之气味清，而苦参之气味浊也。按补中二字，亦取其苦以燥脾之义也。

【现代鲜用】

风湿骨痛　鲜苦参根适量，食盐少许，捣烂外敷，每天 2 次。

【不良反应】

苦参临床表现主要有全身性损害、皮肤及其附属器、消化系统损害等。在全身性损害中，严重的有过敏性休克，甚至出现死亡的报道，主要为静脉给药。皮肤及其附属器损害中，瘙痒、皮疹、风疹、红色斑丘疹等为常见。苦参对消化系统的影响在于：口服用药后可见到胃痛、胃部有烧灼感、恶心、呕吐、便秘或食欲下降等不良反应。对神经系统也会产生影响，先有兴奋的作用，可出现头昏、头痛、烦躁不安、肢体麻木、呼吸急促、心率加快、小便增多、并有共济失调的表现，继而又有麻痹作用，表现为流涎、步伐不稳、痉挛、呼吸缓慢而不规则，最终因呼吸衰竭而死亡。

【防范措施与禁忌】

脾胃虚寒者忌服。

《本草经疏》：久服能损肾气，肝、肾虚而无大热者勿服。

《本草经集注》：玄参为之使。恶贝母、漏芦、菟丝子、反藜芦。

《医学入门》：胃弱者慎用。

掌握药物剂量，注意药物配伍。

加强用药监护。用药前应询问患者的用药过敏史，对于过敏体质的患者应特别予以注意。若出现不良反应，应立即停药，进行抢救。

中药注射剂成分复杂，建议在输注前后，使用 50 ml 间隔液进行冲管，以避免药物在输液管中混合，发生相互作用。

【中药小故事】

天秀山余脉上生长有多种名目草药，其中苦参是常见的一种，据说早年大旱，有人因饥饿吃食了很多苦参的根茎，结果中毒，造成呼吸加快、流涎，最后因呼吸抑制而死亡。牲畜也有因吃食苦参而中毒、出汗、搐搦而死的。那以后，山下人们在不敢枉食这种草药，除少量入药外，大部分苦参，都被人们充当木柴烧火。

可是山下村寨里有个叫张五的农民，他上山从不用柴刀拦腰砍断苦参，而是凭借自己有一身的好力气，总是连根把苦参拔出来，回家后，他还剥开苦参的茎皮编制麻袋，他编制的麻袋特别经久耐用。

于是，很多人也学张五的样子不用砍刀，用双手去拔苦参，可是却没有一个人能连根拔出的。张五教会人们用苦参茎皮编制麻袋得手艺，却无能传授连根拔苦参的力气。因为苦参根须发达，扎地纵横，即便健壮汉子也很难连根拔出。人们由此彻底佩服了张五的神力。苦参从此也有了一个新的名字叫“好汉拔”。

至今，人们仍习惯把这种生长在山坡草丛中或郊野、路边、溪沟边上的苦参草药，称之为“好汉拔”。

金银花露

【来源】忍冬科植物忍冬花蕾（金银花）*Lonicera japonica* Thunb. 的蒸馏液。

【性味归经】味甘，性寒。归心、脾、胃经。

【功能】清热，消暑，解毒。

【主治】暑热烦渴，恶心呕吐，热毒疮疖，痱子。

【化学成分】金银花露为金银花的蒸馏液，因此，金银花露的化学成分主要为金银花的挥发性成分，主要包括苯甲酸苄酯、肉桂酸甲酯、14− 甲基十五酸甲酯、芳樟醇、香叶基丙酮、橙花叔醇、2,4,− 二叔丁基苯酚、二苯并噻吩等 62 种成分；同时也含有金银花中的一些有效成分，如绿原酸等。

【干燥方法】

将金银花露速冻至 −30 ℃，按照冻干曲线设定参数操作，最终加热温度设定为 −50 ℃，真空度保持在 50 ~ 70 Pa，到物料温度为 50 ℃时为止。

【药理作用】

1. 抑菌　通过观察金银花露残液的体外抑菌抑菌实验，结果发现，金银花露生产残液提取物对金黄色葡萄球菌、大肠杆菌、枯草芽孢杆菌和酿酒酵母生长有明显的抑制作用。

2. 镇静催眠　金银花中挥发油的成分，即金银花露的有效成分芳樟醇，能够延长戊巴比妥诱导的睡眠时间，降低体温，减缓运动行为。

3. 抗炎　芳樟醇无论在体内外，均能有效抑制脂多糖（LPS）诱导的促炎症因子TNF-α和白介素-6（IL-6）的表达，起到抗炎作用。

【古代鲜用】

《本草纲目拾遗》：开胃宽中，解毒消火，以之代茶，尤能散暑。

《中国医学大辞典》：养血，止渴。治温热痧痘，痈疽，梅毒，血痢。

【现代鲜用】

1. 小儿急性咽炎　给80例小儿急性咽炎患儿实施抗感染治疗，使用平时药物，加用金银花露治疗，结果发现，患儿发热、咽痛、咽部红肿、咳嗽的消失时间缩短。

2. 肿瘤放疗、化疗口干　用金银花露治疗不同肿瘤患者经放疗、化疗后出现口干渴反应者978例，结果发现疗效较好。

【不良反应】

长期服用容易引起脾胃虚寒、食欲下降，甚至引起腹痛、腹泻等。体质虚寒或因慢性胃肠炎有胃痛、腹泻者，会诱发疾病或加重症状。

【防范措施与禁忌】

服药时饮食宜清淡。

服用本药时，不宜同时服滋补性中成药。

对本品过敏者禁用，过敏体质者慎用。

如与其他药物同时使用可能会发生药物相互作用，详情请咨询医师或药师。

【中药小故事】

有那么一天，药工们发现，在熬煮的草药中，只要有金银花在熬煮过程中，就有弥漫四周的氤氲、充盈着馥郁的香气，令人神清气爽、耳聪目明。如果连续数日熬煮金银花，嗅着那股清香，那些紧挨锅灶，患有疮疖的药工，便渐渐感受到一种奇妙而愉快的感觉：疮疖疼痛逐渐减轻、肿胀逐渐变小、数日之后、几近消失。药工们经过很长时间的验证，这样的“奇迹”近乎屡试不爽！伊始，药工们还不以为然，久而久之，似是而非的感觉变成了直觉，药工中的聪慧者终于明白了：“奇迹”的发生，源于熬煮金银花时“雾”的作用。

与此同时，细心的药工还发现，放在熬煮草药锅灶旁，用于药工们降温，盛满井水的铁桶周围挂满了水珠，晶莹剔透，味道香醇甘洌，竟然有金银花的味道，这使他们悟出了一个道理：氤氲的气体，遇到清凉的井水可以变成液体。

也许，又过了漫长的时间，药工们终于想到了一个好的方法：集气为水。

他们在熬煮金银花的时候，用一个密封、馒状的锅盖，中间开一个圆形洞口，连接一条细长的管子，收集气体，为了使气变为水，他们在管子上，不停地浇淋刚汲的井水，很快，在管子的出口，香醇甘冽的液体就像涓涓细流长流不息。从那个时候起，金银花露便诞生了，她的问世是并非神话的神话！

金银花露与阿斯匹林的问世、虽然有着地域和时空的差异，但都有着艰辛而曲折的类似经历。金银花露是中国人智慧的结晶，它凝聚了数代中国人的智慧和心血，那些把金银花煎熬、萃取变成金银花露的药工们，也许是成就金银花露的最后传承者，他们总结、提炼、升华、实践了先辈们的宝贵经验，首开了中草药改制的先河，他们是伟大的先驱者！

忍冬藤

【来源】忍冬科植物忍冬 *Lonicera japonica* Thunb. 的茎枝。

【性味归经】味甘，性寒。归肺、胃经。

【功能】清热解毒，疏风通络。

【主治】温病发热，热毒血痢，痈肿疮疡，风湿热痹，关节红肿热痛。

【化学成分】忍冬藤主要包括有机酸类、皂苷类、环烯醚萜类、黄酮类、挥发油类等多种成分。

【干燥方法】

将鲜银花藤除去杂质、洗净，用切片机切成 3 ~ 5 mm 的段，速冻至 −30 ℃，按照冻干曲线设定参数操作，最终加热温度设定为 −50 ℃，真空度保持在 50 ~ 70 Pa，到物料温度为 50 ℃时为止。

【药理作用】

1. 抑菌、消炎　忍冬藤所含有的木犀草素可抑制葡萄球菌和枯草杆菌的生长，对卡他、白色念珠、伤寒、痢疾、变形等菌亦有抑制作用。

2. 抗肿瘤　采用具抗噬菌体作用的中草药忍冬藤进行小鼠体内抑瘤实验及体外杀瘤细胞实验，结果表明，忍冬藤具有抗肿瘤作用。

3. 对心血管系统　银花藤中的木犀草素有增强毛细血管的作用，对兔实验性动脉粥样硬化有降低血胆甾醇的作用。

4. 抗氧化　通过观察忍冬藤多糖的体内、外抗氧化实验，结果发现，忍冬藤多糖体外清除 DPPH 自由基、总的抗氧化活性均随多糖浓度的增加而上升；同时，忍冬藤多糖能够显著提高肝损伤小鼠血清和肝脏中超氧化物歧化酶（SOD）、谷胱甘肽过氧化物酶（GSH−Px）活力，降低丙二醛（MDA）的含量，具有较强的体内、外抗氧化能力。

5. 解痉　木犀草素对兔离体小肠、豚鼠气管平滑肌及回肠有解痉作用。

6. 祛痰　观察小鼠酚红法和大鼠毛细管法试验，发现木犀草素有较好的祛痰作用。

【毒理研究】

木犀草素小鼠腹腔注射的 LD_{50} 为 180 mg/kg；豚鼠灌服成人量 50 倍的木犀草素 20 天，对一般活动、肝、肾功能、血象及重要脏器均无影响。

【古代鲜用】

《名医别录》：主寒热身肿。

《本草拾遗》：主热毒血痢水痢。

《药性论》：主腹胀满，能土气下澼。

《履巉岩本草》：治筋骨疼痛。

《滇南本草》：宽中下气，消痰，祛风热，清咽喉热痛。

《本草纲目》：治一切风湿气及诸肿毒，痈疽疥癣，杨梅恶疮，散热解毒。

《证治要诀》：治疮久成漏：忍冬，鲜金银花嫩茎叶适量，用冷开水洗净，嚼。

《本草再新》：治心虚火旺，补气宽中，咳嗽，痈痿。

《南京民间药草》：茎叶及花对眼睛发炎时有疗效。

《泉州本草》：治四时外感、发热口渴，或兼肢体酸痛者：忍冬藤（带叶或花，干者）一两（鲜者三两）。煎汤代茶频饮。

《外科精要》：忍冬藤（生取）150 g，大甘草节 30 g。上用水 600 ml，煎 300 ml，入无灰好酒 300 ml，再煎数沸，去滓。分 3 服，一昼夜用尽，病重昼夜 2 剂，至大小便利为度；另用忍冬藤 60 g 研烂，酒少许敷四周。

《贵州民间方药集》：叶：外敷治刀伤。

【现代鲜用】

1. 慢性腹泻　金银花藤（鲜）、番石榴叶（鲜）、马齿苋（鲜）各 20 g，白头翁、怀山药、茯苓各 12 g，白芍、广木香（后下）各 9 g，随证加减，治疗 45 例，临床治愈 43 例，显效 2 例。

2. 传染性肝病　取忍冬藤加水煎，早晚分服。15 天为一疗程，每疗程间隔 1 ~ 3 天。治疗 22 例，其中症状基本消失，肝功能正常者 12 例；症状、体征部分消失或明显减轻，肝功能明显好转者 6 例；症状、体征无明显变化者 4 例。

3. 四肢闭合性骨折　忍冬藤汁在临床治疗四肢骨折方面效果较好。

【不良反应】

胃肠道反应：部分患者偶有恶心、呕吐、上腹不适、腹泻现象，一般不影响继续治疗。

有患者服药后出现嗜睡、口渴、多尿等症状。

【防范措施与禁忌】

脾胃虚寒，泄泻不止者禁用。

当出现不良反应时应注意观察症状体征，必要时停药并进行相关的治疗。

严格掌握剂量，依据病情及个体剂量化，禁止超剂量应用。银花藤的用量应依病情变化、个体差异而定，但最大量不可超过 30 g，且不宜久服。

蒲公英

【来源】菊科植物蒲公英 *Taraxacummongolicum* Hand.-Mazz.、碱地蒲公英 *Taraxacumborealisinense* Kitam. 或同属数种植物的新鲜全草。

【性味归经】味苦、甘，性寒。归肝、胃经。

【功能】清热解毒，消肿散结，利尿通淋。

【主治】疔疮肿毒，乳痈，瘰疬，目赤，咽痛，肺痈，肠痈，湿热黄疸，热淋涩痛。

【化学成分】蒲公英主要活性成分有黄酮类化合物、有机酸、多糖类化合物、甾醇类化合物、萜类化合物、色素类等。花中主要含山金车二醇、叶黄素和毛茛黄素，花茎中主要含 β- 谷甾醇和 β- 香树脂醇。

【干燥方法】

微波干燥：称取 100 g 处理过的蒲公英，分别均匀平铺于瓷盘中，放入微波炉内于 400 W 的功率条件下进行干燥。

【药理作用】

1. 降低奶牛体细胞水平　通过实验观察得到新鲜蒲公英能有效降低奶牛体细胞水平，使奶牛抗病力维持在较高水平。

2. 抑菌　蒲公英鲜汁对被试的蜡样芽孢杆菌、金黄色葡萄球菌、溶血性链球菌、志贺氏菌、沙门氏菌、致泻大肠埃希氏菌 6 种致病菌均有抑菌性。抑菌作用的大小依次为：蜡样芽孢杆菌 > 金黄色葡萄球菌 > 溶血性链球菌 > 志贺氏菌 > 沙门氏菌 > 致泻大肠埃希氏菌。

3. 其他作用　蒲公英还具有良好的通乳作用，蒲公英黄酮提取物具有较好的抗氧化作用，除此之外蒲公英提取物还具有利胆、抗肿瘤的作用。

【毒理研究】

小白鼠静脉注射蒲公英注射液的半数致死量为 58.88 ± 7.94 g/kg，小鼠、兔亚急性毒性试验的肾脏损害可出现少量管型，肾小管上皮细胞水肿。小白鼠蒲公英注射液的 LD_{50} 为 58.8 ± 7.9 g/kg。

【古代鲜用】

《唐本草》：主妇人乳痈肿。

《本草图经》：敷疮，又治恶刺及狐尿刺。

《本草衍义补遗》：化热毒，消恶肿结核，解食毒，散滞白。

《本草纲目》：乌须发，壮筋骨。

《滇南本草》：敷诸疮肿毒，疥颓癣疮；祛风，消诸疮毒，散瘰疬结核；止小便血，治五淋癃闭，利膀胱。

《本草经疏》：蒲公英味甘平，其性无毒。当是入肝入胃，解热凉血之要药。乳痈属肝经，妇人经行后，肝经主事，故主妇人乳痈肿乳毒，并宜生暖之良。

《本草新编》：蒲公英，至贱而有大功，借世人不知用之。阳明之火，每至燎原，用白虎汤以泻火，未免太伤胃气。盖胃中之火盛，由于胃中土衰也，泻火而土愈衰矣。故用自虎汤以泻胃火，乃一时之极宜，而不可恃之为经久也。蒲公英亦泻胃火之药，但其气甚平，既能泻火，又不损土，可以长服久服而无碍。凡系阳明之火起者，俱可大剂服之，火退而胃气自生。但其泻火之力甚微，必须多用，一两，少亦五、六钱，始可散邪辅正耳。或问，蒲公英泻火，止泻阳明之火，不识各经之火，亦可尽消之乎？曰，火之最烈者，无过阳明之焰，阳明之火降，而各经余火无不尽消。蒲公英虽非各经之药，而各经之火，见蒲公英而尽伏，即谓蒲公英能消各经之火，亦无不可也。或问，蒲公英与金银花，同是消痈化疡之物，二物毕竟孰胜？夫蒲公英止入阳明、太阴二经，而金银花则无经不入，蒲公英不可与金银花同于功用也。然金银花得蒲公英而其功更大。

《本草求真》：蒲公英，入阳明胃、厥阴肝，凉血解热，故乳痈、乳岩为首重焉。缘乳头属肝，乳房属胃，乳痈、乳岩，多因热盛血滞，用此直入二经，外敷散肿臻效，内消须同夏枯、贝母、连翘、白芙等药同治。

《本草述》：蒲公英，甘而微余苦，是甘平而兼有微寒者也。希雍有曰：甘平之剂点朗肝肾。味此一语，则知其入胃而兼入肝肾矣，不然，安能凉血、乌须发，以合于冲任之血脏乎？即是思之，则东垣所谓肾经必用者，尤当推而广之，不当止以前所主治尽之也。

《医林纂要》：蒲公英点能化热毒，解食毒，消肿核，疗疔毒乳痈，皆泻火安上之功。通乳汁，以形用也。固齿牙，去阳阴热也。人言一茎两花，高尺许，根下大如拳，旁有人形拱抱，捣汁酒和，治噎隔神效。吾所见皆一茎一花，亦鲜高及尺者，然以治噎膈。《医林纂要》：补脾和胃，泻火，通乳汁，治噎膈。

《本草纲目拾遗》：疗一切毒虫蛇伤。

《随息居饮食谱》：清肺，利嗽化痰，散结消痈，养阴凉血，舒筋固齿，通乳益精。

《山东中药》：为解毒、消炎、清热药。治黄疸，目赤，小便不利，大便秘结。

《本草正义》：蒲公英，其性清凉，治一切疔疮、痈疡、红肿热毒诸证，可服可敷，颇有应验，而治乳痈乳疔，红肿坚块，尤为捷效。鲜者捣汁温服，干者煎服，一味亦可治之，而煎药方中必不可缺此。

《岭南采药录》：炙脆存性，酒送服，疗胃脘痛。

《常用中草药手册》：清热解毒，凉血利尿。治疗疮，皮肤溃疡，眼疾肿痛，消化不良，便秘，蛇虫咬伤，尿路感染。

《上海常用中草药》：清热解毒，利尿，缓泻。治感冒发热，扁桃体炎，急性咽喉炎，急性支气管炎，流火，淋巴腺炎，风火赤眼，胃炎，肝炎，骨髓炎。

【现代鲜用】

1. *多年恶疮及蛇螫肿毒*　蒲公英捣烂，贴。

2. *流行性腮腺炎*　用鲜蒲公英捣碎另加鸡蛋清 1 个，白糖少许调糊外敷治疗小儿流行性腮腺炎

3. *烫伤*　鲜蒲公英根洗净，捣烂取汁，置于瓶内约 2 h 待凝结成糊状备用，使用时将药汁涂于患处，会有清凉感，疼痛立即缓解，每天换药 2 次，一般使用 2 d，适用于开水烫伤的红肿期或水疱期。

4. *黄水疮*　鲜蒲公英捣烂取汁，外涂患处，再将药渣敷于双足心涌泉穴，纱布包扎固定，每天换药数次，连续使用 2 ~ 3 d。

5. *扁平疣*　鲜蒲公英洗净后捣烂，以白色乳汁擦洗疣部，每天 3 次，每次 10 min，一般 2 ~ 5 d 疣目即脱落。

6. *化脓性中耳炎*　鲜蒲公英用药臼捣成糊状，榨取鲜汁滴耳，每日 3 次。

7. *丹毒*　取新鲜蒲公英 500 g，洗净捣烂，敷于小腿周围，再用塑料薄膜覆盖，用胶布固定，保持湿度，每隔 6 h 换药一次，连用 3 d，病情明显好转。皮肤出现皱纹，再续用药 5 d，患者症状消失，皮肤颜色转正常，痊愈。

8. *急性乳腺炎*　将采集的鲜蒲公英洗净捣烂如泥，连汁直接外敷于清洁后乳腺红肿患处皮肤，厚度大约 2 ~ 3 mm，外用保鲜膜覆盖包裹，防止药液蒸发及溢出降低疗效，每日更换一次至痊愈。

9. *早期睑腺炎*　取新鲜蒲公英根 20 g，洗净捣烂取汁，加冰片 0.5 g，研细末，调为糊状，每日涂患处 3 ~ 5 次。

10. *蜂窝组织炎*　新鲜蒲公英捣烂，加薄荷或冰片调匀，直接敷于患处皮肤，观察疗效。结果 3 日内外敷痊愈有 27 例，5 日内痊愈 2 例，无效为 0。

【不良反应】

一般很少。但有个别病例静脉滴注后出现寒战、面色苍白青紫，或精神症状；部分病人服用片剂后有胃部发热感觉；服用蒲公英酒浸剂有头晕、恶心、多汗等酒性反应，少数病例出现荨麻疹，个别病例出现荨麻疹并发结膜炎，停药后即消失。

【防范措施与禁忌】

阳虚外寒、脾胃虚弱者忌用。

【中药小故事】

蒲公英又名奶汁草。相传有一富人家小姐乳部红肿，疼痛难忍，既羞于求医，又惟恐父母责备，苦不欲生，投河自尽。恰遇渔家父女搭救，渔家女叫蒲公英，得知小姐因病投河，了解病情后，当即用药渣外敷小姐乳部，数日乳疾治愈。小姐将草药带回植于花圃，称其名为蒲公英，以示感谢之情。

紫花地丁

【来源】堇菜科植物紫花地丁 *Viola yedoensis* Makino 的全草。

【性味归经】苦、辛，寒。归心、肝经。

【功能】清热解毒，凉血消肿。

【主治】用于疔疮肿毒，痈疽发背，丹毒，毒蛇咬伤。

【化学成分】紫花地丁中含黄酮类、香豆素类、有机酸、酚类、生物碱、皂苷、多糖、氨基酸、多肽及蛋白质、植物甾醇等多种有效成分。同时富含铜、铁、锌、锰、镁和钙等微量元素。其中，黄酮和香豆素类化合物是紫花地丁药材中重要的活性成分。

【干燥方法】

将鲜紫花地丁除去杂质、洗净，用切片机切成 3 ~ 5 mm 的段，速冻至 −30 ℃，按照冻干曲线设定参数操作，最终加热温度设定为 −50 ℃，真空度保持在 50 ~ 70 Pa，到物料温度为 50 ℃时为止。

【药理作用】

1. 抑菌　紫花地丁不同提取物均表现出较强的抑菌活性。研究发现紫花地丁所含抑菌有效成分为黄酮类化合物，该类化合物对沙门氏菌和乳房炎病原菌包括金黄色葡萄球菌、无乳链球菌、停乳链球菌、乳房链球菌、沙门氏菌及大肠杆菌都有良好的抑制作用。此外，紫花地丁能增强苯唑西林对耐甲氧西林金黄色葡萄球菌（methicillinresistant Staphylococcus aureus，MRSA）的敏感度，提高苯唑西林对 MRSA

感染小鼠败血症的治疗作用。

2. 抗肝炎病毒　紫花地丁在体内、外试验中均有抗乙型肝炎病毒（viral hepatitis typ B，HBV）活性作用。

3. 抗艾滋病毒　从紫花地丁中分离得到了一种高分子化合物的磺化多聚糖，体外试验研究发现其具有很高的抗Ⅰ型艾滋病毒（HIV-Ⅰ）活性，并发现此化合物分子量在10 000到15 000之间。

4. 其他病毒　研究发现紫花地丁总生物碱有抗鸡新城疫病毒作用。

5. 抗炎　紫花地丁水提物和丁醇提物（3.0 g/kg，9.0 g/kg）对二甲苯致小鼠耳肿胀及角叉菜胶致小鼠足肿胀均具有显著的抑制作用，且可不同程度地降低角叉菜胶致炎小鼠血清白细胞介素（interleukin，IL）1β、肿瘤坏死因子（tumor necrosis factor，TNF）-α及炎性组织中前列腺素E2（prostaglandin E2，PGE2）的含量。

6. 清除自由基活性　紫花地丁具有较强的抗氧化作用，对羟自由基有良好的清除效果。

7. 抗肿瘤活性　紫花地丁对以U14宫颈癌细胞造模的荷瘤鼠肿瘤组织的生长具有明显的抑制作用。

8. 降脂　经实验研究发现从紫花地丁中分离出一种高效的脂肪酶激活剂，其可显著增强胰脂肪酶的活力，促进甘油三酯在肠胃中的分解和吸收。紫花地丁药材中这种脂肪酶激活剂的发现对研究脂肪酶的结构及脂质代谢类疾病意义深远。

【古代鲜用】

《本草纲目》：主治一切痈疽发背，疔肿，瘰疬，名肿毒，恶疮。

《玉楸药解》：行经泄火，散肿消毒。

《得宜本草》：主治乳疖痘疔。

《医林纂要药性》：补肝燥脾，平血热，去壅湿。

《药性切用》：泻热解毒，为外科敷治专药。

《要药分剂》：能治黄疸内热。

《本草用法研究》：通营破血。

《上海常用中草药》：治目赤肿痛，麦粒肿，乳痈，肠炎腹泻，毒蛇咬伤。

《陕西中草药》：治阑尾炎。

《青岛中草药于册》：治败血性炎症，腮腺炎。

《中草约学》：治稻出皮炎，肠炎，刺疾。

《贵州民间方药集》：外治刀伤，跌打，内服止内出血。

《长白山植物药志》：治烫火伤。

【现代鲜用】

1. 可用于黄疸内热　地丁末，酒服三钱。《乾坤秘韫》

【不良反应】

《本草图解》：痈疽已溃及阴证平塌忌之。

《本经逢原》：漫肿无头，不赤不肿者禁用，以其性寒，不利阴疽也。

【防范措施与禁忌】

严格掌握适应证：阴疽漫肿无头及脾胃虚寒者慎服。

【中药小故事】

据说河川之神伊儿的美，连美神都不禁为之侧目。但是，无奈宙斯说什么也不肯割爱。美神小声的呼唤伊儿，两人经常在草原上快乐地玩乐谈天。不巧，有一回被宙斯之妻赫拉看到了，伊儿便匆忙地变成小牛躲了起来。宙斯为了让小牛吃草而创造了紫花地丁的草。但是，当宙斯从赫拉那儿知道了事情的真相后，就生气地把伊儿变成了星星。悲伤的宙斯，为了怀念伊儿的美，又在草上增加了一种美丽的花朵，那就是紫花地丁的花朵了。

鱼腥草

【来源】三白草科植物蕺菜 *Houttuynia cordata* Thunb. 的新鲜全草。

【性味归经】辛，微寒。归肺经。

【功能】清热解毒，消痈排脓，利尿通淋。

【主治】用于肺痈吐脓，痰热喘咳，热痢，热淋，痈肿疮毒。

【化学成分】

1. 挥发油成分：鱼腥草的新鲜草中含挥发油的量约 0.049%，其中的重要组成是致使鱼腥草具有鱼腥气的癸酰乙醛（即鱼腥草素），并且含有月桂醛、甲基正壬酮。

2. 黄酮类成分：槲皮素 -3-O--βD- 半乳糖 -7-O--βD- 葡萄糖苷，山柰酚 -3-O--βD-［-αL- 吡喃鼠李糖（1→6）］吡喃葡萄糖苷，槲皮苷，金丝桃苷，槲皮素 -3-O--αD- 鼠李糖 -7-O--βD- 葡萄糖苷。

3. 酚类：绿原酸甲酯，4- 羟基 -4［3′-（β-D- 葡萄糖）亚丁基］-3,5,5- 三甲基 -2- 环己稀 -1- 醇，2-（3,4 二羟基）- 苯乙基 -β-D- 葡萄糖苷，对羟基苯乙醇 -β-D- 葡萄糖苷，4-β-D- 葡萄糖 -3- 羟基苯甲酸。

4. 有机酸类成分：鱼腥草中还有多种有机酸：亚油酸、油酸、棕榈酸、辛酸、马兜铃酸、绿原酸，还有天冬氨酸、谷氨酰胺、丝氨酸、组氨酸、甘氨酸、亮氨酸等 16 种氨基酸。

【干燥方法】

新鲜药材先保存于 −20 ℃冰柜中，预冻 12 h，然后冷冻干燥 48 h，冻干品取出后密闭保存。

【药理作用】

1. 调节机体免疫　鱼腥草可以增强白细胞的吞噬能力，提高血清备解素，在治疗慢性气管炎时，合成鱼腥草素可使患者白细胞对白色葡萄球菌的吞噬能力明显提高，血清备解素明显升高。

2. 抑菌　鲜鱼腥草提取物体外有抗金黄色葡萄球菌作用，最低抑菌浓度（MIC）为 1.2 mg/ml，最低杀菌浓度（MBC）为 5.0 mg/ml。体内抑菌实验表明鲜鱼腥草提取物（600 mg/kg、400 mg/kg）能使金黄色葡萄球菌引起的小鼠死亡率降低，分别为 38.9% 和 24.8%。

3. 抗病毒　鱼腥草提取物对复流感病毒感染的小鼠有明显预防保护作用。而对脑心肌炎病毒及疱疹病毒Ⅱ型感染无明显保护作用。鱼腥草抗流感病毒成分不在挥发油部分，而在非挥发物中。

4. 利尿　用鱼腥草提取物灌流蟾蜍肾或蛙蹼，能使毛细血管扩张，增加血流量及尿液分泌，从而具有利尿的作用。

5. 病原微生物　体外实验证明鱼腥草鲜汁对金黄色葡萄球菌有抑制作用，加热后作用减弱。

6. 调节免疫系统　鱼腥草煎剂在体外能明显提高人外周血白细胞吞噬金黄色葡萄球菌的能力，合成鱼腥草素能提高慢性气管炎患者白细胞的吞噬功能，提高家兔及患者血清备解素水平。

7. 抗肿瘤　鲜鱼腥草素对艾氏腹水癌的抑制效果可能与提高癌细胞中的环磷酸腺苷（cAMP）水平有关。实验表明：在不同时间对小鼠腹腔注射不同剂量的新鱼腥草素，其癌细胞总数、癌细胞分裂指数、腹水量均有明显降低，而癌细胞内的 cAMP 水平却有增高。

8. 抗炎　鲜鱼腥草提取物可以减轻 LPS 所致的小鼠肺部炎症反应，减少炎症细胞浸润。鲜鱼腥草挥发油可减少哮喘豚鼠肺组织中 ECP、IL−4、TNF−α 的含量，具有减轻气道变态反应性炎症的作用。

【毒理研究】

鱼腥草毒性很低。鱼腥草素给小鼠口服之半数致死量为 1.6 ± 0.081 g/kg；对犬静脉注射，38 ~ 47 mg/kg 不致引起死亡，如增至 61 ~ 64 mg/kg 则可引起死亡，解剖可见肺脏有严重出血和血栓。给犬灌胃，每日 80 ~ 160 mg/kg，连续 1 个月，可见有大量流涎现象，早期常出现呕吐，此外则未见异常。

【古代鲜用】

《名医别录》：主蠼螋溺疮。

《履巉岩本草》：大治中暑伏热闷乱，不省人事。

《本草纲目》：散热毒痈肿，疮痔脱肛，断店疾，解硇毒。

《滇南本草》：治肺痈咳嗽带脓血，痰有腥臭，大肠热毒，疗痔疮。

《医林纂要》：行水，攻坚，去瘴，解暑。疗蛇虫毒，治脚气，溃痈疽，去瘀血。

《分类草药性》：治五淋，消水肿，去食积，补虚弱，消膨胀。

《现代实用中药》：生叶：烘热外贴，为发泡药，可治疮癣。凡疥癣肿胀，湿疹，腰痛等可作浴汤料。生嚼其根，防止冠心病的心绞痛发作。

《岭南采药录》：叶：敷恶毒大疮，能消毒；煎服能去湿热，治痢疾。

《常用中草药手册》：消炎解毒，利尿消肿。治上呼吸道感染，肺脓疡，尿路炎症及其他部位化脓性炎症，毒蛇咬伤。《常用中草药手册》：清热解毒。治乳腺炎，蜂窝织炎，中耳炎，肠炎。

《中国药植图鉴》：可作急救服毒的催吐剂。

【现代鲜用】

1. 糖尿病皮肤化脓性感染　使用新鲜鱼腥草外敷结合西药治疗糖尿病皮肤化脓性感染有助于缩小创面范围、缩短创面愈合时间，具有一定临床价值。治疗期间严格控制血糖、全身抗感染治疗，感染部位予碘伏消毒，用自来水将新鲜鱼腥草之茎叶洗净、捣碎，适量外敷于皮肤感染处，再用无菌纱布覆盖，适当包扎固定，每天 2 次，与碘伏间隔使用，直至创面愈合。

2. 牛皮癣　取鲜鱼腥草、土大黄、土桂皮、博落回各等份，切碎共捣烂，纱布包紧，以药包揉擦患处，擦至发热为度，每日数次。药包宜保持湿润，干后不可淋水，须更换新药。

3. 脚癣　取鲜鱼腥草、土大黄、黄荆叶各等量，切碎共捣烂，纱布包紧，用药包揉擦患部，擦至发热痒止。治疗手癣有同样效果。

4. 鼻窦炎　取鲜鱼腥草、野菊花、辛夷花各等份，共捣烂后用纱布包绞取汁，再用吸管取药汁滴入患侧鼻腔，每次 2 ~ 3 滴，每日 2 ~ 3 次。

5. 中耳炎　取鱼腥草、鹅不食草各等分，共捣烂后用纱布包绞取汁，再加入明矾少许拌匀，用吸管取药汁滴耳，每次 1 ~ 2 滴，每日 2 次，连续使用 1 周，不出脓后巩固治疗 1 周。

6. 疮痈疖肿　取鱼腥草、野菊花各等量，共捣烂为糊外敷患处，每日换药 2 ~ 3 次，连续 3 ~ 5 d 即可。

7. 带状疱疹　首先用水剂活力碘消毒，然后采用新鲜鱼腥草捣碎取新鲜汁加蛋清搅拌成稀糊状外涂疱疹局部或红斑处，每 8 h 1 次，对照组用抗病毒软膏外涂。43 例带状疱疹患者中总有效率为 95.0%。

8. 小儿肺部感染性疾病　用氧派哮青霉素，5 d；青霉素过敏者用阿奇霉素或红霉素，5 d；重症哮喘加用糖皮质激素和支气管扩张剂。加用鲜品鱼腥草汁 1 ml/kg（浓度 2∶1），疗程 5 d。治疗组临床治愈 19 例（18.45%），显效 32 例（32.04%），有效 49 例（47.57%），总有效率 97.09%，无效 3 例（2.91%）。

【不良反应】

虚寒症及阴性外疡忌服。

《名医别录》：多食令人气喘。

孟诜：久食之，发虚弱，损阳气，消精髓。

【防范措施与禁忌】

严格掌握适应证：虚寒症及阴性外疡忌服。

中毒救治：

对于出现轻度反应者，不必作特别处理，停药后可自行缓解。

对于出现过敏性休克者，应立即吸氧；肌肉注射肾上腺素 1 mg，樟脑磺酸 2 ml；10% 葡萄糖酸钙 10 ml 加等量 5% ~ 25% 葡萄糖液缓慢静脉注射；多巴胺 20 mg 加入 5% 葡萄糖液 250 ml 中静脉点滴。

【中药小故事】

唐本草说江左人好生食，其我闻过揉碎的鱼腥草叶子，有刺激的鱼腥味，那真是有逐臭之夫喔。会稽赋说凶年民断其根食之，会稽志也说越王曾采于蕺山。可能不大好吃，平常是不当蔬菜上桌的，但是什么收成都没有的时候，就只好将就吃。越王不止卧薪尝胆，还亲自采集没有人要吃的菜来吃。仅鱼腥草处于泥土中的根部为食部，凉拌味道极佳，其余部分不宜食用。

野菊花

【来源】菊科植物野菊 *Chrysanthemum indicum* L. 的头状花序。

【性味归经】苦、辛，微寒。归肝、心经。

【功能】清热解毒，泻火平肝。

【主治】用于疔疮痈肿，目赤肿痛，头痛眩晕。

【化学成分】

从野菊花的乙醇提取物中分离并鉴定了14个化合物，分别为豆甾-4-烯-3-酮（1）、棕榈酸金盏菊二醇（2）、棕榈酸16β，22α-二羟基假蒲公英甾醇（3）、α-香树脂醇（4）、乌苏-12-烯-3β,16β-二羟基（5）、12-烯-3β-羟基-乌苏-11-酮（6）、山金车二醇（7）、马尼拉二醇（8）、12-烯-3β-羟基-齐墩果-11-酮（9）、木犀草素（10）、芹菜素（11）、芹菜素-7，4′-二甲醚（12）、芫花素（13）、1-亚油酸甘油酸酯（14）。

【干燥方法】

将鲜野菊花除去杂质、洗净，用切片机切成3～5 mm的片，速冻至-30 ℃，按照冻干曲线设定参数操作，最终加热温度设定为-50 ℃，真空度保持在50～70 Pa，到物料温度为50 ℃时为止。

【药理作用】

1. 降压　野菊花乙醇流浸膏水溶液腹腔注射或灌胃，对不麻醉大鼠，麻醉猫和麻醉犬均有明显的降压作用。

2. 抗病原微生物　野菊花全草的抑菌作用强于花，鲜品强于干品，加热（如经高压消毒）则效价降低。此外，野菊花在试管内对钩端螺旋体也有抑制作用，不同菌型无明显区别，而水煎剂强于醇浸制剂。

3. 促进白细胞吞噬功能　体外试验，一定浓度的野菊花煎剂，有促进人体白细胞吞噬金黄色葡萄球菌的作用，但其水煎剂液则无此作用。

4. 其他作用　野菊花水煎醇沉制取物，50 mg或150 mg腹腔注射于银环蛇或眼镜蛇蛇毒中毒的小鼠，与对照组比较，死亡率有所降低；但对尖吻蝮蛇毒中毒的小鼠，无治疗作用。

【毒理研究】

急性毒性实验：小鼠静脉注入野菊花注射液（每1 ml约含生药1 g），LD_{50}为10.47 g/kg。

亚急性毒性实验：每日腹腔注射0.2 g/kg野菊花注射液1次，连续1个月，与生理盐水对照，两组小鼠体重增长无差别，亦未见组织细胞异常。

【古代鲜用】

《本草汇言》：破血疏肝，解疔散毒。主妇人腹内宿血，解天行火毒丹疔。洗疮疥，又能去风杀虫。

《现代实用中药》：用于痈疽疔肿化脓病。

《苏州本产药材》：解毒疏风。治目疾眩晕。

《浙江中药手册》：排脓解毒，消肿止痛。治痈肿疔毒，天疱湿疮。

《江苏植药志》：治霍乱，腹痛。

《山西中药志》：疏风热，清头目，降火解毒。治诸风眩晕，头痛，目赤，肿毒。

《江西草药》：治白喉，口疮，小儿高热抽搐等症。

《上海常用中草药》：治高血压。

《岭南草药志》：治疔疮：野菊花和黄糖捣烂贴患处。如生于发际，加梅片、生地龙同敷。

《本草推陈》：治一切痈疽脓疡，耳鼻咽喉口腔诸阳症脓肿：野菊花一两六钱，蒲公英一两六钱，紫花地丁一两，连翘一两，石斜一两。水煎，一日三回分服。

《本草推陈》：治夏令热疖及皮肤湿疮溃烂：用野菊花或茎叶煎浓汤洗涤，并以药棉或纱布浸药汤掩敷，一日数回。治胃肠炎，肠鸣泄泻腹痛：野菊花三、四钱。煎汤，一日二、三回内服。

《本草汇言》：治肠风：野菊花六两（晒干、炒成炭），怀熟地八两（酒煮，捣膏），炮姜四两，苍术三两，地榆二两，北五味二两。炼蜜为九梧桐子大；每服五钱，食前白汤送下。

《中草药新医疗法资料选编》：预防流脑：野菊花一斤。将上药粉碎，加水十斤，熬煎至 70% 煎液，过滤去渣。在流脑流行期，用上项药液滴鼻二至三滴，每日两次。

《江西草药》：治大、小叶性肺炎，支气管炎，阑尾炎及一般急性炎症疾病：野菊花一两，一点红五钱，主银花藤叶一两，积雪草五钱，犁头草五钱，白茅根五钱。水煎服，每日一至二剂。《江西草药》：治泌尿系统感染：野菊花一两，海金砂一两。水煎服，每日二剂。治扩散型肺结核：野菊花一两五钱，地胆草一两，兰香草二两。水煎服，每日一剂。治头癣、湿疹、天泡疮：野菊花、苦楝根皮、苦参根各适量。水煎外洗。

【现代鲜用】

1. 预防感冒　将野菊花用沸水浸泡 1 h，煎 30 min，取药液内服。成人每次 2 钱，儿童酌减。一般每月普遍投药 1 次，以往每年感冒 3 ~ 5 次者每两周投药 1 次，经常感冒者每周投药 1 次。以 100 人服药后的发病情况与上一年同时期相比较）发病率下降 13.2%；与居住邻近、条件基本相同而未服药的 261 人相对照，发病率亦显著降低。同时对 19 例慢性气管炎患者投药前后的复发情况进行了比较，结果未投药时（上一年同一时期）全部复发，投药后的复发率为 38%。

2. 痈毒疖肿　成人每天用新鲜野菊花 3 ~ 5 两，煎分两次服：或捣取汁 100 ml 左右，1 次服下。亦可捣敷患处，稍干即换。对全身及头面部多发性疖肿，如外敷不便，可煎水浸洗局部。

3. 高血压病　将野菊花制成流浸膏，每毫升（含生药 2 g）加单糖浆至 5 ml。每服

10 ml，日服 3 次。初步观察Ⅰ、Ⅱ期高血压病患者 35 例，息疗效达 68.57%，其中显效为 17.14%，轻度疗效为 51.43%，无效 31.43%。对症状改善也有一定效果，半数以上病例的失眠、头胀、头痛、眩晕有所改善。

【不良反应】

朱丹溪："野菊花，服之大伤胃气。"（引自《本草纲目》）

《广西中药志》：便泻者忌用。

【防范措施与禁忌】

严格掌握适应证：脾胃虚寒者慎服。

【中药小故事】

从前，在日本还有一个非常有趣的传说。古时候，从中国驶出一条大船，载了 12 个贵族童男童女，为寻找长生不老药面远航海外。作为交换，他们携带最为贵重的物品—金菊花。后来大船遭遇了风暴，被冲到一个无人的荒岛，被迫在那里住下，繁衍子孙，并在岛上种下了金菊花。之后那里的人们就自称"日本帝国"。日本国旗上被大家误认作太阳的图案实际是一朵金色的菊花。而且日本天皇的象征符号也是一朵 16 瓣菊花。

七叶一枝花

【来源】百合科植物七叶一枝花 *Paris polyphylla* 的根茎。

【性味归经】味微苦、麻，性凉。有小毒。入水、风塔。

【功能】清火解毒，消肿止痛，补气调血。

【主治】清热解毒，消肿止痛，流行性乙型脑炎，胃痛，阑尾炎，淋巴结结核，扁桃体炎，腮腺炎，乳腺炎，毒蛇、毒虫咬伤，疮疡肿毒。治痈肿肺痨久咳、跌打损伤、蛇虫咬伤、淋巴结核、骨髓炎等症，是云南白药的主要成分之一。

【化学成分】根茎含薯蓣皂苷元-3-0-a-D-吡喃葡萄糖苷即七叶一枝花皂苷A，薯蓣皂苷元-3-0-a-L吡喃鼠李糖基（1→4）-β-D-吡喃葡萄糖苷，蚤休皂苷，蚤休皂苷A、B，薯蓣皂苷，七叶一枝花皂苷 C、D、E、F、G、H，薯蓣皂苷元 -3-0-a-L 一呋喃阿拉伯糖基 -（1- →4）喷诺皂苷元 -3-0-a-L 一呋喃阿拉伯糖基一（1 →4）-[a-L 一吡喃鼠李糖基 -（1-→2）-β-D-吡喃葡萄糖苷，喷诺皂苷元－六乙酰基－-3-0-x-L-吡喃鼠李糖基（1-→2）-β-D-吡喃葡萄糖苷，蚤休甾酮，甲基原薯蓣皂苷，以及丙氨酸，天冬酰胺等多种氨基酸。

【干燥方法】

将鲜七叶一枝花除去杂质、洗净，用切片机切成 3 ~ 5 mm 的段，速冻至 −30 ℃，按照冻干曲线设定参数操作，最终加热温度设定为 −50 ℃，真空度保持在 50 ~ 70 Pa，到物料温度为 50 ℃时为止。

【毒理研究】

小鼠灌服煎剂 30 ~ 60 g/kg，3 d 内未见死亡。小鼠每次灌服 0.4 g，每天 3 次，连续 3 d；或静脉注射 0.2% 0.4 ml / 只，均无死亡。故毒性很低。

【古代鲜用】

《神农本草经》：主惊痫，摇头弄舌，热气在腹中，癫疾，痈疮，阴蚀，下三虫，去蛇毒。

《唐本草》：醋摩疗痈肿，敷蛇毒。

《日华子本草》：治胎风搐手足，能吐泻瘰疬。

《滇南本草》：消诸疮，无名肿毒，利小便。

《本草纲目》：去疟疾寒热。

《生草药性备要》：补血行气，壮精益肾，能消百毒。

《分类草药性》：治痔、疔疮。

《本草求原》：益脾汁，升胃之清气，上行于肺，以益血行气壮精益肾，已痨嗽内伤。活血，止血，消肿，解毒。

《现代实用中药》：治扁桃体炎。

《本草正义》：蚤休，乃苦泄解毒之品，濒湖谓足厥阴经之药，盖清解肝胆之郁热，息风降气，亦能退肿消痰，利水去湿。《本经》治惊痫，摇头弄舌，皆肝阳肆虐、木火生风之症。又谓之癫疾者，癫即巅顶之巅，字亦作颠，谓是肝风上凌，直上顶巅之病。蚤休能治此症，正以苦寒泄降，能息风阳而清气火，则气血不冲，脑经不扰，而癫疾惊痫，摇头弄舌诸病可已。若其专治痈肿，则苦寒清热，亦能解毒。治阴蚀，下三虫，亦苦寒胜湿，自能杀虫，其用浅显易知，不烦多赘。濒湖引谚语有痈疽如遇着，一似手拈拿。知此草专治痈疡，古今无不推重。然此类寒凉诸品，惟阳发红肿大痛名为宜。而坚块顽木之阴症大忌，非谓凡是外科，无不统治也。

《本草汇言》：蚤休，凉血去风，解痈毒之药也。但气味苦寒，虽云凉血，不过为痈疽疮疡血热致疾者宜用，中病即止。又不可多服久服。

【现代鲜用】

1. 耳内生疮热痛　七叶一枝花适量，醋磨涂患处。

2. 肺痨久咳及哮喘　七叶一枝花 25 g，加水适量，同鸡肉或猪肺煲服。

3. 可用于新旧跌打内伤，止痛散瘀 七叶一枝花，童便浸四、五十天，洗净晒干研末。每服 1.5 g，酒或开水送下。

4. 脱肛 七叶一枝花，用醋磨汁。外涂患部后，用纱布压送复位，每日可涂二至三次。

5. 蛇咬伤 七叶一枝花根 10 g，研末开水送服，每日二至三次；另以七叶一枝花鲜根捣烂，或加甜酒酿捣烂敷患处。

6. 中鼠莽毒 七叶一枝花根，磨水服。

7.“拢匹勒” 七叶一枝花鲜品 30 g，与猪排骨、鸡肉或猪蹄适量同煮，喝汤食肉。

8.“兵洞飞暖龙”，“阻伤” 七叶一枝花鲜品适量。捣烂，外敷患处。

9.“菲埋喃皇罗” 七叶一枝花鲜品适量，捣烂，取汁外擦。

10.“吾多，缅白贺” 七叶一枝花鲜品 10 g，捣烂，外敷伤口。

11. 流行性腮腺炎 七叶一枝花根状茎适量，磨醋外擦，每日 4 ~ 5 次，另用 2 ~ 3 钱水煎服，每日 3 次。

12. 流行性乙型脑炎 七叶一枝花根状茎 15 g，用冷开水磨汁为一日量，分 3 ~ 4 次服。3 日为一疗程。

13. 皮炎（含毛虫皮炎、蜂螫皮炎、神经性皮炎） 七叶一枝花 20 g，75% 酒精 100 ml。用法：将七叶一枝花切片，泡于酒精内备用。遇有虫咬皮炎时，用棉签蘸酒精外涂。治神经性皮炎，则用细末调香油涂患处。

14. 毛囊炎 取新鲜七叶一枝花根茎用 95% 乙醇浸 1 周，用时摇匀药液，再以棉球蘸之外搽患处，药液干后再重复涂 4 次，一般分早、中、晚 3 次使用。共治疗毛囊炎 40 例，结果：除 3 例并发感染应用抗生素外，其余均愈。

【不良反应】

《本草汇言》：热伤营阴吐衄血证忌用之。

《本经逢原》：元气虚者禁用。

《南方主要有毒植物》：七叶一枝花有毒部位，地下茎，皮部含毒较多。中毒症状：恶心、呕吐、头痛，严重者引起痉挛。解救方法：洗胃，导泻，内服稀醋酸，如痉挛则用解痉剂等，对症治疗。

该品性味苦寒，有小毒，含蚤休苷、蚤休士宁苷及生物碱等。超量应用可致中毒。对消化系统、神经系统和心脏均有毒害作用。主要为毒性反应，临床表现为恶心、呕吐、头晕、眼花、头痛、腹泻、面色苍白、烦躁不安、精神萎靡、唇绀，严重者痉挛、抽搐、脉速、心律不齐、心音迟钝。

【防范措施与禁忌】

严格掌握适应证：体虚，无实火热毒，阴证外疡及孕妇均忌服。

【中药小故事】

据传，此味草药的名字缘于一则神话故事。很久以前，浙江天目山区住着一青年叫沈见山，父母早逝，又无兄弟姐妹，靠上山砍柴为生。一天，他在砍柴时，草丛中突然窜出一条毒蛇，还未及躲避，他的小腿就被蛇狠狠咬了一口。不一会儿，他就昏迷在地，不省人事。说来也巧，这时天上的七仙女正好脚踏彩云来天目山天池里洗澡，看到了昏倒的沈见山，便动了恻隐同情之心，她们将他围成一圈，纷纷取出随身携带的罗帕盖在他的伤口四周。巧的是，王母娘娘这时也驾祥云到此，看到了青年、伤口和女儿们的罗帕，明白了一切，于是随手拔下头上的碧玉簪，放在7块罗帕的中央。或许是伤口得到了罗帕和碧玉簪的仙气，蛇毒很快就消散了，沈见山竟渐渐苏醒过来。苏醒后的一瞬间，他只听"嗖"地一阵风响，罗帕和碧玉簪一起落在了地上，即刻变成了7片翠叶托着一朵金花的野草。他惊呆了，仿佛刚做了一场梦，又看看自己的小腿，了无伤痕。最后他想明白了，是这好看的野草救了自己的蛇伤。于是，下山后，他给村民们反复讲述被蛇咬伤后获救的奇特经过，并带村民上山认药。村民们推测说，这药草蕴含有仙气，能克蛇毒妖魔，故而每遇有蛇咬伤，都采挖此药，并获神效。当大家好奇地询问药草的名字时，沈见山想了想说："七叶一支花。"

马齿苋

【来源】马齿苋科植物马齿苋 *Portulaca oleracea* L. 的新鲜地上部分。

【性味归经】味酸，性寒。归肝、大肠经。

【功能】清热解毒，凉血止血，止痢。

【主治】热毒血痢，痈肿疔疮，湿疹，丹毒，蛇虫咬伤，便血，痔血，崩漏下血。

【化学成分】

马齿苋主要含有生物碱类、萜类、香豆素类、黄酮类、有机酸类、挥发油和多糖等化学成分。鲜药材中去甲肾上腺素和多巴胺含量明显高于干药材，鲜马齿苋中去甲肾上腺素和多巴胺质量分数分别为0.070%和0.50%。在TLC色谱中鲜、干马齿苋斑点不同；鲜马齿苋中平均总黄酮质量浓度分别为0.075 mg/mL。此外，尚含维生素A样物质，维生素B_1、B_2、PP、C、胡萝卜素、皂苷、鞣质、树脂、脂肪、尿素、钙、磷、铁盐、草酸氢钾、氯化钾、硝酸钾、硫酸钾及其他钾盐。钾盐以氧化钾计，鲜草约含1%。还含有丰富的苹果酸、枸橼酸、氨基酸、草酸盐及微量游离的草酸。

【干燥方法】

真空冷冻干燥：马齿苋洗净后进行干燥处理，在 −50 ℃≤温度≤ −45 ℃，压力> 230 Pa 的真空冷冻干燥机中干燥至恒重，取出。

【药理作用】

1. 抗氧化　经实验研究马齿苋鲜榨汁对 DPPH 自由基有一定清除能力的，即表明马齿苋鲜汁有较好的抗氧化活性。

2. 抑菌　经研究证明鲜马齿苋对金黄色葡萄球菌、大肠杆菌、痢疾杆菌的抑菌作用效果显著。

3. 急性湿疹　马齿苋鲜榨汁对急性湿疹有较好的治疗作用。

4. 促进肉鸡生产　鲜马齿苋作为饲料添加剂可以提高肉仔鸡的生产性能。

5. 保肝　鲜马齿苋对高脂饲料致大鼠肝损伤的保护作用，即食用一定量鲜马齿苋对肝损伤有一定的保护作用。

6. 护肤　新鲜马齿苋提取物治疗对面部敏感性皮肤患者的影响：新鲜马齿苋提取液冷喷治疗面部敏感性皮肤，有较好的临床疗效和较低的副反应。

7. 促生长　观察在基础日粮中添加新鲜马齿苋对断奶仔猪生产性能的影响：加入马齿苋可显著降低断奶仔猪腹泻率，促进仔猪生长，提高饲料利用率。

8. 抗衰老　鲜马齿苋水提液对果蝇寿命的影响：鲜马齿苋水提物有一定的抗衰老作用。

9. 其他作用　马齿苋还具有降血脂、抗过敏、兴奋平滑肌、改善血糖水平、调节免疫等药理作用。

【毒理研究】

采用三种常用的细胞毒性试验方法（四甲基偶氮唑盐方法、中性红染料摄取法和乳酸脱氢酶释放法）评价马齿苋多糖抑制 3T3−L1 前脂肪细胞增殖的敏感性。结果显示，在一定浓度（0.01 ~ 0.50 mg/mL）和时间（1 ~ 5 d）范围内，马齿苋多糖具有抑制 3T3−L1 前脂肪细胞增殖作用，且呈浓度和时间依存关系。MTT 法和 LDH 法在马齿苋多糖（0.01 mg/mL）处理 3T3−L1 细胞 1 d 时，细胞增殖率明显低于对照组（$P < 0.01$），NRU 法在马齿苋多糖处理 3 d 时，细胞增殖率明显低于对照组（$P < 0.05$）。但当马齿苋浓度增加到 0.5 mg/mL、处理时间延长至 5 d 时，细胞出现明显的固缩、漂浮和裂解等毒性作用。

【古代鲜用】

《蜀本草》：主尸脚（人脚无冬夏常拆裂）、阴肿。

《本草拾遗》：止消渴。

《唐本草》：主诸肿瘘疣目，捣揩之；饮汁主反胃，诸淋，金疮血流，破血癖症癣，小儿尤良；用汁洗紧唇、面疱、马汗、射工毒涂之瘥。孟诜：湿癣白秃，以马齿膏和灰涂效。治疳痢及一切风，敷杖疮。

《食疗本草》：明目，亦治疳痢。

《开宝本草》：主目盲白瞖，利大小便，去寒热，杀诸虫，止渴，破症结痈疮。又烧为灰，和多年醋滓，先灸丁肿，以封之，即根出。生捣绞汁服，当利下恶物，去白虫。

《素问玄机原病式》云：诸痛痒疮，皆属心火。马齿艾辛寒能凉血散热，故主症结，痈疮疔肿，白秃，及三十六种风结疮，捣敷则肿散疔根拔，绞汁服则恶物当下，内外施之皆得也。辛寒通利，故寒热去，大小便利也。苦能杀虫，寒能除热，故主杀诸虫，去寸白，止渴；辛寒能散肺家之热，故主目盲白翳也。

《日用本草》：凉肝退翳。

《滇南本草》：益气，清暑热，宽中下气，润肠，消积滞，杀虫，疗疮红肿疼痛。《本草纲目》：散血消肿，利肠滑胎，解毒通淋，治产后虚汗。

《本草经疏》：《经》云：营气不从，逆于肉里，乃生痈肿。

《生草药性备要》：治红痢症，清热毒，洗痔疮疳疔。

《本草正义》：马齿苋，最善解痈肿热毒，亦可作敷药，《蜀本草》称其酸寒，寇宗奭谓其寒滑，陈藏器谓治诸肿，破痃癖，止消渴，皆寒凉解热之正治。苏恭亦谓饮汁治反胃，金疮流血，诸淋，破血癖症瘕，则不独治痈肿，兼能消痞。苏颂谓治女人赤白带下，则此症多由湿热凝滞，寒滑以利导之，而湿热可泄，又兼能入血破瘀，故亦治赤带。濒湖谓散血消肿，利肠滑胎，解毒通淋，又无一非寒滑二字之成绩也。

【现代鲜用】

1. 预防菌痢　取鲜马齿苋茎叶，洗净切碎，500 g 马齿苋加水 1 500 g，煎取 500 g，过滤。成人日服 3 次，每次 70 ml，连服 2 ~ 7 d。儿童服 60% 马齿苋煎液，或把马齿苋切细做成馄饨、馒头馅，或煮粥吃；每斤鲜马齿苋可分给 15 个儿童服用，隔日吃 1 次。有些地区也作为副食品食用，连续 10 d。经数千例观察，在菌痢流行季节服用，发病率明显下降。

2. 菌痢、肠炎及痢疾带菌者　鲜草每日服 500 g 或 100% 煎剂，每次 40 ~ 70 ml，日服 3 ~ 4 次，小儿酌减，连续 7 ~ 10 d 为一疗程。慢性病例连服 4 周亦未见毒性反应。对顽固病例可用马齿苋煎液稀释后行保留灌肠，每次 200 ml，每日 1 次。

3. 钩虫病　成人 1 次量为鲜马齿苋 5 ~ 6 两，煎汁，加食醋 50 ml，也可加适量白糖，每天 1 次或分 2 次空腹服，连服 3 d 为一疗程。如需行第二、三疗程，须间隔 10 ~ 14 d。临床观察 192 例，服药 1 ~ 3 个疗程后粪检虫卵转阴率占 80% 左右。马齿苋亦可制成片剂或 1∶2 流浸膏，以片剂疗效较高，流浸膏次之，水煎剂较差。

4. 急性阑尾炎　鲜马齿苋、蒲公英各 200 g，水煎 2 次，煎液合并再浓煎成 200 ml，上下午各服 100 ml。经治疗 31 例，除 1 例疗效不佳而改用手术治疗外，其余均痊愈出院。其中绝大多数在 3 ~ 8 d 内体温及白细胞恢复正常，腹痛、反跳痛、腹肌紧张消失，压痛消失或尚有轻微深压痛。另法取马齿苋洗净捣碎，以纱布包裹压榨过滤，取原汁 30 毫升，加适量白糖及冷开水使成 100 毫升，为 1 次量，日服 3 次，也有疗效。

5. 寒性脓疡　用鲜马齿苋洗净煮烂，挤出原汁，熬成膏状，用于治疗寒性脓疡，按常规清创后，将药膏涂于患处，上盖敷料固定，亦取得一定疗效。

6. 疮疖及化脓性疾患　取鲜马齿苋 200 ~ 300 g，洗净捣碎，加水 1 000 ~ 1 500 g，煮沸（不宜久煎），待水温降至 40 ℃左右时，用毛巾蘸药液溻洗患处，每日 2 ~ 4 次；或用 4 ~ 6 层纱布浸药液湿敷患处。每日 2 ~ 4 次，每次 20 ~ 60 min；亦可用马齿苋捣成泥糊状敷于创面，外加敷科固定，每日换药 4 ~ 6 次。溻洗和捣敷适用于化脓性皮肤病和外科感染，如暑令疮毒、疖肿、乳痈、丹毒、蜂窝织炎、肛周脓肿、甲沟炎等；溻洗还可用于黄水疮、臁疮、足癣感染等；湿敷法主要用于糜烂渗出性皮损，如湿疹、溙疮、婴儿湿疹、接触性皮炎等。上述疾患用马齿苋外治，并适当配合内服药，一般在 1 ~ 2 周可愈；对廉烂渗出的皮损用马齿苋湿敷，平均 3 ~ 5 d 渗出停止，上皮新生。

7. 小儿单纯性腹泻　取新马齿苋 0.5 ~ 1.0 斤，煎汤，加适量白糖调味，分次作饮料服下，1 天服完，连服 2 ~ 3 天。或取鲜马齿苋洗净焙干研末，每次 3 克，温开水送服，每日 3 次。

8. 急性湿疹　将 40 例急性湿疹患者随机分为治疗组和对照组各 20 例，分别给予新鲜马齿苋榨汁液和 3% 硼酸洗液湿敷，均治疗 7 d，于治疗前后观察两组患者局部皮损与瘙痒等症状、体征的积分情况并判断临床疗效；结果显示治疗组有效率 85%，对照组有效率 60%，治疗组有效率明显优于对照组，说明马齿苋鲜草湿敷治疗急性湿疹具有良好疗效。

9. 带状疱疹　采用新鲜马齿苋取汁外敷或内服合法治疗，马齿苋水煎内服，每日 1 剂，鲜品捣烂取汁外敷，每日 3 ~ 4 次，随时保持涂抹患部潮湿即可。结果显示 12 例患者经过治疗均痊愈，痊愈时间 3 ~ 12 d，平均 7 d，治疗过程中无不良反应。

10. 急性荨麻疹　每次取马齿苋鲜草 200 ~ 300 g，加 1 500 ml 水，煎取汤液 1 000 ml，内服 100 ml（小儿酌减），每日 2 次，余液再加水适量煎沸后捞弃残草，稍温擦洗患处止痒。

11. 扁平疣　用鲜马齿苋 100 g 洗净捣烂成为泥状，用纱布包好，擦患部 3 ~ 5 min，擦至皮肤发红为止，每日擦 2 次，早晚为宜。10 d 为 1 个疗程，擦至患部皮损消失为止，治疗扁平疣，有良好的效果。

12. 小儿痱子　将鲜马齿苋 200 g，洗净，捣成泥糊状敷患处，外加纱布固定，每日 3 次；亦可将鲜马齿苋 200 g 洗净捣碎，加水 1 000 ~ 1 500 ml，于无油的器皿中煮沸 3 ~ 5 min，取汁，待水温降至 40 ℃左右，毛巾蘸药液湿洗患处；或将汤汁兑到平日洗澡水中，泡澡（不用任何洗浴液）20 ~ 30 min，每日 3 次。

【不良反应】

马齿苋可作食用，临床应用本品，煎剂口服无明显毒性。针剂用量较大时，可引起恶心。

【防范措施与禁忌】

《本草经疏》：凡脾胃虚寒，肠滑作泄者勿用。

煎饵方中不得与鳖甲同入。

【中药小故事】

相传，在上古时代，天上有十个太阳，大地烤裂，草木皆枯，河水干涸，人无法生存。一名叫后羿的勇士，擅长射箭，为了人能够生存，他先后射落九个太阳，尚存一个为躲其死，藏在马齿苋下，后羿没有找到。为了报答马齿苋救命之恩，太阳网开一面，在盛夏，太阳不晒死马齿苋，反而开花结籽，生长旺盛，故有太阳草、报恩草之名。

半枝莲

【来源】唇形科黄芩属植物半枝莲 *Scutellaria barbata* D.Don 的全草。

【性味归经】辛、苦，寒。归肺、肝、肾经。

【功能】清热解毒，化瘀利尿。

【主治】用于疔疮肿毒，咽喉肿痛，跌扑伤痛，水肿，黄疸，蛇虫咬伤。

【化学成分】

黄酮类化合物是半枝莲的主要成分之一，结构涵盖黄酮、二氢黄酮、二氢黄酮醇、查尔酮等多种类型。二萜是半枝莲另一类主要化学成分，结构主要为新克罗烷型二萜，包括半枝莲二萜类、半枝莲内酯类、半枝莲生物碱类和半枝莲素类等。还含有多糖类、挥发油类及其他物质。

【干燥方法】

将鲜半枝莲除去杂质、洗净，用切片机切成 3 ~ 5 mm 的段，速冻至 −30 ℃，按照冻干曲线设定参数操作，最终加热温度设定为 −50 ℃，真空度保持在 50 ~ 70 Pa，到物料温度为 50 ℃时为止。

【药理作用】

1. 抗癌　半枝莲对急性粒细胞型白血病（AML）血细胞有抑制作用。复方半枝莲乙醇提取液对人肝癌细胞 SMMC−7221 有明显的抑制作用，且抑制率随作用剂量增高和作用时间的延长而增高。

2. 抗突变　半枝莲具有抗 MMC 诱发遗传物质损伤的作用。

3. 免疫调节　半枝莲多糖在体外可促进刀豆球蛋白 A（Con A）诱导的小鼠脾细胞淋巴细胞转化。

4. 抑菌　半枝莲煎剂用平板挖沟法，对金黄色葡萄球菌、福氏痢疾杆菌、伤寒杆菌、铜绿假单胞菌、大肠杆菌有抑制作用。

5. 其他　半枝莲多糖具有抗脂质过氧化作用，能清除氧负自由基以及提高 SOD 活力，在延缓衰老方面有一定的作用。

【毒理研究】

半枝莲煎剂小鼠的 LD_{50} 为 6.10 ± 0.26 g（生药）/kg。浸剂大鼠的 LD_{50} 为 75.1 ± 13.1 g（生药）/kg。大鼠每日 0.1、0.3 和 1.0 g（生药）/kg，连续 3 天，体重、尿沉渣及尿蛋白检查均无异常发现。病理检查，除部分大鼠肾脏有轻度浊肿外，未见显著器质性变化。黄芩素苷小鼠最大耐受量为 10 g/kg，LD_{50} 为 1 314 mg/kg。

【古代鲜用】

《南京民间药草》：破血通经。

《泉州本草》：清热，解毒，法风，散血，行气，利水，通络，破瘀，止痛。内服主血淋，吐血，衄血；外用冶毒蛇咬伤，痈疽，疔疮，无名肿毒。

《常用中草药手册》：清热解毒。治癌见到改善症状的效果；阑尾炎，肝炎。

《广西药植图志》：消炎，散瘀，止血。治跌打伤，血痢。

《南宁市药物志》：消肿，止痛。治跌打，刀伤，疮疡。

《常用草药治疗手册》：治食道癌、胃癌、子宫癌。

《江西草药》：清热解毒，消肿止痛。

《全国中草药汇编》：治肿瘤，阑尾炎，肝炎，肝硬化腹水，肺脓疡。

《福建药物志》：主治痢疾，吐血，血淋，肝炎，肺结核，淋巴腺炎，癌肿，胃痛，风湿关节痛，小儿高烧，白带，乳腺炎，蛇头疔，颈淋巴结核，角膜炎，疮疡肿毒，跌打损伤，狂犬及毒蛇咬伤。

《浙江药用植物志》：治咽喉肿痛。

【现代鲜用】

1. 背痈　鲜半枝莲根捣烂外敷。要留出白头，每日敷 2 次。另取全草 30 g，水煎服，服 4、5 次即可排脓。排脓后，用根捣汁滴入孔内，并用纱布包扎，每日换 2 次。

2. 痈疽疔毒　半枝莲、蒲公英各 30 g，煎服；另用鲜半枝莲捣烂敷患处，干则更换。

3. 慢性肾炎水肿　半枝莲鲜草 30 g。切细捣烂，同鸡蛋搅匀蒸熟，做成蛋饼，候冷敷脐部，每日 1 次，约敷 6 h。

4. 肝炎　鲜半枝莲 15 g，红枣 5 个。水煎服。

【不良反应】体虚及孕妇慎服。

【防范措施与禁忌】

严格掌握适应证：体虚及孕妇慎服。

【中药小故事】

半枝莲又名韩信草，相传，汉朝开国元勋大将军韩信幼年丧父，青年丧母，家境贫寒，靠卖鱼苦苦度日。一天，韩信在集市卖鱼时，被几个无赖打了一顿，卧床不起。邻居赵大妈送饭照料，并从田地里弄来一种草药，给他煎汤服用，没过几天，他就恢复了健康。后来，韩信入伍从军，成为战功显赫的将军，他非常爱护士兵，每次战斗结束后，他一面看望伤员，一面派人采集赵大妈给他治伤的草药，分到各营寨，用大锅熬汤让伤兵喝，轻伤者三五天就好，重伤者十天半月痊愈，战士们都非常感激韩信。

千里光

【来源】菊科植物千里光 *Sencio scandens* Buch.-Ham. 的地上部分。

【性味归经】苦，寒。有小毒。归肝、肺经。

【功能】清热解毒，泻肝明目，杀虫止痒。

【主治】用于风热感冒，目赤肿痛，泄泻痢疾，湿疹，疮疖。

【化学成分】

研究发现千里光属植物全草中含大量的毛茛黄素、菊黄质及少量的 β- 胡萝卜素、千里光宁碱、千里光菲灵碱及氢醌、对 - 羟基苯乙酸、香草酸、水杨酸、焦粘酸。此外还含挥发油、黄酮苷、鞣质等成分。

【干燥方法】

将千里光除去杂质、洗净，用切片机切成 3 ~ 5 mm 的段，速冻至 −30 ℃，按照冻干曲线设定参数操作，最终加热温度设定为 −50 ℃，真空度保持在 50 ~ 70 Pa，到物料温度为 50 ℃时为止。

【药理作用】

1. 抑菌　千里光对金黄色葡萄球菌、白喉杆菌、伤寒杆菌、大肠杆菌、变形杆菌和痢疾杆菌显示明显的抑制作用。所含酚酸（对羟基苯乙酸、氢醌等）对流感杆菌、肺炎链球菌、甲型链球菌、卡他球菌、变形杆菌、金黄色葡萄球菌等均有抑制作用。

2. 抗钩端螺旋体　千里光对豚鼠和小鼠的实验性钩端螺旋体感染有一定保护作用，但对金地鼠的实验性钩体感染无效。

3. 抗滴虫　试管试验证明千里光对人阴道滴虫有一定的抑制作用。

4. 保肝　千里光能降低四氯化碳建立的肝损伤模型小鼠的 ALT、AST 等生化指标，抑制肝脏组织病理学改变、保护肝功能。

【毒理研究】

国产千里光毒性很小，其水煎剂的 LD_{50} 不能测出。给小鼠按 80 g/kg 或 40 g/kg，连服 5 d，兔以 30 g/kg 连服 3 d，解剖可见对肺、肾、心有轻度损害。国外千里光属植物因含吡咯啶类生物碱等，具有较强的毒性可损伤肝脏，常造成牛、羊和马等牲畜的危害。

【古代鲜用】

《本草拾遗》：主疫气，结黄，疟瘴，蛊毒，煮服之吐下，亦捣敷疮、虫蛇犬等咬伤处。

《本草图经》：与甘草煮作饮服，退热明目。花、叶：治眼有效。

《本草纲目》：同小青煎服，治赤痢腹痛。

《滇南本草》：洗疥癞癣疮，去皮肤风热。

《生草药性备要》：治疳疔，消热毒，治小儿胎毒，黄脓白泡，敷毒疮，捣汁和猪胆熬膏，擦腐烂患疮，生肌去腐。

《本草纲目拾遗》：明目去星障。煎汤浴疮疡。狗咬以千里膏掺粉霜贴之。治蛇伤。

《四川中药志》：杀虫止痒。治瘰疬及一切皮肤痒疹（外洗）。

《常用中草药手册》：治咽喉肿痛。

《贵州草药》：清热解毒，祛风除湿。治风热感冒，急性风湿关节痛，无名肿毒，痔疮，肾囊风，湿疹。

《植物名实图考长编》：李时珍以千里光、千里急并为一种，极确。惟黄花演花与此草同，而叶异。南安人以其花洗目，呼为黄花母，云有毒，不可入口，非此草也。

《滇南本草图谱》:《滇本草》出自九里光治症略同于《本草拾遗》之千里及，而《图考》千里及条云，滇医以洗疮毒，正与《滇本草》合。与今湘、赣之九里明，滇之九里光，形状治症均同,《图考》所图尤肖。据此，诸名之为一物，而此物必是本种可无疑义。“光”“明”义同，“千”“九”音近，而“及”“急”“芨”，并从一声转讹，以“及”为正，喻其恢复目力可及千里也。

【现代鲜用】

外科感染性疾病　鲜品千里光适量，煎汁湿敷。

【不良反应】

《柑园小识》：忌莱菔。

《饮片新参》：阴虚内热者慎用。

【防范措施与禁忌】

严格掌握适应证：中寒泄泻者勿服。

【中药小故事】

传说很久以前，有一户住在深山里的人家，他们有两个可爱的女儿，一个叫美美，一个叫冬冬。但是两个女儿刚出生的时候，眼睛都不太好，看不到远处的东西，而且总是流眼泪。老两口求了很多名医、用了很多药都没有效果，直到后来一位百岁老人教他们用了一种黄色的不起眼的小花儿煮水后，用冒起来的热气来熏孩子的眼睛，从此美美和冬冬就有了一双明亮美丽的大眼睛。相传她们俩可以看到千里之外。于是人们就称这种植物叫作千里光了。

地　黄

【来源】玄参科植物地黄 *Rehmannia glutinosa* Libosch. 的新鲜块根。

【性味归经】性寒，味甘、苦。归心、肝、肾经。

【功能】清热生津，凉血，止血。

【主治】热病伤阴，舌绛烦渴，温毒发斑，吐血，衄血，咽喉肿痛。

【化学成分】

鲜地黄的环烯醚萜苷类化合物梓醇、苯乙醇苷类化合物毛蕊花糖苷含量大于生地黄、熟地黄。地黄中的糖类占比比较大，鲜地黄、生地黄、熟地黄所含有的总糖量无明显差别。鲜地黄的总氨基酸含量大于生地黄、熟地黄。其中精氨酸含量最高。鲜地黄所含有的微量元素中钾的含量最高，镁、钙、磷含量位居第二。

【干燥方法】

称取地黄片单层均匀平铺于物料盘中，将药材以预冻速率 −1.3 ℃ · min^{-1} 快速冷冻至 −39 ℃，干燥室真空度 0.08 MPa，加热隔板的温度 60 ℃，冷阱温度 −45 ℃，干燥 24 h。

【药理作用】

1. 调节免疫系统　经研究发现鲜地黄汁、鲜地黄水煎液能使类阴虚小鼠的脾脏淋巴细胞碱性磷酸酶的表达能力明显增强。鲜地黄汁还可增强刀豆蛋白（Con A）诱导的脾脏淋巴细胞转化功能。即鲜地黄汁及其水煎液能较好的提高小鼠的免疫能力。

2. 止血　通过实验研究鲜地黄汁和鲜地黄水煎液对小鼠凝血时间的影响发现：鲜地黄汁、鲜地黄煎液具有较好的止血作用。

3. 抗抑郁　观察鲜怀地黄粉（将鲜地黄洗净，置榨汁机中榨汁，喷雾干燥）对小鼠抑郁模型的影响。表明大、中、小剂量鲜怀地黄粉组均可对抗小鼠因强迫悬尾、强迫游泳造成的抑郁症状，并可对抗因利血平所致眼睑下垂。即鲜怀地黄粉对抑郁症有较好治疗作用。

4. 保肝、保护肠粘膜　观察鲜地黄汁对大鼠肠缺血再灌注的肝损伤模型的影响：鲜地黄汁可使肠粘膜损伤降低，对肠粘膜有保护作用，从组织学角度证明了鲜地黄对缺血再灌注大鼠小肠粘膜的保护作用。

5. 其他作用　地黄里含有的地黄梓醇具有抗脑缺血、保护神经中枢的作用，地黄多糖具有抗癌作用，还具有抗氧化、抗衰老、降血糖、降血脂以及促进造血等药理作用。

【毒理研究】

急性毒性试验 LD_{50} > 15 000 mg/kg，根据药物毒性分级标准 LD_{50} > 15 000 mg/kg 剂量时，视为无毒。亚慢性毒性结果显示，各给药组大鼠的体重、血液生化指标、脏器系数及内脏组织病理学观察，未见与药物作用有关的病理变化。

【古代鲜用】

《名医别录》：主妇人崩中血不止，及产后血上薄心、闷绝，伤身、胎动下血、胎不落，堕坠腕折，瘀血留血，鼻衄吐血，皆捣饮之。

《药性论》：解诸热，破血，通利月水闭绝，亦利水道，捣薄心腹，能消瘀血。病人虚而多热，加而用之。

《食疗本草》：主齿痛，吐血，折伤。

《千金要方》：治血热生癣，以鲜地黄汁频服之。

《四声本草》：黑须发。

《药类法象》：凉血，补血，补肾水真阴不足。

《医学启源》：凉血，（润）皮肤燥，去诸湿。酒浸上行。

《汤液本草》：鲜地黄，钱仲阳泻小肠火与木通同用，以导赤也，请经之血热，与他药相随，亦能治之，溺血便血亦治之。

《卫生易简方》：治跌骨破碎：用鲜地黄捣烂，熨热过之，日夜数易。若血聚，以针决之。

《卫生易简方》：治伤肢折臂，断筋损骨，但有皮相连者：用鲜地黄研汁，好酒和服，一月筋皮连续，并杵碎，炒热封损处。

《卫生易简方》：治乳痈，地黄汁敷之，一日数次效。

《本草从新》：消小肠火，清燥金，平诸血逆，消瘀通经。治吐衄崩中，热毒痢疾，肠胃如焚，伤寒瘟疫痘证，诸大热、大渴引饮，折跌绝筋，利大小便。

《本草新编》：鲜地，凉头面之火，清肺肝之热，热血妄行，或吐血，或衄血，或下血，宜用之为主，而加入荆芥，以归其经，加入三七根末，以止其络。然而此味可多用而不可频用，可暂用而不可久用也。当血之来也，其势甚急，不得已重用鲜地，以凉血而止血，若血一止，即宜改用温补之剂，不当仍以鲜地再进也。如日日煎服，久则脾胃大凉，必至泄泻，元气困乏，而血又重来。

《本草汇言》：鲜地黄，为补肾要药，益阴上品，故凉血补血有功，血得补，则筋受荣，肾得之而骨强力壮。又治胎产劳伤，皆血之愆，血得其养，则胎产获安。又肾开窍于二阴，而血主濡之，二便所以润也。

【现代鲜用】

1. 肺结核咯血　取鲜地黄 500 g，冰糖适量。将鲜地黄洗净，榨汁，加冰糖适量温服。本汁治疗血热妄行、阴虚发热非常有效。适用于肺结核咯血。

2. 难治性白血病　鲜蒲公英、鲜小蓟各 500 g，鲜茅根、鲜地黄各 250 g（成人 1 日量，儿童酌减），并随证加减。治疗难治性白血病 76 例，总缓解率为 67.1%。

3. 化脓性中耳炎　鲜生地洗净、拭干，削去外皮之毛根及坑凹部分，再用盐水充分洗净，擦干后切成薄片，放入消毒过的研钵内，捣成糊状，以 4 层消毒纱布包紧挤榨取汁过滤。每斤鲜生地约取汁 50 余毫升。每 100 ml 药汁加入冰片末 1 g，使成 1% 的混悬液。用时先以双氧水清洗耳道，用消毒棉花拭干，然后滴入药液 2 ~ 3 滴，再在外耳道塞一小棉球。每日或隔日 1 次。治疗慢性化脓性中耳炎 20 例，症状消失 12 例，进步 7 例，无效 1 例；治疗慢性中耳炎急性发作 3 例及急性化脓性中耳炎并发外耳道炎 6 例（8 例配合抑菌药物），结果症状消失 5 例，进步 4 例。有的经治 3 ~ 5 次即愈，无不良反应。

4. 传染性肝炎　如果以鲜地黄配合甘草制成注射液，对于改善传染性肝炎的症状及体征，特别是降低谷丙转氨酶疗效显著。

【不良反应】

《药性论》：忌三白。

《雷公炮炙论》：勿令犯铜铁器，令人肾消，并白髭发、损荣卫也。

《品汇精要》：忌萝卜、葱白、韭自、薤白。

【防范措施与禁忌】

脾胃有湿邪及阳虚者忌服。

注意鲜地黄的保存，保存不当可导致药效降低。

【中药小故事】

据说在唐朝时，有一年黄河中下游一带瘟疫流行，无数老百姓因感染瘟疫而失去生命。当地的县太爷来到神农山药王庙祈求神佑，得到了一株根状的草药，这种药根块大而短，形状像山萝卜，颜色微黄，口味发苦。送药人将此药称为地皇，意思是皇天赐药，并告诉他，神农山北草洼有许多这种药。县太爷就命人上山去采挖，用此药解救了百姓。瘟疫过后，百姓们把它引种到自家农田里，因为它的颜色发黄，便把地皇叫成地黄了。地黄又叫地髓，是说吸收了地气之精髓，一般土地在种过一年地黄后，地就变苦了，第二年便不能再种地黄，必须等到至少八年后才能再种，因此就更显得地黄的珍贵。

白　薇

【来源】萝摩科植物白薇 *Cynanchum atratum* Bunge. 或蔓生白薇 *Cynanchum versicolor* Bunge. 的新鲜根和根茎。

【性味归经】味苦、咸，性寒。归胃、肝、肾经。

【功能】清热凉血，利尿通淋，解毒疗疮。

【主治】温邪伤营发热，阴虚发热，骨蒸劳热，产后血虚发热，热淋，血淋，痈疽肿毒。

【化学成分】

白薇中含有 C21 甾体皂苷、白薇素、挥发油、强心苷以及微量元素等成分。生物碱及甾体皂苷类成分是其主要活性成分。直立白薇和蔓生白薇在外形和药理作用方面都很相似，但两者所含皂苷成分却相差较大，从两者中分得相同的成分只有 1 个。除此之外，在直立白薇还发现一系列的芳香化合物，主要为苯乙酮类化合物和一些脂肪酸类化合物，均为二酸，主要包括丁二酸，申二酸和壬二酸等。

【干燥方法】

冷冻干燥：将新鲜白薇装入双层无毒塑膜袋包好扎紧，放入电冰箱里，将冰箱温度控制在 3 ~ 5 ℃储藏干燥。

【药理作用】

未发现白薇新鲜根及根茎的相关药理作用研究，但白薇油能直接加强心肌收缩，同时有解毒、利尿作用。白薇苷能使心肌收缩作用增强，心率变慢，可用于治疗充血性心力衰竭。白薇水煎液具有较好的镇咳、平喘、祛痰以及消炎退热的作用。用 DPPH 自由基法、铁离子还原能力法研究白薇醇提取物发现白薇醇提取物具有较强的抗氧化作用并且对 15 种植物病原菌均有一定的抑菌活性。除此之外，白薇具有抑制肺炎球菌、抗肿瘤作用并且可用于阿兹海默症病的治疗。

【毒理研究】

水提物小鼠灌服均无明显毒性，120 g/kg 仍未引起小鼠毒性反应。毒理试验研究显示，直立和蔓生白薇醇提物小鼠灌服的 LD_{50} 分别为 7.5 g/kg 和 12.3 g/kg；水提物腹腔注射的 LD_{50} 分别为 26.7 g/kg 和 8.5 g/kg。临床观察显示，在常规剂量内白薇水煎服没有不适反应；长期服用或大剂量（30 g 以下）水煎服也没有明显副作用。但是也有研究报道，白薇强心作用较强，内服过量，易引起强心苷样中反应。中毒为 30 ~ 45 g。中毒症状可见心悸、恶心、呕吐、头晕、头痛、腹泻、流涎等。

【古代鲜用】

《神农本草经》：主暴中风，身热肢满，忽忽不知人，狂惑邪气，寒热酸疼，温疟洗洗，发作有时。

《名医别录》：疗伤中淋露。下水气，利阴气，益精，久服利人。《别录》疗伤中淋露者，女子荣气不足则血热，血热则伤中，淋露之候显矣，除热益阴，则血自凉，荣气调和而前证自瘳也。水气亦必因于湿热，能除热则水道通利而下矣。终之以益精者，究其益阴除热功用之全耳。妇人调经种子方中往往用之，不孕缘于血少血热，其源必起于真阴不足，真阴不足则阳胜而内热，内热则荣血日枯，是以不孕也。益阴除热，则血自生旺，故令有孕也。其方以白薇为君，佐以地黄、白芍药、当归、苁蓉、白胶、黄柏、杜仲、山茱萸、天麦门冬、丹参，蜜丸久服，可使易孕。凡温疟、瘅疟久而不解者，必属阴虚，除疟邪药中多加白薇主之，则易瘳。凡治似中风证，除热药中亦宜加而用之良。天行热病得愈，或愈后阴虚内热，及亲热未除者，随证随经应投药中宜加之。

《千金方》，有诏书发汗白薇散焉。

《汤液本草》：白薇，《局方》中多有用之治妇人，以《本经》疗伤中下淋露故也。

《类证活人书》治风温发汗后身犹灼热，自汗身重多眠，鼻息必鼾，语言难出者，萎蕤汤中亦用之。

《本草纲目》：治风温灼热多眠，及热淋，遗尿，金疮出血。白薇，古人多用，后世罕能知之。按张仲景治妇人产中虚烦呕逆，安中益气，竹皮丸方，云有热者倍白薇，则白薇性寒，乃阳明经药也。徐之才《药对》言白薇恶大枣，而此方又以枣肉为丸，盖恐诸药寒凉伤脾胃尔。

《本草新编》：鲜地，凉头面之火，清肺肝之热，热血妄行，或吐血，或衄血，或下血，宜用之为主，而加入荆芥，以归其经，加入三七根末，以止其络。然而此味可多用而不可频用，可暂用而不可久用也。当血之来也，其势甚急，不得已重用鲜地，以凉血而止血，若血一止，即宜改用温补之剂，不当仍以鲜地再进也。如日日煎服，久则脾胃大凉，必至泄泻，元气困乏，而血又重来。

《本草述》：主治患痰虚烦。白薇，《别录》乃谓大寒，与《本经》气平悬殊，似有未当。盖治伤中淋露，非纯任苦寒之味所能奏功也。试观治女子宫冷不孕，有白薇丸二方，更胜金丸、秦桂丸中俱用之，且既谓之治宫冷矣，犹然投大寒之味乎，在治法必不尔也。即胎前遗尿方有白薇散，止白薇、白芍二味等分，岂用白芍以收阴，乃同于大寒之味以泻乎？苦寒本能亡阴，是亦知其不然也。更以产后胃弱不食，脉微多汗，亡血发厥郁冒等证，投白薇汤，是盖因血虚而并伤气也，用白薇、当归各六钱，人参半之，又甘草较参半之，然则是证之用白薇，同于当归诸味以疗虚证者，犹得谓取其大寒乎？只此一证言之，则所云大寒，在《别录》亦为不察矣。

《本经逢原》：白薇，治妇人遗尿，不拘胎前产后，有白薇芍药汤，取其有补阴之功，而兼行手太阴，以清膀胱之上源，殊非虚寒不禁之比也。

《要药分剂》：清虚火，除血热。

《现代实用中药》：治卒中患者之四肢浮肿，又用于急性热病中末期之灼热及衰弱病之消耗热，肺结核之骨蒸潮热等，有清凉性滋养之效；又用于小溲亦涩，肺热咳嗽等证。

《本草正义》：白薇之性，《本经》谓之平，而主治皆温热之邪，则平当作寒。

《民间常用草药汇编》：清肺热。治吐血及老年咳嗽。

《南方主要有毒植物》：治肾炎、肺结核、尿路感染、水肿等。

【现代鲜用】

1. *瘰疬*　鲜白薇、鲜天冬各等分，捣绒敷患处。

【不良反应】

现代研究表明白薇具有一定的强心作用，内服时如剂量过大，可出现恶心、呕吐、心悸、头晕、头痛、流涎、腹泻等一系列强心苷样中毒反应，中毒剂量一般为 30 ~ 45 g。

【防范措施与禁忌】

血分无热、中寒便滑、阳气外越者慎服。

《本草经疏》：凡伤寒及天行热病，或汗多亡阳过甚，或内虚不思食，食亦不消，或下后内虚，腹中觉冷，或因下过甚，泄泻不止，皆不可服。

《本草从新》：血热相宜，血虚则忌。

【中药小故事】

传说很早以前，有一个小村子，村里有一对夫妻，丈夫生了重病下不了床，可是正在时候发生了战乱，在村子附近发生了战斗，村子里的人都逃走了，只有这对夫妻因为丈夫生病跑不了，就留了下来！这天傍晚，妻子正在给丈夫煎药，突然跑进来一个慌慌张张的士兵，士兵说他是战败逃下来的！后面有人还在追来，希望夫妻能救他一命，丈夫很同情士兵，就叫自己妻子给士兵找来自己的衣服换上，不一会就有一对人马冲了过来，看见这里有人住，就过来询问有没有看见败逃下来的兵士，夫妻两个都说没有，那些人又问这个人是谁，夫妻说这是请来的医生，给自己看病的！那些兵丁在附近搜索了一阵，没有在发现什么，就都走了。被救了的士兵非常感激，在得知这对夫妻的丈夫已经卧床一年了，而且浑身发热，手脚无力，已经快要不行了！就对夫妻说："这个病我有办法治，等我明天去挖些草药来！"第二天一早，士兵就出去挖草药了，到了晚上才挖回来一些来着紫色花朵的野草，让那个妻子煎成汤给她丈夫喝，以后就经常喝这个草药，然后士兵就走了，临走时说自己叫白薇，会再回来看他们的！那个妻子就这样给丈夫喝了一个月这种草药，她丈夫的病果然好了，可是那个士兵在没回来！她丈夫后来就用这种草药，治好了很多这样病的人，为了纪念那个士兵，就叫这种草药"白薇"了！

地骨皮

【来源】茄科、枸杞属植物，是枸杞 *Lycium chinense* Mill. 的根皮。

【性味归经】甘，寒。归肺、肝、肾经。

【功能】凉血除蒸，清肺降火。

【主治】用于阴虚潮热，骨蒸盗汗，肺热咳嗽，咯血，衄血，内热消渴。

【化学成分】

地骨皮含生物碱，甜菜碱，苦可胺 A 及用于免疫调节剂，杀病毒剂，肿瘤抑制剂等的 1,2,3,4,7,- 五羟基 -6- 氮杂双环辛烷和 1,4,7,8- 四羟基 -6- 氮杂双环辛烷。又含抗肾素作用兼抗血管紧张素Ⅰ转变酶活性作用的枸杞环八肽 A 和 B。还含具抗血管紧张素Ⅰ转变酶活性作用的有机酸：（S）-9- 羟基 -10E,12Z- 十八碳二烯酸和（S）9- 羟基 10E，12Z，15Z- 十八碳三烯酸。尚含枸杞酰胺即是乙酸橙黄胡椒酰胺酯，亚油酸，亚麻酸，蜂花酸，桂皮酸，柳杉酚，5α- 豆甾烷 -3,6- 二酮，东莨菪素，β- 谷甾醇葡萄糖苷，东莨菪素，β- 谷甾醇葡萄糖苷等。根含以正二十三烷和正三十三烷为主的具 15-33 个碳原子的正烷烃；具 18-31 个碳原子的长链醇；胆甾醇，菜油甾醇，豆甾醇，谷甾醇以及硬脂酸，棕榈酸，油酸。

【干燥方法】

将地骨皮除去杂质、洗净，用切片机切成 3 ~ 5 mm 的段，速冻至 -30 ℃，按照冻干曲线设定参数操作，最终加热温度设定为 -50 ℃，真空度保持在 50 ~ 70 Pa，到物料温度为 50 ℃时为止。

【药理作用】

1. 对心血管系统的作用　用地骨皮的浸剂、酊剂及煎剂给麻醉犬、猫、兔静脉注射均有明显的降压作用，并伴有心率减慢和呼吸加快；给不麻醉大鼠灌胃亦有明显降压作用。地骨皮的降压作用除有中枢参与外，还可能与其阻断交感神经末梢及直接舒张血管的作用有关。

2. 降血糖和降血脂　给家兔灌服地骨皮煎剂，先使血糖短时间升高，然后持久降低，数小时后尚未恢复。对于注射肾上腺素引起的高血糖并无明显对抗作用，但可缩短高血糖维持时间。家兔皮下注射地骨皮浸膏，亦可使血糖降低。地骨皮水煎剂对四氧嘧啶糖尿病小鼠胰岛 B 细胞的形态结构损害有一定的减轻作用。地骨皮浸膏灌胃，能使实验性家兔血清总胆固醇含量下降，但对甘油三酯含量影响不大，对肝脏脂肪含量亦无明显影响。

3. 抗病原微生物　地骨皮煎剂对伤寒杆菌、甲型副伤寒杆菌与弗氏痢疾杆菌有较强的抑制作用，但对金黄色葡萄球菌无作用；对流感亚洲甲型京科 68-1 病毒株有抑制其细胞病变作用；对结核杆菌为低效抑菌药物。

4. 解热　地骨皮水提取物、乙醇提取物及乙醚残渣水提取物灌服或注射对人工发热家兔有显著退热作用。其乙醚提取物及乙醇提取后残渣之水提取物并无作用。

5. 其他作用　地骨皮水煎剂对正常小鼠脾细胞产生白细胞介素 -2 有抑制作用；对环磷酰胺所致小鼠脾细胞白细胞介素 -2 产生降低有显著提高增强作用；对硫唑嘌呤所致白细胞介素 -2 产生超常有抑制作用。地骨皮注射剂对未孕大鼠和小鼠离体子宫有显著兴奋作用。

【毒理研究】

地骨皮毒性很小。煎剂给小鼠腹腔注射半数致死量为 12.83 ± 1.9 g/kg；酊剂腹腔注射 1 次或每天 1 次，连续 7 天，对小鼠的急性或亚急性半数致死量分别为 4.7 g/kg 和 4.1 g/kg，说明在体内无明显蓄积性。煎剂给家兔灌胃 80 g/kg 或腹腔注射 60 g/kg，仅见其倦伏不动，3 ~ 4 h 后恢复。犬灌胃 120 g/kg 或腹腔注射 30 g/kg，均很快出现呕吐，四肢无力，倦伏，2 ~ 3 天后才完全恢复。临床应用本品，曾有服地骨皮煎液引起心律失常 1 例的报道。

【古代鲜用】

《神农本草经》：主五内邪气，热中消渴，周痹。

《本草述钩元》：地骨皮，能裕真阴之化源，而不伤元阳，故与苦寒者特殊。凡人真阴中有火，自相蒸烁，而见有汗骨蒸，宜此对待之。须知此味不兼养血，却专以益阴为其功，虽能除热、却不以泻火尽其用，即曰益阴气者，便能泻火，但直以为泻火而用，则此味专以除热，不能治虚矣。彼病后之虚烦地仙散，及健忘之读书丸，心气不足、惊悸健忘之补心丹，并赤白浊之清心莲子饮，可概谓之泻火乎？或曰，兹味治风，风正阳之淫气所化者也，独不谓之泻火乎？不知益阴气以退三焦之虚阳，但令阴气得为阳守，所程治效，总完一个阴气耳。其有不病于阴弱阳盛，止由阴气不足而亦用此为滋益之元者。故于各证之治，须当识此义也。

《名医别录》：主风湿，下胸胁气，客热头痛，补内伤大劳嘘吸，坚筋，强阴，利大小肠，耐寒暑。

《药性论》：细锉，面拌熟煮吞之，主治肾家风。

《食疗本草》：去骨热消渴。

《日用本草》：治上膈吐血；煎汤漱口，止齿血，治骨槽风。

《本草纲目》：枸杞之滋益不独子，而根亦不止于退热而已。但根、苗、子之气味稍殊，而主治亦未必无别。盖其苗乃天精，苦甘而凉，上焦心肺客热者宜之；根乃地骨，甘淡而寒，下焦肝肾虚热者宜之，此皆三焦气分之药，所谓热淫于内，泻以甘寒也。至于子则甘平而润，性滋而补，不能退热，止能补肾润肺，生精益气，此乃平补之药，所谓精不足者，补之以味也。分而用之，则各有所主，兼而用之，则一举两得。世人但知用黄芩、黄连苦寒以治上焦之火，黄柏、知母苦寒以治下焦阴火，谓之补阴降火，久服致伤元气，而不知枸杞、地骨，甘寒平补，使精气充而邪火自退之妙，惜哉！予尝以青蒿佐地骨退热，屡有殊功，人所未喻者。

《药品化义》：地骨皮，外祛无定虚邪，内除有汗骨蒸，上理头风，中去胸胁气，下利大小肠，通能奏效。入泻白散，清金调气，疗肺热有余咳嗽；同养血药，强阴解肌，调疮痘不足皮焦。以其性大寒，酒煎二两，治湿热黄疸最为神效。牡丹皮能去血中热，地骨皮能去气中之热，宜别而用。

《本草正》：地骨皮，枸杞根也，南者苦味轻，微有甘辛，北者大苦性劣，入药惟南者为佳。其性辛寒，善入血分，凡不因风寒而热在精髓阴分者最宜。此物凉而不峻，可理虚劳，气轻而辛，故亦清肺。

《本草汇言》：王绍隆云，骨中火热为眚，煎熬真阴，以地中之骨皮，甘寒清润，不泥不滞，非地黄、麦冬同流。

清:《本草新编》：地骨皮，非黄柏、知母之可比，地骨皮虽入肾而不凉肾，止入肾而凉骨耳，凉肾必至泄肾而伤胃，凉骨反能益肾而生髓，黄柏、知母泄肾伤胃，故断不可多用以取败也，骨皮益肾生髓，断不可少用而图功。欲退阴虚火动，骨蒸劳热之症，用补阴之药，加地骨皮或五钱或一两，始能凉骨中之髓，而去骨中之热也。

《本草述》：主治虚劳发热，往来寒热，诸见血证、鼻衄、咳嗽血，咳嗽、喘，消瘅，中风，眩晕，痉痫，腰痛，行痹，脚气，水肿，虚烦，悸，健忘，小便不通，赤白浊。

《本草备要》：朱二允曰，地骨皮能退内潮，人所知也，能退外潮，人实不知。病或风寒散而未尽，作潮往来，非柴、葛所能治，用地骨皮走表又走里之药，消其浮游之邪，服之未有不愈者，特表明之。

《要药分剂》：丹溪云，地骨皮能治风者，肝肾同治也；肝有热则自生风，与外感之风不同，热退则风自息。夫地骨皮本非入肝之药，丹溪云然者，以肝肾同位而同治，骨皮既能退肾家虚热，则龙火不炽，雷火亦平，自能息肝热所生之风，虽不入肝经，而肝风亦并治也。且骨皮入肾、三焦二经之外，不入肝，更不入肺，即肺中伏火亦能降泄，则不必疑于肝风之不能息也。总之，肾药兼治肝，乙癸同源也。肾药兼治肺，金水相涵也。

《藏府药式补正》：地骨皮，能清骨中之热，泄火下行，以视桑皮，则寒凉又胜一筹。而清肺热，导气火，亦引皮肤水气顺流而下，不嫌燥烈伤津、破耗正气，则与桑皮异曲同工。杞根皮苦寒清肃，直入下焦肝肾，能疗骨蒸里热，而气味俱清，尚不至铲灭真阳，损害元气，然终属清泄凉降之品，绝无滋养能力。

【现代鲜用】

1. 血淋　地骨皮，酒煎服。若新地骨皮加水捣汁，每盏入酒少许，空心温服更妙。

2. 时行目暴肿痒痛　地骨皮（切）三斤。以水三斛，煮取三升，绞去滓，更内盐二两，煎取一升，洗目。

3. 风虫牙痛　枸杞根白皮煎醋漱之。用水煎饮亦可。

4. 气瘘疳疮，多年不愈　地骨皮不以多少，杵为细末，每用纸燃蘸紝疮口内，频用自然生肉，更用米饮调 10 克，无时，日进三服。

5. 妇人阴肿或生疮　枸杞根煎水频洗。

6. 小便出血　用新地骨皮洗净，捣取自然汁。无汁则加水煎汁。每服一碗，加一点酒，饭前温服。

7. 风虫牙痛　枸杞根白皮，煎醋含漱。

8. 男子下疳　先以浆水洗过。再搽地骨皮末，即可生肌止痛。

9. 痈疽恶疮，脓血不止　有地骨皮不拘多少，洗净，刮去粗皮，取出细穰。以地骨皮煎汤洗，令脓血尽，以穰敷贴患处，很快见效。

10. 足趾鸡眼，作痛作疮　用地骨皮同红花研细敷涂。

【不良反应】

《医学入门》：忌铁。

《本草汇言》：虚劳火旺而脾胃薄弱，食少泄泻者宜减之。

《本草正》：假热者勿用。

【防范措施与禁忌】

严格掌握适应证：外感风寒发热及脾胃虚寒者忌服。

【中药小故事】

话说有一天。慈禧太后觉得胸闷，眼睛模糊。朝廷御医诊治无效。有位钱将军对御医们说起了一件事。原来，他母亲也曾患过类似的病，后来，一位土郎中，挖来枸杞根，洗净后剥下根皮。嘱其煎喝服用而病愈。众御医闻之，便推举钱将军献方。慈禧太后立即诏令钱将军回乡取药。钱将军不负重望，从家乡取回一大包枸杞根皮，亲自在太医院煎好药汤，送至内宫，照护太后用药。几天后，太后眼睛渐渐明朗，精神也好多了，便问钱将军用何种妙药。钱将军忖思，枸杞的“枸”和“狗”同音，为免太后生疑，便择个吉利名称“地骨皮”。太后欣然赞叹：“好，我吃了地骨之皮，可与天地长寿！”从此，枸杞根便叫地骨皮了。

天葵子

【来源】毛茛科植物天葵 *Semiaquilegia adoxoides*（DC.）Makino 的块根。

【性味归经】味甘、苦，性寒。归肝、胃经。

【功能】清热解毒，消肿散结。

【主治】用于痈肿疔疮，乳痈，瘰疬，蛇虫咬伤。

【化学成分】

天葵子中鉴定了 8 个化合物结构，包括 β- 谷甾醇，正三十烷醇，唐松草酚定，硝基酚苷类化合物，正丁基 -β-D- 呋喃型果糖苷，正丁基 -a-D- 呋喃型果糖苷，γ- 氰苷类化合物及果糖。

【干燥方法】

将天葵子除去杂质、洗净，速冻至 −30 ℃，按照冻干曲线设定参数操作，最终加热温度设定为 −50 ℃，真空度保持在 50 ~ 70 Pa，到物料温度为 50 ℃时为止。

【药理作用】

1. 抑菌　将天葵水提取物对六种试验菌的抑菌效果进行了研究，结果显示天葵提取物对金黄色葡萄球菌、白色念珠菌有较强的抑菌作用（$P<0.01$）；对大肠杆埃希菌有一定抑菌作用（$P<0.05$）。

2. 抗炎活性　天葵化学成分中的格列风内酯和紫草氰苷，对二甲苯致小鼠耳肿胀有抑制作用，表明这两个成分均有很好的抗炎活性。

3. 细胞毒活性　有研究表明天葵子素 A 对于宫颈癌、胃癌和乳腺癌三个肿瘤细胞株的细胞毒活性都要优于紫杉醇，且对白血病和肝癌肿瘤细胞株也有明显的细胞毒活性。

4. 抗氧化活性　天葵的抗氧化活性报道极少，在贵州民间有人用于治疗动物白内障疾病。有研究发现天葵提取物能明显抑制 D- 半乳糖所致白内障大鼠晶状体混浊的发生与发展，同时能明显提高 D- 半乳糖所致白内障大鼠晶状体及血清 SOD 的活性，降低 MDA 的含量，具有明显的抗氧化作用。

5. 其他　有研究表明其具有较强抑制乙酰胆碱酯酶的活性。天葵提取物还对病毒引起的植物病害如番茄病毒病、烟草花叶病具有一定的防治效果。据中国土农药志记载，天葵生物碱成分对蚜虫，红蜘蛛和稻螟具有一定的杀虫作用。将天葵子中成分提取出来制成农药，发现它对小菜蛾和菜青虫有很好的拒食作用，同时对菜青虫具有一定的胃毒作用。

【古代鲜用】

《生草药性备要》：炒食，消痰疮，浸酒（治）内伤亦可。

《分类草药性》：治痒子瘰疬，消肿毒（治）两乳不通，涂椒宛。

《本草求原》：主内伤痰火。消瘰疬（煎猪肉食）、恶疮，浸酒佳。

《医林纂要・药性》：泻肝、胆、肾命相火之邪，解一切热毒，金石药毒。定小儿惊悸，治吐血、衄血，涂火疮热毒。

《四川中药志》1960 年版：能利水通淋，解毒。治尿酸结，小便淋沥不清。外用治痈疽、瘰疬、疔疮及蛇虫咬伤等症。

《得宜本草》：主治热病劳复。

《贵州民间方药集》：清热解毒、平喘、定惊。治小儿惊风、盐吼、癫痫、腰痛、疔疮、九子疡、眼野。

《中国药用植物图鉴》：块根有清热消肿的功用，为外科发散药。

《湖南药物志》：清热解毒，消肿止血，敷乳毒，（治）腹痛，水肿，目赤肿痛；犬咬伤。

《重庆中药》：利尿，除湿热，消痈肿。有催胎作用。

《陕西巾草药》：润肤。治皮联十燥。

《江西草药》：治痈疽肿毒：鲜天葵根适量，捣烂外敷。治疬痒：紫背天葵子，每岁用一粒，同鲫鱼捣烂敷。

《医宗汇编》《浙江民间草药》：治瘰疬、乳癌：天葵根五分，象贝二至三钱，煅牡蛎三至四钱，甘草一钱。同煎服数次。

《贵阳民间药草》：治母猪疯、羊痫疯：千年耗子屎五至七颗（约一钱）。研成细末，发病前用烧酒吞服，连用三至五剂。《贵阳民间药草》：治眼翳：千年耗子屎根五个。捣取汁，合人乳点眼。

【现代鲜用】

1. 痈肿　取天葵子适量，洗净捣碎，加入适量蜂蜜调成糊膏（宜现配现用）。先用温盐水冲洗患处，拭干后再敷上药膏。敷药范围应较炎症范围稍大，厚 1 ~ 2 cm。每日敷药 2 ~ 3 次，严重者夜间亦须敷药。治疗 5 例痈肿，病灶范围约直径 4 ~ 8 cm，经敷药 14 ~ 34 次，5 ~ 13 d 治愈。

【不良反应】

《四川中药志》：脾虚便溏和小便清利者忌用。

【防范措施与禁忌】

严格掌握适应证：脾胃虚寒和小便清利者不宜用。

【中药小故事】

天葵子因其外形像老鼠屎，所以又成为千年老鼠屎。

仙人掌

【来源】仙人掌科植物仙人掌及绿仙人掌 *Opuntia dillenii*（Ker–Gaw.）Haw.［*Cactus dillenii* Ker–Gaw.］的根及茎。

【性味归经】苦；性寒。归心；肺；胃经。

【功能】行气活血，清热解毒，凉血止血，清肺止咳。

【主治】主胃痛，痞块，痢疾，喉痛，肺热咳嗽，肺痨咯血，吐血，痔血，疮疡疔疖，乳痈，痒腮，癣疾，蛇虫咬伤，烫伤，冻伤。

【化学成分】

茎含槲皮素 -3- 葡萄糖苷、树脂、酒石酸、蛋白质。花含异鼠李素和槲皮素的苷、苹果酸、琥珀酸等。果实含蛋白质，还含有 D- 半乳糖和 D- 阿拉伯糖以分子比为 3∶1 组成的聚糖。种子含脂肪油。

【干燥方法】

仙人掌真空冷冻干燥实验条件为真空度 20 ~ 40 Pa，冷却温度 −70 ℃，升华温度 50 ℃，真空冷冻干燥 24 h。

【药理作用】

1. 降血糖　有研究发现仙人掌能显著降低四氧嘧啶诱发糖尿病大鼠的血糖，而且其降糖作用与给药剂量有关。仙人掌粉高剂量还能显著降低糖尿病大鼠 24 h 尿量。饮用仙人掌汁液的糖尿病大鼠葡萄糖耐量及血清胰岛素水平恢复正常。

2. 调节免疫系统　小鼠灌胃仙人掌粗多糖能使正常小鼠胸腺及脾脏重量增加，提高网状内皮系统的吞噬能力，同时具有抗机体疲劳及抗炎作用。仙人掌提取物可提高末梢血白细胞总数，并主要提高单核细胞数量，进而使组织中的巨噬细胞数增加，同时，使单核细胞、巨噬细胞的吞噬功能增强，还能明显拮抗环磷酰胺所致的白细胞（WBC）减少。但大剂量有一定的免疫抑制作用。

3. 降血脂、减肥　由仙人掌中提取可降低血中低密度脂蛋白（LDL）及肝中游离和结合的胆固醇水平。其降低固醇水平的机制可能是增加胆汁酸排泄，并阻断肠肝循环。新鲜仙人掌水提取物可提高离体豚鼠、雄性大鼠脂肪组织游离脂肪酸的释放量，调节脂肪代谢，促进脂肪在肝脏和组织中的分解，抑制脂肪在肝脏内的合成。

4. 抗胃溃疡　仙人掌提取物对利舍平致小鼠胃溃疡模型具有抑制胃酸分泌，降低胃液酸度，减少胃蛋白酶活性的作用；同时又具有保持 PGE2 的分泌平衡，促进溃疡面愈合的作用。仙人掌乙醇提取物对乙醇、牛磺胆酸钠所致大鼠实验性胃黏膜损伤亦有明显的保护作用。

5. 抗炎、镇痛　仙人掌提取物对扭体法致痛的小鼠具有显著的镇痛作用，还能延长温浴法痛阈潜伏期。

6. 抗应激　仙人掌能提高老年小鼠的抗应激能力，能显著延长老龄小鼠游泳时间和耐高温时间，提高老龄小鼠在常压缺氧条件下的生存时间，降低小鼠在低温环境下死亡率。仙人掌水煎液提高小鼠在高温及低温等不同的应激状态下机体的适应能力，延长生存时间，具有显著的抗应激作用。

7. 延缓衰老　仙人掌能降低 D- 半乳糖衰老模型小鼠肝、脑组织 MDA 含量，提高全血、脑 GSH-Px 及血清、脑中 SOD 活力，并阻抗小鼠体重及胸腺指数下降。

8. 其他作用　仙人掌提取液对唾液淀粉酶和胰淀粉酶均有激活作用，有促凝血作用。

【毒理研究】

仙人掌醇提取物对小鼠灌胃的 LD_{30} 为 3 981 mg/kg，相当于生药 19.9 g/kg。连续用药 7 d，小鼠血常规、肝肾功能化验结果未见显著差异，13 种脏器做病理解剖学及病理组织学检查均未见病理学改变，提示仙人掌醇提取物具有良好的安全性。仙人掌亦无致突变作用。

【古代鲜用】

《本草求原》：消诸痞初起，洗痔。

《分类草药性》：专治气痛，消肿毒、恶疮。

《贵州民间方药集》：为健胃滋养强壮剂，又可补脾，镇咳，安神。治心胃气痛，蛇伤，浮肿。

《民间常用草药汇编》：为解热镇静剂。治喉痛，疗疔毒及烫伤，又治精神失常。外用治小儿急惊风。

《陆川本草》：消炎解毒，排脓生肌。主治疮痈疖肿，咳嗽。

《中国药植图鉴》：外皮捣烂可敷火伤，急性乳腺炎，并治足胝。煎水服，可治痢疾。

《湖南药物志》：消肿止痛，行气活血，祛湿退热，生肌。

《闽东本草》：能去瘀，解肠毒，健胃，止痛，滋补，舒筋活络，疗伤止血。治肠风痔漏下血，肺痈，胃痛，跌打损伤。

《广西中草药》：止泻。治肠炎腹泻。

【现代鲜用】

1. 急性乳腺炎　将仙人掌 450 g 捣碎，加入 50 ~ 55 ℃热水，用毛巾热敷硬块处，同时在乳房四周轻轻按摩，加压疏通，使郁积的乳汁排出（不要用力挤或按压），直至乳汁排空。每日 3 次，每次 40 min，共治疗 12 例。结果：治疗后体温均降至正常，乳房肿块及胀痛消失。2 d 治愈者 7 例，3 d 治愈者 3 例，7 d 治愈者 2 例。

2. 腮腺炎　共观察 238 例，随机分为治疗组 128 例，对照组 110 例。对照组采用输液、抗病毒治疗。治疗组在对照组治疗基础上取鲜仙人掌 1 ~ 2 块，去外皮及刺后捣烂如泥，外敷于颜面肿痛处，并用纱布覆盖后胶布固定。每日 1 次，3 d 为 1 个疗程，连用 1 ~ 3 个疗程。结果：治疗组治愈 98 例，好转 24 例，无效 6 例，总有效率

95.31%；对照组治愈 73 例，好转 21 例，无效 16 例，总有效率 85.45%。两组疗效比较有明显差异（$P < 0.01$）。

3. 无菌性炎症　取仙人掌鲜品去刺，捣烂外敷肿痛部位，每日 1 ~ 2 次。皮肤破溃处勿敷。3 d 为 1 个疗程，1 个疗程结束后仍有肿痛者可行第二疗程治疗。共治疗 60 例，结果：痊愈 26 例，显效 18 例，有效 14 例，无效 2 例。总有效率 96.7%。

【不良反应】

《岭南杂记》：其汁人目，使人失明。

《广西本草选编》：孕妇慎服。

《闽东本草》：虚寒者忌用。并忌铁器。

【防范措施与禁忌】

严格掌握适应证：虚寒证及孕妇慎用。

【中药小故事】

仙人掌是世界上最柔弱的东西，她娇嫩如水，稍一触碰便失去了生命。上帝不忍，在她的心上加上了一套盔甲，坚硬如铁，上面还带有伤人的钢刺。从此，再也没有人能看到仙人掌之心了，凡是接近她的生物都会鲜血淋漓。很久之后，有一位勇者要铲除这恶物，剑出刀落，仙人掌变成了两半，从中却是绿色的液体。原来，那是被封存的仙人掌之心，由于无人了解其中的寂寞，化成了滴滴泪珠。所以仙人掌的花语是——坚强。

鬼针草

【来源】菊科植物鬼针草 *Bidens bipinnata* L. 的全草。

【性味归经】苦，平。归肝、肺、大肠经。

【功能】清热解毒，散瘀消肿。

【主治】用于阑尾炎，肾炎，胆囊炎，肠炎，细菌性痢疾，肝炎，腹膜炎，上呼吸道感染，扁桃体炎，喉炎，闭经，烫伤，毒蛇咬伤，跌打损伤，皮肤感染，小儿惊风、疳积等症。

【化学成分】

从鬼针草 95% 乙醇提取物中分离得到 18 个化合物，分别鉴定为槲皮素 -5-O-β-D 吡喃葡萄糖苷、奥卡宁 -4′-O-β-D-（2″,4″,6″- 三乙酰基）- 吡喃葡萄糖苷、奥卡宁 -4′-O-β-D-（3″,4″- 二乙酰基 -6″- 反式 - 对 - 香豆酰基）- 吡喃葡萄糖苷、木犀草素 -7-O-β-D- 吡喃葡萄糖苷、山柰酚 -7-O-β-D- 吡喃葡萄糖苷、山柰酚 -3-O-β-D- 芸香糖苷、槲皮素 -3-O-β-D- 吡喃葡萄糖苷、槲皮素 -7-O-β-D- 吡喃葡萄糖苷、金丝桃苷、芦丁、柚皮素、芹菜素、槲皮素（13）、5,7- 二羟基色原酮 -7-O-β-D- 葡萄糖苷、咖啡酸、没食子酸、β- 谷甾醇、胡萝卜苷。

【干燥方法】

将鲜鬼针草除去杂质、洗净，用切片机切成 3 ~ 5 mm 的段，速冻至 −30 ℃，按照冻干曲线设定参数操作，最终加热温度设定为 −50 ℃，真空度保持在 50 ~ 70 Pa，到物料温度为 50 ℃时为止。

【药理作用】

1. 对中枢神经系统的作用　扭体法和热板法均证实，鬼针草注射液给小鼠腹腔注射有一定镇痛作用，但其强度不及吗啡。

2. 抗高血脂及血栓　鬼针草和小花鬼针草混合水浸膏，无论是预防给药或治疗给药均有明显的降低胆固醇和 β 脂蛋白的作用，给大鼠静注对实验性动脉血栓形成有明显的抑制作用。

3. 抗胃溃疡作用小花鬼针　鬼针草注射液对组胺溃疡、可的松溃疡无效。

4. 对胃肠道平滑肌作用　鬼针草注射液对豚鼠离体胃纵行肌条的收缩、振幅、张力无明显影响，也无对抗乙酰胆碱的收缩作用，静注能完全抑制平滑肌的运动，腹腔注射能抑制小鼠肠道对炭末的推进作用。

5. 抗炎　鬼针草中的新天然成分——鬼针聚炔苷（bipinnatpolyacety lenic loside）能明显抑制巴豆油诱发的小鼠耳壳肿胀及蛋清性足肿胀，降低大鼠棉球肉芽肿重量，还能显著抑制小鼠毛细血管通透性和醋酸至炎的大鼠的白细胞游走，鬼针草中的黄酮混晶也有较好的抗炎作用。

6. 抗肿瘤　鬼针草 5 种提取成分对体外培养的二种不同白血病细胞 HL−60，Vg37 均有不同程度的抑制作用，其中聚炔苷混晶和鬼针聚炔苷活性为最佳。

7. 降糖　鬼针草 95% 乙醇提取物灌胃 7 d 后，能降低正常小鼠和四氧嘧啶高血糖小鼠的血糖。

【毒理研究】

毒性小鼠腹腔注射鬼针草注射液的 LD_{50} 为 173 g/kg，体外无溶血作用。对家兔角膜也无刺激作用，肌内注射局部组织有充血现象。

【古代鲜用】

《本草拾遗》：主蛇及蜘蛛咬，杵碎敷之，亦杵绞汁服。

《本草纲目》：涂蝎虿伤。

《泉州本草》：消瘀，镇痛，敛金疮。治心腹结痛，产后瘀血，月经不通，金疮出血，肠出血，出血性下痢，尿血。

《福建民间草药》：散瘀活血，消痈解毒。

《江苏植药志》：捣汁敷，止血。

《中国药植图鉴》：煎服，治痢疾，咽喉肿痛，噎膈反胃，贲门痉挛及食道扩张等症。有解毒，止泻，解热功效。近用治盲肠炎。

《闽东本草》：治肠痈，淋浊，疟疾，黄疸，小便不利，跌打损伤。

【现代鲜用】

1. 预防感冒、流感　将野菊花30 g，鬼针草60 g（鲜品倍量），浓煎至50 ~ 100 ml，每星期1次，连续服用。共用于248例，经5个月观察，在有严重流感疫情的情况下，只发生普通感冒3例，发病率为1.2%。对照组206例，发生流感5例，普通感冒8例，发病率为6.3%。

2. 小儿腹泻　观察婴儿腹泻289例，急性腹泻168例，迁延性腹泻86例，慢性腹泻35例。方法：每日用鬼针草鲜品300 g加水煎汤，取药液600 ml，置小盆内，待药液不烫手时（约42 ℃），将婴儿双足置于药液内进行洗浴，视腹泻程度决定洗足高度，最高不超过外踝尖。每日早晚各1次。另取药液擦洗患儿脐部，并以干棉球蘸取少许药液敷于脐孔处，以伤湿止痛膏固定，每日一换，3 d为1个疗程。结果：治愈249例，好转21例，未愈19例。总有效率93.43%。

3. 急性黄疸型肝炎　将黄牛木叶60 g，鬼针草全草60 g，水煎至300 ml，成人每次口服150 ml，每日2次，儿童酌减。20 d为1个疗程。共观察43例。结果：治愈39例，好转4例。治愈率为90.7%，治愈时间平均26.6 d。

【不良反应】

孕妇忌服。

【防范措施与禁忌】

严格掌握适应证：孕妇忌服。

甘　蔗

【来源】禾本科植物甘蔗 *Saccharum sinensis* Roxb. 的茎秆。

【性味归经】味甘、寒。归肺、脾、胃经。

【功能】清热生津、润燥和中、解毒。

【主治】烦热，消渴，呕哕反胃，虚热咳嗽，大便燥结，痈疽疮肿。

【化学成分】

每 100 g 可食部分中，含水分 84 g、蛋白质 0.2 g、脂肪 0.5 g、碳水化合物 12 g、钙 8 mg、磷 4 mg、铁 1.3 mg。蔗汁中含多种氨基酸，有天门冬素、天门冬氨酸、谷氨酸、丝氨酸、丙氨酸、缬氨酸、亮氨酸、正亮氨酸、赖氨酸、羟丁氨酸、谷氨酰胺、脯氨酸、酪氨酸、胱氨酸和苯丙氨酸、γ－氨基丁酸等。还含甲基延胡索酸、延胡索酸、琥珀酸、乌头酸、甘醇酸、苹果酸、柠檬酸和草酸等有机酸。还含维生素 B_1、B_2、B_6、C。此外，甘蔗叶中的黄酮含量非常丰富，还含有咖啡酸、羟基－顺式桂皮酸等有机酸类化合物，以及木脂素类、萜类等多种成分。

【干燥方法】

蔗汁先在超低温冷冻冰箱内预冻至 −65 ℃，再在冻干室真空度为 133×10^3 mbar，冷阱器表面温度为 −53 ℃的条件下，采用外界空气传热的方式进行干燥，当冷冻瓶内物料与外界温度相等时即认定冻干结束，其中装料厚度为 0.5 cm，入料锤度为 20°Bx。

【药理作用】

1. 抑菌　甘蔗叶提取物对金黄色葡萄球菌、大肠埃希氏菌、铜绿假单胞菌、伤寒沙门氏菌、枯草芽孢杆菌和肺炎克雷伯氏菌均有不同程度的抑制作用，而对溶血性链球菌和肺炎链球菌无作用。

2. 抗氧化　甘蔗叶提取物具有较强的清除自由基能力。

3. 调节免疫系统　甘蔗渣多糖能显著提高免疫器官重量，增强小鼠巨噬细胞的吞噬功能，提高迟发性超敏反应（DTH）和促进免疫球蛋白 M（IgM）、溶血空斑形成并且增加 T 细胞百分比和淋巴细胞转化率，具有显著提高免疫抑制小鼠免疫功能的作用。

4. 抗癌　甘蔗制糖过程中提出的糖蜜内，含有一种由五碳糖和六碳糖组成的多糖体，这种多糖体对小鼠艾氏癌和肉瘤 −180 具有一定的抑制作用。

【毒理研究】

甘蔗本身无毒，但由于保存不当，会导致霉变，出现恶心，腹泻等消化系统病，严重者会出现引起脑组织弥漫性水肿和多发性软化灶等中毒性脑病。

【古代鲜用】

《名医别录》：主下气和中，助脾胃，利大肠。

《食疗本草》：主补气，兼下气。

《日华子本草》：利大小肠，下气痢，补脾，消痰止渴，除心烦热。《日华子本草》又谓沙糖能解酒毒，则不知既经煎炼，便能助酒为热，与生浆之性异矣。

《日用本草》：止虚热烦渴，解酒毒。

《本草纲目》：蔗，脾之果也，其浆甘寒，能泻火热。煎炼成糖，则甘温而助湿热，所谓积温成热也。蔗浆消渴解酒，自古称之，而孟诜乃谓共酒食发痰者，岂不知其有解酒除热之功耶。

《滇南本草》：治百毒诸疮，痈疽发背，捣烂敷之；汁：治心神恍惚，神魂不定，中风失音，冲开水下。又熬饧食，和胃更佳。

《滇南本草图说》：同姜汁服，可解河豚毒。

《本草经疏》：甘蔗，为稼穑之化，其味先入脾，故能助脾气，脾主中州，故主和中。甘寒除热润燥，故主下气利大肠也。

《大明》谓其消痰止渴，除心胸烦热，解酒毒。今人用以治噎膈、反胃呕吐，大便燥结，皆取其除热、生津、润燥之功耳。

《本草再新》：和中清火，平肝健脾，生津止渴，治吐泻、疟、痢，解疮火诸毒。

《玉楸药解》：行经泄火，散肿消毒。

《玉楸药解》：蔗浆，解酒清肺，土燥者最宜。阳衰湿旺者服之，亦能寒中下利。《本草》谓其下气止呕，则虽属甘缓，亦颇疏利不壅，与白沙糖性平功用相仿。

《随息居饮食谱》：利咽喉，强筋骨，息风养血，大补脾阴。

《本草纲目拾遗》：黄海若云，凡痘疹不出，及闷痘不发，毒盛胀满者，此痘属急症，宜青皮甘蔗榨汁与食，不时频进，则痘立起，其寒散、解毒之功，过于蚯蚓、白鸽，惜人不知其功用。

【现代鲜用】

甘蔗在现代临床中主要采用食疗的形式。与干姜同用可用来治疗呕吐；与百合、荸荠汁，三者合用对慢性咽炎效果极佳；对燥热干咳患者采用甘蔗与粳米配合治疗，取得较好的效果；此外，与甘草同用可治婴儿湿疹。

【不良反应】

食用被真菌感染变质的甘蔗，会引起呕吐、抽搐、昏迷等中毒症状。

《本草汇言》记载："多食久食，善发湿火，为痰、胀、呕、嗽之疾。"

【防范措施与禁忌】

脾胃虚寒者慎服。

《本草经疏》：胃寒呕吐，中满滑泄者忌之。

【中药小故事】

顾恺之非常喜欢吃甘蔗。他每次吃甘蔗，都是先从甘蔗尾吃起，慢慢才吃到甘蔗头。这正好和一般人的吃法相反。有人问他为什么这样吃，顾恺之回答说："这样吃才能渐至佳境呀！"这里的"渐至佳境"，是指"越来越有味道"。现在常常用"倒吃甘蔗"来形容事物"渐渐进入美好的状况"，就是从顾恺之这件趣事开始的。

丝瓜叶

【来源】葫芦科植物丝瓜 *Luffa cylindrica*（L.）Roem. 和粤丝瓜 *Luffa acutangula*（L.）Roxb. 的叶片。

【性味归经】味苦，性微寒。归肺、肝经。

【功能】清热解毒，止血，祛暑。

【主治】痈疽，疔肿，疮癣，蛇咬，汤火伤，咽喉肿痛，创伤出血，暑热烦渴。

【化学成分】

丝瓜叶含三萜类及其皂苷成分：21β-羟基齐墩果酸、3-O-β-D-吡喃葡萄糖基马勘斯里酸、3-O-β-D-吡喃葡萄糖基-2α-羟基棉根皂苷元、21β-羟基常春藤皂苷元-3-O-β-D-吡喃葡萄糖苷、丝瓜素A（即21β-羟基棉根皂苷元）、齐墩果酸二葡萄糖苷、齐墩果酸葡萄糖-28-二葡萄糖苷、常春藤皂苷元、丝瓜苷A、B、C、D、E、F、G、H、人参皂苷-Re及Rg1、剑叶落酸内酯等。此外，还有黄酮类成分：芹菜素、挥发油，丙二酸、棕榈酸、亚油酸、亚麻酸和高级烷烃。又含甲氨甲酸萘酯、磺基奎诺糖基二脂酰基甘油等。

【干燥方法】

将鲜丝瓜叶除去杂质、洗净，用切片机切成2 cm左右的片，速冻至−30 ℃，按照冻干曲线设定参数操作，最终加热温度设定为−50 ℃，真空度保持在50～70 Pa，到物料温度为50 ℃时为止。

【药理作用】

1. 兴奋胃肠道平滑肌　丝瓜叶或全草的水提取物（煎剂加酒精除去沉淀者）可明显降低乙酰胆碱对离休豚鼠回肠的收缩作用，对组织胺的作用也有相似影响，但较弱。煎剂对回肠则有轻度兴奋作用，对离体兔子宫有非常显著的兴奋作用。水提取物对离体兔十二指肠无明显作用。对大鼠横膈—膈神经也无作用。煎剂对蟾蜍腹直肌则有明显兴奋作用。

2. 降压　丝瓜叶在大鼠后肢灌流试验中无明显作用，麻醉狗静脉注射0.1 g生药/kg，有降压作用。

3. 抗炎　有研究证明干燥丝瓜叶水煎液在一定剂量范围内，能明显抑制二甲苯致耳肿胀程度和角叉菜胶诱导小鼠足跖肿胀程度，减轻肉芽肿重量。表明干燥丝瓜叶水煎液具有抗炎作用。

4. 抗脑缺血　丝瓜叶含成分L-6a和L-10，有研究发现L-6a有明显促进脑障碍大鼠脑功能恢复的作用；L-10 对大鼠脑功能恢复有一定的促进作用。

5. 抗氧化　丝瓜叶乙醇和乙酸乙酯提取物对 NO 和 DPPH 自由基均有显著的清除作用，对脂质过氧化和自由基介导的还原型谷胱甘肽的氧化也有显著的抑制作用。

6. 保肝　丝瓜叶乙醇提取物对四氯化碳复制肝损伤大鼠模型有一定效果，有研究证明大鼠的 ALT、AST、ALP 和总胆红素水平恢复正常。

7. 抗肿瘤　丝瓜叶乙醇提取物能够降低乳腺癌细胞存活率，对管腔 A 型、管腔 B 型和三阴性三种亚型的乳腺癌细胞均有细胞毒性效应。

【毒理研究】

腹腔注射煎剂 1 g 生药 / 只，无明显毒性。

用丝瓜叶、卷须、雄花雷及初嫩侧藤喂兔，叶片占多数，喂食 5 ~ 7 d，兔子出现脱毛，15 ~ 21 d 内逐渐性消瘦，皮包骨，最后衰竭死亡。

【古代鲜用】

《本草纲目》：癣疮，频接掺之，疔痈疽，丁肿，卵颓。

《本经逢原》：捣汁生服，解蛇伤毒，以滓盦伤处，干即易之。

《随息居饮食谱》：消暑解毒。治痧秽腹痛，绞汁服。

《岭南采药录》：煎服，治鹅喉。

《广州植物志》：捣烂，治痈疽和小儿夏月皮肤病，有消肿退炎之效。

【现代鲜用】

1. 神经性皮炎　①取鲜丝瓜叶洗净，搓碎后在局部摩擦，直至局部发红、见隐血为止。每 7 d 1 次，2 次为一疗程。一般 1 ~ 2 疗程，可获近期疗效；②鲜丝瓜叶适量，捣烂取汁涂搽患处。每日 2 次，连用 15 ~ 20 d 可愈。

2. 痈疽　选用粗糙无毛的新鲜丝瓜老叶片，放入消毒的石钵内捣烂如泥糊状，将备好的丝瓜叶泥外敷在痈肿部位，每日换药 2 次，所治 9 例，除 1 例症状减轻外，治愈 8 例，简单方便，疗效显著，且无毒副作用。

3. 痱子　鲜丝瓜叶 100 g，捣烂取汁，加少许明矾涂抹患处。每日 1 次。也可用丝瓜叶 100 g，黄柏 20 g，晒干后研末撒于患处，每日 1 ~ 2 次。

4. 汗斑　丝瓜叶、硼砂、冰片适量，共捣烂外敷患处，每日 1 ~ 2 次。

5. 荨麻疹　取鲜丝瓜叶在患处反复用力搓擦，3 ~ 5 d 疹块会消失。

6. 粉刺　鲜嫩丝瓜叶适量，捣烂取汁涂搽患处。或用嫩叶丝瓜叶捣烂敷患处，每日换药 1 ~ 2 次。

7. 可用于扁平疣　鲜丝瓜叶数片，以针尖挑破较大扁平优表皮后，用丝瓜叶反复用力摩擦疣区的皮损部位至红、痛为止。在用药后 1 h 内勿用水洗涤患处，连用 1 个月。

8. 带状疱疹　取鲜丝瓜叶若干，榨汁存放于干净器皿内备用。患处用生理盐水擦洗干净，再用药绵蘸鲜丝瓜叶涂搽患处，干后再搽。一般涂搽，当天疼痛感轻，大多数在 3 ~ 4 d 痊愈。

芫 荽

【来源】伞形科植物鞠荽 *Coriandrum sativum* L. 的全草。

【性味归经】味辛，性温。归肺、胃经。

【功能】发表透疹，健胃。

【主治】麻疹初期不易透发，食滞胃痛，痞闭。

【化学成分】

芫荽的主要有效成分为挥发性物质，同时，还包括黄酮、香豆素、酚酸类等多种成分。挥发性物质以脂肪醛类化合物和脂肪醇类化合物为主，除此之外还有烷烃类、烯烃类等化合物，醛类化合物主要以正癸醛、壬醛、2- 十三烯醛、月桂醛为主，醇类物质主要包括：芳樟醇、芫荽醇、橙花醇等。黄酮类化合物有山奈酚、槲皮素、3′- 甲氧基槲皮素、4′- 甲氧基槲皮素和金合欢素等。芫荽不同部位所含香豆素类成分也具有差异，地上部分含异香豆精、二氢芫荽异香豆精和异香豆酮 A、异香豆酮 B 这 4 个异香豆精类物质，叶片成分则为：香柑内酯、欧前胡内酯、伞形花内酯、花椒毒酚和东莨菪素。此外，芫荽含有维生素 C、芸香苷、槲皮素 -3- 葡萄糖醛酸苷、异槲皮苷、糖类、蛋白质、氨基酸以及铝、铁、钡、铜等无机元素。

【干燥方法】

新鲜芫荽清洗、去根及老叶、切碎（长度 0.4 mm）、沥干，在温度 40 ℃、芫荽重量 400 g/ 层条件下冷冻干燥，冻干时间为 12.5 h。

【药理作用】

1. 抗氧化　有研究表明芫荽对 DNA 氧化损伤有保护作用，对牛血清蛋白的损伤有保护，芫荽提取物对 DPPH 自由基有清楚能力，表明芫荽提取物具有较好的抗氧化活性。

2. 抑菌　芫荽总黄酮对枯草芽孢杆菌、金黄色葡萄球菌、大肠杆菌、绿脓杆菌、黑曲霉均有抑菌活性；此外，芫荽挥发油可抑制大肠杆菌和巨大芽孢杆菌的生长，还对革兰氏阴性菌如假单胞菌、欧文氏菌、黄单胞菌和农杆菌，革兰氏阳性菌如棒形杆菌、短小杆菌和红球菌等均有生长抑制作用。

3. 抗炎　芫荽精油与芫荽提取液能够有效修复肠道损伤，芫荽精油能更有效地缓解结肠炎。同时，芫荽的有效物质芳樟醇是草本植物精油发挥抗炎症作用的主要成分。

4. 抗糖尿病　芫荽籽提取物干预后降低了糖尿病大鼠的血清葡萄糖，增加了胰腺β细胞的胰岛素释放。

5. 抗焦虑　使用升高迷宫建立焦虑动物模型，用芫荽水提取物进行灌胃，发现芫荽水提取物能够显著降低了自发活动和神经肌肉协调，并且可能具有潜在的镇静和肌肉松弛作用。同时，100 mg/kg 和 200 mg/kg 剂量的芫荽提取物能够产生与地西泮几乎相似的抗焦虑作用。

6. 其他作用　芫荽还具有促进消化、镇痛、抗惊厥、抗肿瘤、降血脂、等作用。

【古代鲜用】

《备急千金要方》：众蛇海，合口椒、胡荽苗等分。捣敷之。

《兵部手集方》：小儿赤丹不止胡荽汁敷之。

《饮膳正要》：消谷，补五藏不足，通利小便。

《本草纲目》：芫荽子辛、酸，无毒，辛能行气止痛，酸能制蛔。

《本草易读》：起痘疹而辟恶气，通诸窍而发痼疾。疹痘不快，芫荽二两切，酒煎沃之，候冷口含遍之，勿头面。

《本草便读》：芫荽一名胡荽，辛温入肺胃，散寒快气，食之爽口，腹辟秽恶，毕竟芫荽辛臭之品，故道家列为五荤之一。人之血气，闻香则顺，闻臭则逆，若痘疹不起，欲用此宣发，吾恐欲顺反逆，不如求之他药为稳耳。

【现代鲜用】

1. 高血压　用鲜香菜 10 g，加葛根 10 g 水煎服，早晚各 1 次，每次服 50 ml，服 10 d 为 1 个疗程，对治疗高血压有辅助疗效。

2. 呕吐反胃　鲜草适量捣汁 1 匙，甘蔗汁 2 匙，加热温服，每日 2 次。

3. 麻疹　69 例麻疹患者，采用新鲜芫荽煎汁擦洗全身，69 例麻疹患者使用后无不适感，临床疗效较好。

4. 新生儿硬肿症　采用芫荽联合韭菜水外洗对 88 例新生儿硬肿症患者治疗：对患儿分组，设治疗组和对照组进行芫荽韭菜水外洗治疗，治疗组在治愈天数、总有效率均明显优于对照组。

5. 暑温高热　以石膏作主药，与鲜芫荽两药水煎，石膏芫荽汤用于治疗暑温高热 30 例，治愈率 90%，效果良好。

【不良反应】

芫荽过量服用对人的精神及眼睛非常不利。同时，如果多食、久食芫荽，不仅容易耗气损精神，严重时会加重气虚现象。

《饮食须知》：“多食伤神健忘出汗，有狐臭、口气、齿、香港脚、金疮者，并不可食。久病患食之脚软。同斜蒿食，令人汗臭难瘥，根发痼疾。”

【防范措施与禁忌】

芫荽性温，因热毒壅盛而非风寒外来所致的疹出不透者忌食。

小儿麻疹已经透发后即不能食用。

患有癌症、慢性皮肤病和眼病、气虚体弱和患有胃及十二指肠溃疡之人不宜多食。

凡服一切补药及白术、牡丹皮者，忌之。

勿同猪肉食。

腐烂、发黄的芫荽不可食用，防止毒素中毒。

【中药小故事】

相传，一日早晨，玉女去取梳头油，到玉皇宫为王母娘娘梳妆，正撞见天上的老鼠精在偷油喝，老鼠精见玉女进来，心里一慌手一滑，“咣啷”一声，梳头油壶掉在地上打得粉碎，油止不住地往人间滴，落到凡间的无名草上。从此，无名草满身香气，成为人们餐桌上佳肴里的配角芫荽。

猪胆汁

【来源】猪科动物猪 *Sus scrofadomestica* Brisson. 的胆汁。

【性味归经】味苦，性寒。归肝、胆、肺、大肠经。

【功能】清热，润燥，解毒。

【主治】热病里热燥渴、便秘，黄疸，百日咳，哮喘，泄泻，痢疾，目赤，喉痹，聤耳，痈肿疔疮。

【化学成分】

猪胆汁中主要成分为胆汁酸类，胆色素、粘蛋白、脂类及无机物等。胆汁酸中有鹅脱氧胆酸、3α- 羟基 -6- 氧 -5α- 胆烷酸和石胆酸，它们几乎完全与甘氨酸结合而存在。另含猪胆酸、猪脱氧胆酸、3β, 6α- 二羟基胆烷酸等。

【干燥方法】

参考熊胆汁的干燥方式，我们采用以下方法对猪胆汁进行干燥：取 25 cm × 15 cm 搪瓷盘，预先铺上一张 32 cm × 2 cm 的涤沦薄膜，使膜的四边高于方盘的四边，然后将猪胆汁倒在盘中膜上，将方盘平放于真空干燥箱内，40 ℃真空干燥 24 h。取出，轻揉涤纶薄膜，干燥的胆汁即从膜上脱落。

【药理作用】

1. 镇咳平喘　猪胆汁中的胆汁酸对 SO_2 诱发咳嗽的小白鼠具有延长诱发咳嗽潜伏

期和减少单位时间内咳嗽次数的效果。

2. 消炎、抗过敏　猪胆汁中的牛磺酸（化学名 2- 氨基乙磺酸）因具有镇静消炎药被中国药典二部收载。猪胆粉对 OA 致敏豚鼠离体回肠肌具有快速抑制过敏性收缩作用，对大鼠被动皮肤过敏反应具有明显的抑制作用，对 2,4- 二硝基氯苯所致小鼠耳廓皮肤迟发型超敏反应有明显的抑制作用，猪胆粉具有明显的抗过敏作用。

3. 抑菌　采用试管法，观察猪胆汁乙醇提取物对细菌生长的影响，结果发现猪胆汁乙醇提取物对大肠杆菌、痢疾杆菌、肺炎球菌、金黄色葡萄球菌的生长均有明显抑制作用。

4. 调节消化系统　采用离体与在体两种方法观察猪胆汁乙醇提取物对小鼠、家兔消化功能的影响，结果发现，猪胆汁乙醇提取物能够减弱家兔离体肠平滑肌收缩，抑制小鼠小肠碳墨推进率，缓解蓖麻油所致小鼠腹泻。通过观察离体豚鼠回肠实验，结果表明，猪胆粉可引起肠管明显收缩，有明显抑制胆碱脂酶的作用。

5. 其他作用　甘氨脱氧胆酸钠可明显抑制肝癌 SMMC7721 细胞增殖，小剂量即可诱导肝癌细胞凋亡，大剂量时可引起细胞坏死。给小鼠以猪胆粉进行灌胃，发现猪胆粉能够明显延长硫喷妥钠诱导的睡眠时间，并能防止印防己毒素所致惊厥，具有明显的镇静作用。猪胆汁能够抑制离体蛙心，在蛙全身灌流时能扩张血管，若注入血循环，可引起皂苷样作用，导致溶血。

【毒理研究】

猪胆汁大剂量能够抑制心脏及神经，对神经、肌肉有直接的毒性作用。小鼠急性中毒试验测定其半数致死量（LD_{50}）为：腹腔注射 LD_{50} 462 ± 35（SD）mg/kg，口服 LD_{50} > 1 g/kg。

【古代鲜用】

《名医别录》：疗伤寒热渴。

《本草拾遗》：主小儿头疮，取胆汁敷之。

《本草图经》：主骨热劳极，伤寒及渴疾，小儿五疳，杀虫。

《本草纲目》：通小便，敷恶疮，杀疳匿，治日赤、目翳，明目，清心脏，凉肝脾。《本草纲目》：方家用猪胆，取其寒能胜热，滑能润燥，苦能入心，又能去肝胆之火也。

《随息居饮食谱》：补胆，清热，治热痢，通热秘。治厥颠疾。

【现代鲜用】

1. 预防白喉　取新鲜猪胆汁，或猪、鱼胆汁混合，加等量砂糖，蒸 30 ~ 60 min。托儿所小孩每次服 1 ~ 2 ml，幼儿园小孩每次服 2 ~ 3 ml，每天服 2 次，连服 4 天。咽拭培养阳性的隔 1 个月再服 4 d。曾先后在流行区的托儿所、幼儿园用上法给药 2 046

人，经1年以上观察，无1例发病。其中320人在服药前做过咽液培养，阳性带菌者34人，经第1次服药后1～2周复查，28例转阴，4例第2次服药后转阴。同时期散居的儿童未经预防服药者有4例发病。经3次抑菌试验，证明猪胆汁对白喉杆菌有一定的抑菌能力，但无杀灭作用。

2. *急性胃肠炎、菌痢等* 用新鲜猪胆汁100 ml，加入绿豆粉500 g，混合搅拌，制成药丸（绿胆丸）。成人每次2～3钱，儿童每次3分，日服3～4次。治疗急性胃肠炎31例，治愈28例，好转1例，无效2例：细菌性痢疾26例，治愈24例，好转2例；慢性肠炎4例，治愈2例，好转1例。无效1例；小儿单纯性消化不良4例，治愈3例，好转1例；卡他性肠炎8例，好转1例，无效2例；慢性结肠炎7例，治愈3例，好转2例，无效2例；泌尿系感染13例，治愈12例，好转1例。遇有脱水现象者仍须补液。部分病例在用药1～2 d内即出现疗效，并无副作用。

3. *急性传染性肝炎* 将鲜猪胆汁烘干研粉，装胶囊，治疗黄疸型肝炎10例，用量以黄疸指数为依据，黄疸指数在10～40单位者每次1钱，日服3次；40～70单位者，每日4钱，分3次服；70～100单位者，每日5钱，分3次服。均在服药3 d后消化道症状有不同程度改善，7 d后食量大增；黄疸指数在1～2周内恢复正常，黄疸消失平均9.9 d。疗程11～25 d。随访1年均未复发。有用猪胆汁片（含猪胆汁粉0.2 g），每次1～2片，日服3次，治疗传染性肝炎32例（其中黄疸型7例）。治疗后食欲不振、腹胀、乏力、肝区疼痛等自觉症状均有明显改善，7例黄疸型患者1周后黄疸全部消失；肝肿大26例，治疗后恢复正常者13例，不同程度缩小者8例，无改变者5例；肝功能检查，有前后对照者14例，治疗后对麝香草酚絮状试验及转氨酶等，均有较明显的改善。

4. *慢性气管炎* 用鲜猪胆汁加热浓缩，烘干磨细粉，装入胶囊，每次0.5克，日服3次（空腹开水送下）；治疗143例，近期控制13例（9.03%），显效35例（24.48%）。

5. *妇产科各种手术及炎症感染* 用猪胆汁、黄芩素制成注射液，每次肌肉注射2 ml，每日2次。曾用于卵巢肿瘤切除、宫外孕手术、绝育手术等术后感染，及慢性盆腔炎、尿路感染等疾病计200例，代替抑菌素，有效率92%。取鲜猪胆汁、白矾制成粉剂作宫颈喷撒，曾试治慢性宫颈炎100余例，有一定疗效。

6. *砂眼* 取鲜猪胆汁过滤使呈清亮溶液，用生理盐水稀释成10%浓度，高压消毒后点眼。治疗砂眼患者39人，每次每眼1滴，每日3次，10 d为一疗程。结果痊愈及基本痊愈率为66.67%，较对照组用黄连液点眼的治愈率为高。

7. *慢性化脓性中耳炎* 取鲜猪胆汁烘干研粉，加等量或2倍明矾粉拌匀。用于治疗一般慢性化脓性中耳炎，无骨质破坏和胆脂瘤者。使用前先用双氧水清洗外耳道，拭干后将胆矾粉均匀喷入鼓膜穿孔处。量勿过多，以免妨碍引流。治疗149例，计163

只耳。经 3 次喷药治疗后干耳者为 75.2%，全部病例的干耳率为 96%。治疗次数平均为 3.2 次。多数患者第一次上药后，次日分泌物增多变稀，2 ~ 3 d 后分泌物锐减，逐渐干燥。经较长时期观察，有 26 例复发。防止呼吸道感染，清除鼻咽部感染灶是防止复发的有效措施。实验室对 66 例化脓性中耳炎分泌物用胆矾粉作了抑菌试验，多数细菌均有不同程度的敏感性，而对 抑菌素则产生耐药性。

8. 通便　新鲜猪胆汁经高压蒸汽消毒或煮沸消毒 10 min，冷藏。成人 60 ~ 100 ml，儿童 30 ~ 40 ml，加温至 27 ℃左右作保留灌肠。试用于腹部手术后及产妇便秘，手术后气胀，麻痹性肠梗阻等病人，计 394 例，多数病人经半小时左右可排便，少数病人需延长至 2 h。便量多而自感舒适者 382 例（97%）。6 例肠梗阻病人应用胆汁灌肠后，梗阻现象在短时间内解除，未采用其他方法处理。

【不良反应】

长期大剂量服用猪胆汁能够抑制心脏及神经，对神经、肌肉有直接的毒性作用。

过量或者长期服用会影响肝肾功能，导致肾功能减退和肾衰弱，同时也会影响肝脏解毒能力，致使大量毒素在人体内堆积，严重危害人们的身体健康。

猪胆汁寒凉性较强，长期服用会导致脾胃虚寒或胃脘疼痛，影响人体的消化功能。

【防范措施与禁忌】

脾胃虚弱，食欲不振，便溏或腹泻者慎服。

【中药小故事】

有位远来的中医老专家义诊，善于诊治各种疑难杂症。于是有一位少妇便起早去排队求诊。她向老专家诉说自己的病情：已多日茶饭不思，夜里无眠，身体乏力，日渐消瘦。老中医给她切过脉，观过舌象，便肯定地说：“你心中有太多的苦恼事，体有虚火，并无大病。”少妇听了如遇知音，于是便倾诉心中的种种烦恼。老中医又问起她的另外一些情况：丈夫对你感情如何？少妇脸上有了笑容，说：“他很是疼爱我，结婚十年从未红过脸。”老中医又问：“是否有孩子？”少妇眼里闪出光彩，说：“一个女孩，很聪明，也很懂事。”老中医又问：“种的庄稼年年都遭灾减收吗？”少妇赶忙摇头说：“已经连续三年大丰收了……”老中医边问边写，然后把写满字的两张纸放到少妇面前。一张写着她的苦恼事，一张写着她的快乐事，对少妇说：这两张纸就是治病的药方，你把苦恼事看得太重了，忽视了身边的快乐。说着，老中医让徒弟取来一盆水，一只猪苦胆，把胆汁滴入水盆中，那浓绿色的胆汁在水中淡开，很快便不见了踪影。老中医说：胆汁入水，味则变淡，人生何不如此？少妇颇有所悟。人生是苦是乐，关键在于你心中“苦乐”二字孰轻孰重。

荷 叶

【来源】睡莲科植物莲 *Nelumbo nucifera* Gaertn. 的新鲜叶。

【性味归经】味苦，性平。归肝、脾、胃经。

【功能】清暑化湿，升发清阳，凉血止血。

【主治】暑热烦渴，暑湿泄泻，脾虚泄泻，血热吐衄，便血崩漏。

【化学成分】

荷叶中化学成分主要为生物碱、黄酮、挥发油以及各种微量成分，如有机酸、甾醇、脂质、维生素、多糖等。荷叶中的生物碱种类繁多，按照其母核结构及连接基团的不同，可以分为阿朴啡类、去氢阿朴啡类、单苄基异喹啉类、原阿朴啡类、氧化阿朴啡类、双苄基异喹啉类以及其他类等类型。新鲜荷叶黄酮含量约为 0.1%，常以苷类形式存在。主要有为槲皮素、异槲皮素、山奈酚、杨梅酮。除此之外，新鲜荷叶中的挥发油含量比干燥叶高，通过超临界萃取所得的荷叶挥发油共鉴定出 54 种成分，分离出 66 个峰，相对总含量比率高占其挥发油的 89.45%，除此之外，荷叶中的多糖含量可达到 8% 以上。

【干燥方法】

真空冻干：将新鲜荷叶洗净沥干，冻结温度 −25 ℃，一次、二次干燥温度分别为（−10 ℃，15 ℃），干燥至含水量为 8%。

【药理作用】

1. 抗氧化　有研究表明新鲜荷叶对 DPPH 自由基和超氧阴离子自由基都有较高的清除活性。即新鲜荷叶有较好的抗氧化作用。

2. 止血　鲜荷叶具有使凝血时间显著缩短并且各采收期鲜荷叶的均具有一定的止血作用。表明新鲜荷叶有较好的止血作用。

3. 抗非酒精性脂肪肝　新鲜荷叶对实验性 NAFLD 具有较好的拮抗作用，改善肝脂肪变程度，降低血清总胆固醇（TC）、甘油三酯（TG）、天门冬氨酸转氨酶（AST）及肝脏羟甲戊二酰辅酶 A（HMG−CoA）水平，升高肝脏谷胱甘肽（GSH）、脂蛋白脂肪酶（LPL）水平，调节血栓素 A2（TXA2）与前列腺素 I2（PGI2）的比值。即新鲜荷叶有较好的抗非酒精性脂肪肝作用。

4. 其他作用　荷叶碱具有抑菌、抗惊厥的作用；荷叶里的黄酮类成分具有抗氧化、抗衰老的作用，除此之外，荷叶还具有调血脂、减肥、抗动脉硬化的药理作用。

【毒理研究】

在中药毒性分析指标小毒的 7 项指标中，荷叶符合其中的 5 项指标，荷叶水提物

LD_{50} 以及可信限为急性毒性反应 > 5 000 mg/kg，即荷叶毒性极小，具有广泛的应用前景。

【古代鲜用】

《本草拾遗》：主血胀腹痛，产后胞衣不下，酒煮服之；又主食野菌毒，水煮服之。

《日华子本草》：止渴，并产后口干，心肺燥，烦闷。

《日用本草》：治呕血、吐血。

《本草纲目》：生发元气，裨助脾胃，涩精浊，散瘀血，消水肿、痈肿，发痘疮。治吐血、咯血。衄血、下血，溺血、血淋、崩中、产后恶血、损伤败血。《本草纲目》：按闻人规《痘疹八十一论》云，痘疮已出，复为风寒外袭，则窍闭血凝，其点不长，或变黑色，此为倒靥，必身痛，四肢微厥，但温肌散邪，则热气复行而斑自出也，宜紫背荷叶散治之。盖荷叶能升发阳气，散瘀血，留好血，僵蚕能解结滞之气也，此药易得而活人甚多，胜于人牙、龙脑也。又戴原礼《证治要诀》云，荷叶服之，令人瘦劣，单服可以消阳水浮肿之气。

《滇南本草》：上清头目之风热，止眩晕，清痰，泄气，止呕，头闷疼。

《本草通玄》：开胃消食，止血固精。

《本草品汇精要》：治食蟹中毒。

《医林纂要》：行水，攻坚，去瘴，解暑。疗蛇虫毒，治脚气，溃痈疽，去瘀血。《医林纂要》：荷叶，功略同于藕及莲心，而多入肝分，平热、去湿，以行清气，以青入肝也。然苦涩之味，实以泻心肝而清金固水，故能去瘀、保精、除妄热、平气血也。

《生草药性备要》：春汁，治白浊，（煅）存性，治莲蓬疮。

《现代实用中药》：用于妇人慢性子宫炎，赤白带下，男子遗精或夜尿证；又为解毒药。

《本草备要》：洗肾囊风。

【现代鲜用】

1. 小儿夏季热　鲜西瓜皮、鲜荷叶各 50 克，煎水代茶饮。

2. 消退痱子　用鲜荷叶和绿豆熬成汤给小儿喝，可以有效地消退因暑热小儿皮肤长痱子的问题。

3. 小儿肾炎水肿　并用鲜荷叶随证加减治疗小儿肾炎水肿可明显消除浮肿、尿血及其他症状，且可缩短病程。

4. 耳聋　荷叶入胆经，可散耳窍郁热，治肝胆风火上郁之耳驿胀痛、耳听失聪。如治少阳相火上郁，耳聋驿胀者用鲜荷叶；治春月风温咳嗽后，因春应肝胆，气火上升，郁热闭窍，两耳失聪者用鲜荷叶汁；治因大声喊叫，外触惊气，内应肝胆，震动火风，上阻清窍，右耳失聪，亦用鲜荷叶汁。

5. 保健　夏季可以服用蜂蜜荷叶凉茶进行养生，具体做法为：每天用荷叶 6 ~ 10 g（鲜荷叶应增量 2 倍），蜂蜜 20 ~ 30 g，一起冲泡成一杯蜂蜜荷叶凉茶，代茶饮用。

【不良反应】

荷叶服之，令人瘦劣。

服用过多可能会引发惊厥、血压下降，严重时可引起阵发性痉挛。

【防范措施与禁忌】

《本草纲目》：畏桐油，茯苓、白银。

《本草从新》：升散消耗，虚者禁之。

《随息居饮食谱》：凡上焦邪盛，治宜清降者，切不可用。

【中药小故事】

相传，神农氏在攀缘峭壁寻找和采集草药时，一不小心摔了一跤受了伤。当时他十分口渴，来到溪边想喝点溪水解渴，却无盛器，这时他偶然发现了这种荷叶般的植物，就把叶片摘下来盛水喝，因叶片中的药用成分渗进水中，神农氏喝后，顿感伤痛缓解，就这样他发现了荷叶这种药用植物。

藕　节

【来源】睡莲科植物莲 *Nelumbo nucifera* Gaertn. 的新鲜根茎节部。

【性味归经】味甘、涩，性平。归肝、肺、胃经。

【功能】收敛止血，化瘀。

【主治】用于吐血，咯血，衄血，尿血，崩漏。

【化学成分】

藕节主要含鞣质、3- 表白桦脂酸、天门冬素、儿茶素、酚类物质、生物碱、多糖以及丰富的膳食纤维，藕节制成炭药后鞣质和 3- 表白桦脂酸的含量比新鲜藕节高。藕节中总酚的含量高于绿茶提取物、银杏提取物、白葡萄籽及红葡萄籽提取物。据测藕节的中含有 50.79% 水分、1.02% 蛋白质、0.48% 脂肪、1.02% 淀粉、29.35% 膳食纤维以及 16.13% 其他成分。

【干燥方法】

真空预冷技术：将鲜藕节真空预冷至 5 ℃，并且维持 4 min。之后采用气调包装并放置于 5 ± 2 ℃冷库贮藏。

【药理作用】

1. 抑菌　有研究表明新鲜藕节水提物对大肠杆菌、腐败希瓦氏菌和假单胞菌有显著抑菌效果。即新鲜藕节有较好的抑菌作用。

2. 其他作用　藕节炭具有较好的止血作用，藕节中含有的多酚类化合物具有较好的抗氧化作用，除此之外还具有减肥、精神药理作用。

【毒理研究】

《本草纲目》：涩，平，无毒。

《本草汇言》：味苦涩，气平，无毒。

【古代鲜用】

《药性论》：捣汁，主吐血不止，口鼻并皆治之。

《本草纲目》：治鼻衄不止，藕节捣汁饮，并滴鼻中。

《滇南本草》：治妇人血崩，冷浊。

《太平圣惠方》：治卒暴吐血，藕节七个，荷叶顶七个。上同蜜擂细，水二钟，煎八分，去滓温服。或研末，蜜调下。

《本草汇言》：藕节，消瘀血，止血妄行之药也。邢元璧曰，

《日华子》治产后血闷腹胀，捣汁，和热童便饮，有效，盖止中有行散之意。又时珍方治咳血、唾血、呕血、吐血及便血、溺血、血淋、血崩等证，入四生次、调营汤中，亦行止互通之妙用也。

《本草汇言》：治坠马血瘀，积在胸腹，唾血无数者：用生藕节捣烂，和酒绞汁饮，随量用。

《全幼心鉴》：治大便下血，藕节晒干研末，人参、白蜜煎汤调服二钱，日二。

《本草再新》：凉血养血，利水通经。

《医林纂要》：藕节，止吐、衄，淋、痢诸血证。甘能补中，咸能软坚去瘀，涩能敛散固精。又取其通而有节也。

《本草纲目拾遗》：藕节粉：开膈，补腰肾，和血脉，散瘀血，生新血；产后及吐血者食之尤佳。

【现代鲜用】

1. 胃溃疡　①取鲜藕洗净，切碎，加适量凉开水，捣烂，用纱布包裹，挤压成汁即得。用鲜藕汁送服十灰散等中成药，可增进疗效；②取鲜藕洗净，切开一端藕节，注入蜂蜜盖上，用牙签固定，蒸熟后饮汤吃藕。或取藕一节，切碎后加适量水，煎汤服用。对溃疡病出血者有效，但宜凉服。

2. 胃出血　先将莲藕 250 g 去皮洗净，切碎绞汁，备用。再将鸡蛋 1 个打入碗中搅拌，加入藕汁和三七末 3 g，搅拌后隔水蒸熟服食。每日 1 剂，连服 7 ~ 10 d。

3. 胃脘疼痛　新鲜老藕适量，糯米 50 g，砂糖少许。将藕洗净后切成薄片，与糯米、砂糖共煮成粥，每日早晚餐温服。

4. 胃肠炎　鲜藕 1 000 ~ 1 500 g 洗净，用开水烫后捣碎取汁，开水冲服。或用去节鲜藕 500 g，生姜 50 g，洗净剁碎，用消毒纱布绞取汁液，用开水冲服。

5. 糖尿病　将鲜藕洗净绞汁半茶杯，开水冲服，早晚各 1 次。如有热象，用中药天花粉 15 g 煎水半碗，冲入藕汁同服。

6. 前列腺炎　鲜藕取汁 100 ml，冰糖 50 g，蒸熟服。每日 2 次，连服 10 ~ 15 d。

7. 乳腺炎　藕节 50 克，蒲公英 40 克，放入砂锅，加水适量煎煮，滤取 2 次药液，混匀即成。每天 1 剂，分 3 次温服，一般连服 3 ~ 5 d 见效。

8. 缺乳　鲜藕 250 g（洗净切片），鸡蛋 3 个，加水同煮熟，连食 3 ~ 5 d。

9. 咳嗽痰稠、咽痛口干　取鲜藕适量，洗净削皮去节，切碎榨汁，每 250 ml 鲜藕汁中加蜂蜜 50 g，调匀内服。1 d 服完，连服 5 ~ 7 d 可愈。

10. 咽喉痛　将藕节洗净、切片，用食盐适量腌制半年以上，使之成为咸藕节。使用时，将 1 片咸藕节含于口中，一晚可愈。

11. 气血虚弱　鲜藕 250 g，猪脊骨 500 g，炖汤服。隔 3 d 1 次，一般 2 ~ 4 次可见效。

12. 细菌性痢疾　鲜藕 1 500 克，洗净切碎，以洁净纱布绞汁，加入红糖 200 g，先以武火、后以文火熬成膏状，加 1 倍量蜂蜜，至沸停火，待冷装瓶备用。每次 1 汤匙，用沸水冲饮，每日 3 次。

13. 痔疮　鲜藕 100 g（洗净切厚片），僵蚕 7 个，红糖适量，加水共煎煮。吃藕饮汤。每日 1 剂，连服 7 d。

【不良反应】

藕节中含大量糖类，糖尿病患者大量服用时可引起高血糖症。

藕节含有鞣质、天门冬酰胺，与活性酶制剂或含铁补血剂合用时会丧失疗效。

【防范措施与禁忌】

鲜用捣汁时忌铁器。

储存时要注意防潮及虫蛀。

【中药小故事】

南宋隆兴元年，宋高宗隐退让位，孝宗继位当朝。这孝宗生活究奢，山珍海味吃腻，又挖空心思吃湖蟹，每天派几十人下湖捉蟹。这湖蟹虽是美味佳肴，但多食反而为祸。不久，孝宗腹部不适，每日腹泻数次，御医诊为热痢，投药数剂无效。高宗亲自微服私访，为孝宗寻医找药。这天，高宗打扮成长老来到药市，见一药坊面前摆了一大提鲜藕节，人们争相购买。高宗不，上前问道："请问药师，列位购买藕节是何道理？"药师答道："长老不知，如今天下流行冷痢，新采藕节乃治疗冷痢之良药。"高宗听罢，沉思片刻，即令药师跟其进入皇宫，药师仔细把脉叩诊，只见孝宗汗出肢冷、脉细舌白。药师道："陛下因过食湖蟹，伤脾胃，久已脾胃阳虚，故成冷痢。服新采藕节汁，数日可康复。"高宗大喜，忙令人取来金杵棒，将藕节捣汁，送孝宗热酒调服，不几日，孝宗康复。

芭　蕉

【来源】芭蕉科植物芭蕉 *Musa basjoo* Siebold 的叶片。

【性味归经】甘淡、寒。入心、肝二经。

【功能】清热，利尿，解毒。

【主治】热病，中暑，脚气，痈肿热毒，烫伤。

【化学成分】

水分 14.86%、灰分 1.82%、1% 盐酸可溶物 11.01%、粗蛋白质 1.19%、粗纤维素 49.69%。

【干燥方法】

将鲜芭蕉叶除去杂质、洗净，用切片机切成 3 ~ 5 mm 的片，速冻至 −30 ℃，按照冻干曲线设定参数操作，最终加热温度设定为 −50 ℃，真空度保持在 50 ~ 70 Pa，到物料温度为 50 ℃时为止。

【药理作用】

抗炎　芭蕉叶的水煎剂有抗炎的作用，对二甲苯引起的小鼠耳肿胀及棉球肉芽肿都有一定的抗炎抑制作用。

【古代鲜用】

《本草再新》：治心火作烧，肝热生风，除烦解暑。

近现代：《现代实用中药》：利尿。治脚气，外用消痈肿。

《中国药植图鉴》：皮及叶：敷蜂、虻刺伤处，可止痛，并有止血作用。

【现代鲜用】

1. 口角糜烂　以鲜芭蕉叶数片，烤火趁热贴敷于患部（热度以能忍耐为宜），每日 2 ~ 3 次，治疗 2 ~ 3 d 即愈。

【毒理作用】

芭蕉叶生药给药，小鼠出现安静，大便稀溏、黑色，怠动，呼吸急促，抽出，小鼠出现死亡。

【不良反应】尚未报道。

【防范措施与禁忌】

严格掌握适应证：胃寒者不宜多用。

【中药小故事】

典出《列子·周穆王》：郑人有薪於野者，遇骇鹿，御而击之，毙之，恐人见之也，遽而藏诸隍中，覆之以蕉，不胜其喜。俄而遗其所藏之处，遂以为梦焉，顺途而咏其事，傍人有闻者，用其言而取之，既归，告其室人曰："向薪者梦得鹿而不知其处，吾今得之，彼直真梦者矣。"比喻恍惚迷离，糊里糊涂或得失无常，一再失利。

积雪草

【来源】伞形科植物积雪草 *Centella asiatica*（L.）Urb. 的干燥全草。

【性味归经】苦、辛，寒。归肝、脾、肾经。

【功能】清热利湿、解毒消肿。

【主治】湿热黄疸，中暑腹泻，石淋血淋，痈肿疮毒，跌扑损伤。

【化学成分】

三萜类：积雪草苷、羟基积雪草苷、积雪草苷 B，以及少量玻热模苷、玻热米苷、参苦尼苷、异参苦尼苷；挥发油类：（E）-β- 金合欢烯（36.97%）、石竹烯（13.61%）、大根香叶烯 D（10.95%）、α- 菖蒲二烯（2.76%）和香树烯（2.33%）；多炔烯类、黄酮类、甾醇类、生物碱、木脂素类、氨基酸、脂肪酸、糖、鞣质和多元酚等成分。

【干燥方法】

将积雪草除去杂质、洗净，用切片机切 3 ~ 5 mm 的片，速冻至 −30 ℃，按照冻干曲线设定参数操作，最终加热温度设定为 −50 ℃，真空度保持在 50 ~ 70 Pa，到物料温度为 50 ℃时为止。

【药理作用】

1. 护肝　通过建立猪血清致大鼠免疫性肝纤维化模型，发现积雪草苷能显著降低肝纤维化大鼠血清中的谷丙转氨酶（ALT）、谷草转氨酶（AST）水平，显著减轻肝组织的病变。

2. 保护胰腺　通过建立自发性 2 型糖尿病肥胖型 Zucker（ZDF）大鼠为动物模型，发现积雪草醇提物能够改善 ZDF 大鼠（Zucker Diabetic Fatty Rat）血糖，升高胰岛素水平，改善胰岛组织炎症状态，抑制胰岛细胞调亡。

3. 抗胃溃疡　积雪草水提物和醇提物均具有抗胃溃疡作用，积雪草提取物可轻度减少胃液酸度，改善胃溃疡大鼠肠系膜微循环发生障碍，对胃液分泌、胃浓游离酸和总酸、胃蛋白酶以及胃肠平滑肌收缩活动有抑制作用。

4. 抗癌　积雪草汁可导致肿瘤细胞 c-myc 基因表达减少，c-fos 和 c-erbB-2 基因表达增强，从而降低肝癌细胞的增殖能力，增加肝癌细胞凋亡。

5. 调节中枢神经系统　通过行为学和组织学测定，发现羟基积雪草苷对铜锌超氧化物歧化酶突变肌萎缩侧索硬化小鼠运动神经元变性有保护作用，能延长小鼠的生存时间。

6. 抗抑郁　研究发现其挥发油对利舍平引起的大鼠眼睑下垂和体温下降具有明显的拮抗作用，可明显缩短点刺激小鼠角膜引起的最长持续不动状态时间，表明积雪草挥发油具有抗实验性抑郁作用。

7. 肾功能保护　复方崩大碗汤灌肠的慢性肾衰竭大鼠血清电解质显著改善。

【毒理研究】

目前，还未有研究或报道表明积雪草在常用剂量下会产生毒性，副作用较罕见，但是不排除一些特殊的情况下产生皮肤过敏和燃烧感觉（外用）、头痛、肠胃不适、恶心、头晕等症状，也有可能在高剂量使用的情况下出现极度嗜睡。

【古代鲜用】

《神农本草经》：主大热恶疮，痈疽，浸淫，赤熛，皮肤赤，身热。

《本草求原》：除热毒，治白浊，浸疳疮，理小肠气。

《本草经集注》：味苦，寒，无毒。主治大热，恶疮，痈疽，浸淫赤，皮肤赤，身热。

《唐本草》：捣敷热肿丹毒。

《药性论》：治瘰疬鼠漏，寒热时节来往。

《本草纲目》：研汁，点暴赤眼，良。

《滇南本草》：治子午潮热，眩晕，怕冷，肢体酸困，饮食无味，男妇童疳，虚劳发热不退者用之，利小便，水牛肉为引。

【不良反应】

皮下注射能引发过敏反应，导致注射部位疼痛或导致变色。而使用肌肉注射时，副作用出现的情况较少。口服过量的积雪草，可能会引起头痛，瞬态无意识。

【防范措施与禁忌】

置干燥处；不可过量服用。

【中药小故事】

在美丽富饶的七指岭脚下，有个村寨，寨里有个名叫打的青年，他身材魁梧。因此他有很多朋友，天上的雷公也和他结交，雷公还教会了他上天的本领。

有一次，雷公邀请打上天去做客。在酒席上，雷公问打：“天下的人最怕什么？”

不等打在回答，雷公就站起身来擂击大鼓，一时鼓声隆隆，雷公好不得意。雷公打罢，又问打：“这声音天下的黎民百姓都怕吗？”打回答说：“只是震耳罢了。”

不久，打回请雷公，雷公很高兴地来到人间。打在水塘边热情地接待雷公，按照黎家的风俗习惯，敬了雷公九大碗糯米酒，为雷公洗尘。酒后，打起来，从水塘边的火架顶上，拿下了红白藤条和豹尾巴，在地上“啪啪啪”地猛抽猛打，藤条和豹尾与地面相碰，迸出一阵阵耀眼的火星。打了一刻，打问雷公：“这火光你怕不怕？”雷公眼见这一对宝贝厉害得很，心中害怕，但不愿自灭威风，便摇摇脑袋表示不怕。

次日早晨，打牵着牛犁田去了。雷公起床之后，看见火架顶上放着的藤条和豹尾巴，起了贪心。他心里想：如果把这对宝贝弄回去，轰轰的响声和刺眼的强光我就都有了，天底下的人就一定会更怕我！于是，他慌忙从架顶上拿了藤条和豹尾巴，驾着云头飞上九天。打在回到家里，发现雷公偷走了他的藤条和豹尾巴，举起钩刀“嗖”的一声，飞步冲上天去追赶雷公。雷公看见打追来，心里十分慌张，赶忙施展本领，赶快逃跑，一直跑到南大门，想钻进天府里去。打也是紧追紧赶，毫不放松，就在雷公要跨进门槛时，一把抓住雷公的左脚。雷公嚎叫着：“放开我！放开我！”打哪里肯放，他紧紧抓住雷公的左脚，气呼呼地说：“要放你，得先把东西还我！还我！”两人正相持不下的时候，南天门的管门神来了，他看见雷公把凡人带上天来，赶紧关起天门。雷公被夹在门缝里呱呱直叫，使劲儿地往门内钻。打眼疾手快，他拔出钩刀，用力一砍，一下子就把夹在门外的雷公的左脚砍了下来。

打算拿着雷公的左脚，在天门外游了七七四十九天，寻找雷公算账。但天门紧闭，他无法进去，只好把雷公的左脚拿回家里用刀一节节地剁下来。他每剁一下，雷公在天上就忍着一阵剧痛，擂打一阵大鼓，抽打一阵藤条和豹尾巴。于是天上便发出阵阵的电闪和雷鸣。

打算把雷公的左脚剁烂了，又架起土锅，准备将脚肉放锅里烧，烧熟后把它吃掉，让雷公永世残废。正当打大口大口地吃着雷公的脚肉时，突然感到一股苦味。打一气之下，连锅带肉全都倒进田埂里去了。经过七七四十九天，田埂上忽然长出了一种叶子圆圆的植物。后来人们称这种植物为雷公根，也就是我们所知的积雪草。

苦 瓜

【来源】葫芦科苦瓜属植物苦瓜 *Momordica charantia* L.，以瓜、根、藤及叶入药。

【性味归经】苦，凉。归心、脾、肺经。

【功能】清暑涤热；明目；解毒。

【主治】用于中暑发热，牙痛，肠炎，痢疾，便血；外用治痱子，疔疮疖肿。

【化学成分】

果实含苦瓜苷，是β-谷甾醇-β-D-葡萄糖苷和5,25-豆甾二烯醇-3-葡萄糖苷的等分子混合物。尚含5-羟基色胺和多种氨基酸如谷氨酸、丙氨酸、β-丙氨酸、苯丙氨酸、脯氨酸、α-氨基丁酸、瓜氨酸、半乳糖醛酸、果胶。

【干燥方法】

苦瓜在 -18 ℃条件下冷冻保鲜 5 ~ 8 个月，内用塑袋格套纸箱包装干耗为 1.5%。

【药理作用】

1. 降低血糖　正常的以及患四氧嘧啶性糖尿病的家兔灌服苦瓜浆汁后，可使血糖明显降低。皮下注射脑垂体前叶浸膏引起高血糖的大鼠，灌服苦瓜浆汁的水提取物亦有降低血糖的作用。

2. 免疫调节　苦瓜水提取物对正常 BALB/c 小鼠免疫功能有一定的调节作用，促进体液免疫及细胞免疫，对非特异性免疫无明显影响。苦瓜水提物可上调环磷酰胺所致的小鼠肠道黏膜免疫功能低下，可能是由于苦瓜增强了小鼠体内肠系膜淋巴结和派氏结中 B 淋巴细胞的增殖能力与活化水平。

3. 抗肿瘤　苦瓜抗肿瘤的作用机制主要包括抑制肿瘤细胞生长增殖、诱导肿瘤细胞凋亡、抑制肿瘤细胞转移、逆转肿瘤细胞耐药等。苦瓜提取物可抑制酰基辅酶 A：胆固醇酰基转移酶 1（ACAT-1）的表达，降低 NSG 雌性小鼠 MDA-MB-231 乳腺癌细胞原位移植瘤的生长。

4. 抗炎　苦瓜提取液可抑制小鼠耳廓及腹腔毛细血管通透性，抑制大鼠角叉菜胶所致的足肿胀和大鼠肉芽肿的增生。

5. 抗氧化　苦瓜乙醇提取物具有抗氧化作用。

6. 降血脂　苦瓜全株、果肉、种子及种子提取物都可不同程度地降低高胆固醇喂养大鼠的血清总胆固醇（TC）、高脂血症（TG）、低密度脂蛋白 - 胆固醇（LDL-C）。

7. 抑菌　苦瓜提取物对金黄色葡萄球菌、沙门氏菌、大肠杆菌等多种细菌具有良好的抑制作用，是一种良好的天然广谱抑菌剂。

【毒理研究】

妊娠大鼠灌服苦瓜浆汁 6 ml/kg，引起子宫出血，并在数小时内死亡。正常的及患四氧嘧啶性糖尿病的大鼠每日灌服 6 ml/kg，80 ~ 90% 在 5 ~ 23 天内死亡。大鼠腹腔注射苦瓜浆汁 15 ~ 40 ml/kg，6 ~ 18 h 内死亡。患四氧嘧啶性糖尿病的家兔每天灌服苦瓜浆汁 10 ml/kg，对大多数动物均表现毒性。

【古代鲜用】

《滇南本草》：治丹火毒气，疗恶疮结毒，或遍身已成芝麻疔疮疼难忍。泻六经实火，清暑，益气，止渴。

《本草求真》：除热解烦。

《随息居饮食谱》：青则涤热，明目清心。熟则养血滋肝，润脾补肾。

《泉州本草》：主治烦热消渴引饮，风热赤眼，中暑下痢。

【现代鲜用】

1. 降血糖　鲜苦瓜汁具有降血糖的功效。

2. 热病，或暑热烦渴　苦瓜 500 g，煎汤服，每日 3 次。

3. 痢疾　苦瓜 100 g，捣烂如泥，加红糖 50 g 捣匀，2 h 后将水滤出，一次冷服。

4. 中暑发热　鲜苦瓜 1 条，茶叶 50 g，鲜苦瓜截断去瓤，纳入茶叶，再接合，悬挂通风处阴干。每次 9 g，开水泡 15 min，代茶饮。

5. 皮肤美容　冰过的苦瓜片冷敷于皮肤上，可立即解除肌肤干燥问题，并且还能滋润白皙皮肤，镇静和保湿肌肤。

【不良反应】

长期大量食用苦瓜，会导致钙质缺乏症。

【防范措施与禁忌】

《滇南本草》：脾胃虚寒者，食之令人吐泻腹痛。

【中药小故事】

有一次，毛泽东一边吃一边对身边的人说："苦瓜这种菜，我的家乡多，房前屋后都可以种。好种，也好活。有些人吃不惯，是怕它的苦味。我不但吃得惯，还一生都吃，从小就爱吃，就图它个苦味。"

说到这里，毛泽东略微沉思了一会，意味深长地说瓜道苦，感悟人生：我这个人一生没少吃苦，看来是苦惯了，以苦为乐了。

还有一次，毛泽东同身边工作人员一起用餐，餐桌上有一道他很喜欢吃的菜—苦瓜炒鸭子。他又从这道菜生发感慨，用充满哲理的语言，由菜入理，使菜肴的文化得以升华。他说："苦瓜对人体最大的好处，就是祛火明目。"

说及"去火"，毛泽东说："人吃五谷杂粮，难免不上火。有时气也上火，这叫虚火。这种人吃点苦瓜很有必要。我这个人也爱上火，不如主动去吃，免得火气太大。火气大，不是伤人，就是伤己噢！"

接着，他又这样说及"明目"："至于明目，更是它的大好处。我现在有点老眼昏花了，时时吃一点，免得看不清事理噢！"

毛泽东没有将"夫火"的好处只停留在通常所说的健身上，而是深刻地指出了"火气大"的危害：不是伤人，就是伤己噢！也没有将"明目"的好处停留在一般所说的“看清事物”上，而是巧妙地运用了“事理”和“事物”的一字之差，阐述其中的哲理。毛泽东时常语出惊人。他身边的工作人员说：和主席在一起，既学知识，又长见识。

确实，一道普普通通的“苦瓜炒鸭子”，放到毛泽东的餐桌上，既有饮食养生的医学知识，又有饮食文化的真知灼见，还有不失幽默的自我反省。

龙　葵

【来源】茄科植物龙葵 *Solanum nigrum* L. 的全草。

【性味归经】味苦；性寒。

【功能】清热解毒，活血消肿。

【主治】主疔疮；痈肿；丹毒；跌打扭伤；慢性气管炎；肾炎水肿。

【化学成分】

含龙葵碱、澳茄胺、龙葵定碱、皂苷、维生素 C、树脂。

【干燥方法】

将龙葵除去杂质、洗净，用切片机切成 3 ~ 5 mm 的片，速冻至 −30 ℃，按照冻干曲线设定参数操作，最终加热温度设定为 −50 ℃，真空度保持在 50 ~ 70 Pa，到物料温度为 50 ℃时为止。

【药理作用】

1. 降压　龙葵煎剂 0.5 g/kg 静脉注射可使麻醉犬血压下降，心率变慢，15 g/kg 灌胃也可使肾型高血压犬血压下降。

2. 调节免疫系统　龙葵煎剂 10 g/kg 腹腔注射，可提高小鼠体内自然杀伤细胞的活性。

3. 抗炎　龙葵提取物对动物有抗炎作用，澳洲茄碱小量能增强中枢神经系统兴奋，大量则抑制。澳洲茄碱可升高血糖。

4. 其他作用　龙葵多糖在体外发酵模型中发挥潜在的益生元作用。

【毒理研究】

龙葵碱作用类似皂苷，能溶解血细胞。过量中毒可引起头痛、腹痛、呕吐、腹泻、瞳孔散大、心跳先快后慢、精神错乱，甚至昏迷。曾有报告小孩食未成熟的龙葵果实而致死亡（与发芽马铃薯中毒相同）。澳洲茄碱作用似龙葵碱，亦能溶血，毒性较大。

【古代鲜用】

《唐本草》：食之解劳少睡，去虚热肿。

《食疗本草》：主疔肿，患火丹疮。和土杵，敷之。

《本草图经》：叶：入醋细研，治小儿火焰丹，消赤肿。

《本草纲目》：苗：消热散血。

《滇南本草》：治小儿风热，攻疮毒，洗疥癞痒痛，祛皮肤风。

《滇南本草图说》：治小儿风邪，热症惊风，化痰解痉，亦治痘风疮，遍身风痒。疔，可攻能散。叶：洗疮。

《救荒本草》：敷贴肿毒、金疮，拔毒。

《现代实用中药》：利尿消炎。

【现代鲜用】

1. *癌病*　鲜龙葵全草 2 两（干品 1 两），鲜半枝莲 4 两（干品 2 两），紫草 5 钱，每日 2 次煎服。治疗恶性葡萄胎 4 例。

2. *止痒*　取龙葵全草（除根）鲜品 2 两（干品 1 两），加水 800 ml，煎 15 ~ 20 min。每日 1 剂，上、下午两次分服。按皮肤病的病程长短，服药 7 ~ 25 天不等。

3. *老年丹毒*　新鲜龙葵 150 g，捣烂后每日 2 次外敷患处，5 d 可治愈。

4. *眼睑带状疱疹*　用新鲜龙葵 20 ~ 30 g，捣烂外敷患处，可治疗眼睑带状疱疹。

5. *脓肿久不收口*　取鲜品龙葵全草适量，洗净泥土捣烂取汁 30 ~ 50 ml 过滤，将龙葵汁徐徐加入医用凡士林中搅拌混匀呈绿色青样，做成纱布引流条，即可使用。

6. *细菌性痢疾*　鲜龙葵 2 ~ 3 两为宜，水煎冲红糖半至一两，日服 2 ~ 3 次。

【不良反应】

过量中毒可引起头痛、腹痛、呕吐、腹泻、瞳孔散大、心跳先快后慢、精神错乱，甚至昏迷。

【防范措施与禁忌】

脾胃虚弱者勿服。孕妇忌服。

小青叶

【来源】紫金牛科植物九节龙 *Ardisia pusilla* A.DC. 的全株或叶。

【性味归经】苦，辛；性平。

【功能】清热利湿，活血消肿。

【主治】主风湿痹痛；黄疸；血痢腹痛；痛经；跌打损伤；痈疮肿毒；蛇咬伤。

【化学成分】

茎叶含没食子酸，琥珀酸，柚皮素–6–C–葡萄糖甙和山奈酚–3–O–β–D–半乳糖苷及皂苷。

【干燥方法】

将鲜小青叶除去杂质、洗净，用切片机切成 3 ~ 5 mm 的片，速冻至 −30 ℃，按照冻干曲线设定参数操作，最终加热温度设定为 −50 ℃，真空度保持在 50 ~ 70 Pa，到物料温度为 50 ℃时为止。

【药理作用】

1. 小青中两种皂苷具有抗肿瘤作用。

2. 小青没食于酸和琥珀酸具有抑菌作用。

【古代鲜用】

《证类本草》：彼土人以其叶生捣碎，治痈疮，甚效。

《本草纲目》：敷痈肿疮疖，治血痢腹痛，解蛇毒。

《得配本草》：治血痢腹痛，敷痈肿疮疖。得白芷，治蛇螫伤毒。配沙糖，治中暑神昏。

【现代鲜用】

中暑发昏　小青叶，井水浸去泥，控干，入沙糖擂汁，急灌之。

【不良反应】尚未报道。

其他可鲜用清热药

药名	来源	功能主治	临床鲜用
鹅肠草	石竹科植物牛繁缕 *Myosoton aquaticum*［（L.）Moench］［*Cerastium aquaticum* L.；*Stellariu aquatica*（L.）Scop.；*Malachium aquaticum*（L.）Fries］的全草	清热解毒，散瘀消肿。主治肺热喘咳，痢疾，痈疽，痔疮，牙痛，月经不调，小儿疳积	1. 治痢疾：鲜鹅肠菜 30 g，水煎加糖服。2. 治痈疽：鲜鹅肠菜 90 g 捣烂，加甜酒适量，水煎服或加甜酒糟同捣敷患处。3. 痔疮肿痛：鲜鹅肠菜 120 g，水煎浓汁，加盐少许。溶化后熏洗。4. 治牙痛：鲜鹅肠菜捣烂，加盐少许，咬在痛牙处。5. 治高血压：每用（鹅肠草）15 g，煮鲜豆腐吃

续表

药名	来源	功能主治	临床鲜用
声色草	石竹科植物白鼓钉 *Polycarpaea corymbosa*（L.）Lam［*Achyranthes corymbosa* L.］的全草	清热解毒，利湿，化积。主治暑湿泄泻，痢疾，小便淋痛，腹水，小儿疳积，痈疽肿毒	治虫蛇咬伤：鲜白鼓钉全草60 g，捣绞汁内服，渣敷患处
漆姑草	石竹科植物漆姑草 *Sagina japonica*（Sw.）Ohwi［*Spergu-lajaponica* Sw.］的全草	凉血解毒，杀虫止痒。主治漆疮，秃疮，湿疹，丹毒，瘰疬，无名肿毒，毒蛇咬伤，鼻渊，龋齿痛，跌打内伤	1. 治漆疮：取漆姑草捣汁二分，和芒硝一分，涂之。2. 治毒蛇咬伤：漆姑草、雄黄捣烂敷。3. 治九子烂痒羊儿草配九子连环草，昆布，海藻，金针花头共捣绒敷。4. 治牙痛：漆姑草叶捣烂，塞入牙缝。5. 治目有星翳：漆姑草加韭菜根捣烂，用纱布包裹塞鼻。6. 治慢性鼻炎，鼻窦炎：鲜漆姑草全草捣烂塞鼻孔，每日一次，连用一星期
蝇子草	石竹科植物蝇子草 *Silene fortunei* Vis. 的干燥带根全草	清热利湿，活血解毒。主治痢疾，肠炎，热淋，带下，咽喉肿痛，劳伤发热，跌打损伤，毒蛇咬伤	1. 治急性咽喉炎，扁桃体炎，鲜蝇子草30～60 g，捣汁，加蜂蜜适量，用棉签蘸汁抹咽部，使吐去痰，另用本品根30 g，水煎服。2. 治腹蛇咬伤，肿胀疼痛，眼花复视，野蚊子草根5～10株，捣烂，加开水浸5～15 min后，绞汁内服。药渣再加水浸，外敷伤口周围，留孔排泄毒液
繁缕	石竹科植物繁缕 *Stellaria media*（L.）Cry.［*Alsine media* L.］的全草	清热解毒，凉血消痈，活血止痛，下乳。主治痢疾，肠痈，乳痈，疔疮肿	1. 治背痈，繁缕：烟叶各适量，捣烂敷患处。2. 治急，慢性阑尾炎，阑尾周围炎：繁缕鲜草洗净，切碎，捣烂绞汁，每次

续表

药名	来源	功能主治	临床鲜用
		毒，痔疮肿痛，出血，跌打伤痛，产后瘀滞腹痛，乳汁不下	约一杯，用温黄酒冲服，每日2～3次。3. 治痣疮肿痛，跌打损伤肿痛：鲜鹅肠适量捣烂外敷
莙荙菜	藜科甜菜属植物厚皮菜 *Beta vularis* L.Var.*cicla* L. 及 菾菜 *Betavulgaris* L.Var.*Cruenta* Alef. 的茎、叶	清热解毒，行瘀止血。主治时行热病，痔疮，麻疹透发不畅，吐血，热毒下痢，闭经，淋浊，痈肿，跌打损伤，蛇虫伤	治时行热病初得：用菾菜捣汁皆饮，得除，瘥
藜	藜科藜属植物藜 *Chenopodium album* L. 及 灰 绿 藜 *Chenopodium glaucum* L. 的幼嫩全草	清热祛湿，解毒消肿，杀虫止痒。主治发热，咳嗽，痢疾，腹泻，腹痛，疝气，龋齿痛，湿疹，疥癣，白癜风，疮疡肿痛，毒虫咬伤	1. 治肺热咳嗽：鲜藜全草18～21 g，白马骨18～21 g，水煎，每日早晚饭前冲蜜糖服。2. 治产后瘀血腹痛：鲜痢全草60 g，水煎服。3. 治毒虫咬伤，癫风：灰菜茎叶，捣烂外涂
藜实	藜科植物藜 *Chenopodium album* L. 的果实或种子	清热祛湿，杀虫止痒。主治小便不利，水肿，皮肤湿疮，头疮，耳聋	治耳聋：鲜藜种子15～18 g，胡桃肉、花生、猪耳朵，同煮服
地肤苗	藜科植物地肤 *Kochia scparia*（L.）Schrad 的嫩茎叶	清热解毒，利尿通淋。主治赤白痢，泄泻，小便淋痛，目赤涩痛，雀盲，皮肤风热赤肿，恶疮疥癣	1. 治眼为物所伤，或肉胬：生地肤苗250 g，洗净，捣绞取汁，瓷盒中盛，用铜箸频点目中。冬月以干者，煮之点之。2. 治头痛：地肤苗、马屎烧灰，共捣烂敷头顶
空心苋	苋科植物空心莲子草 *Alternanthera philoxeroides*	清热凉血，解毒，利尿。主治咳血，	1. 治带状疱疹：鲜空心苋全草，加洗米水捣烂绞汁抹患处。

续表

药名	来源	功能主治	临床鲜用
	(Mart.) Griseb. [*Cucholzia philoxeroides* Mart.] 的全草	尿血，感冒发热，麻疹，乙型脑炎，黄疸，淋浊，痄腮，湿疹，痈肿疖疮，毒蛇咬伤	2. 治毒蛇咬伤：鲜空心梵全草120 ~ 240 g。捣烂绞汁服，渣外敷。3. 治疔疖：鲜空心苋全草捣烂调蜂蜜外敷。4. 治下肢湿疹：空心莲子草配犁头草、羊蹄根捣汁外擦。5. 治肺结核咳血：鲜空心苋全草 120 g，冰糖 15 g。水炖服
野苋菜	苋科植物凹头苋 *Amaranthus lividus* L. [A.*blitum* auct. non L. 和反枝苋 *Amaranthus retroflerus* L. 的全草或根	清热解毒，利尿。主治痢疾，腹泻，疔疮肿毒，毒蛇咬伤，蜂螯伤，小便不利，水肿	1. 治蛇头疔：鲜野苋叶和食盐捣烂敷患处。2. 治毒蛇咬伤：鲜野苋全草 30 ~ 60 g，捣烂绞汁服。或鲜全草 30 g，杨梅鲜树皮 9 g，水煎调泻盐 9 g 服。3. 治表热、身痛、头痛目赤、尿黄不利：鲜野苋菜适量，在前胸后背搓之；以野苋菜捣汁，每次一汤匙，每日服 2 次。4. 治乳痈：鲜野苋菜根 30 ~ 60 g，鸭蛋 1 个，水煎服；另用鲜野苋菜和冷饭捣烂外敷
青葙	苋科植物青葙 *Celosia argentea* L. 的茎叶或根	燥湿清热，杀虫止痒，凉血止血。主治湿热带下，小便不利，尿浊，泄泻，阴痒，疮疖，风骚身痒，痔疮，衄血，创伤出血	治痈疮疖肿：青葙鲜茎叶，捣烂外敷
鸡冠苗	苋科植物鸡花冠花 *Celosia cristata* L. [C.*Argentea* L.var. *Cristata* (L.) O.Kuntze] 的茎叶或全草	清热凉血，解毒。主治吐血，衄血，崩漏，痔疮，痢疾，荨麻疹	治蜈蚣咬伤：鸡冠花全草，捣烂敷患处

续表

药名	来源	功能主治	临床鲜用
杯苋	苋科植物杯苋 *Cyathula prostrata*（L.）Bl.［*Achyranthes prostrata* L.］的地上部分	清热解毒，活血散瘀。主治痈疮肿毒，毒蛇咬伤，跌打瘀肿	治跌打瘀肿，疮疡肿毒：用鲜（杯苋）茎、叶同酒糟捣烂外敷
仙人球	仙人掌科植物仙人球 *Echinopsis multiplex*（Pfeiff.）Zucc. 的茎	清热止咳，凉血解毒，消肿止痛。主治肺热咳嗽，痰中带血，衄血，吐血，胃溃疡，痈肿，烫伤，蛇虫咬伤	1. 治疮毒：仙人球，鲜全草适量，捣烂敷患处。2. 治烫伤：仙人球，鲜全草适量，捣烂取汁，涂擦患处。3. 治蛇虫咬伤：仙人球，全草捣汁，擦患处
昙花茎	仙人掌科植物昙花 *Epiphyllum axypetalum*（D.C）Haw. 的茎	清热解毒。主治疔疮疖肿	治疔：昙花鲜茎，和米饭、食盐各少许，捣烂外敷（《福建药物志》）
梨果仙人掌	仙人掌科植物梨果仙人掌 *Opuntia ficus-indica*（L.）Mill. 的根及茎	清肺止咳，凉血解毒。主治肺热咳嗽，肺痨咯血，痢疾，痔血，乳痈，痄腮，痈疮肿毒，烫火伤，秃疮疥癣，蛇虫咬伤	1. 治小儿百日咳：取仙人掌茎捣汁，饭后服半酒杯，约三四日即见奇效。2. 治火伤、急性乳腺炎，并治足胝：仙人掌外皮，捣烂，敷患处
野厚朴花	木兰科木兰属植物山玉兰 *Magnolia delavayi* Franch. 的花	清热，止咳，利尿。主治肺炎，支气管炎，鼻炎，泌尿道炎症	治脑漏，鼻炎：野玉兰花、辛夷花各适量。泡开水饮
无爷藤	樟科植物无根藤 *Cassytha filiformis* L. 的全草	清热利湿，凉血解毒。主治感冒，热淋，石淋，湿热黄疸，泄泻，咳血，风火赤跌打损伤，外伤出血，疮疡溃烂水火烫伤疥疮癣癞	治糖尿病：鲜无根藤 30 g，赤小豆、山萆薢 9 g。水煎服

续表

药名	来源	功能主治	临床鲜用
榜嘎	毛茛植物船盔乌头 *Aconitum naviculare*（Bruhl.）Stapf 或甘青乌头 *Aconitum tanguticum*（Maxim.）Stapf［A.*rotundifolium* Kar.etKir.var. *tanguticum* Maxim.］的带根全草	清热解毒，利湿。治肝炎，胆囊炎，肺炎，感冒发热，咽喉炎，胃肠炎	治疗蛇虫咬伤：甘青乌头适量煎汁外洗或鲜叶捣烂涂擦患处
打破碗花花	毛茛科植物打破碗花花 *Anemone hupehensis* Lem. 的根或全草	清热利湿，解毒杀虫，消肿散瘀。主治痢疾，泄泻，疟疾，蛔虫病疮疖痈肿，跌打损伤，现可治疗急性黄疸型肝炎	1. 治漆疮：打破碗花花根或叶，趁鲜捣烂，取汁液敷患处。2. 治冻疮：打破碗花花絮，捣烂，外敷溃烂处。3. 治疮疖：打破碗花花根紫玉簪根（去皮）各适量，捣绒外敷。4. 治秃疮：野棉花 30 g（研粉），青胡桃皮 120 g，共捣烂外敷。5. 治跌打损伤肿痛：打破碗花花根、红泽兰，五加皮叶各适量，捣绒敷患处（《四川中药志》）
虎掌草	毛茛科植物虎掌草 *Anemone rivularis* Buch.-Ham.exDC. 和小花虎掌 *Anemone rivularis* Buch.-Ham.ex DC.var. *flore minore* Maxim.［A.*barbulata* Turcz.；A.*rivularis* Buch.-Ham.exDC. var. *barbulata* Turcz.ex Fedts.］的草的根	清热解毒，活血舒筋，消肿止痛。主治咽喉肿痛，痈疖肿痛，疟疾咳嗽湿热，黄疸风湿肿痛，胃痛，牙痛，跌打损伤	治扁桃体炎、喉炎：虎掌草根 3 g，捣烂含于口内，同时含一口酒，15 min 后吐出，每日含 2 次，小儿酌减
小升麻	毛茛科植物金龟草 *Cimicifuga acerina*（Sieb.et Zucc）Tanaka［C.*chinensis* Koidz.］的根茎	清热解毒，疏风透疹，活血止痛，降血压。主治咽痛，疖肿，斑疹不透，劳伤，腰腿痛及跌打损伤，高血压	1. 治疗劳伤内损：新鲜金丝三七切片 60 ~ 90 g，加白糖炖汁分次服。2. 治疖毒：鲜金丝三七，加盐捣烂敷患处

续表

药名	来源	功能主治	临床鲜用
威灵仙叶	毛茛科植物威灵仙 *Clematis chinensis* Osbeck 的叶	利咽解毒，活血消肿。主治咽喉肿痛，喉痹，麦粒肿，结膜炎等	1. 治疗鹤膝风：威灵仙鲜叶捣成泥状，加入少量红糖敷患侧的内外膝眼，当有蚂行感时，立即去除。2. 治疗麦粒肿，结膜炎：取胶布一块中央剪成黄豆大小口贴于患眼对侧内关穴上胶布小孔对准内关穴，以威灵仙鲜叶捣烂碾成黄豆大一粒，至于小孔内在覆盖胶布一块，约四分钟，非要处有轻微灼烧感时，需要一天后可见水泡，勿使破损，经三天左右即可治愈
金丝木通	毛茛科植物金毛铁线 *Clematis chrysocoma* Franch. 的藤茎或根	清热利水活血通经祛风除湿。主治小便不利水肿湿热淋症，风湿痹痛，跌打损伤，风火上炎，眼赤疼痛闭经	1. 治疗鼻窦炎：金丝木通鲜根捣烂放鼻腔内，另用本品 15 g 水煎服。2. 治疗疥疮，骨折：金丝木通鲜根烂外敷
大花威灵仙	毛茛科植物大花威灵仙 *Clematis courtoisii* Hand.Mazz. 的根和茎藤	清热利湿，理气通便，解毒。主治大小不利，腹胀大便，便秘风火牙痛蛇虫咬伤	1. 治疗风火牙痛：大花威灵仙跟加食盐捣烂敷患处。2. 治疗蛇虫咬伤：大花威灵仙捣烂敷患处
甘木通	毛茛科植物丝铁线莲 *Clematis filamentosa* Dunn 的叶、根	清肝火，宁心神，降血压，通络止痛。主治高血压病，失眠，头痛，四肢麻木，肝经风火目赤肿痛风火牙痛风湿痹痛	1. 治疗跌打损伤：新鲜威灵仙叶 60 g，茜草根 15 g，水酒煎服，每日一剂。2. 治疗关节肿痛：山木通叶捣烂敷患处做发泡剂

续表

药名	来源	功能主治	临床鲜用
雪里开	毛茛科植物单叶铁线莲 *Clematis henryi* Oliv 的根或叶	清热解毒，祛痰镇咳，行气活血止痛。主治小儿高热惊风咳嗽，咽喉肿痛，头痛，胃痛腹痛，跌打损伤腮腺炎，虫蛇咬伤	治喉疮热毒：取雪里开根捣汁服
沙叶铁线莲	毛茛科植物沙叶铁线莲 *Clematis meyeniana* Walp.var. *granulata Finet* et Gagnep.［C.*granulata*（Finet et Gagnep.）］全株	清热利尿，通经活络。主治水肿小便不利风湿痹痛，乳汁不通，疮痈疖肿	治疗疮阻疔肿：外用叶适量捣敷
白头翁	毛茛科植物白头翁 *Pulsatilla chinensis*（Bunge）Regel［*Anemone chinensis* Bunge］、细叶白头翁 *Pulsatilla turczaninovii* Kryl.et Serg.、蒙古白头翁 *Pulsatilla ambigua* Turcz.ex Pritz.、兴安白头翁 *Pulsatilla dahurica*（Fisch. ex DC.）Spreng.、朝鲜白头翁 *Pulsatilla cernua*（Thunb.）Bercht.et Opiz.［*Anemone cernua* Thunb.；A.*cernua* Thunb. var.koreana Yabeex Nakai；*Pulsatilla koreana* Nakaiex Mori］和钟萼白头翁 *Pulsatilla ca Mpanella* Fisch.ex Regel 的根	清热解毒，凉血止泻，燥湿杀虫。主治赤白痢疾，崩漏血痣，寒热温疟，带下，阴痒湿疹，痈疮，眼目赤痛	治外痔：用白头翁草，以根捣细贴之，逐血止痛

续表

药名	来源	功能主治	临床鲜用
白头翁茎叶	毛茛科植物白头翁 *Pulsatilla chinensis*（Bunge）Regel［*Anemone chinensis* Bunge］、细叶白头翁 *Pulsatilla turczaninovii* Kryl.et Serg.、兴安白头翁 *Pulsatilla ambigua* Turcz. ex Pritz.、钟萼白头翁 *Pulsatilla dahurica*（Fisch.ex DC.）Spreng. 等的地上部分	泻火解毒，止痛，利尿消肿。主治风火牙痛，四肢关节疼痛，秃疮浮肿	治疗小儿秃疮：新鲜白头翁泉草 1 000 g，煎水浓缩成膏约 200 ml，外涂每两次
自扣草	毛茛科植物禺毛茛 *Ranunculus cantoniensis* DC. 的全草	清肝明目，除湿解毒，截疟。主治目赤，黄疸，痈肿，风湿性关节炎，疟疾	治疗疟疾：田芹菜鲜品捣烂点纱布包大椎，间使，合谷穴在发作前 2 ~ 3 h 包（《云南中药志》）
石龙芮	毛茛科植物石龙芮 *Ranunculus sceleratus* L. 的全草	清热解毒，消肿散结止痛，截疟。主治痈疖肿，毒蛇毒咬伤风湿关节肿痛牙痛疟疾	1. 治疗乳腺癌，食管癌：新鲜龙石芮 30 ~ 60 g，水煎服。2. 治疗疟疾：新鲜石龙芮全草捣烂，与疟疾发前六小时敷大椎穴（《上海常用中草药》）
惊风草	毛茛科植物直梗高山唐松草 *Thalictrum alpinum* L.var. elatum Ulbr.［T.esquirolii Levl. et Vent.］的全草	清热燥湿，解毒，凉肝　主治痢疾，肠炎，小儿疳积，目赤肿痛，肝热惊风疮肿，湿热痒疹	治疗肠炎，痢疾：小青草 9 g，野棉花根 9 g 水煎服（《四川中药志》）
烟窝草	毛茛科植物东亚唐松草 *Thalictrum minus* L.var. *hypoleucum*（Sieb.et Zucc.）Miq.［T.*thunbergii* DC.；T.*thunbergii* DC var.majus Nakai］的根及根茎	清热解毒，燥湿。主治百日咳，痈疮肿毒，牙痛湿疹	治疗肿毒：适量马尾黄连根捣烂摊在布上包患处，每日换一次

续表

药名	来源	功能主治	临床鲜用
瓣蕊唐松草	毛茛科植物瓣蕊唐松草 *Thalictrum petaloideum* L.［T. *Petaloideum* L.var.latifoliolatum Kitag.］的根及根茎	清热，燥湿，解毒。主治湿热泻痢，黄疸肿热咳嗽，目赤肿痛，痈肿疮疖，渗出性皮炎	治疗肿毒：瓣蕊唐松草鲜根捣烂，摊布包患处，每日换一次，连服两三次即可（《银川中草药验方，新医疗法手册》）
软水黄连	毛茛科植物多枝唐松草 *Thalictrum ramosum* Boivin 的全草	清热燥湿，解毒。治疗黄疸痈肿疮疖	治无名肿毒：软水黄连 15 g，七叶一枝花 15 g，生半夏 15 g，生南星 15 g，捣烂外敷患处
黄芦木	小檗科植物黄芦木 *Berberis amurensis* Rupr. 的根和茎、枝	清热燥湿，解毒。主治肠炎，痢疾，慢性胆囊炎及慢性肝炎，无名肿痛，丹毒，湿疹，烫伤，目赤，口疮	1. 治疗乳痈：小檗 15 ~ 30 g 瘦猪肉适量，水酒煎服。2. 治疗湿热痹：新鲜小檗根 15 ~ 30 g，瘦猪肉适量水煎服（《福建中草药》）
包袱七	小檗科植物水八角莲 *Dysosma difformis*（Hemsl.et Wils.）T.H.Wang［*Podophyllum difformis* Hemsl.et Wils.］的根和根茎	清热解毒，化痰散结，祛瘀止痛。主治咽喉肿痛，痈肿，疔疮肺炎，腮腺炎，毒蛇咬伤，跌打损伤	治疗疔疮，肿毒，瘰疬，喉痛，带状疱疹，跌打损伤，毒蛇咬伤：荷叶莲 3 ~ 10 g，磨水涂患处
八角莲叶	小檗科植物八角莲 *Dysosma versipellis*（Hance）M.Cheng ex Ying、六角莲 *Dysosma pleiantha*（Hance）Woods.［D.hispida（Hao）Chun］和川八角莲 *Dysosma veitchii*（Hemsl.et Wis.）Fu ex Ying 的叶	清热解毒，止咳平喘。主治痈肿，疔疮喘咳	1. 治疗无名肿痛，腮腺炎初期，蛇伤：八角莲叶外敷或将鲜叶用针密刺后，以米汤泡软贴溃烂处（《福建药物志》）。2. 治疗哮喘：八角莲鲜叶 30 g，柿饼两个，水煎调红糖服（《福建中草药》）

续表

药名	来源	功能主治	临床鲜用
南天竹根	小檗科植物南天竹 *Nandina domestica* Thunb. 的根	清热，止咳，除湿，解毒。主治肺热，咳嗽，热湿黄疸，腹泻，风湿痹痛，疮疡	1. 治疗湿热黄疸：新鲜南天竹根 30～60 g，水煎服（《福建中草药》）。2. 治疗湿热痹痛：新鲜南天竹根 30～60 g，或者加入白葡萄鲜根 30 g，芙蓉菊鲜根 15 g，水煎服（《福建中草药》）
南天竹梗	小檗科植物南天竹 Nandina domestica *Thunb.* 的茎枝	清湿热，降逆气。主治湿热黄疸，热淋，目赤肿痛，咳嗽，嗝食	治疗嗝食：鲜南天竹茎、鲜桔梗各 30 g，活鲫鱼一条，水煎吃鱼和汤（《草药手册》）
南天竹叶	小檗科植物南天竹 Nandina domestica *Thunb.* 的叶	清热利湿，泻火解毒。主治肺热咳嗽，百日咳热淋尿血目赤肿痛，疮痈	治疗疮毒：鲜天竹全苗捣烂敷（《湖南药物志》）
银不换	防己科植物毛叶轮环藤 *Cyclea barbata*（Wall.）Miers 的根	清热解毒，散瘀止痛，利尿通淋。主治风热感冒，咽喉肿痛，牙痛，胃痛，腹痛湿热，泻痢，疟疾小便淋痛跌打伤痛扭挫伤	治胃痛：金线风根 3 g，咀嚼咽汁或研细粉吞服
黑风散	防己科植物细圆藤 *Pericampylus glaucus*（Lam.）Merr.［*Menispermum glaucum* Lam.］的藤茎或叶	清热解毒，息风止痉，祛除风湿。主治疮疡肿痛，咽喉肿痛，惊风抽搐，风湿痹痛，跌打损伤毒蛇咬伤	1. 治疮疖肿：鲜叶捣烂敷。2. 治疗毒蛇咬伤：鲜叶捣烂敷
黑风散根	防己科植物细圆藤 *Pericampylus glaucus*（Lam.）Merr. 的根	清热解毒，利咽，止咳。主治疮疡肿痛，咽喉肿痛，咳嗽，毒蛇咬伤	治毒蛇咬伤：（细圆藤）根 12 g，水煎服，鲜根皮捣烂敷

续表

药名	来源	功能主治	临床鲜用
白药子	防己科植物金线吊乌龟 *Stephania cepharantha* Hayata 的块根	清热解毒，祛风止痛，凉血止血。主治咽喉肿痛，热毒痈肿，风湿痹痛，腹痛，泻痢吐血，外伤出血	治无名肿毒，毒蛇咬伤：山乌龟鲜根，捣烂，外敷。或用米泔水磨汁汁外敷（《浙江民间常用草药》）
粪箕笃	防已科植物粪箕笃 *Stephania longa* Lour. 的根、根茎或全株	清热解毒，利湿消肿，祛风活络。主治泻痢，小便淋涩，水肿，黄疸，风湿痹痛，喉痹，聤耳，疮疡肿痛，毒蛇咬伤	1. 治乳腺炎：粪箕笃全株 9 ~ 15 g，水煎服，并用鲜叶适量，捣烂外敷患处。2. 治毒蛇咬伤：鲜粪箕笃全株适量捣烂取汁加酒少许冲服渣外敷伤口周围
汝兰	防已科植物汝兰 *Stephania sinica* Diels. 的根	清热解毒，散瘀止痛。主治感冒，咽痛，腹泻，痢疾，痈疽肿痛，胃痛，头风痛，风湿痹痛，跌打损伤	治痈疮肿痛，跌打肿痛：鲜根捣烂外敷患处
金果榄	防已科植物金果榄 *Tinospora sagittata*（Oliv）Gagnep.［Limaria sagittata Oliv.］的块根	清热解毒，消肿止痛。主治咽喉肿痛，口舌糜烂，白喉，痄腮，热咳失音脘腹疼痛，泻痢，痈疽疔毒，毒蛇咬伤	1. 治接触性皮炎：鲜金果榄煎水外洗。2. 治毒蛇咬伤，蜂蜇伤：金果榄 10 g，积雪草、半边莲各 15 g，水煎服并捣敷局部
胡子七	毛茛科植物铁筷子 *Helleborus thibetanus* Franch.［H.*chinenesis Maxim*.；H.virdis L.var. *Thibetanus*（ranch.）Finet et Gagnep］的根及根茎	清热解毒，活血散瘀，消肿止痛。主治膀胱炎，尿道炎，疮疖肿毒，跌打损伤	治疗疮疖：鲜胡子七适量，捣烂，敷患处（《甘肃中草药手册》）

续表

药名	来源	功能主治	临床鲜用
母猪草	毛茛科植物耳状人字果 *Dichocarpum auriculatum* (Franch.) W.T.Wang et Hsiao［*Isopyrum auriculatum* Franch.；I.*delavayi* Franch.］的根	清热除湿，解毒散结，止咳化痰。主治湿热黄疸，痈肿疮毒，痰热咳嗽，癫痫	治疗痈肿疮毒：母猪草、马蹄草、菊花叶、四叶菜各适量，捣烂外敷（《万县中草药》）
藕	睡莲科植物莲 *Nelumbo nucifera* Gaerth. 的肥大根茎	清热生津，凉血散瘀，止血主治热病烦渴，吐衄，下血	1.《药性论》藕汁能消瘀血不散。《本草经集注》藕汁，解射罔毒、蟹毒，治时气烦渴不止。生藕捣绞取汁，一中盏入生蜜一合，搅令匀，不计时候，分为二服（使男法家治时气烦渴不止生藕，捣绞取汁一中器，人合，搅令匀，不计时候，分为二服（《圣惠方》）。2. 治霍乱不止，兼渴：生藕一两（洗，切），生姜一分（洗，切）。上二味，研绞取汁，分三服，不拘时（《圣济总录》姜藕饮）。3. 治太阴温病，口渴甚，吐白沫粘滞不快者：梨汁、荸荠汁、鲜苇根汁、麦冬汁、藕汁（或用蔗浆），临时斟酌多少，和匀凉服，不甚喜凉者，重汤炖温服（《温病条辨》五汁饮）。4. 治消渴，口干，心中烦热：生藕（去皮节，切）、炼蜜各半斤。上二味，新汲水一升半，化蜜令散，纳藕于蜜水中，浸半日许，渴即量意食藕并饮汁（《圣济总录》藕蜜浆方）。5. 治妇人藤中好食热面酒肉，变成渴躁：生藕汁半盏，生地黄汁

续表

药名	来源	功能主治	临床鲜用
			半盏。上二味相和，温暖，分为三服（《圣济总录》生藕）。6. 治心热吐血口干方：生藕汁二合，生牛蒡子二合，生地黄汁二合，小蓟根汁二合，白蜜一匙。上药相和，搅令匀，不计时候，细细呷之差。7. 治热病吐血，心胸不利：生藕捣绞取汁，每服一小盏，生姜汁一匙，搅令匀服之，频服即止（6～7方出自《圣惠方》）。8. 治吐血：白茯苓（去黑皮）、生干地黄（焙）、蒲黄各等分。捣罗为细散，每服二钱匕，生藕汁半盏，调匀顿服（《圣济总录》藕汁散）。9. 治虚劳证，痰中带血：鲜茅根（切碎）四两，鲜藕（切片）四两，煮汁常常服之。治前证兼有虚热者，上方加鲜小蓟二两（《衷中参西录》二鲜饮；后者称三鲜饮）。10. 治坠马积血心腹，唾血无数：用干荷花并干藕为末，酒调，方寸匕，日三服（《卫生易简方》）。11. 治上焦痰热藕汁、梨汁各半盏，和服（《简便单方》）。12. 治红白痢藕一斤，捣汁，和蜜糖，隔水炖成膏服（《岭南采药录》）。13. 治小便热淋生藕汁、地黄汁、葡萄汁各等分。每服半盏，入蜜温服。14. 治冻脚裂坼蒸熟藕捣烂涂之

续表

药名	来源	功能主治	临床鲜用
白猪鼻孔	三白草科植物白苞裸蒴 *Cymnotheca involucrata* pei. 的全草	清热解毒，利水。主治肺痈湿热，带下白浊小便不利，疮疖肿毒	治疖肿疮毒，白猪鼻孔适量，捣烂外敷
三白草	三白草科植物三白草 *Saururus chinensis*（Lour.）Baill. 的干燥根茎或全草	清热利水，解毒消肿。主治热淋血淋水肿脚气，黄疸，痢疾，带下，痈肿疮毒湿疹，蛇咬伤	《本草拾遗》捣绞汁服，令人吐逆，除胸膈热痰，亦主疟疾及小儿痞满。1. 治妇女湿热白带：鲜三白草 150 ~ 180 g，水煎，冲甜酒酿汁，每日两次，空腹分服。忌食酸辣，芥菜。2. 治痈疖初起：三白草 15 g，鱼腥草 30 g，煎服另取三白草叶加桐油，适量捣烂外敷。3. 治绣球风：鲜三白草导汁洗患部。4. 治蛇咬：三白草茎叶捣烂，外敷患处
石蝉草	胡椒科植物石蝉草 *Peperomia dindigulensis* Miq. 的全草	清热解毒，化瘀散结，利水消肿。主治肺热咳喘，麻疹，疮毒，癌肿，烧烫伤，跌打损伤，肾炎水肿	1. 治麻疹盛发期：鲜石蝉草 30 g，水煎，调蜜服。2. 治烧烫伤：鲜石蝉草全草，捣烂绞汁，外涂。3. 治跌打肿痛：鲜石蝉草全草，捣烂，把酒调外敷。4. 治外伤出血：鲜石蝉草全草。捣烂，外敷
草胡椒	胡椒科植物草胡椒 *Peperomia pellucida*（L.）Kunth. 的全草	清热解毒，散瘀止痛，止血。主治痈肿疮毒，烧烫伤，跌打损伤，外伤出血	1. 治烧烫伤：草胡椒鲜全草适量。捣烂绞汁外涂。2. 治跌打肿痛：鲜草胡椒全草适量。捣烂，加酒调外敷。3. 治外伤出血：草胡椒鲜全草适量。捣敷
水梨藤	猕猴桃科植物硬齿猕猴桃 *Actinidia callosa* Lindl. 及京梨猕猴桃的根皮	清热，利湿，消肿，止痛。主治湿热水肿，肠痈，痈肿疮毒	治背痈：水梨藤配刘寄奴、破血丹、红茅草、芙蓉叶、蒲公英、一支蒿叶、马蹄草、红泽兰，共捣绒，外涂

续表

药名	来源	功能主治	临床鲜用
猕猴桃根	猕猴桃科植物猕猴桃 *Actinidia chinensis* Planch. 的根	清热解毒，祛风除湿，活血消肿。主治肝炎，痢疾，消化不良，淋浊带下风湿关节痛，水肿跌打损伤，疮疖，瘰疬结核，胃肠道肿瘤及乳腺癌	1. 治疖肿：鲜猕猴桃根皮，捣烂外敷，同时用根 60 ~ 90 g，水煎服。2. 治跌打损伤：鲜猕猴桃根白皮，加酒糟和白酒，捣烂烘热，外敷伤处，同时用猕猴桃根 60 ~ 90 g，水煎服。3. 治肝癌与食管癌：鲜猕猴桃根 60 ~ 120 g，鸡肉或瘦肉 30 g，水煎服汤与肉，每日 1 剂
猕猴桃枝叶	猕猴桃科植物猕猴桃 *Actinidia chinensis* Planch. 的枝叶	清热解毒，散瘀，止血。主治痈疮肿毒烫伤风湿关节痛外伤出血	1. 治妇人乳痈：鲜猕猴桃叶一握，和适量的酒糟、红糖，捣烂加热，外敷，每日早晚各换 1 次。2. 治烫伤：猕猴桃叶，捣烂，加石灰少许，敷患处
毛冬瓜根	猕猴桃科植物毛花猕猴桃 *Actinidia eriantha* Benth. 的根及根皮	解毒消肿，清热利湿。主治热毒，痈肿，乳痈，肺热失音，湿热痢疾，淋浊带下风湿痹痛胃癌，食管癌，乳癌，根皮外用治跌打损伤	1. 治无名肿毒：毛冬瓜鲜根，适量，捣烂或加烧酒捣烂，敷患处。2. 治腹股沟淋巴结炎：毛冬瓜鲜根，捣烂，拌酒糟，煨热外敷患处，每日 1 次。3. 治肺热失音：毛花杨桃鲜根 30 g，水煎调，冰糖调服。4. 治跌打损伤：毛冬瓜根皮，捣烂外敷，包扎另取根 120 ~ 240 g，水煎服
连蕊茶	山茶科植物毛花连蕊茶 *Camellia fraterna* Hance 的根、叶、花	清热解毒，消肿。主治痈肿疮疡，咽喉肿痛，跌打损伤	治痈肿溃烂：鲜连蕊茶叶，鲜槲榆叶等量，捣烂外敷

续表

药名	来源	功能主治	临床鲜用
山茶叶	山茶科植物红山茶 *Camellia japoica* L.、西南红山茶 *C.pitardii* Coh.-St.、窄叶西南红山茶 *C.pitardii* Coh.-St. *var.yunnanica Sealy* 及滇山茶 C.*reticulata* Lindl. 等的叶	清热解毒，止血。主治痈疽肿毒，烫火伤，出血	治痈疽肿毒：鲜山茶叶适量，捣烂外敷
山禾串	山茶科植物二列叶柃 *Eurya distichophylla* Hemsl. 的茎叶或根	清热利咽，解毒敛疮。主治肺热，痰多，咳嗽，咽喉肿痛，口舌生疮，水火烫伤	治水火烫伤，山禾串适量，擂烂或晒干为沫冷开水或茶油调涂患处
厚皮香	山茶科植物厚皮香 *Ternstroemia gymnanthera* (Wight et Arn.) *Sprague* [*Cleyera gymnanthera* Wight et Arn.] 的叶或全株	清热解毒，散瘀消肿。主治疮疡肿毒，乳痈	治大疮痈疡，乳腺炎：用鲜叶适量，捣烂敷患处
黄牛茶	藤黄科植物黄牛木 *Cratoxylum cochinchinense* (Lour.) Bl. [*Hypericum cochinchinense* Lour.; *Cratoxylum ligustrinum* (Spach.) Bl.] 的茎叶、根或树皮	清热解毒，化湿消滞，去瘀消肿。主治感冒，中暑发热，泄泻，黄疸跌打损伤，痈肿疮疖，嫩叶做清凉饮料能解暑热烦渴	《广东中草药》健胃消滞，解暑化湿散瘀消肿，治急性胃肠炎，感冒，感暑发热，黄疸，跌打肿痛，枪伤骨鲠咽喉：鲜叶浓煎，含咽
黄心果	藤黄科植物云南山竹子 *Garcinia cowa* Roxb. 的茎、叶	清热解毒，驱虫。主治湿疹，口腔炎，牙周炎，痈疮溃烂，烫火伤，蚂蝗入鼻	治蚂蟥入鼻：鲜浆汁适量，滴入鼻腔
木竹子	藤黄科植物木竹子 *Garcinia multiflora* Champ.ex Benth 和岭南山竹子 *Garcinia oblongifolia* Champ.ex Benth. 的果实	清热生津。主治胃热津伤，呕吐口渴，肺热气逆咳嗽不止	治铁砂入肉不出，用鲜果捣烂敷患处

续表

药名	来源	功能主治	临床鲜用
田基黄	藤黄科植物地耳草 *Hypericum japonicum* Thunb.ex Murray 的全草	清热利湿，解毒散瘀，消肿止痛。主治湿热黄疸，泄泻，痢疾，肠痈，肺痈，痈疖肿毒，乳鹅口疮，目赤肿痛毒，咬伤跌打损伤	1. 治肝炎：鲜地耳草、凤尾草各 30 g，红枣 6 枚，水煎服，每日 2 次。2. 治肠炎：鲜地耳草 45 g，鲜凤尾草 30 g，水、酒各平前服（《浙江药用植物志》）。鲜地耳草 60 g，红枣 10 枚，水煎服，或地瓦。3. 治急性肾炎：旦服（《福建药物志》）。4. 治蛇头疔：鲜地耳草，捣烂，取汁 1 杯，麻油半杯，调匀地润抹患处：或鲜地耳草捣烂取汁 60 ~ 90 ml，加酒少许炖服（《福建药物志》）。5. 治口腔炎：鲜地耳草 30 g，捣烂取汁，以纱布浸汁洗涤口腔，每日 1 ~ 2 次，成人可含漱（南药《中草药学》）。6. 治疹后牙疳：地耳草 15 ~ 20 g，捣取汁，和人乳搽患处
金丝桃	藤黄科植物金丝梅 *Hypericum patulum* Thunb.ex Murray 的全株	清热解毒，散瘀止痛，祛风湿。主治肝炎，肝脾肿大急性咽喉炎，结膜炎，疮疖肿痛，毒蛇及蜂蛰伤，跌打损伤，风湿性腰痛	1. 治肝炎：鲜金丝桃根 30 ~ 60 g，煎水煮鸡蛋服。2. 治疖肿：鲜金丝桃叶加食盐，适量捣烂外敷患处。3. 治蝮蛇，银环蛇，咬伤：鲜金丝桃根加食盐，适量捣烂外敷伤处，一天换一次
落地金钱	茅膏菜科植物锦地罗 *Drosera burmannii* Vahl 的去花茎全草	清热除湿，凉血解毒。主治痢疾，肠炎，肺热咳嗽咯血，小儿疳积，肝炎，咽喉肿痛，疮疡癣疹	治疥疮溃疡，荨麻疹：鲜草，水煎外洗

续表

药名	来源	功能主治	临床鲜用
地毡草	茅膏菜科植物匙叶茅膏菜 *Drosera spathulata* Labill. 的全草	清热利咽，凉血解毒。主治感冒，肺痈咳嗽，口渴，吐血，咯血，喉蛾，疔疮淋病	1. 治吐血，咯血：鲜地毡草 30 g。捣烂绞汁，调蜜服。2. 治金钱癣：鲜地毡草擦患处（干者，先浸米醋，再擦）。每日 1 ~ 2 次。3. 治一切疔疮：鲜地毡草加生桐油、冷饭粒、乌糖，捣数。4. 治诸淋，鲜地毡草 30 g。煎汤调冰糖服。5. 治乳糜尿，鲜小毛毡苔 60 g，同猪小肠，食盐少许同德露”宿冷服（《福建药物志》）
苦地丁	罂粟科紫堇属植物苦地丁 *Corydalis bungeana* Turcz. 的全草	清热毒，消痈肿。主治流行性感冒，上呼吸道感染，扁桃体炎，传染性肝炎，肠炎，痢疾，肾炎，腮腺炎，结膜炎急性阑尾炎，疔疮痈肿，瘰疬	治疔疮肿痛，蜂窝组织炎，丹毒：鲜苦地丁，捣烂外敷，或苦地丁 15 g，蒲公英 30 g，连翘、野菊花各 15 g，黄芩 9 g，水煎服
紫堇	罂粟科植物紫堇 *Corydalis edulis* Maxim. 的全草或根	清热解毒，杀虫制药。主治疮疡肿毒，聤耳流脓，咽喉疼痛，顽癣，秃疮，毒蛇咬伤	1. 治秃疮，蛇咬伤：鲜蝎子花根，捣烂外敷（1 ~ 2 方出自（陕西中草药》）。2. 治慢性化脓性中耳炎：紫堇全草，鲜汁（加适量防腐剂或蒸汽加压消毒）滴耳。3. 治顽癣及牛皮癣：紫堇块根磨酒或醋外搽。4. 治脱肛：紫堇花及叶煎汁作罨包
深山黄堇	罂粟科植物深山黄堇 *Corydalis pallida*（Thunb.）Pers.［*Fumaria pallida* Thunb.］的全草	清热利湿解毒。主治湿热泄泻，赤白痢疾，带下，痈疮热疖，风火赤眼	1. 治暑热腹泻下痢：鲜黄堇全草 30 g，水煎分 3 次服，连服数日。2. 治丹毒：鲜黄堇 30 g，加黄酒、红糖适量。水煎服。

续表

药名	来源	功能主治	临床鲜用
			3. 治肺病吐血：鲜黄堇全草60 g，捣烂取汁，分3次服（水煎则无效）
黄堇	罂粟科植物小花黄堇*Corydalis racemosa*（Tjimb.）pers. 的全草或根	清热利湿，解毒杀虫。主治湿热泄泻，痢疾，黄疸，目赤肿痛，聍耳流脓疮毒，疥癣，毒蛇咬伤	1. 治暑热腹泻，痢疾：鲜黄堇全草30 g。水煎服，连服数日。2. 治肺病咳血：鲜黄堇全草30 ~ 60 g。捣烂取汁服（用水煎则无效）。3. 治目赤肿痛：鲜黄堇全草，加食盐少许捣烂，闭上患眼后，外敷包好，卧床2 h。4. 治牛皮癣，顽癣：黄堇根磨酒、醋外搽。5. 治毒蛇咬伤：鲜黄堇草。捣汁涂敷
秃疮花	罂粟科植物秃疮花*Dicranostigma leptopodum*（Maxim.）Fedde［*Chelidonium franchetianum Prain*；*Docrampstigma franchetianum*（Pranin）Fedde］的全草	清热解毒，消肿止痛，杀虫．主治咽喉痛，牙痛外用于瘰疬，秃疮，疥癣，痈疖，寻常疣	治秃疮，顽癣：秃疮花适量捣烂敷患处
血水草	罂粟科植物血水草*Eomecon chionantha* Hance 的全草	清热解毒，活血止痛，止血。主治目赤肿痛，咽喉疼痛，口腔溃疡，疔疮肿毒，毒蛇咬伤，癣疮，湿疹跌打损伤腰痛咳血	1. 治急性结膜炎：鲜血水草30 ~ 60 g，水煎服，每日1剂。2. 治口腔溃疡：血水草全草适量。捣烂，绞汁漱口。3. 治无名肿毒：血水草鲜品适量，甜酒糟少许，捣烂外敷。每日换药1次（《江西草药》）。4. 治毒蛇咬伤：血水草适量。捣烂，兑淘米水外洗，外敷；亦可内服（《中国民族药志》）

续表

药名	来源	功能主治	临床鲜用
血水草根	罂粟科植物血水草 *Eomecon chionantha* Hance 的根及根茎	清热解毒，散瘀止痛。主治风热目赤肿痛，咽喉疼痛，尿路感染，疮疡疖肿，毒蛇咬伤产后小腹瘀痛，跌打损伤及湿疹，疥癣等	治毒蛇咬伤：鲜血水草根 30～60 g，捣烂外敷每日换药一次
野香橼花	白花菜科植物野香橼花 *Capparis bodinieri* Levl. 的根皮	清热解毒，祛风活络。主治咽喉疼痛，扁桃体炎，牙痛，毒蛇咬伤痔疮，风湿痹痛跌打损伤	用于避孕：鲜猫胡子花根皮 90 g，茶叶 27 g，水煎分 3 次，于产后 20 d 或月经期服可避孕半年
苦芥	十字花科植物苦芥 *Brassica integrifolia*（West.）O.E.Schulz［*Sinapis integrifolia* West.］的基生叶和种子	清热凉血，利尿消积。主治高热小便不利，积滞内停脘腹胀痛	治妇人乳结红肿，疼痛：紫苦芥捣汁，水煎点水酒服
甘蓝	十字花科植物甘蓝 *Brassica oleracea* L.var.*capitata* L. 的叶	清利湿热，散结止痛，益肾补虚。主治湿热黄疸消化道溃疡，疼痛关节不利虚损	治胃及十二指肠溃疡，甘蓝鲜叶捣烂取汁 200～300 ml，略加温饭前饮服，每日 2 次，连服 10 d 为 1 疗程
大青叶	十字花科植物菘蓝 *Isatis indigotica* Fort. 的干燥叶	清热解毒，凉血消斑。主治温热病，高热烦渴，神昏斑疹，吐血，衄血，黄疸泻痢，丹毒喉痹，口疮痄腮	1. 治唇边生疮：经年不瘥取八月蓝叶十斤，绞取汁，洗之（《圣惠方》）。2. 治小儿血痢，烦躁，并治蛊毒痢，赤痢：取蓝青汁，量大小分减服之（《普济方》）
辣芥	十字花科植物宽叶葶苈 *Lepidium latifolium* L. 的全草	清热燥湿。主治湿热痢疾，腹泻	治菌痢，肠炎：鲜宽叶独行菜 180 g，熬成浸膏加黄柏及木香适量压片，每片 0.5 g，每次服 4 片，日服 3 次

续表

药名	来源	功能主治	临床鲜用
菥蓂	十字花科植物菥蓂 *Thlaspi arvense* L. 的全草	清热解毒，利水消肿。主治目赤肿痛，肺痈，肠痈，泄泻，痢疾，白带，产后瘀血，腹痛，消化不良，肾炎水肿，肝硬化腹水，痈疮肿毒	1. 治肾炎：菥蓂鲜全草30～60 g，水煎服。2. 消胬肉：菥蓂捣汁点眼
匙叶伽蓝菜	景天科植物匙叶伽蓝菜 *Kalanchoe spathulata* DC.Cot 的全草	清热解毒，活血消肿。主治疮疡肿毒，目赤肿痛，中耳炎，创伤	治中耳炎：鲜匙叶伽蓝菜，适量，捣绞汁滴耳
珠芽半支	景天科植物珠芽景天 *Sedum bulbiferum Makino*［S.*alfredii* Hance var.*bulbiferum*（Makino）Frod.］的全草	清热解毒，凉血止血，截疟。主治热毒痈肿，牙龈肿痛，毒蛇咬伤血，热血热出血，外伤出血，疟疾	1. 治疮肿：鲜狗牙菜适量，加盐少许，捣烂敷兜处。2. 治毒蛇咬伤：鲜狗牙菜60 g，鲜半边莲60 g，捣烂绞汁内服，并以渣敷伤处。3. 治火牙：鲜狗牙菜30 g，鸭蛋1个。加盐少许煮食。4. 治肺热咯血：鲜狗牙菜30 g，吉祥草30 g，水煎服
崖松	景天科植物细叶景天 *Sedum elatinoides* Franch.［S.*silvestrii* Pamp.］的带根全草	清热解毒。主治热毒，痈肿丹毒，睾丸炎，烫火伤湿疮，细菌性痢疾，阿米巴痢疾	1. 治睾丸炎：崖松适量，捣烂外敷。2. 治烫火伤：崖松捣汁，涂患处
杂交景天	景天科植物杂交景天 *Sedum hybridum* L. 的全草	清热解毒，凉血止血祛风湿。主治扁桃体炎，咽喉炎，口腔炎，鼻衄，吐血，高血压病，风湿关节痛，湿疹，疮疡	治湿疹疮毒：鲜景天适量煎水外洗或捣烂外敷

续表

药名	来源	功能主治	临床鲜用
岩松	景天科植物白果景天 *Sedum leucocarpum* Franch. 的全草	清热解毒，凉血。主治肝炎，化脓性中耳炎，烧烫伤	治中耳炎：岩松汁滴耳
佛甲草	景天科植物佛甲草 *Sedum lineare* Thunb.[*S.obtuso-lineare* Hayata] 的茎叶	清热解毒，利湿，止血。主治咽喉肿痛，目赤肿痛，恶毒痈肿，疔疮丹毒缠腰，火丹烫火伤，毒蛇咬伤，黄疸，泻痢，便血崩漏，外伤出血，扁平疣	1. 治咽喉肿痛：鲜佛甲草 60 g，捣绞汁，加米醋少许，开水一大杯冲漱喉，日数次。2. 治喉癣：狗牙半捣汁，加陈京墨磨汁，和匀。漱喉，日咽四五次。3. 治眼目肿，或角膜生斑翳：取叶汁点之。4. 治疔疮初起：鲜佛甲草捣烂，加食盐少许，调敷患处。5. 治诸疖毒，火丹，头面肿胀将危者：铁指甲，少入皮硝捣罨之（《李氏草秘》）。6. 治痔疮掀痛：以（佛甲草）叶入乳汁，看如膏贴患处（《荷兰药镜》）。7. 治外伤出血：鲜鼠牙半枝莲捣汁外敷，或干者研末敷患处。8. 治胰腺癌：鲜鼠牙半枝莲 60 ~ 120 g，鲜荠菜 90 ~ 180 g（干品减半）。水煎早晚分服。9. 治老茧，鸡眼：鲜佛甲草叶浸醋中，取出，干贴，硬肉目黄色。气微然渐软而消（《荷兰药镜》）
垂盆草	景天科植物垂盆草 *Sedum sarmentosum* Bunge 的新鲜或干燥全草	清热利湿，解毒消肿。主治湿热，黄疸淋病，泻痢，肺痈肠痈疮疔肿，毒蛇虫咬伤，水火烫伤咽喉肿痛，口腔溃疡及湿疹带状疱疹	1. 治蜂窝组织炎，乳腺炎，阑尾炎，肺脓疡，痈疖，蛇、虫咬伤：鲜狗牙半支全草 60 ~ 120 g，洗净捣烂，加面粉少许调成糊（或晒干研末，加凡士林适量调成软膏），外敷患处，每日间隔日 1 次（如脓

续表

药名	来源	功能主治	临床鲜用
			肿已溃，中间留小孔排脓）。同时可用鲜狗牙半支 30～60 g，捣烂绞汁冲服（肺脓疡加冬瓜仁、故仁、鱼腥草同前服；阑尾炎则去鱼腥草，再加红藤、蒲公英、紫花地丁同煎服）（《全国中草药汇编》）。2. 治无名肿毒，创伤感染：鲜垂盆草配等量鲜大黄、鲜青蒿，共捣烂敷患处（《陕甘宁青中草药选》）。3. 治喉癣：用狗牙半支捣汁，加陈京墨磨汁，和匀漱喉，日咽四五次，甚者半月（《纲目拾遗》引《救生苦海》）。4. 治毒蛇咬伤：①鲜垂盆草捣汁 1 杯，加雄黄、烧酒各少量内服，每日 1～2 次（《安徽中草药》）；②垂盆草、白花蛇舌草、鱼腥草各 20 g，水煎服；或鲜垂盆草 1 把，捣烂敷于已扩创的伤口周围，每日换药 1 次。5. 治烫伤，烧伤：鲜垂盆草适量，捣汁涂患处；或用垂盆草 12 g，瓦松 9 g，共研细末，菜油调敷（《陕甘宁青中草药选》）
石上开花	景天科植物石莲 *Sinocrassula indica*（Decne.）*Berger* [*Crassula indica* Dence.] 的全草	清热解毒，凉血止血，收敛生肌止咳。主治热毒疮疡，咽喉肿痛，烫伤，痢疾，热淋，血热出血，肺热咳嗽	1. 治慢性溃疡，疮口不敛：石莲适量。捣烂外敷患处。2. 治痔疮出血：鲜红花岩松 10 g，蒸酒服（《贵州草药》）。3. 治虚弱、妇女不育：鲜石上开花 15 g，炖肉吃

续表

药名	来源	功能主治	临床鲜用
樗叶	苦木科植物臭椿 *Ailanthus atissima*（Mill.）Swingle 的叶	清热燥湿，杀虫。主治湿热带下，泄泻，痢疾，湿疹，疮疖，疖肿	1. 治肺痈：鲜臭椿叶适量，捣烂绞汁一杯服。2. 治白带：鲜臭椿叶 60 g，茶油炒食或用鸡、鸭肉炖服
苦木叶	苦木科植物苦木 *Picrasma quassioides*（D.Don）Benn. 的叶	清热解毒，燥湿杀虫。主治疮疖痈肿，无名肿毒，体癣，烫伤，外伤出血	治无名肿毒：鲜叶捣烂外敷
七叶子	楝科植物海南地黄连 *Munronia hainanensis* How et T.Chen 的枝叶	清热解毒，活血舒筋。主治毒蛇咬伤，风湿骨痛，跌打损伤	治蛇咬伤：七叶子鲜叶 30 g，捣汁内服，药渣单味或加雄黄、冰片涂搽伤口
椿叶	楝科植物香椿 *Toona sinensis*（A.Juss.）Roem. 的叶	祛暑化湿，解毒杀虫。主治暑热伤中，恶心呕吐，食欲不振，泄泻，痢疾，痈疽肿毒，疥疮，白秃疮	1. 治气滞食欲不振：嫩香椿叶适量，切碎，用开水泼成半生半熟，加酱油食用（《山西中草药》）。2. 治赤白痢疾：鲜香椿叶 60 g，水煎服。3. 治疮痈肿毒：鲜香椿嫩叶、大蒜等量。加食盐少许，共捣烂敷患处。4. 治小儿头生白秃，发不生出：以椿、楸、桃叶心，取汁，敷之（《肘后方》）。5. 治丝虫病：香椿、杉木、枫树三者的嫩枝叶等分，成人每日每次约为 60 ~ 120 g，水煎，去渣，调入醋 1 匙，每日分 2 ~ 3 次趁热服
车桑子叶	无患子科植物车桑子 *Dodonaea viscosa*（L.）Jacq.［*Pteleaviscosa* L.］的叶	清热利湿，解毒消肿。主治淋证，癃闭，皮肤瘙痒，痈肿疮疖，烫火伤	1. 治小便淋沥，癃闭：车桑子鲜叶 30 ~ 60 g，水煎调东蜜服。2. 治肩部漫肿：车桑子鲜叶 60 ~ 90 g，蝼蛄 4 ~ 5 个，酱豆豉 30 g，冷饭适量同捣烂外敷。

续表

药名	来源	功能主治	临床鲜用
			3. 治会阴部肿毒：车桑子鲜叶、南岭荛花鲜叶各等量，红糖冷饭少许，同捣烂外敷
车桑子根	无患子科植物坡柳 *Dodonaea viscosa*（L.）Jacq. 的根	泻火解毒。主治牙痛，风毒流注	1. 治牙痛：车桑子鲜根 30 ~ 60 g，水煎服。2. 治风毒流注：车桑子干根 30 ~ 60 g，酌加猪瘦肉同炖。另取车桑子鲜叶和红糖捣烂敷患处
小花清风藤	清风藤科植物小花清风藤 *Sabia parviflora* Wall.ex Roxb. 的茎和叶	清热利湿，止血。主治湿热黄疸，外伤出血	1. 防治黄疸传染性肝炎：鲜枝 150 ~ 200 g，或叶适量。2. 治刀伤出血：鲜叶捣敷伤口
昆明水金凤	凤仙花科植物滇水金凤 *Impetiens uliginosa* Franch. 的全草	清热除湿，活血解毒。主治风湿麻痹，跌打损伤，闭经，通经，噎膈，阴囊湿疹，疖癞疮癣	治阴囊湿疹：水金凤冲搽滤汁外搽
岗梅根	冬青科植物梅叶冬青 *Ilex asprella*（Hook.f.et Arn.）Champ.ex Benth. 的根	清热生津，散瘀解毒。主治感冒，头痛，眩晕，热病烦渴，痧气，热泻，肺痈，百日咳，咽喉肿痛，痔血，淋病，疔疮肿毒，跌打损伤	1. 治偏正头疼：岗梅鲜根 90 g，鸡矢藤 60 g，鸭蛋 2 个，水煎服蛋和汤。2. 治头目眩晕：岗梅鲜根 60 g，臭牡丹根 30 g，水煎服
毛冬青叶	冬青科植物毛冬青 *Ilex pubescens* Hook.et Arn. 的叶	清热凉血，解毒消肿。主治烫伤，外伤出血，痈肿疔疮，走马牙疳	1. 治无名肿毒：毛冬青叶、山苍子叶同捣烂，敷患处（《福建药物志》）。2. 治痈疖疔疮：鲜毛冬青叶捣烂敷患处，干则再换。3. 治走马牙疳：毛冬青鲜叶适量，捣烂绞取汁，调和白糖少许白糖

续表

药名	来源	功能主治	临床鲜用
四季青	冬植物冬青 *llex purpurea* Hassk.［I.*chinensis* Sims］的叶	清热解毒，生肌敛疮，活血止血。主治肺热咳嗽，咽喉肿痛，痢疾腹泻，胆道感染，尿路感染，冠心病心绞痛，烧烫伤热毒痈肿，下肢溃烂，湿疹冻疮皲裂，血栓闭塞性脉管炎	治外伤出血：冬青叶（鲜）适量，嚼烂外敷
落霜红根	冬青科植物硬毛冬青 *Ilex serrata* Thunb. 的根	清肺，解毒敛疮。主治肺痈，烫伤，疮疡溃烂	1. 治肺痈：落霜红鲜根 30 ~ 60 g，水煎服。2. 治烫伤：落霜红鲜根捣烂绞汁涂。3. 治疮疡溃烂：落霜红鲜根 30 ~ 60 g，水煎服，另取鲜叶捣烂外敷
黄杨叶	黄杨科植物黄杨 *Buxus sinica*（Rehd.et Wils.）M.Cheng 或雀舌黄杨 *Buxus bodinieri* Levl. 的叶	清热解毒，消肿散结。主治疮疖肿毒，风火牙痛，跌打伤痛	1. 治无名肿毒：鲜千年矮叶 1 把，捣绒，调蜂蜜敷患处。2. 治外伤出血：鲜千年矮叶，捣烂外敷
功劳叶	冬青科植物枸骨 *Ilex cornuta* Lindl.ex Paxt. 的叶	清虚热，益肝肾，祛风湿。主治阴虚劳热，咳嗽咯血，头晕目眩，腰膝酸软，风湿麻痹，白癜风	1. 治痈疥疮毒：鲜枸骨叶切碎，加酒槽捣烂外敷，干则换。2. 治风湿性关节炎：鲜枸骨嫩枝叶 120 g（捣烂），加白酒 360 g 浸一天。3. 治白癜风：鲜枸骨叶绞汁或浓煎收膏，涂搽患处
冬青皮	冬青科植物冬青 *Ilex purpurea* Hassk. 的树皮及根皮	凉血解毒，治血止带。主治烫伤，月经过多，白带	1. 治烫火伤：冬青根皮（鲜）适量，捣烂再加井水少许擂汁，放置半小时，上面即凝起一层胶状物，取此胶外搽。2. 治月经过多，赤白带下：鲜冬青根皮八钱至一两作煎剂

续表

药名	来源	功能主治	临床鲜用
草菇	光柄菇科真菌草菇 *Voluariella volvacea*（Bull.ex Fr.）Sing.［*Voluaria volvacea*（Bull.）Quel；*Agaricus volva-ceus* Bull.］的子实体	清热解暑，补益气血，降压。主治暑热烦渴，体质虚弱，头晕乏力，高血压	1. 治各种肿瘤：草菇（鲜）60 g，猴头（鲜）60 g，炒食。2. 治齿龈出血，瘀点性皮疹：草菇（鲜）90 g，炒食，经常食用
小喇叭	石蕊科植物千层石蕊 *Cladonia verticillata* Hoffm. 的地衣体	凉血止血。主治咳血，外伤出血，烫伤	治刀伤：小喇叭酌量，捣绒包患处
筋骨草	唇形科筋骨草属植物筋骨草 *Ajuga ciliata* Bunge. 的全草	清热解毒，凉血消肿。主治咽喉肿痛，肺热咯血，跌打肿痛	治跌打伤扭伤：鲜筋骨草加少量生姜，大葱捣烂外敷
白毛夏枯草	唇形科植物金疮小草 *Ajuga decumbens* Thunb. 的全草	清热解毒，化痰，止咳，凉血散血。主治咽喉肿痛，肺热咳嗽，肺痈目赤肿痛。痢疾，痈肿疔疮，毒蛇咬伤，跌打损伤	治痢疾：鲜筋骨草 90 g，捣烂绞汁调蜜炖温服（《福建中草药》）
痢止蒿	唇形科植物痢止蒿 *Ajuga forrestii* Diels［*Amairer* Levl.］的根或全草	清热解毒，利水通淋，散瘀止痛，驱虫。主治，肺热咳嗽，咽喉肿痛，黄疸，热淋水肿，乳腺炎，脉管炎，痈疮疖肿，跌打损伤，外伤出血，蛔虫病	1. 治乳腺炎，痢止蒿鲜品适量，捣烂外敷（《云南中草药选》）。2. 治创伤红口：鲜散瘀血草冲烂外包（《昆明民间常用草药》）
山苦草	唇形科植物散瘀草 *Ajuga pantantha* Hand.Mazz. 的全草	清热解毒，凉血消肿。主治慢性肝炎，小便淋痛，口疮，疮疡肿毒，跌打肿痛	治疮疡肿毒：山苦草、苦马菜、鬼针、狗屎花根、蒲公英各适量。捣烂外包

续表

药名	来源	功能主治	临床鲜用
断血流	唇形科植物灯笼草 *Cliruopodium polycephalum*（Vani-ot）C.Y.Wu et Hsuan 或风轮菜 *Clinopodium chinense*（Benth）Q.Kuntze 的干燥地上部分	清热解毒，凉血活血。主治风热感冒，咳嗽，目赤肿痛，咽喉肿痛，白喉，腹痛，痢疾，吐血，瘀血，咳血，尿血，崩漏，外伤，出血肝炎，胆囊炎，痄腮，胃痛，关节疼痛，疮痒肿痛，毒蛇咬伤，湿疹，痔疮跌打肿痛	1. 治外伤出血：鲜断血流嫩茎叶，捣烂敷伤口，或用干品研细粉，外敷加压包扎。2. 治疮疖：先断血流鲜马齿苋各适量，捣烂外敷，干则更换。3. 治外伤肿痛：鲜断血流、鲜景天三七各适量，捣烂敷患处，肿胀重者，用猪胆汁适量熬浓，加雄黄粉少许调匀，和前药调匀涂肿处（《安徽中草药》）
小五彩苏	唇形科植物小五彩苏 *Coleus scutellarioides*（L.）Benth. 的全草	清热解毒。主治疮疡肿毒	治疮疡：鲜金耳环适量，加黄糖适量捣敷（《梧州草药及常见病多发病处方选》）
鸡肝散	唇形科植物四方蒿 *Elsholtzia blanda*（Benth.）Benth.［*Aphanochilus blandus Benth*；*Mentha blanda* Wall.ex Hook.］的全草	清热利湿，解毒。主治感冒发热，湿热，泻痢，黄疸，小便不利，脚丫烂痒，烧伤	1. 治痢疾：鸡肝散鲜叶 30 ~ 60 g，捣汁内服。2. 治疗脚丫溃烂痒：鲜沙虫药少许，搓绒塞脚丫。3. 治腋臭：四方蒿鲜草捣汁，涂腋下，每日 1 次（《云南中草药》）
北风草	唇形科植物白绒草 *Leucas mollissima* Wall. 的全草	清肺，明目，解毒。主治肺热，咳嗽，胸痛，咽喉肿痛，目赤青盲，乳痈，湿疹，跌打损伤	治疗痈疽，乳腺炎：白绒草、一枝黄花各 30 g，酒水各半，炖服；另取鲜白绒草、一枝黄花各适量，捣烂加热，敷患处（《福建药物志》）
米团花	唇形科米团花属植物蜂蜜树 *Leucosceptrum canum* Smith 的叶或根皮	清热解毒，利湿，消肿接骨止血。主治高热无汗，无名肿毒，黄水疮，附骨疽，跌打骨折，外伤出血	治高热无汗无涕：用鲜山蜂蜜嫩尖 30 ~ 60 g，水煎服（《红河中草药》）

续表

药名	来源	功能主治	临床鲜用
凉粉草	唇形科植物凉粉草 *Mesona chinensis* Benth. 的地上部分	消暑，清热，凉血，解毒。主治中暑，糖尿病，黄疸，泄泻，痢疾，高血压病，肌肉关节疼痛，急性肾炎，风火牙痛，烧烫伤，丹毒，梅毒，漆过敏	治糖尿病：鲜凉粉草 90 g，水煎代茶饮（江西《草药手册》）
七星剑	唇形科植物小花荠苎 *Mosla cavaleriei* Levl.［*Orthodon cavaleriei*（Levl.）Kudo］的全草	发汗解暑，利湿解毒。主治感冒中暑，呕吐，泄泻，水肿，湿疹，疮疡肿毒，带状疱疹，阴疽瘰疬，跌打伤痛，毒蛇咬伤	1. 治癫狗，毒蛇、恶物咬伤，虽死尚有气者：七星剑取汁灌之（《本草求原》）。2. 治风痰疮（多发性脓疡）：七星剑适量，捣烂加酒混合，煮沸后，候温敷患处及适量内服（《岭南草药志》）。3. 治蛇伤：鲜野香薷，捣烂外敷（《广西中草药学》）
热痱草	唇形科植物疏花荠薴 *Mosla dianthera*（Buch.Ham.）Maxim［M.*remotiflora* Sun］的全草	发表祛暑，利湿和中，消肿止血，散风止痒。主治风寒感冒，阴暑头痛，恶心，脘痛，白痢，水肿，衄血，痔血，疮疖，阴痒，湿疹，痱毒，外伤出血，蛇虫咬伤	1. 治疗痔疮肿痛：鲜大叶香薷、鲜白花石蚕、鲜鸭跖草各适量，捣烂敷患处（《常用中草药配方》）。2. 治疗皮肤瘙痒，过敏性皮炎，湿疹，热痱：鲜小鱼仙草适量。捣烂取汁搽，或火上烤热，揉搓患处，或煎水浸洗（《湖南药物志》）。3. 治疗外伤出血：鲜小鱼仙草叶适量。捣烂敷（《湖南药物志》）
紫花一炷香	唇形科植物黑刺蕊草 *Pogostemon nigrescens* Dunn［P.*fraternus* Miq.var.*nigrescens*（Dunn）Kudo］的全草	清热解毒，理气止痛。主治风热感冒，口疮，脘腹胀痛	治脘腹胀痛：臭野芝麻 60 g，水煎服。或取适量，生嚼咽下

续表

药名	来源	功能主治	临床鲜用
夏枯草	唇形科植物夏枯草 *Prunella vulgaris* L. 的干燥果穗	清肝明目，散结解毒。主治目赤羞明，目珠疼痛，头痛眩晕，耳鸣，瘰疬瘿瘤，乳痈，痄腮，痈疖肿毒，急，慢性肝炎，高血压病	1. 治眩晕：鲜夏枯草二两，冰糖5钱开水冲炖，饭后服（《闽东本草》）。2. 治羊癫疯，高血压病：鲜夏枯草三两，冬蜜一两，开水冲服《闽东本草》）。3. 治阴疽和无名肿毒：鲜夏枯草5～7.5 g清水煮烂，过滤去渣，浓缩成糊状，内服每次两汤勺，每日三次外用敷疮部，每日2～3次（《四川中医》）。4. 致产后血晕，心气欲绝：夏枯草捣绞汁，服一盏（《纲目》引《徐氏家传方》）。5. 治扑打金伤：夏枯草捣烂敷于上创口（《卫生易简方》）
水龙胆草	唇形科植物腺花香茶菜 *Rabdosia adenantha*（Diels）Hara［*Plectrathus adenanthus* Diels；*Isodon adenanthus*（Diels）Kudo］的茎叶	清热解毒。主治热毒疮疡，泄泻痢疾	治无名肿毒：水龙胆全草捣绒敷患处（出自于《贵州民间药物》）
香茶菜	唇形科植物香茶菜 *Rabdosia amethystoides*（Benth.）Hara 的地上部分	清热利湿，活血散瘀，解毒消肿。主治湿热黄疸，淋症，水肿，咽喉肿痛，关节痹痛，闭经乳痈，痔疮，发背，跌打损伤，毒蛇咬伤	治淋巴腺炎：香茶菜鲜叶、米酒各适量，捣烂拌匀敷患处（《福建药物志》）
香茶菜根	唇形科植物香茶菜 *Rabdosia amethystoides*（Benth.）Hara 的根	清热解毒，祛瘀止痛。主治毒蛇咬伤，疮疖肿毒，筋骨酸痛，跌打损伤，烫火伤	治烫火伤：香茶菜根茎磨水涂患处，每日3～5次（《福建药物志》）

续表

药名	来源	功能主治	临床鲜用
黑头草	唇形科植物紫毛香茶菜 *Rabdosia enanderiana*（Hand. Mazz.）Hara［*Plectranthus enanderiana* Hand.Mazz.］的全草	清热解毒，祛风止痒。主治口疮，丹毒，风疹，湿疹，脚气	治口腔糜烂：小毛叶子草茎叶含于口中（《元江哈尼族药》）
铁拳头	唇形科植物长管香茶菜 *Rabdosia longituba*（Miq.）Hara［*Plectranthus longitubus* Miq.; *Isodon longitubus*（Miq.）Kudo］的根、叶或全草	清热解毒，消肿止痛。主治中暑，腹痛，尿路感染，乳腺炎，跌打伤痛，蕲蛇咬伤	1. 治乳腺炎：（长管香茶菜）鲜根 30 g，水煎服；另取鲜品捣烂外敷。出自于福建晋江《中草药手册》。2. 治蕲蛇咬伤：（长管香茶菜）鲜根 30 g，水煎服；另取鲜品捣烂外敷（《中草药手册》）
荔枝草	唇形科植物荔枝草 *Saluia plebeia* R.Br. 的全草	清热解毒，凉血散瘀，利水消肿。主治感冒发热，咽喉肿痛，肺热咳嗽，咳血吐血，尿血崩漏，痔疮出血，肾炎水肿，白浊，痢疾，痈肿疮毒，湿疹瘙痒，跌打损伤，蛇虫咬伤	1. 治喉痛或生乳蛾：用荔枝草捣烂加米醋绢包裹，缚箸头上，点入喉中数次（《救生苦海》）。2. 治双单蛾：雪里青一把，捣汁，半茶钟滚水冲服，有痰吐出，如无痰，将鸡毛探吐。若口干，以盐汤，醋汤止渴，切忌青菜，菜油（《集效方》）。3. 治急性乳腺炎：荔枝草 60 g，鸭蛋两只，水煮，服汁食蛋。或鲜全草适量，捣烂，塞入患侧鼻孔，每日两次，每次 20 ~ 30 min（《浙江药用植物志》）。4. 治痈肿疮毒：荔枝草，铧头草适量，捣敷患处（《四川中药志》）。5. 治耳心痛，耳心流脓：癞子草捣汁滴耳（《重庆医药》）。6. 治跌打伤：荔枝草 30 g，捣汁，以滚甜酒冲服，

续表

药名	来源	功能主治	临床鲜用
			其渣杵烂，敷伤处（《江西中医药》）。7. 治慢性肾炎：尿潴留鲜荔枝草适量，加食盐捣烂敷脐部，同时取鲜车前草、苎麻根各 60 g，水煎服（出自于《浙江药用植物志》）。8. 治湿疹，皮炎：鲜蛤蟆草适量，以 65% 乙醇浸泡两天，取酒涂患处（《青岛中草药手册》）
岩藿香	唇形科植物岩藿香 *Scutellaria franchetiana* Levl. 的全草	祛暑清热，活血解毒。主治感冒暑湿，风热咳嗽，风湿痹痛，痱子，跌打损伤，蜂蛰伤	1. 治跌打红肿：犁头草捣绒，包敷患处（出自《贵州民间药物》）。2. 治蜂蛰伤：鲜岩藿香适量，揉搽患处（出自《万县中草药》）
兜冠黄芩	唇形科植物盔状黄芩 *Scutellaria galerioulata* L. 的全草	清热解毒，利水通淋，活血散瘀。主治热淋，血淋，肠痈，肝炎，癌肿，疮疡肿毒，跌打损伤，毒蛇咬伤	治跌打损伤，毒舌咬伤，疮疡肿毒：鲜半枝莲适量。洗净，捣烂，外敷患处（《新疆中草药》）
韩信草	唇形科植物韩信草 *Scutellaria indica* L. 的全草	清热解毒，活血止痛，止血消肿。主治痈肿疔毒，肺痈，肠痈，瘰疬，毒蛇咬伤，肺热咳嗽，牙痛，喉痹，咽痛，筋骨疼痛，吐血，咯血，便血，跌打损伤，创伤出血，皮肤瘙痒	1. 治痈疽，无名肿毒：韩信草和白糖捣烂外敷（《福建药物志》）。2. 治背痈：韩信草全草 60 g，捣汁，冲热酒服；渣敷患处（《福建中草药》）。3. 治阑尾炎，肝炎：鲜半枝莲 60 g，水煎，代茶饮（《陕甘宁青中草药选》）。4. 治蝮蛇、蕲蛇咬伤：①韩信草全草、连钱草各适量，捣烂敷；②韩信草全草捣烂

续表

药名	来源	功能主治	临床鲜用
			取汁 60 g，加热黄酒 200 g，冲服，盖被发汗为效。药渣捣烂敷患处。5. 治肺热咳嗽：鲜全草 90 g，煎汤代茶，频服（《泉州本草》）。6. 治一切咽喉诸症：印度黄芩鲜全草 30 ~ 60 g。捣，绞汁，调蜜服（《泉州本草》）。7. 治吐血，咯血：印度黄芩鲜全草 30 g，捣，绞汁，调冰糖炖服（《泉州本草》）。8. 治跌打损伤：铁灯盏 30 ~ 60 g，捣烂取汁，兑童便服；渣可加酒槽同捣，外敷患处（《景德镇草药手册》）。9. 治铁器及枪弹伤：韩信草根和饭捣烂，敷患处寒性草半边莲，龙须藤各适量捣烂敷患处。韩信草半边莲龙须藤各适量，捣烂外敷（《江西草药手册》）
直萼黄芩	唇形科黄芩属植物直萼黄芩 *Scutellaria orthocalyx* Hand.-Mazz. 的全草	泻火平喘，解毒消肿。主治肺热，咳喘热毒，泻痢，肝炎，肠痈，痈疽肿毒，咽喉肿痛，走马牙疳，痔疮，疥癣，毒蛇咬伤	治红肿疮毒，屏风草，狗屎花各适量，红糖三克，捣烂外包患处（《曲靖专区中草药手册》）
头巾草	唇形科植物并头黄芩 *Scutellaria scordifolia* Fisch 的全草	清热利湿，解毒消肿。主治肝炎，肝硬化腹水，阑尾炎，乳腺炎，蛇虫咬伤，跌打损伤	1. 治疗急性乳腺炎早期：鲜半枝莲适量，洗净，捣烂敷患处。2. 治疗跌打损伤：并头黄芩 60 g，捣取汁，加酒服；药渣敷患处（《内蒙古中草药》）

续表

药名	来源	功能主治	临床鲜用
红茎黄芩	唇形科植物红茎黄芩 *Scutellaria yunnanensis* Lévl 的全草	清肝明目，凉血解毒。主治眩晕目赤肿痛，翳障遮睛，肺热咯血，暑热烦渴，痈疮肿毒	治疗疮肿毒：红茎黄芩鲜品适量，捣敷患处（《四川中药志》）
水苏	唇形科植物水苏 *Stachys japonica* Miq. 的全草	清热解毒，止咳，止血消肿。主治感冒，痧症，肺痿，肺痈，头风，目眩，咽痛，失音，吐血，咯血，衄血，崩漏，痢疾，淋症，跌打肿痛	1. 治吐血：鲜水苏全草 30 g，土大黄 9 g，六月霜 15 g，卷柏 9 g，水煎，另用猪肉汤兑服（《江西草药手册》）。2. 治跌打损伤：鲜水苏茎叶 30 g，捣绞取汁，甜酒煮沸冲服（《江西草药手册》）。3. 治肿毒：鲜水苏全草捣烂，敷患处（《湖南药物志》）。4. 治疗蛇虺蛰伤：水苏鲜草捣烂外敷（《恩施中草药手册》）。5. 治暑月目昏，多流泪：生龙脑薄荷叶捣烂，生绢绞汁点之（《圣济总录》）。6. 治疗带状疱疹：水苏根茎捣汁，涂敷患处（《浙南本草新编》）
破布草	唇形科植物西南水苏 *Stachys kouyangensis*（Vaniot）Dunn 的全草	清热解毒，拔毒止痒。主治赤、白痢，疮疖，附骨疽，湿疹	治疗疮疡：破布草，紫背鹿衔草根，五叶草，苦马菜各适量，加红糖捣烂外包每日换一次（《曲靖专区中草药手册》）
望江青	唇形科水苏属植物光叶水苏 *Stachys palustris* L. 的根或全草	清热解毒，凉血，活血。主治咽喉肿痛，肺痈，百日咳，痢疾，乳晕，带状疱疹，目生翳障，咯血，跌打肿痛	治带状疱疹：鲜光叶水苏根，捣汁，涂敷患处（《浙江民间常用草药》）

续表

药名	来源	功能主治	临床鲜用
峨眉香科	唇形科植物峨眉香科科 *Teucrium omeiense* Sun ex S.Chow 的全草	清热解毒。主治疮疖红肿，毒蛇咬伤	1. 治疮疖肿毒：峨眉香科 15 g，山慈姑 9 g，捣绒敷患处。2. 治毒蛇咬伤：峨眉香科 30 g，垂盆草、海椒叶各 15 g，共捣烂外敷患处，半日一换（《万县中草药》）
铁轴草	唇形科植物铁轴草 *Teucrium quadrifarium* Buch.-Ham. 的全草、根或叶	祛风解暑，利湿消肿，凉血解毒。主治风热感冒，中暑无汗，肺热咳喘，肺痈热毒，痢疾，水肿，风湿痛，劳伤吐血，便血，乳晕无名肿毒，风疹，湿疹跌打，损伤，外伤出血，毒蛇咬伤，蜂蛰伤	治疗蜂蛰肿痛：鲜铁轴草叶，捣烂擦患处（《湖南药物志》）
毛药	茄科红丝线属植物红丝线 *Lycianthes biflora*（Lour.）Bitter 的全株	清热解毒，祛痰，止咳。主治咳嗽，哮喘，痢疾，热淋，狂犬咬伤，疔疮红肿，外伤，出血	1. 治火疔，鲜毛药果叶捶绒敷患处（《贵州民间药物》）。2. 治狂犬咬伤：鲜十萼茄 250 g，切碎，炒至黄色，再加酒 750 ml，煮沸成人尽酒量服完为止，其药渣擦伤口周围勿擦伤口（《中草药彩色图谱》）
酸浆	茄科植物酸浆 *Physalis alkekengi* L. 及挂金灯 *Physalis alkekengi* L.var.*francheti*（Mast.）Makino 的全草	清热毒，利咽喉，通利二便。主治咽喉肿痛，肺热，咳嗽，黄疸，痢疾，水肿，小便淋涩，大便不通，黄水疮，湿疹丹毒	治中耳炎：锦灯笼鲜草拧汁，加冰片适量滴耳（《陕西中草药》）

续表

药名	来源	功能主治	临床鲜用
酸浆根	茄科植物酸浆 *Physalis alkekengi* L. 及挂金灯 *Physalis alkekengi* L.var.*франcheti* (Mast.) Makino 的根	清热利湿。主治黄疸，疟疾，疝气	1. 治疝气，睾丸炎：鲜酸浆根 30 g 洗净，青壳鸭蛋一个，水酒各半，炖服，每日服一次（《闽南民间草药》）。2. 治少腹拘急疼痛，喉头炎：酸浆鲜根 30 g，水煎服（《闽东本草》）
金纽扣	茄科植物刺天茄 *Solanum indicum* L. [S.*chinense* Dunal] 的根及全草或果实	祛风清热，解毒止痛。主治头痛鼻渊，牙痛，咽疼，淋巴结炎，胃痛，风湿关节痛，跌打损伤，痈疮肿毒	治消化不良，腹胀：天茄子鲜果 10 个，稀饭送服（出自《云南中草药》）
白毛藤	茄科植物白英 *Solanum lyratum* Thunb. [S.*dulcamara* L.var. Lyratum (Thunb.) Sieb.Et Zucc.] 的全草	清热解毒，利湿消肿。主治湿热黄疸，胆囊炎，胆石症，肾炎水肿，风湿关节痛，妇女湿热带下，小儿高热惊风，痈肿瘰疬，湿疹瘙痒，带状疱疹	1. 治疗疔疮肿毒：鲜白毛藤全草 120 g，炖服，另以鲜叶捣烂敷患处（《闽东本草》）。2. 治疗带状疱疹：鲜白英 150 g，75% 乙醇 1 ml，冷开水 30 ml，白英洗净，捣烂，加冷开水，擂匀，纱布包绞汁，加乙醇装瓶备用，用药棉蘸擦患处，每日 2 ~ 3 次，连搽 3 ~ 4 d（《湖北中草药志》）。3. 治疗风火赤眼：白英鲜叶捣烂，调人乳外敷眼睑（《福建中草药》）。4. 治中耳化脓，蜀羊泉叶绞汁，滴耳中（《湖南药物志》）
茄蒂	茄科茄属植物茄 *Solanum melongena* L. 的宿萼	凉血解毒。主治肠风下血，痈肿，对口疮，牙痛	治对口疮：鲜茄蒂、鲜何首乌等分煮饮（《本草经疏》）

续表

药名	来源	功能主治	临床鲜用
龙葵	茄科植物龙葵 *Solanum nigrum* L. 的全草	清热解毒，活血消肿。主治疔疮痈肿，丹毒，跌打扭伤，慢性气管炎，肾炎水肿	1. 治痈肿无头：倒龙葵敷之（《本草纲目》）。2. 治一切发背痈疽恶疮：用虾蟆一个，同老鸦眼睛藤叶捣敷（《本草纲目》引《袖珍方》）。3. 治天泡湿疮，龙葵苗叶捣敷之（《本草纲目》）。4. 治毒蛇咬伤龙葵，6月雪鲜叶各 30 g，捣烂取汁内服，药渣外敷，连用 2 d（《全国中草药汇编》）。5. 治跌打扭筋肿痛，先龙葵演一把，连须葱白 7 个。切碎，加酒酿糟适量，同捣烂敷患处，每日换 1 ~ 2 次（《江西民间草药》）。6. 治急性肾炎浮肿，小便少，鲜龙葵、鲜芫花各 15 g，木通 6 g，水煎服（《河北中药手册》）。7. 致癌症，胸腹水：鲜龙葵 500 g，水煎服，每日 1 剂（《全国中草药汇编》）
龙葵根	茄科植物龙葵 *Solanum nigrum* L. 的根	清热利湿，活血解毒。主治痢疾，淋浊，尿路结石，白带，风火牙痛，跌打损伤，痈疽肿毒	1. 治痢疾，妇女白带，男子淋浊：鲜龙葵根 24 ~ 30 g（干的 15 ~ 2.4 g），和水煎成半小碗，饭前服，日服 2 次（《福建民间草药》）。2. 治睾丸炎：龙葵鲜根，灯笼草各 30 g，青皮鸭蛋 2 枚。加水同煮熟，服汤食蛋（《泉州本草》）
蜀羊泉	茄科植物青杞 *Solanumseptemlobum* Bunge 的全草或果实	清热解毒。主治咽喉肿痛，目昏目斥，乳腺炎，腮腺炎，疥癣瘙痒	治咽喉肿痛：鲜野茄 60 g。水煎服，日服 3 次（《河南中草药手册》）

续表

药名	来源	功能主治	临床鲜用
龙珠	茄科植物龙珠 *Tubocapsicum anomalum*（Franch.et Sav.）Makino 的全草或根、果实	清热解毒，利小便。主治小便淋痛，痢疾，疔疮	治疗疮炎肿：龙珠叶一把（果实亦可），和冬蜜捣烂涂患处，每日擦两次（《福建民间草药》）
鸭嘴癀	玄参科植物长蒴母草 *Lindernia anagallis*（Burm.f.）Pennell 的全草	清热解毒，活血消肿。主治风，热咳嗽，扁桃体炎，肠炎，消化不良，月经不调，闭经白带，目赤肿痛，牙痛，痈疽肿毒，毒蛇咬伤，跌打损伤	1. 治肺炎：鲜四方草 15 g，艾心 3 g，大青 9 g，榨浆草 3 g，天胡荽 9 g，捣烂外敷胸部。2. 治扁桃体炎，咽喉炎：鲜长果母草适量，食盐少许共捣烂纱布包，含口内 30 min，每日 2 次（《福建药物志》）。3. 治毒蛇咬伤：长果母草、毛大丁草、徐长卿，绶草各鲜全草 30 ~ 60 g，捣烂绞汁，酒调服，渣敷伤处（《福建药物志》）
羊角草	玄参科植物狭叶母草 *Lindernia angustifolia*（Benth.）Wettst. 的全草	清热利湿，解毒消肿。主治湿热黄疸，泄泻痢疾，咽喉肿痛，跌打损伤	治疗骨折：羊角桃，捣绒外敷（《贵州草药》）
水虾子草	玄参科植物泥花草 *Lindernia antipoda*（L.）Alston 的全草	清热解毒，利尿通淋，活血消肿。主治肺热咳嗽，咽喉肿痛，泄泻，热淋，目赤肿痛，痈疽疔毒，跌打损伤，毒蛇咬伤	1. 治痈疽疔疖，无名肿毒：鲜水虾子草合酸饭粒食盐各少许，捣敷患处。2. 治疯狗，毒蛇咬伤：鲜水虾子草，捣绞汁泡酒温服，渣敷患处出自于（《泉州本草》）。3. 治蛇咬伤：鲜水虾子草 60 g，鲜毛大丁草、鲜徐长卿、鲜绶草各 30 g，洗净捣烂绞汁，用等量黄酒冲服，药渣敷患处（《全国中草药汇编》）。4. 治破伤风抽搐：鲜水虾子草 90 g，捣绞汁泡酒服（《泉州本草》）。5. 治脑震荡：鲜泥花草 30 g，捣烂绞汁，开水冲服（《福建药物志》）

续表

药名	来源	功能主治	临床鲜用
锯齿草	玄参科母草属植物齿叶母草 *Lindernia ciliata*（Colsm.）Pennell［*Ilysanthes serrata*（Roxb.）Urban］，以全草入药	清热解毒，祛瘀消肿。主治毒蛇咬伤，疮疖肿毒，跌打损伤，产后腹痛	1. 治毒蛇咬伤，跌打肿痛：鲜齿叶泥花草 90 ~ 120 g，捣烂绞汁冲酒服，渣敷患处。2. 治疮疖肿毒：鲜齿叶泥花草适量，加食盐少许捣烂敷患处。3. 治产后腹痛：鲜齿叶泥花草 30 ~ 60 g，同用鸡肉 60 g，煎汤服（《广西中草药》）
母草	玄参科母草属植物母草 *Lindernia crustacea*（L.）F.Muell 的全草	清热利湿，活血止痛。主治风热感冒，湿热泻痢，肾炎水肿，白带，月经不调，痈疖肿毒，毒蛇咬伤，跌打损伤	治疗疖肿：母草和食盐少许（溃疡加白糖少许），捣烂敷患处（《庐山中草药》）
小地扭	玄参科植物宽叶母草 *Lindernia nummularifolia*（D.Don）Wettst. 的全草	凉血解毒，散瘀消肿。主治咳血，疔疮肿毒，蛇咬伤，跌打损伤	治疗疔疮及蛇咬伤：小地扭捣绒，敷患处（《贵州草药》）
化血胆	玄参科植物黑蒴 *Melasma arvense*（Benth.）Hand. Mazz. 的全草	清热利湿，活血散瘀。主治黄疸性肝炎，肝脾肿大，跌打损伤，痛经	治跌打损伤：化血胆、泽兰、酢浆草各适量，捣成泥状，加酒适量包患处（《云南思茅中草药选》）
鹿茸草	玄参科植物绵毛鹿茸草 *Monochasma sauatieri* Franch. 的全草	清热解毒，祛风止痛，凉血止血。主治感冒，咳嗽，肺炎发热，小儿鹅口疮，牙痛，风湿骨痛，疮疖肿毒，月经不调，崩漏赤白带下，便血，吐血，外伤出血	治创伤及烫伤：鹿茸草，捣烂敷（《湖南药物志》）

续表

药名	来源	功能主治	临床鲜用
泡桐叶	玄参科植物泡桐或毛泡桐 *Paulownia fortunei*（Seem.）Hemsl.P.*tomentosa*（Thunb.）Steud. 的叶	清热解毒，止血消肿。主治痈疽，疔疮肿毒，创伤出血	治痈疽发背大如盘，臭腐不可近：桐叶醋蒸贴上，退热止痛，渐渐生肉收口（《医林正宗》）
浙地黄	玄参科地黄属植物天目地黄 *Rehmannia chingii* Li 的根状茎	清热凉血，养阴生津。主治温热病高热，烦躁吐血，衄血，口干，咽喉肿痛，中耳炎，烫伤	治中耳炎：鲜天目地黄根适量，捣汁滴耳
金钟茵陈	玄参科植物阴行草 *Siphonostegia chinensis Benth.* 的全草	清热利湿，凉血止血，祛瘀止痛。主治湿热黄疸，肠炎，痢疾，小便淋浊，痈疽丹毒，尿血，便血，外伤出血，痛经，瘀血经闭，跌打损伤，关节炎	治脚癣：鲜阴行草适量。水煎洗患处（《福建药物志》）
蓝猪耳	玄参科蓝猪耳 *Torenia concolor* Lindl. 以全草入药	清热利湿，止咳止呕，活血解毒。主治黄疸，血淋，呕吐腹泻，风热咳嗽，跌打损伤，蛇伤疔毒	治蛇咬伤疔毒：倒胆草适量，捣烂或敷患处（《贵州草药》）
水韩信草	玄参科植物光叶蝴蝶草 *Torenia glabra* Osbeck 的全草	清热利湿，解毒散瘀。主治热咳，黄疸，泻痢，血淋，疔毒，蛇伤，跌打损伤	治疔毒、蛇咬伤：水韩信草适量，捣敷患处（《四川中药志》）

续表

药名	来源	功能主治	临床鲜用
水苦荬	玄参科植物北水苦荬 *Veronica anagallis-aquatica* L. 及水苦荬 *Veronica undulata* Wall. 的带虫瘿果实的全草	清热解毒，活血止血。主治感冒咽痛，劳伤咯血，痢疾，血淋，月经不调，疮肿，跌打损伤	1. 治咳血咯血：用新鲜接骨仙桃草适量，捣汁加人乳和服（《百草净》）。2. 治痈肿，无名肿毒：鲜水苦荬、鲜蒲公英各适量，共捣烂，外敷（《陕西中草药》）
美穗草	玄参科腹水草属植物美穗草 *Veronicastrum brunonianum*（Benth.）Hong 的根状茎	清热解毒，化痰止咳。主治咳嗽痰黄，咽喉肿痛，赤白痢疾，小便淋疬，痈肿疮毒	1. 治肾炎水肿：鲜腹水草全草 30～60 g，或加半边莲 15 g，水煎服（《浙江药用植物志》）。2. 治结膜炎：鲜腹水草全草 30 g，水煎服（《浙江药用植物志》）。3. 治无名肿毒：鲜腹水草全草，酒酿糟捣和敷患处（江西《草药手册》）。4. 治小儿伤食：鲜腹水草 3～9 g，冰糖少许，水煎服（《福建中草药》）。5. 治背疽未溃：鲜腹水草全草 15 g，酒水煎服，或渣捣烂外敷（《福建中草药》）。6. 治跌打损伤腹水：草鲜全草 6～9 g，酒水煎服；另取鲜叶捣烂酒调加热擦伤（《福建中草药》）
四方麻	玄参科植物四方麻 *Veronicastrum caulopterum*（Hance）Yamazaki 的全草	清热解毒，消肿止痛。主治流行性腮腺炎，咽喉肿痛，肠炎，痢疾，淋巴结核，痈疽肿毒，湿疹，烧烫伤，跌打损伤	1. 治疗火眼：四方麻全草捣汁加冰片和匀点眼。2. 治刀伤出血：四方麻，全草捣烂敷患处。3. 治疔毒：四方麻叶捣烂，敷患处。4. 治疗烫伤：四方麻全草研末，用麻油或桐油调敷（《湖南药物志》）

续表

药名	来源	功能主治	临床鲜用
梓叶	紫葳科植物梓 *Catalpa ovata* G.Don 的叶	清热解毒，杀虫止痒。主治小儿发热，疮疖，疥癣	治疮疖：鲜梓叶适量，捣烂敷患处（《吉林中草药》）
菜豆树	紫葳科植物菜豆树 *Radrmachera sinica*（Hance）Hemsl.［*Stereospermum sinicum* Hance.］的根、叶或果实	清暑解毒，散瘀，消肿。主治伤暑，发热痈肿，跌打骨折，毒蛇咬伤	治疗毒蛇咬伤：菜豆树叶或果捣烂，敷头部囟门（先剃去头发处）（《广西中草药》）
青箭	爵床科植物扭序花 *Clinacanthus nutans*（Burm.F.）Lindau［*Justicia nutans* Burm. f.］的全草	清热利湿，活血舒筋。主治湿热黄疸，风湿痹痛，月经不调，跌打肿痛，骨折	治疗风湿跌打肿痛：竹叶青根30～60 g，捣烂，加酒适量，蒸热，内服少许，外擦患处（《广东省惠阳地区中草药》）
狗肝菜	爵床科狗肝菜属植物狗肝菜 *Dicliptera chinensis*（L.）Juss. 的全草	清热凉血，利湿解毒。主治感冒发热，热病发斑，吐衄，便血，尿血，崩漏，肺热咳嗽，咽喉肿痛，肝热目赤，小儿惊风，小儿淋病，带状疱疹，痈肿疔疖，蛇犬咬伤	1. 治疗大热发斑，咯血：狗肝菜60～120 g，生捣开水冲服（《广西中药志》）。2. 治疗小儿惊风：生狗肝菜30 g，地桃花30 g，牛膝叶15 g，车前草9 g，共捣烂，取汁服。3. 治疗小儿淋病：新鲜狗肝菜500 g，蜜糖30 g，捣烂取汁，冲蜜糖和开水服（《广西民间常用草药》）。4. 治疗带状疱疹：鲜狗肝菜90～120 g，食盐少许，加米泔水捣烂绞汁或调雄黄末，涂患处（出自于《福建中草药》）。5. 治疗毒蛇咬伤：狗肝菜，青木香，犁头草各适量，捣烂敷（《江西草药手册》）。6. 治疗疯狗咬伤：狗肝菜30 g，杏仁9 g，黄糖500 g，旧酸梅一只，捣烂敷

续表

药名	来源	功能主治	临床鲜用
			伤口，再以煮熟鸡蛋白盖伤口上，用艾绒灸数 10 次，内服韭菜汁一碗，隔 7 天后再服一碗，服至 49 d（《岭南草药志》）
温大青	爵床科植物圆苞金足草 *Goldfussia pentstemonoides*（Wall.）Nees［*Ruellia pentstemonoides* Wall.；*Strobilanthes pentstemonoides*（Nees）T.Anders.］的地上部分或根	清热解毒，凉血消斑。主治温病烦渴，发斑，吐衄，肺热咳喘，咽喉肿痛，口疮，丹毒，痄腮，痈肿疮毒湿热泻痢，夏季热，热痹，肝炎，钩端螺旋体病，蛇伤	1. 治疗无名肿毒：野蓝靛适量，捣融绒外包患处（《贵州草药》）。2. 治疗骨折：野蓝靛适量捣绒，用酒炒温外包伤处（《贵州草药》）
六月青	爵床科植物细穗金足草 *Goldfussia psilostachys*（C.B.Clarke ex W.W.Smith）Bremek.［*Strobilanthes psilostachys* C.B.Clarke ex W.W Smith］的茎、叶	清热解毒，散瘀消肿。主治疮疖肿毒，汗斑，跌打肿痛，毒蛇咬伤	1. 治疗疮疖肿毒：鲜六月青茎叶，加红糖少许，捣烂外敷。2. 治疗跌打肿痛：六月青茎叶捣烂，酒炒热外敷（《广西本草选编》）
半柱花	爵床科植物半柱花 *Hemigraphis procumbens*（Lour.）Merr.［（*Barleria procumbens Lour.*；*Hemigraphis chinensis*（Nees）T.Anders.；*Sericocalyx chinensis*（Nees）Bremek.）］的全草	清热解毒，利湿止痒，消肿止痛。主治痢疾，疮疡，湿疹，皮肤瘙痒，毛虫刺伤，跌打肿痛	治疗跌打肿痛：鲜半柱花全草，捣烂，酒炒外敷（《广西本草选编》）
水蓑衣	爵床科植物水蓑衣 *Hygrophila salicifolia*（Vahl）Nees 的全草	清热解毒散瘀消肿。主治时行热毒，丹毒，黄疸，口疮，咽喉肿痛，乳痈，吐衄，跌打伤痛，骨折，毒蛇咬伤	1. 治疗骨折先正骨：再用九节花适量倒绒，加酒炒热外敷，并捣绒取汁半茶杯内服，每日一次（《贵州草药》）。2. 治疗外伤吐血：鲜水蓑衣叶 60 g，捣烂绞汁冲黄酒服（出自于《浙江药用植物志》）

续表

药名	来源	功能主治	临床鲜用
枪刀药	爵床科植物枪刀药和三花枪刀药（1.*Hypoestes purpurea*（L）Soland.［*Justicia purpurea* L.；*Hypoestes sinica* Miq.］2.*Hypoestes triflora*（Forssk.）Roem.Et Schult.［*Justicia triflora* Forssk.］）的全草	清肺止咳，凉血止血，散瘀解毒。主治肺热咳嗽，劳嗽咯血，吐血，衄血，尿血，崩漏，黄疸，腹泻，跌打瘀肿，骨折，刀伤出血	治疗跌打瘀肿：红丝线 60 g，煎服或捣烂外敷患处（《广东省惠阳地区中草药》）
鳞衣草	爵床科植物鳞花草 *Lepidagathis incurva* Buch.-Ham.ex D.Don［*Lepidagathis haylina* Nees］的带根全草	清热解毒，消肿止痛。主治感冒发热，肺热咳嗽，疮疡肿毒，口唇糜烂，目赤肿痛，皮肤湿疹，跌打伤痛，蛇咬伤	1. 治疗皮肤湿疹：牛膝琢全草适量，白矾少许，浓煎外洗患处（《广东省惠阳地区中草药》）。2. 治疗毒蛇咬伤：鳞花草适量，捣烂敷伤口周围（《广西民族药简编》）
野靛青	爵床科植物观音草 *Peristrosphe baphica*（Spreng.）Bremek.［*Justicia tinctoria* Roxb.；J.*biualuis auct.Non* L.；*Peristrophe raxbutghiana*（Schult.）Bremek.］的全草	清热解毒，凉血息风，散瘀消肿。主治肺热咳嗽，肺痨咯血，吐血，小儿惊风，咽喉红肿，口舌生疮，小便淋痛，痈肿疮疖，瘰疬，跌打肿痛，外伤出血，毒蛇咬伤	1. 治疗中耳炎：鲜观音草捣汁加食盐少许，滴入患耳（《浙江民间常用草药》）。2. 治疗跌打肿痛：鲜山兰蓝全草捣烂，酒炒外敷。3. 治疗外伤出血：鲜山蓝全草，捣烂外敷（《广西本草选编》）
对节叶	爵床科植物翅柄马蓝 *Pteracanthus alatus*（Nees）Bremek. 的叶或根	清热解毒，活血止痛。主治痈肿疮毒，劳伤疼痛	治疗无名肿毒：对节叶的叶捣绒外敷，亦可煨水服（《贵州草药》）
白鹤灵芝	爵床科灵枝草属植物白鹤灵芝 *Rhinacanthus nasutus*（L.）Kurz 的枝或叶	清热润肺，杀虫止痒。主治劳嗽，疥癣，湿疹	治疗各种体癣湿疹：鲜白鹤灵芝叶适量，加煤油或 75% 乙醇共捣烂，涂患处（广州部队《常用中草药手册》）

续表

药名	来源	功能主治	临床鲜用
爵床	爵床科植物爵床 *Rostellularia procumbens*（L.）Nees［*Justicia procumbens* L.］的全草	清热解毒，利湿，消积，活血止痛。主治感冒，发热，咳嗽，咽喉肿痛，目赤，肿痛，肝积湿热，泻痢，疟疾，黄疸浮肿，小便淋浊，筋骨疼痛，跌打损伤，痈疽，疔疮湿疹	1. 治疗咽喉肿痛：鲜爵床全草 30 g，捣烂绞汁服，渣捏成丸，含于口中流出毒涎（《闽东本草》）。2. 治疗风火牙痛：鲜爵床全草适量，樟脑，隔餐饭少许捣烂敷患处，另取鲜全草 60 g，捣汁内服，如大便不通，可加朴硝 15 g（《中草药手册》）。3. 治疗钩端螺旋体病：鲜节节寒草 250 g，捣烂，敷腓肠肌（《云南中草药》）。4. 治疗跌打损伤：鲜爵床草适量，洗净，捣敷患处（《上海常用中草药》）。5. 治缠腰蛇：鲜爵床捣烂绞汁，加入雄黄少许，搅匀抹患处，每日数次（《闽东本草》）
石胆草	苦苣科植物石胆草 *Corallodiscus flabellatus*（Craib.）Burtt. 的全草	清湿热，解疮毒，活血止痛。主治湿热痹痛，疮疡肿毒，咽喉肿痛，赤白带下，跌打损伤，外伤出血	治咽喉肿痛：石花研末吹喉，每次用 0.3 g，或加冻青叶外敷（《昆明民间常用草药》）
半蒴苣苔	苦苣苔科植物半蒴苣苔 *Hemiboea henryi* Clarke 的全草	清热利湿，解毒。主治湿热黄疸，咽喉肿痛，毒蛇咬伤，烧烫伤	治疗湿热黄疸：半蒴苣苔 15 g，研末，拌红糖，晚饭前用热黄酒送服，每日一次（《全国中草药汇编》）
野菰	列当科植物野菰 *Aeginetia indica* L. 的肉质茎、花或全草	清热解毒。主治咽喉肿痛，咳嗽，小儿高热，尿路感染，骨髓炎，毒蛇咬伤，疔疮	1. 治咽喉肿痛：野菰 15 ~ 30 g，水煎，冲冰糖或蜂蜜服或鲜的野菰，全草捣汁，加醋适量漱口（《浙江药用植物志》）。

续表

药名	来源	功能主治	临床鲜用
			2. 治疗疔疮：①鲜野菇花适量，麻油少许，捣烂外敷（《江西草药》）②或鲜野菰，蜂蜜各适量，捣烂敷患处（《福建药物志》）。3. 治疗毒蛇咬伤：野菰花 30 g，麝香 0.3 g，蜈蚣 7 条，同浸入麻油内，同时取麻油外擦（《江西草药》）。4. 治指头疔：鲜野菰全草捣烂，加酒槽，食盐少许包患处（《湖南药物志》）
车前草	车前科植物车前 *Plantago asiatica* L. 或平车前 *Plantagodepressa* Willd. 的干燥或新鲜全草	清热利尿，凉血解毒。主治热结膀胱，小便不利，淋浊带下，暑湿泻痢，尿血，肝热目赤，咽喉肿痛，痈肿疮毒	1. 治疗金疮出血不止：捣车前汁敷之，血即绝，连根收用亦效（《千金要方》）。2. 治小肠有热，血淋急痛：生车前草洗净捣汁，捣细，每次服准一盏许，并水调，滤清汁，食前服（《丹溪心法》）。3. 明目：车前草，自然汁，调朴硝末，临睡前涂于眼胞上，明早水洗去（《普济方》）。4. 治一切丹毒，身体赤肿疼痛不可忍：车前草、益母草、地胆草各等分，研烂涂之，干即更涂（《圣惠方》）
糯米条	忍冬科六道木属植物糯米条 *Abelia chinensis* R.Br. 的茎叶	清热解毒，凉血止血。主治湿热痢疾，痈疽疔疮，衄血咳血，吐血便血，流感，跌打损伤	1. 治疗小儿口疮：糯米条叶，捣烂，取汁加米泔水，调匀擦患处。2. 治对口疮：糯米条叶，野苦荬菜共捣烂，敷患处。3. 止血：糯米条叶捣烂敷患处。4. 治小儿疳虫蚀齿：糯米条叶取汁点牙上（《湖南药物志》）

续表

药名	来源	功能主治	临床鲜用
忍冬藤	忍科植物忍冬 *Lonmicera japonica* Thunb.、华南忍冬 L.*confusa*（*Sweet*）DC.、菰腺忍冬 L.*hypoglauca* Miq.、黄褐毛忍冬 L.*fuluotomentosa* Hsu et S.C.Chneg. 等的茎枝	清热解毒通络。主治温病发热，疮痈，肿毒，热毒血痢，风湿热痹	1. 治一切痈疽：忍冬藤（生取）五两，大甘草节一两。上用水二碗，煎一碗，入无灰好酒一碗，再煎数沸，去滓，分三服，昼夜用尽，病重昼夜二剂，至大小便通利为度；另用忍冬藤一把，烂研，酒少许敷四围（《外科精要》忍冬酒）。2. 治恶疮不愈：左缠藤一把，捣烂，入雄黄五分，水二升，瓦罐煎之，以纸封七重，穿一孔，待气出，以疮对孔焦之，三时久。火出黄水后，用生肌药取效。亦治轻粉毒痈（《普济方》引余居士选奇方》）。3. 治消渴愈后，预防发痈疽：宜先服此用忍冬草根茎花叶皆可，不拘多少，入瓶内，以无灰好酒浸，以糠火煨一宿，取出晒干，入甘草少许，碾为细末，以浸药酒打面糊，丸梧子大。每服五十至百丸，汤酒任下。此药不特治痈疽，大能止渴（《外科精要》忍冬丸）
败酱	败酱科植物黄花败酱 *Patrinia scabiosaefolia* Fisch.Ex Trev. 和白花败酱 *Parinia uillosa*（Thunb.）Juss.［*Valeriana uillosa* Thunb.］的全草	清热解毒，活血排脓。主治肠痈，肺痈，痈肿痢疾，产后瘀滞，腹痛	1. 治无名肿毒：鲜（败酱）全草 30～60 g，酒水各半煎服；渣捣烂敷患处（《闽东本草》）。2. 治赤白痢疾：鲜败酱草 60 g，冰糖 15 g，开水炖服。3. 治蛇咬：败酱草 250 g，煎汤炖服。另用败酱草梓细外敷（《闽东本草》）

续表

药名	来源	功能主治	临床鲜用
半边莲	桔梗科植物半边莲 *Lobelia chinensis* Lour. 的干燥全草	清热解毒，利水消肿。主治毒蛇咬伤痈肿疔疮，扁桃体炎，湿疹，足癣，跌打损伤，黄疸，阑尾炎，肠炎，肾炎，肝硬化腹水及多种癌症	1. 治疗疔疮，一切阳性肿毒：鲜半边莲适量，加食盐数粒同捣烂敷患处，有黄水渗出，渐愈。2. 治疗喉蛾：鲜半边莲如鸡蛋大一团放在瓷碗内，加好烧酒 90 g，同擂极烂，绞取药汁，分三次口含，每次含 10 ~ 20 min 吐出（《江西民间草药验方》）。3. 治疗急性中耳炎：半边莲捣烂，绞汁和酒少许滴耳（《岭南草药志》）。4. 治疗乳腺炎：鲜半边莲适量，捣烂敷患处（《福建中草药》）。5. 治疗时行赤眼或起星翳：鲜半边莲适量，捣烂敷眼皮上，用纱布盖住，每日换药 2 次（《江西民间草药验方》）。6. 治疗漆疮：半边莲全草捣汁涂（《湖南药物志》）
风气草	菊科下田菊属下田菊 *Adenostemma lavenia*（L.）Kuntze 的全草	清热解毒，祛风除湿。主治感冒发热，黄疸肝炎，肺热咳嗽，咽喉肿痛，风湿热痹，乳痈，痈肿疮疖，毒蛇咬伤	治急性传染性肝炎：鲜下田菊 90 ~ 120 g，或干品 30 ~ 60 g，水煎服，每日一剂
胜红蓟	菊科植物藿香蓟 *Ageratum conyzoides* L. 的全草	清热解毒，止血止痛。主治感冒发热，咽喉肿痛，口舌生疮，咯血，衄血，崩漏，脘腹疼痛，风湿痹痛跌打损伤，外伤出血，痈肿疮毒，湿疹瘙痒	1. 治鼻衄：白花草鲜叶，搓烂塞鼻（《广西本草选编》）。2. 治疗风湿疼，骨折（复位固定后）：鲜广马草，打烂敷患处（《文山中草药》）

续表

药名	来源	功能主治	临床鲜用
金边兔耳	菊科植物杏香兔儿风 *Ainsliaea fragrans* Champ. 的全草	清热补虚，养血止血，利湿解毒。主治虚劳骨蒸，肺痨咳血，妇女崩漏，湿热黄疸，水肿，痈疽肿毒，瘰疬结核，跌打损伤，毒蛇咬伤	1. 治疗疖肿：鲜杏香兔耳风适量，捣烂敷患处（《湖北中草药志》）。2. 治疗刀伤，蛇咬伤：杏香兔耳风，捣烂外敷（《湖南药物志》）。3. 治疗毒蛇咬伤：杏香兔耳风适量，捣烂贴百会穴和伤口，手伤加贴内关，脚伤加贴足三里（《福建药物志》）
大叶白头翁	菊科植物珠光香青 *Anaphalis margaritacea*（L.）Benth.et Hook.f. 的带根全草	清热泻火，燥湿驱虫。主治吐血，胃火牙痛，湿热泻痢，蛔虫病，乳痈，瘰疬，臁疮	1. 治疗乳痈：大火草与蒲公英合用，捣烂包，初起有效（《重庆草药》）。2. 治疗瘰疬疮毒：火草，红玉簪根去皮各适量，捣绒外敷（出自于《万县中草药》）。3. 治疗跌打损伤：避风草，捣成绒醋调，外敷（《青岛中草药手册》）
牛蒡茎叶	菊科植物牛蒡 *Arctium lappa* L. 的茎叶	清热除烦，消肿止痛。主治风热，头痛，心烦，口干，咽喉肿痛，小便涩少，痈肿疮结疖，皮肤瘙痒，白屑风	1. 治疗急性乳腺炎：①牛蒡子叶鲜品 30 g，水煎当茶（《全国中草药新医疗法展览会资料选编》）；②牛蒡鲜叶适量，捣烂外敷（《内蒙古中草药》）。2. 治疗疖肿：鲜牛蒡子叶 150 g，洗净捣烂，芒硝 50 g，研细研极细末，二药混合，调匀成糊状，洗净擦干患处皮肤，置药摊敷患处（《山东中医杂志》）。3. 治疗白癜风：牛蒡并叶，捣绞取汁，熬令稍稠，卧时涂头，至明以皂荚汤洗之（《圣惠方》）

续表

药名	来源	功能主治	临床鲜用
青蒿	菊科植物黄花蒿 *Artemisia annua* L. 的干燥地上部分	清热解暑，除蒸截疟。主治暑热暑湿，湿温，阴虚发热，疟疾，黄疸	1. 治疗鼻中衄血：青蒿捣汁服之并塞鼻中（《卫生易简方》）。2. 治日晒疮：青蒿捣碎一两，以冷水冲之，取汁饮之；将渣敷疮上（《洞天奥旨青蒿饮》）。3. 治瘊子：新汲水吕挼青蒿汁，调蛤粉敷之（《百一选方》）。4. 治疗蜜蜂蛰人，嚼青蒿敷之（《肘后方》）
牛尾蒿	菊科植物牛尾蒿 *Artemisia dubia* Wall.ex Bess.［A.*subdigitata* Mattf.；A.*thomsonii* C.B.*Clarke* ex pamp.；A.*subdigitata* Mattf. Var.thomsonii（C.B.Clarke ex Pamp.）S.Y.Hu］和无毛牛尾蒿 *Artemisia dubia* Wall.ex Bess.var.subdigitata（Mattf.）Y.R.Ling［A.*subdigitata* Mattf.；A.*jacquemontiana* Bess.；*Oligosporus jacquemontiana*（Bess.）Poljak.］的全草	清热凉血，解毒杀虫。主治急性热病，肺热咳嗽，咽喉肿痛，鼻衄，血风疮，饶虫病	治蛲虫病：鲜紫杆蒿不拘多少，洗净，切段，水煎，取汁，反复 2～3 次，文火收膏，作丸如黄豆大。每次 1～2 丸，每日 1 次，空腹送下。两星期为 1 疗程，停药 1 星期后，再服下 1 疗程。重症临睡前用膏外涂肛门（《甘肃中草药手册》）
牡蒿	菊科蒿属植物牡蒿 *Artemisia japonica* Thunb. 的全草	清热凉血解毒。主治夏季感冒，肺结核潮热，咯血，小儿疳热，衄血便血，崩漏，带下，黄疸型肝炎，丹毒，毒蛇咬伤	1. 治疗急性丹毒：先用韭菜适量水煎洗后，再用鲜牡蒿 30 g，鲜地龙适量捣烂敷患处（《福建药物志》）。2. 治疗毒蛇咬伤：鲜牡蒿叶适量，嚼烂敷咬伤处（《浙江药用植物志》）
山白菊	菊科植物三脉紫菀 *Aster ageratoides* Turcz.［A.*trineruius* D.Don subsp.ageratoides	清热解毒，祛痰镇咳，凉血止血。主治感冒发热，扁桃	1. 治疗吐血，鼻衄，大便下血及出血性紫斑病：鲜马兰根 60～90 g，水煎服。2. 治乳腺炎，

续表

药名	来源	功能主治	临床鲜用
	(Turcz.) Griers.; A.*trinervius* Forbes et Hemsl.] 的全草或根	体炎，支气管炎，肝炎，肠炎，痢疾，热淋，血热吐衄，痈肿疔毒，蛇虫咬伤	腮腺炎：鲜马兰根 60 ~ 90 g，水煎服，药渣捣烂外敷（《内蒙古中草药》）。3. 治疗蕲蛇、腹蛇咬伤：小槐花鲜根、山白菊鲜根各 30 g，捣烂绞汁服，另取上药捣烂外敷伤口，每日 2 次（《浙江民间常用草药》）
瑞连草	菊科植物钻叶紫菀 *Aster subulatus* Michx. 的全草	清热解毒。主治痈肿湿疹	治疗肿毒，钻形紫苑全草捣烂，敷患处（出自于《湖南药物志》）
鬼针草	菊科植物鬼针草 *Bidens bipinnata* L. 的全草	清热解毒，祛风除湿，活血消肿。主治咽喉肿痛，泄泻痢疾，黄疸，肠痈，疔疮肿毒，蛇虫咬伤，风湿痹痛，跌打损伤	1. 治疗小儿单纯性消化不良：刺针草鲜草 3 ~ 5 株，水煎浓汁连渣放在桶内，趁热熏洗患儿双脚，一般熏洗 3 ~ 4 次，每次熏洗约 5 min，1 ~ 5 岁熏洗脚心，6 ~ 15 岁熏洗到脚面，腹泻严重者熏洗部位可适当上升至腿（《全国中草药汇编》）。2. 治疗阑尾炎：鬼针草 15 ~ 30 g，鲜品 45 g 煎液，内服或加冰糖，蜂蜜如加牛乳 180 g 同服，疗效更佳（《福建中医药》）。3. 治疗蛇伤虫咬：鲜鬼针全草 60 g，加水煎成半碗，温敷，渣捣烂涂贴伤口，每日弄两次（《福建民间草药》）。4. 治疗烫伤烫火伤：鬼针草鲜叶捣汁涂之。5. 治疗金疮出血：鲜鬼针草叶捣烂，敷伤口（《泉州本草》）。6. 治疗气性坏疽：鲜鬼针草全草，冷水洗净，水煎汤熏洗（《福

续表

药名	来源	功能主治	临床鲜用
			建民间草药》)。7. 治疗跌打损伤：鲜鬼针草，全草 30 ~ 60 g，水煎另加黄酒 30 g，温服每天服一次，一般连服三次(《福建民间草药》)。8. 治疗胃气痛：鲜鬼针草全草 45 g，和猪肉 120 g 同炖，调黄酒少许，饭前服(《泉州本草》)
小鬼钗	菊科植物小花鬼针草 *Bidens parviflora* Willd. 的全草	清热利尿，活血解毒。主治感冒发热，咽喉肿痛，肠炎，腹泻，小便涩痛，风湿痹痛，跌打瘀肿，痈疽疮疖，毒蛇咬伤	1. 治疗小便疼痛：鲜山黄连 30 ~ 60 g，酌加冰糖煎服(《泉州本草》)。2. 治疗下消手足酸软无力：鲜山黄连 30 g，木本白椿根 30 g，和猪小肚炖服连服 4 次(《泉州本草》)。3. 治热疖屡发不愈：鲜山黄连 30 ~ 45 g，水煎服(《泉州本草》)
盲肠草	菊科植物三叶鬼针草 *Bidens pilosa* L. 的全草	清热，解毒，利湿，健脾。主治时行感冒，咽喉肿痛，黄疸肝炎，暑湿吐泻，肠炎，痢疾，肠痈，小儿疳积，血虚黄肿，痔疮，蛇虫咬伤	1. 治疗急性咽喉炎：鲜三叶鬼针草捣烂绞汁 30 ~ 60 g，加蜜或食盐少许调服(《福建中草药》)。2. 治疗中暑腹痛吐泻：鲜三叶鬼针草 60 ~ 90 g，水煎服或捣烂绞汁，调些食盐炖温服(《福建中草药》)。3. 治疗虚劳，失力黄胖：鲜一包针 30 g，紫金牛、龙牙草、6 月雪各 9 ~ 15 g，水煎服，失力另加枣 7 个。崩漏吐血者忌服(《浙江民间常用草药》)。4. 治毒蛇咬伤：鲜三叶鬼针草 60 ~ 90 g，水煎或捣烂绞汁服，另用鲜叶捣烂敷伤处(《福建中草药》)

续表

药名	来源	功能主治	临床鲜用
狼把草	菊科植物狼杷草 *Bidens tripartita* L.、矮狼杷草 *Bidens tripartita* L.var. *repens*（D.Don）Scherff 的全草	清热解毒，利湿，通经。主治肺热，咳嗽，咯血，咽喉肿痛，赤白痢疾，黄疸，月经不调，闭经，小儿疳积，瘰疬结核，湿疹癣疮，毒蛇咬伤	1. 治疗白喉，咽喉炎，扁桃体炎：鲜狼把草 90 ~ 120 g，加鲜橄榄 6 个，或马兰鲜根 15 g，水煎服（《福建中草药》）。2. 治疗对口疮，手叉生疮，疮疖肿毒：鲜狼把草，捣烂敷（《湖南药物志》）
七里明	菊科植物七里明 *Blumea clarkei* Hook. f.［B.*malabarica* Hook. f.；B.*hongkongensis* Levl.et Vaniot］的全草或根	清热解毒。主治咽喉肿痛，胃火牙痛，湿热泄泻，瘰疬结核，毒蛇咬伤	1. 治疗扁桃体炎：七里明鲜叶，酢浆草鲜叶各适量，捣烂绞汁服（《福建药物志》）。2. 治牙痛：七里明鲜根适量，如牙龈红肿者加红糖，发黑者加食盐，共捣烂敷患处（《福建药物志》）
毛毡草	菊科植物毛毡草 *Blumea hieracifolia*（D.Don）DC. 的全草	清热解毒。主治泄泻，毒虫蛰伤	治疗毒虫咬伤，肿痒疼痛：毛毡草水煎外洗，或用鲜品捣烂取汁外涂（《广西本草选编》）
红头草	菊科植物见霜黄 *Blumea lacera*（Burm.f.）DC.［*Conyza lacera* Burm.f.；C.*dentata* Blanco；*Blumea glandulasa* DC.；*Blumea subcapitata* DC.］的全草	清热泻火，解毒消肿。主治肺热咳嗽，咽喉肿痛，口舌生疮，胃火牙痛，痄腮，痈肿疮毒	治扁桃体炎，咽峡炎：红头草 9 ~ 15 g，鲜品 15 ~ 30 g，水煎，每日一剂，分三次服，儿童酌减（《全国中草药汇编》）
大黄草	菊科植物长圆叶艾纳香 *Blumea oblongifolia* Kitam.［B.*malabarica* auct.non Hook. f.；B.*clarkei* auct.non Hook.F.］的全草	清热解毒，利水消肿。主治急性支气管炎，肠炎，痢疾，急性肾炎，尿路感染，多发性疖肿	治疗疮疖：大黄草鲜叶加食盐少许捣烂外敷；多发性疖肿，或伴发热者，用干品 30 ~ 60 g，水煎服（《浙南本草新编》）

续表

药名	来源	功能主治	临床鲜用
金盏菊	菊科植物金盏菊 *Calendula officinalis* L. 的全草	清热解毒，活血调经。主治中耳炎，月经不调	治疗中耳炎：鲜金盏菊取汁滴入耳内（《云南中草药》）
天名精	菊科天名精属植物天名精 *Carpesium abrotanoides* L. 的全草	清热，化痰，解毒杀虫，迫于止血。主治乳蛾，喉痹，急慢惊风，牙痛，疔疮肿毒，痔瘘，皮肤痒疹，毒蛇咬伤，虫积，血瘕，吐血，衄血，血淋，创伤出血	治疗黄疸性肝炎：鲜天名精全草 120 g，生姜 3 g，水煎服（《浙江药用主治》）
杓儿菜	菊科天名精属植物烟管头草 *Carpesium cernuum* L. 的全草	清热解毒，消肿止痛。主治感冒发热，高热惊风，咽喉肿痛，痄腮，牙痛，尿路感染，淋巴结结核，疮疡疖肿，乳腺炎	治溃疡：鲜大白泡草 15 g，生姜 3 g，捣烂敷患处（《贵州民间药物》）
金挖耳	菊科植物金挖耳 *Carpesium divaricatum* Sieb.Et Zucc. 的全草	清热解毒，消肿止痛。主治感冒发热，头风，风火赤眼，咽喉肿痛，痄腮，牙痛，乳痈，疮疖肿毒，痔疮出血，腹痛泄泻，急惊风	1. 治一切咽喉肿痛：金挖耳鲜全草、捣绞汁，调蜜服（《泉州本草》）。2. 治背痈：鲜金挖耳适量，捣烂调鸡蛋清，敷患处（《福建药物志》）。3. 治疮疖肿毒，瘰疽，带状疱疹：鲜金挖耳全草，捣烂，敷患处（《东北药用植物》）。4. 治疗劳伤目黄，肌肉消瘦：金挖耳鲜草 60 g，合猪肉炖服，连服三五次，可愈。5. ①治毒蛇疯犬咬伤：金挖耳草 9 g，水煎服（《湖南

续表

药名	来源	功能主治	临床鲜用
			药物志》)；②鲜金挖耳全草30 g，煎汤服，渣敷患处(《泉州本草》)
矮脚苦蒿	菊科植物熊胆草 *Conyza blinii* Levl.［*C.pinnatifida* auct.Non Roxb.；*C.dunniana* Levl.］的全草	清热解毒，泻火止血。主治慢性支气管炎，扁桃体炎，咽喉炎，口腔炎，肾炎，黄疸型肝炎，眼结膜炎，中耳炎，疮疡，牙痛，鼻衄，便血，崩漏，外伤出血	治中耳炎：苦蒿鲜枝叶汁，加青鱼胆滴耳内(《云南中草药选》)
野塘蒿	菊科植物香丝草 *Conyzabonariensis*（L.）Cronq. 的全草	清热解毒，除湿止痛，止血。主治感冒，疟疾，风湿性关节炎，疮疮疡脓肿，外伤出血	治肿毒化脓：野塘蒿鲜叶，捣烂敷患处(《湖南药物志》)
小飞蓬	菊科植物小蓬草 *Conyza canadensis*（L.）Cronq. 的全草	清热利湿，散瘀消肿。主治痢疾，肠炎，肝炎，胆囊炎，跌打损伤，风湿骨痛，疮疖肿毒，外伤出血，牛皮癣	1. 治结膜炎：鱼腥草鲜叶，捣汁滴眼(《云南中草药》)。2. 治中耳炎：鱼腥草鲜叶捣汁加鳝鱼血滴耳，每日两次(《云南中草药》)。3. 治热性牙痛：鱼胆草鲜全草，捣烂含于牙痛处(《云南中草药》)。4. 治牛皮癣：小飞蓬鲜叶揉擦患处，每日 1 ~ 2 次；如是脓疱型，先用全草水煎外洗，待好转后改用鲜叶外搽；厚痂型，当痂皮软化剥去后，用鲜叶涂擦(《广西本草选编》)

续表

药名	来源	功能主治	临床鲜用
野菊花	菊科植物野菊 *Chrysanthemum indicum* L. 的干燥头状花序	清热解毒，疏风平肝。主治疔疮痈疽，丹毒，湿疹皮炎，风热感冒，咽喉肿痛，高血压病	1. 治疗疮：野菊花和黄糖捣烂，贴患处。如生于发际，加梅片、生地龙同敷（《岭南草药志》）。2. 治疗急性乳腺炎：野菊花 15 g，蒲公英 30 g，煎服，另用鲜野菊叶捣烂敷患处，干则更换（《安徽中草药》）
野菊	菊科植物野菊 *Dendranthema ivdicum*（L.）Des Moul 或岩香菊 D.*lauandrlifolium*（Fisch. Ex Trauty）Ling et Shih. 的根或全草	清热解毒。主治感冒，气管炎，肝炎，高血压病，痢疾，痈肿疔疮，目赤肿痛，瘰疬，湿疹	治痈疽疔肿，一切无名肿毒：野菊花茎叶、苍耳草各一握。共捣，入酒一碗，绞汁服，取汗，以滓敷之（《卫生易简方》）
菊花苗	菊科植物菊 *Dendranthema morifolium*（Ramat.）Tzvel. 的幼嫩茎叶	清肝明目。主治头风眩晕，目生翳障	清目宁心：甘菊新长嫩头丛生叶，摘来洗净，细切，入盐同米煮粥，食之（《遵生八笺》菊苗粥）
菊花叶	菊科植物菊 *Dendranthema morifolium*（Ramat.）Tzvel. 的叶	清肝明目，解毒消肿。主治头风，目眩，疔疮，痈肿	1. 治红丝疔：白菊花叶（无白者，别菊亦可，冬月无叶，取根），加雄黄钱许，蜒蚰二条，共捣极烂，从头敷至丝尽处为止，用绢条裹紧（《纲目拾遗》）。2. 治疗毒及一切无名肿毒：白菊花叶连根，捶取自然汁一茶盅，滚酒调服；用酒煮服亦可，生用更妙。病重宜多服。渣敷患处，留头不敷，盖被睡卧出汗（《寿世良方》菊花饮）。3. 治口舌生疮，走马牙疳：咽喉肿痛，嫩菊叶，山豆根、松罗茶、夏枯草，苏薄荷各等分。煎汤频漱（《疡医大全》）

续表

药名	来源	功能主治	临床鲜用
鱼眼草	菊科植物小鱼眼草 *Dichrocephala benthamii* C.B.Clarke 及菊叶鱼眼草 *Dichrocephala chrysanthemifolia* DC. 的全草	清热解毒，祛风明目。主治肺炎，肝炎，痢疾，消化不良，疟疾，夜盲，带下，疮疡	治婴儿胎毒：鱼眼草 1.5 g，水煎，兑入人乳服，并用山楂鲜干均可捣烂，外包患处（《曲靖专区中草药手册》）
东风菜	菊科植物东风菜 *Doellingeria scaber*（Thunb.）Nees 和短冠东风菜 *Doellingeria marchandii*（Lévl.）Ling 的根茎及全草	清热解毒，明目，利咽。主治风热感冒，头痛目眩，目赤肿痛，咽喉红肿，急性肾炎，肺病吐血，跌打损伤，痈肿疔疮，蛇咬伤	1. 治急性肾炎：东风菜鲜根状茎 60 g，捣烂放酒杯内扣于脐上，用布包扎，每日换一次。2. 治疗蕲蛇咬伤：鲜东风菜全草适量，捣烂，取汁一小杯，内服；渣外敷伤口周围（《全国中草药汇编》）
苦地胆	菊科地胆草属植物地胆草 *Elephantopus scaber* L. 或白花地胆草 *Elephantopus tomentosus* L. 的全草	清热凉血，解毒利湿。主治感冒百日咳，扁桃体炎，咽喉炎，眼结膜炎，黄疸，肾炎水肿，月经不调，白带，疮疖湿疹，虫蛇咬伤	1. 治疗阳黄疸：地胆头连根叶洗净，鲜者用 120 ~ 180 g，煮猪肉食用连服 4 ~ 5 d。2. 治疗肝硬化腹水：地胆草鲜草 60 g，同瘦猪肉或墨鱼一只炖服（《岭南草药志》）。3. 治痧气热病：捣烂敷热疮，煎汤熏洗兼内服，治眼睛上膜
苦地胆根	菊科植物地胆草 *Elephantopus scaber* L. 的根	清热除湿，解毒。主治中暑，发热，头痛，牙痛，肾炎水肿，菌痢，肠炎，乳腺炎，月经不调，白带，痈肿	1. 治头风：鲜苦地胆根 60 g，鸡一只，着加开水炖熟后，再加少许红酒，分 2 ~ 3 次服（《福建民间草药》）。2. 治疗牙痛：草鞋根，食盐少许，共捣烂，用鲜菜叶包住，放入火炭中煨热，放入牙痛处轻轻咬住（《广西民间用药选编》）。3. 治疗肾炎，脚气水肿：地胆草鲜根头 7 个，洗净，捣烂，调鸡蛋两枚，共煎成饼吃，连吃 3 ~ 4 d（《福

续表

药名	来源	功能主治	临床鲜用
			州中草药临床手册》)。4. 治喉痛：地胆草鲜根 120 g，捣烂绞汁，内服。5. 治咳嗽：地胆草鲜根 60 g，白茅鲜根 60 g，鲜百合 30 g，同煎代茶饮（《常用青草药选编》)
广东土牛膝	菊科植物华泽兰 *Eupatorium chinense* L. 的根	清热利咽，凉血散瘀，解毒消肿。主治，咽喉肿痛，白喉，吐血，血淋，赤白下痢，跌打损伤，痈疮肿毒，毒蛇咬伤，水火烫伤	1. 治喉痛：单双喉蛾 6 月雪鲜根 250 g，捣烂榨取自然汁加盐少许、或和熊胆皮，甘草适量，煎浓汁，缓缓吞咽，并留一部分含漱(《岭南草药志》)。2. 治疗蛇缠指头（瘭疽）：六月雪鲜根 30 g，斑蝥虫 10 支，米酒 90 g，水一碗，同煮成浓汁。待温浸患指，冷则换浸温液，至痛止为止(《岭南草药志》)
华泽兰	菊科植物华泽兰 *Eupatorium chinense* L. 的全草	清热解毒，疏肝活血。主治风热感冒，胸胁痛，脘痛腹胀，跌打损伤，痈肿疮毒，蛇咬伤	1. 治疗月经不调：鲜华泽兰 15 ~ 24 g，水煎冲黄酒 60 ml，每天一剂，分两次餐前服。2. 治臁疮，华泽兰鲜叶适量，人中白少许。捣烂外敷。待腐肉去尽后 . 再用海芋叶先密刺细孔，并于叶面涂上生桐油后，敷贴患部，每日换药 2 次《福建药物志》。3. 治毒蛇咬伤：鲜华泽兰、鲜细叶香茶菜各 90 g，鲜元宝华 30 g，共捣烂，榨汁。冲凉开水 1 ~ 2 碗内服，用药渣敷伤口周围。若有口，鼻出血，加金牛远志 30 g，徐长卿 6 ~ 15 g，用三花酒（广东、广

续表

药名	来源	功能主治	临床鲜用
			西出产）60～90 g，蒸服（《全国中草药汇编》）
莲蓬草	菊科植物大吴风草 *Farfugium japonicum*（L.）Kitam. 的全草	清热解毒，凉血止血，消肿散结。主治感冒，咽喉肿痛，咳嗽，咯血便血尿血，月经不调，乳腺炎，瘰疬，痈疖肿毒，疔疮湿疹，跌打损伤，蛇咬伤	1. 治疗妇人乳痈初起：独角莲鲜草洗净，加红糖，共捣烂，加热敷贴。2. 治跌打损伤：鲜大吴风草根捣烂，敷伤处，或根 6～9 g，切片嚼碎，黄酒冲服，每日两次，伤重者连服 8～9 d（《浙江民间常用草药》）
毛大丁草	菊科植物毛大丁草 *Gerbera piloselloides*（L.）Cass. 的全草	清热解毒，宣肺止咳，行气活血。主治伤风咳嗽，胃脘胀痛，泄泻，痢疾，水肿，淋浊，疮疖肿毒，跌打肿痛，毒蛇咬伤	1. 治疗胃痛，痧气腹痛：毛大丁草 45 g，捣烂加冷开水少许擂汁服（《江西草药》）。2. 治疗痢疾：鲜毛大丁草 60 g，水煎调糖或蜂蜜，饭前内服，连服三次，小儿份量酌减（出自于《泉州本草》）。3. 治疗急性肾炎：鲜毛大丁草，全草加食盐少许捣烂敷肚脐上，两小时后除去，每日一次连服，连服三天，第 1 天先行肚脐部隔姜艾灸（《浙江药用植物志》）。4. 治尿道炎，小便淋血：鲜毛大丁草 30 g，洗净煎汤，冲冰糖，每日两次（出自于《闽东本草》）。5. 治疗毒蛇咬伤：鲜毛大丁草、杏香兔儿风各 12 g，捣汁内服。药渣加烧酒浸，先将创口用针拔开，再盖上纱布，然后将药喷于创口周围（《浙江药用植物志》）

续表

药名	来源	功能主治	临床鲜用
鹿角草	菊科植物鹿角草 *Glossogyne tenuifolia* Cass. 的全草	清热利湿，解毒消肿，活血止血。主治痢疾，泄泻，浮肿，咳嗽，哮喘，扁桃体炎，咳血，尿血，痈疖肿毒，带状疱疹，跌打肿痛，外伤出血	1. 治疗背痛：鲜香茹、南蛇藤根各 60 g，加酒适量，炖服。2. 治疗带状疱疹：鲜香茹适量，捣烂绞汁，调茶油涂患处（《福建药物志》）
白背三七	菊科植物白子菜 *Gynura diuaricata*（L.）DC. 的全草	清热凉血，活血止痛，止血。主治咳嗽，疮疡，烫火伤，跌打损伤，风湿痛，崩漏，外伤出血	1. 治疗风湿：白背三七鲜叶半片，炒鸡蛋吃。2. 治水火烫伤：白背三七鲜叶，捣烂加白糖适量，拌成糊状，敷患处。3. 治疗跌扑损伤，疮疖痈肿：白背三七根适量，捣烂敷患处（《浙江药用植物志》）
向日葵花盘	菊科植物向日葵 *Helianthus annuus* L. 的花盘	清热平肝止痛，止血主治，高血压，头痛，头晕耳鸣，脘腹痛，痛经，子宫出血，疮疹	治疗头痛头晕：鲜葵花房 30 ~ 60 g，煎水冲鸡蛋两个服（《江西草药手册》）
向日葵茎髓	菊科植物向日葵 *Helianthus annuus* L. 的茎内髓心	清热利尿，止咳。主治，淋浊白带，乳糜尿，百日咳，风疹	治疗疝气：鲜葵花茎髓 30 g，加红糖煎水服（《江西草药手册》）
向日葵根	菊科植物向日葵 *Helianthus annuus* L. 的根	清热利湿，形气止痛。主治淋浊，水肿，带下，疝气，脘腹胀痛，跌打损伤	1. 治疗疝气：鲜葵花根 30 g，加红糖煎水服。2. 治疗脚转筋：鲜向日葵根 60 g，伸筋草 30 g，炖猪蹄子服（《江西草药手册》）

续表

药名	来源	功能主治	临床鲜用
菊芋	菊科菊芋 *Helianthus tuberosus* L. 以块根、茎、叶入药	清热凉血，消肿。主治热病，肠热出血，跌打损伤，骨折肿痛	1. 治热病唇焦舌降，肠热泻下：菊芋鲜块茎一只，生嚼服（《浙江药用植物志》）。2. 治疗跌打损伤：菊芋鲜茎叶适量，捣敷（《浙江药用植物志》）
泥胡菜	菊科植物泥胡菜 *Hemistepta lyrata*（Bunge）Bunge 的全草或根	清热解毒，散结消肿。主治痔漏，痈肿疔疮，乳痈，淋巴结炎，风疹瘙痒，外伤出血，骨折	治颈淋巴结炎，鲜泥胡菜全草或鲜叶适量，或加食盐少许，捣烂敷患处（《浙江药用植物志》）
路旁菊	菊科植物圆齿狗娃花 *Heteropappus crenatifolius*（Hand.-Mazz.）Griers.［*Aster crenatifolius* Hand.-Mazz.］的全草	清热解毒，止咳。主治感冒咳嗽，咽痛，蛇咬伤	治毒蛇咬伤：鲜路旁菊适量，捣烂敷患处（《西藏常用中草药》）
山苦荬	菊科苦荬菜属植物山苦荬 *Ixeris chinensis*（*Thunb.*）*Nakai* 的全草或根	清热解毒，消肿排脓，凉血止血。主治肠痈，肺脓疡，肺热咳嗽，肠炎痢疾，胆囊炎，盆腔炎，疮疖肿毒，阴囊湿疹，吐血，衄血，血崩，跌打损伤	治疗无名肿毒，各种疮肿：鲜苦叶苗，鲜地黄苗，鲜蒲公英各等分，共捣如泥敷患处，或将上三味药，焙干共研细面，每次 6 g，开水冲服，每日三次，外用时蜂蜜调敷患处（《河南中草药手册》）
苦苣	菊科植物苦苣 *Ixeris chinensis*（Thunb.）Nakai subsp.versicolor（Fisch.ex Link）Kitam.［*Lactuca versicolor*（Fisch.）Sch.-Bip.］的全草或根	清热解毒。主治黄疸，胃炎，痢疾，肺炎，咳嗽，肠痈，睾丸炎，疔疮痈肿，黄水疮	治睾丸炎：鲜兔仔菜 30 g，猪瘦肉 125 g，水炖服（《福建药物志》）

续表

药名	来源	功能主治	临床鲜用
剪刀股	菊科植物剪刀股 *lxeris debilis* A.Gray 的全草	清热解毒，利尿消肿。主治肺脓疡，咽痛，目赤，乳腺炎，痈疽疮疡，水肿，小便不利	1. 治项疽：鲜剪刀股 120 g，鲜筋骨草 90 g，加冬蜜 20 g，捣烂分早晚两次外敷（《福建药物志》）。2. 治乳痈疔毒：鲜剪刀股，捣烂外敷（《广州空军常用中草药手册》）
苦荬菜	菊科植物苦荬菜 *Ixeris denticulata*（Houtt.）Stebb. 的全草	清热解毒，消肿止痛。主治痈疖疔毒，乳痈，咽喉肿痛，黄疸，痢疾，淋证，带下，跌打损伤	1. 治痢疾：苦荬菜全草 30 g，枫香树叶 15 g，水煎服（《浙江药用植物志》）。2. 治痢疾：鲜苦荬菜，鲜地锦草各 60 g，煎服（《安徽中草药》）。3. 治阴道滴虫：苦荬菜鲜全草适量，煎水熏洗患部（《浙江药用植物志》）。4. 治疗跌打损伤：鲜苦荬菜根 30 g，水煎加酒冲服，药渣捣烂敷患处（《全国中草药汇编》）。5. 治疗急性眼结膜炎：鲜苦麦菜、鲜菊花茎叶各 60 g，煎服药渣煎水熏洗（《安徽中草药》）。6. 治淋巴结炎：苦荬菜 9 ~ 15 g，青壳鸭蛋一个，水煎服，另取鲜苦荬菜叶捣烂，敷患处（《福建药物志》）
苦丁	菊科植物台湾莴苣 *Lactuca formosana* Maxim. 的干燥根或全草	清热解毒，祛风湿，活血。主治疔疮痈肿，咽喉肿痛，疥癣，痔疮，蛇咬伤，风湿痹痛，跌打损伤	1. 治指疔：苦丁鲜根适量，洗净捣烂，略加轻粉少许，研匀，涂敷患处，每日换药两次。2. 治疗皮肤癣疥：苦丁鲜草捣烂，混合猪油，包于纱布内，擦拭患部，每日 2 ~ 3 次。3. 治疗乳

续表

药名	来源	功能主治	临床鲜用
			痈：苦丁鲜根，捣烂外敷。4.治疗毒蛇咬伤：苦丁鲜根捣烂，加入少许雄黄搅和，敷于伤口周围，另用根或全草30～60 g，水煎服，或用鲜草捣烂，以开水冲服。5.治疗跌打伤，吐血：苦丁全草30 g，鲜草90 g，瘦猪肉30 g，煮汤服（《食物中药与便方》）
山莴苣	菊科植物山莴苣*Lactuca indica* L.的全草或根	清热解毒，活血止血。主治咽喉肿痛，肠痈，疮疖肿毒，子宫颈炎，产后瘀血，腹痛，疣瘤，崩漏，痔疮出血	治疗疮疖肿毒及无名肿毒，乳痈：鲜山莴苣适量，捣烂如泥，敷患处（《河南中草药手册》）
白苣	菊科植物生菜*Lactuca satiua* L.var.*romana* Hort.的茎、叶	清热解毒，止咳。主治热毒疮肿口渴	1.治鱼脐疮，其头白似肿，痛不可忍者：先以针刺疮上及四畔做孔，捣白苣取汁，滴入疮孔中。如无，以于白苣末用敷（《千金要方》）。2.治小儿慢惊风：白苣、薄荷、荆芥上各等分，捣，滴汁数点于口，滓系于脐中（《普济方》）
臭灵丹	菊科六棱菊属植物臭灵丹*Laggera pterodonta*（DC.）Benth.以根或全草入药	清热解毒，活血。主治上呼吸道感染，扁桃体炎，咽喉炎，腮腺炎，口腔炎，气管炎，痈肿疮疖，烧烫伤，毒蛇咬伤，跌打损伤	1.治疗腮腺炎及痈疖：可将臭灵丹鲜品，捣烂敷患处（《全国中草药汇编》）。2.治疗哮喘：鲜臭灵丹30 g，稍煎去渣，取滤液与半碗生豆浆共煎，蜂蜜为引内服。治疗痈疮，无名肿毒，臭灵丹鲜叶捣敷（《红河中草药》）

续表

药名	来源	功能主治	临床鲜用
稻槎菜	菊科植物稻槎菜 *Lapsana apogonoides* Maxim. 的全草	清热解毒，透疹。主治咽喉肿痛，痢疾，肠囊肿，毒蛇咬伤，麻疹透发不畅	1. 治疗痢疾：稻槎菜鲜全草捣烂，酌加米泔水，布包绞汁一杯，煮沸，冲蜂蜜服。2. 治疗乳痈初起：稻槎菜全草 30 g，鸭蛋一只，加水煮熟，食蛋服汁，另取鲜全草适量加米饭，捣烂外敷（《浙江药用植物志》）
滑背草鞋	菊科植物无茎栓果菊 *Launaea acaulis*（Roxb.）Babc. 的全草	清热解毒利尿。主治痈疽疔疮，尿路感染	治疗疖肿，腮腺炎，乳腺炎：滑背草鞋，全草 30 ~ 60 g，水煎服，并用鲜全草根捣烂外敷（《全国中草药汇编》）
大丁草	菊科植物大丁草 *Leibnitzia anandria*(L.)Nakai[*Tussi-lago anandria* L.；*Gerbera anandria*（L.）Sch.-Bip］的全草	清热利湿，解毒消肿。主治肺热，咳嗽，湿热泻痢，热淋，风湿关节痛，痈疖肿毒，臁疮，虫蛇咬伤，烧烫伤，外伤出血	1. 治疗臁疮，瘰疬：大丁草鲜品适量，捣敷患处（《四川中药志》）。2. 治疗中耳炎：大丁草鲜品捣烂，取汁滴耳（《中国民族药志》）。3. 治疗毒蛇咬伤：丁萝卜（鲜）适量，雄黄少许，捣烂加口涎调匀敷伤口周围，另用丁萝卜根（鲜）9 g，嚼烂，冷开水送服（《江西草药》）
狭头橐吾	菊科植物窄头橐吾 *Ligularia stenocephala*（Maxim.）Matsum.et Koidz. 的根	清热解毒，散结，利尿。主治乳痈，水肿，瘰疬，河豚鱼中毒	1. 治疗乳痈：窄头橐吾鲜全草一株，洗净，加红糖捣烂烘热，外敷患处。2. 治疗水肿胀满：窄头橐吾鲜根适量，加烧酒捣烂，烘热，敷脐部，（忌食酸辣，芋艿）。3. 治疗瘰疬：窄头橐吾鲜根 60 g，夏枯草 30 g，酒水各半煎服。4. 治疗河豚鱼中毒：窄头橐吾鲜叶 30 ~ 60 g，水煎服或捣汁服（《浙江药用植物志》）

续表

药名	来源	功能主治	临床鲜用
鳍蓟	菊科植物火媒草 *Olgaea leucophylla* Iljin 的根及地上部分	清热解毒，消痰散结，凉血止血。主治疮痈肿毒，瘰疬，咳血，衄血，吐血，便血，崩漏	治疗疮痈肿毒，外伤，出血：鲜白山蓟，捣烂外敷（《内蒙古中草药》）
草金杉	菊科植物白背苇谷草 *Pentanema indicum*（L.）Ling var. *hypoleucum*（Hand.-Mazz.）Ling [*Inula indica* L.var.*hypoleuca* Hand.-Mazz.] 的全草	清热解毒，利水通淋。主治痄腮，咽喉肿痛，石淋	治疗眼结膜炎，角膜云翳，鲜草金杉煎水外洗，同时内服，出自于《红河中草药》
蜂斗菜	菊科植物蜂斗菜 *Petasites japonicus*（Sieb.et Zucc.）F.Schmidt 的根茎及全草	清热解毒，散瘀消肿。主治咽喉肿痛，痈肿疔毒，毒蛇咬伤，跌打损伤	1. 治疗痈疽疔毒：蜂斗菜根鲜，适量加少许白糖，捣烂外敷（《青岛中草药手册》）。2. 治疗毒蛇咬伤：鲜根茎 30 g，捣汁服或水煎服，每日 1 ~ 2 次，另取鲜根茎，适量捣敷伤口周围，每日一次。3. 治疗跌打损伤：鲜根茎 9 ~ 15 g，捣烂取汁服或水煎服，渣外敷伤处（《浙江民间常用草药》）
驴耳风毛菊	菊科植物草地风毛菊 *Saussurea amara*（L.）DC.［*Serratula amara* L.；*S.glomerata* Poir.］的全草	清热解毒散结。主治瘰疬，痄腮，疖肿	治颈淋巴结结核：鲜风毛菊叶、猫眼草等量，熬膏外敷（《内蒙古中草药》）
鹰爪莲	菊科植物叶头风毛菊 *Saussurea peguensis* C.B.Clarke 的根及全草	清热利湿，解毒消痈。主治肺热咳喘，湿热黄疸，痈肿，毒蛇咬伤	治毒蛇咬伤：鹰爪莲 30 g，水煎兑红糖服，并用鲜叶捣烂外包患部（《云南曲靖专区中草药手册》）

续表

药名	来源	功能主治	临床鲜用
丝茅七	菊科植物白茎鸦葱 *Scorzonera albicaulis* Bunge 的根	清热解毒，凉血散瘀。主治风热感冒，痈肿疔毒，带状疱疹，月经不调，乳少不畅，跌打损伤	治疗带状疱疹：鲜品折断，取乳汁外搽（《青岛中草药手册》）
鸦葱	菊科植物鸦葱 *Scorzonera ruprechtiana* Lipsch.et Krasch. 的根	清热解毒，消肿散结。主治疔疮痈疽，乳痈，跌打损伤，劳伤	治疗瘊子：分枝鸦葱新鲜汁涎外涂（《沙漠地区药用植物》）
斩龙草	菊科千里光属植物羽叶千里光 *Senecio argunensis* Turcz. 的根及全草	清热解毒，清肝明目。主治痢疾，咽喉肿痛，目赤痈肿，疮疖瘰疬，湿疹疥癣，毒蛇咬伤，蝎蜂蛰伤	1. 治疗疮痈肿毒，湿疹，皮炎：鲜羽叶千里光捣烂，敷患处；或用全草 60～90 g，水煎服（《内蒙古中草药》）。2. 治目赤：鲜斩龙草，全草捣成泥状，贴太阳穴（《沙漠地区药用植物》）。3. 治蛇、蝎、蜂咬蛰伤：①斩龙草茎、根 60～90 g，水煎服；②鲜斩龙草嫩枝叶 60～120 g，捣敷患处（《东北常用中草药手册》）
大红青菜	菊科植物菊叶千里光 *Senecio chrysanthemoides* DC.［*Senecio laetus* Edgew.］的根及全草	清热解毒，散瘀消肿。主治疮疡肿毒，跌打肿痛	治无名肿毒：野青菜根适量，红糖适量，捣烂外包（《曲靖专区中草药手册》）
狗舌草	菊科植物狗舌草 *Senecio kirilowii* Turcz.［*Senecio campestris*（Retz.）DC.］的全草	清热解毒，利尿活血，杀虫。主治肺脓疡，疖肿，尿路感染，肾炎水肿，口腔炎，跌打损伤，湿疹疥疮，阴道滴虫	1. 治疗尿路感染：鲜狗舌草根 30 g，黄柏，生甘草各 6 g，煎服（《安徽中草药》）。2. 治肾炎水肿，狗舌草，鲜根 15～30 g，或鲜草 2～3 株，捣烂，以酒杯覆敷脐部，每日 4～6 h（《浙江药用植物志》）。

续表

药名	来源	功能主治	临床鲜用
			3. 治疗跌打损伤：①鲜狗舌草根 30 g，置于碗中，加黄酒适量，蜜盖，蒸熟取汁。加白糖适量冲服，每日两次（《安徽中草药》）；②狗舌草鲜根、蛇葡萄根内皮各等量，捣烂，拌酒糟或黄酒，烘热敷伤处（《浙江药用植物志》）
肥猪苗	菊科植物蒲儿根 *Senecio oldhamianus* Maxim. 的全草	清热解毒，利湿活血。主治痈疮肿毒，泌尿系感染，湿疹，跌打损伤	1. 治疗疮疖：猫耳朵鲜叶适量，加等量紫花地丁捣烂敷患处（《陕西中草药》）。2. 治疮毒化脓：蒲儿根、枇杷树皮各适量。捣烂，敷患处（《湖南药物志》）
千里光	菊科植物千里光 *Sencio scandens* Buch.-Ham. 的全草	清热解毒，明目退翳，杀虫止痒。主治流感，上呼吸道感染，肺炎，急性扁桃体炎，腮腺炎，急性肠炎，菌痢，黄疸型肝炎，胆囊炎，急性尿路感染，目赤肿痛，翳瘴，痈肿疔毒，丹毒，湿疹，干湿癣疮，滴虫性阴道炎，烧烫伤	1. 治疗风热感冒：鲜千里光全草 30 g，六角仙（爵床）、野菊鲜全草各 30 g，水炖，分三次服，每日一剂（《常用青草药选编》）。2. 治疗毒蛇咬伤：千里光鲜全草 60 g，雄黄 3 g，共捣烂敷患处，另取鲜全草适量，水煎洗伤处，鲜根 60 g 水煎代茶饮（《常用中草药选编》）
大叶苣荬菜	菊科植物续断菊 *Sonchus asper*（L.）Hill. 的全草或根	清热解毒，止血。主治疮疡肿毒，小儿咳喘，肺痨咳血	治疗疮肿毒：大叶苣荬菜全草捣烂，敷患处（《湖南药物志》）

续表

药名	来源	功能主治	临床鲜用
苣荬菜	菊科植物匍茎苦菜 *Sonchus brachyotus* D C. 的全草	清热解毒，利湿排脓，凉血止血。主治咽喉肿痛，疮疖肿毒，痔疮，急性菌痢，肠炎，肺脓疡，急性阑尾炎，吐血，衄血，咳血，尿血，便血，崩漏	1. 治疗急性咽炎：鲜苣荬菜 30 g，灯芯草 3 g，水煎服（《山西中草药》）。2. 治疗乳腺炎、疮毒：鲜品苣荬菜 30 ~ 60 g，捣烂敷患处（《云南中草药选》）。3. 治疗肺脓疡、咯脓血：败酱草、鲜芦根各 30 g，水煎服（《天津中草药》）。4. 治疗尿血、吐血：鲜苣卖菜菜适量，捣烂绞汁，每次半茶杯每日服三次（《长白山植物药志》）
苦菜	菊科植物苦苣菜 *Sonchus oleraceus* L. 的全草	清热解毒，凉血止血。主治肠炎，痢疾，黄疸，淋症，咽喉肿痛，痈疮肿毒，乳腺炎，痔瘘，吐血，衄血，咔血，尿血，便血，崩漏	1. 治疗扁桃体炎：鲜苦马菜 30 g，贯众 30 g，共捣烂，冷开水浸泡兑红糖服，频饮。2. 治疗乳腺炎：苦苣菜鲜全草适量，捣烂敷患处（《浙江药用植物志》）
金腰箭	菊科植物金腰箭 *Synedrella nodiflora*（L.）Gaertn. 的全草	清热透疹，解毒消肿。主治感冒发热，斑疹，疮痈肿毒	治疗痈肿疔疮：金腰箭鲜叶加食盐少许捣烂外敷（《广西本草选编》）
万寿菊花	菊科万寿菊属植物万寿菊 *Tagetes erecta* L. 的花	清热解毒，化痰止咳。主治上呼吸道感染，百日咳，结膜炎，口腔炎，牙痛，咽炎，眩晕，小儿惊风，闭经，血瘀腹痛，痈疮肿毒	治疗气管炎：鲜蜂窝菊 30 g，水朝阳 9 g，紫菀 6 g，水煎服（《昆明民间常用草药》）

续表

药名	来源	功能主治	临床鲜用
孔雀草	菊科植物孔雀草 *Tagetes patula* L. 的全草	清热解毒，止咳。主治风热感冒，咳嗽，百日咳，痢疾，腮腺炎，乳痈，疖肿，牙痛，口腔炎，目赤肿痛	治疗乳痈、疖肿：孔雀菊、七叶一枝花各用鲜草适量，捣烂调醋少许，敷患处（《福建药物志》）
蟛蜞菊	菊科植物蟛蜞菊 *Wedelia chinensis*（Osbeck）Merr.［*Solidago chinensis* Osbeck；*Wedelia calendulacea*（L.）Less.］的全草	清热解毒，凉血散瘀。主治感冒发热，咽喉炎，扁桃体炎，腮腺炎，白喉，百日咳，气管炎，肺炎，肺结核咯血，鼻衄，尿血，传染性肝炎，痢疾，痔疮，疔疮肿毒	1. 预防白喉：鲜蟛蜞菊 15 ~ 30 g，水煎服，连服三天。鲜蟛蜞菊捣烂绞汁，加相当于药液 1/4 的醋，喷烟或漱口，每日 1 ~ 2 次，连用三天。2. 治疗白喉：鲜蟛蜞菊 60 g，甘草 6 g，通草 1.5 g，水浓煎服，每日 1 ~ 4 剂，另用鲜蟛蜞菊捣烂绞汁，加相当于药量 1/4 的醋，用棉签蘸药液，涂抹伪膜，每日 2 ~ 3 次（《福建中草药》）。3. 治疗咳血：鲜蟛蜞菊 60 g，积雪草、一点红各鲜用 30 g，捣烂绞汁冲蜜服。4. 治疗疖疮、腮腺炎：鲜蟛蜞菊捣烂外敷（《广西本草选编》）。5. 治疗狂犬病：鲜土牛膝根、鲜蟛蜞菊、红糖各 30 g，烧酒 120 g，同炖服（《福建中草药处方》）
卤地菊	菊科植物卤地菊 *Wedelia prostrata*（Hook.et Arn.）Hemsl.［*Verbesina prostrata* Hook.et Arn.］的全草	清热凉血，祛痰止咳。主治感冒，喉蛾，喉痹，百日咳，肺热喘咳，肺结核咯血，鼻衄，高血压病，痈疽疔疮	1. 疗喉蛾：卤地菊鲜全草 30 g（干的 18 g）和醋一起煎，再用消毒过的棉花包扎筷子头蘸药醋擦拭患处。2. 治疗肺病痨热：卤地菊鲜全草一把，洗净并捣烂，绞汁，和等量的冬蜜，开

续表

药名	来源	功能主治	临床鲜用
			水冲服，每日服两次（《福建民间草药》）。3. 治疗肺热、高热喘咳：鲜卤地菊全草 30 g，儿童减半，洗净捣烂绞汁，调蜜炖热温服，每日两次。治疗白痢，鲜卤地菊全草 45 g，水两碗，煎成一碗，泡乌糖内服。4. 治疗乳腺炎：酌取鲜卤地菊叶及嫩芽和稀饭，捣烂敷患处。5. 治疗蛇咬伤：鲜卤地菊全草 60 g，洗净捣烂和酒绞汁，内服，渣敷患处（《泉州本草》）
黄鹌菜	菊科植物黄鹌菜 *Youngia japonica*（L.）DC.［*Crepis japonica*（L.）Benth.］的根或全草	清热解毒，利尿消肿。主治，感冒咽痛，眼结膜炎，乳痈，疮疖肿毒，毒蛇咬伤，痢疾，肝硬化腹水，急性肾炎，淋浊，血尿，白带，风湿关节炎，跌打损伤	1. 治疗咽喉炎：①鲜黄鹌菜洗净捣汁加醋适量含漱，治疗期间忌食油腻食物（《福建晋江中草药手册》）；②鲜黄鹌菜 30 g，捣烂取汁调蜜服（《福建药物志》）。2. 治疗乳腺炎：鲜黄鹌菜 30 ~ 60 g，水煎酌加酒服，渣捣烂加热敷患处（出自于《福建晋江中草药手册》）。3. 治疗指头疔、带状疱疹：黄鹌菜鲜草，捣烂连渣涂敷（《食物中药与便方》）。4. 治疗肿痛：鲜黄鹌菜适量，黄土，食盐各少许，捣烂敷患处。5. 治毒蛇咬伤、蜂螫伤：鲜黄鹌菜适量，捣烂绞汁服，渣敷患处。6. 治疗鹅口疮：鲜黄鹌菜根 6 ~ 7 个，用二次淘米水洗，捣烂取汁调蜜服。7. 治疗急性肾炎：鲜黄鹌菜 2 ~ 3 株，烤干，研磨和鸡

续表

药名	来源	功能主治	临床鲜用
			蛋炒食(《福建药物志》)。8. 治疗跌打伤：黄鹌菜鲜全草30 g，干品15 g，加酒水各半适量，煎，去渣，每日分两次服(《食物中药与便方》)。9. 治疗痢疾：黄鹌菜鲜全草60 g，捣烂绞汁冲蜜糖服(《广西本草选编》)。10. 治疗肝硬化腹水：鲜黄鹌菜根12 ~ 18 g，水煎服。11. 治疗狂犬咬伤：鲜黄鹌菜30 ~ 60 g，绞汁泡开水服，渣外敷。12. 治疗胼胝：鲜黄鹌菜30 ~ 60 g，水酒各半煎服之，渣外敷(《福建晋江中草药手册》)
石地钱	瘤冠苔科（石地钱科）植物石地钱 *Reboulia hemisphaerica*（L.）Raddi的叶状体	清热解毒，消肿止血。主治疮疖肿毒，烧烫伤，跌打肿痛，外伤出血	1. 治疮疖肿毒：鲜品配苎麻根或南瓜瓤，捣烂敷。2. 治烧烫伤：石地钱鲜品研粉（烂）加三黄散（中药成方）等分，鸡蛋清调敷。或鲜品加南瓜瓤，捣匀敷(《湖南药物志》)。3. 治跌打肿痛：石地钱9 g，煎服，并取鲜品适量捣敷患处(《中国药用孢子植物》)
地钱	地钱科植物地钱 *Marchantia polymorpha* L. 的叶状体	清热利湿，解毒敛疮。主治湿热黄疸，疮痈肿毒，毒蛇咬伤，水火烫伤，骨折，刀伤	1. 治疮疖肿毒：地钱鲜品洗净，捣烂，加糖或甜酒少量和匀敷(《湖南药物志》)。2. 治毒蛇咬伤：地钱鲜全草适量，捣烂敷患处，另用雄黄酒9 g，白芷3 g，共研细粉，用白酒送服(《浙江药用植物志》)。3. 治刀伤，骨折：地梭罗捣绒包伤处(《贵州民间药物》)

续表

药名	来源	功能主治	临床鲜用
泽藓	珠藓科植物泽藓 *Philonotis fontana*（Hedw.）Brid. 的全草	清热解毒。主治咽喉肿痛，感冒咳嗽，痈肿疮疖，烧烫伤	治疮疖：泽藓适量，捣敷（《中国药用孢子植物》）
青丝龙	石杉科植物闽浙马尾杉 *Phlegmariurus mingcheensis* Ching［*Lycopodium mincheense* Ching］的全草	清热解毒，消肿止痛，灭虱。主治，发热，头痛，咳嗽，泄泻，肿毒，头虱	治肿毒：哈氏石松、蜈蚣七、山乌龟、草乌、铁马线，共捣烂，敷患处（《湖南药物志》）
薄叶卷柏	蕨类卷柏科薄叶卷柏 *Selaginella delicatula*（Desv.）Alston 的全草	清热解毒，活血，祛风。主治肺热咳嗽或咯血，肺痈，急性扁桃体炎，乳腺炎，眼结合膜炎，漆疮，烫火伤，月经不调，跌打损伤，小儿惊风，麻疹，荨麻疹	治漆疮、荨麻疹：石上柏 30 ~ 60 g，或鲜品 150 g，煎水洗，每日两次（《湖北中草药志》）
疏松卷柏	卷柏科植物疏松卷柏 *Selaginella effusa* Alston 的全草	清热利湿，解毒。主治肝炎，痢疾，痈疖	治痈疖：疏松卷柏 15 g，紫花地丁 30 g，煎服。另用鲜草适量捣敷（《中国药用孢子植物》）
异穗卷柏	卷柏科植物异穗卷柏 *Selaginella heterostachys* Bak. 的全草	清热解毒，止血。主治蛇咬伤，外伤出血	治蛇咬伤：异穗卷柏 15 g，黄开口 15 g，煎服，另取异穗卷柏，乌桕适量，捣烂敷患处周围（《中国药用孢子植物》）
兖州卷柏	卷柏科植物兖州卷柏 *Selaginella involvens*（Sw.）Spring 的全草	清热利湿，止咳，止血，解毒。主治湿热黄疸，痢疾，水肿，腹水，淋证，痰湿咳嗽，咯血，吐血，便血，崩漏，外伤出血，乳痈，痔疮，烫伤	治黄疸：兖州卷柏 60 ~ 120 g 或干品 30 g，黄酒二茶匙，酌加开水炖一小时，温服，每日两次（《福建民间草药》）

续表

药名	来源	功能主治	临床鲜用
密枝问荆	木贼科木贼属植物散生问荆 *Equisetum diffusum* D.Don 的全草	清热利尿，明目退翳，接骨。主治感冒发烧，小便不利，目赤肿痛，翳膜遮睛，跌打骨折	治跌打骨折：密枝问荆鲜草适量，捣敷患处（《中国药用孢子植物》）
驳骨草	木贼科植物笔管草 *Hippochaete debilis*（Roxb.）Ching［*Equisetum debile* Roxb.］的全草	明目，清热，利湿，止血。主治目赤胀痛，翳膜遮睛，淋病，黄疸型肝炎，尿血，崩漏	治顽固性荨麻疹、药物疹：用驳骨草鲜茎 30 g，洗净切碎，加水过药面，煎成半量，冲红糖，早晚分服（《广西本草选编》）
笔筒草	木贼科植物节节草 *Hippochaete ramosissimum*（Desf.）Boerner 的全草	清热，明目，止血，利尿。主治风热感冒，咳嗽，目赤肿痛，云翳，鼻衄，尿血，肠风下血，淋证，黄疸，带下，骨折	治骨折：鲜节节草，全草捣烂，酒调敷（《湖南药物志》）
抓地虎	阴地蕨科植物劲直阴地蕨 *Botrychium strictum* Underw. 的全草	清热解毒。主治毒蛇咬伤	
华东阴地蕨	阴地蕨科植物华东阴地蕨 *Scepteridium japonicum*（Prantl）Lyon［*Botrychium daucifolium* Wall.var.*japonicum* Prantl］的全草或根茎	清肝明目，化痰消肿。主治目赤肿痛，小儿高热，抽搐，咳嗽，吐血，痈疮	治肿毒：日本小阴地蕨 30 g，煎服，另取鲜草捣敷患处（《中国药用孢子植物》）
药用小阴地蕨	阴地蕨科植物药用阴地蕨 *Botrychium officinale*（Ching）Ching et H.S.Kung 的全草	解毒散结，清热止咳。主治疮痈肿毒，瘰疬结核，肺热咳嗽	治疮毒：药用小阴地蕨 15 g，忍冬藤 15 g，煎服，并取适量捣敷患处（《中国药用孢子植物》）

续表

药名	来源	功能主治	临床鲜用
阴地蕨	阴地蕨科植物阴地蕨 *Botrychium ternatum*（*Thunb.*）*Sw.* 的全草	清热解毒，平肝息风，止咳，止血，明目去翳。主治小儿高热惊搐，肺热咳嗽，咳血，百日咳，癫狂，痫疾，疮疡肿毒，毒蛇咬伤，目赤火眼，目生翳障	火眼：阴地蕨叶，棘树叶，捣汁点眼（《湖南植物志》）
一支箭	瓶尔小草科瓶尔小草属植物尖头瓶尔小草等 *Ophioglossum pedunculosum* Desv. 的带根全草	清热解毒，活血祛瘀。主治痈肿疮毒，疮毒，毒蛇咬伤，烧烫伤，瘀滞腹痛，跌打损伤	1. 治疖肿疔疮：一支箭、五爪龙各适量，共捣烂外敷（《恩施中草药手册》）。2. 治乳痈：一支箭、蒲公英各适量，共捣烂外敷（《陕西中草药》）
瓶尔小草	瓶尔小草科植物瓶尔小草 *Ophioglossum vulgatum* L.［*O. nipponicum* Miyabe et Kudo］的全草	清热凉血，解毒镇痛。主治肺热咳嗽，肺痈，肺痨吐血，小儿高热惊风，目赤肿痛，胃痛，疔疮痈肿，蛇虫咬伤，跌打肿痛	1. 治痈疮疖肿：独叶一支箭，醋和蜂蜜调匀外敷（《昆明民间常用草药》）。2. 治毒蛇咬伤：①一只箭 15 g，水煎服，另取鲜药适量，捣烂敷患处，也可用一支箭干粉 3 g，每日分三次，用酒送服，另取 3 g 调酒，由上而下擦伤口周围，勿擦伤口（《广西民间常用中草药手册》）；②独叶一枝箭加鸡蛋清调敷伤口周围，留伤口出毒（《昆明民间常用草药》）
马蹄蕨	莲座蕨科植物福建莲座蕨 *Angiopteris fokiensis* Hieron. 的根状茎	清热凉血，祛瘀止血，镇痛安神。主治跌打肿痛，外伤出血，崩漏，乳痈，痄腮，痈肿疔疮，风湿痹痛，产后腹	1. 治疗：②观音座莲嚼烂，敷患处（《江西草药手册》）；②鲜马蹄蕨适量，雄黄末，茶油各少许，同捣烂敷患处（《福建药物志》）。2. 治毒蛇咬伤：鲜福建莲座蕨适量，捣烂外

续表

药名	来源	功能主治	临床鲜用
		痛，心烦失眠，毒蛇咬伤	敷伤口周围（《浙江药用植物志》）
河口莲座蕨	观音座莲科植物河口观音座莲 *Angiopteris hokouensis* Ching 的根茎	清热解毒，消肿散结。主治痄腮，瘰疬，痈疖，骨折，毒蛇咬伤	治骨折痈疖：河口莲座蕨适量，捣敷患处（《中国药用孢子植物》）
强壮莲座蕨	观音座莲科植物强壮观音座莲 *Angiopteris robusta Ching* 的根茎	清热利水，消肿散结。主治水肿，瘰痢，痄腮，痈肿，毒蛇咬伤	治痈疖：强壮莲座蕨 15 g，煎服。外用适量，捣烂敷患处（《中国药用孢子植物》）
紫萁贯众	紫萁科植物紫萁 *Osmunda japonica* Thunb. 的根茎及叶柄基部	清热解毒，祛瘀止血，杀虫。主治流感，流脑，乙脑，腮腺炎，痈疮肿毒，麻疹，水痘，痢疾，吐血，衄血，便血，崩漏，带下，蛲虫，钩虫等肠道寄生虫病	1. 治无名肿毒：紫萁鲜适量，白糖少许，捣烂外敷（《江西草药》）。2. 治瘘管：紫萁鲜根茎加米饭捣烂，外敷患处。另取紫萁根茎 30 g，加黄酒蒸服。3. 治脚底组织炎：紫萁根茎去外皮 15 g，加盐捣烂外敷，若已破溃者，加白糖捣烂外敷。4. 治雷公藤中毒：紫萁幼嫩根茎 3 ~ 6 g，加冷开水捣汁服（《浙江民间常用草药》）
华南紫萁叶	紫萁科植物华南紫萁 *Osmunda Vachellii* Hook. 的根茎及叶柄的髓部	清热止血。主治外伤出血，尿血，烫伤	1. 治外伤出血：华南紫萁嫩叶捣敷或晒干为末，外敷。2. 治烫火伤：华南紫萁芯适量，捣烂，调蛋白涂，敷患处（《中国药用孢子植物》）
大芒萁	蕨类里白科大芒萁 *Dicranopteris ampla* Ching et Chiu，以髓心、嫩苗入药	解毒，止血。主治蜈蚣咬伤，鼻出血，外伤出血	1. 蜈蚣咬伤：大芒萁 30 g，煎服，并取适量鲜苗捣敷患处。2. 治外伤出血：大芒萁晒干，研末外敷，或取鲜苗捣敷伤口（《中国药用孢子植物》）

续表

药名	来源	功能主治	临床鲜用
芒萁骨根	里白科植物芒萁 *Dicranopteris pedata*（Houtt.）Nakai 的根茎	清热利湿，化瘀止血，止咳。主治湿热臌胀，小便涩痛，阴部湿痒，白带，跌打伤肿，外伤出血，血崩，鼻衄，肺热咳嗽	1. 治湿热臌胀：鲜芒萁根茎 250 g，水煎取汁，冲入烧酒适量，每日早晚饭前各服一次（《天目山药用植物志》）。2. 治骨折：鲜芒萁根适量，捣烂如泥敷于患处，夹板固定，先将断骨整复，然后敷药（《战备草药手册》）。3. 治鼻衄：鲜芒萁根茎 250 克，乌韭 60 克，黑豆 250 g，水煎冲白糖服（《浙江药用植物志》）
海金沙草	海金沙科植物海金沙 *Lygodium japonicum*（Thunb.）Sw. 的地上部分	清热解毒，利水通淋，活血通络。主治热淋，石淋，血淋，小便不利，水肿，白浊带下，肝炎，泄泻，痢疾，感冒发热，咳喘，咽喉肿痛，口疮，目赤肿痛，痄腮，乳痈，丹毒，带状疱疹，水火烫伤，皮肤瘙痒，跌打伤肿，风湿痹痛，外伤出血	1. 治尿路结石或感染：鲜海金沙草 30 g，捣烂取汁，冲开水一碗服，或海金沙草 15 g，沙氏鹿茸草 15 g，紫花地丁 9 g，车前草 15 g，水煎服（《浙江民间常用草药》）。2. 治胆结石：鲜金沙蕨、鲜金钱草各 60 g，鲜叶下珠、鲜白花蛇舌草、鲜车前草各 30 g，水煎代茶饮。3. 治小便不通：鲜金沙蕨、鲜车前草各 30 g，推车虫 2 只，水煎服，孕妇忌服（《梧州地区中草药》）。4. 治肾炎水肿：鲜海金沙藤 30 ~ 60 g，干品 9 ~ 15 g，水煎服，日服一次（《湖北中草药志》）5. 治暑热泄泻：鲜海金沙叶 30 g，炒白米 3 ~ 6 g，同捣烂，加温开水一碗，擂汁去渣口服（《江西民间草药验方》）。6. 治痢疾：

续表

药名	来源	功能主治	临床鲜用
			鲜海金沙全草 60 ~ 90 g，或加鲜凤尾草全草 30 g，水煎服（《福建中草药》）。7. 治真菌性口腔炎：鲜海金沙全草、马兰各 30 g，水煎服或代茶频饮（《浙江药用植物志》）。8. 治乳腺炎：鲜海金沙、鲜犁头草各等分，捣烂外敷（《江西草药》）。9. 治缠腰火丹：鲜海金沙叶不拘多少，切碎捣烂，酌加麻油及米泔水，擂成糊状，涂搽患处（《江西民间草药验方》）。10. 治火烫伤：鲜海金沙叶捣烂，调人乳涂抹患处（《福建中草药》）。11. 治皮肤发痒：鲜海金沙茎、叶各 250 g，加水浓煎，温洗，每日一次（《江西草药手册》）。12. 治外伤出血：鲜海金沙藤，捣敷患处，隔 2 d 换 1 次（《江西草药手册》）
蕗蕨	膜蕨科植物蕗蕨 *Mecodium badium*（Hook.et Grev.）Copel.［*Trichomanes badium* Hook.et Grev.］的全草	清热解毒，生肌止血。主治水火烫伤，痛疖肿毒，外伤出血	治痈疖：蕗蕨 9 g，水煎服，另取适量鲜草捣敷患处（《中国药用孢子植物》）
边缘鳞盖蕨	碗蕨科植物边缘鳞盖蕨 *Microlepia marginata*（Houtt.）C.Chr. 的嫩叶	清热解毒，祛风活络。主治痈疮疖肿，风湿痹痛，跌打损伤	治下肢疖肿：边缘鳞盖蕨新鲜嫩叶，除净鳞毛，捣烂加白糖适量调和涂敷患处，一天换一次，忌食酸辣（《天目山药用植物志》）

续表

药名	来源	功能主治	临床鲜用
卵叶鳞始蕨	鳞始蕨科植物卵叶鳞始蕨 *Lindsaea intertextum*（Ching）Ching［*Schizoloma intertextum* Ching］的全草	清热利湿，活血止血。主治痢疾，跌打损伤，外伤出血	治跌打损伤：柳叶双唇蕨 15 g，煎服，另取适量捣敷（《中国药用孢子植物》）
大叶金花草	鳞始蕨科植物乌蕨 *Stenoloma chusanum*（L.）Ching 的全草或根状茎	清热解毒，利湿，止血。主治感冒发烧，咳嗽，咽喉肿痛，肠炎，痢疾，肝炎，湿热带下，痈疮肿毒，痄腮，口疮，烫火伤，毒蛇，狂犬咬伤，皮肤湿疹，吐血，尿血，便血，外伤出血	1. 治流感，咳嗽，肠炎，痢疾：用乌蕨鲜品 90 ~ 150 g，或干品 60 ~ 90 g，水煎服或水煎浓缩成棕色固体，研末内服。2. 治中暑发痧：鲜乌韭叶 120 g，捣烂绞汁服（《中草药土方土法》）。3. 治白浊：湿热带下，鲜乌韭全草 30 ~ 60 g，捣烂绞汁调米泔水服（《福建中草药》）。4. 治耳内肿痛：乌韭鲜叶捣取汁滴耳（《江西草药手册》）。5. 治对口疮：乌韭鲜叶调蜜或盐捣烂外敷（《福建中草药》）。6. 治烧伤：乌韭鲜叶捣烂或干叶研粉，用洗米水调涂敷患处（《广西本草选编》）。7. 治狂犬咬伤：乌韭新鲜根茎 150 ~ 180 g，用铜器水煎，空腹服避人声嘈杂及锣声（《天目山药用植物志》）。8. 治吐血，大便下血，尿血：血仙草根茎 9 ~ 15 g，鲜品加倍，水煎服（《江西民间草药》）9. 治跌打刀伤出血或肿痛，或伤口溃烂：大金花草叶，石仙桃叶共捣烂敷患处，用大金花草干粉，撒布伤口，能止血生肌，收口（《广

续表

药名	来源	功能主治	临床鲜用
			西中草药》)。10. 治骨折：乌韭全草捣敷包扎，并煎汁内服(《天目山药用植物志》)
姬蕨	蕨类姬蕨科姬蕨 *Hypolepis punctata*（Thunb.）Mett.，以全草、叶入药	清热解毒，收敛止血。主治烧烫伤，外伤出血	1. 治烧烫伤：鲜（姬蕨）全草捣烂，用洗米水或冷开水调匀，取汁外涂。2. 治外伤出血：用鲜姬蕨嫩叶捣烂敷伤处，或用干叶研粉撒伤处(《广西本草选编》)
蕨	凤尾蕨科植物蕨 *Pteridium aquilinum*（L.）Kuhn var. *latiusculum*（Desv.）Underw. 的嫩叶	清热利湿，降气化痰，止血。主治感冒发烧，黄胆，痢疾，带下，噎膈，肺结核咳血，肠风便血，风湿痹痛	治肺结核咯血：蕨 30 g，加开水捣汁服(《湖南药物志》)
龙爪菜	蕨类凤尾蕨科龙爪菜 *Pteridium revolutum*（Bl.）Nakai，以根状茎入药	清热解毒，祛风除湿，利水通淋，驱虫。主治热毒疮疡，烫伤，脱肛，风湿痹痛，小便淋痛，诸虫症	治疮毒：蕨菜 9 ~ 15 g，煎服，外用适量捣敷(《昆明民间常用草药》)
井边草	凤尾蕨科植物粗糙凤尾蕨 *Pteris cretica* L.var.*laeta*(Wall.) C.Chr.et Tard.-Blot［P.*laete* Wall.］的根茎或全草	清热利湿，活血消肿。主治痢疾，腹泻，水肿，肝炎，胆囊炎，喉痹，泌尿系感染，痈肿疮毒，风湿痹痛，跌打肿痛，骨折	骨折，井口边草捣敷患处(《云南中草药》)

续表

药名	来源	功能主治	临床鲜用
井口边草	凤尾蕨科植物凤尾蕨 *Pteris cretica* L.var.nervosa（Thunb.）Ching et S.H.Wu［P.*nervosa* Thunb.］的全草	清热利湿，止血生肌，解毒消肿。主治泄泻，痢疾，黄疸，淋证，水肿，咳血，尿血，便血，刀伤出血，跌打肿痛，跌打肿痛，疮痈，水火烫伤	治毒蛇及疯犬咬伤：新鲜凤尾草全草，捣成泥膏，敷贴伤处可消肿止痛（《陕西草药》）
大半边旗	凤尾蕨科植物疏羽半边旗 *Pteris dissitifolia* Bak. 的全草	凉血止痢，敛肺止咳，解毒。主治痢疾，久咳，疮疖出血，蛇咬伤	治外伤出血：岩凤尾草，晒干，研末，适量外敷或鲜草捣敷（《中国药用孢子植物》）
凤冠草	蕨类凤尾蕨科凤尾蕨属植物剑叶凤尾蕨 *Pteris ensiformis* Burm. 的全草	清热利湿，凉血止血，解毒消肿。主治痢疾，泄泻，黄疸，淋病，白带，咽喉肿痛，痄腮，痈疽，疟疾，崩漏，痔疮出血，外伤出血，跌打肿痛，疥疮，湿疹	1. 治急性喉炎：凤尾草头十余只，捣烂浸蜜糖备用。2. 治胃痛：凤尾草捣烂绞汁冲蜜糖 15 g 服（《岭南草药志》）
金钗凤尾蕨	凤尾蕨科植物金钗凤尾蕨 *Pteris fauriei* Heiro.［P.*fauriei Hieron* var. minor Hieron.］的叶	清热利湿，祛风定惊，敛疮止血。主治痢疾，泄泻，黄疸，小儿惊风，外伤出血，烫火伤	治外伤出血：东南亚凤尾蕨鲜叶，捣烂外敷或晒干，研末外敷（《中国药用孢子植物》）
片鸡尾草	凤尾蕨科植物狭叶凤尾蕨 *Pteris henryi* Christ 的根茎、嫩叶或全草	清热解毒，敛疮止血，利湿。主治汤火烫伤，狂犬咬伤，外伤出血，白带，小便淋痛	治刀伤：鸡尾草嫩叶，酸咪咪，糯米菜各等分，共捣烂敷患处，每日换药一次（《贵州民间药物》）

续表

药名	来源	功能主治	临床鲜用
全缘凤尾蕨	凤尾蕨科植物全缘凤尾蕨 *Pteris insignis* Mett.ex Kuhn 的全草	清热利湿，活血消肿。主治黄疸，痢疾，血淋，热淋，风湿骨痛，咽喉肿痛，瘰疬，跌打损伤	治跌打损伤：全缘凤尾蕨 15 g，煎服，另取适量捣敷患处（《中国药用孢子植物》）
凤尾草	凤尾蕨科植物凤尾草 *Pteris multifida* Poir. 的全草	清热利湿，消肿解毒，凉血止血。主治痢疾，泄泻，淋浊，带下，黄疸，疔疮肿毒，喉痹乳蛾，淋巴结核，腮腺炎，乳腺炎，高热抽搐，蛇虫咬伤，吐血，衄血，尿血，便血以及外伤出血	1. 治蛇虫蜈蚣咬伤：凤尾草叶 60 g，醋浆草嫩叶 30 g，共捣烂，敷患处（《江西草药手册》）。2. 治鹅口疮：鲜凤尾草 20 ~ 40 g，混入菜油内煎约 1 min，去渣加适量蜂蜜搅匀，每日涂抹患处 3 ~ 4 次，一般 2 ~ 3 天即愈（《黑龙江中医药》）。3. 治乳腺炎：鲜凤尾草 60 g，酒水各半煎服，外用鲜叶同酒酿糟捣烂敷于患处。4. 治高热抽搐，心烦目赤：鲜凤尾草 30 g，鲜三白草根 30 g，同捣烂，加井水或冷开水一碗擂汁去渣分两次服，小儿酌减。5. 治内痔出血，尿血：鲜凤尾草、鲜旱莲草各 30 g，猪瘦肉 120 g，煮服（《江西草药手册》）
半边旗	凤尾蕨科植物半边旗 *Pteris semipinnata* L. 的带根全草	清热利湿，凉血止血，解毒消肿。主治泄泻，痢疾，黄疸，目赤肿痛，牙痛，吐血，痔疮出血，外伤出血，跌	1. 治急性细菌性痢疾：鲜半边旗 60 g，鲜鱼腥草、鲜凤尾草各 30 g，水煎服（《福建药物志》）。2. 治吐血：生半边旗一握，捣烂，米泔水冲取汁饮（《广西药用植物图志》）。3. 治

续表

药名	来源	功能主治	临床鲜用
		打损伤，皮肤瘙痒，毒蛇咬伤	外伤出血：半边旗鲜叶加白糖适量，捣烂外敷患处（《浙江药用植物志》）。4. 治虫牙痛：半边旗根，拦路蛇根各适量，生盐少许，共捣烂敷患处（《广西民间常用中草药手册》）。5. 治马口疔：半边旗嫩叶两份，黄糖一份捣烂敷（《广西药用植物图志》）。6. 毒蛇咬伤：半边旗，天胡荽，鸭跎草各 30 g，煎水当茶饮，另用上药鲜品各适量，捣烂敷伤口周围及肿处（《安徽中草药》）
碎米蕨	中国蕨科植物碎米蕨 *Cheilosoria mysuriensis*（Wall.）Ching et Shing［*Cheilanthes mysuriensis* Wall.］的全草	清热解毒。主治咽喉肿痛，痢疾毒蛇咬伤	治毒蛇咬伤：毛轴碎米蕨 15 g，垂盆草 15 g，半边莲 10 g，煎服，并取适量捣敷患处（《中国药用孢子植物》）
黑骨蕨	中国蕨科植物薄叶碎米蕨 *Cheilesoria tenuifolia*（Burm.）Trev.［*Trichomanes tenuifolium* Burm.］的全草	清热解毒，活血散瘀。主治痢疾，跌打损伤	治跌打损伤：薄叶碎米蕨 15 ~ 30 g，煎服或捣敷患处（《中国药用孢子植物》）
小野鸡尾	中国蕨科植物野鸡尾金粉蕨 *Onychium japonicum*（Thunb.）O.Kuntze 的全草或叶	清热解毒，利湿，止血。主治风热感冒，咳嗽，咽痛，泄泻，痢疾，小便淋痛，湿热黄疸，咳血，吐血，便血。治血尿血，疮毒，跌打损伤，毒蛇咬伤，烫火伤	1. 治打伤青肿：日本乌蕨，凿栗树，松树毛捣烂敷患处。2. 治皮肤红肿：日本乌蕨叶，六月凉，匍匐堇，蛇泡叶捣烂敷患处（《湖南药物志》）

续表

药名	来源	功能主治	临床鲜用
翅柄铁线蕨	铁线蕨科植物团羽铁线蕨 *Adiantum capillus-junosis* Rupr. 的全草	清热解毒，利尿，止咳。主治小便不利，血淋，痢疾，咳嗽，萝瘰痢，乳痈，毒蛇咬伤，烫火烧	治乳腺炎：猪鬃草 15 g，温水服，另用猪鬃草 30 g，捣绒敷患处（《贵州草药》）
过坛龙	铁线蕨科植物扇叶铁线蕨 *Adiantum flabellulatum* L.［A. *fuscum* Retz.；A.*amoenum* Wall.］的全草或根	清热利湿，解毒散结。主治流感发热，泄泻，痢疾，黄疸，石淋，痈肿，瘰痢，蛇虫咬伤，跌打肿痛	1. 治小儿高热抽搐：过坛龙鲜叶 15～30 g，捣烂，加冷开水擂汁服（《江西民间草药》）。2. 治跌打损伤：铁线草、鱼藤根、漏槁树皮各适量，共捣烂，加少许酒炒外敷（《民间医药秘诀》）。3. 治烫伤：过坛龙全草适量，拌桐油捣烂敷患处（《湖南药物志》）。4. 治毒蛇咬伤，疔疮痈肿：鲜铁丝分筋适量，捣烂敷患处（《湖北中草药志》）
石长生	铁线蕨科植物单盖铁线蕨 *Adiantum monochlamys* Eaton 的全草	清热化痰，解毒。主治肺热咳嗽，感冒发热，痈肿疔毒	治痈肿疔毒：石长生适量，捣敷患处（《中国药用孢子植物》）
铁丝七	铁线蕨科铁线蕨属植物掌叶铁线蕨 *Adiantum pedatum L.* 的全草或根茎	清热解毒，利水通淋。主治肺热咳嗽，痢疾，黄疸，小便淋涩，痈肿，瘰痢，烫伤	治痢疾：鲜铜丝草 30 g，洗净捣烂，加冷开水擂汁，调入白糖服用，每日服 1～2 剂（《甘肃中草药手册》）
粗毛蹄盖蕨	蹄盖蕨科植物软刺蹄盖蕨 *Athyrium strigillosum* Moore 的全草或叶	清热解毒，收敛止血。主治痢疾，痈肿，外伤出血	治下肢疖肿：粗毛蹄盖蕨嫩叶加白糖适量，捣敷（《中国药用孢子植物》）

续表

药名	来源	功能主治	临床鲜用
梳篦叶	蹄蕨科双盖蕨属植物双盖蕨 *Diplazium donianum*（Mett.）Tard.Blot 的全草	清热利湿，凉血解毒。主治湿热黄疸，蛇咬伤，外伤出血，痛经	治蛇咬伤：双盖蕨 30 g，半枝莲 15 g，煎服，并取适量捣敷患处（《中国药用孢子植物》）
小叶山鸡尾巴草	蹄盖蕨科植物华中介蕨 *Dryoathyrium okuboanum*（Makino）Ching 的全草	清热消肿。主治疮疖肿毒	治疮疖：深裂介蕨 15 g，蒲公英 30 g，地丁 15 g，煎服，另取适量，捣敷患处（《中国药用孢子植物》）
峨眉蕨贯众	蹄盖蕨科植物峨眉蕨 *Lunathyrium acrostichoides*（Sw.）Ching［*Asplenium acrostichoides* Sw.］的根茎	清热解毒，杀虫止血。主治痢疾，蛲虫病，绦虫病，蛔虫病。崩漏，便血，流感	预防夏秋季肠道传染病：1 ~ 2 个放于饮水缸中，半月换药 1 次（《宁夏中草药手册》）
小金狗	肿足蕨科植物肿足蕨 *Hypodematium crenatum*（Forsk.）Kuhn 的全草或根茎	清热解毒，除湿消肿，止血生肌。主治疮毒，乳痈，泄泻，痢疾，风湿痹痛，淋症，水肿，外伤出血	1. 治疮毒：鲜黄鼠狼叶茎适量，冲烂包敷患处。2. 治黄水疮：鲜黄鼠狼根上之绒毛适量，敷患处。3. 治轻度刀伤：鲜黄鼠狼根部之不绒毛适量，口嚼或捣烂敷伤口，用布扎好，隔二三日解下可愈（《贵州民间药物》）
金星蕨	金星蕨科植物金星蕨 *Parathelypteris glanduligera*（Kunze）Ching［*Aspidium glanduligerum* Kunze；*Thelypteris glanduligera*（Kunze）Ching］的全草	清热解毒，利尿止血，组织立即小便不利，吐血，外伤出血，烫伤	治烫火伤：金星蕨适量捣碎，泡淘米水外搽（《中国药用孢子植物》）

续表

药名	来源	功能主治	临床鲜用
倒生莲	铁角蕨科植物长生铁角蕨 *Asplenium prolongatum* Hook. 的全草或叶	清热除湿，化瘀止血。主治咳嗽痰多，风湿痹痛，肠炎，痢疾，尿路感染，乳腺炎，吐血，外伤出血，跌打损伤，烧烫伤	1. 治火眼红肿：长生铁角蕨叶，散血草，捣烂敷眼或取汁点眼。2. 治火伤：长生铁角蕨叶捣烂，调麻油搽，长生铁角蕨叶，晒干研末调麻油搽。3. 治金创：长生铁角蕨叶 9 g，钓竿草 9 g，松香木 9 g，捣烂敷（《湖南药物志》）
孔雀尾	铁角蕨科植物华中铁角蕨 *Asplenium sarelii* Hook. 的 全草、根	清热解毒，利湿，止血生肌主治流行性感冒，目赤肿痛，扁桃体炎，咳嗽，黄疸，肠炎，痢疾，肠胃出血，跌打损伤，疮肿疔毒，烧烫伤	1. 治目赤：华中铁角蕨鲜根茎 30 g 左右，水煎，冲白糖早晚饭前各服一次，忌酸辣（《天目山药用植物志》）。2. 治挫伤血肿：华中铁角蕨鲜全草适量，捣烂加人乳调敷患处（《浙江药用植物志》）。3. 治刀伤出血：新鲜孔雀尾叶适量，红研极细粉墨洒窗口上纱布包好，不需换药，亦可用鲜叶捣取自然汁加安息香酸适量防腐，以消毒棉花蘸汁贴创口（《广东中医》）
铁角凤尾草	铁角蕨科铁角蕨属植物铁角蕨 *Asplenium trichomanes* L. 的全草	清热利湿，解毒消肿，调经止血。主治小儿高热，惊风，肾炎水肿，食积腹泻，痢疾，咳嗽，咯血，月经不调，白带疮疖肿毒，毒蛇咬伤，水火烫伤，外伤出血	治烫伤：铁角蕨叶、芭蕉叶适量，捣烂敷患处（《湖南药物志》）

续表

药名	来源	功能主治	临床鲜用
凤尾猪鬃草	铁角蕨科植物云南铁角蕨 *Asplenium yunnanense* Franch. 的全草	清热解毒，利尿通乳。主治感冒发热，小儿惊风，尿路感染，乳腺炎，乳汁不通	治骨折：云南铁角蕨 3 g，贝母兰 90 g，捣敷（《中国药用孢子植物》）
狗脊贯众	乌毛蕨科植物狗脊蕨 *Woodwardia japonica*（L.f.）Sm. 的根茎及叶柄基部	清热解毒，杀虫，止血，祛风湿。主治风热感冒，时行瘟疫，恶疮痈肿，虫积腹痛，小儿疳积，痢疾，便血，崩漏，外伤出血，风湿痹痛	治毒疮溃烂，久不收口：狗脊贯众去鳞毛，加白糖捣敷患处，每日换药 1 ~ 2 次，忌食酸辣（《天目山药用植物志》）
毛贯众	鳞毛蕨科鳞毛蕨属植物阔鳞鳞毛蕨 *Dryopteris championii*（Benth.）C.Chr.ex Ching 的根茎	清热解毒，平喘，止血敛疮，驱虫。主治感冒，目赤肿痛，气喘，便血，疮毒溃烂，烫伤，钩虫病	1. 治目赤肿痛：阔鳞鳞毛蕨鲜根茎去鳞片 30 g，加白糖适量，水煎服。2. 治疮疡溃烂：阔鳞鳞毛蕨鲜根茎去鳞片，加白糖适量，捣烂外敷患处（《浙江药用植物志》）
黑色鳞毛蕨	蕨类鳞毛蕨科黑色鳞毛蕨 *Dryopteris fuscipes* C.Chr. 以根状茎入药	清热解毒，生肌敛疮。主治目赤肿痛，疮疡溃烂，久不收口	治毒疮溃烂，久不收口：（黑色鳞毛蕨）根茎适量（去鳞毛），加白糖捣烂敷患处（《天目山药用植物志》）
灰贯众	鳞毛蕨科植物对生耳蕨 *Polystichum deltodon*（Bak.）Diels［*Aspidium deltodon* Bak.］的全草或叶	清热解毒，活血止血。主治感冒，跌打损伤，外伤出血，蛇咬伤，预防感冒	1. 治跌打损伤：对生耳蕨全草、马鞭草，捣碎敷患处。2. 治外伤蛇咬伤：先将患处污血吸出，后用对生耳蕨叶捣碎，敷患处，如伤口溃烂，则将此叶研末敷患处，如肿向上升，用对生耳蕨全草 30 g，大蒜 3 g，雄黄少许，水煎服（《湖南药物志》）

续表

药名	来源	功能主治	临床鲜用
小三叶耳蕨	鳞毛蕨科植物小三叶耳蕨 *Polystichum hancockii*（Hance）Diels 的全草	清热解毒。主治蛇咬伤外伤	治毒蛇咬伤：小三叶耳蕨 15 g，半枝莲 15 g，半边莲 9 g，煎服，并取适量捣敷患处（《中国药用孢子植物》）
黑鳞大耳蕨	鳞毛蕨科植物黑鳞耳蕨 *Polystichum makinoi*（Tagawa）Tagawa 的嫩叶或根茎	清热解毒。主治痈肿疮结，泄泻痢疾	治下肢疖肿：黑鳞大耳蕨嫩叶，除净鳞叶，捣烂加白糖适量，调和涂敷患处，每日一次，忌食酸辣（《天目山药用植物志》）
对马耳蕨	鳞毛蕨科植物对马耳蕨 *Polystichum tsus-simense*（Hook.）J.Smith 的根茎或嫩叶	清热解毒，凉血散瘀。主治痢疾，湿热腹痛，下肢疖肿	1. 治痢疾：对马耳蕨鲜根茎 30 g，仙鹤草、檵木叶各 15 g，水煎服。2. 治下肢疖肿：对马耳蕨鲜根茎或嫩叶，除去鳞片加白糖适量，捣烂外敷患处（《浙江药用植物志》）
华南实蕨	实蕨科植物华南实蕨 *Bolbitis subcordata*（Copel）Ching［*Campium subcordatum* Copel.］的全草	清热解毒，凉血止血。主治毒蛇咬伤，痢疾，吐血，衄血及外伤出血	治毒蛇咬伤：华南实蕨 15 g，垂盆草 20 g，半枝莲 15 g，煎服，并取适量捣敷患处（《中国药用孢子植物》）
肾蕨	肾蕨科植物肾蕨 *Nephrolepis auriculata*（L.）Trimen 的根茎、叶或全草	清热利湿，通淋止咳，消肿解毒。主治感冒发热，肺热咳嗽，黄疸，淋浊，小便涩痛，泄泻，痢疾，带下，疝气，乳痈，瘰疬烫伤，刀伤，淋巴结炎，体癣，睾丸炎	1. 治湿热腹泻：凤凰蛋 60 g，捣烂冲开水去渣服。2. 治淋巴结炎：凤凰蛋 60 g，黄糖少许，捣烂敷患处（《湖南药物志》）。3. 治中耳炎：鲜肾蕨块茎适量，捣烂取汁滴耳内（《福建药物志》）。4. 治乳房肿痛：篦子草嫩叶，捣绒敷（《四川中药志》）。5. 治刀伤：用凉水果嫩叶子嚼绒，敷伤处（《贵州民间药物》）。6. 治蜈蚣咬伤：肾蕨

续表

药名	来源	功能主治	临床鲜用
			配红薯叶，加糖，捣烂外敷（《中草药学》）
龙头节肢蕨	蕨类水龙骨科龙头节肢蕨 *Arthromeris lungtauensis* Ching，以根状茎入药	清热利湿止痛。主治小便不利，骨折	治骨折：搜山虎、小豆叶、大接骨丹、鹅儿肠、豇豆树（梓树）上的沫汁、小乌头叶、猴子草各等量，捣绒加酒炒热包患处（《贵州草药》）
断线蕨	水龙骨科植物断线蕨 *Colysis hemionitidea*（Wall.）Presl 的叶	清热利尿，解毒。主治小便短赤淋痛，发痧，毒蛇咬伤	治毒蛇咬伤：断线蕨 30 g，煎服，并取适量，捣敷患处（《中国药用孢子植物》）
抱树莲	蕨类水龙骨科抱树莲属植物抱树莲 *Drymoglossum piloselloides*（L.）Presl，以全草入药	清热解毒，消肿散结，止血。主治湿热黄疸，目赤肿痛，化脓性中耳炎，腮腺炎，淋巴结炎，疥癞，跌打肿痛，咳嗽咯血，血崩	治跌打肿痛：抱树莲、大罗伞、小罗伞、小叶榕根须、红兰、泽兰、韩信草各适量，捣烂用酒炒热，熨擦患处（《中国药用孢子植物》）
金鱼藤	蕨类水龙骨科金鱼藤 *Lemmaphyllum carnosum*（Wall.）Presl，以全草入药	清热止咳，活血散瘀，解毒消肿。主治小儿发热，肺热咳嗽，淋巴结核，风湿痹痛，骨折，中耳炎，毒蛇咬伤	治毒蛇咬伤：肉质伏石蕨 15 g，垂盆草 15 g，续随子叶 1.5 g，煎服，并且适量捣敷患处（《中国药用孢子植物》）
披针骨牌蕨	水龙骨科植物披针骨牌蕨 *Lepidogrammitis christensenii* Ching 的全草	清热止咳，祛风除湿，止血。主治小儿高热，肺热咳嗽，风湿性关节炎，外伤出血	治小儿高热：披针骨牌蕨鲜草 60 g，煎服（《中国药用孢子植物》）

续表

药名	来源	功能主治	临床鲜用
鱼鳖金星	水龙骨科植物抱石莲 *Lepidogrammitis drymoglossoides*（Bak.）Ching 的全草	清热解毒，利水通淋，消瘀止血。主治小儿高热，痄腮，风火牙痛，痞块，臌胀，淋浊，咯血，吐血，衄血，便血，尿血，崩漏，外伤出血。疔疮痈肿，瘰疬，跌打损伤，以及高血压，鼻炎，气管炎	1. 治风火牙痛：鲜抱石莲适量，捣烂，外敷颊车穴。2. 治胆囊炎：鲜抱石莲 60 g，豆腐 120 g，水炖服（《湖北中草药志》）
骨牌草	水龙骨科星蕨属植物江南星蕨 *Lepisorus asterolepis*（Bak.）Ching，以全草和根状茎入药	清热解毒，利尿止血。主治发热咳嗽，咽喉肿痛，小便淋痛，便秘，疮痈肿毒，外伤出血	1. 治发烧：以七星剑适量，兑酒捣烂取汁服（《贵州民间药物》）。2. 治疮痈肿毒：瓦韦 9 g，水煎服，或鲜瓦韦适量捣烂外敷（《宁夏中草药手册》）
瓦韦	水龙骨科瓦韦属植物瓦韦 *Lepisorus thunbergianus*（Kaulf.）Ching 的全草	清热解毒，利尿通淋，止血。主治小儿高热，惊风，咽喉肿痛。痈肿疮疡，毒蛇咬伤，小便淋沥涩痛，尿血，咳嗽咳血	1. 治小儿惊风：鲜瓦韦全草 15～21 g，冰糖酌量，水炖服，或全草 30 g，一枝黄花、半枝莲各 15 g，水煎服（《浙江药用植物志》）。2. 治咽喉肿痛：鲜瓦韦适量捣烂取汁，加醋调匀，含咽（《四川中药志》）。3. 治痈肿：鲜瓦韦，捣烂敷患处，干则更换（《安徽中草药》）。4. 治蛇伤：鲜瓦韦、鲜半边莲、鲜犁头草各适量，捣烂敷伤处（《四川中药志》）。5. 治烫火伤：七星草、韭菜各等量，共捣烂敷之（《青岛中草药手册》）

续表

药名	来源	功能主治	临床鲜用
网眼瓦韦	水龙骨科瓦韦属植物网眼瓦韦 *Lepisorus clathratus*（Clarke）Ching 的全草	清热解毒，利水通淋，消肿止血。主治小便不利，热淋，石淋，水肿，咳嗽，吐血尿血，赤白痢疾，痈肿，瘰疬，外伤肿胀或出血	治痈肿：网眼瓦韦适量，捣敷患处（《中国药用孢子植物》）
大叶骨牌草	水龙骨科星蕨属植物江南星蕨 *Microsorium fortune*（Moore）Ching 以全草和根状茎入药	清热利湿，凉血解毒。主治热淋，小便不利，赤白带下，痢疾，黄疸，咳血，衄血，痔疮出血，痔疮出血，瘰疬痢结核，痈肿疮毒，毒蛇咬伤，风湿疼痛，跌打骨折	1. 治流行性感冒：鲜华星蕨去须根 30 g，捣烂取汁，红糖少许，温开水冲服（《江西草药》）。2. 治肺痈咳嗽胸痛：鲜江南星蕨、鲜苇茎各 60 g，煎汤服（《泉州本草》）。3. 治小便赤涩热痛或带血：鲜江南星蕨 30 ~ 60 g，水煎服（《福建中草药》）。4. 治热痢口渴：鲜江南星蕨 60 ~ 90 g，水煎代茶饮（《福建中草药》）
大金刀	蕨类水龙骨科盾蕨属植物盾蕨 *Neolepisorus ovatus*（Bedd.）Ching 以全草或叶入药	清热利湿，止血解毒。主治热淋，小便不利，尿血，肺痨咯血，吐血，外伤出血，臃肿，水火烫伤	1. 治热淋：大金刀鲜叶 9 g，蔓生胆草 9 g，煎服（《恩施中草药手册》）。2. 治咯血：鲜大金刀 30 g，煨水服（《贵州草药》）。3. 治刀伤：鲜大金刀嚼绒，敷伤口（《贵州草药》）
女金芦	水龙骨科植物紫柄假瘤蕨 *Phymatopsis crenato-pinnata*（C.B.Clarke）Ching［*Polypodium crenato-pinnatum* C.B.Clarke］的全草	清热解毒，消食导滞。舒筋活络。主治咽喉炎，小儿惊风，毒蛇咬伤，狂犬病，淋巴结核，尿路感染，食少，腹胀，便秘，风湿骨痛，跌打损伤	治骨折：女金芦鲜品适量，捣烂，敷患处（《云南中草药》）

续表

药名	来源	功能主治	临床鲜用
金鸡脚	水龙骨科假密网蕨属植物金鸡脚 *Phymatopsis hastata* (Thunb.) Kitag. 以全草入药	清热解毒，祛风镇惊，利水通淋。主治外伤热病，肺热咳嗽，咽喉肿痛，小儿惊风，痈肿疮毒，蛇虫咬伤，水火烫伤，痢疾泄泻，小便淋浊	1. 治肿毒疮疡：鲜金鸡脚草全草 30 ~ 60 g，干品减半，酌加水煎成半碗，温服，日服两次（《福建民间草药》）。2. 治骨髓炎：金鸡脚适量，水煎冲冰糖服，另用鲜根茎适量捣烂，加几滴桐油敷患处，亦可用鲜金鸡脚适量，加蛋捣烂，油煎成饼敷患处（《福建药物志》）。3. 治毒蛇咬伤：①鹅掌金星草 90 g，细辛 24 g，生半夏 24 个，雄黄 24 g，同烧酒 500 g，浸出汁外擦伤处，不拘次数（《江西民间草药》；②鹅掌金星草 15 g，苎麻根 15 g，煨水服，并取渣捣绒，敷伤口（《贵州草药》）；③鹅掌金星草全草 15 ~ 30 g，甜米酒煎服，以渣杵烂敷患处（《江西民间草药》）4. 治热痢：鲜金鸡脚 60 ~ 90 g，干品减半，车前草 30 g，酌加水，煎成半碗，饭前服，每日两次（《福建民间草药》）。5. 治肝炎、急性肝炎：金鸡脚、茵陈各 15 g，栀子 9 g，水煎服（《湖北中草药志》）。6. 慢性肝炎：鹅掌金星草全草 30 g，金荞麦 30 g，阴行草 30 g，车前草 15 g，均鲜品水煎服（《江西草药手册》）

续表

药名	来源	功能主治	临床鲜用
水龙骨	水龙骨科植物水龙骨 *Polypodiodes nipponica*（Mett.）Ching 的根茎	清热利湿，活血通络。主治小便淋浊，泄泻，痢疾风湿痹痛，跌打损伤	1. 治风湿痹痛，肩关节周围炎：水龙骨根茎 125 g，水煎加糖少许调服或鲜根茎 60 g，钩藤、威灵仙、伸筋草各 9 g，水煎服，或鲜根茎 90 g，赤车 30 g，水煎服（《浙江药用植物志》）。2. 治荨麻疹：鲜水龙骨根茎 60～120 g，红枣 10 个，水煎服，另取全草 500 g，煎水，趁热擦洗（《浙江民间常用草药》）。3. 治小儿高热惊风：鲜水龙骨根茎 30 g，一枝黄花 15 g，水煎服（《浙江民间常用草药》）。4. 治牙痛：鲜水龙骨根茎 9 g，金银花 15 g，中华常春藤 9 g，水煎服（《浙江民间常用草药》）
蜈蚣萍	槐叶苹槐叶苹属科植物槐叶萍 *Salvinia natans*（L.）All. 的全草	清热解表，利水消肿，解毒。主治风热感冒，麻疹不透，浮肿热淋，小便不利，热痢痔疮。痈肿疔疮，丹毒，腮腺炎，湿疹，烫火伤	1. 治热淋，热痢：槐叶萍 30～60 g，煎服或倒取汁服（《新乡地区中草药选编》）。2. 治流火，肢体淋巴结炎和淋巴管炎：先针挑八风穴出血，后用鲜槐叶萍全草洗净捣汁一碗，内服，渣敷挑破处，外用纱布包扎（《浙江民间常用草药》）。3. 治湿疹鲜：槐叶萍全草 30～60 g，水煎服或鲜全草和细叶桉叶，水煎汤洗。4. 治眉疔：鲜蜈蚣萍和蜜捣敷患处。5. 治口唇疔：鲜蜈蚣萍和蟑螂肚 2 个，食盐少许，捣敷患处（《福建中草药》）

续表

药名	来源	功能主治	临床鲜用
柳杉叶	杉科植物柳杉 *Cryptomeria fortunei* Hooibrenk ex Otto et Dietr. 的枝叶	清热解毒。主治痈疽疮毒	治对口疽：柳杉嫩叶适量，捣烂外敷患处（《浙江药用植物志》）
山核桃皮	胡桃科植物山核桃 *Carya cathayensis* Sarg. 的根皮、外果皮	清热解毒，杀虫止痒。主治脚趾湿痒，皮肤癣证	1. 治脚痣（脚趾缝湿癣）：山核桃鲜根皮煎汤，浸洗。2. 治皮肤藓证：山核桃鲜果皮，捣取汁，擦患处（《天目山药用植物志》）
钻天杨	杨柳科植物钻天杨 *Populus nigra* L.var.*italica*（Moench.）Koehne. 的树皮	凉血解毒，祛风除湿。主治感冒，肝炎，痢疾，风湿疼痛，脚气肿，烧烫伤，疥癣秃疮	治肝炎，痢疾，感冒：鲜钻天杨树皮 60 ~ 120 g，水煎服（《全国中草药汇编》）
山白龙	杨柳科植物滇南山杨 *Populus rotundifolia* Griff.var.bonati（Levl.）C.Wang et Tung[P.*bonati* Levl.] 的树皮和根皮	清热利尿，祛蛔。主治外伤风热表证，白浊，蛔虫病	治牙痛：用山白龙鲜树皮一块入口含于痛处（《云南中草药》）
毛白杨	杨柳科杨属植物毛白杨 *Populus tomentosa* Carr. 的树皮或嫩枝	清热利湿，止咳化痰。主治肝炎痢疾，淋浊，咳嗽痰喘	1. 治痈疖红肿：毛白杨树皮煎水外洗，或捣烂外敷。2. 治口角炎：毛白杨捣烂外贴口角。3. 治蛔虫病：毛白杨根皮 30 ~ 60 g，捣烂敷脐部（《山东中医杂志》）
柳叶	杨柳科植物垂柳 *Salix babylonica L.* 的叶	清热解毒，利尿，平肝，止痛，透疹。主治慢性气管炎，尿道炎，膀胱炎，膀胱结石，白浊，高血压，痈疽肿毒，烫火伤，关节肿痛，	1. 治老年慢性气管炎：鲜垂柳、鲜栗叶、鲜侧柏叶各 60 g，水煎服，煎 1 h 以上，10 d 为 1 疗程，间隔 2 ~ 3 d 再服一个疗程。2. 治高血压：新鲜柳树叶 250 g，水煎浓缩成 100 ml，分两次服，6 d 为 1 疗程（《全国

续表

药名	来源	功能主治	临床鲜用
		牙痛，痧疹，皮肤瘙痒	烫火伤，关节肿痛，牙痛，痧疹，皮肤瘙痒
旱柳	杨柳科植物旱柳 *Salix matsudana* Koidz. 的嫩叶、枝或树皮	清热除湿，祛风止痛。主治黄疸，急性膀胱炎，小便不利，关节炎，黄水疮，疮毒，牙痛	1. 治关节炎肿痛：鲜旱柳枝叶，煎汤外洗。或旱柳枝 15 g，寄生 9 g，桑枝 9 g，透骨草 6 ~ 9 g，五加皮 9 g，水煎服。2. 治甲状腺肿大腺：鲜旱柳叶 500 g，加水 2 500 ml，煎至 1 000 ml，每次服 200 ml。3. 治牛皮癣，湿疹：旱柳树叶 30 g，葱白 24 g，猪油、食盐适量，明钒 1.5 g，共捣烂，布包涂患处，每日 3 次，6 d 为 1 疗程（《沙漠地区药用植物》）
小红柳根	杨柳科植物小红柳 *Salix microstachya* Turcz. 的根和须状根	清热泻火，顺气。主治风火牙痛，腰痛	治风火牙痛：乌柳鲜根适量，煮水，凉后漱口（《沙漠地区药用植物》）
桤木枝梢	桦木科桤木属植物桤木 *Alnus cremastogyne* Burk. 的嫩枝叶	清热凉血，解毒。主治腹泻，痢疾，吐血，衄血，黄水疮，毒蛇咬伤	治毒蛇咬伤：牛屎树嫩叶适量，口嚼烂后敷伤处（《贵州民间药物》）
赤杨	桦木科植物赤杨 *Alnus japonica* (Thunb.) Steud. 的嫩枝叶及树皮	清热，降火，止血。主治衄血，外伤出血，水泻	治外伤出血：赤杨嫩枝，研末外敷或鲜品捣烂外敷（《中草药土方土法战备专辑》）
旱冬瓜	桦木科植物尼泊尔桤木 *Alnus nepalensis* D.Don 的树皮	清热解毒，利湿止泻，接骨续筋。主治腹泻，痢疾，水肿，疮毒，鼻衄，骨折，跌打损伤	治无名肿毒，疮疡：旱冬瓜树皮、杨梅树皮、多依树皮、锥栗树皮、山胡椒树皮各等量。以上各药鲜皮煎煮三次，浓缩至稠膏状，外敷，每日或隔日换药一次（《中草药通讯》）

续表

药名	来源	功能主治	临床鲜用
栗花	壳斗科植物板栗 *Castanea mollissima* Bl. 的花或花序	清热燥湿，止血散结。主治泄泻，痢疾，带下便血，瘰疬，瘿瘤	治瘰疬久不愈：板栗花、八月瓜、金樱子，捣烂敷（《湖南药物志》）
柞树皮	壳斗科植物蒙栎 *Quercus mongolica* Fisch. 的树皮	清热止痢，止咳，解毒消肿	治痔疮：鲜柞树皮捣烂，敷患处（《吉林中草药》）
柞树叶	壳斗科植物蒙栎 *Quercus mongolica* Fisch. 的树叶	清热止痢，止咳，解毒消肿。主治痢疾，肠炎，消化不良，支气管炎，痈肿，痔疮	治痔疮：柞树叶 30 g，捣敷患处（《黑龙江常用中草药手册》）
朴树叶	榆科朴属植物朴树 *Celtis tetrandra Roxb. subsp.sinensis* （Pers.）Y.C.Tang 的叶	清热，凉血，解毒。主治漆疮，荨麻疹	治漆疮，荨麻疹：朴树鲜叶，捣汁涂敷，或揉碎外擦（《浙江药用植物志》）
榔榆叶	榆科植物榔榆 *Ulmus parvifolia* Jacp. 的叶	清热解毒，消肿止痛。主治热毒疮疡，牙痛	1. 治痈疽疔疖：榔榆叶适量，初起未成脓者，加红糖或酒糟捣烂，烤温，敷患处，已成脓者，捣烂调蜜敷（《福建药物志》）。2. 治牙痛：榔榆鲜叶煎汤，加醋少许，含漱（《福建中草药》）
榉树皮	榆科植物榉树 *Zelkova schneideriana* Hand.–Mazz. 的树皮	清热解毒，止血，利水安胎。主治感冒发热，血痢，便血，水肿，妊娠腹痛，目赤肿痛，烫伤，疮疡肿痛	治汤火伤及一切毒肿：榉树皮捣汁敷之（《普济方》）
谷皮藤	桑科植物谷皮藤 *Broussonetia kaempferi* Sieb.et Zucc. 的全株或根、根皮、拉丁	清热利尿，活血消肿。主治肺热咳嗽，砂石淋，黄疸，跌仆损伤	治跌打损伤：藤葡蟠根皮同糯米饭共捣成糊，供伤科外敷用（《浙南本草新编》）

续表

药名	来源	功能主治	临床鲜用
无花果叶	桑科榕属植物无花果 *Ficus carica* L. 的叶	清湿热，解疮毒，消肿止痛。主治湿热泄泻，带下，痔疮，痈肿疼痛，瘰疬	治误食鱼蟹类中毒，腹痛，呕吐：无花果树新鲜嫩叶，洗净，捣烂绞汁，每服半杯温开水和服。治经年腹泻不愈，无花果鲜叶 60 g，切碎加入红糖同炒研末，开水送服一次服完（《食物中药与便方》）
无花果根	桑科榕属植物无花果 *Ficus carica* L. 的根	清热解毒，散瘀消肿。主治肺热咳嗽，咽喉肿痛，痔疮，痈疽瘰疬，筋骨疼痛	治颈淋巴结结核：鲜无花果根 30 g，青壳鸭蛋一个，将蛋壳青打裂痕，酒水各半煎服（《福建药物志》）
牛奶树子	桑科植物对叶榕 *Ficus hispida* L.f. 的果实	清热解毒。主治肺热咳嗽，痔疮便血，腋疮	治腋疮：捣牛奶树子敷之（《岭南采药录》）
榕树果	桑科植物榕树 *Ficus microcarpa* L.f. 的果实	清热解毒。主治疮疖，臁疮	治镰疮：榕树果实自坠入水中者，取捣烂敷患处（《泉州本草》）
榕树叶	桑科植物榕树 *Ficus microcarpa* L.f. 的叶	清热发表，解毒消肿，祛湿止痛。主治流感，慢性气管炎，百日咳，扁桃体炎，目赤牙痛，菌痢，肠炎，乳痈，烫伤，跌打损伤	1. 治慢性气管炎：鲜榕树叶 72 g，陈皮 18 g，水煎浓缩，加糖制成 90 ml 糖浆，每次 30 ml，口服，每日 3 次，10 d 为 1 疗程（《全国中草药汇编》）。2. 治百日咳：东边榕树叶取鲜嫩叶 60 g，瘦肉 60 g，以水两碗煎至 1 碗服，可连服 2 ~ 3 d，每日服一次（《岭南草药志》）。3. 治小儿夜啼：榕树鲜叶 7 片，蝉蜕 3 个，水煎，调冰糖于睡前服（《福建中草药》）。4. 治关节

续表

药名	来源	功能主治	临床鲜用
			扭伤：榕树鲜叶、蓖麻鲜叶各半，生姜2～3片，同捣烂，加75%乙醇，适量白酒亦可拌匀。敷患处（《福建药物志》）
地瓜根	桑科植物地瓜榕 *Ficus tikoua* Bur. 的根	清热利湿，消肿止痛。主治泄泻，痢疾，黄肿，风湿痹痛，遗精，白带，瘰痢，痔疮，牙痛，跌打伤痛	治内外痔疮：鲜地瓜根500 g，苦参60 g，爬墙果60 g，炖猪大肠头服（《重庆草药》）
雀榕叶	桑科植物笔管榕 *Ficus virens* Ait.［*F.wightana*（Miq.）Benth.］的叶	清热解毒，除湿止痒。主治漆过敏，湿疹，鹅口疮	1. 治漆疮：鲜雀榕叶一握，加水煎开二三沸，侯温后洗涤，一般连续洗1～3 d，即见效。但洗时不能太热，以免发炎（《福建民间草药》）。2. 治湿疹：①鲜雀榕叶一握，加水煎汤浴洗，日洗1～2次（《福建民间草药》）；②马尾松、雀榕均用鲜叶等量，明钒少许。水煎，洗患处（《福建中草药处方》）。3. 治小儿鹅口疮：①鲜雀榕叶煎取一小杯，加入乳适量，以消毒棉花蘸汤洗口，日洗1～2次（《福建民间草药》）；②雀榕鲜叶适量，捣烂绞汁涂患处（《福建药物志》）。4. 治窜皮疔：酌取鲜雀榕叶煎汤外洗，渣贴患处（《泉州本草》）
雀榕根	桑科植物笔管榕 *Ficus virens* Ait. 的根	清热解毒。主治乳痈肿痛	治乳痈：雀榕干根15 g，酒水煎服，另用鲜叶加冷饭捣烂外敷（《福建中草药》）

续表

药名	来源	功能主治	临床鲜用
柘树茎叶	桑科柘属植物柘树 *Maclura tricuspidata* Carr. 的枝及叶	清热解毒，舒筋活络。主治痄腮，痈肿，隐疹，湿疹，跌倒损伤，腰腿痛	1. 治肺结核，柘树鲜叶 30 克，水煎服（《福建中草药》）。2. 治腮腺炎，疖肿，关节扭伤：用柘树鲜叶适量，捣烂敷患处（《云南中草药》）
桑根	桑科植物桑 *Morus alba L.* 的根	清热定惊，祛风通络。主治惊痫，目赤，牙痛，筋骨疼痛	1. 治赤眼：鲜桑根 30 g，洗净水适量，煎服，或煮猪肝于早晨服（《闽南民间草药》）。2. 治癫痫：鲜桑根 500 g，切碎，同猪脚炖，在一日内服完（《上海常用中草药》）
紫云菜	爵床科植物少花马蓝 *Strobilanthes oligantha* Miq. 的全草	清热定惊，止血。主治感冒发热，热病惊厥，外伤出血	治外伤出血：鲜少花马蓝捣烂敷（《湖南药物志》）
水禾麻	荨麻科植物长叶苎麻 *Boehmeria longispica* Steud. 的根或全草	清热祛风，解毒杀虫，化瘀消肿。主治风热感冒，麻疹，痈肿毒蛇咬伤，皮肤瘙痒，疥疮，风湿痹痛，跌打伤肿，骨折	治骨折：鲜水禾麻根、鲜泽兰根、鲜家麻根各 1 束。捣绒兑烧酒，炒热包患处（《贵州民间药物》）
宜昌楼梯草	荨麻科植物宜昌楼梯草 *Elatostema ichangense* H.Schroter 的根或叶	清热解毒，调经止痛。主治痈疽疮毒，月经不调，痛经	治痈疽疮毒：鲜宜昌楼梯草叶捣烂外敷（《恩施市药用植物名录》）
楼梯草	荨麻科植物楼梯草 *Elatostema involucratum* Franch.et Sav. 的全草	清热解毒，祛风除湿，利水消肿，活血止痛。主治赤白痢疾，高热惊风，黄疸，风湿痹痛，水	1. 治风湿疼痛：半边山一把，捣烂兑烧酒，揉擦痛处，早晚揉擦一次（《贵州民间药物》）。2. 治咳嗽：鲜赤车使者 30 g，瘦猪肉 60 g，水炖吃肉喝汤

续表

药名	来源	功能主治	临床鲜用
		肿，淋症，经闭，疮肿，痄腮，带状疱疹，毒蛇咬伤，跌打损伤，骨折	(《安徽中草药》)。3. 治无名肿毒：半边天一把，和甜酒捣烂敷患处（《贵州民间药物》）
石螃蟹	荨麻科植物异叶楼梯草 *Elatostema monandrum*（D.Don）Hara 的根茎	清热解毒，散瘀消肿，祛风除湿。主治赤白痢疾，无名肿毒，跌打瘀肿，风湿痹痛	治跌打瘀肿：鲜石螃蟹捣烂外敷（《恩施中草药手册》）
路郎鸡	荨麻科植物疣茎楼梯草 *Elatostema myrtillus*（Levl.）Hand.-Mazz.［*Pellionia myrtillus* Levl.］的叶	清肝解毒，利湿消肿。主治目赤肿痛，湿热黄疸，风湿红肿，骨折	治火眼红肿疼痛：鲜路郎鸡叶适量，嚼烂敷眼眶周围（《贵州民间药物》）
糯米藤	荨麻科植物糯米团 *Gonostegia hirta*（Bl.）Miq.［*Urtica hirta* Bl.；*Memorialis hirta*（Bl.）Wedd.］的带根全草	清热解毒，健脾消积，利湿消肿，散瘀止血。主治乳痈，肿毒，痢疾，消化不良，食积腹痛，疳积，带下，水肿，小便不利，痛经，跌打损伤，咳血，吐血，外伤出血	1. 治乳痈，疔疖：蔓苎麻鲜适量，捣烂，醋调外敷，每日换一次，乳痈外加热敷（《江西草药》）。2. 治湿热带下：鲜蔓苎麻全草 30 ~ 60 g，水煎服（《福建中草药》）。3. 治白带：蔓苎麻根鲜 30 ~ 60 g，猪瘦肉 125 g，酒水各半同炖，服汤食肉，每日一剂（《江西草药》）。4. 治血管神经性水肿：糯米团鲜根，加食盐捣烂外敷，局部 4 ~ 6 h 换药一次（《单方验方调查资料选编》）。5. 治跌打损伤：鲜糯米团三份，鲜半夏一份捣烂敷伤处干则更换（《安徽中草药》）。6. 治咳血：糯米团 30 ~ 60 g，鲜橄榄 12 粒，猪瘦肉适量，水炖服（《福建药物志》）

续表

药名	来源	功能主治	临床鲜用
雪药	荨麻科植物毛花点草 *Nanocnide lobata* Wedd. 的全草	清热解毒，消肿散结，止血。主治肺热咳嗽，瘰疬，咯血，烧烫伤，痈肿，跌打损伤，蛇咬伤，外伤出血	1. 治瘰疬：小九龙盘 30 g，鲜夏枯草 1 500 g，蜂蜜适量，熬膏日服三次，每日服 15 ml(《湖北中草药志》)。2. 治热毒痈疮：鲜雪药、铧头草、蒲公英各适量，捣烂外敷（《四川中药志》）
墙草根	荨麻科植物墙草 *Parietaria micrantha* Ledeb.［P.*debils* Forst.var.*micrantha*（Ledeb.）Wedd.］的根	清热解毒，消肿，拔脓。主治痈疽疔疖，乳腺炎，睾丸炎，深部脓肿，多发性脓肿，秃疮	1. 治痈疽疔疖，墙草鲜根，南岭荛花鲜叶各等量，捣烂外敷（《福建中草药》）。2. 治背痈：墙草鲜根、紫花地丁各 30 g，酌加地瓜酒炖服，另取墙草鲜根适量捣烂敷患处（《福建药物志》）。3. 治背痈，秃疮，睾丸炎，脓疡：墙草鲜根 30 g，水煎服（《实用中草药》）。4. 治足底挫伤瘀血或脓肿（俗名重底）：墙草根、葱头，石灰同捣烂敷患处（《福建中草药》）
吐烟花	荨麻科赤车属植物吐烟花 *Pellionia repens*（Lour.）Merr. 的全草	清热利湿，宁心安神。主治湿热黄疸，腹水，失眠，健忘，过敏性鼻炎，下肢溃疡，疮疖肿毒	治下肢溃疡及疖肿：吐烟花鲜品捣烂外敷（《常用中草药手册》）
蔓赤车	荨麻科植物蔓赤车 *Pellionia scabra* Benth. 的全草	清热解毒，散瘀消肿，凉血止血。主治目赤肿痛，痄塞，蛇缠疮，牙痛，扭挫伤，妇女闭经，疮疖肿痛，烧烫伤，毒蛇咬伤，外伤出血	1. 治急性眼结膜水肿：毛赤车鲜草 60 g，洗净，鲜瘦肉 30 g，混合捣烂敷患眼，每日早晚各换药一次。治流行性腮腺炎，鲜毛赤车捣敷局部。2. 治带状疱疹：毛赤车鲜草捣烂取汁擦患处，每日 2 ~ 3 次。3. 治扭挫

续表

药名	来源	功能主治	临床鲜用
			伤：毛赤车鲜草加食盐适量，捣敷患处，或用鲜草捣烂，加黄酒炒热敷伤处效果较好（《浙南本草新编》）。4. 治疮结肿痛：蔓赤车鲜全草捣烂，调红糖少许外敷。5. 治烧烫伤：蔓赤车鲜草捣烂取汁外敷（《广西本草选编》）。6. 治毒蛇咬伤：毛赤车鲜草捣敷（《浙南本草新编》）
接骨风	荨麻科接骨风 *Pilea basicordata* W.T.Wang，以全草入药	清热解毒，散瘀消肿。主治疮疖，跌打肿痛，骨折，烧烫伤	1. 治跌打肿痛骨折：鲜接骨风，捣烂酒炒外敷。2. 治烧烫伤：鲜接骨风，捣烂绞汁，调食盐少许外涂（《广西本草选编》）
雾水葛	荨麻科植物雾水葛 *Pouzolzia zeylanica*（L.）Benn. 的带根全草	清热解毒，消肿排脓，利水通淋。主治疮疡痈疽，乳痈，风火牙痛，痢疾，腹泻，小便淋痛，白浊	治外伤骨折，复位后小夹板固定，痈疮：雾水葛鲜叶适量，捣敷患处，或用干粉调酒包敷患处（《文山中草药》）
碎骨仔树	铁青树科植物华南青皮木 *Schoepfia chinensis* Gardn.Et Champ. 的根、树枝、叶	清热利湿，活血止痛。主治黄疸，热淋，风湿痹痛，跌打损伤，骨折	治风湿痹痛，跌打损伤，骨折：华青皮木枝，叶 30 ~ 60 g，水煎服或外洗或用鲜嫩枝叶捣烂外敷（《广西本草选编》）
深山不出头	蛇菰科深山不出头 *Balanophora mutinoides* Hayata，以全草入药	清热解毒，止痛，凉血，散瘀消肿。主治胃痛，咯血，跌打损伤，疮疡肿毒，痔疮	治跌打损伤，疮疡肿毒：深山不出头适量，捣烂外敷患处或酒浸过药面外擦患处（《全国中草药汇编》）

续表

药名	来源	功能主治	临床鲜用
金荞麦茎叶	蓼科植物金荞麦 *Fagopyrum dibotrys*（D.Don）Hara 的茎叶	清热解毒，健脾利湿，祛风通络。主治肺痈，咽喉肿痛，肝炎腹胀，消化不良，痢疾，痈疽肿毒，瘰疬，蛇虫咬伤，风湿痹痛头风痛	1. 治乳腺炎：鲜野荞麦全草 3 ~ 9 g，水煎，炖酒服（《青岛中草药手册》）。2. 治毒蛇咬伤：鲜金荞麦茎叶一把，洗净捣乱，加红糖少许或酌加白酒和匀敷患处，敷药前必须先用麻绳刮出毒牙，继用三角形针刺伤口周围放出毒血，再用冷开水洗伤口，使毒血出尽，再将药做成厚饼，中间留一小孔，敷在伤口处，每日一换（《湖北中草药志》）。3. 治蜈蚣咬伤：野荞麦全草鲜 150 ~ 240 g，水煎服，渣敷伤口周围（《广西本草选编》）。4. 治闭经：野荞麦鲜叶 90 g，干叶 30 g，捣烂，调鸡蛋四个，用茶油煎熟，加米酒共煮服（《全国中草药汇编》）。5. 治鼻咽癌：鲜野荞麦全草、鲜土牛膝、鲜木防己各 30 g，水煎服，另取灯芯草捣烂口含，同时用覆盆草捣烂外敷（《青岛中草药手册》）
竹节蓼	蓼科植物竹节蓼 *Homalocladium platycladum*（F. Muell. ex Hook.）L.H.Bailey 的全草	清热解毒，去瘀消肿。主治痈疽肿毒，跌打损伤，蛇虫咬伤	1. 治跌打损伤：鲜竹节蓼 60 g，以酒代水煎服，并以渣敷患处（《泉州本草》）。2. 治蜈蚣咬伤：竹节蓼捣烂擦伤口周围（《广西中药志》）
两栖蓼	蓼科蓼属植物两栖蓼 *Polygonum amphibium* L. 以全草入药	清热利湿，解毒。主治脚浮肿，痢疾，尿血，潮热，多汗，疔疮，无名肿毒	治疔疮：小黄药、野烟各 10 g，捣绒外敷（《贵州草药》）

续表

药名	来源	功能主治	临床鲜用
鸡血七	蓼科蓼属植物中华抱茎蓼 *Polygonum amplexicaule* D.Don var.sinense Oliv. 以根状茎入药	清热解毒，活血舒筋，行气止痛，止血生肌。主治感冒发热，咽喉肿痛，泄泻，痢疾，跌打损伤，胃脘痛，痛经，崩漏，外伤出血	治外伤出血：中华报茎廖鲜根状茎捣烂敷，或干品研粉撒布（《湖南药物志》）
毛蓼	蓼科蓼属植物毛蓼 *Polygonum barbatum* L. 的全草	清热解毒，排脓生肌，活血，透疹。主治外感发热，喉蛾，久疟，泄泻，痈肿，疽，瘘，瘰痢，溃破不敛，蛇虫咬伤，跌打损伤，风湿痹痛，麻疹不透	1. 治单双（喉）蛾：小毛蓼茎叶捣烂，取汁含漱。2. 治烂水疮：小毛蓼、酸鸡泡、苦筒蒿，共捣烂，擦患处。3. 治蜂螯刺伤：小毛蓼嫩尖捣汁，擦患处（《湖南药物志》）
伴蛇莲	蓼科植物革叶蓼 *Polygonum coriaceum* Sam. 的根茎	清热解毒。主治湿热痢疾，腹泻，痈肿痔疮，牙龈肿痛，口糜，汤火伤，毒蛇咬伤	1. 治痈疮疖肿：用革叶廖鲜根捣烂敷患处。2. 治毒蛇咬伤：永丰革叶蓼鲜根茎捣烂敷伤口周围（《广西本草选编》）
冷水花	荨麻科植物冷水花 *Pilea notata* C.H.Wright 的全草	清热利湿，退黄，消肿散结，健脾和胃。主治湿热黄疸，赤白带下，淋浊，尿血，小儿夏季热，疟母，消化不良，跌打损伤，外伤感染	治赤白带下，淋浊，尿血：冷水花鲜根 15 ~ 30 g，水煎服（《湖南药物志》）
水石油菜	荨麻科植物齿叶矮冷水花 *Pilea peploides*（Gaudich.）Hook.et Arn.var.*major* Wedd. 的全草	清热解毒，化痰止咳，祛风除湿，祛瘀止痛。主治咳嗽，哮喘，风湿痹痛，	1. 治外伤出血：矮冷水花仙草嚼敷或捣烂敷（《湖南药物志》）。2. 治跌打损伤骨折：矮冷水花鲜全草捣烂，用酒炒热

续表

药名	来源	功能主治	临床鲜用
		水肿，跌打损伤，骨折，痈疖肿毒，皮肤瘙痒，毒蛇咬伤	后包敷患处。治疮疡高热，矮冷水花鲜全草 30 g，水煎服（《浙江药用植物志》）
三角叶冷水花	荨麻科植物三角叶冷水花 *Pilea swinglei* Merr. 的全草	清热解毒，祛瘀止痛。主治疔肿痈毒，毒蛇咬伤，跌打损伤	治毒蛇（竹叶青）咬伤：三角叶冷水花鲜全草 15 ~ 60 g，黄酒适量，炖服外用，鲜全草捣烂敷患处（《全国中草药汇编》）
荭草根	蓼科植物荭蓼 *Polygonum orientale* L. 的根茎	清热解毒，除湿通络，生肌敛疮。主治痢疾，肠炎，水肿，脚气，风湿痹痛，跌打损伤，荨麻疹，疮痈肿毒或久溃不敛	治痢疾，肠炎：水红花根干品 30 g 或鲜品 60 g，水煎服，连服 2 天（《山西中草药》）
扛板归	蓼科植物杠板归 *Polygonum perfoliatum* L. 的干燥地上部分	清热解毒，利湿消肿，散瘀止血。主治疔疮痈肿，丹毒，痄腮，乳腺炎，聤耳，喉蛾，感冒发热，肺热咳嗽，百日咳，瘰疬，痣瘘，鱼口便毒，泻痢，黄疸，膨胀，水肿，淋浊，带下，疟疾，风火赤眼，跌打肿痛，吐血，便血，蛇虫咬伤	1. 治痈肿：鲜杠板归全草 60 ~ 90 g，水煎，调黄酒服（《福建中草药》）。2. 治乳痈痛结：鲜杠板归叶洗净杵烂，敷贴于委中穴，或于叶下红共捣烂，敷脚底涌泉穴。右痛敷左，左痛敷右（《闽东本草》）。3. 治附骨疽：扛板归 20 ~ 30 g，酒水各半，煎两次，分服，以渣捣烂敷患处（《江西民间草药》）。4. 治似麻风型的脱节癞：蛇倒退红色煎水洗，另用辰砂草，旱莲草，车前草鲜者各的 45 g，水煎服（《贵阳民间草

续表

药名	来源	功能主治	临床鲜用
			药》)。5. 治缠腰火丹，带状疱疹：鲜扛板归叶捣烂绞汁，调雄黄末适量，涂患处，每日数次(《江西民间草药》)
扛板归根	蓼科植物扛板归 *Polygonum perfoliatum* L. 的根	解毒消肿。主治对口疮，痔疮，肛瘘	1. 治对口疮：鲜扛板归根 60 g，水煎服，另取鲜叶捣烂敷患处(《福建中草药》)。2. 治痔疮瘘管：扛板归鲜根 24 ~ 36 g 干品 18 ~ 24 g，炒焦，放冷后和红薯烧酒 300 ~ 500 g，炖一小时，饭前服，每日服一次，或取根和瘦猪肉 120 ~ 180 g，红薯烧酒 300 ~ 360 g，炖 12 h，饭前服，每日服一次(《福建民间草药》)
鸭脚蓼	蓼科植物鸭脚蓼 *Polygonum pseudopalmatum* Hoo 的全草	清热解毒，止血。主治痢疾，痈疮肿毒，疥癣，外伤出血	治外伤出血：掌叶蓼鲜叶捣烂敷，或干叶研粉撒布(《湖南药物志》)
赤胫散	蓼科植物赤胫散和缺腰叶蓼 *Polygonum rumcinatum* Buch.–Ham.Ex D.Don 的全草	清热解毒，活血舒筋。主治痢疾泄泻，赤白带下，经闭，痛经，乳痈，疮疖，无名肿毒，毒蛇咬伤，跌打损伤，劳伤腰痛	1. 治脓疮：缺腰叶蓼全草捣烂敷(《湖南药物志》)。2. 治无名肿毒：花蝴蝶磨醋擦患处(《贵州民间药物》)。3. 治乳腺炎：赤胫散、野荞麦各适量，捣烂，加酒糟搅匀敷患处，初期 1 ~ 3 剂可愈(《全国中草药汇编》)。4. 治蛇咬伤：鲜飞蛾七适量，捣烂敷患处(《湖北中草药志》)。5. 治跌打损伤：花蝴蝶 30 g，捶烂泡酒服，并取渣包伤处(《贵州民间药物》)

续表

药名	来源	功能主治	临床鲜用
廊茵	蓼科植物刺蓼 *Polygonum senticoisum*（Meissn.）Franch. et Sav. 的全草	清热解毒，利湿止痒，散瘀消肿。主治痈疮疔疖，毒蛇咬伤，湿疹，黄水疮，带状疱疹，跌打损伤，内痔外痔	1. 治蛇头疮：廊茵全草捣烂敷。2. 治蛇咬伤、跌伤：廊茵叶捣烂敷伤处（《湖南中草药志》）。3. 治蛇咬伤：鲜刺蓼、鲜蛇含草、鲜连钱草各 90 ~ 120 g，共捣烂敷伤口周围（《全国中草药汇编》）。4. 治湿疹痒痛：廊茵鲜全草捣烂，冲热汤洗患处。5. 治外痔：廊茵鲜全草捣烂压榨取汁，放锅内浓缩后涂敷患处（《江西草药手册》）
蓝实	蓼科植物蓼蓝 *Polygonum tinctorium* Ait. 的果实	清热，凉血，解毒。主治温病高热，吐衄，发斑，咽喉肿痛，疖肿，无名肿毒，疳蚀疮，蜂虫螫伤	1. 治中杏仁毒：以蓝子汁解之（《肘后方》）。2. 上气咳嗽，呷呀息气，喉中作声，唾粘：以蓝实，叶水浸良久，捣绞取汁一升，空腹频服（《梅师集验方》）
蓼大青叶	蓼科植物蓼蓝 *Polygonum tinctorium* Ait. 的茎叶	清热解毒，凉血消斑。主治温病发热，发斑，发疹，吐血衄血，猴痹，热痢，黄疸，丹毒，痄塞，口疮，痈肿	1. 治喉痹口疮丹毒：鲜大青叶导汁，每次三盅，每日服三次（《吉林中医药》）。2. 治扁桃体炎：蓼蓝全草捣烂取汁，调青黛涂患处（《湖南药物志》）。3. 治流行性腮腺炎：廖兰叶 15 g，蒲公英、荆芥各 9 g，水煎服，外用青黛调水涂抹患处（《福建药物志》）。4. 治急性菌痢：鲜大青叶 60 g，水煎三次，分服（《河北中草药》）。5. 治毒虫螯伤：蓼蓝叶捣汁涂患处

续表

药名	来源	功能主治	临床鲜用
			（《湖南药物志》）。6. 治跌打损伤，化脓溃烂：廖兰花叶加白糖捣烂敷患处，每日两次（《天目山药用植物志》）
荞麦七	蓼科翼蓼属植物 *Pteroxygonum giraldii* Dammr.et Diels 翼蓼的块根	清热解毒，凉血止血，除湿止痛。主治咽喉肿痛，疮疖肿毒，烧伤，吐血，衄血，便血，崩漏，痢疾，泄泻，风湿痹痛	治疮疖：鲜荞麦七适量，捣烂外敷。《陕西中草药》
牛耳大黄	蓼科植物皱叶酸模 *Rumex crispus* L. 的根	清热解毒，凉血止血，通便杀虫。主治急慢性肝炎，肠炎，痢疾，慢性气管炎，吐血，衄血，便血，崩漏，热结便秘，痈疽疮毒，疥癣，秃疮	1. 治痈肿疮疖：鲜土大黄、蒲公英各适量，捣烂外敷（《陕甘宁青中草药选》）。2. 治秃疮，头风白屑，脂溢性皮炎，疥癣：用鲜羊蹄根或全草加食盐捣烂涂患处，加嫩柳叶少量效果更好（《沙漠地区药用植物》）。3. 治翻肛痔，大便结燥：鲜牛耳大黄根 60 g，红土苓 3 g，蓖麻子根 30 g，团刺梨根 45 g，蒲公英 60 g，老君须 18 g，霸王鞭 30 g，天丁七个，炖猪大肠头服（《重庆草药》）。4. 治头痛：鲜羊蹄与鲜蒲公英共捣烂如泥状敷于头部（《吉林中草药》）。5. 治跌打损伤：鲜羊蹄根适量，捣烂，用酒炒热敷患处（《内蒙古中草药》）

续表

药名	来源	功能主治	临床鲜用
羊蹄	蓼科植物羊蹄或尼泊尔羊蹄 *Rumex japonicus* Houtt. 的根	清热通便，凉血止血，杀虫止痒。主治大便秘结，吐血，衄血，肠风便血，痣血，崩漏，疥癣，白秃，痈疮肿毒，跌打损伤	1. 治癣：①羊蹄根一两，石黄二钱，雄黄二钱，枯矾二钱，臭菊花二钱，花椒一钱，共为末，真菜油调搽，或素烛油亦可（《滇南本草》）；②羊蹄根，百药煎，和捣烂敷（《普济方》）。2. 治紫癜风：羊蹄根，捣绞取自然汁半合，生姜研绞自然汁半合，石硫黄四钱，研如粉，上三味，将二汁与硫黄末同研令粘，涂患处，一日不得洗，不过两上搓（《圣济总录》）。3. 治恶疮疥癣：羊蹄根，捣烂绞汁，入腻粉少许，调如膏，涂癣上，三五遍即瘥，如干，即猪脂调和敷之（《普济方》）。4. 治跌打损伤：鲜羊蹄根适量，捣烂，用酒炒热，敷患处（《福建中草药》）
野菠菜	蓼科植物长刺酸模 *Rumex maritimus* L. 的根或全草	凉血，解毒杀虫。主治肺结核咯血，痔疮出血，痈疮肿毒，疥癣，皮肤瘙痒	1. 治疮疡肿痛：羊蹄根适量，黄糖 15 g，八角两只，共捣烂敷患处。治秃疮疥癣，羊蹄根适量捣烂，用醋调匀。布包擦患处。2. 治跌打肿痛：羊蹄根适量捣烂，用酒炒热敷患处（《广西民间常用中草药手册》）
土大黄	蓼科酸模属植物钝叶酸模 *Rumex obtusifolius* L. 的根	清热解毒，凉血止血，祛瘀消肿，通便，杀虫。主治肺痨咳血，肺痈，吐血，瘀滞腹痛，跌	1. 治痨伤吐血：金不换鲜根莲叶 21 ~ 30 g，百合 9 g，冰糖 30 g，水煎服（《中医药实验研究》）。2. 治肺痈：金不换草根一两，捣汁酒煎服，三次愈（《百

续表

药名	来源	功能主治	临床鲜用
		打损伤，大便秘结，痄腮，痈疮肿毒，烫伤，疥癣，湿疹	草镜》)。3. 治腮腺炎：鲜土大黄根，鲜天葵根各适量。酒糟少许，捣烂外敷(《江西草药》)。4. 治外伤出血：金不换、马鞭草、连钱草各适量，先将金不换捣烂敷伤口，血止后除去，再将后两者洗净，捣烂敷患处以生肌止痛，每日换药一次(《湖北中草药志》)
土大黄叶	蓼科酸模属植物钝叶酸模 *Rumex obtusifolius* L. 的叶	清热解毒，凉血止血，消肿散瘀。主治肺痈，肺结核咯血，痈疮肿毒，痄腮，咽喉肿痛，跌打损伤	1. 治肺痈：金不换叶 7 片，捣汁，酒煎服三次，不论口臭吐秽物者皆效(《百草镜》)。2. 治肺结核咯血：土大黄鲜叶七片，水煎服(《全国中草药汇编》)。3. 治跌打疼痛：风气，金不换，春夏用叶，冬用根，捣汁冲酒服，渣加毛脚蟹捣烂敷，如风气，只用渣敷(《慈航活人书》)。4. 治牛皮癣：土大黄叶，红糖各等分，捣烂敷患处(《河南中草药手册》)
牛西西	蓼科植物巴天酸模 *Rumex patientia* L. 的根	清热解毒，止血消肿，通便杀虫。主治吐血，衄血，便血，崩漏，赤白带下，紫癜，痢疾，肝炎，大便秘结，小便不利，痈疮肿毒，疥癣，跌打损伤，烫火伤	1. 治癣疮：鲜酸模根适量，食盐少许，共捣烂，外敷或擦患处(《青海常用中草药手册》)。2. 治痈疮肿毒：牛西西 15 g，蒲公英 30 g，水煎服或用鲜品捣烂敷患处，亦可用干品研末调敷(《河北中草药》)

续表

药名	来源	功能主治	临床鲜用
紫茉莉叶	紫茉莉科植物紫茉莉 *Mirabilis jalapa* L. 的叶	清热解毒，祛风渗湿，活血。主治痈肿疮毒，疥癣，跌打损伤	1. 治疮疖，跌打损伤：紫茉莉叶鲜适量，捣烂外敷患处，每日一次。治骨折，无名肿毒，紫茉莉叶鲜捣烂外敷，每日一次（《陕甘宁青中草药选》）。2. 治疥疮：紫茉莉叶鲜一握，洗净捣烂，绞汁抹患处（《福建民间草药》）
粟米草	粟米草科植物粟米草 *Mollugo pentaphylla* L. 或簇花粟米草 *Mollugo oppositifolia* L. 的全草	清热化湿，解毒消肿。主治腹痛泄泻，痢疾，感冒咳嗽，中暑，皮肤热疹，目赤肿痛，疮疖肿毒蛇咬伤，烧烫伤	1. 治皮肤热疹：粟米草全草 6 g，捣烂包脉经。2. 治火眼：地麻黄嫩尖七朵，九里光嫩叶七张，两药混合捣绒，塞在鼻内，左眼痛塞左鼻，右眼痛塞右鼻，随时更换（《贵州民间药物》）。3. 治疮疖：鲜粟米草全草适量，捣烂外敷（《浙江药用植物志》）
午时花	马齿苋科植物大花马齿苋 *Portulaca grandiflora* Hook. 的全草	清热解毒，散瘀止血。主治咽喉肿痛，疮疖，湿疹，跌打肿痛，烫火伤，外伤出血	1. 治咽喉肿痛：佛甲草适量捣烂，绞汁一杯，加硼砂末含漱（《南宁市药物志》）。2. 治婴儿湿疹：鲜半枝莲适量，捣烂绞汁，涂患处。3. 治湿热烂皮疮：鲜半枝莲适量，杵烂敷患处（《江西民间草药》）
小无心菜	石竹科植物无心菜 *Arenaria serpyllifolia* L. 的全草	清热，明目，止咳。主治肝热目赤，翳膜遮睛，肺痨咳嗽，咽喉肿痛，牙龈炎	治眼生星翳：小无心菜加韭菜根捣烂，用纱布包住，塞入鼻孔内（《天目山药用植物志》）
小白绵参	石竹科植物簇生卷耳 *Cerastium caespitosum* Gilib. 的全草	清热解毒消肿。主治感冒发热，小儿高热惊风，痢疾，乳痈初起，疔疮肿毒	治疔疽：鲜小白绵参全草适量，加桐油捣烂，外敷患处（《浙江药用植物志》）

续表

药名	来源	功能主治	临床鲜用
婆婆指甲菜	石竹科卷耳属植物球序卷耳 *Cerastium glomeratum* Thuill.［C.*Vulgatum* L.var.*glomeratum*（Thuill.）Edgew.Et Hook.F.；C.*viscosum* L. 的全草	清热利湿，凉血解毒。主治感冒发热，湿热泄泻，肠风下血，乳痈，疔疮，高血压病	治妇女乳痈初起：①鲜婆婆指甲菜捣乱，加酒糟作饼，烘热敷于腕部脉门上，左乳敷于右腕，右乳敷于左腕（《天目山药用植物志》）；②婆婆指甲菜、醉酱草、过路黄各 30 g，水煎服，渣敷患处（《湖南药物志》）
荷莲豆菜	石竹科植物荷莲豆 *Drymaria diandra* Bl.［D.*cordata*（L.）Willd.Ex Roem.Et Schult.Subsp. *dianda*（Bl.）Duke；D.*cordata*（L.）Willd.ex Roem.et Schult. 的全草	清热利湿，活血解毒。主治黄疸，水肿，疟疾，惊风，风湿，脚气，疮痈疖毒，小儿疳积，目翳	1. 治痞块：团叶鹅儿肠 30 g，泡酒服（《贵州草药》）。2. 治口腔炎：荷莲豆捣烂，用布包口含（《广西民族药简编》）
眼睛草	荨麻科植物藤麻 *Procris wightiana* Wall.ex Wedd. 的茎叶	退翳明目，清热解毒，散瘀消肿。主治角膜云翳，风火赤眼，烧烫伤，跌打损伤，骨折，无名肿毒，皮肤溃疡	治角膜云翳、急性结膜炎：用眼睛草鲜品适量煎水冷却，过滤，滴眼，每日 2 ~ 3 次（《云南中草药》）
烧伤藤	鼠李科咀签属植物毛咀签 *Gouania javanica* Miq. 的茎叶	清热解毒，收敛止血。主治烧烫伤，痈疮疖肿，外伤出血湿疹	治烧烫伤：用毛咀签鲜嫩茎叶捣烂取汁外涂，或用茎、叶研粉，冷开水浸泡取液外涂。治外伤出血，用毛咀签鲜嫩也捣烂外敷，或用叶研粉撒伤处（《广西本草选编》）
下果藤	鼠李科嘴签属植物大苞嘴签 *Gouania leptostachya* DC. 以茎、叶入药	清热解毒，止痛止血。主治发热，烧烫伤，疮疡胃痛风湿痛，外伤出血	治烧伤、烫伤：用下果藤鲜叶，加适量冷开水浸泡，取浸出液涂搽创面（《云南中草药》）

续表

药名	来源	功能主治	临床鲜用
铁篱笆	鼠李科植物马甲子 *Paliurus ramosissimus*（Lour.）Poir. 的刺、花及叶	清热解毒。主治疔疮痈肿，无名肿毒下肢溃疡，眼目赤痛	治疮疖肿痛，无名肿毒：鲜马甲子叶加红糖少许，共捣烂外敷（《广西本草选编》）
臭李子	鼠李科植物达乌里鼠李 *Rhamnus davurica* Pall. 的果实	清热解毒，泻下杀虫，止咳祛痰。主治疮痈瘰疬，疥癣龋齿口疮，腹胀便秘咳嗽痰喘，水肿胀满	治疮痈：鼠李果实适量，捣烂外敷（《沙漠地区药用植物》）
大风药叶	鼠李科植物尼泊尔鼠李 *Rhamnus napalensis*（Wall.）Laws. 的叶	清热解毒，祛风除湿。主治毒蛇咬伤，水火烫伤，跌打损伤，风湿性关节炎，类风湿性关节炎，湿疹癣	治湿疹、癣：纤序鼠李叶捣烂取汁，搽患处（《广西民族药简编》）
琉璃枝	琉璃枝（学名 *Rhamnus parvifolia* Bunge[*R.polymorphus* Turcz.]）为鼠李科植物小叶鼠李的果实	清热泻下，解毒消痈。主治热结便秘，瘰疬疥癣，疮毒	治诸疮：鼠李子捣敷患处（《内蒙古中草药》）
鼠李	鼠李 *Rhamnus utilis* Decnc. 灌木或小乔木	清热利湿，消积通便。主治水肿腹胀，疝瘕瘰疬，疮疡便秘	治诸疮寒热，毒痹：鼠李生捣之（《圣惠方》）
雀梅藤叶	鼠李科雀梅藤属植物雀梅藤 *Sageretia thea*（Osbeck）Johnst. 的叶	清热解毒。主治疮疡肿毒，烫火伤，疥疮漆疮	治疮疡肿毒：雀梅藤鲜叶捣烂外敷，或煎水外洗（《广西本草选编》）
金刚散	葡萄科植物三裂叶蛇葡萄 *Ampelopsis delavayana*（Franch.）Planch. 的根或根皮	清热利湿，活血通络，止血生肌，解毒消肿。主治淋证，白浊，疝气，偏坠	治痈肿：绿葡萄干粉调敷患部，或用鲜品捣烂外敷（《云南中草药选》）

续表

药名	来源	功能主治	临床鲜用
		风湿痹痛，跌打瘀肿，创伤出血，烫伤，疮痈	
蛇葡萄	葡萄科蛇葡萄属植物蛇葡萄（东北蛇葡萄）*Ampelopsis sinica*（Miq.）W.T.Wang. 的根皮	清热利湿，散瘀止血，解毒。主治肾炎水肿，小便不利，风湿痹痛，跌打瘀肿，内伤出血疮毒	治跌打损伤，无名肿毒：野葡萄鲜藤茎，捣烂外敷（《青岛中草药手册》）
蛇葡萄根	葡萄种植物蛇葡萄 *Ampelopsis sinica*（Miq.）W.T. Wang. 的根或根皮	清热解毒，祛风除湿，活血散结。主治肺痈吐脓，肺痨吐血，风湿痹痛，跌打损伤，痈肿疮毒，瘰疬癌肿	1. 治肺痈肠痈：蛇葡萄根捣汁冲酒服（《天目山药用植物志》）。2. 治关节肿痛：蛇葡萄鲜根 60 g，细柱五加根 15 g，紫茉莉根 30 g，金银花藤 15 g，水煎服（《浙江民间常用草药》）。3. 治骨折：取蛇葡萄鲜根皮加酒槽或糯米饭加绍酒适量捣烂外敷（《浙江民间常用草药》）。4. 治毒蛇咬伤：蛇葡萄鲜根皮、大蓟根等量，加适量醋和面粉捣烂外敷，亦可单用（《浙江药用植物志》）
乌蔹莓	乌蔹莓 *Cayratia japonica*（Thunb.）Gagnep. 是葡萄科乌蔹莓属植物	清热利湿，解毒消肿。主治热毒痈肿，疔疮丹毒咽喉肿痛，蛇虫咬伤，水火烫伤，风湿痹痛黄疸，泻痢白浊，尿血	1. 治臁疮：鲜乌蔹莓，捣烂敷患处。2. 治黄疸病：泡酒每次服一杯（《江西民间草药》）。3. 治毒蛇咬伤眼前发黑，视物不清：鲜乌蔹毒全草捣烂绞取汁 60 g，米酒冲服。外用鲜全草捣烂敷伤处（《江西民间草药》）
母猪藤根	葡萄科植物母猪藤 *Cayratia psedotrifolia* W.T.Wang 的根	清热解毒。主治痈疽，疮疖	治疮疖：鲜母猪藤根适量，加甜酒少许，捣烂敷患处（《陕西中草药》）

续表

药名	来源	功能主治	临床鲜用
母猪菜	葡萄科植物细叶乌蔹莓 *Cayratia tenuifolia*（Wight et Arn.）Gagnep. 的全草	清热利水，解毒消肿。主治肾炎水肿，肝热目赤，痈肿疮毒猛跌打蛇伤	1. 治目赤肿痛：鲜母猪菜适量，捣烂包敷眼眶部。2. 治痈疮肿毒，跌打损伤，毒蛇咬伤：鲜母猪菜适量，捣烂外敷患处，或内服（《文山中草药》）
白鸡屎藤	茜草科植物毛鸡屎藤 *Cissus repens*（Wight et Arn.）Lam. 的根或全草	清热利湿，解毒消肿。主治湿热痢疾，痈肿疔疮，湿疹瘙痒，毒蛇咬伤	1. 治产后乳汁稀少：白粉藤鲜藤适量，捣绞取汁和米煮粥服（《泉州本草》）。2. 治石疽：白粉藤鲜叶，合糯米饭捣敷患处，另以藤茎每日 60 g，加食盐炖服（《泉州本草》）
一把篾	葡萄科植物七叶崖爬藤 *Tetrastigma delavayi* Gagnep. 的根或茎藤	清热利尿，解毒消肿。主治热结膀胱，小便涩痛，无名肿毒，跌打损伤，蛇伤	治疮疖肿毒：一把篾适量，捣烂包敷（《云南思茅中草药选》）
蛇附子	葡萄科崖爬藤属植物三叶崖爬藤 *Tetrastigma hemsleyanum* Diels et Gilg. 的块根	清热解毒，祛风活血。主治高热惊厥，肺炎咳喘，肝炎肾炎，风湿痹痛，跌打损伤，痈疔疮疖，湿疹蛇伤	1. 治急慢性肾炎：鲜（三叶崖爬藤）块根 30 g，与青壳鸭蛋同煮熟服（《福建药物志》）。2. 治毒蛇咬伤：酒浸的三叶崖爬藤块根 3 ~ 6 g，立即嚼服，或三叶崖爬藤快跟适量，捣烂绞汁，部分外敷或调醋外敷（《福建药物志》）
蘡薁	来源葡萄科葡萄属植物蘡　薁 *Vitis adstricta* Hance［V.*thunbergii* Sieb.et Zncc.var. *adstricta*（Hance）Gagnep.］，以全株，或根、茎、叶及果入药	清热利湿，止血，解毒消肿。主治淋病，痢疾，崩漏，哕逆	1. 治羊痫风：鲜蘡薁茎（捡粗大的去皮）90 g，水煮两次，分服，每日一剂，连续服用 3 ~ 5 剂（《江西民间草药》）。2. 治呕哕又厥逆：蘡薁藤断之当汁出，器承取饮一升（《补缺肘后方》）。3. 治皮肤湿疹：鲜

续表

药名	来源	功能主治	临床鲜用
			蘡薁叶捣绞汁抹患处。4. 治脚臁疮经久不愈：先蘡薁叶捣敷患处，以愈为度（《泉州本草》）。5. 治耳痈：新鲜蘡薁藤，洗净截一段，你一端对患者耳道以口从另一端吹之使藤汁滴入耳内（《江西民间草药验方》）
蘡薁根	葡萄科植物蘡薁 *Vitis adstricta* Hance 的根	清热利湿，解毒消肿。主治湿热黄疸，热淋痢疾痈疮肿毒瘰疬，跌打损伤	1. 治关节风湿痛：蘡薁鲜根 60～120 g，水煎，调酒服（《福建中草药》）。2. 治肺痈：鲜蘡薁根 60 g，鲜海金沙 45 g，煎服（《泉州本草》）。3. 治瘰疬：蘡薁鲜根 60 g，水煎或调酒服（《福建中草药》）。4. 治疗多发性脓肿：蘡薁鲜根 30 g，地耳草 15 g，水煎或调酒服（《福建药物志》）
野葡萄根	葡萄科植物网脉葡萄 *Vitis wilsonae* Veitch 的根	清热解毒。主治痈疽疔疮，慢性骨髓炎	治痈疽发背初期未成脓者：鲜板蓝根 20 g，鲜号筒杆根 20 g，鲜野葡萄根 20 g，将上药分别除去根中木质部分后，共捣如泥外敷患处（《中国民间单验方》）
田麻	椴树科田麻属植物田麻 *Corchoropsis tomentosa*(Thunb.) Makino 的全草	清热利湿，解毒止血。主治痈疖肿毒，咽喉肿痛，疥疮，小儿疳积，白带过多，外伤出血	治外伤出血：毛果田麻鲜全草适量，捣烂外敷（《浙江药用植物志》）

续表

药名	来源	功能主治	临床鲜用
野黄麻	椴树科植物甜麻 *Corchorus aestuans* L. 的全草	清热解暑，消肿解毒。主治中暑发热，咽喉肿痛痢疾小儿疳积，麻疹，跌打损伤，疮疥疖肿	1. 解暑热：甜麻嫩叶适量，作菜汤食。2. 治疮毒：甜麻嫩叶适量，和黄糖捣烂敷患处（《广州植物志》）
狗核树	椴树科植物寡蕊扁担杆 *Grewia oligandra* Pierre 的根或根皮	清热利湿，解毒。主治痢疾，脚气浮肿，尿浊尿血，疮疖	治疮疖红肿：鲜根皮捣烂，调红糖外敷（《广西本草选编》）
黄花地桃花	椴树科植物刺蒴麻 *Trium-fetta rhomboidea* Jacq. 的根或全草	清热利湿，通淋化石。主治风感冒，痢疾，泌尿系结石，疮疖，毒蛇咬伤	1. 治泌尿道结石：用鲜全草 120 g，加水 1 500 ml，煎至 500 ml 去渣，加瘦肉 60 g，同煎，分 3 ~ 4 次服，每日一剂，三天为一疗程，停药三天再服，两个疗程（《广西本草选编》）
黄蜀葵叶	锦葵科植物黄蜀葵 *Abelmoschus manihot*（L.）Medic. 的叶	清热解毒，接骨生肌。主治热毒疮痈，尿路感染，骨折，烫火伤，外伤出血	1. 治痈疽：鲜黄蜀葵叶一握，洗净后与冬蜜共捣烂，敷患外，日换两次。2. 治烫火烧：鲜黄蜀葵叶，捣敷（《福建民间草药》）
苘麻	锦葵科植物苘麻 *Abutilon theophrasti* Medic. 的全草或叶	清热利湿，解毒开窍。主治痢疾，中耳炎，耳鸣，耳聋，睾丸炎，化脓性扁桃体炎，痈疽肿毒	1. 治慢性中耳炎：苘麻鲜全草 60 g，猪耳适量，水煎服；或苘麻 15 g，糯米 30 g，毛蚶 20 粒，水煎服（《福建药物志》）。2. 治痈疽肿：鲜叶和蜜捣敷。如漫肿无头者，取鲜叶和红糖捣敷，内服子实一枚，日服两次（《福建民间草药》）。3. 治化脓性扁桃体炎：苘麻、一枝花各 15 g，天胡妥 9 g，水煎服或捣烂绞汁服（《福建药物志》）

续表

药名	来源	功能主治	临床鲜用
蜀葵苗	锦葵科植物蜀葵 *Althaea rosea*（L.）Cav. 的茎叶	清热利湿，解毒。主治热毒下痢，淋证，无名肿毒，水火烫伤，金疮	治疮疖，水火烫伤：鲜蜀葵茎叶捣烂外敷，干则换；或干品研末，麻油调敷患处，每日两次（《安徽中草药》）
芙蓉花	锦葵科植物木芙蓉 *Hibiscus mutabilis* L. 的花	清热解毒，凉血止血，消肿排脓。主治肺热咳嗽，吐血，目赤肿痛，崩漏，白带，腹泻，腹痛，痈肿，疮疖，毒蛇咬伤，水火烫伤，跌打损伤	治蛇头疔，天蛇毒：鲜木芙蓉花 60 g，冬蜜 15 g，捣敷。每日换 2 ~ 3 次（《民间实用草药》）
芙蓉叶	锦葵科植物木芙蓉 *Hibiscus mutabilis* L. 的叶	清肺凉血，解毒消肿。主治肺热咳嗽，目赤肿痛，痈疽肿毒，恶疮，缠身蛇丹，脓疱疮，肾盂肾炎，水火烫伤，毒蛇咬伤，跌打损伤	1. 治缠身蛇丹（带状疱疹）：木芙蓉鲜叶阴干研末，调米浆涂抹患处（《疡医大全》）。2. 治腮颔肿痛或破成疮：芙蓉叶不拘多少。捣烂敷之，以帛系定，日一换（《奇效良方》芙蓉敷方）。3. 治毒蛇咬伤：鲜叶、花适量，洗净，加食盐少许，捣敷伤口周围肿胀处，每天换 2 次（《浙江药用植物志》）。4. 治跌打扭伤：鲜叶、花适量，捣烂外敷；或晒干研粉，酒、醋或茶汁调搽（《浙江药用植物志》）。5. 治小儿锁喉：芙蓉叶捣汁，和鸡蛋煎成小块，贴卤门及肚脐（《岭南采药录》）

续表

药名	来源	功能主治	临床鲜用
芙蓉根	锦葵科芙蓉属植物木芙蓉 *Hibiscus mutabilis* L. 的根或根皮	清热解毒，凉血消肿。主治痈疽肿毒初起，目赤肿痛，肺痈，咳喘，赤白痢疾，妇人白带，肾盂肾炎	治痈疽疔疖、无名肿毒、乳腺炎，初起局部坚硬，皮色不变者：用木芙蓉根皮和红糖捣烂，加热外敷（《福建药物志》）
木槿花	锦葵科植物木槿 *Hibiscus syriacus* L. 的花	清热利湿，凉血解毒。主治肠风泻血，赤白下痢，痔疮出血，肺热咳嗽，咳血，白带，疮疖痈肿，烫伤	治疮疖：鲜木槿花，捣烂外敷，干则更换（《安徽中草药》）
木槿根	锦葵科植物木槿 *Hibiscus syriacus* L. 的根	清热解毒，消痈肿。主治肠风，痢疾，肺痈，肠痈，痔疮肿毒，赤白带下，疥癣，肺结核	1. 治妇女白带：鲜木槿根 50 ~ 100 g，装入约 500 g 重的公鸡腹内（去肠杂并洗净），灼加开水炖 2 h，饭钱分 2 ~ 3 次吃完鸡肉和汁（《福建民间草药》）。2. 治水肿：鲜木槿根 50 g，灯芯草（鲜全草）50 g，水煎，食前服，每日服 2 次（《福建民间草药》）。3. 治肾炎：鲜木槿花 50 ~ 100 g，灯芯草（鲜全草）50 g，水煎服（《福建中草药》）
木槿叶	锦葵科植物木槿 *Hibiscus syriacus* L. 的叶	清热解毒。主治赤白痢疾，肠风，痈肿疮毒	治疗疮疖肿：木槿鲜叶和食盐捣烂敷患处（《福建中草药》）
野西瓜苗	锦葵科植物野西瓜苗 *Herba Hibisci* Trioni 的根或全草	清热解毒，利咽止咳。主治咽喉肿痛，咳嗽，泻痢疮毒，烫伤	治急性关节炎：野西瓜苗 15 ~ 30 g（鲜品 60 ~ 90 g），水煎服（《东北常用中草药手册》）

续表

药名	来源	功能主治	临床鲜用
冬葵叶	锦葵科植物野葵 *Malva verticillata* L. 及冬葵 *Malva crispa* L. 的嫩苗或叶	清热，利湿，滑肠，通乳。主治肺热咳嗽，咽喉肿痛，热毒下痢，湿热黄疸，二便不通，乳汁不下，疮疖痈肿，丹毒	1. 治小儿发斑，散恶毒气：用葵菜叶绞取汁，少少与服之。2. 治疮疖，扭伤，乳腺炎：用冬葵叶鲜叶适量捣烂外敷患部（《普济方》）
赛葵	锦葵科植物赛葵 *Malvastrum coromandelianum*（L.）Garcke 的全草	清热利湿，解毒消肿。主治湿热泻痢，黄疸，肺热咳嗽，咽喉肿痛，痔疮，痈肿疮毒，跌打损伤，前列腺炎	1. 治前列腺炎：鲜赛葵根 60 g，水煎或炖豆腐服（《福建药物志》）。2. 治扭伤：赛葵叶、积雪草、牡荆叶各适量，捣烂敷伤部（《福建药物志》）
黄花稔	锦葵科植物黄花稔 *Sida acuta* Burm.f. 的叶或根	清湿热，解毒消肿，活血止痛。主治湿热泻痢，乳痈，痔疮，疮疡肿毒，跌打损伤，骨折，外伤出血	1. 治疮伤：取（四米草）叶与五爪龙共捣，敷患处（《台湾药用植物志》）。2. 治小儿热结肿毒：取（黄花稔）鲜的 1 握，调糯米饭捣烂，加热外敷（《福建中草药》）
脓见愁	锦葵科植物桤叶黄花稔 *Sida alnifolia* L. 的叶或根	清热利湿，解毒消肿。主治湿热泻痢，黄疸，咽喉肿痛，痈肿疮毒，毒蜂螫伤	1. 治疮疖肿痈：黄花母叶适量，加黄糖少许，捣烂，敷患处（《贵州民间草药》）。2. 治疔疮：牛肋筋适量，嚼绒，敷患处（《贵州民间草药》）。3. 治蜂螫伤肿痛：黄花母叶适量，捣烂，敷伤处（《广西民间常用中草药手册》）
心叶黄花仔	锦葵科植物心叶黄花稔 *Sida cordifolia* L. 的全草	清热利湿，止咳，解毒消痈。主治湿热黄疸，痢疾，泄泻，淋病，发热咳嗽，气喘，痈肿疮毒	1. 治坐马痈：鲜吸血草叶适量，活蜗牛带壳 6 ~ 7 个。共捣烂敷患处，每日换 1 ~ 2 次（《闽南民间草药》）。2. 治脓肿不易出脓作痛：鲜吸血草叶适量，洗净，

续表

药名	来源	功能主治	临床鲜用
			捣烂敷。如疮较大者可加三黄末或叶下红和捣涂患处（《闽南民间草药》）
黄花母	锦葵科植物白背黄花稔 *Sida rhombifolia* L. 的全草	清热利湿，解毒消肿。主治感冒高热，咽喉肿痛，湿热痢疾，黄疸，带下，淋证，风湿痿弱，头晕，劳倦乏力，痔血，痈疽疔疮	1. 治疖疮：黄花母生叶，黄糖少许共捣烂，外敷（《广西中药志》）。2. 治骑马痈：黄花稔鲜叶适量，蜗牛（带壳）3 ~ 6 个。共捣烂敷处，每日换药 1 ~ 2 次（《福建药物志》）。3. 治阴囊湿疹：黄花稔叶、盐肤木叶各适量，捣烂取汁涂患处（《福建药物志》）。4. 治外伤出血：黄花稔头适量，捣敷创口。5. 治颈淋巴结结核：地膏药 60 g，炖肉服，并以鲜叶敷患处（《闽东本草》）
木棉皮	木棉科植物木棉 *Bombax malabaricum* DC. 的树皮	清热解毒，散瘀止血。主治风湿痹痛，泻泄，痢疾，慢性胃炎，胃溃疡，崩漏下血，疮疖肿痛	治疖疮，跌打损伤：攀枝花树皮捣烂外敷（《云南中草药选》）
山芝麻	梧桐科植物山芝麻 *Helicteres angustifolia* L. 的根或全株	清热解毒。主治感冒发热，肺热咳嗽，咽喉肿痛，麻疹，痄腮，肠炎，痢疾，痈肿，瘰疬，痔疮，毒蛇咬伤	1. 治肺结核：山芝麻鲜根 30 g，冰糖 15 g，水煎服（《福建药物志》）。2. 治痢疾：鲜山芝麻 30 g，酌加水煎。3. 治痈疽中毒：鲜山芝麻叶，捣敷（《福建民间草药》）。4. 治乳痈山：芝麻鲜根 30 g，酒水煎服。另取鲜叶捣烂外敷（《福建中草药》）。5. 治蛇头疔：山芝麻鲜叶和红糖捣烂敷患处（《福建中草药》）

续表

药名	来源	功能主治	临床鲜用
瑞香叶	瑞香科植物瑞香 *Daphne odora* Thunb. 的枝叶	解毒，消肿止痛。主治疮疡，乳痈，痛风	面部各种疔症：鲜瑞香叶，洗净，蜂蜜少许，共和捣烂敷患处，每日换 1 ~ 2 次（《闽南民间草药》）
了哥王	瑞香科南岭荛花 *Wikstroemia indica*（L.）C.A.Mey. 的茎叶	清热解毒，化痰散结，消肿止痛。主治痈肿疮毒，瘰疬，风湿痛，跌打损伤，蛇虫咬伤	1. 治疮疡乳痈：了哥王叶，适量捣烂敷患处（《广西中草药》）。2. 治无名肿毒：了哥王叶捣烂加米酒少量敷患外，出自于（江西《草药手册》）。3. 治感冒发热：鲜茎（了哥王）120 g，加水适量。4. 治打伤：埔银叶捣汁兑酒服（《广西本草选编》）
了哥王根	瑞香科植物南岭荛花 *Wikstroemia indica*（L.）C.A.Mey. 的根或根皮	清热解毒，散结逐瘀，利水杀虫。主治肺炎，支气管炎，腮腺炎，咽喉炎，淋巴结炎，乳腺炎，痈疽肿毒，风湿性关节炎，水肿膨胀，麻风，闭经，跌打损伤	1. 治瘰疬初起：①鲜了哥王的第二重皮和红糖捣烂敷患处（《福建民间草药》）；②哥王根、山芝麻各 10 g，水煎服（《福建药物志》）。2. 治湿热水肿：鲜根内皮 30 g，捣烂，绿豆粉 30 g，朱砂 3 g，炼蜜为丸。每服七丸，开水或六棱菊全草 30 g，水煎送服（《浙江药用植物志》）。3. 治跌打损伤：了哥王根白皮 6 g，水煎服，另用鲜根皮捣烂外敷（《浙江民间常用草药》）
大叶刺篱木叶	大风子科植物大叶刺篱木 *Flacourtia rukam* Zoll.et Moritz 的叶	清热解毒，杀虫止痒。主治眼睑炎，疥疮，恶疮肿毒，皮肤瘙痒，创伤	叶汁治眼睑炎：叶研末，外用治创伤。叶与其他药合用，可治天花（《台湾药用植物志》）

续表

药名	来源	功能主治	临床鲜用
柞木叶	大风子科植物柞木 *Xylosma congestum*（Lour.）Merr. 的枝叶	清热燥湿，解毒，散瘀消肿。主治婴幼儿泄泻，痢疾，痈疖肿毒，跌打骨折，扭伤脱臼，死胎不下	治痈疖初起：鲜柞木叶，捣烂敷患处，干则换（《安徽中草药》）
柞木根	大风子科植物柞木 *Xylosma congestum*（Lour.）Merr. 的枝叶	解毒，利湿，散瘀，催产. 主治黄疸，痢疾，水肿，肺结核咳血，瘰疬，跌打肿痛，难产，死胎不下	治肺结核咯血：鲜木根皮 60～120 g，水煎服（《单方验方调查资料选编》）
山柳	山柳科植物华东山柳 *Clethra barbinervis* Sieb.et Zucc. 的根	清热解毒。热毒疮疖，痈疮	治疮毒痈肿：山柳鲜根适量，加米泔水和盐卤磨汁涂患处（《全国中草药汇编》）
小叶爱楠	杜鹃花科植物白花树萝卜 *Agapetes mannii* Hemsl. 的块根	清热，利湿，祛瘀。主治黄疸型肝炎，水肿，风湿痹痛，胃脘疼痛，跌打损伤，月经不调，无名肿毒	1. 治病后体虚，水肿：鲜树萝卜 30～60 g，炖肉吃。2. 治骨折，跌打伤肿，无名肿毒：树萝卜鲜品捣敷（《全国中草药汇编》）
马缨花	杜鹃花科植物马缨杜鹃 *Rhododendron delavayi* Franch. 的花	清热解毒，凉血止血。主治骨髓炎，消化道出血，衄血，咯血，崩漏，月经不调	治骨髓炎：马缨花鲜花 60 g，煎服（《云南中草药选》）
杜鹃花叶	杜鹃花科植物杜鹃花 *Rhododendron simsii* Planch. 的叶	清热解毒，止血，化痰止咳。主治痈肿疮毒，荨麻疹，外伤出血，支气管炎	1. 治指疔，各种阳性肿毒：新鲜杜鹃的枝头嫩叶适量，捣烂如泥，敷于患处，每日换药 2 次（《江西民间草药验方》）

续表

药名	来源	功能主治	临床鲜用
			2. 治对口疮：杜鹃鲜叶和侧柏叶等量捣烂，调鸡蛋清或蜜敷患处（《福建中草药》）
九管血	紫金牛科植物九管血 *Ardisia brevicaulis* Diels 的全株或根	清热解毒，祛风止痛，活血消肿。主治咽喉肿痛，风火牙痛，风湿痹痛，跌打损伤，无名肿痛，毒蛇咬伤	1. 防治白喉：鲜矮茎朱砂根 60 g，加水 1 000 ml，小火煎 2 h，滤去渣。分 8 份，每隔 2 h 服 1 次。用鲜矮陀陀 0.9 g 切碎后含口中慢慢咽汁，1 h 换 1 次（《贵州草药》）
朱砂根	紫金牛科植物朱砂根 *Ardisia crenata* Sims 或红凉伞 A.*bicolor* Walker 的根	清热解毒，活血止痛。主治咽喉肿痛，风湿热痹，黄疸，痢疾，跌打损伤，流火，乳腺炎，睾丸炎	治毒蛇咬伤：朱砂鲜根者 60 g，水煎服（《单方验方调查资料选编》）
百两金	紫金牛科植物百两金 *Ardisia crispa*（Thunb.）A.DC. 或其变种大叶百两金 *Ardisia crispa*（Thunb.）A.DC. var.amplifolia Walker、细柄百两金 *Ardisia crispa*（Thunb.）A.DC.var. dielsii（Levl.）Walker 的根及根茎	清热利咽，祛痰利湿，活血解毒。主治咽喉肿痛，咳嗽咯痰不畅，湿热黄疸，小便淋痛，风湿痹痛，跌打损伤，疔疮，无名肿毒，蛇咬伤	1. 治喉蛾（扁桃体炎）：鲜百两金 30 g，水煎服，或鲜百两金根 30 g，水煎加醋少许，漱喉或频频咽下（《福建中草药》）。2. 治湿热黄疸，白浊：鲜百两金 30～60 g，水煎服（《福建中草药》）。3. 治痢疾：鲜百两金根 60 g，水煎服（《福建中草药》）
郎伞木	紫金牛科植物郎伞木 *Ardisiaelegans* Andr. 的根或叶	清热解毒，活血止痛。主治咽喉肿痛，风湿痹痛，跌打损伤	治蛾喉：捣烂取汁调洗米水服（《广西民族药简编》）
走马胎叶	紫金牛科植物走马胎 *Ardisia gigantifolia* Stapf 的叶	解毒去腐，生肌活血。主治痈疽疮疖，下肢溃疡，跌打损伤	治疮疖肿痛，下肢溃疡，跌打扭伤：鲜叶捣烂外敷（《常用中草药手册》）

续表

药名	来源	功能主治	临床鲜用
小青	紫金牛科植物九节龙 *Ardisia pusilla* A.DC. 的全株或叶	清热利湿，活血消肿。主治风湿痹痛，黄疸，血痢腹痛，痛经，跌打损伤，痈疮肿毒，蛇咬伤	治蛇虺螫伤：用小青、大青、牛膝叶同捣汁，和酒服，以渣敷之（《摘玄方》）
酸藤木	紫金牛科植物酸藤子 *Embelia laeta*（L.）Mez 的枝叶或根	清热解毒，散瘀止血。主治咽喉红肿，齿龈出血，痢疾，泄泻，疮疖溃疡，皮肤瘙痒，痔疮肿痛，跌打损伤	治闭经：鲜叶，捣取汁外搽治皮肤瘙痒（《海南岛常用中草药手册》）
喉咙草	报春花科植物点地梅 *Androsace umbellata*（Lour.）Merr. 的全草或果实	清热解毒，消肿止痛。主治咽喉肿痛，口疮，牙痛，头痛，赤眼，风湿痹痛，哮喘，淋浊，疔疮肿毒，烫火伤，蛇咬伤，跌打损伤	1. 治目赤生翳：点地梅全草 12 ~ 15 g，水煎服；并用鲜草捣烂外敷；或用鲜草捣烂绞汁滴患眼（《广西本草选编》）。2. 治哮喘：鲜天星草 30 ~ 60 g，水煎服（《云南中草药》）
广西过路黄	报春花科植物广西过路黄 *Lysimachia alfredii* Hance 的全草	清热利湿，排石通淋。主治黄疸型肝炎，痢疾，热淋，石淋，白带	治白带：鲜广西过路黄 60 g，猪肚 1 个，酒少许。炖服（《福建药物志》）
单条草	报春花科植物泽珍珠菜 *Lysimachia candida* Lindl. 的全草或根	清热解毒，活血止痛，利湿消肿。主治咽喉肿痛，痈肿疮毒，乳痈，毒蛇咬伤，跌打骨折，风湿痹痛，脚气水肿，稻田性皮炎	1. 治稻田皮炎：泽珍珠菜鲜全草加酸醋外洗（《广西本草选编》）。2. 治外伤骨折，止痛：泽珍珠菜 90 ~ 150 g 捣烂，按伤处大小外敷患处（《全国中草药新医疗法展览会资料选编》）

续表

药名	来源	功能主治	临床鲜用
水红袍	报春花科植物露珠珍珠菜 *Lysimachia circaeoides* Hemsl. 的全草	清热解毒，散瘀止血。主治咽喉肿痛，咯血，痈肿疮疖，跌打损伤，骨折，外伤出血，烫火伤，蛇咬伤，目翳	1. 治跌打损伤：露珍珠菜鲜草捣烂取汁兑酒服，渣外敷（《湖南药物志》）。2. 治目生星翳：露珍珠菜鲜草配百花蛇舌草、艾蒿尖，满天星等量。捣烂，人乳调敷眼皮上（《湖南药物志》）
珍珠菜	报春花科虎尾珍珠菜 *Lysimachia clethroides* Duby 的根或全草	清热利湿，活血散瘀，解毒消痈。主治水肿，热淋，黄疸，痢疾，风湿热痹，带下，经闭，跌打，骨折，外伤出血，乳痈，疔疮，蛇咬伤	1. 治急性淋巴管炎：鲜珍珠菜捣烂外敷，干则更换；另用珍珠菜、金银花各 15 g，牛膝 9 g，煎服（《安徽中草药》）。2. 治跌打损伤：鲜珍珠菜、五爪龙等量。捣烂，敷伤处（《湖北中草药治》）。3. 治咽喉肿痛：鲜珍珠菜根、鲜青木香根各 9 g。切碎捣烂，加开水适量，擂汁服（《安徽中草药》）。4. 治口鼻出血：珍珠菜鲜根 30 g，茜草 15 g。水煎服（《湖南药物志》）
痨子草	报春花科植物延叶珍珠菜 *Lysimachia decurrens* Forst. 的全草	清热解毒，活血散结。主治喉痹，疔疮肿毒，月经不调，跌打损伤	1. 治瘰疬，疔疮肿毒：下延叶排草鲜全草适量，加酸糟少许，捣烂外敷。2. 治跌打骨折：下延叶排草鲜全草捣烂，调酒炒热外敷（《广西本草选编》）
头顶一朵花	报春花科植物管茎过路黄 *Lysimachia fistulosa* Hand.-Mazz. 的全草	清热解毒，活血消肿。主治无名肿毒，毒蛇咬伤，跌打损伤	治蛇咬伤：头顶一朵花鲜草，捣烂，外敷伤口周围（《全国中草药汇编》）

续表

药名	来源	功能主治	临床鲜用
大田基黄	报春花科植物红根排草 *Lysimachia fortunei* Maxim. 的全草	清热利湿，凉血活血，解毒消肿。主治黄疸，泻痢，目赤，吐血，血淋，白带，崩漏，痛经，闭经，咽喉肿痛，痈肿疮毒，流火，瘰疬，跌打，蛇虫咬伤	1. 跌打伤肿痛：星宿菜根 15 ~ 21 g。水酒煎服；另用鲜全草同葱白切碎捣烂，加酒酿糟再捣匀敷患处，每日换 1 次（《江西民间草药》）。2. 治蛇咬伤：鲜星宿菜全草捣烂绞汁，酌加米酒服；渣涂伤口（《闽东本草》）
云苔草	报春花科植物无粉报春 *Primula efarinosa* Pax 的根或全草	解蛇毒。主治毒蛇咬伤	治蛇咬伤：云苔草根导览敷伤口周围（《全国中草药汇编》）
小报春	报春花科植物小报春 *Primulaforbesii* Franch. 的全草	清热解毒，祛风利湿，活血止痛。主治肺热咳嗽，小儿高热，咽喉红肿，目赤肿痛，小便淋涩，湿热带下，风湿痹痛，跌打瘀痛	治外伤出血，跌打瘀血：小报春鲜品适量，捣烂外敷患处（《云南中草药》）
补血草	白花丹科植物西伯利亚补血草 *Limonium sinense*（Girard）O.kuntze 的全草	清热，利湿，止血，解毒。主治湿热便血，脱肛，血淋，月经过多，白带，痈肿疮毒	1. 治湿热便血，血淋：鲜匙叶草根 30 ~ 60 g，水煎服（《福建中草药》）。2. 治血热月经过多：鲜匙叶草根 30，水煎服（《福建中草药》）。3. 治湿热带下：鲜匙叶草根 15 ~ 21 g，冰糖 15 g。水煎服（《福建中草药》）。4. 治背痛：鲜匙叶草根 60 g，酒炖服；渣调糯米饭捣烂外敷（《福建中草药》）。5. 治痔疮下血：鲜匙叶草根 60 g，猪肉水炖服（《福建中草药》）。6. 治脱肛：鲜匙叶草全草 120 g，水煎坐浴（《福建中草药》）

续表

药名	来源	功能主治	临床鲜用
柿子	柿科植物柿 *Diospyros kaki* Thunb. 的果实	清热，润肺，生津，解毒。主治咳嗽，吐血，热咳，口疮，热痢，便血	1. 治地方性甲状腺肿：柿未成熟时，捣取汁，冲服（江西《中草药学》）。2. 治桐油中毒：柿子或柿饼 2 ~ 3 个内服（江西《草药手册》）
华山矾	山矾科植物华山矾 *Symplocos chinensis*（Lour.）Druce 的枝叶	清热利湿，解毒，止血生肌。主治泻痢，疮疡肿毒，创伤出血，烫火伤，溃疡	1. 治乳腺炎，无名肿毒（未溃），刀伤发炎：华山矾鲜叶适量，捣烂外敷（《浙江药用植物志》）。2. 治外伤出血：鲜华山矾叶适量，捣烂外敷（《江西草药》）。3. 治烫火伤：鲜华山矾叶捣烂，或干叶研粉，敷患处（《常用中草药彩色图谱》）。4. 治落枕：（土常山）鲜叶捣烂，加酒炒热外敷（《广西本草选编》
华山矾根	山矾科植物华山矾 *Symplocos chinensis*（Lour.）Druce 的根	清热解毒，化痰截疟，通络止痛。主治感冒发热，泻痢，疮疡疖肿，毒蛇咬伤，疟疾，筋骨疼痛，跌打损伤	治狂犬咬伤”鲜华山矾根二层皮 15 g，取汁冲米酒服。于狂犬咬伤后当日服第一次，以后每隔 10 d 服一次，连服九次（《全国中草药汇编》）
山矾叶	山矾科植物山矾 *Symplocos sumuntia* Buch.-Ham.ex D.Don 的叶	清热解毒，收敛止血。主治久痢，风火赤眼，扁桃体炎，中耳炎，咳血，便血，鹅口疮	1. 治风火眼痛：鲜山矾叶捣烂，取汁点眼（《湖南药物志》）。2. 治急性扁桃体炎，鹅口疮：山矾叶（鲜）适量，捣汁含漱（《江西草药》）。3. 治急性中耳炎：鲜山矾叶捣烂，布包绞汁滴耳（《衡山民间草药》）

续表

药名	来源	功能主治	临床鲜用
金钟花	木樨科植物金钟花 *Forsythia viridissima* Lindl. 的根、叶、果壳	清热，解毒，散结。主治感冒发热，目赤肿痛，痈疮，丹毒，瘰疬	治目赤肿痛，筋骨酸痛：金钟花鲜根 60 ~ 90 g，红枣 7 枚。水煎服（《浙江药用植物志》）
白枪杆根	木犀科植物白枪杆 *Fraxinus malacophylla* Hemsl. 的根	清热，利尿，通便。主治热淋，石淋，热结便秘	治高烧鼻衄：白枪杆根鲜品 15 ~ 30 g，煎水服（《文山中草药》）
小柳拐	木犀科植物探春花 *Jas minum floridum* Bunge 的根或叶	清热解毒，散瘀，消食。主治咽喉肿痛，疮疡肿毒，跌打损伤，烫伤，刀伤，食积腹胀	1. 治疮疖肿毒：牛虱子叶、乌蔹莓根、透骨草各适量，捣烂敷患处(《万县中草药》)。2. 治刀伤：小柳拐生捣敷，或用干粉与生姜同捣敷（《陕西草药》）。3. 治烫火伤：探春花鲜叶捣烂，或干粉适量，调麻油敷患处（《万县中草药》）
青藤子	木犀科青藤仔 *Jas minum nervosum* Lour. 的茎、叶或花	清湿热，解毒，敛疮。治痢疾，疟疾，疮疡肿毒，溃烂不敛	治疮疡脓肿：青藤子鲜叶捣烂外敷（《广西本草选编》）
迎春花	木犀科植物迎春花 *Jas minum nudiflorum* Lindl. 的花	清热解毒，活血消肿。主治发热头痛，咽喉肿痛，小便热痛，恶疮肿毒，跌打损伤	治跌打损伤、刀伤出血：迎春花适量，捣烂外敷患处（《中国药用花卉》）
迎春花叶	木犀科植物迎春花 *Jas minum nudiflorum* Lindl. 的叶	清热，利湿，解毒。主治感冒发热，小便淋痛，外阴瘙痒，肿毒恶疮，跌打损伤，刀伤出血	治痈疮肿毒：迎春花花或叶 30 g，水煎服；或用嫩尖和叶捣烂外敷患处（《四川中药志》1979 年）

续表

药名	来源	功能主治	临床鲜用
华清香藤	木犀科植物华素馨 *Jas minumsinense* Hemsl. 的全株	清热解毒。主治疮疡肿毒，金属及竹木刺伤	1. 治疮疖肿痛：华清香藤鲜叶捣烂敷，另以全株 60 ~ 90 g，水煎服(《湖南药物志》)。2. 治金属及竹木刺伤：华清香藤鲜叶捣烂敷(《湖南药物志》)
女贞叶	木犀科女贞 *Ligustrum lucidum* Ait. 的叶	清热明目，解毒散瘀，消肿止咳。主治头目昏痛，风热赤眼，口舌生疮，牙龈肿痛，疮肿溃烂，水火烫伤，肺热咳嗽	1. 治风热赤眼：鲜女贞叶适量，加朴硝少许，捣烂敷眼周围(《福建药物志》)。2. 治疔疮肿毒：鲜女贞叶捣烂敷患处，干则更换(《安徽中草药》)。3. 治臁疮：鲜女贞叶 15 ~ 30 片，加水适量煎汁，熏洗患处，再取煎熟的女贞叶贴于疮口上；或用鲜女贞叶捣烂外敷，日换 2 ~ 3 次(《中医杂志》1984，(8)：7)
水白腊	木犀科植物小叶女贞 *Ligustrum quihoui* Carr. 的叶	清热祛暑，解毒消肿。主治伤暑发热，风火牙痛，咽喉肿痛，口舌生疮，痈肿疮毒，水火烫伤	治痈肿疮毒：水白腊鲜叶研末敷患处(陕西省镇坪县《草药汇集》)
小蜡树	木犀科植物小蜡 *Ligustrum sinense* Lour. 的树皮及枝叶	清热利湿，解毒消肿。主治感冒发热，肺热咳嗽，咽喉肿痛，口舌生疮，湿热黄疸，痢疾，痈肿疮毒，湿疹，皮炎，跌打损伤，烫伤	1. 治黄疸型肝炎：小蜡树鲜枝叶 15 ~ 30 g，水煎服(《广西本草选编》)。2. 治痢疾，肝炎：小蜡树鲜叶 30 ~ 60 g(干叶 9 ~ 15 g)。水煎服，对急性细菌性痢疾，用干叶 90 g(或鲜叶 150 g)水煎，分 2 次内服，每日 1 剂(《全国中草药汇编》)

续表

药名	来源	功能主治	临床鲜用
大茶药根	马钱科植物胡蔓藤 *Gelsemium elegans*（Gardn.et Champ.）Benth. 的根	解毒消肿，止痛，接骨。主治疔疮肿毒，流注，跌打损伤，骨折	1. 治骨结核：钩吻根皮、南五味子根各 15 g，麻慢 9 g，酒糟、葱头各适量，捣烂敷患处（《福建药物志》）。2. 驳骨：大茶药根 240 g，生鸡仔 1 只（约重 300 g，不去毛脏），共同捣烂外贴伤处。先将骨折以手法复位，外加树皮和绷带固定，约敷 1 h 除去。3. 治刀伤：大茶药根（去青皮）、钻地风，二味酌量，共捣烂敷患处（《岭南草药志》）
穿心草	龙胆科植物穿心草 *Canscora lucidissimma*（Levl.et Vant.）Hand.-Mazz. 的全草	清热解毒，理气活血。主治肺热咳嗽，肝炎钩端螺旋体病，胸痛，胃痛，跌打损伤，毒蛇咬伤	1. 治钩端螺旋体病：金猫头、岩泽兰、穿心草、岩松（均鲜草）各 4.5 g，水煎，分 3 次服。喉痛者，加野花椒全株 45 g；舞出血者，用酢浆草捣烂冲服。外用榄茶树叶、香椿树叶、香椿树皮、臭茉莉叶、追山虎叶、酸汤秆全草各 500 g，煎汤，每日洗 2 次（《全国中草药新医疗法展览会资料选编》）
落地荷花	龙胆科植物五岭龙 *Gentianadavidii* Franch. 胆的带花全草	清热解毒，利湿。主治小儿惊风目赤，咽痛，肝炎，痢疾，淋症，化脓性骨髓炎，痈疮肿毒，毒蛇咬伤	治疖，痈：鲜（簇花龙胆）全草加糯米饭捣烂敷患处（《浙江民间常用草药》）
龙胆地丁	龙胆科龙胆属植物华南龙胆 *Gentiana loureiri* Griseb 的带根全草	清热利湿，解毒消痈。主治肝炎，痢疾，小儿发热，咽喉肿痛，白带，血尿，阑尾炎，疮疡肿毒，淋巴结结核	治胃痛：鲜华南龙胆 9 g，蛋 1 个，水煎，于早、晚饭前服（《福建药物志》）

续表

药名	来源	功能主治	临床鲜用
小龙胆草	龙胆科植物红花龙胆 *Gentiana rhodantha* Franch.ex Hemsl. 的根及全草	清热利湿，凉血解毒。主治肺热咳嗽，痨嗽，痰血，黄疸，痢疾，便血，小便不利，产褥热，小儿惊风，疳积，疮疡肿毒，烧烫伤，蛇咬伤	1. 治黄疸型肝炎：鲜小龙胆草 15 g，水煎加白糖服（《云南中草药》）。2. 治烫伤：鲜小龙胆草煎水浓缩涂患处（《文山中草药》）。3. 治蛇咬伤：九月花、逼血雷、黄荆条、算盘子根各等量，捣烂，敷患处（《湖北中草药志》）
石龙胆	龙胆科植物鳞叶龙胆 *Gentiana squarrosa* Ledeb. 的全草	解毒消痈，清热利湿。主治疔疮疖肿，瘰疬，无名肿毒，蛇咬伤，肠痈，目赤肿痛，黄疸，白带	1. 治蛇咬伤：①石龙胆、子孙叶等分，嚼敷伤处（《湖南药物志》）；②石龙胆 9 g，青木香 6 g. 凉开水送服；或全草加半边莲适量捣烂外敷，出自于（江西《草药手册》）。2. 治脑膜炎、肺炎，感冒，小儿高热：石龙胆全草 3 ~ 6 g，捣烂，擦头部，另留部分以开水冲服（《湖南药物志》）
鱼胆草	龙胆科植物川东獐牙菜 *Swertia davidi* Franch. 的全草	清热解毒，利湿。主治湿热黄疸，肺热咳嗽，咽喉肿痛，牙痛，痢疾，尿路感染，化脓性骨髓炎，结膜炎，附件炎，盆腔炎，带状疱疹，疥癣疮毒	治带状疱疹：水黄连适量，捣烂，搽患处（《湖北中草药志》）
淡花当药	龙胆科植物北方獐牙菜 *Swertia diluta*（Turcz.）Benth. et Hook.f. 的全草	清热解毒，利湿健脾。主治骨髓炎，咽喉炎，扁桃体炎，结膜炎，肝炎，消化不良，痢疾，疮痈疥癣，毒蛇咬伤	治疮毒肿痛：淡花当药鲜草，捣烂外敷（《长白山植物药志》）

续表

药名	来源	功能主治	临床鲜用
瘤毛獐牙菜	龙胆科植物瘤毛獐牙菜 *Swertia pseudochinensis* Hara 的全草	泻火解毒，利湿，健脾。主治湿热黄疸，痢疾，胃炎，消化不良，火眼，牙痛，口疮，疮毒肿痛	治疮毒肿痛：当药鲜草适量，捣烂外涂（南药《中草药学》）
青鱼胆草	龙胆科植物峨眉双蝴蝶 *Tripterospermum cordatum*（Marq.）H.Smith 的全草	疏风清热，健脾利湿，杀虫。主治风热咳嗽，黄疸，风湿痹痛，蛔虫病	治风热咳嗽：鲜青鱼胆草 30 ~ 60 g，炖猪肉吃（《贵州民间药物》）
长春花	夹竹桃科植物长春花 *Catharanthus roseus*（L.）G Don、黄长春花 *Catharanthus roseus*（L.）G Don cv.Flavus 的全草	解毒抗癌，清热平肝。主治多种癌肿，高血压，痈肿疮毒，烫伤	治疮疡肿毒，烧烫伤：长春花鲜叶适量，捣烂外敷（《广西本草选编》）
单根木	夹竹桃科植物海南狗牙花 *Ervatamia hainanensis* Tsiang 的根或叶	清热解毒，降压，消肿止痛。主治高血压病，咽喉肿痛，风湿痹痛，跌打损伤，痈肿疮疖，毒蛇咬伤	治蛇伤，疮疖，跌打肿痛：单根木鲜叶适量，捣烂外敷（广州部队《常用中草药手册》）
鸡蛋花	夹竹桃科植物鸡蛋花 *Plumeria rubra* L.cv.Acutifolia 的花朵或茎皮	清热，利湿，解暑。主治感冒发热，肺热咳嗽，湿热黄疸，泄泻痢疾，尿路结石，预防中暑	治乳腺炎：鸡蛋花鲜茎皮捣烂敷（《西双版纳傣药志》）
黄花夹竹桃叶	夹竹桃科植物黄花夹竹桃 *Thevetia peruviana*（Pers.）K.Schum. 的叶	解毒消肿。主治蛇头疔	治蛇头疔：黄花夹竹桃鲜叶，捣烂和蜜调匀，包敷患处，每日 2 ~ 3 次（《福建中草药》）

续表

药名	来源	功能主治	临床鲜用
蓝树	来源夹竹桃科蓝树 *Wrightia laevis* Hook.f.［W.hainanensis Merr.］的根、叶和树皮	清热解毒，止血敛疮。主治痄腮，毒蛇咬伤，刀伤出血，湿疹，疮疡溃烂	1. 治跌打损伤，腮腺炎：蓝书鲜叶适量，捣烂外敷（《广西本草选编》）。2. 治荨麻疹，湿疹，疮疡溃烂：蓝树鲜根适量，水煎外洗（《广西本草选编》）
莲生桂子花	萝藦科植物马利筋 *Asclepias curassavica* L. 的全草	消炎止痛，止血。主治乳腺炎，痈疖、痛经；外用治骨折、刀伤、湿疹、顽癣	1. 治痛经：鲜马利筋 30 g，水煎服，胡椒为引（《全国中草药汇编》）。2. 治湿疹，顽癣：用鲜马利筋折断后流出的乳汁搽患处，每日两次（《全国中草药汇编》）。3. 治痈疮肿毒：刀口药 6 ~ 9 g，水煎服；并用鲜品适量，捣烂敷患处（《四川中药志》1982 年）
白叶藤	萝藦科植物白叶藤 *Crytole-pis sinensis*（Lour.）Merr. 的全草	清热解毒，止血，散瘀止痛。主治肺热咳嗽，肺痨咯血，胃出血，痈肿，疮毒，跌打刀伤，毒蛇咬伤	治毒蛇咬伤，疮毒溃疡：鲜白叶藤 9 ~ 15 g，捣汁冲酒服，并用鲜品适量捣烂外敷（《全国中草药汇编》）
老君须	萝藦科植物竹灵消 *Cynanchum inamoenum*（Maxim.）Loes. 的根或地上部分	清热凉血，利胆，解毒。主治阴虚发热，虚劳久嗽，咯血，胁肋胀痛，呕恶，泻痢，产后虚烦，瘰疬，无名肿毒，蛇虫，疯狗咬伤	治无名肿毒：犀角细辛鲜根适量，捣烂加酒适量，涂搽患处；或用犀角细辛 3 ~ 6 g，水煎服，日服 1 剂，连服 3 剂（《湖北中草药志》）

续表

药名	来源	功能主治	临床鲜用
球兰	萝藦科科植物球兰 *Hoya carnosa*（L.f.）R.Br. 的藤茎或叶	清热化痰，解毒消肿，通经下乳。主治流行性乙型脑炎，肺热咳嗽，睾丸炎，中耳炎，乳腺炎，痈肿，瘰疬，关节肿痛，产妇乳汁少，乳络不通	1. 治睾丸炎：鲜球兰叶 60 ~ 90 g，捣烂，水炖服（《福建中草药》）。2. 治痈肿初起：鲜球兰叶 1 握，加红糖 15 g，捣烂，加热，贴于患处，日换 2 次（《福建民间草药》）。3. 治疔：鲜球兰叶，捣烂调蜜外敷（《福建中草药》）
通光散	萝藦科植物通关藤 *Marsdenia tenacissima*（Roxb.）Wight et Arn. 的茎、根或叶	清热解毒，止咳平喘，利湿通乳，抗癌。主治咽喉肿痛，肺热咳嗽，湿热黄疸，小便不利，乳汁不通，疮疖，癌肿	1. 治疮疖：扁藤 9 ~ 15 g，煎服；外用鲜叶适量捣烂敷患处（《云南中草药》）。2. 治癌肿：鲜品煎水洗，或加葫芦叶 2 片，胡椒数粒，捣烂外敷（《常见抗癌中草药》）
扒地蜈蚣	萝藦科植物思娃儿藤 *Tylophora renchangii* Tsiang. 的根或叶	清热解毒，活血消肿。主治感冒发烧，毒蛇咬伤，跌打损伤，骨折	治各种毒蛇咬伤：仁昌娃儿藤鲜品 30 ~ 60 g，捣烂取汁冲白酒内服，渣外敷于伤口周围（《海南岛常用中草药手册》）
水团花	茜草科植物水团花 *Adina pilulifera*（Lam.）Franch.ex Drake 的枝叶或花、果	清热祛湿，散瘀止痛，止血敛疮。主治痢疾，肠炎，浮肿，痈肿疮毒，湿疹，溃疡不敛，创伤出血	1. 治痈、无名肿毒：水团花鲜叶加食盐，饭粒捣烂外敷（《福建中草药》）。2. 治风火牙痛：水团花鲜花球 60 g，水煎，每日含漱数次（江西《草药手册》）。3. 治跌打扭伤：鲜叶捣敷患处（广州部队《常用中草药手册》）
水团花根	茜草科植物水团花 *Adina pilulifera*（Lam.）Franch.ex Drake 的根或根皮	清热利湿，解毒消肿。主治感冒发热，肺热咳嗽，腮腺炎，肝炎，风湿关节痛	1. 治感冒发热，上呼吸道感染，腮腺炎：水团花干根 15 ~ 30 g，或鲜根 30 ~ 60 g，水煎服（广州部队《常用中草药手册》）

续表

药名	来源	功能主治	临床鲜用
			2. 治肝炎：水团花鲜根，薏米鲜根，虎杖鲜根各 30 g，水煎服（《福建中草药》）。3. 治肺热咳嗽：水团花鲜根、鲜鱼腥草各 30 g，水煎服（《湖南药物志》）。4. 治跌打损伤：水团花鲜根皮和胡椒少许，同捣烂外敷（《福建中草药》）
水杨梅	茜草科植物细叶水团花 *Adina rubella* Hance 的地上部分	清利湿热，解毒消肿。主治湿热泄泻，痢疾，湿疹，疮疖肿毒，风火牙痛，跌打损伤，外伤出血	1. 治牙根肿：（水杨梅）花叶捣烂敷（《湖南药物志》）。2. 治外伤出血：鲜水杨梅叶或花，捣烂外敷（《浙江民间常用草药》）。3. 治背花疮：鲜水杨梅果或叶、鲜半边莲、青木香各等分。捣烂敷患处（《河南中草药手册》）
水杨梅根	茜草科植物细叶水团花 *Adina rubella* Hance 的根	清热解表，活血解毒。主治感冒发热，咳嗽，腮腺炎，咽喉肿痛，肝炎，风湿关节痛，创伤出血	1. 治疖肿，下肢溃烂：鲜水杨梅根皮，或加鲜筋骨草，加白糖捣烂敷患处，同时，水杨梅根 15 ~ 30 g，水煎服（《浙江民间常用草药》）。2. 治跌打损伤：鲜水杨梅根 60 g，水煎冲红糖、黄酒服（《浙江民间常用草药》）。3. 治肝炎：水杨梅、薏米、虎杖各用鲜根 30 g，水煎服（《福建药物志》）
风箱树根	茜草科植物风箱树 *Cephalanthus occidentalis* L. 的根	清热利湿，祛痰止咳，散瘀消肿。主治感冒发热，咳嗽，咽喉肿痛，肝炎，尿路感染，盆腔炎，睾丸炎，风湿性关节炎，痈肿，跌打损伤	1. 治流感：风箱树鲜根，梅叶冬青各 30 g，水煎服（《福建药物志》）。2. 治风湿性关节炎：风箱树鲜根 60 g，豆腐 2 块，水煎服（《福建药物志》）

续表

药名	来源	功能主治	临床鲜用
风箱树叶	茜草科植物风箱树 *Cephalanthus occidentalis* L. 的叶	清热解毒，散瘀消肿。主治痢疾，肠炎，风火牙痛，疔疮肿毒，跌打骨折，外伤出血，烫伤	治烫伤：鲜风箱树叶阴干后，烧灰存性，调茶油涂患处（《福建药物志》）
八仙草	茜草科植物猪殃殃 *Galium asparine* L. 或粗叶拉拉藤 *Galium asperifolium* Wall. 的全草	清热解毒，利尿通淋，消肿止痛。主治痈疽肿毒，乳腺炎，阑尾炎，水肿，感冒发烧，痢疾，尿路感染，尿血，牙龈出血，刀伤出血	1. 治疖肿初起：鲜猪殃殃适量，加甜酒捣烂外敷，日换 2 次（江西《江西草药手册》）。2. 治感冒：鲜猪殃殃 30 g，姜 3 片，捣汁冲开水服，出自于（江西《江西草药手册》）。3. 治乳腺炎初期：鲜猪殃殃 120 g，水煎服，或鲜品适量，捣烂外敷（《四川中草药志》）。4. 治牙龈出血：鲜猪殃殃 60 ~ 90 g，水煎服（《河南中草药手册》）
蓬子菜	茜草科植物蓬子菜 *Galium verum* L. 的全草	清热解毒，活血通经，祛风止痛。主治肝炎，腹水，咽喉肿痛，疮疖肿毒，跌打损伤，妇女经闭，带下，毒蛇咬伤，荨麻疹，稻田皮炎	治急性荨麻疹：鲜品捣汁擦患处（《内蒙古中草药》）
栀子根	茜草科植物山栀 *Gardenia jas minoides* Ellis 的根	清热利湿，凉血止血。主治黄疸型肝炎，痢疾，胆囊炎，感冒高热，吐血，衄血，尿路感染，肾炎水肿，乳腺炎，风火牙痛，疮痈肿毒，跌打损伤	治便血：鲜栀子根 30 g，黑地榆 9 g，水煎服（《福建药物志》）

续表

药名	来源	功能主治	临床鲜用
水栀	茜草科植物大花栀子 *Gardenia jas minoides* Ellis var. *grandiflora* Nakai 的果实	清热解毒，消肿止痛。主治热毒，黄疸，鼻衄，肾炎水肿，挫伤扭伤	治扭伤：水栀 6 ~ 7 粒，面粉 30 g，黄酒 60 g，生姜 15 g，共捣烂，敷于伤部（《福建民间草药》）
耳草	茜草科植物耳草 *Hedyotis auricularia* L. 的全草	清热解毒，凉血消肿。主治感冒发热，肺热咳嗽，喉喉肿痛，中痧呕吐，肠炎，痢疾，疮疖肿毒，跌打损伤，蛇咬伤，痈肿疮毒，乳腺炎，湿疹	治毒蛇咬伤：耳草 1 握，胡椒目 3 g，加水捣烂，外敷，每日换 1 次（《福建民间草药》）
黄毛耳草	茜草科耳草属植物黄毛耳草 *Hedyotis chrysotricha*（Palib.）Merr. 的全草	清热利湿，消肿解毒。主治肠炎，痢疾，急性黄疸型肝炎、小儿急性肾炎，乳糜尿，功能性子宫出血，咽喉肿痛；外用治毒蛇、蜈蚣咬伤，跌打损伤，外伤出血，疔疮肿毒	1. 治湿热黄疸：鲜黄毛耳草 30 ~ 60 g，水煎服（《浙江常用民间草药》）。2. 治暑热泻痢：鲜黄毛耳草 30 g，10 岁以上 60 g，水煎，加红糖，分 3 次服（《浙江常用民间草药》）
白花蛇舌草	茜草科植物白花蛇舌草 *Hedyotis diffusa* Willd 的全草	清热解毒，利湿。主治肺热咳嗽，咽喉肿痛，肠痈，疖肿疮疡，毒蛇咬伤，热淋涩痛，水肿，痢疾，肠炎，湿热黄疸，癌肿	1. 治咽喉肿痛，结合膜炎：鲜全草 30 ~ 60 g，水煎服（《福建中草药》）。2. 治小儿急惊风：鲜全草 9 ~ 15 g，开水炖服；或鲜全草捣烂绞汁 1 杯和蜜炖服（《福建中草药》）。3. 治毒蛇咬伤：鲜全草 30 ~ 60 g，捣烂绞汁或水煎服（《福建中草药》）。4. 治疔疮痈肿，疮疖肿毒：鲜全草 30 ~ 60 g，水煎服，另取全

续表

药名	来源	功能主治	临床鲜用
			草和冷饭捣烂，敷患处（《福建中草药》）。5. 治急慢性腹泻：鲜白花蛇舌草 120 g，煎水内服（《四川中药志》）。6. 治跌打损伤：鲜白花蛇舌草 120 g，水酒各半煎，内服（江西《草药手册》）
牛白藤	茜草科植物牛白藤 *Hedyotis hedyotidea* DC. 的茎叶	清热解毒。主治风热感冒，肺热咳嗽，中暑高热，肠炎，皮肤湿疹，带状疱疹，痈疮肿毒	1. 治皮肤湿疹，瘙痒，带状疱疹：用鲜叶煎水外洗（广州部队《常用中草药手册》）。2. 治痈疖肿毒，乳腺炎：用鲜叶捣烂外敷（《广西本草药选编》）
粗叶耳草	茜草科植物粗叶耳草 *Hedyotis hispida* Retz. 的全草	清热解毒，消肿止痛。主治小儿麻痹症，风湿痹痛，感冒发热，咽喉痛，胃肠炎，蛇虫咬伤，疔疮疖肿	1. 治胃炎：鲜粗叶耳草 15～30 g，水煎服（厦门《新医疗法与中草药选编》）。2. 治感冒发热：鲜粗叶耳草 30 g，水煎服（厦门《新医疗法与中草药选编》）。3. 治毒蛇咬伤：鲜粗叶耳草 30 g，水煎服，渣捣烂外敷伤口（厦门《新医疗法与中草药选编》）
红大戟	茜草科植物红大戟 *Knoria valerianoides* Thorel ex Pitard 的根	泻水逐饮，解毒散结。主治水肿胀满，痰饮喘急，痈疮肿毒	治痈疮肿毒：（红芽大戟）鲜根捣烂外敷（《广西本草选编》）
羊角藤叶	茜草科植物羊角藤 *Morinda umbellata* L. 的叶	解毒，止血。主治蛇咬伤，创伤出血	治蛇伤：羊角藤鲜叶捣烂敷囟门穴，待伤部退肿后，才可去药；伤口用梅叶冬青加食盐少许，捣烂敷（《福建药物志》）

续表

药名	来源	功能主治	临床鲜用
理肺散	茜草科植物攀援耳草 *Hedyotis scandens* Roxb. 的全株	清热解毒，理肺止咳，接骨续筋。主治肺炎，支气管炎，肺结核，口腔炎，咽喉肿痛，骨折	治骨折：理肺散鲜品适量，捣烂敷患处（《云南中草药》）
石枫药	茜草科植物纤花耳草 *Hedyotis tenelliflоa* Bl. 的全草	清热解毒，活血止痛。主治肺热咳嗽，慢性肝炎，臌胀，阑尾炎，痢疾，风火牙痛，小儿疝气，跌打损伤，蛇咬伤	治指头炎：纤花耳草鲜全草、鲜球子草，鲜蛇含、鲜乌蔹莓各等量，加烧酒、雄黄，捣烂外敷（《浙江药用植物志》）
大叶白纸扇	茜草科植物大叶白纸扇 *Mussaenda esquirolli* Lévl. 的茎叶或根	清热解毒，解暑利湿。主治感冒，中暑高热，咽喉肿痛，痢疾，泄泻，小便不利，无名肿毒，毒蛇咬伤	治咽喉肿痛：鲜叶加食盐少许捣烂绞汁，频频咽服（《浙江药用植物志》）
山甘草	茜草科植物玉叶金花 *Mussaenda pubescens Ait.f.*、展枝玉叶金花 *Mussaenda divaricata Hutch.* 的茎叶	清热利湿，解毒消肿。主治感冒，中暑发热，咳嗽，咽喉肿痛，谢谢，立即肾炎，水肿湿热，小便不利，疮疡脓肿，毒蛇咬伤	1. 治咽喉肿痛：鲜叶和食盐少许，捣烂绞汁，频频咽下（《广西本草选编》）。2. 治急性胃肠炎：鲜茎，叶 30 ~ 60 g，水煎服（《福建中草药》）。3. 治烧烫伤，毒蛇咬伤：鲜叶 60 ~ 120 g，水煎外洗（《广西本草选编》）。4. 治恶疮肿毒：山甘草捣烂敷患处（《泉州本草》）
薄柱草	茜草科植物薄柱草 *Nertera sinensis* Hemsl 的全草	清热解毒。主治烧\烫伤，感冒咳嗽	治烧烫伤：鲜叶捣烂取汁涂或干叶研末撒布（《湖南药物志》）

续表

药名	来源	功能主治	临床鲜用
山大刀	茜草科九节属植物九节 *Psychotria rubra*（Lour.）Poir. 的嫩枝及叶	清热解毒，祛风除湿，活血止痛。主治感冒发热，咽喉肿痛，白喉，痢疾，肠伤寒，疮疡肿毒，风湿痹痛，跌打损伤，毒蛇咬伤	治疮疔：大罗伞叶、土牛膝叶各适量，共捣烂，用酒调，冷敷患处（《广西中草药》）
菟丝	旋花科植物菟丝子 *Cuscute chinensis* Lam.、南方菟丝子 *Cuscuta austrlis* R.Br. 和金灯藤 *Cuscuta japonica* Choisy 的全草	清热解毒，凉血止血，健脾利湿。主治痢疾，黄疸，吐血，衄血，便血，血崩，淋浊，带下，便溏，目赤肿痛，咽喉肿痛，痈疽肿毒，痱子	1. 治细菌性痢疾，肠炎：鲜菟丝子全草 30 g，每日 1 剂，煎服 2 次（内蒙古《中草药新医疗法资料选编》）。2. 治目赤肿痛，咽喉肿痛：鲜金丝草适量，捣烂取汁，滴眼或滴喉（《浙江药用植物志》）
小金钱草	旋花科植物马蹄金 *Dichondra repens* Forst 的全草	清热，利湿，解毒。主治黄疸，痢疾，砂淋，白浊，水肿，疔疮肿毒，跌打损伤，毒蛇咬伤	1. 治全身水肿（肾炎）：（马蹄金）鲜草捣烂敷脐上，每日 1 次，7 日为 1 疗程，或 15 ~ 30 g，煎服（《上海常用中草药》）。2. 治眼中生疔：肉馄饨草和酒酿糟捣汁饮（《纲目拾遗》引《眼科要览》）。3. 治蛇咬，灰藋、肉馄饨草、野甜菜，三味共捣敷之（《纲目拾遗》引《周益生家宝方》）
土丁桂	旋花科植物土丁桂 *Evolvulus alsinoides* L. 以全草入药	清热，利湿，解毒。主治黄疸，痢疾，淋浊，带下，疔疮，疥疮	1. 治黄疸，咳血：鲜土丁桂 30 g，和红糖煎服（《福建民间草药》）。2. 治疔肿：鲜土丁桂捣烂敷患处（《泉州本草》）。3. 治疖疮：鲜土丁桂每次 120 g，枯矾少许，煎汤洗患

续表

药名	来源	功能主治	临床鲜用
			处(《泉州本草》)。4.治蛇咬伤：鲜土丁桂，捣烂绞汁，和酒内服，渣敷患处(《泉州本草》)
蕹菜	旋花科植物蕹菜 *Ipomoea aquatica* Forsk. 的茎叶	凉血清热，利湿解。主治鼻衄，便血，尿血，便秘，淋浊，痔疮，痈肿，折伤，蛇虫咬伤	1. 治淋浊，小便血，大便血：鲜蕹菜洗净，捣烂取汁，和蜂蜜酌量服之(《闽南民间草药》)。2. 治皮肤湿痒：鲜蕹菜，水煎数沸，候微温洗患部，日洗1次(《闽南民间草药》)。3. 治蜈蚣咬伤：鲜蕹菜，食盐少许，共搓烂，擦患处(《闽南民间草药》)。4. 治出斑：雍菜、野芋、雄黄、朱砂。同捣烂，敷胸前(《岭南采药录》)。5. 治囊痈：雍菜适捣烂，与蜜糖和匀敷患处(《岭南采药录》)
土瓜	旋花科植物山土瓜 *Merremia hungaiensis* R.C.Fang 的块根	清热，除湿，止咳，健脾。主治黄疸，慢性肝炎，肺热咳嗽，下血，乳少，带下，小儿疳积，水火烫伤	治水火烫伤：鲜红土瓜根捣烂敷患处(《云南中草药》)
狗屎花根	紫草科植物倒提壶 *Cynoglossum amabile* Stapfet Drumm. 的根	清热，补虚，利湿。主治肝炎，痢疾，疟疾，虚劳咳喘，盗汗，疝气，水肿，崩漏，白带	1. 治外伤出血：鲜狗屎花根皮捣烂外敷(《云南中草药》)。2. 治骨折，关节脱臼：鲜倒提壶根捣烂，加甜酒酿适量复位后外敷，3 d换药1次(《全国中草药汇编》)

续表

药名	来源	功能主治	临床鲜用
药用倒提壶	紫草科植物红花琉璃草 *Cynoglossum officinale* L. 的根	清热利湿，止咳，止血。主治尿路感染，痢疾，白带，阴虚咳嗽，咯血，吐血，外伤出血	治外伤出血：鲜根皮捣烂外敷，或研末敷患处（《新疆中草药》）
铁箍散	紫草科植物琉璃草 *Cynoglossum zeylanicum*（Vahl）Thunb.ex Lehm. 的根及叶	清热解毒，散瘀止血。主治痈肿疮疖，崩漏，咳血，跌打肿痛，外伤出血，毒蛇咬伤	1. 治跌打损伤，痈疖肿毒，扭挫伤：鲜生扯拢适量，捣烂，敷患处（《湖北中草药》）。2. 治毒蛇咬伤：鲜生扯拢，捣烂，加白酒适量，连药渣敷于患处，每日换1次（《湖北中草药》）
蛇莓根	蔷薇科蛇莓植物蛇莓 *Duchesnea indica*（Andr.）Focke 的根	清热泻火，解毒消肿。主治热病，小儿惊风，目赤红肿，痄腮，牙龈肿痛，咽喉肿痛，热毒疮疡	1. 治角膜炎，结膜炎：鲜蛇莓根3～5株，洗净捣汁，加菜油1食吃匙，蒸后取油点眼，每日3～4次，每次1～2滴（《浙江民间常用草药》）。2. 治中水毒：蛇莓草根，捣作末服之，亦可投水捣，绞之饮一二升（《肘后方》）
管仲	蔷薇科植物西南委陵菜 *Potentilla fulgens* Wall.Ex Hook. 的根或带根全草	清热解毒，涩肠止泻，凉血止血。主治赤白下痢，肠炎腹泻，肠风下血，肺痨咯血，吐血，衄血，崩漏带下，外伤出血，叮疮，烫烧伤	1. 治痢疾：鲜翻背白草30 g，水煎，将适量红糖，放于锅中，酒60 g，烧过，再兑入已煎好的药水，然后服用（《贵州民间药物》）。2. 治疔疮：鲜翻背白草，捣烂敷患处，留头，干则换之（《贵州民间药物》）

续表

药名	来源	功能主治	临床鲜用
蛇含	蔷薇科委陵菜属植物蛇含委陵菜 *Potentilla kleiniana* Wight et Arn. 的带根全草	清热定惊，截虐，止咳化痰，解毒活血。主治高热惊风，疟疾，肺热咳嗽，百日咳，痢疾，疮疖肿毒，咽喉肿痛，风火牙痛，带状疱疹，目赤肿痛，虫蛇咬伤，风湿麻木，跌打损伤，月经不调，外伤出血	1. 治肺脓疡：鲜蛇含 90 g，或加白蕊草 30 g。煎服（《安徽中草药》）。2. 治急性乳腺炎初期：鲜蛇含、蒲公英各 30 g，煎服；另用上药各等量捣烂敷患处，干则更换（《安徽中草药》）。3. 治无名肿毒：蛇含、天胡荽、半边莲（均鲜）各适量，捣烂外敷（《江西草药》）。4. 治咽喉肿痛：鲜蛇含捣汁含漱（《青岛中草药手册》）。5. 治毒蛇咬伤：鲜蛇含草，捣烂敷伤口周围；另用鲜蛇含、鲜鸭跖草各 30 g，野菊花 15 g，煎服（《安徽中草药》）。6. 治雷公藤中毒：鲜蛇含全草 60 ~ 120 g，鲜构树枝梢（连叶）7 ~ 8 枚。捣烂取汁，加鸡蛋清四只混匀，灌服（《浙江民间常用草药》）
青刺尖	蔷薇科植物扁核木 *Prinsepia utilis* Royle 的叶	清热解毒，活血散结。主治乳痈，痄腮，痔疮，瘰疬，跌打损伤，月经不调	1. 治骨折，枪伤：青刺尖叶适量，捣烂敷患处或配伍内服（《云南中草药》）。2. 治跌打损伤：鲜青刺尖叶适量，捣敷（《全国中草药汇编》）
梅花刺根	蔷薇科扁核木属植物扁核木 *Prinsepia utilis* Royle 的根	清热解毒，活血止痛，止咳消积。主治疮疡肿痛，风湿痹痛，月经不调，跌打损伤，风热咳嗽，食积停滞	1. 治月经不调，贫血，牙龈出血：鲜青刺根 30 ~ 60 g，水煎服（《全国中草药汇编》）。2. 治跌打损伤：鲜青刺尖根 30 ~ 60 g，水煎服；外用鲜叶适量捣敷（《全国中草药汇编》）

续表

药名	来源	功能主治	临床鲜用
李树叶	蔷薇科李属植物李 *Prunus salicina* Lindl. 的叶	清热解毒。主治壮热惊痫，肿毒溃烂	1. 治恶刺：李叶、枣叶捣绞取汁，点之（《千金要方》）。2. 治肿毒溃烂：李叶捣烂敷（《湖南药物志》）
李根	蔷薇科李属植物李 *Prunus salicina* Lindl. 的根	清热解毒，利湿。主治疮疡肿毒，热淋，痢疾，白带	治呃逆：李鲜根 60 g，冬蜜 30 g，水煎服（《福建药物志》）
鸡血李	蔷薇科植物杏李 *Prunu-ssimonii* Carr 的根或叶	清热除烦，利水通淋，止血。主治消渴，心烦，白浊，水肿，吐血，崩漏，跌打损伤，瘀血作痛	治刀伤：鸡血李叶适量，捣绒敷伤（《贵州草药》）
救军粮叶	蔷薇科植物火棘 *Pyracantha fortuneana* Li 的叶	清热解毒，止血。主治疮疡肿痛，目赤，痢疾，便血，外伤出血	1. 治暴发火眼：救军粮叶捣烂，敷眼皮上（《滇南本草》）。2. 治疔疮：红子叶、野烟叶、蜂糖罐叶、刺三加叶各等量，捣绒敷患处（《贵州草药》）。3. 治外伤出血：（火把果）叶捣烂敷患处（《湖南药物去》）
鹿梨根皮	蔷薇科植物豆梨 *Pyrus calleryana* Decne. 的根皮	清热解毒，敛疮。主治疮疡，疥癣	治一切癣：鹿梨根，刮皮捣烂，醋和，麻布包擦之；干者为末，以水和捣（《本草纲目》引《唐瑶经验方》）
营实	蔷薇科植物野蔷薇 *Rosa multiflora* Thunb. 的果实	清热解毒，祛风活血，利水消肿。主治疮痈肿毒，风湿痹痛，关节不利，月经不调，水肿，小便不利	治月经不调，经期腹痛：鲜（野蔷薇）成熟果 90 ~ 120 g，煎汁冲红糖、黄酒。早晚空腹各服 1 次，忌食酸辣、芥菜、萝卜菜，出自于（江西《草药手册》）

续表

药名	来源	功能主治	临床鲜用
刺梨叶	蔷薇科植物缫丝花 *Rosa roxburghii* Tratt. 和单瓣缫丝花 R.*roxburghii* Tratt.f.*normalis* Rehd.et Wils. 的叶片	清热解暑，解毒疗疮，止血。主治痈肿，痔疮，暑热倦怠，外伤出血	1. 治小儿热疖：茨藜叶尖，捣烂敷患处（《贵阳民间药草》）。2. 治刀伤出血：（茨梨）鲜叶捣烂，外敷（《恩施中草药手册》）
寒莓根	蔷薇科植物寒莓 *Rubus buergeri* Miq. 的根	清热解毒，活血止痛。主治湿热黄疸，产后发热，小儿高热，月经不调，白带过多，胃痛吐酸，痔疮肿痛，肛门漏管	1. 治妇女腰痛，白带过多，月经不调：（寒莓）鲜根 120 g。煎水，取汁炖白鸡 1 只服，出自于（江西《草药手册》）。2. 治胃痛吐酸水：鲜寒莓根 30 ~ 60 g（干的酌减），鸡 1 只（去头、脚、内脏、尾椎）。和水酒各半适量，炖 2 h，取服。续服二三次（《闽南民间草药》）。3. 治上呕下泻：鲜（寒莓）根 30 g，酸浆 15 g，积雪草 9 g。煎水，白糖为引服（《江西草药手册》）
倒钩刺	蔷薇科植物三叶悬钩子 *Rubus delavayi* Franch. 的全株	清热解毒，除湿止痢，驱蛔。主治扁桃体炎，急性结合膜炎，腮腺炎，乳腺炎，无名肿毒，风湿痹痛，痢疾，蛔虫症	治腮腺炎，乳腺炎，无名肿毒：用鲜品捣烂外用（《云南中草药》）
蒋田藨	蔷薇科植物茅莓 *Rubus parvifolius* L. 的地上部分	清热解毒，散瘀止血，杀虫疗疮。主治感冒发热，咳嗽痰血，痢疾，跌打损伤，产后腹痛，疥疮，疖肿，外伤出血	治恶逆：鲜茅莓叶 60 g，枇杷叶、半夏各 9 g，陈皮 6 g，竹茹 12 g，煎服（《安徽中草药》）

续表

药名	来源	功能主治	临床鲜用
薅田藨根	蔷薇科植物茅莓 *Rubus parvifolius* L. 的根	清热解毒，祛风利湿，活血凉血。主治感冒发热，咽喉肿痛，风湿痹痛，肝炎，肠炎，痢疾，肾炎水肿，尿路感染，结石，跌打损伤，咳血，吐血，崩漏，疔疮肿毒，腮腺炎	1. 治风湿痛：鲜茅梅根 90 g，鲜柘树根 30 g，鲜接骨木茎叶 60 g，瘦猪肉 120 g。水煮至肉烂，食肉喝汤，盖被取微汗（《安徽中草药》）。2. 治跌打损伤：（薅田藨）鲜根 30 g，马鞭草（鲜）15 g。水煎汤，冲血余炭 1.8 g 服，出自于（福建晋江《中草药手册》）。3. 治骨髓炎：鲜茅莓根白皮适量，加烧酒少许，同捣敷患处，1 日 2 次（《单方验方调查资料选编》）
小黄泡	蔷薇科植物黄泡 *Rubus pectinellus* Maxim. 的根或叶	清热，利湿，解毒。主治黄疸，水泻，黄水疮	治水泻：鲜黄泡根 60 g，煎水服，每日 3 次（《贵州草药》）
地莓子	蔷薇科植物黄果悬钩子 *Rubus xanthocarpus* Bur.et Franch. 的根	清热解毒。主治风火烂眼，目赤肿痛，疮疡肿毒	1. 治结膜炎，睑缘炎：地莓子鲜品适量，煎水熏洗（《陕西中草药》）。2. 致无名肿毒：地莓子鲜品适量，捣烂外敷（《陕西中草药》）
土圞儿	豆科植物土圞儿 *Apios fortunei* Maxim. 的块根	清热解毒，止咳祛痰。主感冒咳嗽，咽喉肿痛，百日咳，乳痈，瘰疬，无名肿痛，毒蛇咬伤，带状疱疹	治毒蛇咬伤：上圞儿 15 ~ 30 g，捣烂敷伤口。如蕲蛇、银环蛇咬伤，加生半夏、生南星、蒲公英各 15 g，捣烂外敷（《全国中草药汇编》）
落花生枝叶	豆科植物落花生 *Arachis hypogaea* L. 的枝叶	清热解毒，宁神降压。主跌打损伤，痈肿疮毒，失眠，高血压	治失眠：落花生鲜叶 60 g，浓煎成 15 ~ 20 ml，睡前服（《全国中草药汇编》）

续表

药名	来源	功能主治	临床鲜用
红花菜	豆科植物紫云英 *Astragalus sinicus* L. 的全草	清热解毒，祛风明目，凉血止血。主治咽喉痛，风痰咳嗽，目赤肿痛，疔疮，带状疱疹，疥癣，痔疮，齿衄，外伤出血，月经不调，带下，血小板减少性紫癜	1. 治血小板减少性紫癜病：野紫云英鲜幼苗 60 ~ 125 g。油、盐炒服（《福建药物志》）。2. 治小儿支气管炎：鲜紫云英 30 ~ 60 g。捣烂绞汁，加冰糖适量，分 2 ~ 3 次服（《福建药物志》）。3. 治肝炎，营养性浮肿，白带：紫云英鲜根 60 ~ 90 g，水煎服，或炖猪肉服（《浙江药用植物志》）
山扁豆	豆科植物含羞草决明 *Cassia mimosoides* L. 的全草	清热解毒，健脾利湿，通便。主治黄疸，暑热吐泻，小儿疳积，水肿，小便不利，习惯性便秘，疔疮痈肿，毒蛇咬伤	治肺痈（吐臭痰），山扁豆鲜全草 120 g。用瘦猪肉 120 g，煮汤，以汤煎药服（《湖南药物志》）
金樱叶	蔷薇科植物金樱子 *Roselaevigata* Michx. 的叶	清热解毒，活血止血，止带。主治痈肿疔疮，烫伤，痢疾，闭精，崩漏，带下，创伤出血	1. 治疗鱼口：金樱叶、野花椒叶，共捣烂，敷患处（江西《草药手册》）。2. 治疖毒初起：（金樱子）叶和榔榆叶各一半，捣烂包敷（《天目山药用植物志》）。3. 治溃疡久不愈合：鲜金樱叶适量，捣烂敷于患处，日换一二次（《江西民间中药验方》）
望江南子	豆科植物望江南 *Cassia occidentalis* Linn. 的种子	清肝，健胃，通便，解毒。主治目赤肿痛，头晕头胀，消化不良，胃痛，痢疾，便秘，痈肿疔毒	治一般外科炎症，乳腺炎，蜂窝织炎，毛囊炎：鼻疮（望江南）种子 15 ~ 30 g，水煎服。并以（望江南）鲜叶适量，捣烂外敷（《赤脚医生》）

续表

药名	来源	功能主治	临床鲜用
自消容	豆科植物大猪屎豆 *Crotalaria assamica* Benth. 的茎叶	清热解毒，凉血止血，利水消肿。主治小儿头疮、口疮，牙痛，肺热咳嗽咯血，跌打损伤，外伤出血，水肿，肾结石，膀胱炎，风湿骨痛	治马口疮：（自消容）叶捣烂，调蜂蜜外敷（《全国中草药汇编》）
甜地丁	豆科米口袋属植物米口袋 *Gueldenstaedtia multifora* Bunge、少花米口袋 *Gueldenstaedtia pauciflora*（Pall.）Fisch.、狭叶米口袋 *Gueldenstaedtia stenophylla* Bunge、蓝花米口袋 *Gueldenstaedtia coelestis*（Diels）Simpson、小米口袋 *Gueldenstaedtia verna*（Georgi）Bor. 的带根全草	清热解毒，凉血消肿。主治痈肿疔疮，丹毒，肠痈，瘰疬，毒虫咬伤，黄疸，肠炎，痢疾	治急性脓肿，疔疮：板蓝根 30 g，地丁、金银花、大青叶、蒲公英各 15 g，水煎，每日服 3 次。外用鲜地丁，捣烂敷患处（《吉林中草药》）
木蓝	豆科植物木蓝 *Indigofera tinctoria* L. 的茎叶	清热解毒，凉血止血。主治乙型脑炎，腮腺炎，急性咽喉炎，淋巴结炎，目赤，口疮，痈肿疮疖，丹毒，疥癣，虫蛇咬伤，吐血	1. 治乙型脑炎：木蓝鲜全草 60～90 g，水煎服。预防：木兰鲜枝叶 15～30 g，水煎服。每 3 d 服 1 次，连服数次（《福建中草药》）。2. 治阳性肿毒：木蓝叶捣碎外敷（江西《草药手册》）。3. 治疥槲，汗斑：木蓝叶 30 g，樟脑 6 g，捣烂，取汁外搽（江西《草药手册》）
鸡眼草	豆科植物鸡眼草 *Kummervtviastriata*（Thunb.）Schneidl. 和竖毛鸡眼草 *Herba Kummerowiae* Stipulaceae 的全草	清热解毒，健脾利湿，活血止血。主治感冒发热，暑湿吐泻，黄疸，痈疖疔疮，痢疾，疳疾，血淋，咯血，衄血，跌打损伤，赤白带下	1. 治中暑发痧：鲜鸡眼草 90～120 g。捣烂，冲开水服（《福建中草药》）。2. 治黄疸型肝炎：鲜鸡眼草、鲜车前草各 60 g，水煎服。或鸡眼草、六月雪、阴行草各 15 g。水煎服（《安徽中草药》）。3. 治水肿，

续表

药名	来源	功能主治	临床鲜用
			尿路感染，小便涩痛：鲜鸡眼草 120～180 g，水煎服（《内蒙古中草药》）。4. 治跌打损伤：鲜鸡眼草 60 g，酒、水各半煎，白糖调服。或鲜叶捣烂外敷（《内蒙古中草药》）。5. 治龋齿疼痛：鲜鸡眼草全草搓成球形，置杯内，滴茶油 3～4 滴，每天放鼻前嗅数次，每次 2 min(《浙江药用植物志》)
胡枝子	豆科植物胡枝子 *Lespedeza bicolor* Turcz. 的枝叶	清热润肺，利尿通淋，止血。主治肺热咳嗽，感冒发热，百日咳，淋证，吐血，衄血，尿血，便血	1. 治肺热咳嗽，百日咳：胡枝子鲜全草 30～60 g，冰糖 15 g。酌冲开水炖 1 h 服，每日服 3 次（《福建民间草药》）。2. 治小便淋漓：胡枝子鲜全草 30～60 g，车前草 15～24 g，冰糖 30 g，酌加水煎，每日服 2 次（《福建民间草药》）
细叶马料梢	豆科植物中华胡枝子 *Lespedeza chinensis* G.Don 的根或全株	清热解毒，宣肺平喘，截疟，祛风除湿。主治小儿高热，中暑发痧，哮喘，痢疾，乳痈，痈疽肿毒，疟疾，热淋，脚气，风湿痹痛	治中暑发痧：中华胡枝子鲜叶适量，捣汁，冲开水服（《浙江药用植物志》）
春花胡枝子	豆科植物春花胡枝子 *Lespedeza dunnii* Schindl. 的枝叶	清热解毒。主治急性阑尾炎	治急性阑尾炎：春花胡枝子（鲜）60 g，用冷开水洗净捣碎，入第 2 次淘米水（米用冷开水洗）250 ml，和匀，绞汁服，每日 2～3 次。如有恶心呕吐，加食盐 6 g；大小便不通，加鲜乌桕叶 15 g（《全国中草药新医疗法展览会资料选编》）

续表

药名	来源	功能主治	临床鲜用
马扫帚根	豆科植物美丽胡枝子 *Lespedeza formosa*（Vog.）Koehne 的根	清热解毒，祛风除湿，活血止痛。主治肺痈，乳痈，疖肿，腹泻，风湿痹痛，跌打损伤，骨折	治扭伤，脱臼，骨折：用美丽胡枝子鲜根和酒糟捣烂，敷伤处。或鲜根二重皮和朱砂鲜根等量，捣乱，黄酒炒热外敷。若有骨折、脱臼者应先复位后敷药（《福建中草药》）
苜蓿	豆科植物南苜蓿 *Medicago hispida* Gaertn. 和紫苜蓿 *Medicago sativa* L. 的全草	清热凉血，利湿退黄，通淋排石。主治热病烦满，黄疸，肠炎，痢疾，浮肿，尿路结石，痔疮出血	1. 治黄疸，膀胱结石，小便不通，痔疮出血：苜蓿全草 15 ~ 30 g，水煎服；或用鲜全草 60 ~ 90 g，捣烂取汁服（《广西本草选编》）。2. 治肠炎：苜蓿 15 ~ 30 g，水煎服。或鲜草 60 ~ 90 g，捣汁服（《秦岭巴山天然药物志》）
含羞草	豆科植物含羞草 *Mimosa pudica* L. 的全草	凉血解毒，清热利湿，镇静安神。主治感冒，小儿高热，支气管炎，肝炎，胃炎，肠炎，结膜炎，泌尿系结石，水肿，劳伤咳血，鼻衄，血尿，神经衰弱，失眠，疮疡肿毒，带状疱疹，跌打损伤	治无名肿毒，带状疱疹：鲜含羞草全草（或鲜叶）适量，捣烂敷患处（《浙江药用植物志》）
棘豆根	豆科植物薄叶棘豆 *Oxytropis leptophylla*（Pall.）DC. 的根	清热解毒。主治秃疮，瘰疬	治瘰疬、秃疮：鲜棘豆根 1 把，洗净，捣成泥状，敷患处（《吉林中草药》）

续表

药名	来源	功能主治	临床鲜用
泡泡草	豆科植物山棘豆 *Oxytropis oxyphylla* DC. 的全草	清热解毒。主治感冒，咽喉痛，疮疖痈肿，瘰疬结核，急慢性湿疹	治疮疖痈肿：鲜泡泡草 30 g，水煎服。或泡泡草干品 6 g，当归 9 g，大黄 6 g，赤芍 6 g，银花 9 g，黄芪 9 g 甘草 3 g，水煎服（《沙漠地区药用植物》）
凉薯	豆科植物豆薯 *Pachyrhizus erosus*（L.）Urban 的块根	清肺生津，利尿通乳，解酒毒。主治肺热咳嗽，肺痈，中暑烦渴，消渴，乳少，小便不利	1. 治感冒发热，头痛，烦渴，下痢：地瓜水煎服，每日 9 ~ 15 g（鲜品 60 ~ 120 g），或配葛根等量，水煎服（《食物中药与便方》食）。2. 治慢性酒精中毒：鲜地瓜 250 g（去皮），拌白糖生食（《四川中药志》1979 年）
排钱草	豆科排钱树 *Phyllodium pulchellum*（L.）Desv. 的地上部分	清热解毒，祛风行水，活血消肿。主治感冒发热，咽喉肿痛，牙疳，风湿痹痛，水肿，臌胀，肝脾肿大，跌打肿痛，毒虫咬伤	治蜈蚣咬伤：排钱草与食盐少许共捣烂，敷伤口周围（《广西民族药简编》）
苦葛根	豆科植物峨眉葛藤 *Pueraria omeiensis* Wang et Tang 的根	清热透疹，生津止渴。主治感冒发热，麻疹不透，消渴，吐血，口疮	治白口疮：鲜苦葛根（烧炭研末）、枯矾粉各 0.5 g。混匀搽口腔患处（《贵州草药》）
向天蜈蚣	豆科植物田菁 *Sesbania cannabina*（Retz.）Pers. 的叶	清热凉血，解毒利尿。主治发热，目赤肿痛，小便淋痛，尿血，毒蛇咬伤	1. 治尿道炎，尿血：向天蜈蚣鲜叶 60 ~ 120 g，洗净，捣烂绞汁，约 1 小杯，调冰糖少许炖服（《泉州本草》）。2. 治毒蛇咬伤：向天蜈蚣鲜叶 60 g，捣烂绞汁，入黄酒 60 g，炖服。渣敷患处（《泉州本草》）

续表

药名	来源	功能主治	临床鲜用
白刺花叶	豆科植物白刺花 *Sophora davidii*（Franch.）Kom.et Pavol. 的叶	凉血，解毒，杀虫。主治衄血，便血，疔疮肿毒，疥癣，烫伤，阴道滴虫	治痈疮肿毒、疥、癞：白刺花叶尖适量，捣敷患处（《河北中草药》）
葫芦茶	豆科植物葫芦茶 *Tadehagi triquetrum*（L.）Ohashi 和蔓茎葫芦茶 *Tadehagi triquetrum*（L.）Ohashi subsp. Pseudotriquetrum（DC.）Ohashi 的枝叶	清热解毒，利湿退黄，消积杀虫。主治中暑烦渴，感冒发热，咽喉肿痛，肺病咳血，肾炎，黄疸，泄泻，痢疾，风湿关节痛，小儿疳积，钩虫病，疥疮	1. 治产后瘀血痛：鲜葫芦全草 15 ~ 30 g，杵烂，酌加米酒炖服。如用清水煎服，可治月经病（《闽东本草》）。2. 治硬皮病：鲜葫芦茶、蜂窝草各 500 g，捣烂加少许食盐，炒热，每日上午搽患处 1 次（《全国中草药汇编》）。3. 治荨麻疹：葫芦茶鲜茎、叶 30 g，水煎服。或用鲜全草适量，水煎熏洗（《福建中草药》）
野决明	豆科植物野决明 *Thermopsis lupinoides*（L.）Link 的全草及种子	解毒消肿，祛痰催吐。主治恶疮，疥癣	治恶疮肿毒：野决明鲜茎叶捣敷（《高原中草药治疗手册》）
三消草	豆科植物白车轴草 *Trifolium repens* L. 的全草	清热，凉血，宁心。主治癫痫，痔疮出血，硬结肿块	治癫病：三消草 30 g，水煎服。并用 15 g 捣绒包患者额上，使病人清醒（《贵州民间药物》）
狐狸尾	豆科植物狸尾草 *Herba Urariae* Lagopodiodis 的全草	清热解毒，散结消肿，利水通淋。主治感冒，小儿肺炎，黄疸，腹痛腹泻，瘰疬，痈疮肿毒，毒蛇咬伤，砂淋尿血，妇女月中劳伤	治毒蛇咬伤：（狐狸尾）鲜嫩枝、叶 15 ~ 30 g，嚼烂，用开水或酒送服（《广西本草选编》）
绿豆芽	豆科植物绿豆 *Vigna radiata*（*L.*）*R.Wilczak* 的种子经浸罨后发出的嫩芽	清热消暑，解毒利尿。主治暑热烦渴，酒毒，小便不利，目翳	治白带，肾盂炎，尿道炎：鲜绿豆芽 30 ~ 60 g，捣烂绞汁，加红糖适量，炖服（《福建药物志》）

续表

药名	来源	功能主治	临床鲜用
丁癸草根	豆科植物丁癸草 *Zornia gibbosa* Spanoghe 的根	清热解毒。主治痈疽，疔疮，脚气浮肿，瘰疬，蛇伤	1. 治脚气浮肿酸痛：鲜丁癸草根 45 g，猪蹄节 1 个，炖服，连服 3 ~ 5 次（《泉州本草》）。2. 治蛇伤，理蛇伤：鲜丁癸草根或全草，捣绞汁内服 1 小杯，渣敷患处，6 h 后，再服再敷（《泉州本草》）
阳桃	酢浆草科植物阳桃 *Averrhoa carambola* L. 的果实	清热，生津，利尿，解毒。主治风热咳嗽，咽痛，烦渴，石淋，口糜，牙痛，疟母，酒毒	1. 治风热咳嗽：鲜阳桃 94 ~ 125 g，捣烂绞汁，酌加冰糖炖服；或每日食鲜阳桃 2 ~ 3 次，每次 1 ~ 2 枚（《福建药物志》）。2. 治中耳炎：用阳桃鲜果汁滴入耳内（《广西本草选编》）。3. 治骨节风痛，小便热涩，热毒，痔肿出血：鲜阳桃，切开捣烂，以凉开水冲服，每日 2 ~ 3 次，每次 1 ~ 2 个（《食物中药与便方》）。4. 治疟母痞块：阳桃 5 ~ 8 个，捣烂绞汁，每次服 1 杯，日服 2 次（《福建民间草药》）
铜锤草根	酢浆草科植物红花酢浆草 *Oxalis corymbosa* DC. 的根	清热，平肝，定惊。主治小儿肝热，惊风	治小儿肝热，骨蒸：（红花酢浆草）鲜根 15 g，水煎服（福建晋江《中草药手册》）
扭筋草	酢浆草科植物紧密酢浆草 *Oxalis stricta* L. 的全草	清热消肿，祛瘀止痛。主治流火，肿毒，淋病，跌打损伤，水火烫伤，疥癣	1. 治肿毒或烫火伤：紧密酢浆草全草，捣烂，外敷（《湖南药物志》）。2. 治疥癣：紧密酢浆草全草捣烂，外搽患处（《湖南药物志》）

续表

药名	来源	功能主治	临床鲜用
旱莲花	旱金莲科植物旱金莲 *Tropaeolum majus* L. 的全草	清热解毒，凉血止血。主治目赤肿痛，疮疖，吐血，咯血	1. 治目赤肿痛：金莲花、野菊花适量。共捣烂，敷眼眶（《广西民间常用中草药手册》）。2. 治恶毒大疮：金莲花、雾水葛、木芙蓉各适量。共捣烂，敷患处（《广西民间常用中草药手册》）。3. 治吐血，咯血：（金莲花）鲜全草 15 ~ 30 g，水煎服（《广西本草选编》）
黑面叶	大戟科植物黑面叶 *Breynia fruticosa*（L.）Hook.f. 的嫩枝叶	清热祛湿，活血解毒。主治腹痛吐泻，湿疹，缠腰火丹，皮炎，漆疮，风湿痹痛，产后乳汁不通，阴痒	1. 治带状疱疹：黑面神鲜叶适量，捣烂绞汁，调雄黄末涂患处（《福建药物志》）。2. 治慢性支气管炎：黑面叶（鲜）30 g，东风橘、芒果叶各 15 g，红糖 9 g。水煎服，每日 1 剂（《全国中草药汇编》）。3. 治烂疮：青凡木叶 30 g，半边莲 15 g，黑墨草 6 g。共捣烂敷患处（《广西民间常用中草药》）。4. 治刀伤出血：青凡木叶适量，捣烂，敷患处（《广西民间常用中草药》）。5. 治蜘蛛咬伤：青凡木叶、黄糖各适量，捣烂，敷患处（《广西民间常用中草药》）。6. 治乳管不通而乳少：黑面神叶捣烂，和酒糟蜜糖服之（《岭南采药录》）
土密树	大戟科植物土密树 *Bridelia tomentosa* Bl. 的茎叶	清热，败毒。主治疔疮，狂犬咬伤	治疗疮肿毒：土密树叶捣烂，调醋外敷（《广西本草选编》）

续表

药名	来源	功能主治	临床鲜用
火秧竻叶	大戟科植物金刚纂 *Euphorbia antiquorum* L. 的叶片	泻热导滞，活血解毒。主治热滞泄泻、痢疾，痧秽吐泻转筋，跌打瘀积，乳痈，疔疮	1. 治急性胃肠炎，吐泻腹痛，抽筋：火秧竻鲜叶 7 片，去头尾流净乳汁，加米 15 g，共炒至焦黄色，水 2 碗煎服（《广东中草药》）。2. 治蛇头疔：火秧穷叶捣碎，用冷开水洗去汁，取渣加蜂蜜或红糖捣匀外敷（《福建中草药》）。3. 治乳腺炎：金刚纂叶适量捣烂，冷开水冲洗去乳汁，调蜜敷患处（《福建药物志》）。4. 治足底挫伤瘀血或脓肿：火秧穷叶捣，烂加热外敷（《福建中草药》）
大飞扬草	大戟科植物飞扬草 *Euphorbia hirta* L. 的带根全草	清热解毒，利湿止痒，通乳。主治肺痈，乳痈，痢疾，泄泻，热淋，血尿，湿疹，脚癣，皮肤瘙痒，疔疮肿毒，牙疳，产后少乳	1. 治肺痈：鲜大飞扬全草一握，捣烂，绞汁半盏，开水冲服（《福建民间草药》）。2. 治乳痈：大飞扬全草 60 g 和豆腐 120 g 炖服；另取鲜草一握，加食盐少许，捣烂加热水外敷（《福建民间草药》）。3. 治小便不通，淋血：鲜大飞扬 30 ~ 60 g。酌加水煎服，日服 2 次（《福建民间草药》）。4. 治带状疱疹：鲜飞扬全草捣烂取汁，加雄黄末 1.5 g，调匀，涂抹患处。5. 治麦粒肿：鲜飞扬草折断，取乳汁涂患处（《福建中草药》）
地锦草	大戟科植物地锦 *Euphorbia humifusa* Willd. 或斑地锦 *Euphorbia maculata* L. 的干燥全草	清热解毒，利湿退黄，活血止血。主治痢疾，泄泻，黄疸，咳血，吐血，尿血，便血，崩漏，	1. 治牙齿出血：鲜地锦草，洗净，煎汤漱口（《泉州本草》）。2. 治妇人乳汁不通：取鲜地锦草全草 30 ~ 45 g（干的 24 ~ 36 g）和瘦猪肉 120 ~ 180 g，酌加

续表

药名	来源	功能主治	临床鲜用
		乳汁不下，跌打肿痛及热毒疮疡	红酒或开水，炖 2 h 后服（《福建民间草药》）。3. 治咽喉发炎肿痛：鲜地锦草 15 g，咸酸甜草 15 g，捣烂绞汁，调蜜泡服，日三次（《泉州本草》）。4. 治痈疮疔毒肿痛：鲜地锦草，洗净，和酸饭粒、食盐少许敷患处（《泉州本草》）。5. 治跌打肿痛：鲜地锦草适量，同酒糟捣匀，略加面粉外敷（《湖南药物志》）。6. 治缠腰蛇（带状疱疹）：鲜地锦草捣烂，加醋搅匀，取汁涂患处（《福建中草药》）
铁海棠	大戟科植物铁海棠 *Eupharbia milii* Ch.des M 的茎叶、根及乳汁	解毒，排脓，活血，逐水。主治痈疮肿毒，烫火伤，跌打损伤，横痃，肝炎，水臌	1. 治痈疮肿毒：铁海棠鲜根适量，捣烂同酒糟热敷患处（《广西中药志》）。2. 治对口疮：鲜铁海棠茎叶，酌加红糖，捣烂外敷，每日换 1 次（《福建民间草药》）。3. 治烫火伤：铁海棠鲜叶适量，捣烂绞汁涂患处（《福建药物志》）
铺地草	大戟科植物铺地草 *Euphorbia prostrate* Ait. 的全草	清热利湿，凉血解毒，催乳。主治痢疾，泄泻白喉，乳汁稀少，齿衄，便血，白浊，尿血，缠腰火丹，痈疖，湿疹	1. 治痢疾、肠炎：①鲜铺地草 95 g。捣烂取汁，红糖或冰糖适量，水炖服；②鲜铺地草醋、酢浆草、金银花各 30 ~ 60 g。捣烂取汁和蜜调服；③鲜铺地草、人苋各 60 g，马齿苋 30 g，水煎，分 3 次服（《福建药物志》）。2. 治白喉：鲜铺地草用米泔水洗净，捣烂取汁 30 ml（5 ~ 7 岁量），分 3 次服，2 h

续表

药名	来源	功能主治	临床鲜用
			1次（《福建药物志》）。3. 治牙龈出血，①鲜铺地草60 g，水煎漱口；②鲜铺地草30 g，捣烂，调米醋擦抹牙龈（《福建药物志》）。4. 治痈疖：鲜铺地草、酒糟、红糖、冷饭各适量，捣乱敷患处（《福建药物志》）
漆大姑	大戟科植物毛果算盘子 *Glochidion eriocarpum* Champ. ex Benth. 的枝叶	清热解毒，祛湿止痒。主治生漆过敏，稻田皮炎，皮肤瘙痒，荨麻疹，湿疹，烧伤，乳腺炎，急性胃肠炎，痢疾	1. 治漆过敏，皮肤湿疹，稻田皮炎：用（毛果算盘子）鲜枝水煎外洗患处（《广西中草药》）。2. 治湿疹，烧伤：算盘子鲜叶，水煎外洗（《云南中草药》）
算盘子根	大戟科植物算盘子 *Glochidion puberum*（L.）Hutch. 的根	清热，利湿，行气，活血，解毒消肿。主治感冒发热，咽喉肿痛，咳嗽，牙痛，湿热泻痢，黄疸，淋浊，带下，风湿痹痛，腰痛，疝气，痛经，闭经，跌打损伤，痈肿，瘰疬，蛇虫咬伤	1. 治牙痛：（野南瓜）鲜根（去粗皮，取根皮）250 g，猪肉250 g。同煮服（《江西草药手册》）。2. 治小便短赤：算盘子鲜根90 g，加车前子9～12 g，水煎，冲烧酒服（《天目山药用植物志》）。3. 治四肢关节疼：鲜算盘子根、茎24～30 g。洗净切碎，水煎或和猪蹄节炖服（《闽南民间草药》）。4. 治跌打损伤：算盘子根30～60 g。加黄酒适量，水煎服，同时用鲜叶捣烂外敷（《浙汇民间常用草药》）。5. 治毒蛇咬伤：（算盘子）根90 g，一枝黄花根、朱砂根各24 g，红字根15 g，水煎服；另取算盘子鲜叶捣烂外敷（《浙江药用植物芯》）

续表

药名	来源	功能主治	临床鲜用
算盘子	大戟科植物算盘子 *Glochidion puberum*（L.）Hutch. 的果实	清热除湿，解毒利咽，行气活血。主治痢疾，泄泻，黄疸，疟疾，淋浊，带下，咽喉肿痛，牙痛，疝痛，产后腹痛	治睾丸炎：鲜野南瓜 90 g，鸡蛋 2 个，先将药煮成汁，再以药汁煮鸡蛋，每日 2 次，连服 2 d（《江西草药手册》）
山柑算盘子	大戟科植物山柑算盘子 *Glochidion sphaerogynum*（Muell. Arg.）Kurz 的枝叶	清热解毒。主治感冒发热，暑热口渴，口腔炎，湿疹，疮疡溃烂	治湿疹，疮疡溃烂：用（山柑算盘子）鲜枝叶适量。水煎外洗（《广西本草选编》）
白背叶	大戟科野桐属植物白背叶 *Mallotus apelta*（Lour.）Muell.-Arg. 的根或叶	清热解毒，祛湿，止血。主治蜂窝组织炎，化脓性中耳炎，鹅口疮，湿疹，跌打损伤，外伤出血	1. 治蜂窝组织炎：白背叶、橘叶、桉树叶、乌桕叶各适量，捣烂敷患处（《福建药物志》）。2. 治皮肤湿疹：（白背叶）鲜叶水煎，洗患处（《福建中草药》）
叶下珠	大戟科植物叶下珠 *Phyllanthus urinaria* L. 的带根全草	清热解毒，利水消肿，明目，消积	治跌打损伤：（兵豆）茎、叶捣烂外敷（《广西本草选编》）
白背叶根	大戟科植物白背叶 *Mallotus apelta*（lour.）Muell.-Arg. 的根	清热，祛湿，收涩，消瘀。主治肝炎，肠炎，淋浊，带下，脱肛，子宫下垂，肝脾肿大，跌打扭伤	治急、慢性肝炎：白背叶鲜根 30 ~ 60 g。水煎服，或加猪肝 30 ~ 60 g，同炖服（《福建药物志》）
余甘子	大戟科植物余甘子 *Phyllanthus emblica* L. 的果实	清热利咽，润肺化痰，生津止渴。主治感冒发热，咳嗽，咽痛，白喉，烦热口渴。高血压	1. 治感冒发热，咳嗽，咽喉痛，口干烦渴，维生素 C 缺乏症（坏血病）：每用（余甘子）鲜果 10 ~ 30 个，水煎服（广州部队《常用中草药手册》）。2. 治高血压病：用（余甘子）鲜果 5 ~ 8 枚生食，日服 2 次（《福建药物志》）

续表

药名	来源	功能主治	临床鲜用
油柑叶	大戟科植物余甘子 *Phyllanthus emblica* L. 的叶	清热解毒，利湿消肿。主治口疮，疔疮，湿疹，皮炎，水肿，高血压，毒蛇咬伤，跌打损伤	1. 治高血压：（余甘子）鲜叶适量，水煎，代茶冲冰糖服（《福建药物志》）。2. 治白屑头：（余甘子）鲜叶适量，水煎浓汁，每日洗头 2 次（《广西本草选编》）
蜜柑草	大戟科植物蜜柑草 *Phyllanthus matsumurae* Hayata 的全草	清热利湿，清肝明目。主治黄疸，痢疾，泄泻，水肿，淋病，小儿疳积，目赤肿痛，痔疮，毒蛇咬伤	治外痔：地莲子捣绒，敷患处（《贵州草药》）
高粱泡叶	蔷薇科植物蔷薇科高粱泡 *Rubus lambertianus* Ser. 的叶入药	清热凉血，解毒疗疮。主治感冒发热，咳血，便血，崩漏，创伤出血，瘰疬溃烂，皮肤糜烂，黄水疮	1. 治外伤出血：高粱泡叶（鲜）适量，嚼烂外敷（《江西草药》）。2. 治瘰疬溃烂：鲜绵毛悬钩子叶适量。捣烂如泥，敷于患处（《战备草药手册》）
五色梅根	马鞭草科植物马缨丹 *Lantana camara* L. 的根	清热泻火，解毒散结。主治感冒发热，伤暑头痛，胃火牙痛，咽喉炎，痄腮，风湿痹痛，瘰疬痰核	1. 治暑天头痛：马缨丹鲜根 30 ~ 60 g，捣烂煎水服，出自于（江西《草药手册》）。2. 治关节风湿痛：马缨丹鲜根 30 g，水煎服，或加肖梵天花干根 24 g，酒水煎，加食盐少许服（《福建中草药》）
桐子花	大戟科植物油桐 *Vernicia fordii*（Hemsl.）Airy Shaw 的花	清热解毒，生肌。主治新生儿湿疹，秃疮，热毒疮，天泡疮，烧烫伤	治烧烫伤：①铜花 200 g，铜油 500 g，将鲜铜花浸于桐油内，加盖密封，离地保存，3 个月后即可使用。用法：清创后外涂，每日 3 次，以痂壳润泽不痛为度（《全国中草药新医疗法

续表

药名	来源	功能主治	临床鲜用
			展览会资料选编》；②桐子花、檵木花、南瓜瓤、鳖蛋各适量，浸泡在茶油中，时间越长越好，用时取药油外敷（《浙江药用植物志》）
油桐叶	大戟科植物油桐 *Vernicia fordii*（Hemsl.）Airy Shaw 的叶	清热消肿，解毒杀虫。主治肠炎，痢疾，痈肿，臁疮，疥癣，漆疮，烫伤	1. 治丹毒：鲜油桐叶捣烂，敷患处。或拧取自然汁搽患处（《河南中草药手册》）。2. 治疥癣：鲜油桐叶捣烂绞汁敷抹（《福建民间草药》）。3. 治烫伤：鲜油桐叶捣烂绞汁，调冬蜜敷抹患处（《福建民间草药》）。4. 治铁锈钉刺伤脚底：鲜油桐叶和红糖捣烂外敷（《福建民间草药》）
牛耳枫根	虎皮楠科植物牛耳枫 *Daphniphyllum calycinum* Benth. 的根	清热解毒，活血化瘀，消肿止痛。主治外感发热，咳嗽，咽喉肿痛，胁下痞块，风湿骨痛，跌打损伤	治感冒发热，扁桃体炎，脾脏肿大：（牛耳枫）根 9 ~ 15 g，或鲜根 15 ~ 30 g，水煎服（广州部队《常用中草药手册》）
交让木	虎皮兰科植物交让木 *Daphniphyllum macropodum* Miq. 以种子及叶	清热解毒。主治疮疖肿毒	1. 治疖毒，疮痈，红肿疼痛未成脓者：用（交让木）叶捣烂，外敷（江西《中草药学》）。2. 治疗毒红肿：（交让木）种子或叫，加食盐捣烂敷患处（《天目山药用植物志》）
三叉虎	芸香科植物三叉苦 *Evodia lepta*（Spreng.）Merr. 的 茎、叶或根	清热解毒，祛风除湿，消肿止痛。主治感冒发热，流脑，乙脑，胃痛，咽喉肿痛，肺热咳嗽，胃痛，风湿痹痛，跌打损伤，湿疹，疮疖肿毒	治慢性支气管炎急性发作：（三椏苦）鲜叶 30 g，水煎服（《福建中草药》）

续表

药名	来源	功能主治	临床鲜用
长年兰	兰科植物独花兰 *Changnienia amoena* Chien 的假鳞茎和全草	清热，凉血，解毒。主治咳嗽，痰中带血，热疖疔疮	1. 治咳嗽痰中带血：（长年兰）鲜全草 60 ~ 90 g（或鲜假球茎 15 ~ 30 g），水煎后加白糖，早、晚饭前齐服 1 次（《浙江药用植物志》）。2. 治热疖疔疮：鲜（长年兰）假球茎适量。加盐卤捣烂敷患处、干后即换（《浙江药用植物志》）
蜈蚣兰	兰科植物蜈蚣兰 *Cleisostoma scolopendrifolium*（Makino）Garay 的全草	清热解毒，润肺止血。主治气管炎，咯血，咳血，口腔炎，慢性鼻窦炎，咽喉炎，急性扁桃体炎，胆囊炎，肾盂肾炎，小儿惊风	1. 治肾盂肾炎：（蜈松兰）鲜全草 30 g，水煎服（《浙江民间常用草药》）。2. 治小儿惊风：（蜈蚣兰）鲜全草 15 ~ 30 g，水煎服（《浙江民间常用草药》）
山慈菇	兰科植物杜鹃兰 *Cremastra appendiculata*（D.Don）Makino、独蒜兰 *Pseudobulbus Pleiones* Bulboodioidis 的干燥假鳞茎	清热解毒，消肿散结。主治痈疽恶疮，瘰疬结核，咽痛喉痹，蛇虫咬伤	1. 治背痈：（独蒜兰）鲜假球茎、细叶石仙桃鲜假球茎各 3 ~ 4 个，嚼服，每日 1 次；另取上药适量，捣烂外敷患处，外贴菜叶或其他鲜叶。再用纱布包扎．每日换药 1 次（《浙江药用植物志》）。2. 治毒蛇咬伤：鲜山慈菇适量捣烂，从伤日周围结肿的远端开始涂敷，逐渐近于伤处（《山西中草药》）。3. 治皮肤铁裂：鲜杜鹃兰假鳞茎捣烂敷，或切开成两半擦患处（《湖南药物志》）。4. 治肺痨咳嗽：（杜鹃兰）鲜假球茎 21 ~ 24 g。切成薄片，水煎加白糖服（《浙江药用植物志》）

续表

药名	来源	功能主治	临床鲜用
岩葱	兰科植物棒叶鸢尾兰 *Oberonia myosurus*（Forst.f.）Lindl. 的全草	清热解毒，散瘀止血。主治支气管炎，肺炎，肝炎，尿路感染，中耳炎，疮痈，骨折，外伤出血	1. 治中耳炎：（岩葱）鲜品，捣汁滴耳（《云南中草药》）。2. 治外伤出血，疮痈：（岩葱）鲜品捣烂，加酒炒热，敷患处（《云南中草药》）。3. 治疯狗咬伤：（岩葱）鲜品配蚕豆捣烂敷患处（《云南中草药》）
小石仙桃	兰科植物细叶石仙桃 *Pholidota cantonensis* Rolfe 的全草或假鳞茎	清热凉血，滋阴润肺，解毒。主治高热，头晕，头痛，肺热咳嗽，咳血，急性胃肠炎，慢性骨髓炎，跌打损伤	1. 治头晕，头痛：鲜细叶石仙挑 30 ~ 60 g，钩藤、菊花各 9 g，水煎服（《福建药物志》）。2. 治肺热咳嗽，咳血：鲜细叶石仙桃假鳞茎 30 ~ 60 g，水煎调冰糖服（《浙江药用植物志》）。3. 治慢性骨髓炎：鲜细叶石仙桃全草适量，捣烂敷患处；或用淡米酒浸软，捣汁，外搽患处（《浙江药用植物志》）
半春莲	兰科植物小花蜻蜓兰 *Tulotis ussuriensis*（Regel et Macck）Hara 的根茎	清热，消肿，解毒。主治虚火牙痛，鹅口疮，无名肿毒，毒蛇咬伤，跌打损伤，风湿痹痛	1. 治无名肿毒，毒蛇咬伤：半春莲根（鲜）适量。捣烂外敷（《江西草药》）。2. 治跌打损伤，骨折：半春莲根（鲜）30 ~ 60 g，捣烂外敷（《江西草药》）
鹅胆	鸭科动物家鹅 *Anser cygnoides domestica* Brisson 的胆囊	清热解毒，杀虫。主治痔疮，杨梅疮，疥癞	1. 治痔疮有核：①鹅胆汁一个，入冰片五厘研匀，磁器密封，临用以指蘸搽（《本草汇言》；②白鹅胆二三枚，取汁，入熊胆二分，片脑半分，研匀，瓷器密封，勿令泄气，用则手指涂之（《本草纲目》引《保寿

续表

药名	来源	功能主治	临床鲜用
			堂经验方》)。2. 治外痔：用乡村食百草鹅，杀取胆、油，调孩儿茶，敷(《遵生八笺·灵秘丹药》)。3. 治痔疮：冰片一分，珍珠一分，共研细末，用鹅胆二个，取汁入杯内搅匀，将鸡毛（蘸）搽敷患处(《本草述》冰珍膏)
鸡胆	雉科动物家鸡 *Gallus gallus domesticus* Brisson 的胆囊	清热解毒，祛痰止咳，明目。主治百日咳，慢性支气管炎，中耳炎，小儿菌痢，砂淋，目赤流泪，白内障，耳后湿疮，痔疮	治百日咳：鸡苦胆 1 个，白糖适量，用针刺破鸡苦胆挤出胆汁加入适量白糖，每日 2 ~ 3 次，患儿 1 周岁以下 3 d 服 1 个；2 周岁以下 2 d 服 1 个；2 周岁以上每日服 1 个。鲜鸡苦胆存放不便时，也可将鸡苦胆焙干研末，加糖适量调匀，放胶囊内白开水送服(《天津中草药》)
雀头血	文鸟科动物麻雀 *Passer montanus*（Linnaeus）头部的血液	明目。主治雀盲	治雀盲，以生雀血敷目，可多作之(《普济方》)
兔血	兔科兔属动物东北兔 *Lepus mandschuricus* Radde、华南兔 *Lepus sinensis* Gray、蒙古兔 *Lepus tolai* Pallas、高原兔 *Lepus oiostolus* Hodgson 及穴兔属动物家兔 *Oryctolagus cuniculus domesticus*（Gmelin）等的血液	凉血活血，解毒。主治小儿痘疹；产后胎衣不下；心腹气痛	1. 治小儿胎毒，遇风寒性较大即发痘疹，服此可免，虽出亦稀兔二只，腊月八日刺血于漆盘内，以细面炒熟，和丸如绿豆大。每服三十丸，绿豆汤下。每儿一剂，永安甚效。杨氏《经验方》加朱砂三钱，酒下，名兔砂丸(《本草纲目》引《乾坤秘韫》蟾宫丸)。2. 腊月八日，取生兔一只刺血，和荞麦面，少加雄黄四五分，候干，

续表

药名	来源	功能主治	临床鲜用
			丸如绿豆大。初生小儿以乳汁送下二三丸，遍身发出红点，是其验也。但儿长成，常以兔肉啖之，尤妙，出自于（《本草纲目》引《刘氏保寿堂方》兔血丸）
兔肝	兔科兔属动物东北兔 *Lepus mandschuricus* Radde、华南兔 *Lepus sinensis* Gray、蒙古兔 *Lepus tolai* Pallas、高原兔 *Lepus oiostolus* Hodgson 及穴兔属动物家兔 *Oryctolagus cuniculus domesticus*（Gmelin）等的肝脏	养肝明目；清热退翳。主治肝虚眩晕；目暗昏糊；目翳；目痛	治疳眼，夜盲：鲜兔肝 1～2 具，开水中烫至半熟，以酱油沾食，每日 1 次（《山东药用动物》）
野猪胆	猪科动物野猪 *Sus scrofa* Linnaeus 的胆或胆汁	清热镇惊；解毒生肌。主癫痫，小儿疳疾，产后风，目赤肿痛，疔疮肿毒，烧烫伤	1. 治疗疮恶肿：野猪胆汁捣葱白，敷患处（《吉林中草药》）。2. 治瘰疸：取鲜野猪胆一个，套手指上，至愈为度（《吉林中草药》）。3. 治火烫伤：黄柏一两，研极细末，野猪胆汁调涂患处（《吉林中草药》）。4. 治小便不通：野猪胆汁一盅，热酒冲服，日服二次《吉林中草药》）
猪胆	猪科动物猪 *Sus scrofa domestica* Brisson 的胆汁	清热，润燥，解毒。主热病燥渴，大便秘结，咳嗽，哮喘，目赤，目翳，泄痢，黄疸，喉痹，聤耳，痈疽疔疮，鼠瘘，湿疹，头癣	治头濒（包括黄强臼群）：猪胆 1 个取汁，雄黄 9 g。雄黄为末。以猪胆汁调成糊状，涂患处（《内蒙古药用动物》）

续表

药名	来源	功能主治	临床鲜用
海蜇	根口水母科动物海蜇 *Rhopilema esculenta* Kishinouye 及黄斑海蜇 *Rhopilema hispidum* Vanhoeffen 的口腕部	清热平肝，化痰消积，润肠。主治肺热咳嗽，痰热哮喘，食积腹胀，大便燥结，高血压病	1. 鲜海蜇 31 g（煎成浸膏后烤干磨粉），牡蛎 4.8 g（煅后磨粉），蛤壳 4.8 g（煅后磨粉），蜂蜜 2.7 g，以上诸药压成片，为 1 d 量，分三次饭后服，10 d 为 1 疗程（《山东药用动物》）。2. 鲜海蜇（刚从海中捕捞的）用刀切碎，约服一饭碗，每日一次，2 d 后乳汁增加（《山东药用动物》）
螺蛳	田螺科动物方形环棱螺 *Bellamya quadrata*（Benson）或其他同属动物的全体	清热，利水，明目。主治黄疸，水肿，疮肿，淋浊，消渴，痢疾，目赤翳障，痔疮	1. 治黄疸吐血，病后身面俱黄，吐血成盆，诸药不效：螺螂十个，水漂去泥，捣烂露一夜，五更取清服 3 次（《小山怪证方》）。2. 治白游风肿：螺肉入盐少许，捣泥贴之（《摘玄方》）。3. 治五淋：点浊螺螂一碗，连壳于锅内炒热，淬以好白酒兰碗，煮至一碗。取螺以针挑肉食，仍以此酒下之，食之二三次（《扶寿精方》）。4. 治膀胱郁热：小便不通螺蛳一合，捣葱白五个，府香一分 . 盐少许，共捣成饼。卷脐上，须臾即通。毛毛酸草捣汁服加酒少许。单灯心汤空心服（《要童类萃》掩脐膏）。5. 治目痛：累年，或三四年取生螺一枚，以水洗之，令螺口升，以黄连一块，内螺口中，令其螺饮黄连汁，以绵注取汁，着眦中（《普济方》）

续表

药名	来源	功能主治	临床鲜用
海螺	骨螺科动物脉红螺 *Rapana venosa*（Valenciennes）、皱红螺 *Rapana bezoar*（Linnaeus）或其他类似螺类的鲜肉	清热明目。主治目痛，心腹热痛	1. 治目痛累年：取生螺一枚，洗之内燥，抹螺口开，以黄连一枚纳螺口中，令其螺饮黄金汁，以绵注取汁，著眦中（《肘后方》）。2. 治目痛：鲜海螺肉煎汁，并吃肉（《山东中草药是手册》）
瓜螺	涡螺科动物瓜螺 *Cymbium melo*（Solander）的肉	清火明目。主治眩晕，目昏	治头晕：（瓜螺）肉适，煎服（《中国药用海洋生物》）
蜗牛	巴蜗牛科动物同型巴蜗牛 *Bradybaena similaris*（Freussde）、华蜗牛属动物华蜗牛 *Cathaica fasciola*（Draparnaud）及其同科近缘种的全体	清热解毒，震惊，消肿。主治风热惊痫，小儿脐风，消渴，喉痹，炸腮，瘰疬，痈肿丹毒，痔疮，脱肛，蜈蚣咬伤	1. 治风邪惊痫：鲜蜗牛 10 个，蜈蚣一条，全蝎 2.1 g，朱砂 1.5 g，钩藤 9 g，牛胆汁 3 g，水煎服，孕妇忌服（《山东药用动物》）。2. 治小儿丹毒：蜗牛 20 个（活），冰片 0.3 g，将活蜗牛放入碗内撒上冰片，将蜗牛化水，以水外擦患处（《青岛中草药手册》）。3. 治发背：蜗牛 100 个，活者，以一生净瓶入蜗牛，用新汲水一盏，浸瓶中，封系，自晚至明，取出蜗牛放之，其水如涎，将真蛤粉不以多少，旋调敷，以鸡翎扫之疮上，日可十余度。（姚增坦《集验方》）。治蜈蚣咬，蜗牛挎取汁，滴入咬处（《圣惠方》）。4. 治眼热生淫服赤白翳：生蜗牛 2 枚。纳入许朱砂末于中，微火上炙令沸，以绵取，以敷眦上，数敷（《圣惠方》）

续表

药名	来源	功能主治	临床鲜用
蚬肉	蚬科动物河蚬 *Corbicula fru minea*（Muller）或其近缘动物的肉	清热；利湿；解毒。主消渴，目黄，湿毒脚气，疔疮痈肿	治疗疽恶毒：蚬肉杵烂，涂(《外科集要》)
蟹	方蟹科动物中华绒螯蟹 *Eriocheir sinensis* H.Milne-Edwards 和日本绒螯蟹 *Eriocheir japonicuas*（de Haan）的肉和内脏	清热，散瘀，消肿解毒。主治湿热黄疸，产后瘀滞腹痛，筋骨损伤，痈肿疔毒，漆疮，烫伤	1. 治骨节离脱：生蟹捣烂，以热酒顾入，连放数碗，其渣涂之，半日内，骨内谷谷有声即好，干蟹烧灰，酒服亦好(《唐瑶经验方》)。2. 治跌伤疼痛：活河蟹雌雄各 1 只（愈大愈好），加上陈酒 1 kg，熬煮 0.5 h，然后取酒待温，分 1 ~ 3 次服完。每于服后，盖被酣睡 2 h(《江苏中医》)。3. 治漆疮：①生镑蟹一味，取黄傅疮上，日三五度(《圣济总录》)；②蟹黄一两，神曲(为末)三钱。蜜调涂患处，湿则干搭(《仙拈集》蟹黄散)。4. 治漆疮延及满身，疥疮湿癣之久不愈者：捣烂生蟹涂之(《肘后方》)。5. 治诸衍风大症：肥蟹十二只(雌雄各半)，去垢净，剁烂，入磁瓶内，好严漆三十六两入内，封埋阴地，七七日取出，日饮一杯(《解围元数》太乙神浆)。6. 治冻疮溃烂不敛：活蟹烧存性，研细末，蜂蜜调涂，每日更换 2 次(《食物中药与便方》)。7. 治耳聋：生蜡蟹一枚，捣烂绞取汁，点耳中(《圣惠方》)。8. 治拍蟹毒(虎口疔)，大指次指隔界处忽生肿毒，痛不可忍：鲜蟹研烂徐患处(《医便》)

续表

药名	来源	功能主治	临床鲜用
蚱蝉	蝉科动物黑蚱 *Cryototy Mpana pustulata* Fabr. 的全体	清热，息风，镇惊。主治小儿发热；惊风抽搐；癫痫；夜啼；偏头痛	治偏头痛：蚱蜢二枚（生用），乳香半两（细研），朱砂半分（细研）。上件药，以蝉研取汁，都和丸如小豆大。头痛时，左边痛纳左鼻中，右边痛纳右鼻中，出黄青水为效（《圣惠方》）
鲤鱼血	鲤科动物鲤 *Cyprinus carpio* Linnaeus 的血液	解毒消肿。主治小儿火丹，口唇肿痛，口眼歪斜	1. 治小儿火丹赤如朱，走皮中：鲤鱼血敷之（《千金要方》）。2. 治唇黑肿，疼腨不可忍：鲤鱼血磨墨涂之（《圣惠方》）
虾蟆胆	蛙科动物泽蛙 *Rana limnocharias* Boie 的胆汁	利咽开音。主小儿失音	治小儿失音不语：取汁点舌上（《孙天仁集效方》）
蝌蚪	蛙科动物黑斑蛙 *Rana nigromaculata* Hallowell、金线蛙 *Rana plancyi* Lataste 或泽蛙 *Rana limnocharis* Boie. 的幼体	清热解毒。主治热毒疮肿；流行性腮腺炎；水火烫伤	1. 治热疮和疥疮：将蝌蚪捣栏，敷患处（《山东药用动功》）。2. 治流行性腮腺炎：蝌蚪 500 g，水片 3 g，将冰片加入活的蝌蚪内，待溶化成水后搽患处，每日 3 ~ 4 次，连涂 2 ~ 3 d（苏州医学院《民间验方选集》）。3. 治痈疡肿痛：活蝌蚪 500 g，置坛内，坛口以盐泥封固，埋土中，半年后蝌蚪即化为水，取水调黄连、黄芩、黄柏末，涂患处（《中国动物药》）
青蛙胆	蛙科动物黑斑蛙 *Rana nigromaculata* Hallowell 或金线蛙 *Rana plancyi* Lataste 的胆汁	清热解毒。主麻疹并发肺炎；咽喉糜烂	治咽喉糜烂：每次吞服青蛙胆 2 个，日服 1 次，并用胆汁涂患处，每日 2 次（《中国动物药》）

续表

药名	来源	功能主治	临床鲜用
鲤鱼胆	鲤科鲤属动物鲤 *Cyprinus carpio* Linnaeus 的胆囊	清热明目，散翳消肿。治目赤肿痛，青盲障翳，咽痛喉痹	治慢性中耳炎：将耳内脓汁擦净，然后将鲜鲤鱼胆汁滴入耳中，用棉填塞耳孔，每日 1 次（《全国中草药汇编》）

第八章　泻下药

芦　荟

【来源】百合科植物库拉索芦荟 *Aloe barbadensis* Miller、好望角芦荟 *Aloe ferox* Miller 或其他同属近缘植物叶的汁液浓缩干燥物。

【性味归经】苦，寒。归肝、胃、大肠经。

【功能】泻下通便，清肝泻火，杀虫疗疳。

【主治】用于热结便秘，惊痫抽搐，小儿疳积；外治癣疮。

【化学成分】

芦荟叶的物质主要分为两大类，一类在叶片中，呈黄色汁液状，它主要含有高活性的酚类化合物，包括蒽醌和苷类等，是芦荟入药的主要活性成分；另一类留下的物质呈凝胶状，含有的主要成分为糖类，还富含蛋白质以及纤维等。此外，还有许多其他化合物，例如蒽酮，色酮等以及种类丰富的各种活性成分，如人体所需的氨基酸、蛋白质、维生素和量元素、酶类等。

【干燥方法】

将过滤好的芦荟浓缩汁按 1 kg 盘进行装盘，每盘厚度 10 mm，每次装 3 盘料。将装好物料的盘放入冻干仓中，开启冷冻机进行速冻，当物料温度冷冻到 −30 ℃时，继续维持 0.5 h，直到物料完全冻结。然后开启真空泵，当真空度达到 50 Pa 时，开启加热装置，进行冷冻干燥。

【药理作用】

1. 泻下　各种芦荟属植物皆含有蒽醌衍生物，尤其是芦荟大黄素苷。这些蒽醌苷要在肠管中放出大黄素等才能发挥刺激性泻下作用。动物口服芦荟可致泻，其泻下的主要作用部位在大肠，对离体小肠无促进蠕动的作用。给犬注射芦荟提取物，适当剂量可增加小肠液的分泌，并增加脂肪酶的活性，有时也能增加二肽酶的活性，剂量过高反有抑制作用。由于各种芦荟中所含有效成分的量不一，故有人建议用纯芦荟大黄素代替芦荟作为泻药。

2. 抑菌、抗炎和对免疫系统的作用　小鼠实验表明：芦荟对大肠杆菌、绿脓杆菌、须发癣菌有抑菌作用。芦荟水浸剂（1∶2）在试管内对腹股沟表皮癣菌、红色表皮癣菌、星形奴卡菌等皮肤真菌有不同程度的抑制作用；其醇浸液对人型结核杆菌在体外亦有抑制作用。芦荟中缓激肽酶有降解体内缓激肽的活性，其与血管紧张素一道能起抗炎作用。芦荟具有免疫刺激性质，能增强小鼠对单核细胞增多性李司忒菌感染的抵抗能力。此外，从芦荟叶中分离出的一种具有免疫调节作用的多糖，有抗补体作用。

3. 对胃和肝脏的作用　芦荟素 A 能通过抑制胃液（胃酸及胃蛋白酶）分泌起到抗攻击因子对胃损伤的作用。芦荟注射液、芦荟总苷及总苷中分离提得的结晶Ⅲ对实验性化学性肝损伤动物有保护作用，能明显对抗大鼠肝损伤引起的 SGPT 升高，对肝细胞损害也有不同程度的保护作用。

4. 抗肿瘤　芦荟醇提取物及从中分离出的芦荟素 A 具有抗肿瘤作用。芦荟苦素对实体瘤也有抑制作用。芦荟素 A 还具有保护 T 淋巴细胞的功能及治疗因 X- 射线造成的内脏伤害的作用。芦荟生汁液涂于损伤组织尚可使正常细胞再生。芦荟素 A 能抑制小鼠甲基胆蒽诱发的纤维肉瘤。

5. 其他　芦荟中的多糖对成纤维细胞的生长有促进作用，用 10 ~ 25 g/kg 给予小鼠，对箭毒和阿托品的毒性有对抗作用。芦荟提取物 1∶500 对离体蟾蜍心脏有抑制作用。芦荟浓煎膏的水溶液，有对抗水合氯醛对离体蟾蜍心脏的毒性；下肢血管灌流，1∶200 为收缩，1∶1 000 则轻度扩张。用 2% 水浸液给兔静脉注射（0.5 ml/kg），30 min 后红细胞数有轻度增加，以嗜酸性粒细胞为主的白细胞显著增加。能缩短凝血时间。芦荟提取物对肾上腺皮质有某些兴奋作用，能降低大鼠肾上腺内维生素 C 的含量。动物实验表明：芦荟水浸物（10% 溶液）对人工创伤的动物，有缩短治愈天数和轻度促进愈合的作用。亦有将芦荟制成凝胶制剂用于皮肤或其他组织创伤以及烧伤的用法。

【毒理研究】

毒性芦荟注射液以 5 g/kg 和 10 g/kg 给犬肌内注射，连续 6 个月，观测血象、丙氨酸氨基转移酶、全血尿素氮及肌酐，并称量体重，结果均正常。6 个月后处并死解剖，对各脏器镜检，未见实质性病变。高低剂量组个别犬可见局部肌肉坏死。

【古代鲜用】

《药性论》：杀小儿疳蛔。主吹鼻杀脑疳，除鼻痒。

《海药本草》：主小儿诸疳热。

《开宝本草》：主热风烦闷，胸膈间热气，明目镇心，小儿癫痫惊风，疗五疳，杀三虫及痔病疮瘘。解巴豆毒。

《本草图经》：治湿痒，搔之有黄汁者。

《本草汇言》：卢会，凉肝杀虫之药也。凡属肝脏为病，有热者，用之必无疑也。但味极苦，气极寒，诸苦寒药无出其右者。其功力主消不主补，因内热气强者可用，如内虚泄泻食少者禁之。

《得配本草》：散瘰疬，治惊痫，利水除肿。

《本草再新》：治肝火，镇肝风，清心热，解心烦，止渴生津，聪耳明目，消牙肿，解火毒。

《本经逢原》：芦荟，入厥阴肝经及冲脉。其功专于杀虫清热。冲脉为病，逆气里急及经事不调，腹中结块上冲，与小儿疳热积滞，非此不除。同甘草为末，治头项顽癣甚效。但大苦大寒，且气甚秽恶，若胃虚少食人得之，入口便大吐逆，每致夺食泄泻，而成羸瘦怯弱者多矣。

《要药分剂》：近世以芦荟为更衣药，盖以其清燥涤热之功也。

《现代实用中药》：为峻下药，有健胃通经之效。

【现代鲜用】

脚鸡眼　取适量芦荟叶置于鲜童便或自己的尿中，浸 1 ~ 2 h，取清水漂洗备用。首次贴药前将患部用水浸洗，使皮肤软化，用刀刮去角皮层，然后将芦荟切去表皮，贴患处，胶布固定，每晚睡前换药 1 次。

【不良反应】

《本草经疏》：凡儿脾胃虚寒作泻及不思食者禁用。

《本经逢原》：若胃虚少食人得之，人口便大吐逆，每致夺食泄泻，而成羸瘦怯弱者多矣。

【防范措施与禁忌】

严格掌握适应证：孕妇忌服。脾胃虚寒者禁用。

中毒救治：

催吐、洗胃，服用活性炭、盐类泻剂及蛋清等。

腹痛甚者可给予镇痛剂。

如系孕妇中毒，尚应注意保胎，可选用黄体酮及维生素 E 等。

【中药小故事】

芦荟的花语是自尊又自卑的爱。花占卜是你总是背负着一个很大的包袱，里面装满感情的困扰，令您精神受损，消沉而无生气。其实您是一个很坚强的人，勇于承受挑战和压力，只要您有坚定的意志，一定可以冲破心理障碍，重现昔日的风采。芦荟中的“芦”字原意是黑的意思，“荟”则是聚集的意思。其名字的由来是因为，芦荟的叶子的汁液是黄褐色的，遇到空气会氧化成黑色，因而取名芦荟。

其他可鲜用泻下药

药名	来源	功能主治	临床鲜用
落葵	落葵科植物落葵 *Basella alba* L. 的叶或全草	滑肠通便，清热利湿，凉血解毒，活血。主治大便秘结，小便短涩，痢疾，热毒疮疡，跌打损伤	1. 治大便秘结，鲜落葵叶煮作副食。2. 治小便短赤：鲜落葵每次 60 g，煎汤代茶频服。3. 治疔疮：鲜落葵叶十余片，捣烂涂贴，每日换 1 ~ 2 次。4. 治手脚关节缝疼痛：鲜落葵全茎 30 g，猪蹄节 1 具或老母鸡一只，去脚，头，内脏，水酒适量各半炖服。5. 治外伤出血：鲜落葵叶和冰糖，共捣烂敷患处。6. 治胸膈积热郁闷：鲜落葵每次 60 g，浓煎汤加酒温服
塔黄	蓼科植物高山大黄 *Rheum nobile* Hook. f.et Thoms. 的根茎	泻热导滞，散瘀消肿。主治实热便秘，谵语发狂，食积痞滞，痢疾，湿热发黄，目赤头痛，闭经，痈肿疔毒	治疮疖：鲜荞麦七适量，捣烂外敷
酸模叶	蓼科植物酸模 *Rumex acetosa* L. 的茎叶	泄热通秘，利尿，凉血止血，解毒。主治便秘，小便不利，内痔出血。疮疡，丹毒，疥癣，湿疹，烫伤	1. 治红眼睛，便秘：鲜酸模茎叶 15 ~ 30 g，煎服，甚者加元明粉 6 g。2. 治内痔出血：鲜酸模叶全草 30 ~ 60 g，捣烂取汁，调白糖 30 ~ 60 g 内服。3. 治皮肤红疹瘙痒：鲜酸模叶适量捣烂，轻轻摩擦患处或酸模带根全草 60 ~ 90 g，煎水洗患处，洗时需避风。4. 治汗斑：鲜酸模茎叶适量，红糖少许捣如糊状，醋调涂患处
乌柏木根皮	大戟科乌桕属植物乌桕 *Sapium sebiferum*（L.）Roxb. 的根皮或树皮	泻下逐水，消肿散结，解蛇虫毒。主治水肿，癥瘕积聚，臌胀，大、小便不通，疔毒痈肿，湿疹，疥癣，毒蛇咬伤	1. 治疔疮：乌桕根内皮捣烂（或烤干研粉），加冰片少许，用蛋清调匀外敷（《全国中草药汇编》）。2. 治毒蛇咬伤：乌桕树二层皮（鲜 30 g，干 15 g），捣烂，米酒适量和匀，去渣，1 次饮至微醉为度，将药渣敷伤口周围（《岭南草药志》）

续表

药名	来源	功能主治	临床鲜用
乌柏叶	大戟科乌柏属植物乌柏 *Sapium sebiferum*（L.）Roxb. 的叶	泻下逐水，消肿散瘀，解毒杀虫。主治水肿，大、小便不利，腹水，湿疹，疥癣，痈疮肿毒，跌打损伤，毒蛇咬伤	1. 治水肿：鲜乌柏叶 100 g，鱼腥草一把，车前草一把，土黄芪 50 g，生地黄 9 g，水煎服（《河南中草药手册》）。2. 治真菌性阴道炎、风疹、湿疹：乌柏鲜叶适量，水煎熏洗（《广西本草选编》）。3. 治穿石痈（后臼齿连接有二三齿处红肿溃烂）：鲜乌柏嫩叶连心合糯米饭粒（加葱头或米醋更佳）捣烂敷患处（《泉州本草》）。4. 治脚癣，乌柏鲜叶捣烂，加食盐少许调匀，敷患处（《广西本草选编》）。5. 治跌打损伤，遍身疼痛：乌柏鲜嫩叶连幼芽心 7 个，揉碎，酒送服；或鲜嫩叶连心约 15 g，合乌糖和酒共捣烂，绞汁，炖温内服（《泉州本草》）。6. 治外伤出血：乌柏鲜叶适量，捣烂外敷（《浙江药用植物志》）。7. 治癞痢头：乌柏鲜叶适量捣汁洗头，渣外敷（《福建中草药临床手册》）
芫花根	瑞香科植物芫花 *Daphnegenkwa* Sieb.et Zucc. 的根或根皮	逐水，解毒，散结。主治水肿，瘰疬，乳痈痔瘘，疥疮，风湿痹痛	1. 治肾脏性浮肿及心包积水：鲜芫花根 30 g，大枣 10 枚，共捣为丸。2. 治牙痛：鲜芫花根第二层皮 90 g，用 75% 乙醇 250 ml 浸泡 3 ~ 4 天，一亦可用鲜根皮 250 g，开水 250 ml 浸泡同样日数。3. 治脚气：鲜芫花根 30 g，放入碗内，加入滚开水 120 ml，待冷后倒入瓶内，加防腐剂或白矾浸泡十余日擦患处
齐墩果	木犀科植物木犀榄 *olea europaea* L. 的果肉油	润肠通便，解毒敛疮。主治肠燥便秘，水火烫伤	1. 治龋齿：毛女贞鲜叶捣烂塞龋洞内（《湖南药物志》）。2. 治疮疡肿毒：冬青嫩叶、犁头草各适量，洗净捣烂，敷患处。3. 治跌打肿痛：冬青嫩叶适量，或配鹅不食草适量，捣烂外敷，每日换药 1 ~ 2 次（2 ~ 3 方出自《广西民间常用中草药手册》）

第九章　化湿药

藿　香

【来源】唇形科草本植物广藿香 *Pogoste mincablin*（Blanco）Benth. 或藿香 *Agastacherugosus*（Fisch.etMey）O.Ktze. 的地上部份。

【性味归经】味辛，性微温。归肺、脾、胃经。

【功能】祛暑解表，化湿和胃。

【主治】夏令感冒，寒热头痛，胸脘痞闷，呕吐泄泻，妊娠呕吐，鼻渊，手、足癣。

【化学成分】

鲜藿香的挥发油含量高于干藿香。广藿香含挥发油约 1.5%，油中主成分为广藿香醇，约占 52% ~ 57%。藿香含挥发油 0.28%，主要成分为甲基胡椒酚，占 80% 以上。藿香茎中挥发油的含量仅 0.1%，而叶和花序中的含量为 10%，因此，藿香地上部分的挥发油主要来自该植物的叶或花。藿香 100 g 嫩叶含水分 72 g、蛋白质 8.6 g、脂肪 1.7 g、碳水化合物 10 g、胡萝卜素 6.38 mg、维生素 B_1 0.1 mg、维生素 B_2 0.38 mg、尼克酸 1.2 mg、维生素 C 23 mg、钙 580 mg、磷 104 mg、铁 28.5 mg。除此之外，还包括黄酮类、萜类、苯丙素、甾体、生物碱等多种类型。

【干燥方法】

自然风干：将 100 g 鲜藿香叶置于簸箕，放在室外干燥通风处，每 24 h 称量一次，随后增加称量的频次，直至含水量为 ±2% 为止。

【药理作用】

1. 抑菌　广藿香鲜汁浓度≥ 75% 时能够有效抑制绿脓杆菌、肠炎球菌、产气杆菌、金黄色葡萄球菌和枯草杆菌。即广藿香鲜汁浓度≥ 75% 时有良好抑菌作用。

2. 实验性急性外耳道炎　广藿香鲜汁对金黄色葡萄糖球菌所致豚鼠急性耳道炎有治疗效果。

3. 调节胃肠功能　新鲜广藿香的水提取物均可抑制离体兔肠的自发收缩，降低蠕动幅度。此外，广藿香的水提取物可抑制乙酰胆碱或氯化钡引起的离体兔肠平滑肌收缩。即新鲜广藿香提取物能够很好地调节胃肠功能。

4. 其他　藿香还具有抗炎、抗病毒、镇痛、止咳、平喘、止呕以及对拮抗钙离子等药理作用。

【毒理研究】

广藿香醇花生油溶液灌胃给药的 LD_{50} 是 4.693 g/kg，95% 的置信区间上限是 5.498 g/kg，下限是 4.038 g/kg；广藿香醇花生油溶液腹腔注射给药的 LD_{50} 是 3.145 g/kg，95% 的置信区间上限是 3.675 g/kg，下限是 2.663 g/kg。综上，广藿香醇的安全性较高，属于低毒药物。

【古代鲜用】

《名医别录》：疗风水毒肿，去恶气，疗霍乱、心痛。

《本草图经》：治脾胃吐逆，为最要之药。

《珍珠囊》：补卫气，益胃气，进饮食，又治吐逆霍乱。

《汤液本草》：温中快气。肺虚有寒，上焦壅热，饮酒口臭，煎汤漱。

《药品化义》：藿香，其气芳香，善行胃气，以此调中，治呕吐霍乱，以此快气，除秽恶痞闷。且香能和合五脏，若脾胃不和，用之肋胃而进饮食，有醒脾开胃之功。辛能通利九窍，若岚瘴时疫用之，不使外邪内侵，有主持正气之力。凡诸气药，独此体轻性温，大能卫气，专养肺胃。但叶属阳，为发生之物，其性锐而香散，不宜多服。

《本草正义》：藿香，清分微温，善理中州湿浊痰涎，为醒脾快胃，振动消阳妙品。

《名医别录》治风水毒肿者，祛除湿浊，自能清理水道也。去恶气者，湿漫中宫之浊气业、霍乱心腹痛者，湿浊阻滞，伤及脾士清阳之气，则猝然撩乱，而吐泻绞痛，芳香能助中州清气，胜湿辟秽，故为暑湿时令要药。然性极和平，力量亦缓，止可以治霍乱轻症，而猝然大痛，吐泻并作，肢冷脉绝者，非大剂四逆中为功，断非此淡泊和平，所能独当大任。藿香芳香而不嫌其猛烈，温煦而不偏于燥热，能怯除阴霾湿邪，而助脾胃正气，为湿困脾阳，怠倦无力，饮食不甘，舌苔浊垢者最捷之药。亦辟秽恶，解时行疫气。盖病疫以气染人，无非湿浊秽腐之烫熬，感之者囱口鼻吸入，胃先受之，芳香得清气之正，而藿香气味和平，不嫌宰燥，故助脾胃而无流弊。但必以广产为佳，虽以气胜，而冲和可爱，今江浙间遍地产之，则味苦涩而气亦恶劣。石顽谓伐胃消食，且能耗气，而世俗以为能解暑气，瀹茶多次，未尽善也。仲醇谓阴虚火旺，胃弱欲呕及胃热作呕者弗用。按藿香虽不燥烈，然究是以气用事，惟舌有浊垢，而漾漾欲泛者最佳。若舌燥光滑，津液不布者，咸非所宜。凡芳香行气，醒脾胜湿诸芳草，皆有同情，不仅藿香、木香一类为然也。

《本草述》：散寒湿、暑湿、郁热、湿热。治外感寒那，内伤饮食，或饮食伤冷湿滞，山风瘴气，不伏水土，寒热作疟等症。

《本草再新》：解表散邪，利湿除风，清热止渴。治呕吐霍乱，疟，痢，疮疥。梗：可治喉痹，化痰、止咳嗽。

【现代鲜用】

1. 解暑　取鲜藿香 30 g，粳米 30 g。先将砂锅的水煮开，加入洗净的粳米：当粳米快者熟时，加入鲜藿香，搅拌均匀，煮片刻即可使用。功效：藿香散发的清香具有化湿和中、解暑辟秽的功效。

2. 消化不良　鲜藿香叶或嫩苗 25 g，白糖适量。将藿香叶洗净后加水煮沸，10 min 左右，加白糖，每日服 3 ~ 4 次。

3. 食品保健　将鲜藿香洗净，入沸水中焯一下捞出，入冷水冷却，挤出水分，切成段备用。将红辣椒切丝，用热植物油炸一下倒入姜盘中，连同其他调味料一起拌匀，可加些蒜末或视口味加少许醋均可。

4. 扁平疣　取鲜藿香叶 2 ~ 3 片，擦揉患处 3 ~ 5 min，每天 2 次。一般 15 ~ 30 d 左右疣体便消失或脱落，局部皮肤如常。鲜藿香叶治疗寻常疣效果满意，方法简便，且患者无痛苦。

5. 口臭　鲜藿香叶，放少许在口内含嚼，咽汁，亦可与薄荷叶同入口中含嚼咽汁。功效：芳香化浊，适用于湿热口腻口臭。

6. 荨常疣　每日用鲜霍香叶 2 ~ 3 片，擦揉患处 5 min。

7. 防治感冒　鲜藿香叶、鲜紫苏叶、鲜薄荷叶各 10 g，开水饮或略煎当茶喝。

【不良反应】

藿香芳香行气，一般认为，久服或大量服用，易伐胃、伤阴、耗气。

藿香正气水可致心动过速有 4 例，应引起临床重视。

【防范措施与禁忌】

虚火旺，胃弱欲呕及胃热作呕，中焦火盛热极、温病热病、阳明胃家邪实作呕作胀，法并禁用。

其茎能耗气，用者审之。

凡阴虚火旺、舌绛光滑者不宜应用。

藿香正气水可引起过敏的报道比较多，为了减少过敏反应的发生，医生开药前应询问患者是否为过敏体质，对过敏体质或体质弱的患者，口服给药，嘱患者自己注意。

【中药小故事】

很久以前，深山里住着一户人家，哥哥与妹妹霍香相依为命。后来，哥哥在外从军。家里只有姑嫂二人，嫂子十分疼爱妹妹，霍香也很体贴嫂子。两人每天一同下田干农活，又一同操持家务。她们从来也没有闹过一回别扭，日子过得别提有多和美了。

有一年夏天，天气连日闷热潮湿，嫂子因劳累中暑，只觉得头痛眩晕，心悸恶心，发热恶寒，十分难受。霍香急忙把嫂子扶到床上说：“您恐怕是中了暑热，治这种病不难，咱家的后山上就有能治这种病的药草。让我去上山挖些回来，煎汤给你喝，好早日治愈你的病。”“那可不成！”嫂子念小姑年轻，出门不便，就劝她别去，“你一个十七八的小姑娘，怎能一个人出门？”霍香一心要给嫂子治病，不管嫂子怎么劝说，全然不顾，执意进了深山。嫂子唯恐霍香有什么闪失，在门口一直等了一天，直到天黑时，霍香才跌跌撞撞回到家里。嫂子刚想松口气，却发现她两眼发直，精神萎靡，一迈进门便跌倒在地，瘫软一团。吓得嫂子连忙将她扶坐在床上：“妹妹，你这是怎么了？”霍香有气无力地说：“我被毒蛇咬了。”说着指了指脚，原来她在采药时，不慎被毒蛇咬伤了右脚，中了蛇毒。嫂子听后顿时神情紧张，赶紧脱下霍香右脚的鞋袜。只见在霍香的脚面上有两排蛇咬的牙印，右脚又红又肿，连小腿也肿胀变粗了。嫂子一面惊叫，一面抱起霍香的右脚，又把嘴凑近脚面上的伤口，准备吸吮毒汁。但霍香因怕嫂子中毒，霍香哭着推搡嫂子：“嫂子，你也要中毒啊！”霍香死活不肯让嫂子吮吸。等乡亲们听见嫂子的呼救将郎中找来，却为时已晚。嫂子用霍香采来的药草治好了病，为了牢记小姑之情，嫂子便把这种有香味的药草亲切地称为“霍香”，并让乡亲们把它种植在房前屋后、地边路旁，以便随时采用。从此“霍香”草的名声越传越广，治好了不少中暑的病人。因为是药草的缘故，久而久之，人们便在霍字头上加了一个“草”字头，将霍香写成了“藿香”。

佩　兰

【来源】菊科植物佩兰 *Eupatoriumfortunei* Turcz. 的新鲜地上部分。

【性味归经】味辛，性平。归脾、胃、肺经。

【功能】芳香化湿，醒脾开胃，发表解暑。

【主治】湿浊中阻，脘痞呕恶，口中甜腻，口臭，多涎，暑湿表证，湿温初起，发热倦怠，胸闷不舒。

【化学成分】

佩兰中含有的化学成分主要为挥发油类化合物。全草含挥发油 1.5% ~ 2.0%，主要包括单萜、倍半萜及芳香类和脂肪类。挥发油中的主要成分为冰片烯，经过比较得出冰片烯在鲜品中的含量为 63.65%，远超其在干品中的含量，且在鲜品总挥发油的含量也高于干品。除此之外，佩兰花中还含有蒲公英甾醇、蒲公英甾醇棕榈酸酯、蒲公英甾醇醋酸酯等；佩兰根中含有双稠吡咯啶生物碱，包括仰卧天芥菜碱、宁德洛非碱和兰草素等。

【干燥方法】

红外干燥：取新鲜佩兰植株，去除泥土、碎石等杂质，趁鲜切成 10 ~ 15 mm 的带叶茎枝，将其混合均匀红外 40 ℃干燥测定新鲜佩兰的初始含水率，并且在干燥过程中观察佩兰药材性状，实时称重并计算其含水率，当含水率低至 10% 时立刻取出，停止干燥。

【药理作用】

未发现佩兰新鲜地上部分相关药理作用研究，但佩兰鲜品挥发油的抗炎效果和增强唾液淀粉酶活性的能力强于干品挥发油，还有较强的祛痰作用。佩兰中的双稠吡咯啶类总生物碱具有抗肿瘤作用。除此之外，还具有增强免疫力、抑菌、抗癌、抗病毒和兴奋平滑肌的作用。

【毒理研究】

佩兰能引起牛羊慢性中毒，侵害肾、肝而引起糖尿病。鲜叶的醇浸出物含有一种有毒成分，具有急性毒性，家兔给药后，能使其麻醉，甚至抑制呼吸，使心率减慢，体温下降，血糖过多而引起糖尿诸症。口服佩兰能引起小鼠动情周期暂停，排卵受到抑制。

【古代鲜用】

《神农本草经》：主利水道，杀蛊毒。

《雷公炮炙论》：生血，调气与荣。

《名医别录》：除胸中痰癖。

《开宝本草》：煮水以浴，疗风。

《本草纲目》：按《素问》云，五味入口，藏于脾胃；以行其精气，津液在脾，令人口甘，此肥美所发也，其气上溢，转为消渴，治之以兰，除陈气也。王冰注云，辛能发散故也，李东垣治消渴生津饮用兰叶，盖本于此。兰草、泽兰，气香而温，味辛而散，阴中之阳，足太阴、厥阴经药也。脾喜芳香，肝宜辛散，脾气舒，则三焦通利而正气和；肝郁散，则营卫流行而病邪解。兰草走气道，故能利水道，除痰癖，杀蛊辟恶，而为消渴良药；泽兰走血分虽是一类，而功用稍殊，正如赤白茯苓、芍药，补泻皆不同也。雷敩言雌者调气生血，雄者破血通积，正合二兰主治。大泽兰之为兰草，尤可凭据。血生于气，故曰调气生血也。《本草纲目》：消痈肿，调月经。

《本草经疏》：肺主气，肺气郁结，则上窍闭而下窍不通，胃主纳水谷，胃气郁滞，则水谷不以时化而为痰癖，兰草辛平能散结滞，芬芳能除秽恶，则上来诸证自瘳，大都开胃除恶，清肺消痰，散郁结之圣药也。

《要药分剂》：兰草，为消痰除恶、散郁解结之品，《内经》消渴治之以兰，除陈气也。盖消渴由邪热郁结于胃，兰能除陈气。可知兰草固以荡涤为功，肃清肠胃者也。

《本草便读》：佩兰，功用相似泽兰，而辛香之气过之，故能解郁散结，杀蛊毒，除陈腐，濯垢腻，辟邪气。至于行水消痰之效，二物亦相仿耳，但泽兰治水之性为优，佩兰理气之功为胜，又为异也。

《现代实用中药》：为芳香性健胃、发汗、利尿药。用于冒寒性头痛，鼻塞，神经性头痛，传染性热病，腹痛，腰肾痛，结石等。

《中药志》：发表祛湿，和中化浊。治伤暑头痛，无汗发热，胸闷腹满，口中甜腻，口臭。

【现代鲜用】

1. 蛇咬伤　新鲜佩兰叶 100 克。先用 0.1% 高锰酸钾溶液或 1% 煤酚皂溶液冲洗浸泡伤口，再顺牙痕方向切开 1 cm，用拔火罐方法吸出毒汁，并反复冲洗干净后，擦净创面。将洗净捣烂的佩兰叶摊平敷在创面上，盖敷料后固定。每日换药 2 ~ 3 次，每次换药前均需冲洗伤口，至肿消神清即停。

2. 洗浴养护　将佩兰放入油中浸泡，用佩兰香油涂抹头发，能够消除头垢，使头发润泽带有芳香气味。

【不良反应】

佩兰能引起牛羊慢性中毒，侵害肾、肝而发生糖尿病。鲜叶或干叶的醇浸出物含一种有毒成分，具有急性毒性，能使其麻醉，甚至抑制呼吸，使心率减慢，体温下降，血糖过多而引起糖尿病诸症。

口服佩兰能引排卵受到抑制。

【防范措施与禁忌】

阴虚、气虚者忌服。

《得配本草》：胃气虚者禁用。

女性患者使用佩兰过程中，宜监测月经情况。

需长期使用佩兰及其制剂时，应及时复查肝肾功能，并在医师指导下用药，以确保用药安全、有效。

【中药小故事】

从前，有一户人家，哥哥从军在外，家里只有姑嫂二人，嫂子叫佩兰，小姑叫霍香。佩兰十分疼爱妹妹，霍香也很体贴嫂子。两人每天一块儿下田干农活，又一块儿操持家务。她们从来也没有闹过一回别扭，日子过得别提有多和美啦。

一年夏天，嫂子不幸中了暑热，只觉得头痛眩晕，心悸恶心。霍香急忙把嫂子扶到床上，说："哥哥在家时，教咱们认识过两种祛暑解热的药草，让我上山挖些回来，煎汤给你喝吧！""那可不成！"佩兰拉住妹妹的手。"你个十七、八的女孩子，怎么能一个人出门儿啊？"霍香一心想给嫂子治病，不管嫂子怎么劝说，还是换上了哥哥的旧衣裳，女扮男装，进山去了。佩兰唯恐妹妹有什么闪失，两眼紧盯着房门，一直盼到天大黑了，才看见妹妹的影儿。佩兰刚松了一口气，却又猛地吓呆了。只见霍香两眼发直，四肢无力，一迈进门槛儿就跌倒在地。佩兰挣扎着身子，忙下床去搀霍香："妹妹呀，你这是怎么啦？"霍香有气无力地说："我叫毒蛇咬了。"嫂子吓得没了魂儿似的，急问："咬了哪儿？""这儿……"霍香说着指了指脚。佩兰赶紧扒下霍香的鞋袜，看见妹妹的脚面又红又肿，连小腿也肿胀得变粗了。"哎唷，这还得了，得把毒水挤出来才成呵。""怕是晚了。"

佩兰闻听，一下把妹妹的伤腿抱起来，又把嘴凑近脚面上的伤口，吸吮毒汁。嫂子，你也要中毒呵！"霍香哭着推搡嫂子。佩兰紧紧握住妹妹的脚脖子，说道："要死咱俩一块儿死，要活咱俩一块儿活。没有了妹妹，我一个人还活个什么意思？"第二天，邻居们发现这姑嫂二人都躺在地上，急忙抢救。可是，霍香已经死了，佩兰也只剩下最后一口气。佩兰从身边的小筐里拿出两株药草，哭着说："乡亲们呵，我妹妹挖回来的这种草，是我们家祖传下来治暑热的，可还一直没起过名字。这圆叶粗茎的，能祛暑湿，治疗头痛发热、腹胀胸闷，还能止呕、止泻，就叫'霍香'吧；这种尖叶细茎的，主治暑湿内阻、头昏呕吐，就叫'佩兰'吧……"话未说完，佩兰也咽也气了。邻居们无不感动，大家把姑嫂二人埋葬后，又将两种祛暑的药草培植起来。从此，人们一看到霍香和佩兰这两种药草，就想起当年那一对感情深厚的姑嫂。

苍　术

【来源】菊科植物茅苍术 *Atractylodes lancea*（Thunb.）DC. 或北苍术 *Atractylodes chinensis*（DC.）Koidz. 的干燥根茎。

【性味归经】辛、苦，温。归脾、胃、肝经。

【功能】燥湿健脾，祛风散寒，明目。

【主治】用于湿阻中焦，脘腹胀满，泄泻，水肿，脚气痿躄，风湿痹痛，风寒感冒，夜盲，眼目昏涩。

【化学成分】

挥发性化学成分占挥发油总量的 79.94%，主要成分有苍术酮（31.183 1%）、3-

羟基 -6β- 环丙烷 -5β- 胆甾烷（12.308 6%）、5α- 螺甾烷（11.216 1%）、巴伦西亚橘烯（7.056 06%）、γ - 榄香烯（4.247 32%）、菜油甾醇（2.110 89%）、石竹烯（1.444 73%）、β- 桉叶烯（1.435 41%）、9，10- 脱水 - 异长叶烯（1.214 45%）、α- 石竹烯（0.721 32%）。

【干燥方法】

将苍术除去杂质、洗净，用切片机切成 3 ~ 5 mm 的段，速冻至 −30 ℃，按照冻干曲线设定参数操作，最终加热温度设定为 −50 ℃，真空度保持在 50 ~ 70 Pa，到物料温度为 50 ℃时为止。

【药理作用】

1. 对心血管的作用　茅苍术水煎剂给大鼠灌胃后，其含药组织进行离体实验，能对抗 H_2O_2 对 H9c2 细胞的损伤，表明茅苍术水煎剂对心肌具有保护作用。

2. 对肝脏的影响　苍术水煎剂每天 10 g 生药 /kg 连续给小鼠灌胃 7 d，能明显促进肝蛋白的合成。生药及其所含苍术醇、苍术酮、B- 桉叶醇对四氯化碳诱发的一级培养鼠肝细胞损害均有显著的预防作用。

3. 对血糖的影响　对玄参 - 苍术联合二甲双胍给药前和给药 2 周血糖监测发现玄参 - 苍术联合二甲双胍给药 2 周后，大鼠 FBG 显著降低，证实了玄参 - 苍术联合二甲双胍具有很好的降糖增效作用。

4. 抑菌消毒　将制备好的苍术放入有盖的搪瓷容器中，加入 95% 酒精，剂量以淹没苍术为宜，浸泡 8 ~ 10 h 后，取出苍术，放在准备消毒的手术间地面上，点燃，直到苍术化为灰为止。结果消毒后比消毒前菌层数明显减少，消毒效果满意。

【古代鲜用】

《仁斋直指方》：脾精不禁，小便漏浊淋不止，腰背酸痛，宜用苍术以敛脾精，精生于谷故也。

《医学启源》：苍术，主治与白术同，若除上湿发汗，功最大，若补中焦除湿，力少。

《本草纲目》：治湿痰留饮，或挟瘀血成窠囊，及脾湿下流，浊沥带下，滑泻肠风。《本草纲目》：张仲景辟一切恶气，用赤术同猪蹄甲烧烟，陶隐居亦言术能除恶气，弭灾沴，故今病疫及岁旦，人家往往烧苍术以辟邪气。

《本草通玄》：苍术，宽中发汗，其功胜于白术，补中除湿，其力不及白术。大抵卑监之土，宜与白术以培之，敦阜之土，宜与苍术以平之。

《本草正》：苍术，其性温散，故能发汗宽中，调胃进食，去心腹胀疼，霍乱呕吐，解诸郁结，逐山岚寒疫，散风眩头疼，消痰癖气块，水肿胀满。其性燥湿，故治冷痢冷泄滑泻，肠风，寒湿诸疮。与黄蘗同煎，最逐下焦湿热痿痹。然惟茅山者其质坚小，其味甘醇，补益功多，大胜他术。

《药品化义》：苍术，味辛主散，性温而燥，燥可去湿，专入脾胃，主治风寒湿痹，山岚瘴气，皮肤水肿，皆辛烈逐邪之功也。统治三部之湿，若湿在上焦，易生湿痰，以此燥湿行痰；湿在中焦，滞气作泻，以此宽中健脾；湿在下部，足膝痿软，以此同黄柏治痿，能令足膝有力；取其辛散气雄，用之散邪发汗，极其畅快。合六神散，通解春夏湿热病；佐柴葛解肌汤，表散疟疾初起；若热病汗下后，虚热不解，以此加入白虎汤，再解之，汗止身凉。缪仲淳用此一味为末、治脾虚蛊胀。

《玉楸药解》：燥土利水，泄饮消痰，行瘀，开郁，去漏，化癖，除症，理吞酸去腐，辟山川瘴疠，回筋骨之痿软，清溲溺之混浊。《玉楸药解》：白术守而不走，苍术走而不守，故白术善补，苍术善行。其消食纳谷，止呕住泄亦同白术，而泄水开郁，苍术独长。

《本草求原》：止水泻飧泄，伤食暑泻，脾湿下血。

《本草正义》：苍术，气味雄厚，较白术愈猛，能彻上彻下，燥湿而宣化痰饮，芳香辟秽，胜四时不正之气；故时疫之病多用之。最能驱除秽浊恶气，阴霪之域，久旷之屋，宜焚此物而后居人，亦此意也。

【现代鲜用】

1. 夜盲症及眼目昏涩　可单用。煎服，5 ~ 10 g。

2. 暑湿感冒　水煎服。

【不良反应】

用量超过 10 g 容易出现副作用，可见口干舌燥，面红目赤、面部烘热以及头晕目眩和头重脚轻的症状。甚者出现视力模糊、看不清东西的症状。

【防范措施与禁忌】

《药性论》：忌桃、李、雀肉、菘菜、青鱼。

《医学入门》：血虚怯弱及七情气闷者慎用。误服耗气血，燥津液，虚火动而痞闷愈甚。

《本草经疏》：凡病属阴虚血少、精不足，内热骨蒸，口干唇燥，咳嗽吐痰、吐血，鼻衄，咽塞，便秘滞下者，法咸忌之。肝肾有动气者勿服。

《本草正》：内热阴虚，表疏汗出者忌服。

饮食食禁忌：忌雀肉、青鱼、桃、李、白菜、芫荽、大蒜。

【中药小故事】

茅山观音庵有个会看病的老尼姑，她懂得不少中草药。山里山外的人害了病，常到观音庵求医。老尼姑自己并不采药，她把这任务派给一个小尼姑。小尼姑每天都照着老尼姑说的样子漫山遍野地去采药，至于什么药草能治什么病，她就一窍不通了。老尼姑很贪财，谁给的钱多，她就给谁下好药；钱少的，她就用些不济事的野草去蒙骗人家。小尼姑看着觉得不公平，可是因为她自己并不认识药，只能干着急。有一天，一个穷人来求药，这人一个钱也没有。老尼姑问也不问，硬把那人赶走了。小尼姑十分气愤，她偷偷从屋里抓了一把开白花的药草，追到庵外，唤住那个人说："大哥，你先拿回去吃吃看。"可是，等那人一走，小尼姑的心又不安了："那人到底有什么病，给的药草能治他的病吗？千万别吃坏了人呀！"谁知过了些日子，那个穷人来到观众音庵，竟找到老尼姑千恩万谢说："多亏你们那位少菩萨，她把我爹害了多年的足膝软瘫病治好了。"老尼姑十分奇怪，庵里没有治那种病的药呵！就审问小尼姑："你偷了我的什么药？快说！"小尼姑也弄不清这是怎么回事，后来留心一查，才明白：原来那开白花的叫苍术，不是老尼姑叫她采的，大概是自己采药时没小心裹进了药篮子，又被老尼姑当成没用的野草扔到一边了。从此，小尼姑知道苍术可以治病。过了些日子，小尼姑受不了老尼姑的气，逃出观音庵回家还俗了。从此就靠挖苍术为生，不光治好了许多足膝软瘫的病人，慢慢又知道，苍术还能治呕吐、腹泻等几种病呢。

其他可鲜用化湿药

药名	来源	功能主治	临床鲜用
辟汗草	豆科植物草木犀 *Melilotus suaveolens* Ledeb. 和小花草木犀 *Melilotus indicus*（L.）All.［*Trifolium indicum* L.；*Melilotus parviflora* Desr.］的全草	清暑化湿，健胃和中。主治暑湿胸闷，头胀头痛，痢疾，疟疾，淋证，带下，口疮，口臭，疮疡，湿疮，疥癣，淋巴结核	治白口疮：辟汗草（印度草木犀）捣绒取汁，搽患处（《贵州草药》）
黄花香薷	唇形科植物毛穗香薷 *Elsholtzia eriostachya*（Benth.）Benth. 的全草	化湿健胃，杀虫，止痒。主治湿滞脾满，食少腹痛，吐泻，虫积疥癣，湿疹，瘙痒，阴道滴虫	防虫蝇叮咬：毛穗香薷草适量，捣烂敷在疮疡表面（《中国藏药》）
毛罗勒	唇形科植物毛罗勒 *Ocimum basilicum* L.var.pilosum（Willd.）Benth.［*O.pilosum* Willd.；*O.basilicum* auct.Non L.］的全草	健脾化湿，祛风活血。主治湿阻脾胃，纳呆腹痛，呕吐腹泻，外感发热，月经不调，跌打损伤，皮肤湿疹	治关节扭伤肿痛：毛罗勒全草、威灵仙各 30 g，赤芍 15 g，水煎熏洗患处；或用鲜全草捣烂，外敷患处（《浙江药用植物志》）

续表

药名	来源	功能主治	临床鲜用
大叶蛇总管	唇形科植物显脉香茶菜 *Rabdosia nervosa* (Hemsl.) C.Y.Wu et H.W.Li 的全草	利湿和胃，解毒敛疮。主治急性肝炎，消化不良，脓疱疮，湿疹，皮肤瘙痒，烧烫伤，毒蛇咬伤	1. 治毒蛇咬伤，大叶蛇总管15～60克，水煎服，另用鲜叶捣烂敷伤口周围。2. 治脓疱疮，湿疹，皮肤瘙痒：大叶蛇总管鲜草水煎，洗患处（《广西中草药》）
马铃薯	科植物马铃薯 *Solanum tuberosum* L. 的块茎	和胃健中，解毒消肿。主治胃痛，痄腮，痈肿，湿疹，烫伤	1. 治胃、十二指肠溃疡疼痛：新鲜马铃薯洗净，不去皮儿切碎，捣烂，用纱布包挤汁，每日早晨空腹服1～2匙，酌加蜂蜜适量，连服2～3星期，服药期间，禁忌刺激性食物（《食物中药与便方》）。2. 治腮腺炎：马铃薯一个，以醋磨汁，擦患处，干了再擦，不间断（《湖南药物治》）。3. 治皮肤湿疹：马铃薯洗净切细，捣烂如泥，敷患处，纱布包扎，每昼夜换药4～6次，1～2次后，患部及呈现明显好转，2～3 d 后，大都消退（《食物中药与便方》）。4. 治烫伤：马铃薯，磨汁涂伤处（《湖南药物志》）
唢呐花	紫葳科植物毛子草 *Incarvillea arguta* (Royle) Royle 的带根茎全草	健脾利湿，行气活血。主治泄泻痢疾，胃痛，胁痛，风湿疼痛，月经不调，痈肿，骨折	治疮疖，痈肿，骨折，金鸡豇豆鲜品适量捣烂外敷（《云南中草药选》）
佩兰	菊科植物佩兰 *Eupatorium fortunei* Turcz. 的干燥地上部分	解暑化湿，辟秽和中。主治感冒暑湿，寒热头痛，湿浊内蕴，脘痞不饥，恶心呕吐，口中甜腻，消渴	1. 治唇疮：用兰叶取汁洗之，日三上，瘥。2. 治风齿疼痛颊肿及治血出不止：用兰草五两，水一斗，煮取五升，热含吐之，一日尽（《普济方》）

续表

药名	来源	功能主治	临床鲜用
山佩兰	菊科植物单叶佩兰 *Eupatorium japonicum* Thunb.［*E.wallichii* DC.］的全草	祛暑发表，化湿和中，理气活血，解毒。主治夏伤暑湿，发热头痛，胸闷腹胀，消化不良，胃肠炎，感冒咳嗽，咽喉炎，扁桃体炎，月经不调，跌打损伤，痈肿，蛇咬伤	治毒蛇咬伤：鲜泽兰根 60 g，白茅根 15 g，徐长卿根 9 g，星宿菜根 9 g，水煎服，外用根捣烂，敷于伤口周围及肿处（《江西草药手册》）

第十章　利水渗湿药

枳　椇

【**来源**】鼠李科植物北枳椇 *Hovenia dulcis* Thunnb. 枳椇 *Hovenia acerba* Lindl. 和毛果枳椇 *Hovenia trichocarpa* Chun et Tsiang 的成熟种子。亦有用带花序轴的果实。

【**性味归经**】味甘，性平。当心、脾、肺经。

【**功能**】解酒毒；止渴除烦；止呕；利大小便。

【**主治**】主醉酒；烦渴；呕吐；二便不利。

【**化学成分**】

北枳椇种子含黑麦草碱，β- 咔啉，枳椇苷 C、D、G、G’和 H，其中枳椇苷 D 和 G 相应的苷元为酸枣苷元；果实含多量葡萄糖，硝酸钾和苹果酸钾；果柄和花序轴均含葡萄糖、果糖和蔗糖，在花序轴中这三者的含量分别为 111.14%、4.74% 和 12.59%；根皮含欧鼠李碱和枳枳椇碱 A、B，枳椇碱 A 即去 –N– 甲基欧鼠李碱；木质部含枳椇酸。

【**干燥方法**】

将鲜枳椇除去杂质、洗净，速冻至 −30 ℃，按照冻干曲线设定参数操作，最终加热温度设定为 −50 ℃，真空度保持在 50 ~ 70 Pa，到物料温度为 50 ℃时为止。

【**药理作用**】

1. 解酒，护肝　采用在体灌胃法和离体小肠灌流法复制 2 种家兔急性酒精中毒模型，发现枳椇子水提取液对两种模型的急性酒精中毒家兔离体小肠运动均有抑制作用。枳椇子水提液能够提高急性酒精中毒小鼠胃排空速度、加快小肠蠕动，提示枳椇子可能通过促进胃肠运动加快乙醇在胃肠道的排空而起到解酒的功效。

2. 抗疲劳　实验表明高剂量的水提取物能显著降低小鼠皮质醇与促肾上腺皮质激素，从而增加游泳小鼠的体力。

3. 降糖　枳椇水提取液具有降低四氧嘧啶糖尿病小鼠的血糖、升高小鼠肝糖原含量的作用，提示枳椇水提取液具有降血糖作用。

4. 抗氧化　枳椇子乙醇提取物具有体外抑制黄嘌呤氧化酶活性（XO）的作用，提示枳椇子具有降尿酸作用。

5. 抗肿瘤　枳椇子 60% 乙醇提取物具有抗肿瘤活性。

6. 抗病毒　枳椇子中的黄酮类成分 2，3，7，8，20，34 ~ 38，40 和 43 具有体外抗呼吸道合胞病毒（RSV）活性。

【古代鲜用】

《荆楚岁时记》：辟虫毒。

《新修本草》：主头风，小腹拘急。

《本草拾遗》：止渴除烦，润五脏，利大小便，去膈上热，功用如蜜。

《滇南本草》：治一切左瘫右痪，风湿麻木，能解酒毒；或泡酒服之，亦能舒筋络。小儿服之，化虫，养脾。

《滇南本草图说》：补中益气。痰火闭结于胸中，用此可解。

《本草纲目》：止呕逆。

【不良反应】尚未报道。

【防范措施与禁忌】

《得配本草》：脾胃虚寒者禁用。

【中药小故事】

苏东坡的一个同乡揭颖臣得了一种饮食倍增、小便频数的病，许多人说是“消渴”。揭颖臣听从了一些医生的意见，服了很多治疗消渴的药，病非但不见好转，反而日渐加重。后来苏东坡向他推荐了一个名叫张肱的医生，张肱诊后认为此病不是消渴，而是慢性酒精中毒。酒性辛热，因此病人喜饮水，饮水多，故小便亦多，症状极似消渴却不是消渴。于是张肱使用醒酒药为他治疗，多年痼疾就此痊愈。张肱所用的一味主药就是“枳椇子”。苏东坡不仅记录了这个小医案，还常以枳椇子作为醒酒良药向友人推荐。

车前草

【来源】车前科植物车前 *Plantago asiatica* L. 或平车前 *Plantagodepressa* Willd. 的新鲜全草。

【性味归经】甘，寒。归肝、肾、肺、小肠经。

【功能】清热利尿通淋，祛痰，凉血，解毒。

【主治】用于热淋涩痛，水肿尿少，暑湿泄泻，痰热咳嗽，吐血衄血，痈肿疮毒。

【化学成分】

1. 黄酮类：黄酮类化合物为车前草主要有效成分之一，主要属于黄酮类、黄酮醇及其苷类。包括芹菜素、木犀草素、木犀草苷、车前黄酮苷、高车前素、高车前苷等。

2. 苯乙醇苷类：车前草中的苯乙醇苷化合物的结构由咖啡酰基和苯乙酰基与葡萄糖直接相连组成的糖酯类成分。包括车前草苷 A、B、C、D、E、F，大车前苷、天人草苷 A 等。

3. 环烯醚萜类：包括桃叶珊瑚苷、京尼平苷酸、大车前草苷、10- 羟基大车前草苷等。

4. 三萜及甾醇类：包括熊果酸、齐墩果酸、β- 谷甾醇等。

5. 微量元素：车前草含有 Ca、Mn、Zn、Fe、Mg、P、Cu 等多种微量元素，其中含量较为丰富的有 Ca、Mg、Fe、Zn，这些微量元素在人体内具有广泛的重要的生理功能。

6. 挥发油：从车前草中提取出 20 多种挥发油成分，包括 D- 苎烯、桉叶油素 2 莰酮 3 叔丁基 4- 羟基茴香醚等。

7. 其他：从车前草中提取出其他成分：多糖类、可溶性膳食纤维、无机盐。

【干燥方法】

将鲜车前草除去杂质、洗净，用切片机切成 3 ~ 5 mm 的段，速冻至 −30 ℃，按照冻干曲线设定参数操作，最终加热温度设定为 −50 ℃，真空度保持在 50 ~ 70 Pa，到物料温度为 50 ℃时为止。

【药理作用】

1. *对泌尿系统的影响* 车前草有一定利尿作用，可使犬、家兔及人的水分排出增多，并增加尿素、尿酸及氯化钠的排出。车前草乙醇提取物可抑制马肾脏 Na^+−K^+−ATP 酶的活性，并呈剂量依赖性，50% 抑制 Na^+−K^+−ATP 酶活性的量（IC50）为 16.0 μg/ml。车前草水提醇沉液以 0.5 g 生药 /kg 给犬静注，显著引起尿量增多，并使输尿管蠕动频率增强，输尿管上段腔内压力升高。压力变化表现为蠕动性、短时（15 ~ 70 秒）紧张性和长时（70 秒以上）紧张性压力升高。这几方面作用协同，利于输尿管结石的下移，可能为车前草利尿排石的机制之一。

2. *镇咳、平喘、祛痰* 车前草煎剂以高低两种剂量给猫灌胃，均可使猫的致咳电刺激阈显著上升，且随剂量增加，作用加强。小鼠灌服 30 g/kg 车前草煎剂，可显著抑制氨水所致咳嗽。车前草煎剂 2.0×10^{-2} g/L 可使家兔支气管肺标本的肺流出量显著增加。车前草煎剂可显著对抗组胺、乙酰胆碱所致豚鼠离体气管的收缩，使气管平滑肌松弛，具有平喘作用。给家兔灌服车前草煎剂，可使家兔气管分泌量显著增加，有一定祛痰作用。车前草煎剂给猫灌胃，可使麻醉猫气管内分泌物增加，有明显祛痰作用，但作用不及桔梗。在给药后 3 ~ 6 h 作用达高峰，可维持 6 ~ 7 h。车前黄酮苷除能促进气管及支气管黏液的分泌外，还能抑制呼吸中枢，使呼吸加深变慢，并有一定镇咳作用。

3. 抗病原微生物　车前草水浸剂在试管内对同心性毛癣菌、羊毛状小芽胞癣菌、星状奴卡菌等有不同程度的抑制作用。平板打洞法证明金黄色葡萄球菌对车前草高度敏感，宋氏痢疾杆菌中度敏感，大肠杆菌、绿脓杆菌、伤寒杆菌轻度敏感。车前草醇提取物 15 mg/ml 有杀灭钩端螺旋体的作用。

4. 调节胃肠道　给巴甫洛夫小胃及胃疾的狗灌服车前草木提物或浸剂 0.5 g/kg，对胃液分泌有双向调节作用；对毛果芸香碱所致胃液分泌过多和肾上腺素所致胃液分泌过少，均有对抗作用。车前草对工作状态的胃有抑制作用，对安静状态的胃却无作用。车前草还可暂时性增加肠液分泌，对肠运动则无明显影响。大车前叶水提取得到的车前果胶能降低大鼠胃溃疡指数 95%，促进犬胃液分泌，降低家兔离体肠管收缩幅度，并对抗氯化钡和组胺的收缩作用。车前草果胶对小鼠制动型胃溃疡、阿司匹林所致胃溃疡、保泰松所致胃溃疡模型均有良好防治作用。大车前叶果胶粉还可延长大鼠胃排空时间。

5. 抗炎　大鼠口服车前果胶 0.5 g/kg 或 1 g/kg，对由甲醛或右旋糖酐引起的炎性水肿，有明显抑制作用。

6. 其他　车前草提取物对艾氏腹水癌及小鼠肉瘤 S180 有较弱的抑制作用。车前黄酮苷小剂量能使家兔心跳变慢，振幅加大，血压升高，大剂量可引起心脏麻痹，血压降低。它还使呼吸变深变大而慢，促进支气管及消化道的分泌，促进肠管、子宫的运动。全草含的桃叶珊瑚苷对小鼠有泻下作用，服药 6 h 后开始腹泻，其半数有效量为 0.39 g/kg。桃叶珊瑚苷还可以保护肝脏，对抗四氯化碳和 α- 毒蝇覃素的毒力，它还是毒鹅羔此种毒蘑菇的解毒剂。从车前草中得到的苯乙醇葡萄糖苷类化合物具有抗氧化作用，在大鼠肝脏微粒体以 ADP 和 NADPH 诱导的脂质过氧化反应中，车前草苷 D 的 IC50 为 0.36 μmol/L。

【毒理研究】

车前果胶水溶液，小鼠腹腔注射半数致死量为 1.7 g/kg。大鼠口服 2 ~ 3 g/kg/d，共 28 d；狗口服 3 ~ 5 g/ 只 / 天，共 3 周，均未见明显异常。

【古代鲜用】

《名医别录》：车前，生真定平泽丘陵饭道中，五月五日采，阴干。

《本草经集注》：人家及路边甚多。《韩诗》及言芣苢是木似李，食其实宜子孙，此为谬矣。

《本草图经》：今人五月采苗，七月、八月采实。人家园圃中或种之，蜀中尤尚。北人取根日干，作紫花卖之，甚误所用。谨按《周南诗》云：采采芣苢。《尔雅》云芣苢，马舄；马舄，车前。郭璞云：今车前草，大叶当道，长穗。好生道边，江东人呼为虾蟆衣。

《救荒本草》：车轮菜，叶丛中心撺葶三四茎，作长穗如鼠尾。花甚密，青色，微赤。结实如葶苈子，赤黑色，生道旁，采嫩苗叶，煠熟，水浸去涎沫，淘净，油盐调食。

《本草纲目》：王旻《山居录》，有种车前剪苗食法，则昔人常以为蔬矣。今野人犹采食之。

《植物名实图考》：车前，《本经》上品。《尔雅》：芣苢，马舄；马舄，车前。释《诗》者或以为去恶疾，或以为宜子，皆传闻师说，未可非也。《逸周书》作桴苢；《韩涛》谓是本，似李可食，其说本此。古今草木，同名异物，同物异名，何可悉数‘郭注《尔雅》，多存旧说，是可师矣。《救荒本草》谓之年轮菜’雩类农臼：《尔雅》：芣苢，马舄，车前。前非难识者，《韩诗》说均以为泽舄为何耶？盖汉承秦绝学之后，书缺有间，学者力守师说，口耳相承，虽有他解，不敢辄易，谨之至也。王安石出己意为新学，不能通，辄即易一说以解之，而独于新法，以为终不可废，其视治国乃不如治经。车前之名，三尺童子知之。滇南谓之虾蟆叶、即虾蟆衣之转音也。绝域方言，其名犹占。

【现代鲜用】

1. 细菌性痢疾　用100%鲜车前草叶煎剂，每日服60 ~ 120 ml，多可至200 ml，每日3次或4 h 1次，连续服7 ~ 10日。治疗急性菌痢43例，慢性菌痢45例。结果治愈63例，好转11例，总有效率84%。平均退热时间分别为1.3 d和1.8 d。腹痛、大便脓血、黏液等症状消失大约在10 d以内，且大部分大便培养阳性者可转阴，乙状镜检所见病变也可恢复。其止泻、抑菌杀菌、消炎止血作用不亚于磺胺药和黄连。

2. 外伤性出血　先消毒伤口，再取车前草叶数张，漂洗干净捣烂，或两手搓揉，将药涂敷伤口，用手指轻压2 ~ 3 min，出血即止，再用纱布包扎好。

【不良反应】

《本经逢原》：若虚滑精气不固者禁用。

【防范措施与禁忌】

严格掌握适应证：虚滑精气不固之泄精禁用。

【中药小故事】

相传汉代名将马武，一次带领军队去征服武陵的羌人，由于地形生疏打了败仗，被围困在一个荒无人烟的地方。时值盛夏，又遇天旱无雨，军士和战马都因缺水而得了“尿血症”，当地又没有清热利水的药物，战士们个个焦急万分。一个名叫张勇的马夫偶然发现有三匹患尿血的马不治而愈，感到奇怪，寻根追源，只见地面上一片象牛耳形的野草被马吃光。为证实其效果，他又亲自试服，亦效。于是报告马武。马将军大喜，问此草生何处？张勇用手远指说：“就在大车前面。”马武笑曰：“此天助我也，好个车前草。”当即命令全军吃此草，服后果然治愈了尿血症。车前草的名字就这样流传下来。

金钱草

【来源】报春花科植物过路黄 *Lysimachia christinae* Hance 的干燥全草。

【性味归经】甘、咸，微寒。归肝、胆、肾、膀胱经。

【功能】利湿退黄，利尿通淋，解毒消肿。

【主治】用于湿热黄疸，胆胀胁痛，石淋，热淋，小便涩痛，痈肿疔疮，蛇虫咬伤。

【化学成分】金钱草有芳香型和非芳香型两类。芳香型含多量单萜酮，其主要成分是l- 蒎莰酮、l- 薄荷酮和l- 胡薄荷酮；尚含α- 蒎烯、β- 蒎烯、柠檬烯、对－聚伞花素、异薄荷酮、异蒎莰酮、芳樟醇、薄荷醇、α- 松油醇。除上述挥发油成分外，尚含熊果酸、β- 谷甾醇、棕榈酸、琥珀酸、多种氨基酸、鞣质、苦味质、胆碱、硝酸钾等。地下部分含水苏糖。

【干燥方法】

将金钱草除去杂质、洗净，用切片机切成 3 ~ 5 mm 的片，速冻至 −30 ℃，按照冻干曲线设定参数操作，最终加热温度设定为 −50 ℃，真空度保持在 50 ~ 70 Pa，到物料温度为 50 ℃时为止。

【药理作用】

1. *排石*　金钱草有利胆排石和利尿排石的功效。金钱草可引起输尿管上段腔内压力增高，输尿管蠕动增强，尿量增加，对输尿管结石有挤压和冲击作用，促使输尿管结石排出。

2. *抗炎*　金钱草 50 g/kg 及其总黄酮及酚酸物 3.75 g/kg 腹腔注射，对组胺引起的小鼠血管通透性增加有显著的抑制作用，对巴豆油所致的小鼠耳部炎症具有非常显著的抑制作用，对注射蛋清引起的大鼠踝关节肿胀和大鼠棉球肉芽肿均有显著的抑制作用。

3. 调节免疫　金钱草对细胞免疫有抑制作用。金钱草能增强小鼠巨噬细胞的吞噬功能，其吞噬功能百分率为对照组的两倍；给小鼠注射葡萄球菌后不同时间检查嗜中性白细胞的吞噬功能可见金钱草组具有吞噬功能的细胞数均高于对照组，注射后 4h、6h、8 h 最明显。

4. 调节血管平滑肌　金钱草对血管平滑肌有松弛作用，对试管内 ADP 及花生四烯酸诱导的人血小板聚集也有一定的抑制作用。

【毒理研究】

本品毒性很低，煎剂给大鼠灌胃，每天 20 g/kg，服用 6 d，并未死亡，犬 1 次灌胃 100 g，对血压无大影响。

【古代鲜用】

《本草纲目拾遗》：去风散毒。煎汤洗一切疮疥。

《植物名实图考》：治吐血、下血。

《陆川本草》：消肿止痛，破积。治妇人小腹痛。

《中国植物图鉴》：可作强壮剂。治慢性肺炎。

《现代实用中药》：解热，镇咳，止渴，止血，利尿。治小儿痫热，疳病，瘰疬；研汁点暴赤眼；以盐揉贴肿毒并风癣。

《安徽药材》：治膀胱结石。

《民间常用草药汇编》：鲜草捣汁外敷撑耳寒（腮腺炎）。

《贵阳民间药草》：治红崩带下，肺结核。

《浙江民间草药》：治高血压。

《四川中药志》：治风湿麻木，筋骨疼痛，黄疸，肺痈。

【现代鲜用】

1. 腮腺炎　将金钱草洗净，加少量食盐捣烂，敷于肿处，不论一侧或两侧腮腺肿大，均须两侧同时敷药。

2. 烧伤　新鲜金钱草 1 把，洗净，用较厚的黄草纸包 2 ~ 3 层，水中浸湿后置旺火中烤熟，约 20 ~ 30 min 取出，去纸，乘热将药草揉烂绞汁，盛于杯中，用消毒鸭毛蘸药汁涂搽伤面，每天搽数次至数十次，以保持伤面湿润为度；伤势严重的，药汁中加入适量冰片或麝香（研成细粉），可加速痊愈（但加麝香每易遗留瘢痕）；如创面感染化脓，须先经清洗消毒处理，然后搽药。治疗Ⅱ、Ⅲ度烧伤 30 例，烧伤面积 1% ~ 30% 不等。制药时要注意掌握火候，药草既要充分烤熟，但亦不能烤焦，否则将无法绞汁。治疗时创面要暴露，不能覆盖，也不能和其他药物混合施治；涂药汁时最好用鸭毛，如用棉花，其纤维每易脱落，可能影响创面愈合。在治疗期间，忌食豆荚、丝瓜、鸡蛋、鱼类等食物。

【不良反应】

金钱草能引起接触性皮炎和过敏反应。

【防范措施与禁忌】

《福建民间草药》：凡阴疽诸毒，脾虚泄泻者，忌捣汁生服。

【中药小故事】

从前，有一对年轻夫妇，两个人你恩我爱，日子过得挺美满。谁想好景不长，一天，丈夫突然肋下疼痛，好像刀扎针刺一般，没过多少日子，竟生生地疼死了。妻子哭得死去活来，非请医生查明丈夫是为什么死的不可。医生根据死者发病的部位，剖腹一查，发现胆里有一块小石头。妻子拿着这块石头，伤心地说："这么一块石头，生生拆散了我们恩爱夫妻，真害得人好苦啊！"

她用红绿丝线织成一个小网兜，把石头放在里面，挂在脖子下边，不管白天干活，还是晚上睡觉，都不拿下来。就这样，一直挂了许多年。

有一年秋天，她上山砍草，砍完一大捆，抱着下山。等她回到家时，忽然发现挂在胸前的那块石头已经化去了一半。她十分奇怪，逢人便讲。后来，这事被一位医生听见，就找上门来对她说："你那天砍的草里，准有一种能化石头的药草。你带我上山找找那种草吧。"

第二天，她带着医生来到砍草的山坡，但是，草都被砍光了。医生就把这片地周围插上树枝，当记号，打算来年再说。

到了第二年秋天，医生再次跟妇女上山，把那片地上的草砍下来，让妇女抱回家。不这，这一回石头一点儿也没化，还跟从前一样硬。

医生并没泄气。

第三年，他和那位妇女又一次上山，把那片山坡上的草砍下来，先按种类分开，然后，再把那块石头先后放到每一种草上试验。结果，终于找到一种能化石头的草。

医生高兴地说："这可好啦，胆石病有救啦。"

从此，医生就上山采集这种药草，专门治疗胆石病，效果很好。因为这种草的叶子是圆形的，很像金钱；而且，它能化开胆里的石头，都说它比金钱还贵重，所以，医生就叫它"金钱草"。后来，也有人管它叫"化石丹"。

其他可鲜用利水渗湿药

药名	来源	功能主治	临床鲜用
苦职根	茄科植物苦蘵 *Physalis pubescens* L. 的根	利水通淋。主治水肿，腹胀，黄疸，热淋	治黄疸阳黄：鲜苦职根约 60 g，捣烂绞取自然汁，用开水冲服（《江西民间草药验方》）
空心木	忍冬科植物鬼吹箫 *Leycesteria formosa* Wall. 及狭萼鬼吹箫 *Leycesteria formosa* Wall.var.*stenosepala* Rehd. 的茎叶或根	利湿清热，活血止血。主治湿热黄疸，风湿痹痛，哮喘，月经不调，外伤出血，膀胱炎，骨折损伤	治疗外伤出血骨折：用鲜泡掌筒全株，捣烂外敷患处（《云南中草药》）
菊花根	菊科植物菊 *Dendranthema morifolium*（Ramat.）Tzvel. 的根	利小便，清热解毒。主治癃闭，咽喉肿痛，痈肿疔毒	治小便闭：白菊花根，捣烂取汁半茶盅，用热酒冲汁服，或滚水加酒一小杯冲亦可（《不知医必要》）
小叶金鸡尾巴草	金星蕨科植物延羽卵果蕨 *Phegopteris decursive-pinnata*（van Hall.）Fée 的根茎	利水消肿，解毒敛疮。主治水肿，腹水。疮毒溃烂久不收口外伤出血	1. 治水湿膨胀：延羽针毛蕨鲜根 90 g，醉鱼草、羊蹄各 30 g，水煎冲适量烧酒，早晚空腹服。2. 治疖毒溃烂，久不收口：延羽针毛蕨鲜根去鳞毛，加白糖捣烂敷患处，每日 2 次，忌食酸辣，芥菜，萝卜菜
七星草	水龙骨科植物三出假瘤蕨 *Phymatopsis trisecta*（Bak.）Ching［*Polypodium trisectum* Bak.］的全草	利尿通淋，清热解毒。主治淋症，尿浊，水肿，带下咽痛，中暑，痈疮肿毒	1. 治咽喉肿痛：鲜金鸡脚 30 g，冷开水擂汁服。2. 治中暑：鲜金鸡脚 30 g，捣烂取汁冷开水冲服
刺榆叶	榆科植物刺榆 *Hemiptelea davidii*（Hance）Planch.［*Planera davidii* Hance；*Zelkova davidii* Bean］的叶	利水消肿，解毒。主治水肿，疮疡肿毒，毒蛇咬伤	治毒蛇咬伤：刺榆鲜叶，捣烂敷伤口周围
光叶山黄麻	榆科植物光叶山黄麻 *Tremacannabina* Lour. 的根皮或全株	利水解毒，活血祛瘀。主治水泻，流感，毒舌咬伤，筋骨折伤	治骨折：硬壳朗、月季花根各等分，捣绒炒热，包敷患处

续表

药名	来源	功能主治	临床鲜用
小赤麻	荨麻科植物小赤麻 *Boehmeria spicata* (Thunb.) Thunb. 的全草或叶	利尿消肿，解毒透疹。主治水肿腹胀，麻疹	治粪毒：鲜水麻叶捣烂，揉擦患部
萹蓄	蓼科植物扁蓄 *Polygonum aviculare* L. 的干燥地上部分	利水通淋，杀虫止痒。主治淋证，小便不利，黄疸，带下，泄泻，蛔虫病，蛲虫病，钩虫病，妇女阴蚀，皮肤湿疮，疥癣，痣疾	1. 治尿道炎，膀胱炎：鲜萹蓄 60 g，鲜车前草 30 g，捣烂绞汁，分两次服。2. 治乳糜尿：鲜萹蓄 30～60 g，加鸡蛋 1～2 只，生姜适量，水煎，食蛋服汤。或萹蓄 15 g，石莲子 30 g，煎服。3. 治黄疸：鲜萹蓄，30～60 g，黄蚬 250 g，水煎当茶饮。4. 治白带：鲜萹蓄 90 g，细叶艾根 45 g，梗米 90 g，白糖 30 g，先将粳米煮取米汤，再各入药煎汁，去渣，加白糖空腹服，每日一剂。5. 治腮腺炎：鲜萹蓄 30 g，生石灰水适量，鸡蛋清 1 个，将鲜萹蓄洗净后切细捣烂，加入适量生石灰，再调入鸡蛋清涂敷患。6. 治小儿夜啼：鲜萹蓄 15～21 g，蝉蜕 3～5 个，水煎冲糖服
小萹蓄	蓼科植物腋花蓼 *Polygonum plebeium* R.Br. 的全草	利尿通淋，清热解毒，化湿杀虫。主治热淋，石淋，黄疸，痢疾，恶疮疥癣，外阴湿痒，蛔虫病	治蛇毒咬伤：小萹蓄鲜草 30～60 g，用冷开水洗净，捣烂取汁服，渣敷伤口周围（《湖南药物志》）
商陆	商陆科植物商陆 *Phytolacca acinosa* Roxb. 或垂序商陆 *Phytolacca americana* L. 的干燥根	逐水消肿，通利二便，解毒散结。主治水肿胀满，二便不通。痃癖，瘰痢，疮毒	1. 治肿满，小便不利：赤商陆根捣烂，入麝香三分，贴于脐心，以帛束之，得小便利即肿消（《本草纲目》）。2. 治功能性子宫出血：鲜商陆根 60～120 g，猪肉 250 g，同煨，吃肉喝汤

续表

药名	来源	功能主治	临床鲜用
土人参叶	马齿苋科土人参属植物栌兰 *Talinum paniculatum*（Jacq.）Gaertn. 的叶	通乳汁，消肿毒。主治乳汁不足，痈肿疔毒	1. 治乳汁稀少：鲜土人参叶，用油炒当菜常用。2. 治痈疔：鲜土人参叶，和红糖捣烂，外敷患处
和筋草	石竹科植物日本狗筋蔓 *Cucubalus baccifer* L.Var.*japonicus* Miq. 的全草	利尿通淋，行气止痛，接骨续伤。主治热淋，石淋，血淋，湿阻气滞脘腹胀痛，跌打伤痛	治小便闭：和筋草、白茅根、地枇杷捣烂，纸包，敷阴茎上
瞿麦	石竹科植物瞿麦 *Dianthus superbus* L. 或石竹 *Dianthus chinensis* L. 的干燥地上部分	利小便，清湿热，活血通经。主治小便不通，热淋，血淋，石淋，闭经，目赤肿痛。痈肿疮毒，湿疹瘙痒	1. 治食管癌，直肠癌：瞿麦鲜品 30 ~ 60 g（干品 18–30 g），水煎服（《陕甘宁青中草药选》）。2. 治血淋：鲜瞿麦 30 g，仙鹤草 15 g，炒栀子 9 g，甘草梢 6 g，煎服
葛藟根	葡萄科葡萄属植物葛藟 *Vitis flexuosa* Thunb. 的根或根皮	利湿退黄，活血通络，解毒消肿。主治黄疸性肝炎，风湿痹痛，跌打损伤，痈肿	1. 治风湿痹：葛藟根 5 ~ 30 g，水煎冲黄酒服，另取葛藟鲜根适量，捣烂敷患处。2. 治关节酸痛，跌打损伤：葛藟根皮，甜酒酿捣敷。3. 治拥堵：葛苗藟根 30 g，糯米藤根 30 g，捣烂敷患处
黄麻根	椴树科黄麻属植物黄麻 *Corchorus capsularis* L. 的根	利湿通淋，止血止泻。主治石淋，带下崩中，泄泻痢疾，荨麻疹，毒蛇咬伤	治毒蛇咬伤：黄麻鲜根 120 g，加食盐捣烂，取汁服，并将药渣敷伤处
黄蜀葵花	锦葵科植物黄蜀葵 *Abelmoschus manihot* L. 的花朵	利尿通淋，活血止血，消肿解毒。主治淋证，吐血，衄血崩漏，胎衣不下，痈肿疮毒水火烫伤	治红崩白带：黄蜀葵鲜花、鲜鸡冠花各 120 g，炖肉数次分服

续表

药名	来源	功能主治	临床鲜用
黄蜀葵根	锦葵科秋葵属植物黄蜀葵 *Abelmoschus manihot*（L.）Medic. 和刚毛黄蜀葵 A.manihot（L.）Medic.var.pungens（Roxb.）Hochr. 的根	利水通经，解毒。主治淋证，水肿便秘，跌打损伤，乳汁不通，痈肿，耵耳，腮腺炎	治痈肿疮毒：黄蜀葵根，捣烂敷
扶桑根	锦葵科木槿属植物朱槿 Hibiscus rosa–sinensis *L.* 的根	调经利湿，解毒。主治月经不调，崩漏白带，白浊痈疮肿毒，尿路感染，急性结膜炎	治腮腺炎：扶桑根皮、黄独、石蒜各适量，捣烂外敷
粉藜	藜科植物野滨藜 Atriplexfera（*L.*）*Bunge*［Spinaciaera *L.*］的全草	利水涩肠。主治腹泻	治腹泻：三齿粉藜鲜草 30 g，水煎服或干品 9 g，锁阳 6 g，研粉，分两次冲服
大木通	毛茛科植物粗齿铁线莲 Clematisargentilucida（*Levl. etVant.*）*W.T.Wang*［*C.*grataWall.*var.* grandidentata *Rehd. et Wils.*］的茎藤	利尿解毒，祛风湿。主治小便不利，淋病病之不通，疮疖肿毒，风湿关节疼痛，肢体麻木	治疗疮毒：新鲜木大木通捣绒外敷（《成都中草药》）
铁线莲	毛茛科植物铁线莲 Clematisflorida *Thunb* 或重瓣铁线莲 Clematisflorida *var.plena D.Don* 的全株或根	利尿通络，理气通便解毒。主治风湿性关节炎，小便不利闭经，便秘，腹胀风火，牙痛，蛇咬伤，黄疸	1. 治疗火牙痛：铁线莲鲜根，捣烂塞鼻孔，左眼塞右孔，右眼塞左孔（《天目山药用植物志》）。2. 治疗虫蛇咬伤：铁线莲全草捣烂敷患处（《湖南药物志》）
三白草根	三白草科植物三白草 Saururuschinensis（*Lour.*）*Baill.*［Spathiu–mchinensis *Lour*］的根茎	利水除湿，清热解毒。主治脚气，水肿，淋浊，带下，痈肿，流火，疔疮疥癣，风湿热痹	1. 治尿路感染，水肿：鲜三白草根近 30 g，三白草全草 60 ~ 90 g，水煎服。2. 治白带：①三白草鲜根茎，瘦猪肉各 60 g，水煎服；②三白草 60 g，炖鸡服。3. 治淋巴管炎：三白草根茎适

续表

药名	来源	功能主治	临床鲜用
			量，加糯米饭，捣烂敷患处。4. 治流火：鲜三白草根茎 60 g，珍珠蔡先根 30 g，水煎服。另取鲜三白草根，请加盐卤少许捣烂敷患处。5. 治乳痈：鲜三白草根 30 ~ 60 g，豆腐适量水煎服，渣捣烂敷患处。6. 治腹肌脓肿：鲜三白草根，90 ~ 120 g，水煎服，捣烂外敷。7. 治溃疡病：鲜三白草根 90 g，与猪脚同炖内服
茶树根	山茶科植物茶 Camelliasinensis（*L.*）*O.Kuntze*［Theasinensis *L.*］的根	强心利尿，活血调经，清热解毒。主治心脏病，水肿，肝炎，痛经，疮疡，肿毒，口疮汤火灼伤，带状疱疹，牛皮癣	1. 治带状疱疹：茶树鲜根适量，磨酸醋涂患处。2. 治膝过敏：茶树鲜根 6 ~ 9 g，水煎熏洗患处
擘蓝	十字花科植物球茎甘蓝 Brassicacaulorapa *Pasq.* 的球茎、叶片和种子	健脾利湿解毒。主治脾虚水肿，小便淋浊大肠下血湿热疮毒	1. 治阴囊肿大：鲜擘蓝 30 g，鲜商陆 30 g，捣烂外敷。2. 治无名肿毒：鲜擘蓝适量，捣绒敷患处
白带草	十字花科植物碎米荠 Carda minehirsuta *L.* 及弯曲碎米荠 Carda mineflexuosa *With.* 的全草	清热利湿，安神止血。主治湿热泻痢，热淋白带，心悸失眠，虚火牙痛，小儿疳积吐血便血，疔疮	1. 治白带：鲜碎米荠、三白草各 30 g，水煎服（《秦岭巴山天然药物志》）。2. 治失眠：鲜碎米荠 63 ~ 94 g，捣烂绞汁炖服，或干品减半，水煎，浓缩至 30 ~ 50 ml，睡前 1 次服完（《福建药物志》）。3. 治虚火牙痛：鲜碎米荠适量，捣绒，噙痛牙处（《秦岭巴山天然药物志》）。4. 治疔疮：用鲜碎米荠适量，食盐少许，捣烂敷患处（《秦岭巴山天然药物志》）

续表

药名	来源	功能主治	临床鲜用
莼	睡莲科植物莼菜 Braseniaschreberi *J. F.Gmel.* 的茎叶	利水消肿，清热解毒。主治湿热痢疾，黄疸，水肿，小便不利，热毒痈肿	治一切痈疽：春夏用（莼菜）茎，冬月用莼菜籽，于根侧寻取，捣烂敷之用菜亦可
山乌柏根	大戟科乌桕属植物山乌桕 Sapium discolor（*Champ.ex Benth.*）*Muell.Arg.* 的根及根皮	利水通便，消肿散瘀，解蛇虫毒。主治大、小便不通，水肿，腹水，白浊，疮痈，湿疹，跌打损伤，毒蛇咬伤	治肾炎水肿：肝硬化腹水，痈疮，跌打肿痛，用鲜山乌桕根皮 9 ~ 15 g，干用 3 ~ 9 g，米炒，水煎服（《广东中草药》）
杉皮	杉科杉木属植物杉木 Cunninghamia lanceolata（*Lamb.*）*Hook.* 的树皮	利湿，消肿解毒。主治水肿，脚气，漆疮，流火，烫伤，金疮出血，毒虫咬伤	治疮毒脓肿：杉木皮，烧存性，与仙人掌（浸酸醋 30 min 后用）、生姜共捣烂敷患处（《广西民族药简编》）
长管假茉莉	马鞭草科大青属植物长管大青 Clerodendrum indicum（*L.*）*O.Ktze.* 的全株	清热利湿，活血消肿。主治湿热淋证，小便不利，疟疾，风湿热痹，跌打肿痛	治跌打扭伤，风湿关节炎：长管假茉莉 9 ~ 15 g，煎服，外用鲜品适量捣烂敷患处（《云南中草药》）
玉龙鞭	马鞭草科植物假马鞭 Stachytarpheta jamaicensis（*L.*）*Vahl.* 的全草及根	清热利湿，解毒消肿。主治热淋，石淋，白浊，白带，风湿骨痛，急性结膜炎，咽喉炎，牙龈炎，胆囊炎，痈疖，痔疮，跌打肿痛	1. 治白带：（玉龙鞭）鲜根 30 ~ 60 g，水煎服（《广西本草选编》）。2. 治眼热红肿：玉龙鞭叶、假芥蓝各 30 g，玉带藤 15 g，正冰片少许，共捣烂，敷患处（《广西民间常用草药手册》）。3. 治喉炎：玉龙鞭鲜品捣烂加糖含服（广州部队《常用中草药手册》）。4. 治跌打肿痛：玉龙鞭、白花草、石仙桃各适量，共捣烂敷患处（《广西民间常用草药手册》）

续表

药名	来源	功能主治	临床鲜用
华金腰子	虎耳草科植物中华金腰 Chrysosplenium sinicum *Maxim.* 的全草	利尿退黄，清热解毒。主治黄疸，淋证，膀胱结石，胆道结石，疔疮	治疔疮：（中华金腰）鲜全草适量，加盐卤捣烂敷患处。待疮破出脓后，再用大叶山鸡尾巴草（乌毛蕨科狗脊根），去毛剥皮，捣细加白糖敷患处。忌食酸、辣、芥菜（《天目山药用植物志》）
宁波溲疏	绣球科植物宁波溲疏 Deutzia ningpoensis *Rehd.* 的叶或根	清热利尿。主治感冒发热，小便不利，疟疾，疥疮，骨折	治骨折整骨后：（宁波溲疏）鲜根适量，捣烂包敷（《浙江药用植物志》）
桃茎白皮	蔷薇科植物桃 Amygdalus persica *L.* 或山桃 Amygdalus davidiana（*Carrière*）*de Vos ex Henry* 除去栓皮的树皮	清热利湿，解毒，杀虫。主治水肿，痧气腹痛，风湿关节痛，肺热喘闷，喉痹，牙痛，疮痈肿毒，瘰疬，湿疮，湿癣	1. 治乳腺炎初起：鲜桃树皮 60 g，加水煎至半碗，打入鸡蛋 1 个，1 次服下。肿胀甚者应吸尽乳汁，对已化脓者无效（《全国中草药新医疗法展览会资料选编》）。2. 治食道癌：新鲜桃树皮 90 ~ 120 g，捣烂加水少许，取汁服（《内蒙古中草药》）
桃根	蔷薇科植物桃 Amygdalus persica *L.* 或山桃 Amygdalus davidiana（*Carrière*）*de Vos ex Henry* 的根或根皮	清热利湿，活血止痛，消痈肿。主治黄疸，痧气腹痛，腰痛，跌打劳伤疼痛，风湿痹痛，闭经，吐血，衄血，痈肿，痔疮	治跌打损伤：桃树根皮（鲜）15 g，南五味子根 15 g，水煎，酒送服（《江西草药》）
毛叶石楠	蔷薇科植物毛叶石楠 Photinia villosa（*Thunb.*）*DC.* 的根、果实	清热利湿，和中健脾。主治湿热内蕴，呕吐，泄泻，痢疾，劳伤疲乏	1. 治劳伤疲乏：毛叶石楠鲜果 120 ~ 150 g，水煎，冲黄酒、红糖，早晚饭前各服 1 次。或鲜毛叶石楠根 180 ~ 210 g，山靛青（马鞭科大青）90 ~ 120 g，胡颓子根皮 30 ~ 60 g，水煎，冲黄酒、红糖，早、晚饭前各服 1 次（《天目山药用植物志》）

续表

药名	来源	功能主治	临床鲜用
小叶金老梅	蔷薇科植物小叶金老梅 Dasiphora paruifolia (*Fisch*) *Juz* 的叶、花	利湿，止痒，解毒。主治寒湿脚气，痒疹，乳腺炎	治乳腺炎：小叶金老梅鲜花叶捣敷（《高原中草药治疗手册》）
十姊妹	蔷薇科植物十姊妹 Rosa multiflora *Thunb. var. carnea Thory* [*P.* multiflora *Thunb. var.* platyphylla *Thory*] 的根及叶	清热化湿，疏肝利胆。主治黄疸，痞积，妇女白带	治黄疸，癖块：鲜七姊妹根 15 ~ 24 g，猪赤肉 60 g，同炒后，加红酒 90 ~ 120 g，共煮 1 h，同午饭或晚饭服，每日服 1 次（《闽南民间药草》）
龙船乌泡	蔷薇科植物炮烙莓 Rubus sieboldi *Bl.* 的全株	清热利湿，活血止痛。主治感冒发热，痢疾，热淋，口疮，劳伤吐血，跌打肿痛，牙痛	治小儿口糜：炮烙莓果，马桑果，捣汁，调清水涂口（《湖南药物志》）
合萌根	豆科植物田皂角 Aeschynomene indica *L.* 的根	清热利湿，消积，解毒。主治血淋，泄泻，痢疾，疳积，目昏，牙痛，疮疖	1. 治血淋：田皂角鲜根或茎 30 g，鲜车前草 30 g，水煎服（《福建中草药》）。2. 治痢疾，暑热腹泻：鲜田皂角根 30 g，水煎，加白糖温服（《河北中草药》）。3. 治胆囊炎：田皂角鲜根或茎 24 ~ 30 g，水煎服（《福建中草药》）。4. 治小儿疳积：鲜田皂角根 30 g，猪肝 60 g，水炖服（《福建药物志》）。5. 治疖肿：田皂角根（鲜）21 g，水煎去渣，加入鸭、鸡蛋各 1 个，同煮服；另用鲜叶适量，捣烂外敷（《江西草药》）
九龙藤叶	豆科植物龙须藤 Bauhinia championii (*Benth.*) *Benth.* 的叶	利尿，化瘀，理气止痛。主治小便不利，腰痛，跌打损伤	治肿毒：九龙藤叶捣烂，敷患处（《湖南药物志》）

续表

药名	来源	功能主治	临床鲜用
滇南杭子梢	豆科植物滇南杭子梢 Campylotropis harmsii *Schindl* 的根	清热利湿，散瘀止血。主治湿热痢疾，跌打损伤，外伤出血	1. 治跌打损伤：干枝柳适量，加甜酒捣纹。敷患处。2. 治刀伤：干枝柳适量，捣绒，敷伤口（1 ~ 2 方出白《贵州草药》）
爬山豆根	豆科植物三棱枝笐子梢 Campylotropis trigonoclada（*Franch.*）*Schindl.*［Lespedeza trigonoclada *Franch.*］的根	清热利湿，活血解毒。主治感冒发热，湿热痢疾，黄疸，肠风下血，风湿痹痛，水肿，跌打损伤，乳痈	治跌打损伤：爬山豆根 30 g，捣烂，加童便少许，拌匀敷患处（《贵州民间药物》）
农吉利	豆科植物野百合 Crotalaria sessiliflora *L.* 的全草	清热，利湿，解毒，消积。主治痢疾，热淋喘咳，风湿痹痛，疔疮疖肿，毒蛇咬伤，小儿疳积，恶性肿瘤	1. 治喘息型支气管炎：农吉利 30 ~ 60 g（鲜草 60 ~ 120 g）。加水 1 000 ml，煎 20 min，去渣取汁，小火浓缩至 400 ml，加糖适量。分 3 ~ 4 次服（《安徽中草药》）。2. 治疖子：（农吉利）鲜全草加糖捣烂或晒干研粉外敷，或水煎外洗。亦可配紫花地丁、金银花各 15 g，水煎服。3. 治毒蛇咬伤：（农吉利）鲜全草捣烂外敷。4. 治皮肤癌：将（农吉利）全草制成粉末，高压消毒后，用生理盐水调成糊状外敷，或将药粉撒在创面上，或用鲜全草捣成糊状外敷（2 ~ 4 方出自《浙江民间常用草药》）
清酒缸	豆科植物小槐花 Desmodiumcaudatum（*Thunb.*）*DC.*［Hedysarum caudatum *Thunb.*］的全株	清热利湿，消积散瘀。主治劳伤咳嗽，吐血，水肿，小儿疳积，痈疮溃疡，跌打损伤	治毒蛇咬伤：小槐花鲜叶 30 g，捣烂冲酒 30 ml 服，药渣敷伤口周围（《广西本草选编》）

续表

药名	来源	功能主治	临床鲜用
小叶三点金草	豆科植物小叶三点金草 Desmodium microphyllum（*Thunb.*）*DC.* 的全草	清热利湿，止咳平喘，消肿解毒。主治石淋，胃痛，黄疸，痢疾，咳嗽，哮喘，小儿疳积，毒蛇咬伤，痈疮瘰疬，漆疮，痔疮	1. 治毒蛇咬伤：鲜辫子草适量，捣烂外敷，同时用鲜品 30 ~ 60 g 煎服（《云南中草药选》）。2. 治颈淋巴结核：鲜小叶三点金全草 10 ~ 15 株，捣烂加开水少许，绞汁服，渣敷患处（《福建药物志》）。3. 治疮疖肿毒，急性乳腺炎：小叶三点金鲜草或配蒲公英捣烂敷（《湖南药物志》）
辫子草根	豆科植物小叶三点金 Desmodium microphylLum（*Thunb.*）*DC.* 的根	清热利湿，调经止血，活血通络。主治黄疸，痢疾，淋证，风湿痹痛，咯血，崩漏，白带，痔疮，跌打损伤	治跌打损伤，毒蛇咬伤：小叶三点金鲜根 15 g；或干根 15 g，水煎服，亦可用根浸酒服（《湖南药物志》）
广金钱草	豆科植物广金钱草 Desmodium styraci*foLium*，（*Osb.*）*Merr.* 的干燥地上部分	清热利湿，通淋排石。主治泌尿系感染，泌尿系结石，肾炎水肿，胆囊炎，胆结石，黄疸型肝炎，小儿疳积，痈肿	1. 治乳腺炎：广东金钱草、老公根，酒糖，共捣烂敷患处（《岭南草药志》）。2. 治荨麻疹：广金钱草鲜全草 750 g，生盐 30 g，共捣烂外搽。另取鲜草 60 g，水煎服（《广西本草选编》）
马扫帚	豆科胡枝子属植物美丽胡枝子 Lespedeza formosa（*Vogel*）*Koehne.* 以根和全株入药	清热利尿通淋。主治热淋，小便不利	治小便不利：美丽胡枝子鲜茎、叶 30 ~ 60 g，金丝草鲜全草 30 g，水煎服（《福建中草药》）
苜蓿根	豆科苜蓿属植物紫苜蓿 Medicago sativa *L.* 或南苜蓿 Medicago hispida *Gaertn.* 的根	清热利湿，通淋排石。主治热病烦满，黄疸，尿路结石	1. 治尿路结石：鲜苜蓿根捣汁温服，每次半茶杯，日服 2 次（《吉林中草药》）。2. 治夜盲症：鲜苜蓿根 30 g，切碎，水煎服（《浙江药用植物志》）

续表

药名	来源	功能主治	临床鲜用
老蜗生	豆科植物天蓝苜蓿 Medicago lupulina L.[M. *parviflora* Gilib.] 的全草	清热利湿，舒筋活络，止咳平喘，凉血解毒。主治湿热黄疸，热淋，石淋，风湿痹痛，咳喘，痔血，指头疔，毒蛇咬伤	1. 治指疗：天蓝苜蓿全草加盐、醋适量，捣烂敷（《湖南药物志》）。2. 治毒蛇咬伤：大蓝苜若、苦参各 15 g，捣烂外敷（《河北中草药》）
蚕豆	豆科植物蚕豆 *Vicia faba* L. 的种子	健脾利水，解毒消肿。主治膈食，水肿，疮毒	治癞痢秃疮：鲜蚕豆打如泥，涂疮上，干则换之，三五次即愈。如无鲜豆，即用干豆，浸泡打如泥敷之，干即换，数五次即愈（《吉人集验方》）
小巢菜	豆科植物小巢菜 *Viciahirsuta*(L.)S.F.Gray 的全草	清热利湿，调经止血。主治黄疸，疟疾，月经不调，白带，鼻衄	治疔疮：鲜小巢菜全草适量，加盐卤捣烂外敷（《浙江药用植物志》）
豇豆叶	豆科植物豇豆 *Vigna unguiculata*（L.）Walp. [*Dolichos unguiculata* L.；*Vigna sinensis*（L.）Savi] 的叶片	利小便，解毒。主治淋证，小便不利，蛇咬伤	治蛇咬伤：豇豆叶、山慈菇、樱桃叶、黄豆叶各适量，捣绒，加鸡蛋清调敷（《四川中药志》1979 年）
酢浆草	酢浆草科植物酢浆草 *Oxalis corniculata* L. 的全草	清热利湿，凉血散瘀，解毒消肿。主治湿热泄泻，痢疾，黄疸，淋证，带下，吐血，衄血，尿血，月经不调，跌打损伤，咽喉肿痛，痈肿疔疮，丹毒，湿疹，疥癣，痔疮，麻疹，烫火伤，蛇虫咬伤	1. 治急性腹泻：酢浆草（鲜）60 g，洗净，取冷开水，半碗，擂汁，一次顿服（《江西草药》）。2. 治妇女经漏，淋漓不断：鲜酸浆草 60 g，捣烂取汁，酌加红糖炖服（《河南中草药手册》）。3. 治丹毒：鲜酸浆草 60 g，鲜青蒿、鲜野薄荷各 30 g。共捣汁，加麻油少许调涂患处（《河南中草药手册》）。4. 治瘰疬：（酢浆草）鲜品 30 g（切碎），鸡蛋 1 个，共煮熟服食；另取鲜品捣烂调鸡蛋白涂敷患处（福建晋

续表

药名	来源	功能主治	临床鲜用
			江《中草药手册》)。5. 治黄疸型肝炎：酢浆草 15 ~ 30 g。水煎服；或用鲜草和米泔水捣汁服，每日 1 剂（《浙南本草新编》)。6. 治肾炎水肿：酢浆草鲜草 30 g，洗净，阴至半干，切碎，加水炖汁，分 3 次服，每日 1 剂，服至水肿消退，忌食盐 120 d（《浙南本草新编》)。7. 治脱肛：鲜酢浆草适量，煎汤熏洗患处（《青岛中草药手册》)。8. 治咳喘：鲜酢浆草 30 g，紫菀 9 g。煎服（《安徽中草药》)。9. 治毒蛇咬伤：（酢浆草）鲜全草、车前草、积雪草各 30 g，捣敷患处。10. 治咽喉肿痛：（酢浆草）鲜全草 30 ~ 60 g，食盐少许，共捣用纱布包好，含于口中；或煎汤漱口，并治口腔炎（9 ~ 10 出自《闽东本草》)
铁苋	大戟科植物铁苋菜 *Acalypha australis* L. 及短穗铁苋菜 *Acalypha brachystachya* Hormen 的全草	清热利湿，凉血解毒，消积。主治痢疾，泄泻，吐血，衄血，尿血，便血，崩漏，小儿疳积，痈疖疮疡，皮肤湿疹	1. 治痢疾，肠炎：鲜（铁苋菜）全草 30 ~ 60 g，水煎服；或烘干研粉，每次 3 g，每日 3 次，开水送服；或鲜（铁苋菜）全草、鲜地锦草各 30 g，水煎服（《浙江药用植物志》)。2. 治阿米巴痢疾：铁苋菜根、凤尾草根（均鲜）各 30 g，腹痛加南瓜藤卷须（鲜）15 g，水煎浓汁，早晚空腹服（《江西草药》)。3. 治疳积：（铁苋菜）鲜全草 30 ~ 60 g，同猪肝煎煮服食。或用铁苋菜鲜品 15 g，姜、葱各 30 g，捣烂，加入鸡蛋清拌匀，外敷脚心 1 夜，隔 3 天 1 次，连敷 5 ~ 7 次。重病例内服、外敷并同（《浙南本草新

续表

药名	来源	功能主治	临床鲜用
			编》)。4. 治乳汁不足:(铁苋菜)鲜品 15 ~ 30 g,或干品 6 ~ 10 g,煎水,煮鱼服(《东北常用中草药手册》)。5. 治瘘管:①野麻草 30 ~ 90 g,羊肉 250 g,水炖服;②鲜野麻草捣烂取汁 30 g,羊肉 190 g,或鳗鱼适量,酒水各半炖服(《福建药物志》)
红背叶	大戟科植物毛桐 *Mallotus barbatus*(*Wall.*) *Muell.-Arg.* 的叶	清热利湿,凉血解毒,杀虫止痒。主治痢疾,热淋,石淋,血尿,崩漏,带下,风疹,湿疹,疥癣,龋齿痛,褥疮	1. 治龋齿痛:(红背山麻杆)鲜叶适量,加盐少许同捣烂,塞龋洞内。2. 治外伤出血:(红背山麻杆)鲜叶捣烂外敷(1 ~ 2 方出自《广西本草选编》)
火秧竻	大戟科植物金刚纂 *Euphorbia antiquorum* *L.* 的茎	利尿通便,拔毒去腐,杀虫止痒。主治水肿,臌胀,泄泻,痢疾,食积,痞块,疔疮,痈疽,疥癣	治足底挫伤瘀血或脓肿:火秧竻茎捣汁加入面粉调匀,煮熟外敷;或鲜茎捣烂加热外敷(《福建中草药》)
泽漆	大戟科草本植物泽漆 *Euphorbiahelioscopia* L. 的地上部分	行水消肿,化痰止咳,解毒杀虫。主治水气肿满,痰饮喘咳,疟疾,菌痢,瘰疬,结核性瘘管,骨髓炎	1. 治肺源性心脏病:鲜泽漆茎叶 60 g,洗净切碎,加水 500 g,放鸡蛋 2 只煮熟,去壳刺孔,再煮熬数分钟,先吃鸡蛋后喝汤,每日 1 剂(江西《草药手册》)。2. 治神经性皮炎:鲜泽漆白浆敷癣上或用椿树叶捣碎同敷(《兄弟省市中草药单方验方新医疗法选编》)。3. 治乳汁稀少:鲜泽漆 30 g,黄酒适量,炖服(《福建药物志》)。4. 治天行赤眼(急性流行性出血性结

续表

药名	来源	功能主治	临床鲜用
			膜炎）：泽漆 30 g（鲜者加倍），生白矾 6 g，用水 500 ml，煎开 5 min，后首先口服 30 ml，然后趁热熏洗双眼，每次熏洗 15 ~ 20 min，每日 2 ~ 3 次（《山东中医杂志》）
算盘子叶	大戟科植物算盘子 *Glochidion puberum*（L.）Hutch. 的叶	清热利湿，解毒消肿。主治湿热泻痢，黄疸，淋浊，带下，发热，咽喉肿痛，痈疮疖肿，漆疮，湿疹，虫蛇咬伤	1. 治泄泻，痢疾：鲜野南瓜叶 90 g，加水约 500 g，煎成 150 g 左右，分 2 ~ 3 次服（江西《草药手册》）。2. 治咽喉肿痛：鲜（算盘子）叶每次 30 ~ 60 g，煎汤调蜜频咽服（《泉州本草》）。3. 治疖肿，乳腺炎：（算盘子）鲜叶捣烂外敷，同时用根 30 ~ 60 g，水煎服（《浙江民间常用草药》）。4. 治膝过敏：算盘子鲜叶、梧桐叶、桃仁各酌量，水煎熏洗（《福建药物志》）。5. 治蜈蚣咬伤：（野南瓜）鲜叶放口中嚼烂敷患处（《江西草药手册》）
油柑皮	大戟科植物余甘子 *Phyllanthus emblica* Linn. 的树皮	清热利湿，凉血解毒。主治湿热泄泻，口疮，疔疮，痔疮，阴囊湿疹，跌打损伤，外伤出血	治湿疹、蜈蚣咬伤：余甘子树皮捣烂取汁敷（《广西本节选编》）
牛皮	牛科野牛属动物黄牛 *Bos taurus domesticus* Gmelin 或水牛属动物水牛 *Bubalus bubalis* Linnaeus 的皮	利水消肿，解毒。主治水肿，腹水，尿少，痈疽疮毒	治头生恶疮：生牛皮（烧灰）半两，燕窠土（烧赤）半两，麝香半钱。上件药，都细研令匀，以生油调，日二三度涂之（《圣惠方》）
地牯牛	蚁蛉科动物黄足蚁蛉 *Hagenomyia micans*（Maclchlan）的幼虫	通淋，截疟，软坚消症，拔毒去腐。主治砂淋，疟疾，疟母，腹腔症块，瘰疬结核，阴疽久溃不敛	1. 治砂淋：砂牛 12 g，研末，每日 2 次分服。2. 治疟疾：地牯牛 11 个，兑酒吞服，在疟发前 0.5 h 服 1 次。慢性疟疾，需服 1 星期。3. 治小儿疟疾：地牯牛 7 个，炒香为末，开水吞下（2 ~ 3 方出自《贵州省中医验方秘方》）。

续表

药名	来源	功能主治	临床鲜用
			4. 治疗毒：地枯牛 7 个，以 6 个捣绒敷疗顶，另 1 个不捣放疗头上，用布包好(《贵州省中医验方秘方》)。5. 治凉病破烂：沙谷牛合硼砂、冰片少许，捶烂敷疮，用膏药盖之《生草药性备要》)。6. 治竹木刺及铁沙入肉不出：①地枯牛配南瓜慕敷患处(《四川中药志》1960 年)；②地枯牛 7 个，芹莱、韭莱各适量，捣烂外敷(《万县中草药》)
泥鳅滑液	鳅科动物泥鳅 *Misgurnus anguillicaudatus*（Cantor）、花鳅 *Cobitis taenis* Linnaeus 和大鳞泥鳅 *Misgurnus mizolepis*（Gunther）身上刮取的黏液	利尿通淋；解毒消肿。主治小便不通；热淋；痈疽；丹毒；疔肿；腮腺炎；中耳炎；烧伤；漆疮	1. 治小便不通，热淋：泥鳅身上撒以白糖，使黏液与白糖混和，去泥鳅用其涎，兑冷开水一盅服(《四川中药志》1962 年)。2. 治痈：泥鳅 10 余条，清水洗净，用砂糖半碗许搅拌，腻滑涎即出。鳅死，去鳅，用此糖糊涂布，每日 3～4 次(《动植物民间药》)。3. 治丹毒、面疔、攥疽（指头疔）腮腺炎：活泥鳅 10～20 条，先养于清水中漂去泥污，再置盆中，投入白糖适量，搅拌约 10 min，取滑液糖浆，涂于患部，干即更换(《山东药用动物》)。4. 治中耳炎：用碗盛取泥鳅滴下之滑液、滴耳内，干则再滴《动植物民间药》)。5. 治漆疮：用泥鳅体上的黏液涂患处(《常见药用动物》)
青蛙	蛙科动物黑斑蛙 *Rana nigromaculata* Hallowell 或金线蛙 *Rana plancyi* Lataste 除去内脏的全体	利水消肿；清热解毒；补虚。主治水肿；膨胀；黄疸；虾蟆瘟；小儿热疮；痢疾；疳疾；劳热；产后体弱	治黄疸：先用麝香 0.3 g 置脐上，取黄皮青蛙一只，剖开连肠脏覆盖脐上，用布带绑扎固定，每日换一次《草药手册》

第十一章　理气药

佛　手

【来源】芸香科柑橘属植物佛手 *Citrusmedica L.var.sarcodactylis*（Noot.）Swingle. 以果实、叶、根入药。

【性味归经】辛、苦，温。归肝、脾、肺经。

【功能】疏肝理气，和胃化痰。

【主治】肝气郁结之胁痛、胸闷，肝胃不和、脾胃气滞之脘腹胀痛、嗳气、恶心，久咳痰多。

【化学成分】

果实含挥发油、梨莓素、布枯苷和橙皮苷。鲜佛手含 3,5,8- 三羟基 -7,4′- 二甲氧基黄酮、柠檬油素、6,7- 二甲基香豆素、柠檬苦素、诺米林、β- 谷甾醇、胡萝卜甙、对羟基苯丙烯酸、棕榈酸和琥珀酸。

【干燥方法】

佛手瓜经挑选清洗后，切片机切成 3 ~ 4 cm 厚薄片，放入 0.15% 亚硫酸氢钠溶液浸泡 30 min 护色。然后真空干燥，温度 45 ℃，真空度 0.1 MPa 进行干燥。或者用喷雾干燥法进风温度 160 ℃，热风流量 32.00 m^3/h，进料流量为 1.5 L/h，进行干燥。

【药理作用】

1. 平喘　川佛手煎剂可对抗组胺引起的豚鼠离体气管收缩；广佛手的作用较弱。柠檬油素对组胺所致豚鼠离体气管收缩，也有对抗作用；对蛋清致敏的回肠和离体气管，显示抗过敏活性。麻醉猫肺溢流试验，静注柠檬油素 5 ~ 10 mg/kg，有一定的抗组胺作用。

2. 调节胃、肠平滑肌　佛手醇提取物对大鼠、兔离体肠管有明显解痉作用。静脉给药对麻醉猫、兔在体肠管也有抑制效应。对乙酰胆碱引起的兔十二指肠痉挛有显著解痉作用，但对氯化钡引起的肠管痉挛，解痉作用较差。醇提取物 2.25 g/kg 静注，能迅速缓解氨甲酰胆碱所致的麻醉猫胃、肠和胆囊的张力增加。

3. 抑制中枢　小鼠腹腔注射佛手醇提取物 20 g/kg，自发活动明显减少并维持 2 h。

同剂量可显著延长小鼠戊巴比妥钠睡眠时间，并能延长小鼠士的宁惊厥的致死时间和戊四唑或咖啡因引起的惊厥发生时间与致死时间，且降低其死亡率。并能明显抑制酒石酸锑钾和电刺激引起的痛觉反应，可见扭体反应次数减少和嘶叫的痛觉反应时间延长，显示有一定的镇痛作用。

4. 调节心血管系统　佛手醇提取物能显著增加豚鼠离体心脏的冠脉流量和提高小鼠的耐缺氧能力，对大鼠因垂体后叶素引起的心肌缺血有保护作用，并使豚鼠因结扎冠状动脉引起的心电图变化有所改善，对氯仿、肾上腺素引起的心律失常也有预防作用。香叶木苷 100 ~ 300 mg/kg 腹腔注射具有维生素 P 样作用，降低兔毛细血管渗透性作用较儿茶酚水合物、陈皮苷、槲皮苷和芦丁强。有维生素 C 样作用，能增强豚鼠毛细血管的抵抗力和减少肾上腺抗坏血酸耗竭。

5. 抗炎　香叶木苷腹腔注射时，对角叉菜胶引起的大鼠足跖肿有消肿作用，其 ED_{50} 为 100 mg/kg。

【毒理研究】

柠檬油素小鼠口服观察 24 h 的 LD_{50} 为 3.95 g/kg。香叶木苷小鼠口服的 LD_{50} 为 10 g/kg，腹腔注射 LD_{50} 为 4 g/kg。

【古代鲜用】

《滇南本草》：补肝暖胃，止呕吐，消胃寒痰，治胃气疼痛，止面寒疼，和中行气。

《本草纲目》：煮酒饮，治痰气咳嗽。煎汤，治心下气痛。

《本经逢原》：专破滞气。治痢下后重，取陈年者用之。

《本草再新》：治气舒肝，和胃化痰，破积，治噎膈反胃，消症瘕瘰疬。

《随息居饮食谱》：醒胃豁痰，辟恶，解酲，消食止痛。

【现代鲜用】

1. 肝胃气痛　鲜佛手 12 ~ 15 g（干品 6 g），开水冲泡，代茶饮或佛手、延胡索各 6 g，水煎服，治胃气痛有效。

2. 鼓胀发肿　佛手（去瓤）四两，人中白三两，共为末，空腹白汤下。

【不良反应】

1.《本经逢原》：痢久气，非其所宜。

2.《本草便读》：阴血不足者，亦嫌其燥耳。

3.《四川中药志》1960 年版：阴虚有火，无气滞者忌用。

【防范措施与禁忌】

严格掌握适应证：阴虚有火、无气滞者慎服。

【中药小故事】

很早以前，浙江金华罗店一座高山之下，住着母子两人。母年老多病，终日双手抱胸，自觉胸腹胀闷不舒。儿子孝，四处求医，无效。一夜梦见一位美丽姑娘，赐给他一只犹如仙女玉手样的果子，母闻后病愈。醒后母病依旧。于是，孝子决心找到这种果子。他翻山越岭数日，筋疲力尽，正坐在岩石上小歇，忽听一只青蛙叫着说："金华山上有金果，金果能救你老母，明晚子时山门口，大好时机莫错过。"孝子次日照此办理。只见金花遍地，金果满枝，金光耀眼，梦中姑娘飘然而来，说道："孝子感人，今送你天橘一只，可治好你母亲的病。"孝子感谢，并恳要一棵天橘苗。姑娘应允，孝子返回。母闻果病愈。孝子辛勤栽培，传遍山村，众人享用。乡亲们认为那位仙女是救世观音，天橘是观音玉手，故称"佛手"。

其他可鲜用理气药

药名	来源	功能主治	临床鲜用
苏铁叶	苏铁科植物苏铁 *Cycas revoluta* lThunb. 的叶	理气止痛，散瘀止血，消肿解毒。主治肝胃气滞疼痛，经闭，吐血，便血，痢疾肿毒，外伤出血，跌打损伤	治跌打肿痛：铁树叶同原酒糟敷之
黄麻叶	椴树科植物甜麻 *Corchorusaestuans* L. 的全草	理气止血，排脓解毒。主治咯血，吐血血崩，便血，脘腹疼痛，泻痢，三门痈疮疹	1. 治腹痛痢疾：黄麻鲜叶 15 ~ 30 g，水煎服。2. 治疮疖：黄麻鲜叶适量，捣烂外敷，或加野菊花叶，捣烂外敷
辛参	唇形科植物假秦艽 *Phlomis betonicoides* lDiels 的块根	理气健脾，解毒消肿。主治消化不良，脘腹胀痛，腹泻，咳喘胸闷，感冒，咽喉肿痛，药物中毒，跌打瘀肿	治消化不良，腹胀，咽喉疼痛：土甘草 6 ~ 9 g，生吃或水煎服（《丽江中草药》）
白沙虫药	唇形科植物黄花香茶菜 *Rabdosia sculponeata*（Vaniot）Hara［*Plectranthus scolponeatus* Vaniot; *Isodon sculponeatus*（Vaniot）Kudo］的全草	理气利湿，解毒。主治痢疾腹痛，脚癣	治烂脚丫：鲜痢药叶捣绒敷患处，或将痢药业叶炕干研末，调菜油搽患处（《贵州草药》）

续表

药名	来源	功能主治	临床鲜用
烟草	茄科植物烟草 *Nicotiana tabacum* L. 的叶	行气止痛，燥湿消肿，解毒，杀虫。主治食滞饱胀，气结疼痛，关节痹痛，痈疽，疔疮，疥癣，湿疹，毒蛇咬伤，扭挫伤	1. 治毒蛇咬伤：先避风挤去恶血，用生烟叶捣烂敷之，无鲜叶用干者研磨敷，即烟油，烟灰皆可（《慈航活人书》）。2. 治四肢及胸部软组织扭伤：烟丝与酒各等量，捣烂敷患处（《浙江药用植物志》）
野烟叶	茄科植物假烟叶树 *Solanum verbascifolium* L. 的叶或全株	行气血，消肿毒，止痛。主治胃痛，腹痛，痛风，骨折，跌打损伤，痈疖肿毒，皮肤溃疡，外伤出血	1. 治手脚痛风：鲜野烟叶适量，捣碎和酒炒热，推擦患部（《闽南民间草药》）。2. 治无名肿毒：毛叶树适量，捣绒敷患处（《贵州草药》）。3. 治痈疮肿毒，湿疹皮炎，外伤感染：假烟叶鲜品捣烂外敷，或煎浓汁洗患处（《广西中草药》）
杨梅树皮	杨梅科植物杨梅 *Myrica rubral* (Lour.) S.et Zucc. 的树皮、根皮或根	行气活血，止痛，止血，解毒消肿。主治脘腹疼痛，胁痛，牙痛，疝气，跌打损伤，骨折，吐血，衄血，痔血，崩漏，外伤出血，疮疡肿痛，痄腮，牙疳，烫火烫伤，臁疮，湿疹，疥癣，感冒，泄泻，痢疾	1. 治跌打损伤：鲜杨梅树根 1 kg，南五味子根 60 g，浸于童便中 7 d，取出洗净切片，晒干，至瓦上焙焦，加大小茴香各 6 g，共研细末，早饭前米酒冲服 3 g。2. 治骨折：杨梅树皮粉，土鳖虫粉各等量用 5% 樟脑乙醇调和外敷。或鲜杨梅树根二重皮，鲜羊角藤根皮各适量，捣烂敷患处。3. 治走马牙疳：鲜杨梅根第二重皮，捣极烂，调食盐少许敷患处。4. 治菌痢：杨梅树皮、叶共 30 g，鲜南天竹 15 g，橘子皮 5 g，水煎，分三次服，每日一剂
栗荴	壳斗科植物板栗 *Castanea mollissima* Bl. 的内果皮	散结下气，养颜。主治骨鲠，瘰疬，反胃，面有皱纹	治栗子颈：栗蓬内膈断薄衣，捣敷之（姚可成《食物本草》）

续表

药名	来源	功能主治	临床鲜用
水蓼	蓼科植物水蓼 *Polygonum lhydropiper*L. 的地上部分	行滞化湿，散瘀止血，祛风止痒，解毒。主治湿滞内阻，脘闷腹痛，泄泻。痢疾，小儿疳积，崩漏，血滞经闭，痛经，跌打损伤，风湿痹痛，便血，外伤出血，皮肤瘙痒，湿疹，风疹，足癣，痈肿，毒蛇咬伤	1. 治小儿冷痢：蓼叶一升，捣汁心服。2. 治急性胃肠炎：①水蓼、苦职、积雪草各 15 g，水煎服或鲜水蓼叶 60 g，捣烂绞汁服；②鲜水蓼叶、檵木叶、枫树叶、桃叶各 15 g，捣烂绞汁，调冷开水服。3. 治蛇头疔：鲜水蓼、芋叶柄各 20 g，捣烂加热敷患处。4. 治咽喉肿痛：鲜辣蓼花序一把，捣烂取汁，兑白糖服，每次服 60 g。5. 治水毒：取蓼捣汁一盏渐饮，兼以涂身令周匝，立瘥，用酒调。6. 治阴发背，黑凹而不知痛者：鲜蓼草十斤（晒干烧存性，淋灰之熬膏子半碗听用），风化窑脑一两即石灰。二味调匀入磁罐收贮封固。如遇阴毒，将笔蘸点在患处不二次退透知痛，出黑水血尽，将膏药贴知自愈。7. 治蛇咬：用水蓼捣汁饮，滓敷伤处。8. 治恶犬咬伤：蓼叶捣泥敷
荭草花	蓼科植物红蓼 *Polygonum orientale* L. 的花序	行气活血，消积止痛。主治头痛心胃气痛，腹中痞积，痢疾，小儿疳积，横痃	治横痃：荭草花一握，红糖 15 g，捣烂加热敷贴，每日换一次
枫香树叶	金缕梅科植物枫香树 *Liquidambarformosana* Hance 的叶	行气止痛，解毒止血。主治胃脘疼痛伤暑腹痛，痢疾泄泻，痈肿疮疡湿疹，吐血咯血，创伤出血	1. 治痢疾，肠炎腹泻：鲜枫香树叶 30 g，鲜辣蓼叶 15 g，共捣烂绞汁服。2. 治痈肿发背：枫香树幼叶和老米饭共捣烂，敷患处
荔枝根	无患子科植物荔枝 *Litchichinensis* Sonn. 的根	理气止痛，解毒消肿。主治胃痛，疝气咽喉肿痛	治疝气：鲜荔枝根 60 g，水煎，调红糖，饭前服

续表

药名	来源	功能主治	临床鲜用
白冷草	凤仙花科植物细柄凤仙花 *I Mpatiensleptocaulon* Hook. f. 的根及根茎	理气活血止痛。主治风湿性关节炎，跌打肿痛	治跌打青肿：冷水丹 15 ~ 24 g，酒泡服，并用鲜品适量捣烂敷患处
胃友	黄杨科植物野扇花 *Sarcococcaruscifolia* Stapf 的根	行气活血，祛风止痛。主治胃脘疼痛，风寒湿痹，跌打损伤	1. 治胃痛：野扇花鲜品 9 ~ 15 g，水煎服。2. 治跌打损伤：野扇花鲜根 30 ~ 60 g，水酒各半煎服
绣球防风	唇形科植物绣球防风 *Leucas ciliata* Benth. 的全草	疏肝活血，祛风，明目解毒。主治妇女血瘀经闭胁肋疼痛，小儿雀目，青盲翳障，痈疽肿毒，杨梅结毒，疥癣，皮疹	治疔疮痈肿毒：绣球防风、仙草 30 g，水煎服或火烤取汁涂患处
梅花	蔷薇科植物梅 *Prunus mume*（Sieb.）Sieb.et Zucc. 的干燥花蕾	疏肝解郁，开胃生津，化痰。主治肝胃气痛，胸闷心烦，暑热烦渴，食欲不振，梅核气，妊娠呕吐，瘰疬结核，痘疹	治痘疹：每年腊月清晨，摘带露绿尊梅一百朵，加上白糖，捣成小饼，令食之（《不药良方》）
李根皮	蔷薇科李属植物李 *Prunus salicina* Lindl. 的根皮	降逆，燥湿，清热解毒。主治气逆奔豚，湿热痢疾，赤白带下，消渴，脚气，丹毒疮痈	治牙齿痛：鲜李根取白皮细切，水煎浓汁半碗，漱口，含之良久吐出，又含（《古今医统》）
玫瑰花	蔷薇科植物玫瑰 *Rosa rugosa* Thunb. 的干燥花蕾	理气解郁，和血调经。主治肝气郁结所致胸膈满闷，脘胁胀痛，乳房作胀，月经不调，痢疾，泄泻，带下，跌打损伤，痈肿	治肺病咳嗽吐血：鲜玫瑰花捣汁，炖冰糖服（《泉州本草》）

续表

药名	来源	功能主治	临床鲜用
倒莓子	蔷薇科植物腺花茅莓 *Rubus parvifolius* L.var. *ladenochlamys* (Focke) Migo 的枝叶或根	理气活血，解毒消肿。主治气滞胸闷，月经不调，跌打肿痛，痈肿疮毒	治恶疮：鲜红莓梢叶适量，捣烂外敷（《甘肃中草药手册》）
三点金草	豆科植物三点金草 *Desmodium triflorum* (L.) DC. 的全草	理气和中，祛风活血。主治中暑腹痛，泄泻，疝气，月经不调，痛经，产后关节痛，跌打损伤，漆疮，乳腺炎	1. 治跌打损伤：三点金草适量，食盐少许。共捣烂敷患处（《福建药物志》）。2. 治脓肿及创伤：三点金草鲜叶适量，捣烂敷患处（《台湾药用植物志》）
虎尾轮根	豆科植物猫尾射 *Uraria crinita* (L.) Desv. 的根	行气止痛，化痰农饮，温肾健腰。主治胃脘痛，痰饮咳喘，腰背酸痛，遗精	1. 治肺结核：先用猫尾射鲜根 125 g，水煎服；再用薜荔不育枝 125 g，炖猪排骨服。两方交替服，3 d 服 1 剂，各服 6 ~ 7 剂。2. 治腰脊酸痛：鲜猫尾射根 30 ~ 60 g，酒、水各半炖服（1 ~ 2 方出自《福建药物志》）
刮筋板	大戟科植物草沉香 *Excoecaria lacerifolia* F.Didr. 的嫩幼全株	行气，破血，消积，抗疟。主治癥瘕，食积，臌胀，黄疸，疟疾	治疟疾：刮筋板鲜叶 7 ~ 9 片，洗净，切细，调鸡蛋 1 个，用少量菜油混炒至蛋熟为度，发病前 2 ~ 3 h 1 次服完（《全国中草药汇编》）
大种鹅儿肠	石竹科植物独籽繁缕 *Stellariam-onosperma* Buch.-Ham.exD. Don 的全草或根	行气化湿，活血止痛，解毒。主治胃痛，腹痛，关节酸痛，妇女经期腹痛，月经不调，黄疸，便血，小儿肝积，疔疮	1. 治黄疸：鲜大种鹅儿肠全草 30 ~ 60 g，煨水服。2. 治疔疮：鲜大种鹅肠根捣烂敷之，干者为末，调水敷亦可
山橿根	樟科植物山橿 *Linderareflexa* Hemsl. 的根或根皮	理气止痛，祛风解表，杀虫止血。主治胃痛，腹痛风寒，感冒风疹，疥癣，外用治刀伤出血	治疗刀伤出血：鲜根皮捣烂敷患处（《天目山药用植物志》）

续表

药名	来源	功能主治	临床鲜用
山苍子叶	樟科植物山鸡椒 *Litsea cubeba* (Lour.) Pers. [*Lauruscubeba* Lour.] 的叶	理气散结，解毒消肿，止血。主治痈肿痛，乳痈，虫蛇咬伤，外伤出血，脚肿，其挥发油慢性支气管炎	治疗脚肿：山苍子叶、三加皮各 15 g，仙茅 12 g，薄荷、香附各 3 g，上药均用鲜品，混合捣烂加白酒，适量量调匀敷于患处，每日换药一次
八月札	木通科植物木通 *Akebia quinata* (Thunb.) Decne、三叶木通 A.*trifoliata* (Thunb.) Koidz.var. *australis* (Dies). Rehd. 的成熟果实	疏肝和胃，活血止痛，软坚散结，利小便。主治肝胃气滞，饮食不消，下痢便血，疝气疼痛，经闭痛恶性肿瘤	治疗子宫脱垂：八月瓜（鲜）60 g（或鲜根 500 g），升麻 10 g，益母草 60 g，檫树根 50 g，黄芪 30 g，炖鸡服（《四川中药志》）
青木香	马兜铃科植物马兜铃 Aristolochia-debilisSieb.et Zucc. 的干燥根	行气止痛，解毒消肿，平肝降压。主治胸胁脘腹疼痛，上脐痛，肠炎，下痢，腹痛，咳嗽，痰喘，蛇虫咬伤痈肿疔疮，湿疹，皮肤瘙痒，高血压病	1. 治中暑腹痛：青木香根鲜 9～15 g，温开水送服，亦可用青木香根 3～6 g，研末，温开水送服。2. 治指疔：鲜青木香切碎同适量，蜂蜜捣烂敷于患处。3. 治牙痛：青木香鲜品一块放牙痛处咬之
天仙藤	马兜铃科植物马兜铃 *Aristolochia debilis* Sieb. etZucc. 或北马兜铃 Aristolo-chiacontorta Bunge. 的干燥地上部分	行气活血，利水消肿解毒。主治疝气痛，胃痛产后血气腹痛，风湿痹痛，妊娠水肿，蛇虫咬伤	1. 治毒蛇咬伤痔疮肿痛：天仙藤鲜品，捣烂敷患处。2. 治乳腺炎：鲜天仙藤适量，柔软外敷，每日换药一次

续表

药名	来源	功能主治	临床鲜用
大百解薯	马兜铃科植物广西马兜铃 *Aristolochia kwangsiensis* Chunet How［A.*shukangii Chunet* How］的块根	理气止痛，清热解毒，止血。主治经挛性胃痛，腹痛急性胃肠炎，胃及十二指肠溃疡，痢疾，跌打损伤，疮痈肿痛，外伤出血蛇咬伤，骨结核	治痈疮肿毒：圆叶马兜铃鲜块根，捣烂敷患处
沙芥	十字花科植物沙芥 *Pugioniumcornutum*（L.）Gaertn.［*Bunias-cornuta* L.］、斧翅少芥 *Pugioniumdolabratum* Maxim. 的全草	行气止痛，消食解毒。主治胸胁胀满，消化不良，食物中毒	治胃肠胀气消化不良：鲜沙芥 60 g 或干品 30 g，水煎服每日两次
气桐子	大戟科植物油桐 *Vernicia fordii*（Hemsl.）Airy–Shaw 未成熟的果实	行气消食，清热解毒。主治疝气，食积，月经不调，疔疮疖肿	1. 治疥癣：油桐果捣烂绞汁敷抹。2. 治烫伤：油桐果捣烂绞汁，调冬蜜敷抹患处（《福建民间草药》）
柚叶	芸香科植物柚 *Citrus grandis*（L）Osbeck 的叶	行气止痛，解毒消肿。主治头风痛，寒湿痹痛，食滞腹痛，乳痈，扁桃体炎，中耳炎	治中耳炎：鲜柚叶适量，捣烂搅汁，滴耳内，每日 2 ~ 3 次（《福建药物志》
佛手柑	佛手柑，中药名。为芸香科植物佛手 *Citrus lmedica* L.var.*sarcodactylis*（Noot.）Swingle 的果实	疏肝理气，和胃化痰。主治肝气郁结之胁痛、胸闷，肝胃不和、脾胃气滞之脘腹胀痛、嗳气、恶心，久咳痰多	治肝胃气痛：①鲜佛手 12 ~ 15 g，开水冲泡，代茶饮；②佛手、延胡索各 6 g，水煎服（《全国中草药汇编》）

续表

药名	来源	功能主治	临床鲜用
佛手柑根	芸香科植物佛手 *Citrus lmedica* L.var.*sarcodactylis* (Noot.) Swingle 的根	顺气化痰。主治肝胃气痛，脾肿大，癫痫	1. 治十二指肠溃疡：佛手鲜根 30 g，醋炙鳖甲粉 9 g，猪心 1 个，水炖服（《福建药物志》）。2. 治男人下消，四肢酸软：鲜佛手根 15 ~ 24 g，猪小肚 1 个，洗净，水适量煮服（《闽南民间草药》）
甜橙	芸香科植物甜橙 *Citrussinensis*（L.）Osbeck 的果实	疏肝行气，散结通乳，解酒。主治肝气郁滞所致胁肋疼痛，脘腹胀满，产妇乳汁不通，乳房结块肿痛，醉酒	治妇人乳结不通，红肿结硬疼痛，恶寒发热：干橙子细末二钱，有新鲜者捣汁，点水酒服（《滇南本草》）
黄皮果	芸香科植物黄皮 *Clausena lansium*（Lour.）Skeels [*Quinaria lansium* Lour.] 的果实	行气，消食，化痰。主治食积胀满，脘腹疼痛，疝痛，痰饮咳喘	治蛔虫上攻，心下痛：黄皮果 18 g（鲜者 60 g），水煎，空腹服（《食物中药与便方》）
黄皮果核	芸香科植物黄皮 Clausena lansium（Lour.）Skeels 的种子	行气止痛，解毒散结。主治气滞脘腹疼痛，疝痛，睾丸肿痛，痛经，小儿头疮，蜈蚣咬伤	治蜈蚣咬伤：黄皮果核捣烂敷之（《彩色生草图谱》）
枸橘叶	芸香科植物枸橘 *Poncirus tuifoliata*（L.）Raf. 的叶	理气止呕，消肿散结。主治噎嗝，反胃，呕吐，梅核气，疝气	治肝胃气痛，小肠疝气：枸橘嫩枝带叶 30 g（鲜品 60 g），加黄酒和水合煎，去渣，每日 2 次分服（《食物中药与便方》）
九里香	芸香科植物九里香 *Murraya exotica* L. 和千里香 *Murraya paniculata*（L.）Jack 的干燥叶和带叶嫩枝	行气活血，散瘀止痛，解毒消肿。主治胃脘疼痛，风湿痹痛，跌扑肿痛，疮痈，蛇虫咬伤。亦麻醉止痛	1. 治流行性乙型脑炎：鲜九里香叶 15 ~ 30 g，鲜刺针草 30 ~ 90 g，水煎，分 2 ~ 3 次服（或鼻饲）。如高热加大青叶 30 g，同上药煎服；抽搐频繁痰多者，另取鲜九里香叶 15 ~ 30 g，捣烂用冷开水冲服（《全国中草药汇编》）。2. 治骨折、痈肿：用九里香鲜叶或根捣烂，加鸡蛋

续表

药名	来源	功能主治	临床鲜用
			清调敷患处（《云南中草药》）。3. 治湿疹：九里香鲜茎、枝叶水煎汤，擦洗患处（《福建中草药》）。3. 治蛇伤：九里香叶捣烂外敷（南药《中草药学》）
竹叶椒叶	芸香科植物竹叶椒 *Zanthoxylum larmatum* DC. 的叶	理气止痛，活血消肿，解毒止痒。主治脘腹胀痛，跌打损伤，痈疮肿毒，毒蛇咬伤，皮肤瘙痒	1. 治跌打损伤：鲜竹叶椒叶适量，捣烂，加酒少许，炒热，外敷或擦患处（《全国中草药汇编》）。2. 治乳痈：鲜竹叶椒叶捣烂，调酒敷患处。另用鲜根 30 g，水煎调酒服（《福建中草药》）。3. 治皮肤瘙痒：（竹叶椒）鲜叶、桉树鲜叶各 250 g，煎水洗（《福建中草药》）。4. 治毒蛇咬伤：①竹叶椒叶口嚼敷患处（《湖南农村常用中草药手册》）；②竹叶椒鲜叶 30 g，捣烂，取半量用冷开水送服，半量敷伤口。患侧麻痹，用竹叶椒叶、望江南叶捣烂外敷（《福建药物志》）。5. 治胃痛、腹胀痛：竹叶椒叶 9 g，吴萸子 6 g，捣烂敷脐上（《湖南药物志》）
金爪儿	报春花科植物金爪儿 *Lysimachia grammica* Hance 的全草	理气活血，利尿，拔毒。主治小儿盘肠脐痛，痈肿疮毒，毒蛇咬伤，跌打创伤	1. 治小儿脐风：鲜金爪儿全草、鲜乌蔹莓各 15 g，捣烂取汁服《浙江药用植物志》。2. 治无名肿毒：鲜五星黄、蒲公英、夏枯草各等分，共捣绒，搽患处；重的，将米醋和药炒热，包患处。3. 治寸耳癀：五星黄加田螺 1 个，捣烂敷患处，随干随换；或用五星黄、小血藤、地黄瓜等量，捣烂包患处，并用葱头 3 个捣烂服（2～3 方出自《贵州民间药物》）

续表

药名	来源	功能主治	临床鲜用
扇子七	兰科杓兰属植物扇脉杓兰 *Cypripedium japonicum* Thunb. 的根或带根的全草	理气活血，截疟，解毒。主治劳伤腰痛，跌打损伤，风湿痹痛，月经不调，间日疟，无名肿毒，毒蛇咬伤，皮肤瘙痒	治毒蛇咬伤：（扇子七）鲜根 9 ~ 12 g，斑叶兰 6 g，金不换根 15 ~ 18 g，水煎，冲烧酒服，每日服 3 次；另取鲜根 60 ~ 90 g，加烧酒捣烂，外敷伤口周围（《浙江药用植物志》）
牛口涎	牛科动物黄牛 *Bos taurus domestica* Gmelin 或水牛 *Bubalus bubalis* Linnaeus 的唾液	和胃止嗳，明目去疣。主治反胃呕吐，噎膈，霍乱，喉闭口噤，目睛伤损，目疣	治疣目：牛口中涎数涂自落（唐·孙思邈《千金方》）
鱼虱子	浪飘水虱科动物张氏鱼怪 *lchthyoxenus tchangi* Yu、祁氏鱼怪 *lchthyoxenus geei* Boone、中华鱼怪 *chthyoxenus sinensis* Shen 等数种鱼怪的全体	降逆开郁，活血止痛。主治噎膈，反胃，胃脘疼痛，胸膈满闷	治麻疹后角膜云翳：鲜鱼虱子压汁点眼（《万县中草药》）
羌活鱼	羌活鱼为小鲵科动物山溪鲵 *Batrachuperus pinchonii*（David）的全体	行气止痛。主治肝胃气痛，跌打损伤	治小儿急性腮腺炎：鲜山溪鲵捣烂，敷患处（《常见药用动物》）

第十二章　消食药

山　楂

【来源】蔷薇科植物山里红 *Cralaegus pinnatifida* Bunge.var.major N.E.Br. 或山楂 *Crataegus pinnatifida* Bge. 的干燥成熟果实。

【性味归经】酸、甘，微温。归脾、胃、肝经。

【功能】消食健胃，行气散瘀，化浊降脂。

【主治】肉食积滞，胃脘胀满，泻痢腹痛，瘀血经闭，产后瘀阻，心腹刺痛，胸痹心痛，疝气疼痛，高脂血症。焦山楂消食导滞作用增强。用于肉食积滞，泻痢不爽。

【化学成分】

含表儿茶精、槲皮素、金丝桃苷、绿原酸、山楂酸、柠檬酸、苦杏仁苷等。

【干燥方法】

冻干山楂最佳工艺为物料厚度 75 mm，升温速率 3.0 ℃ /h，预冻时间 6 h，解析温度 60 ℃。

【药理作用】

1. 促进消化　山楂能促进脂肪消化，并能增加胃消化酶的分泌，促进消化。对胃肠功能具有一定调节作用，对活动亢进的兔十二指肠平滑肌呈抑制作用，面对松弛的大鼠胃平滑肌有轻度的增强收缩作用。山楂酸提取液及水溶液对乙酰胆碱及 Ba2 引起兔、鼠离体胃肠平滑肌收缩具有明显抑制作用，而对大鼠弛张状态下的胃平滑肌具有促收缩作用。山楂水煎液酚类成分、抗氧化活性对消化系统有一定影响。

2. 抗氧化　山楂水提取液有清除氧自由基、抑制小鼠肝脏脂质过氧化反应，减低经 O/2 诱导的透明质酸解聚作用。

3. 调节免疫　山楂的水煎醇沉制成的注射液皮下注射给药连续 9 d，可使家兔血清溶菌酶活性、血清血凝抗体滴度、心血 T 淋巴细胞 E 玫瑰花环形成率及 T 淋巴细胞转化率均显著增强，提示有免疫增强作用。

4. 抑菌　山楂对志贺痢疾杆菌、福氏痢疾杆菌、宋内痢疾杆菌等有较强的抑菌作用；对金黄色葡萄球菌、乙型链球菌。大肠杆菌、变形杆菌、炭疽杆菌、白喉杆菌、伤寒杆菌、绿脓杆菌等也有抑菌作用；一般对革兰阳性细菌作用强于革兰阴性细菌。

5. 强心　山楂提取物使在体、离体蟾蜍心收缩力增强，且持续时间长。提高心肌对强心苷作用的敏感性，增加心排出量，减弱心肌应激性和传导性，具有抗心室颤动、心房颤动和阵发性心律失常等作用。

6. 降脂　山楂提取物和醇浸膏 0.5 mg/kg 口服具有降脂作用。

7. 其他　山楂 2.5 g/kg 腹腔注射能显著延长小鼠戊巴比妥钠睡眠持续时间。山楂有收缩子宫、促进子宫复原、止痛作用。

【毒理研究】

急性毒性试验：100% 山楂注射液（水提醇沉品），对小鼠 iv 的 LD_{50} 为 1.042 ml/kg。

【古代鲜用】

《新修本草》：汁服主利，洗头及身上疮痒。

《本草图经》：治痢疾及腰疼。

《履巉岩本草》：能消食。

《日用本草》：化食积，行结气，健胃宽膈，消血痞气块。

《滇南本草》：消肉积滞，下气；治吞酸，积块。

《本草蒙筌》：行结气，疗颓疝。

《本草纲目》：化饮食，消肉积，癥瘕，痰饮痞满吞酸，滞血痛胀。

《本草再新》：治脾虚湿热，消食磨积，利大小便。

《本草撮要》：冻疮涂之。

【现代鲜用】

1. 疗绦虫病　用鲜山楂 2 斤（干品半斤，小儿酌减），洗净去核，下午 3 时开始零食，晚 10 时吃完，晚饭禁食。次晨用槟榔 2 两加水煎至 1 茶杯，1 次服完，卧床休息。有大便感觉时尽量坚持一段时间再大便，即可排出完整绦虫。冬天应坐在温水便桶上大便，避免虫体遇冷收缩而不能完整排出。

2. 降压　将山楂的花和叶制成浸剂服用，有降低血压的功效。

【不良反应】尚未报道。

【防范措施与禁忌】

脾胃虚弱者慎服。

《本草纲目》：生食多，令人嘈烦易饥，损齿，齿龋人尤不宜。

《本草经疏》：脾胃虚，兼有积滞者，当与补药同施，亦不宜过用。

《得配本草》：气虚便溏，脾虚不食，二者禁用。服人参者忌之。

《随息居饮食谱》：多食耗气，损齿，易饥，空腹及羸弱人或虚病后忌之。

【中药小故事】

山里有户人家，种着一些山坡地。这家有两个孩子。老大是前妻留下的，老二是晚娘生的。晚娘把老大看作眼中钉，为了能让亲生的儿子独吞家产，她天天盘算着暗害老大。可是，该怎么下手呢？一不能拿刀杀，二不能推下河。她盘算来盘算去，想出了这么个损主意——设法让这孩子生病，活活地病死他！

凑巧，爹要出门做生意，嘱咐儿子听娘的话。爹刚出门，晚娘就对老大说：

"家里这么多活儿，你得分几样干！"

"让我干什么呀？"

"你年纪小，看山去吧。我给你做好饭带着。"

从此，老大就每天风里来雨里去地到山上看庄稼。狠毒的晚娘每天故意给他做些半生不熟的饭带着。老大人又小，整天在野地里吃这种饭哪里消化得动，日久天长就闹开了胃病。他的肚子时而疼，时而胀，眼瞧着一天天变瘦了。老大跟晚娘说："妈，这些日子我一吃这夹生饭肚子就疼得厉害！"晚娘张口就骂了他个狗血喷头："才干了这么点活儿就挑饭！哼，就吃这个，爱吃不吃！"老大不敢还口，只好坐在山上哭，山上长着许多野山楂。老大实在咽不下晚娘的夹生饭，他吃了几个野山楂，觉着这东西倒是充饥又解渴。于是，老大就天天吃起山楂来了。谁想吃来吃去，肚皮不胀了，胃也不疼，吃什么也都能消化了。晚娘很奇怪："这小子怎么不但不死反倒胖起来了，莫非有什么神灵保护他？"

从此，她就把邪心收了，不敢再害老大了。

又过了些日子，爹回来了。老大把前后经过一学说，做生意的人脑子快，他断定山楂一定有药性，就用它制成药，卖给病人吃。后来，果然发现山楂有健脾和胃、消食化瘀的作用。

莱菔子

【来源】十字花科植物萝卜 *Raphanus sativus* L. 的种子。

【性味归经】辛、甘，平。归肺、脾、胃经。

【功能】消食除胀，降气化痰。

【主治】用于饮食停滞，脘腹胀痛，大便秘结，积滞泻痢，痰壅喘咳。

【化学成分】

含挥发油和脂肪油，挥发油中含 α-、β- 已烯醛和 β-、γ- 已烯醇等；脂肪油中含多量芥酸、亚油酸、亚麻酸及芥酸甘油酯等；尚含莱菔素、莱菔苷。

【干燥方法】

将莱菔子除去杂质、洗净，速冻至 −30 ℃，按照冻干曲线设定参数操作，最终加热温度设定为 −50 ℃，真空度保持在 50 ~ 70 Pa，到物料温度为 50 ℃时为止。

【药理作用】

1. 抗病原微生物　莱菔子水提物对葡萄球菌和大肠杆菌等有显著的抑制作用，水浸剂对同心性毛癣菌、许兰氏黄癣菌、奥杜盎氏小孢子菌、铁锈色小芽孢癣菌、羊毛状小芽孢癣菌及星形奴卡氏菌也有不同程度的抑制作用。莱菔素 1 mg/ml 浓度在体外对多种细菌有明显的抑制作用，对葡萄球菌、痢疾杆菌、伤寒杆菌和大肠杆菌的 MIC 分别为 40 mcg/ml、125 mcg/ml、125 mcg/ml 及 200 mcg/ml。

2. 解毒　莱菔素于体外与细菌外毒素混合后有明显的解毒作用，稀释为 1∶200 时能中和 5 个致死量的破伤风毒素，1∶500 可中和 4 个致死量的白喉毒素，稀释至 1∶1 600 时尚能降低白喉毒素的皮肤坏死作用。

3. 降压　莱菔子水提物具有明显的降压作用，对于麻醉兔、猫及犬，静脉注射时均可引起动物血压下降。研究莱菔子对于家兔急性缺氧性肺动脉高压影响的结果表明，莱菔子注射液（1 ml 相当生药 1 g）0.3 ~ 1.2 ml/kg 剂量静脉注射，能明显降低实验性肺动脉高压，又明显降低体动脉压。莱菔子降肺、体动脉压强度与酚妥拉明基本相等。增大莱菔子剂量未能使其降肺、体动脉压强度加大，只延长降压时间，比酚妥拉明明显延长。采用持续微量静脉注射能抑制急性缺氧导致的肺动脉高压，同时减少降低体动脉压的副作用。

4. 影响心脏血流动力学

4.1 影响动脉压和心率　莱菔子注射剂（1 ml 相当生药 1 g）按 1.0 ml/kg 静脉注射麻醉犬，可使体动脉收缩压（SAP）、舒张压（DAP）、体动脉平均压（MAP）分别降低 10.9mmHg、13.9mmHg、15.2 mmHg，肺动脉收缩压（SPAP）、肺动脉舒张压（DAPA）、肺动脉平均压（MPAP）分别降低 4.6mmHg、4.3mmHg、3.9 mmHg，与用药前自身比较有非常显著性差异（$P < 0.01$）。心率在给药前后无明显变化。

4.2 影响血管阻力　莱菔子注射液静脉注射后，使体血管阻力（SVR）、肺血管阻力（PVR）明显减低，SVR 从 4 583.5 ± 632.45 dyn.s/cm 降至 3 976.7 ± 339.86 dyn.s/cm，PVR 从 530.5 ± 6.821 dyn.s/cm 降至 411.8 ± 80.98 dyn.s/cm。

4.3 影响心脏血流动力学　6 只犬在静脉注射莱菔子注射液 1.0 mg/kg 后，心输出量（CO）、心脏指数（CI）、每搏输出量（SV）、每搏指数（SI）均无明显变化。用药后的左心室搏动指数（LVSWI）和右心室搏动指数（RVSWI）明显降低，LVSWI 用药前后分别为 40.12 ± 2.83 和 33.2 ± 3.88；RVSWI 为 5.34 ± 0.74 和 4.03 ± 0.52。

【毒理研究】

莱菔子水提取物给小鼠腹腔注射的半数致死量为 127.4 ± 3.7 g/kg。莱菔子浸膏给小鼠灌胃、水－醇提取物给小鼠静脉注射，其耐受量分别为 161 g/kg 和 50 g/kg（均为生药量）。莱菔子浸膏不同剂量（100 g/kg/d、200 g/kg/d、400 g/kg/d）给大鼠灌胃，连续 3 周，对胃肠道黏膜无损害，血常规、肝、肾功能检查均未见明显影响，对心、肝、脾、肺、肾、肾上腺、甲状腺等亦无明显影响。但有报告指出，莱菔子对小鼠和离体蛙心有轻微毒性。

【古代鲜用】

《日用本草》：治黄疸及皮肤目黄如金色，小水热赤。

《本草纲目》：莱菔子之功，长于利气。生能升，熟能降，升则吐风痰，散风寒，发疮疹；降则定痰喘咳嗽，调下痢后重，止内痛，皆是利气之效。

《本草经疏》：莱菔子，味辛过于根，以其辛甚，故升降之功亦烈于根也。

《本草新编》：萝卜子，能治喘胀，然古人用于人参之中，反奏功如神。人参原是除喘消胀之药，莱菔子最解人参，何以同用而奏功乎？夫人参之除喘消胀，乃治虚喘虚胀也，虚症反现假实之象，人参遽然投之，直至其喘胀之所，未能骤受，往往服之而愈喘愈胀者有之，虽所增之喘胀乃一时之假象，少顷自然平复，然终非治之之善，少加萝卜子以制人参，则喘胀不敢增，而仅得消喘胀之益，此所谓相制而相成也。或问萝卜子专解人参，一用萝卜子则人参无益矣。此不知萝卜子而并不知人参者也。人参得萝卜子，其功更神，盖人参补气，骤服气必难受，非止喘胀之症为然，得萝卜子以行其补中之利气，则气平而易受，是萝卜子平气之有余，非损气之不足，实制人参以平其气，非制人参以伤其气也。

《医学衷中参西录》：莱菔子，无论或生或炒，皆能顺气开郁，消胀除满，此乃化气之品，非破气之品。盖凡理气之药，单服久服，未有不伤气者，而莱菔子炒熟为末，每饭后移时服钱许，借以消食顺气，转不伤气，因其能多进饮食，气分自得其养也。若用以除满开郁，而以参、芪、术诸药佐之，虽多服久服，亦何至伤气分乎。

《随息居饮食谱》：治痰嗽，齁喘，气鼓，头风，溺闭，及误服补剂。

【现代鲜用】

1. *癫狂症*　生莱菔子、生大黄各 30 g，芒硝 24 g（冲服），白芥子 9 g。治疗 7 例，疗效卓著。

2. *跌打损伤，瘀血胀痛*　莱菔子二两，生研烂，热酒调敷。

3. *牙痛*　萝卜子二七粒，去赤皮，细研。以人乳和，左边牙痛，即于右鼻中点少许，如右边牙疼，即于左鼻中点之。

【不良反应】

《本草经疏》：凡虚弱人忌之。

《本草正》：中气不足，切忌妄用。

《本草从新》：虚弱者服之，气喘难布息。

《得配本草》：服补药者忌之。

《饮片新参》：气虚血弱者禁用。

【防范措施与禁忌】

严格掌握适应证：无食积痰滞及中气虚弱者慎服。

【中药小故事】

传说有一年慈禧太后过生日，由于山珍海味各色精美食品吃得过多，她病倒了。政治上一贯机敏的慈禧，这次在饮食上却失算了。她不理解这是因贪吃厚腻而得的病，反而命令御医用上等人参煎成“独参汤”进补。这对她的病无疑是火上浇油。“独参汤”服过，不但没有使她病体好转，反而日甚一日地觉得头胀、胸闷，浑身无力，不思饮食，并且脾气暴躁，鼻孔流血。御医们没能治好，只得张榜求医。有一位郎中看了皇榜，经过分析，心里有了数，便揭榜而去。他进宫给慈禧诊断之后，即从药箱里取了三钱莱菔子，将其研为细末，再用茶水、面粉调匀，做成药丸呈上去，美其名曰：“小罗汉丸”。没想到，慈禧服了三天，竟然病好了。慈禧大喜，赐给这位郎中一个红顶子（清代官衔的标志）。这就是“三钱莱菔子，换个红顶子”佳话的来历。

其他可鲜用消食药

药名	来源	功能主治	临床鲜用
绛梨木叶	鼠李科植物薄叶鼠李 *Rhamnus leptophylla* Schneid 的叶	消食通便，清热解毒。主治食积腹胀，小儿疳积，便秘疮毒，跌打损伤	1. 治疮毒：鹿角刺叶捣绒，敷患处。2. 治跌打损伤：薄叶鼠李鲜叶捣烂敷
水蕨	水蕨科植物水蕨 *Ceratopteris thalictroides*（L.）Brongn. 的全草	消积，散瘀，解毒，止血。主治腹中痞块，痢疾，小儿胎毒，疮疖，跌打损伤，外伤出血	治跌打损伤：水蕨 15 g，煎服，并取适量捣敷

续表

药名	来源	功能主治	临床鲜用
湖北海棠	蔷薇科植物湖北海棠 *Malus hupehensis*(Pamp.) Rehd. [*Pirus hupehensis* Pamp.] 的嫩叶及果实	消积化滞，和胃健脾。主治食积停滞，消化不良，痢疾，疳积	1. 治胃呆：（湖北海棠）鲜果 60 g，水煎服（《浙江药用植物志》）。2. 治血滞胃呆：（湖北海棠）鲜果 60 ~ 90 g，水煎，冲黄酒、红糖，早晚空腹服（《天目山药用植物志》）
刺梨	蔷薇科植物缫丝花 *Rosa roxburghii* Tratt. 和单瓣缫丝花 *Rosa roxburghii* Tratt.f.normalis Rehd.Et Wils. 的果实	健胃，消食，止泻。主治食积饱胀，肠炎腹泻	治婴幼儿秋季腹泻：鲜刺梨子 3 000 g，加水 3 000 ml，文火煎煮，浓缩至 1 500 ml。1 岁以内每次服 10 ml，1 ~ 2 岁 15 ml，2 岁以上 20 ml。每日 3 次，空腹，温开水送服
绵三七	豆科鸡头薯属植物绵三七 *Eriosema himalaicum* Ohashi 的块根	健胃消积，行气止痛，解毒消肿。主治小儿儿疳积，消化不良，脘腹疼痛，腹泻，痢疾，睾丸肿痛，疝气，咽喉肿痛，跌打损伤，疮毒	治小儿疳积，消化不良：鲜球根毛瓣花块根 30 ~ 60 g，生吃；或用干品 15 ~ 30 g，煎服（《云南中草药选》）
百部还魂	三白草科植物裸蒴 *Gymnothecachinensis* Decne. 的全草或叶	消食利水，活血解毒。主治食积腹胀，痢疾，泄泻，水肿，小便不利，带下，跌打损伤，疮疡肿毒，蜈蚣咬伤	1. 治疮毒脓疡：裸蕊叶 30 g，湿纸包，煨热，捣烂敷。2. 治蜈蚣咬伤，乳疮：用百部还魂鲜叶捣烂外敷
芜菁	十字花科植物芜菁 *Brassicarapa* L. 的根及叶	消食下气，解毒消肿。主治宿食不化，心腹冷痛咳嗽，疔毒痈肿	治鼻中衄血：诸葛菜生捣汁饮
莱菔	十字花科植物莱菔 *Raphanussativus* L. 的鲜根	消食下气，化痰止血解渴，利尿。主治消化不良，食积胀满吞酸，吐食腹泻痢疾，便秘，痰热咳嗽，咽喉咳血吐血，	1. 治食物作酸：萝卜生食数片，或生菜喝之本。2. 治痢疾：不拘红白久近萝卜（捶取自然汁）二酒杯，生老姜（自然汁）半酒杯，生蜂蜜一酒杯，细茶（陈者佳）

续表

药名	来源	功能主治	临床鲜用
		尿血便血消渴，淋浊外痔疮疡损伤瘀肿烫伤及冻疮	浓煎和匀服（《验方新编》）。3. 治诸热痢，血痢及痢后大肠里痛：萝卜截碎，研细，德清汁一小盏，蜜水相拌一盏，同煎。早、午食前服，日晡以来饮下黄连阿胶丸百粒（《普济方》）。4. 治矽肺：每日吃大量鲜萝卜、鲜荸荠，经段时期后，黑色痰减少，胸闷咳嗽渐次减轻，坚持连服半年至一年，症状可去渐消失（《食物中药与便方》）。5. 治痰热喉闭：萝卜汁和皂角浆，吐之（《普济方》）。6. 治诸热吐血、衄血：①生萝卜，取汁半盏，入白盐少许服之（《直指方》萝卜饮）；②以萝卜汁、藕汁同饮，及滴入鼻中亦妙（《寿世保元》）7. 治肠风：蜜炙萝卜，任意食之（《百一选方》）。8. 治酒疾下血：每日不止生萝卜二十枚，留上青叶寸余及下根，用瓷瓶取井水煮令十分烂熟，姜米、淡醋，空心任意食之（（寿亲养老新书》萝卜菜）。9. 治牙宣出血：用白萝卜捣汁一碗，加盐钱在内，不时嗽口即止（《简便单方》）。10. 治隔气壅滞，暴渴不止：萝卜二枚，捣烂取汁，入蜜二合，生姜半两，取汁一两，和匀，渴即少饮之（《普济方》）。11. 治偏头疼：生萝卜取自然汁，入生龙脑调匀，昂头使人滴鼻孔，

续表

药名	来源	功能主治	临床鲜用
			左痛灌右，右痛灌左，俱痛并灌之（《串雅外编》）。12. 治疔疮肿疡：鲜萝卜捣烂取汁，生桐油适量，调匀，敷患处（福建药物志》）13. 治满口烂疮：萝卜自然汁频漱去涎（《濒湖集简方》）。14. 治脚生鸡眼：生白萝卜，口嚼如泥，敷之，止痛如神（《验方新编》）。15. 解煤熏毒：萝卜捣汁灌口鼻，移向风吹便能醒（《沈氏经验方》）
莱菔叶	十字花科植物莱菔 *Raphanus sativus* L. 的基生叶	消食理气清肺，利咽散瘀消肿。主治食积气滞，脘腹痞满，呃逆吐酸，泄泻，痢疾，咳痰音哑，咽喉肿痛，妇女乳房肿痛，乳汁不通，外治损伤瘀肿	1. 治妇人奶结，红肿疼痛，乳汁不通：红萝卜杆叶不拘多少，捣汁一杯，新鲜更好，煨热，点水酒或烧酒（《滇南本草》）。2. 治小便出血：萝卜叶捣汁，加好墨少许饮（《验方新编》）
蘑菇	伞菌科伞菌属（黑伞属）真菌双孢蘑菇 *Agaricus bisporus*（Lange）Sing. 及四孢蘑菇 *A.campestris* L.ex Fr. 的子实体	健脾开胃，平肝提神。主治饮食不消，纳呆，乳汁不足，高血压症，神倦欲眠	1. 治消化不良：蘑菇鲜品 150 g，炒食、煮食均可。2. 治高血压：蘑菇鲜品 180 g，煮食，分两次食用（《中国药用真菌》）。3. 治小儿麻疹透发不快：鲜蘑菇 18 g，鲜鲫鱼一条，清炖（少放盐）喝汤（《食物中药与便方》）
碗花草	爵床科山牵牛属植物碗花草 *Thunbergia fragrans* Roxb. 的茎叶	健胃消食，解毒消肿。主治消化不良，脘腹胀痛，腹泻，痈肿疮疖	治疗疖痈：碗花草鲜叶捣烂，外包（《玉溪中草药》）
蓝锡莎菊	菊科植物蓝锡莎菊 *Cicerbita cyanea*（D.Don）Beauv. 的根	健脾和胃。主治胃炎，胃、十二指肠溃疡，食欲不振	治肝肿大：锡砂菊鲜全草 30 g，红稗 30 g，萝芙木 15 g，煎服（《红河中草药》）

续表

药名	来源	功能主治	临床鲜用
一年蓬	菊科植物一年蓬 *Erigeron annuus*（L.）Pers. 的全草	消食止泻，清热解毒，截疟。主治消化不良，胃肠炎，齿龈炎，疟疾，毒蛇咬伤	1. 治齿龈炎：鲜一年蓬捣烂绞汁涂患处，每日 2 ~ 3 次（《安徽中草药》）。2. 治疗血尿：鲜一年蓬，旱莲草各 30 g，水煎服（《安徽中草药》）
黄珠子草	大戟科植物黄珠子草 *Phyllanthus virgatus* Forst.f.［P.*simplex* Retz.；P.*simplex* Retz.var.virgatus（Forst.f.）Muell.Arg.；P.*ancepssensu* Benth.］的全草或根	健脾消积，利尿通淋，清热解毒。主治疳积，痢疾，淋病，乳痈，牙疳，毒蛇咬伤	治乳痈：鲜黄珠子草捣烂外敷，并用鲜黄珠子全草水煎外洗（《广西本草选编》）
油桐根	大戟科植物油桐 *Vernicia fordii*（Hemsl.）Airy Shaw 的根	下气消积，利水化痰，驱虫。主治食积痞满，水肿，哮喘，瘰疬，蛔虫病	1. 治疮疡疥癣：用鲜根皮捣烂外敷（《广西本草选编》）。2. 治筋骨损伤：油桐根皮适量，捣烂敷患处（《湖北中草药志》）
鸡内金	雉科动物家鸡 *Gallusgallusdomesticus* Brisson 的干燥沙囊内壁	健脾消食，涩精止遗，消症化石。主治消化不良，饮食积滞，呕吐反胃，泄泻下痢，小儿疳积，遗精，遗尿，小便频数，泌尿系结石及胆结石，症瘕经闭，喉痹乳蛾，牙疳口疮	治小儿疣目：鸡肫黄皮擦之自落（《集要方》）

第十三章　止血药

小　蓟

【来源】菊科植物刺儿菜 *Cirsium setosum*（Willd.）MB. 的新鲜地上部分。

【性味归经】味甘、苦，性凉。归心、肝经。

【功能】凉血止血，祛瘀消肿。

【主治】衄血，吐血，尿血，便血，崩漏下血，外伤出血，痈肿疮毒。

【化学成分】

小蓟主要含黄酮类、萜类、苯丙素类、苯乙醇苷类、生物碱类、植物甾醇类和酚酸类等多种化学成分。黄酮和酚酸类成分是影响其药理学活性的主要因素。小蓟全草中总黄酮量一般可达 3% 以上，个别地区高达 16%。小蓟中的萜类化合物主要为倍半萜和三萜，其中三萜皂苷的量可达 1.44%。小蓟中含 0.05% 的生物碱类成分，其中包括乙酸橙酰胺、马齿苋酰胺等。

【干燥方法】

将鲜小蓟除去杂质、洗净，用切片机切成 3 ~ 5 mm 的段，速冻至 −30 ℃，按照冻干曲线设定参数操作，最终加热温度设定为 −50 ℃，真空度保持在 50 ~ 70 Pa，到物料温度为 50 ℃时为止。

【药理作用】

小蓟煎剂对家兔离体及慢性瘘管的子宫都有兴奋作用，并且对溶血性链球菌、肺炎球菌及白喉杆菌有一定的抑制作用。小蓟乙醇提取物石油醚层中分离得到的化合物具有一定的抗癌作用，除此之外，小蓟还具有抑菌、抗突变、止血、升压和兴奋心脏等药理作用。

【毒理研究】

大鼠每天给小蓟煎剂 80 g/kg 灌胃，连续 2 周，并无明显毒性，肝、肾组织检查无特殊病理变化。

【古代鲜用】

《新修本草》：大、小蓟皆能破血，但大蓟兼疗痈肿，而小蓟专主血，不能消肿也。

《食疗本草》：取菜煮食之，除风热。根，主崩中，又女子月候伤过，捣汁半升服之。金疮血不止，挼叶封之。夏月热，烦闷不止，捣叶取汁半升服之。

《本草拾遗》：破宿血，止新血，暴下血，血痢（“痢”一作“崩”），金疮出血，呕吐等，绞取汁温服；作煎和糖，合金疮及蜘蛛蛇蝎毒，服之亦佳。

《本草图经》：生捣根绞汁服，以止吐血、衄血、下血。

《本草汇言》：沈则施云，按二蓟治血止血之外无他长，不能益人。如前人云养精保血，补虚开胃之说，不可依从。

《医学衷中参西录》：鲜小蓟根，性凉濡润，善入血分，最清血分之热，凡咳血、吐血、衄血、二便下血之因热者，服着莫不立愈。又善治肺病结核，无论何期，用之皆宜，即单用亦可奏效。并治一切疮疡肿疼，花柳毒淋，下血涩疼。盖其性不但能凉血止血，兼能活血解毒，是以有以上诸效也。其凉润之性，又善滋阴养血，治血虚发热。至女于血崩赤带，其因热者用之亦效。

《本草纲目拾遗》：清火疏风豁痰，解一切疔疮痈疽肿毒。

《分类草药性》：治血淋胀痛，跌打损伤，红崩，白带。

《上海常用中草药》：清热，止血，降压，散瘀消肿。治各种出血症，高血压，黄疸，肝炎，肾炎。

【现代鲜用】

1. *疮疡* 采新鲜小蓟叶先后经 0.1% 高锰酸钾溶液及 0.5% 食盐水冲洗数次后，压榨取汁，静置 1 h，倾去上层清液，取深绿色沉淀液体 20 ml 和白凡士林 80 g 调成药膏。治疗疮疡、外伤化脓及职业性盐卤外伤化脓共 200 例，一般换药 4 ~ 7 次即可痊愈，未发现不良副作用。

2. *麻风性鼻衄* 取全草洗净、捣碎，用纱布滤出液体，放锅内煎熬蒸发其水分，待冷却后加入适量防腐剂，装玻璃瓶内备用。用时以棉球蘸液汁塞在鼻中隔的糜烂面或溃疡面的出血点上，每天更换 3 ~ 4 次。治疗 34 例，痊愈 24 例（70.6%）。一般衄止在 4 ~ 14 d，鼻中隔溃疡面愈合在 21 ~ 33 d 内，且无任何不良反应。

3. *传染性肝炎* 取小蓟鲜根 2 两，水煎 0.5 ~ 1 h，过滤加糖，睡前顿服。小儿 1 ~ 3 岁、4 ~ 7 岁及 8 ~ 12 岁分别服成人的 1/4、1/3 及 1/2 量，乳儿不用。以 20 ~ 30 d 为一疗程，部分病程较短的病例以 7 ~ 10 d 为一疗程。治疗 221 例无黄疸型和黄疸型传染性肝炎而无严重肝功能不良及恶性肝炎之征象者，有效率：急性为 77.9%，迁延性为 42.8% ~ 69%，慢性为 2%。治疗后头晕、倦怠、失眠、腹胀等症都有好转。肝区疼痛多数减轻，肝肿有明显缩小，肝功能也有不同程度的好转趋势，尤其是黄疸指数、胆红质、转氨酶的改善较为明显。

4. 功能性子宫出血 鲜小蓟 2 两，水煎分 2 次服。

5. 急性白血病鼻衄 取鲜白茅根 60 g，鲜小蓟 30 g，水煎 2 次，取汁约 300 ml，以此药汁冲服玳瑁粉 2 g，每次口服 150 ml，每日两次，早晚各一次。5 d 为 1 疗程，一般根据临床情况，用 2 ~ 4 个疗程。治疗后，统计疗效，痊愈 43 例（47.8%），显效 29 例（32.2%），有效 12 例（13.3%），无效 6 例（6.6%），总有效率为 93.3%。

6. 寻常疣 取鲜小蓟茎叶适量，洗净绞汁，装瓶备用。后每日 5 ~ 10 次涂擦于疣体之上，1 ~ 2 周后，疣体可自行脱落，可治疗寻常疣。

7. 吐血口干 用鲜小蓟汁、生地黄汁、生牛蒡汁、生藕汁搅匀服下，对治疗口干有较好的疗效。

8. 舌上出血 鲜小蓟研汁，加酒调服，可治疗舌上出血。

9. 顽固性失眠 将小蓟花鲜品 10 g 放入杯中，用开水 30 ~ 50 ml 浸泡约 10 min，睡前饮其水，效果不显著，鲜品加至 15 g，持续用药 1 个月，以后每 5 d 减鲜品 2 g，总疗程 2 个月。共治疗 56 例，其中 12 例服药 3 d 后每晚能睡 8 h 以上，16 例服药 7 d 后每晚可睡 8 h 以上，1 个月后全部病人每晚均能睡 8 h 以上，停药 1 年后随访 38 例，其中 29 例睡眠正常，9 例间断失眠，再服药仍有效。

10. 热淋 鲜小蓟 80 g，加水 250 ml，煎沸 3 min，取汁温服。每日 3 次。治疗 1 周为 1 个疗程，共治疗 2 个疗程。治愈率为 77.8%。

【不良反应】

大剂量服用小蓟可出现身热、头昏、怠倦、呕吐、腹痛，或失眠、尿频、荨麻疹等，一般在 1 ~ 2 周内消失，严重者停药后自愈。

【防范措施与禁忌】

脾胃虚寒而无瘀滞者忌服。

《品汇精要》：忌犯铁器。

《本草经疏》：不利于胃弱泄泻及血虚极、脾胃弱不思饮食之证。

《本草汇言》：不利于气虚。

【中药小故事】

老中医领着徒弟小记上山采药。因年迈，老中医从山上滚了下来，小腿磕的血流不止。徒弟小记想给师父包扎了伤口，但还是血流不止。山下到处都是一种叶子上长刺的草。小记忍痛，胡乱拔了些刺儿草给师父捂在了伤口上。谁知奇迹出现，伤口上的血竟然立即止住了。师徒二人多次试验，发现这种叶上有刺的草是止血良药。因为是小记首先发现和使用，后来这种草就给它起了个名字叫小记，总归它是草，又加了个草头名小蓟。

大 蓟

【来源】菊科植物蓟 *Cirsium japonicum* Fisch.ex DC 的新鲜地上部分或根。

【性味归经】味甘、苦，性凉。归心、肝经。

【功能】凉血止血，散瘀解毒消痈。

【主治】衄血，吐血，尿血，便血，崩漏，外伤出血，痈肿疮毒。

【化学成分】

大蓟主要含有黄酮类、木脂素类、三萜类、甾醇类、烯醇类、挥发油类、酸类、苷类等化学成分。鲜叶含有大蓟苷约 2.1%、主要含 6，4′- 二甲氧基黄芩素 -7- 鼠李葡萄糖苷，并含柳穿鱼素为 5，7- 二羟基 -6，4′- 二甲氧基黄酮。大蓟根含挥发油、蒲公英甾醇乙酸酯，φ-蒲公英甾醇乙酸酯，菊糖，新鲜大蓟根中菊糖提取率可达 7%～12%。

【干燥方法】

将鲜大蓟除去杂质、洗净，用切片机切成 3～5 mm 的段，速冻至 −30 ℃，按照冻干曲线设定参数操作，最终加热温度设定为 −50 ℃，真空度保持在 50～70 Pa，到物料温度为 50 ℃时为止。

【药理作用】

1. 止血　大蓟鲜品能减少小鼠出血模型的凝血时间，有较好的止血作用。

2. 降压　大蓟鲜根水煎液、25% 和 50% 酸性醇浸出液及叶、水煎液对大鼠均有降压作用，其中根水煎液降压作用更显著。

3. 降低血糖　大蓟鲜叶提取物对正常和糖尿病小鼠都有显著的降血糖作用。

4. 其他　大蓟含有的黄酮类成分具有抗癌作用，大蓟挥发油具有抑菌作用，除此之外还有保肝、抗炎、抗肿瘤等作用。

【古代鲜用】

《别录》：根，主养精保血。主女子赤白沃，安胎，止吐血鼻衄。

《新修本草》：根，疗痈肿。大、小蓟皆能破血，但大蓟兼疗痈肿，而小蓟专主血，不能消痈肿也。

《药性论》：根，止崩中血下。

《神农本草经疏》：大蓟根，陶云有毒，误也。女子赤白沃，血热所致也，胎因热则不安，血热妄行，溢出上窍则吐衄。大蓟根最能凉血，血热解，则诸证自愈矣。其性凉而能行，行而带补，补血凉血，则荣气和，荣气和故令肥健也。

《滇南本草》：消瘀血，生新血，止吐血、鼻血。治小儿尿血，妇人红崩下血，生补诸经之血，消疮毒，散瘰疬结核，疮痈久不收口者，生肌排脓。

《本草述》：大、小蓟类以为血药，固然。譬如桃仁、红花，皆言其行血破滞，而此味则曰止吐血、鼻衄，并女子崩中血下，似乎功在止血也。夫小蓟退热固以止血，而大蓟下气更是止血妙理，盖气之不下者，多由于阴之不降，以致阳亢而不下也，气下则血归经矣，此非气为血先之义欤。夫凉血者多滞，而此乃能行之，又不以降火为行，是从下气以为行也。即小蓟根，在《食疗本草》亦谓其养气，但力劣于大蓟耳。以故行血者无补，而此乃能保之，特大蓟健养之力胜于保血者耳，是所谓不就血以为止者也。

《本草求真》：大、小蓟，虽书载属甘温，可以养精保血，然究其精之养，血之保，则又赖于血荣一身，周流无滞。若使血瘀不消，而致见有吐衄唾咯崩漏之证，与血积不行，而致见有痈疼肿痛之病，则精血先？不治，安有保养之说乎。用此气味温和，温不致燥，行不过散，瘀滞得温则消，瘀块得行斯活。恶露既净，自有生新之能，痈肿潜消，自有固益之妙，保养之说，义由此起，岂真具有补益之力哉。

《玉楸药解》：治金疮。

《医林纂要探源》：坚肾水，去血热，泄逆气。治肠风，肠痈。

《本草正义》：二蓟主治，皆以下行导瘀为主，以大蓟根止吐血鼻衄者，正以下行为顺，而上行之吐衄可止。又谓安胎，则破瘀导滞之性适得其反，恐不可从。甄权谓主下血，亦殊未允。

《福建民间草药》：凉血止血，消炎退肿。治肺热咳血，热结血淋，疔疖疮痈，漆疮，水火烫伤。

【现代鲜用】

1. 肺结核　用新鲜大蓟根，洗净，每日 4 两，加水 400 ml，文火煎至 200 ml，2 次分服；或制成注射剂，每 10 ml 含生药 10 g，作肌肉注射或气管内滴入。先后观察 18 例，其中煎剂治疗者 5 例，针剂治疗者 11 例，气管内滴入者 2 例，用药 15 ~ 72 d 不等。结果，从 X 线胸片对比来看，治疗后病变显著吸收者 3 例，吸收者 8 例，无变化者 7 例。部分病例的咳嗽、排痰、胸痛及发热等症，也有不同程度的好转。

2. 高血压病　取新鲜根加水浸泡约半小时，煎煮三次，每次煮沸半小时，滤液合并浓缩成每 100 ml 相当于生药 0.5 两的煎剂；早晚各服一次，每次 100 ml。亦可用新鲜根或叶制成浸膏片。根制片每日 3 次，每次 4 片，日量相当于干根 1 两；叶制片每日 3 次，每次 3 片，日量相当于干叶 15 g 左右。临床观察 102 例，除部分头晕、心悸及失眠等症较重的患者，适当配合镇静药物如溴剂、眠尔通或利眠宁等外，均单用大蓟治疗。疗程一周至三月不等。其中初用煎剂以后改用根制片治疗者 72 例，结果显效 17 例，有效 45 例，无效 10 例，有效率 86.1%。

3. 肺热咳血　大蓟鲜根一两。洗净后杵碎，酌加冰糖半两，和水煎成半碗，温服，日服两次。

4. 肠痈　大蓟根叶、地榆、牛膝、金银花。俱生捣汁，和热酒服。如无生鲜者，以干叶煎饮亦可。

5. 烫伤　大蓟新鲜根，以冷开水洗净后捣烂，包麻布炖热绞汁涂抹，日二、三次。

6. 漆疮　大蓟鲜根一握。洗净，加些桐油捣烂，用麻布包炖热绞汁涂抹，日三、四次。

7. 副鼻窦炎　鲜大蓟根三两，鸡蛋二至三个。二味同煮，吃蛋喝汤。忌吃辛辣等刺激性食物。

8. 带状疱疹　大蓟、小蓟、鲜牛奶各适量。将大、小蓟放在鲜牛奶中泡软后，捣成膏，外敷。

9. 乳腺炎　取鲜大蓟根（去泥土，洗净，阴干，捣烂，榨取其汁液）与质量分数 20% 凡士林搅拌制成膏使用。

10. 荨麻疹　用新鲜大蓟，清水洗净，刮去表皮，抽心，留中层肉质部分 100 g，水煎服，每日 2 次。

【不良反应】

少数病人空腹服用本品后出现胃内不适或恶心。

大蓟水煎剂具有降血压的作用，与降血压药物合用时，易出现低血压反应。

【防范措施与禁忌】

脾胃虚寒而无瘀滞者忌服。

《品汇精要》：忌犯铁器。

《本草经疏》：不利于胃弱泄泻及血虚极、脾胃弱不思饮食之证。

【中药小故事】

三国时期，庞统在一次战斗中身中数箭，血流如注，跌于马下。士兵中有知医识药者，忙从道旁扯来一把草药，揉搓后塞入他的伤口，很快止住了血。我曾去过庞统中箭的地方。沿着古驿道，山间田野的确生长着许多曾为庞统止血的小草。这草支支直立，高逾尺许，开着紫红色的小花。它的学名就叫作大蓟。

地　榆

【来源】蔷薇科植物地榆 *Sanguisorba officinalis* L. 或长叶地榆 *Sanguisorba officinalis* L.var.longifolia（Bert.）Yü et Li 的根。

【性味归经】味苦、酸、涩，性微寒。归肝、大肠经。

【功能】凉血止血，解毒敛疮。

【主治】便血，痔血，血痢，崩漏，水火烫伤，痈肿疮毒。

【化学成分】

地榆主要活性成分主要分布在根茎中，化学成分以鞣质及酚酸类、皂苷、黄酮和多糖为主，除此还有少量的有机酸、甾体及蒽醌类。鞣质及酚类化合物是地榆药材的主要化学成分。

【干燥方法】

采用真空冷冻干燥的方式对地榆进行干燥，最佳冻干工艺参数：预冻温度为 −45 ℃，时间为 3 h；升华温度为 25 ℃，时间为 15 h；解析温度为 45 ℃，时间为 10 h；工作压力低于 30 Pa，干燥总时间 20 h。

【药理作用】

1. 抗炎　地榆水提液能够抑制 TNF-α 或干扰素 γ 诱导表皮细胞产生的炎症趋化因子。腹腔注射地榆水提取剂 400 mg/kg 或醇提取剂 650 mg/kg，对大鼠甲醛性足跖肿胀均有抑制作用；腹腔注射水提取剂 500 mg/kg 能抑制巴豆油合剂对小鼠耳廓致肿作用，800 mg/kg 腹腔注射对前列腺素 E1 引起的大鼠皮肤微血管通透性增加呈明显抑制作用；水提取剂 750 mg/kg 及酸提取剂 800 mg/kg 对大鼠棉球肉芽肿有显著抑制作用。地榆抗炎作用的有效成分为 3,3′,4- 三 -O- 甲基并没食子酸。小鼠耳部涂抹地榆鞣质 4 mg，能显著抑制巴豆油诱发的耳廓肿胀，口服此化合物 1 g/（kg · d），连续 4 d 也能有效抑制巴豆油诱发的耳廓肿胀。地榆对大鼠甲醛性足跖肿胀模型、大鼠棉球肉芽肿模型、二硝基氟苯致小鼠接触性皮炎模型均具有治疗作用。

2. 促进伤口愈合　给大鼠造成背部皮肤伤口。10% 地榆水提取剂每日涂抹伤口 1 次与对照组比较有显著促进伤口早期愈合作用。以 85 ~ 95 ℃热水造成犬或家兔皮肤Ⅱ − Ⅲ度锈伤，外用炒地榆粉有显著疗效，可使渗出减少、组织水肿减轻，感染与死亡率降低，并使恢复加速。实验证明，地榆中儿茶类鞣质的疗效远不如地榆，而地榆的收敛作用比地榆中儿茶类鞣质要小得多，地榆在去神经组织上对烧伤的疗效比没有去神经组织上的疗效差些，说明地榆的上述作用并非单纯由于所含鞣质所致。

3. 抑菌　体外试验表明地榆对大肠杆菌、宋内痢疾杆菌、变形杆菌、伤寒杆菌、副伤寒杆菌、绿脓杆菌、霍乱弧菌、结核杆菌、脑膜炎双球菌等有抑菌作用；地榆的乙醇浸液，在试管内对大肠杆菌、枯草杆菌和金黄色葡萄球菌有抑制作用。曾发现地榆有抗噬菌体作用，能灭活噬菌体且抑制噬菌体在菌体内繁殖，但并不阻止噬菌体与细菌吸附。

4. 镇吐　以地榆水煎剂 3 g/kg 给鸽灌胃，每日 2 次，连用 2 d，可抑制洋地黄引起的催吐作用，其镇吐效果与肌注 0.25 mg/kg 氯丙嗪相仿；但不能抑制阿朴吗啡引起的犬呕吐反应。

5. 调节免疫　地榆颗粒、地榆皂苷Ⅰ和地榆皂苷Ⅱ在 0.2 ~ 125 mg/L 均能够显著的促进小鼠脾脏淋巴细胞增殖（$P < 0.01$），且对浓度存在依赖性。同时，分泌 IL−2，IL−12，IL−10，IFN−γ 的水平随着浓度的升高逐步增强，对于分泌 IL−4 的水平，则随着浓度的升高逐渐降低。地榆颗粒及其皂苷单体具有增强免疫功能的体外免疫调节作用。

6. 抗溃疡和止泻　地榆对于溃疡性结肠炎大鼠具有显著的治疗效果，并且可以显著降低白细胞介素 1β（IL−1β）水平，升高白细胞介素 −10（IL−10）的水平，明显下调 NF−κB 蛋白活性。地榆水煎液对蓖麻油或番泻叶致小鼠实验性腹泻有显著抗腹泻作用。地榆 5 g/ kg、10 g/ kg 均能显著抑制小鼠肠推进运动，使肠蠕动减慢，抑制肠平滑肌活动的作用。

7. 其他　体外实验发现地榆对人子宫颈癌 JTC−26 株有抑制作用。雌性小鼠或豚鼠口服地榆饲料，可致性周期延长，这一作用与脑垂体促性腺激素无明显关系。小鼠口服地榆鞣质 20 mg/kg 能明显对抗氨基匹林合并亚硝酸钠（$NaNO_2$）引起的急性肝损伤，2.5 μg/ml 明显抑制 O_2- 的产生，60 μg/ml 能显著对抗过氧化氢（H_2O_2）诱发的溶血，160 μg/ml 对羟自由基（OH−）有明显清除作用。老化加速小鼠在给予地榆提取液后，谷胱甘肽（GSH）和 GSH/ 氧化型谷胱甘肽（GSSG）比值明显升高，而且能够减低 GSSH 水平。

【毒理研究】

急性毒性试验：以地榆水提剂或醇提剂给小鼠灌胃 2.5 g/kg，观察 7 d，未发现任何不良反应；水提溶液及醇提溶液小鼠腹腔注射，半数致死量（median lethal dose，LD_{50}）分别为 1.60 ± 0.29 g/kg 和 2.17 ± 0.49 g/kg，说明地榆口服毒性极小。大鼠每日口服水提取物（1∶3）20 ml/kg，共 10 d，未见明显中毒症状，但在给药 5 ~ 10 d 作肝穿刺检查，发现脂肪浸润的细胞数较对照组有所增加。

【古代鲜用】

《神农本草经》：主妇人七伤，带下病，止痛，除恶肉，止汗，疗金疮。

《名医别录》：止脓血，诸瘘，恶疮，消酒，除消渴，补绝伤，产后内塞，可作金疮膏。主内漏不止，血不足。

《药性论》：止血痢蚀脓。

《新修本草》：主带下十二病。

《开宝本草》：别本注云，止冷热痢及疳痢热。李杲：治胆气不足。

《滇南本草》：治酒寒，面寒疼，肚腹疼。

《本草纲目》：地榆，除下焦热，治大小便血证。止血，取上截切片炒用，其梢则能行血，不可不知。杨士瀛云：诸疮痛者加地榆，痒者加黄芩。汁酿酒：治风痹，补脑。捣汁涂虎、犬、蛇、虫伤。

《本草正》：清火明目。治带浊痔漏，产后阴气散失。亦敛盗汗，疗热痞。

《本草求真》：地榆，诸书皆言因其苦寒，则能入于下焦血分除热，俾热悉从下解。又言性沉而涩，凡人症患吐衄崩中肠风血痢等症，得此则能涩血不解。按此不无两歧，讵知其热不除，则血不止，其热既清，则血自安，且其性主收敛，既能清降，又能收涩，则清不虑其过泄，涩亦不虑其或滞，实力解热止血药也。

《药品化义》：解诸热毒痈。

《本草正义》：地榆苦寒，为凉血之专剂。妇人乳痛带下，多由于肝经郁火不疏，苦寒以清泄之，则肝气疏达，斯痛可已而带可止；然气滞痰凝之乳痛，及气虚不摄之带下，非其治也。止痛除恶肉，皆以外疡言之，血热火盛，则痛而多恶肉，地榆清热凉血，故止疡患作痛，而能除恶肉。

《药物图考》：调敷汤火伤，疳疮溃烂。

《昆明民间常用草药》：治胃痛，胃肠出血。

【现代鲜用】

1. 更年期出血　生地榆 250 g，头煎加水、醋各 250 ml 煎取 300 ml，二煎加水 300 ml 煎取 200 ml，分两次服，日 1 剂。136 例病例治愈 92 例，显效 18 例，有效 12 例，总有效率 91.18%。治疗病例中服用 3 ~ 5 剂出血得到控制 54 例；服用 6 ~ 10 剂出血得到控制 49 例。

2. 痈症　新鲜地榆根白皮 50 ~ 100 g 切碎，加桐油捶细，敷患处，外包塑料薄膜并固定，每日换药，直至痊愈。共收治痈症患者 29 例，其中治愈 27 例，无效 2 例，治愈率 93.10%。用鲜地榆根皮外敷治痈症疗初须在未化脓前，如已化脓处外敷则无效。治疗时须安心静养，切忌愤怒及劳作，饮食清淡切忌吃发物，治愈后须忌发物半个月。

3. 宫颈炎　新鲜地榆制成粉剂、油膏、水剂，对200多例宫颈炎患者进行治疗，疗效好，其中以粉剂治疗重度宫颈炎患者效果显著。

【不良反应】

脾胃虚寒和寒性体质的人服用地榆后会引发腹痛或者腹泻。

【防范措施与禁忌】

虚寒者忌服。

《本草经集注》：得发良。恶麦门冬。

《本草衍义》：虚寒人及水泻、白痢，即未可轻使。

《医学入门》：虚寒冷痢禁用。热痢初起亦不可用，恐涩早也。

《本草经疏》：胎产虚寒泄泻，血崩脾虚泄泻，法并禁用。

《本草汇言》：痈疮久病无火，并阳衰血证，并禁用之。

《本经逢原》：气虚下陷而崩带及久痢脓血瘀晦不鲜者，又为切禁。性能伤胃，误服多致口噤不食。

【中药小故事】

从前在苏州城有一个张员外，家财万贯，在他家的大宅旁边住着苏州知府陆志远。知府大人有个儿子叫陆逍遥，张员外家有个女儿叫张鸣翠，陆逍遥比张鸣翠大两岁，两人从小一起长大，青梅竹马、两小无猜，双方父母就约定等到逍遥成年就把鸣翠娶过门。

陆逍遥十八岁那一年，皇帝为了建新的宫殿，要各地增税。苏州虽是富庶之地，但知府陆志远觉得赋税随意增加会加重老百姓的负担，于是上书反对。皇帝没有采纳陆知府的建议，但陆志远还是按以前的标准把税收上交朝廷。皇帝知道后大怒，把陆志远发配到西北去充军，并下令陆家的后人以后不能入朝为官。陆志远在充军的路上就病死了，陆逍遥因为不能参加科举考试，只好去药店当学徒，陆家从此衰落。等到陆逍遥二十岁那年去张家提亲，张员外觉得陆逍遥是罪臣之后，不能参加科举，现在又家徒四壁，当然不愿意把女儿嫁给他，陆逍遥无奈只好沮丧地回家了。

其实，张家小姐早已钟情陆逍遥，家里给她说了几门亲事她都不予理睬，张家人怕她和陆逍遥私奔，便把她软禁在闺房之中。

这年冬天，由于隔壁家的小孩燃放烟花不小心点燃了张家马棚的草料，马棚着火了，天干物燥，火借风势，火势越来越大，把张家的大宅子也引燃了。张家人忙着救火和逃命，慌乱之中没顾得上大小姐还在闺房中。陆逍遥听说张家着火了，也赶忙来救火，他看到狼狈不堪的张员外就问张小姐逃出来没有，张家人才想到小姐没逃出来，赶忙跑到闺房边去看。闺房的火势很大，已经点燃了房梁，房子随时都有倒塌的危险。

只听见张小姐在里面呼救的声音越来越小，陆逍遥心急如焚，披上一床浇过水的棉被就往里面冲，过了一会儿，他抱着奄奄一息的张小姐逃了出来。两人虽都有不同程度的烧伤，但性命并无大碍。来不及找郎中，陆逍遥先把张小姐抱回家中。张小姐手上脸上都烧伤了，陆逍遥只受了点轻伤。陆逍遥用地榆研磨成的粉和麻油调匀，用纱布包扎好，敷在张小姐的伤口上。这场大火虽然把张家的宅子烧了，但是张家还有几百亩良田，再起一间大宅子是迟早的事，只是张家小姐因为烧伤了脸十分伤心，几度想寻死，还好被家人发现救了她的性命。张家人正在为了大小姐发愁的时候，陆逍遥又上门来提亲了。张员外想，本来和陆家就有婚约，现在他又救了女儿的命，女儿脸烧伤了，嫁给大户人家也有困难，况且女儿已然钟情于他，不如顺水推舟，就把女儿嫁给他。于是张家同意了这门婚事，并出钱为他俩置办婚礼、新房。新婚前夜，张鸣翠拆下了纱布，对着镜子一照，发现受伤的皮肤竟然完好如初，心里十分高兴，没想到地榆治烧伤疗效如此显著。后来张家资助陆逍遥开了一家药店，夫妻俩辛勤劳作、相敬如宾，过上了幸福美满的生活。

侧柏叶

【**来源**】柏科植物侧柏 *Platycladus orientalis*（L.）Franco 的新鲜枝梢和叶。

【**性味归经**】味苦、涩，性寒。归肺、肝、脾经。

【**功能**】凉血止血，化痰止咳，生发乌发。

【**主治**】吐血，衄血，咯血，便血，崩漏下血，肺热咳嗽，血热脱发，须发早白。

【**化学成分**】

侧柏叶中的主要成分是挥发油、黄酮、鞣质。侧柏叶鲜品的挥发油、醇提物及水煮物化学成分的含量均比干品高。鲜品侧柏叶含挥发油 0.63%，干品含 0.50%，主要包括侧柏烯、侧柏酮、小茴香酮、蒎烯、石竹烯。新鲜侧柏叶的粗制总黄酮含量为1.72%。主要包括槲皮苷、槲皮素、杨梅素、扁柏双黄酮、杨梅苷等。采用磷钼钨酸－干酪素比色法，测定侧柏叶生品和炭品中的鞣质含量分别为 0.268 0% 和 0.143 4%。除此之外还含有树脂、维生素 C 等。

【**干燥方法**】

真空冷冻法：将侧柏叶进行抽真空，然后在 −18 ℃，湿度为 45% 的环境下做进行冷冻处理，固定其物理形状，储存 12 个月。

【药理作用】

1. 镇咳　新鲜侧柏叶，每日量年龄 < 1 岁 20 g，年龄 1 ~ 5 岁 30 ~ 50 g，年龄 6 ~ 10 岁 60 ~ 100 g，加水 200 ~ 400 ml，煎成 90 ~ 300 ml。一日服六次，每次 15 ~ 50 ml，7 d 为一疗程。以白细胞 > 13 × 10^9/L 及淋巴细胞 > 45%，血沉正常者为其诊断依据。阵性痉咳期 1、4 周，无脑和肺部并发症者为治疗对象。在接受治疗三天后痉咳减轻，观察 1、2 个疗程，临床症状消失白细胞及淋巴细胞恢复正常者 80 例阵性痉咳明显减少或转为单声轻咳，白细胞及淋巴细胞接近正常 10 例。即鲜侧柏叶水煎叶有良好的镇咳作用。

2. 缓解疼痛，减轻肿胀　观察胸腰椎骨折应用鲜药双柏膏（鲜大黄、鲜薄荷、鲜侧柏叶）外敷治疗效果：对照组采用传统双柏膏外敷治疗，观察组采用鲜药双柏膏外敷治疗，对比 2 组患者疼痛、压痛、瘀斑、肿胀症状评分。结果为治疗前，2 组压痛评分无差异（$P > 0.05$），治疗后 2 组均低于治疗前，且观察组低于对照组，差异均有统计学意义（$P < 0.05$）。治疗前，2 组瘀斑评分无差异（$P > 0.05$），治疗后 2 组均低于治疗前，且观察组低于对照组，差异均有统计学意义（$P < 0.05$）。治疗前，2 组肿胀评分无差异（$P > 0.05$），治疗后 2 组均低于治疗前，且观察组低于对照组，差异有统计学意义（$P < 0.05$）。即鲜药双柏膏外敷治疗，可有效缓解疼痛及压力痛，减轻瘀斑及肿胀症状。

3. 其他　侧柏叶水煎液具有较好的止血、凝血作用，乙醇提取物具有较好的抗炎、抑菌作用，尤其是对于金黄色葡萄球菌和卡他球菌有较好的抑制作用；侧柏叶乙酸乙酯提取物能抑制平滑肌收缩，有较好的舒张平滑肌的作用；柏叶挥发油具有抗真菌、促进毛发生长、抗肿瘤等作用，侧柏叶黄酮提取物具有防脱发的作用。除此之外还具有祛痰、镇静、抗红细胞氧化活性、神经保护等作用。

【毒理研究】

侧柏酮在其对动物无害的剂量（1−10 mg/kg）时，既不影响大鼠的自发活动，也不改变其后天学得的行为（只是使此种行为更加协调），很大剂量也不影响大脑皮层的呼吸活动。小白鼠口服 60 g/kg，观察 72 h，未见死亡，腹腔注射水煎剂半数致死量为 15.2 g/kg，水煎剂醇沉淀后的制剂则为 30.5 g/kg，毒性不大。小鼠灌胃侧柏叶煎剂 60 g/kg，观察 72 h、未见死亡；小鼠腹腔注射急性 LD_{50} 为 15.2 g/kg，水煎剂经醇沉后部份小鼠腹腔注射 LD_{50} 为 30.5 g/kg；表明水煎剂经醇沉后，毒性就明显降低。侧柏叶的石油醚提取物灌胃对小鼠的 LD_{50} 为 2 964 mg/kg；大白鼠分别从相当临床剂量的 20 倍（即 24 g/kg）和 40 倍剂量（48 g/kg）的煎剂连续灌胃 6 周，除动物活动减少，食量比对照组稍有减少外，对生长、肝功能、血象及病理检查均有明显影响。

【古代鲜用】

《名医别录》：主吐血、衄血、痢血、崩中赤白。轻身益气，令人耐寒暑，去湿痹，生肌。

《药性论》：止尿血，能治冷风历节疼痛。

《本草图经》：杀五藏虫。

《本草衍义补遗》：柏叶，补阴之要药，其性多燥，久得之，大益脾土，以滋其肺。

《神农本草经疏》：侧柏叶，味苦而微温，义应并于微寒，故得主诸血崩中赤白。若夫轻身益气，令人耐寒暑，则略同于柏实之性矣。惟生肌去湿痹，乃其独擅之长也。

《本草汇言》：侧柏叶，止流血，去风湿之药也。凡吐血、衄血、崩血、便血，血热流溢于经络者，捣汁服之立止；凡历节风痱周身走注，痛极不能转动者，煮汁饮之即定。惟热伤血分与风湿伤筋脉者，两病专司其用。但性味苦寒多燥，如血病系热极妄行者可用，如阴虚肺燥，因咳动血者勿用也。如痹病系风湿闭滞者可用，如肝肾两亏，血枯髓败者勿用也。

《本草正》：善清血凉血，去湿热湿痹，骨节疼痛。捣烂可敷火丹，散痄腮肿痛热毒。

《药品化义》：侧柏叶，味苦滋阴，带涩敛血，专清上部逆血。又得阴气最厚，如遗精、白浊、尿营涩痛属阴脱者，同牛膝治之甚效。

《本经逢原》：柏叶，性寒而燥，大能伐胃，虽有止衄之功，而无阳生之力，故亡血虚家不宜擅服。然配合之力，功过悬殊，如《金匮》柏叶汤，同姜、艾止吐血不止，当无此虑矣。若《济急方》同黄连治小便血；《圣济总录》同芍药治月水不断，纵借酒之辛温，以行苦寒之势，但酒力易过，苦寒长留，每致减食作泻，瘀积不散，是岂柏叶之过欤?

《生草药性备要》：散血敷疮，同片糖捶敷。亦治跌打。

《医林纂要探源》：泄肺逆，泻心火，平肝热，清血分之热。

近现代：《岭南采药录》：凉血行气，祛风，利小便，散瘀。

【现代鲜用】

1. 肺结核咯血　鲜侧柏叶 90 g，煎汤频服。患者服药后，自天只咯血一次，量较少，仍有阵发性咳嗽，痰中带血，当晚继服一剂，昼夜共服药 2 剂，用药 180 g，未见不良反应，继续住院治疗 32 d 后，病情好转，未再见咯血。

2. 百日咳　用新鲜侧柏叶（连幼枝）1 两，加水煎成 100 ml，再加蜂蜜 20 ml。如用干品，则每两煎成 150 ml，另加蜂蜜 30 ml。剂量：1 岁以内每次 10 ~ 15 ml，1 ~ 3 岁 15 ~ 30 ml，4 岁以上 30 ~ 50 ml，均日服 3 次。视病情需要连服 1 ~ 3 周。治疗越早，疗效越高，疗程亦短。配制本剂时可酌加防腐剂，否则超过 4 d 即转酸味或起白沫。侧柏以新鲜者效果较佳。

3. 秃发　用鲜侧柏叶浸泡于 60% 酒精中，7 d 后滤取药液，涂擦毛发脱落部位，每日 3 次。观察 13 例（均为前额、头顶至后枕部脱发，斑秃不在此列），治后全部均见毛发生长，如能坚持连续涂擦并酌量增加药物浓度，则毛发生长可较密，同时也不易脱落。

4. 汤火伤　侧柏叶，入臼中湿捣令极烂如泥，冷水调作膏，涂敷于伤处，用帛子系定，三,二日疮当敛，仍灭瘢。

5. 口腔炎　以侧柏叶、青黛、麻油为主药的侧柏叶糊剂治疗复发性口腔溃疡，该药能平肝热，泻心火，降肺逆，还有解毒生肌作用，可促进疮口愈合。

6. 高血压　侧柏叶五钱。切碎，水煎代茶饮，至血压正常为止。

7. 深部脓肿　侧柏叶一两，白矾五钱，酒一两。先将侧柏叶捣碎，又将白矾细粉置酒中溶化，再将侧柏叶倒入酒内和匀，调敷患处，每日换药二次。

8. 流行性腮腺炎　扁柏叶适量，洗净捣烂，加鸡蛋白调成泥状外敷，每天换药二次。

9. 鹅掌风　鲜侧柏叶，放锅内水煮二、三沸，先熏后洗，一日二、三次。

10. 汗血病　采鲜侧柏叶 50 g，煎水代茶频饮。连用 20 d 后，每隔 7 d，煎水代茶饮 1 d，连用 3 月，以固其效。随后汗出如常人，体健，无复发。

11. 带状疱疹　单用鲜侧柏叶适量，在臼内捣成细末，用鸡蛋清调成糊状，然后敷于皮损上面，厚度以 2 ~ 4 mm 为宜，用药面积可超出皮损 0.5 cm，每次用药时间 20 ~ 30 min，每日 3 ~ 4 次。调药时应根据皮肤面积的大小来决定所调的药量，随调随用，以防干燥凝固。

【不良反应】

《本草述》：多食亦能倒胃。

【防范措施与禁忌】

注意侧柏叶的储存，不用已经变坏的侧柏叶。

【中药小故事】

宋朝有位名人王涣之（1060—1124），字彦舟，浙江常山人，为王介四子。在任舒州知府（“知舒州”）时，即崇宁元年至大观四年（1102—1110）间，他得了一场大病，肠风便血不止，想不到被陈宜父用简单的办法给治愈了。方法不过是随四时采用侧柏叶炮制后内服，收效很快。此后，此方又得到多人的验证，效果信然。

白茅根

【来源】禾本科植物白茅 *Imperata cylindrica* Beauv.var.major Wees C.E.Hubb. 的新鲜根茎。

【性味归经】味甘，性寒。归肺、胃、膀胱经。

【功能】凉血止血，清热利尿。

【主治】血热吐血，衄血，尿血，热病烦渴，湿热黄疸，水肿尿少，热淋涩痛。

【化学成分】白茅根活性成分主要有白头翁素；有机酸类：棕榈酸、绿原酸、对羟基桂皮酸、草酸、柠檬酸、苹果酸等；三萜类：印白茅素、白茅素、芦竹素、羊齿烯醇、西米杜鹃素、薏苡素等；甾醇类：菜油甾醇、豆甾醇等，内酯类：含有白头翁素和薏苡素等；金属元素：钾（K）、铁（Fe）、铜（Cu）、锌（Zn）、锰（Mn）、钙（Ca）、镁（Mg）等；糖类：多糖、葡萄糖、果糖和木糖等，对白茅根多糖的研究较多，是白茅根的主要化学成分，其含量达总体取物的 80% 以上。白茅根中含有丰富的钾盐，是其利尿的主要成分。

【干燥方法】

微波干燥：将鲜白茅根切成长度为 3.3 cm、在微波功率 690 W 干燥 21 s 使其水分含量达到 16.0%。在此条件下得到的白茅根综合得分为 8.15，多糖含量增加了 15%。

【药理作用】

1. 利尿　观察鲜白茅根对奶牛产奶性能的影响：对照组饲喂全混合日粮（TMR），试验 1 组和试验 2 组在 TMR 日粮基础上用 1 kg 和 1.5 kg 鲜白茅根替代玉米青贮料，试验持续 30 d。结果表明，与对照组相比，试验 1 组和试验 2 组产奶量显著提高（$P < 0.05$），平均乳糖量显著提高（$P < 0.05$）。可见鲜白茅根具有清热利尿，消肿排水之功用，对奶牛而言，有利于奶水的生成和排出，促使产奶量增加。

2. 促生长　观察肉兔养殖中补饲鲜茅根对肉兔生长性能的影响：对照组饲喂基础日粮，试验各组在饲喂基础日粮的基础上每只兔分别补饲 0.1 kg、0.2 kg 和 0.3 kg 新鲜白茅根，预试期 5 d，正试期 30 d。对照组相比试验 1 组、2 组和 3 组日均采食量分别提高了 5.40%、8.80%、6.01%（$P < 0.05$）；与对照组相比试验 1 组、2 组和 3 组平均日增重分别提高了 5.92%、11.55%、8.29%（$P < 0.05$）；试验 1 组、2 组和 3 组与对照组相比饲料增重比有所降低，但差别不显著（$P > 0.05$）；试验 1 组、2 组、3 组较对照组腹泻率显著降低（$P < 0.05$）。试验 1 组、2 组、3 组之间各性能指标无显著差别

（$P > 0.05$）。即表明肉兔养殖中补饲鲜茅根能提高肉兔的生长性能。

3. 止血　白茅根生品能明显缩短小鼠出血时间（$P < 0.01$）、凝血时间（$P < 0.001$）和血浆复钙时间（$P < 0.05$），0.5 g/mL 的生品水煎液能提高大鼠血小板的最大聚集率（$P < 0.05$），当生品水煎液浓度加大到 1 g/mL 时便未有提高。

4. 降血压　大鼠分别给予白茅根降压茶（由鲜茅根 30 g，白蒺藜 5 g，野菊花 2 g，草决明 3 g 组成）1.5 ml/100 g 体重，用大鼠血压心率仪测定大鼠尾动脉收缩压及心率，观察给药前及给药后血压及心率的变化。结果给予白茅根降压茶后，正常大鼠及高血压模型大鼠血压均明显降低，同时高血压模型大鼠心率减慢。结论白茅根降压茶能够降低大鼠血压及心率。

5. 抑菌　白茅根水煮提取物对枯草芽孢杆菌及其 50% 乙醇提取物对于产气肠杆菌的有较好的抑菌效果，抑菌圈直径分别为 12.0 mm、13.0 mm、13.5 mm、13.5 mm 和 15.0 mm，白茅根的各种提取物对供试菌种的最低抑菌浓度（MIC）为：白茅根水煮提取物对大肠杆菌的 MIC 值为 0.125 g/ml；其水煮、50% 乙醇及乙酸乙酯提取物对大肠杆菌、产气肠杆菌及假丝酵母的 MIC 值均为 0.500 g/ml。

6. 调节免疫　小鼠给鲜白茅根水煎液每日 1 次，连续 20 d，结果显示两剂量组小鼠腹腔巨噬细胞的吞噬率和吞噬指数均较生理盐水对照组显著提高，细胞的百分率均明显高于对照组，但未见随药物剂量增加而提高，且对 TS 细胞（抑制性 T 细胞）的影响不明显；对脾细胞产生白细胞介素 2 表现出的促生作用，可显著提高白细胞介素 2 的水平；对脾细胞产生的溶血抗体形成能力无明显影响。

7. 其他　白茅根还具有抗癌、抗肿瘤、防止红细胞氧化等作用。

【毒理研究】

兔灌服白茅根煎剂 25 g/kg，36 h 后活动受抑制，运动迟缓，呼吸增快，但很快恢复。静脉注射 10 ~ 15 g/kg，则出现呼吸增快，运动受抑制，1 h 后逐渐恢复，剂量增加至 25 g/kg，6 h 后死亡。

【古代鲜用】

《神农本草经》：主劳伤虚羸，补中益气，除瘀血、血闭寒热，利小便。

《名医别录》：下五淋，除客热在肠胃，止渴，坚筋，妇人崩中。

《滇南本草》：止吐血，衄血，治血淋，利小便，止妇人崩漏下血。

《本草纲目》：白茅根，甘能除伏热，利小便，故能止诸血、哕逆、喘急、消渴，治黄疸水肿，乃良物也。世人因微而忽之，惟事苦寒之剂，致伤冲和之气，乌足知此哉？止吐衄诸血，伤寒哕逆，肺热喘急，水肿，黄疸，解酒毒。

《神农本草经疏》：劳伤虚羸，必内热，茅根甘能补脾，甘则虽寒而不犯胃。甘寒能除内热，故主劳伤虚羸。益脾所以补中，除热所以益气，甘能益血，血热则瘀，瘀则闭，闭则寒热作矣，寒凉血，甘益血，热去则血和，和则瘀消而闭通，通则寒热自止也。小便不利，由于内热也，热解则便自利。淋者，血分虚热所致也，凉血益血，则淋自愈，而肠胃之客热自解，津液生而渴亦止矣。肝藏血而主筋，补血凉肝，则筋坚矣。血热则崩，凉血和血，则崩自愈矣。血热则妄行，溢出上窍为吐、为咯、为鼻衄、齿衄，凉血和血，则诸证自除。益脾补中，利小便，故亦治水肿黄疸，而兼理伤寒哕逆也。

《本经逢原》：白茅根，《本经》主治劳伤虚羸者，以甘寒能滋虚热，而无伤犯胃气之虞也。言补中益气，胃热去而中气复，是指客邪入伤中州，渐成虚羸而言，非劳伤本病所宜。治胃反上气，五淋疼热及痘疮干紫不起。

《医学衷中参西录》：白茅根必用鲜者，其效方着。春前秋后剖用之味甘，至生苗盛茂时，味即不甘，用之亦有效验，远胜干者。

《本草正义》：白茅根，寒凉而味甚甘，能清血分之热，而不伤干燥，又不粘腻，故凉血而不虑其积瘀，以主吐衄呕血。泄降火逆，其效甚捷，故又主胃火哕逆呕吐，肺热气逆喘满。且甘寒而多脂液，虽降逆而异于苦燥，则又止渴生津，而清涤肺胃肠间之伏热，能疗消谷燥渴。又能通淋闭而治溲血下血，并主妇女血热妄行，崩中淋带。又通利小水，泄热结之水肿，导瘀热之黄疸，皆甘寒通泄之实效。然其甘寒之力，清泄肺胃，尤有专长，凡齿痛龈肿，牙疳口舌诸疮，及肺热郁窒之咽痛腐烂诸证，用以佐使，功效最着，而无流弊。

【现代鲜用】

1. 乳糜尿　鲜茅根半斤。加水 2 000 ml 煎成约 1 200 ml，加糖适量。每日分三次内服，或代茶饮，连服五至十五天为一疗程。

2. 小便不利，积成水肿　白茅根一斤。掘取鲜者，去净皮与节间小根，细切，将茅根用水四大碗，煮一沸，移其锅置炉旁，候十数分钟，视其茅根若不沉水底，再煮一沸，移其锅置炉旁，须臾视其根皆沉水底，其汤即成，去渣温服，多半杯，日服五、六次，夜服两、三次，使药力相继，周十二时，小便自利。

3. 黄疸　生茅根一把。细切，以猪肉一斤，合作羹，尽啜食之。

4. 解曼陀罗中毒　白茅根一两，甘蔗一斤。捣烂，榨汁，用一个椰子水煎服。

5. 肺热气喘　用生茅根一把，口咬细，加水二碗，煮成一碗，饭后温服。三服病愈。此方名“如神汤。”

6. 过敏性紫癜　热毒内陷型过敏性紫癜可每日配合鲜白茅根 250 g，鲜蒲公英 200 g 榨汁煮水服用，对于热毒较重，出血明显的患者，鲜茅根甚至可用到 500 g/d，配合鲜生地黄 200 g/d，鲜蒲公英 200 g/d，不但有清热解毒之效，还有滋阴凉血之功，又不损正气，起到了未病先防、既病防变的作用。

7. 鼻出血　鲜白茅根 60 g，鲜刺儿菜 30 g，水煎服。

8. 小便短赤有血　鲜白茅根 30 g，车前草 30 g，水煎服。

9. 急性白血病鼻衄　鲜白茅根 60 g，鲜小蓟 30 g，水煎 2 次，取汁约 300 毫升，以此药汁冲服玳瑁粉 2 g，每次口服 150 ml，每日两次，早晚各一次。5 d 为 1 疗程，一般根据临床情况，用 2 ~ 4 个疗程。结果经 2 ~ 4 个疗程治疗后，统计疗效，痊愈 43 例（47.8%），显效 29 例（32.2%），有效 12 例（13.3%），无效 6 例（6.6%），总有效率为 93.3%。

10. 再生障碍性贫血　用四鲜汤，鲜生地 150 g，鲜小蓟、鲜蒲公英、鲜白茅根各 300 g，一天一剂，切碎捣汁服，连服 90 剂，出血症状消失，饮食正常，精神充沛，其他症状消除。实验室检查，血红蛋白 121 g/L，红细胞计数 4.2×10^{12}/L，血小板计数 140×10^{9}/L。

11. 咯血　鲜生地 300 g，鲜小蓟、鲜蒲公英、鲜血茅根各 200 g，切碎捣汁服，1 d 1 剂，服 3 剂咯血大减，再服 3 剂出血停止。

12. 白血病　生地 150 g，鲜小蓟、鲜蒲公英、鲜白茅根各 300 g，1 d 1 剂，切碎捣汁服，连服 60 剂，低热乏力减轻，纳食增加，精神好转，腹中胞块明显减小，服 3 个月后，骨髓穿刺检查基本缓解，周围血象基本正常，临床各证消失，继续服药，巩固疗效。

13. 急性肾炎　鲜茅根 250 g，生地黄 15 g，水煎 2 000 ml，每日 1 剂，用于阴虚内热兼血尿的肾炎。鲜茅根 60 g，白茯苓 15 g，猪苓 15 g，泽泻 15 g，桂枝 9 g，水煎服，每日 1 剂，用于急性兼有表证的肾炎。自拟白茅根汤为主同时配合青霉素 80 万单位肌肉注射治疗急性肾炎 63 例，痊愈 37 例，有效 26 例，有效率 100%。

【不良反应】

服药期间除个别有轻微头晕或恶心外，未见不良反应。

【防范措施与禁忌】

脾胃虚寒，溲多不渴者忌服。

《本草经疏》：因寒发哕，中寒呕吐，湿痰停饮发热，并不得服。

《本草从新》：吐血因于虚寒者，非所宜也。

【中药小故事】

张锡纯是河北盐山县人。有一年冬天，他邻村一个二十岁的小伙子得了水肿病，肚子肿的像抱了一个大瓦罐，有学问的人就说这是“腹如抱瓮”。夜里睡觉不能躺下，只能斜靠着墙在那里发喘，一躺下就上不来气，觉得只有出的气，没有进的气，难受得要死。家里人请来了张锡纯为他看病，张锡纯问："你现在感觉怎么样呢？"这姓毛的小伙子说："只觉得心中发热，小便不利，尿不出来。"张锡纯看了以前医生开的方子，都是些利水的药，八正散之类的，还有用麻黄生姜桂枝发汗的。把了脉之后，张锡纯彻底晕了，小伙子的六部脉很细，跳得很快，还用麻黄桂枝。心中热还用热性药。张锡纯说："你这是病久阴虚，阴不敛阳，以致虚阳浮越于上。腹部过于肿胀，气息都无容息之地，吸的气几乎不能吸入，所以才发喘。"小伙子听后，连连点头说："先生说的极是，还望先生救我。"张锡纯答应了下来，就叫他家里的人，到野外刨开冻地，找新鲜的白茅根。每天用鲜白茅根六两，切的很碎，用水三大碗，放在砂锅中稍微煎一沸，就放在火炉旁。仍用火炉的余温徐徐温之，待过半个小时左右再放在火炉上稍煎一沸，再放在火炉旁，直到这切碎的白茅根全部沉入水底。这时可得到清汤两大碗，为一日的药量，徐徐当茶温饮。再用生车前子数两，炒至微熟，自己捏着放口里嚼，当瓜子吃。夜间睡醒了也这样，不要间断。这样，这姓毛的小伙子吃了一昼夜，大约吃了七八钱左右，也就是不到一两。感觉小便通畅，能尿出来了。可是腹部按着还是很膨胀，很硬。张锡纯就又想了一个妙招：用大葱的葱白三斤，切做细丝，在锅中炒，稍放一些醋，但不能炒熟，炒熟就没有生葱的辛窜之气了。趁热用布裹住，放在肚脐上热熨，如果凉了，再放在锅中稍加一些醋炒，再热熨，从晚间熨到临睡时，一夜小便十余次。第二天这小伙子的腹部就像平常的一样了。

三　七

【来源】五加科植物三七 *Panax notoginseng*（Burk.）F.H.Chen 的干燥根和根茎。

【性味归经】甘、微苦，温。归肝、胃经。

【功能】散瘀止血，消肿定痛。

【主治】用于咯血，吐血，衄血，便血，崩漏，外伤出血，胸腹刺痛，跌扑肿痛。

【化学成分】

三七中含有多种达玛烷型四环三萜皂苷的活性成分。从根中分得人参皂苷，三七皂苷，绞股兰苷；从块状根茎中分得：人参皂苷 -Rb1、-Rb2、-Rd、-Re、-Rg1 和三七皂苷 R1；从绒根中分得：人参皂苷 -Rb1、Rg1、Rh1 和达玛 -20-3β，12β，25- 三醇 -6-O-β-D- 吡喃葡萄糖苷等；从芦头中分得：人参皂苷 Rb1、Rd、Re、Rg1、Rh1，三七皂苷 R1、R4。又从根的水深性部分中分得止血有效成分田七氨酸，又称三七素，为一种特殊氨基酸，其结构为β–N–草酰基–D–α–β–二氨基丙酸，谷氨酸，精氨酸，赖氨酸，亮氨酸等 16 种氨基酸，其中 7 种为人体必需的，总氨基酸的平均含量为 7.73%。根还含抗癌多炔成分：人参炔三醇。

【干燥方法】

将三七除去杂质、洗净，用切片机切成 3 ~ 5 mm 的段，速冻至 −30 ℃，按照冻干曲线设定参数操作，最终加热温度设定为 −50 ℃，真空度保持在 50 ~ 70 Pa，到物料温度为 50 ℃时为止。

【药理作用】

1. 调节血液和造血系统　动物研究表明，三七能够诱导血小板释放出多种促凝因子，如花生四烯酸、血小板凝血因子Ⅲ等，从而促进凝血，发挥止血效应。动物研究表明，三七能够缓解环磷酰胺诱发的白细胞减少症，还可促进红细胞、网织红细胞及血红蛋白的修复等而缓解急性失血性贫血大鼠的贫血症状。

2. 调节神经系统　三七可改善大鼠神经功能缺损，缩小脑梗死体积并减轻缺血后脑细胞损伤，促进脑缺血大鼠神经血管单元的修复。

3. 其他　三七提取物具有抑制应激诱发的高皮质酮血症，对机体神经、内分泌的紊乱具有调整作用。

【毒理研究】

毒性五加皂苷与普通皂苷不同，对金鱼毒性极轻。五加皂苷 A 对小鼠静脉注射之最小致死量为 460 mg/kg。

1. 三七总皂苷（PNS）小鼠 LD_{50}：小鼠 50 只（体重 19.3 ± 0.5 g，各半），分 5 个剂量组，ivl 次给药，用 Finney 氏机率法找出 LD_{50} 为 447 mg/kg，95% 置倍限为 423 ~ 471 mg/kg。熟三七总皂苷 LD_{50} 为 105.33 ± 58.6 mg/kg。

2. 三七人参三醇苷（PTS）急性毒性：小鼠体重 18.5 ± 0.9 g，按序贯法求得 PTSivLD_{50} 为 3 806 ± 143 mg/kg，当 ivPTS 达中毒量中，小鼠出现自发活动减少，抑制渐加重，继则呼吸急促，最后由于缺氧而抽搐死亡。

3. 三七人参皂苷 Rb1 的急性毒性：小鼠（体重 18 ~ 22 g，各半），每组 10 只，分别 ip 不同剂量的 Rb1，按简体机率单位法计算 LD_{50} 及其 95% 可信限为 1 054 ± 98.67 mg/kg。

4. 三七皂苷 Rb1 组和 Rg 组的急性毒性：小鼠 ipRb 组皂苷 LD_{50} 为 683 mg/kg，小鼠 ipRg 组皂苷 LD_{50} 为 866 mg/kg。

5. 三七素（Dencichine）的神经毒作用：莱享子鸡（体重 30 ~ 40 g），ipL– 构型三七素 20 mg 后 20 ~ 30 min 之间出现典型的、严重的运动失调等。其症状为不能站立、脑缩进、颈部僵硬及腿伸张肌麻痹。若采用po或sc，上述神经毒症状在2 ~ 6 h内出现。当给药剂量增至 30 ~ 60 mg 或每天给予较低剂量而连续给药，其中某些子鸡死亡或产生慢性中毒。D− 构型三七素的子鸡药理实验表明，即使在高剂量下，神经毒作用也极低。三七素的小鼠 LD_{50} 为 1 043 mg/kg。

6. 三七绒根提取物（76017）急性毒性：小鼠 iv76017，按序贯法求得 LD_{50} 为 836 ± 17 mg/kg。

7. 三七绒根总皂苷的急性毒性：小鼠 ip 三七绒根总皂苷的 LD_{50} 为 1 262 ± 119 mg/kg（P = 0.95）。

8. 三七散和 10% 三七注射液的急性毒性：小鼠 po 参三七散（配成 25% 混悬液）LD_{50} 为 6 250 mg/kg；小鼠 po 10% 三七注射液 LD_{50} 为 25 ml/kg。

【古代鲜用】

《本草纲目》：止血，散血，定痛。金刃箭伤，跌扑杖疮，血出不止者，嚼烂涂，或为末掺之，其血即止。亦主吐血，衄血，下血，血痢，崩中，经水不止，产后恶血不下，血运，血痛，赤目，痈肿，虎咬，蛇伤诸病。

《玉楸药解》：和营止血，通脉行瘀，行瘀血而敛新血。凡产后、经期、跌打、痈肿，一切瘀血皆破；凡吐衄、崩漏、刀伤、箭射，一切新血皆止。

《本草新编》：三七根，止血之神药也。无论上、中、下之血，凡有外越者，一味独用亦效，加入于补血补气药中则更神。盖此药得补而无沸腾之患，补药得此而有安静之休也。

《本草求真》：三七，世人仅知功能上血住痛，殊不知痛因血瘀则疼作，血因敷散则血止。三七气味苦温，能于血分化其血瘀。

《医学衷中参西录》：三七，诸家多言性温，然单服其末数钱，未有觉温者。善化瘀血，又善止血妄行，为吐衄要药，病愈后不至瘀血留于经络，证变虚劳（凡用药强止其血者，恒至血瘀经络成血痹虚劳）。兼治二便下血，女子血崩，痢疾下血鲜红久不愈（宜与鸦胆子并用），肠中腐烂，寖成溃疡，所下之痢色紫腥臭，杂以脂膜，此乃肠烂欲穿（三七能化腐生新，是以治之）。为其善化瘀血，故又善治女子症瘕，月事不通，化瘀血而不伤新血，允为理血妙品。外用善治金疮，以其末敷伤口，立能血止疼愈。若跌打损伤，内连脏腑经络作疼痛者，外敷内服，奏效尤捷。疮疡初起肿痛者，敷之可消（当与大黄末等分，醋调敷）。凡疮之毒在于骨者，皆可用三七托之外出也。

《濒湖集简方》：治吐血，衄血：山漆一钱，自嚼，米汤送下。

【不良反应】尚未报道。

【防范措施与禁忌】

孕妇慎用。置阴凉干燥处，防蛀。

《本草从新》：能损新血，无瘀者勿用。

《得配本草》：血虚吐衄，血热妄行者禁用。

【中药小故事】

传说从前云南深山有个放牛娃，三月七日所生，他妈就叫他"三七"。三七在开山老殿前播种六谷，常受猴子糟蹋，因此恨死了这些猴子。有一次，他见猴子在两棵大柳树中间的黄绞藤上荡秋千，就去把藤砍断了。可是这些猴子又把藤接好，继续荡秋千。三七觉得奇怪，是什么东西把这些藤接好的呢？他就又上去把藤砍断，同时躲起来仔细观察，结果发现是猴子把一种野草的土褐色块茎放在嘴里嚼烂，敷在藤的断疤处，把断藤给接上了。三七就把这种野草记住。有一次，他弟弟扭伤了脚，他就用这种野草的块茎给弟弟治伤，很快就痊愈了。这种草药散瘀止血效果奇佳，后来人们就把这种草药名为"三七"。

艾　叶

【来源】菊科植物艾 *Artemisia argyi* Levi.et Vant. 的新鲜叶。

【性味归经】味辛、苦，性温。归肝、脾、肾经。

【功能】温经止血，散寒止痛；外用祛湿止痒。

【主治】用于吐血，衄血，崩漏，月经过多，胎漏下血，少腹冷痛，经寒不调，宫冷不孕；外治皮肤瘙痒。

【化学成分】

挥发油是艾叶的主要功效成分，含挥发油 0.45% ~ 1.00%，主要为单萜类化合物及其衍生物、倍半萜类化合物及其衍生物。鲜艾叶与陈艾叶相比，挥发性成分主含成分基本相同，但鲜艾叶挥发油含量比陈艾叶高。采用GC-MS法，石竹烯氧化物和红没药烯在干艾叶中含量很高，在鲜艾叶中未检出。艾叶中的黄酮总含量为 13.42%，主要为黄酮和黄酮醇及其苷。艾叶中多糖类主要活性成分为酸性多糖，采用超声波辅助技术，提取率达可到 12.2%。除此之外，艾叶其中含有钴、锰、锌、铜、钾、钠、汞、镁、钙等微量元素，不同产地的艾叶中微量元素含量差异较小，还含有蛋白质、氨基酸、维生素、脂肪、胡萝卜素等营养性成分。

【干燥方法】

真空冷冻法：将艾叶进行抽真空，然后在 −18 ℃，湿度为 45% 的环境下进行冷冻处理，固定其物理形状，储存 12 个月。

【药理作用】

艾叶中的鞣质类化合物具有较强的凝血作用，艾叶水煎液具有兴奋子宫、增强心脏收缩力以及抗真菌作用。鲜艾叶的挥发油对 · DPPH、· OH 和 · O_2^- 自由基有较好的清除活性，具有很好的抗氧化作用。用野艾叶、艾条或艾绒烟熏，室内消毒，具有较好的抑菌作用。

【毒理研究】

艾叶全组分最大给药量为 24.0 g/kg，相当于临床 70 kg 的成人每公斤体重日用剂量的 186.7 倍，艾叶挥发油对小鼠可产生明显的急性毒性反应，是其毒性物质基础之一，艾叶水提组分对大鼠给药 21 d 导致的长期毒性表现主要是肝损伤，尤其以挥发油的损伤最大，且部分病变为不可逆性损伤。

【古代鲜用】

《神农本草经》：止言其温，不言其热。其性入火炎，则气下行，入药服，则气上行。

《名医别录》：主灸百病。可作煎，止下痢，吐血，下部䘌疮，妇人漏血。利阴气，生肌肉，辟风寒，使人有子。陶弘景：捣叶以灸百病，亦止伤血。汁又杀蛔虫。苦酒煎叶疗癣。

《药性论》：止崩血，安胎止腹痛。止赤白痢及五藏痔泻血。长服止冷痢。又心腹恶气，取叶捣汁饮。

《唐本草》：主下血，衄血，脓血痢，水煮及丸散任用。

《食疗本草》：金疮，崩中，霍乱，止胎漏。

《本草图经》：近世有单服艾者，或用蒸木瓜丸之，或作汤空腹饮之，甚补虚羸。然亦有毒，其毒发热气冲上，狂躁不能禁，至攻眼有疮出血者，诚不可妄服也。

《履巉岩本草》：治咽喉闭痛热壅，饮食有妨者，捣汁灌漱。

《洁古珍珠囊》：温胃。

《本草纲目》：艾叶，生则微苦太辛，熟则微辛太苦，生温熟热，纯阳也。可以取太阳真火，可以回垂绝元阳。服之则走三阴而逐一切寒湿，转肃杀之气为融和；灸之则透诸经而治百种病邪，起沉疴之人为康泰，其功亦大矣。苏恭言其生寒，苏颂言其有毒，一则见其能止诸血，一则见其热气上冲，遂谓其性寒、有毒，误矣。盖不知血随气而行，气行则血散，热因久服，致火上冲之故尔。夫药以治病，中病则止。若素有虚寒痼冷，妇人湿郁滞漏之人，以艾和归、附诸药治其病，夫何不可，而乃妄意求嗣，服艾不辍，助以辛热，药性久偏，致使火燥，是谁之咎欤？于艾何尤！艾附丸治心腹、少腹诸痛，调女人诸病，颇有深功；胶艾汤治虚痢及妊娠产后下血，尤着奇效。老人丹田气弱，脐腹畏冷者，以熟艾入布袋兜其脐腹，妙不可言。寒湿脚气，亦宜以此夹入袜内。温中，逐冷，除湿。

《本草汇言》：艾叶，暖血温经，行气开郁之药也。开关窍，醒一切沉涸伏匿内闭诸疾。若气血、痰饮、积聚为病，哮喘逆气，骨蒸痞结，瘫痪痈疽，瘰疬结核等疾，灸之立起沉疴。若入服食丸散汤饮中，温中除湿，调经脉，壮子宫，故妇人方中多加用之。

《本草正》：艾叶，能通十二经，而尤为肝脾肾之药，善于温中、逐冷、除湿，行血中之气，气中之滞，凡妇人血气寒滞者，最宜用之。或生用捣汁，或熟用煎汤，或用灸百病，或炒热敷熨可通经络，或袋盛包裹可温脐膝，表里生熟，俱有所宜。辟风寒湿，瘴疟。

《本草正义》：古人灸法，本无一症不可治，艾之大用，惟此最多，故《别录》以冠主治之前，其作煎以下，则汤液之治疗也。止吐血者宜生用，取其辛开以疏经络之壅，然温升之性，必与上溢之症不合，古人有四生丸之制，以柏叶、荷叶、生地之清肃下降者为主，而反佐以艾叶之辛温，欲其同气相求，易于桴应，非艾之一味可以止上升之吐衄也。其止下利，则以里寒泄泻而言，辛温升举，固其所宜。下部䘌疮，则湿热生虫之恙，苦温燥湿，又能杀虫，是其专职。妇人下血，则中气虚寒，下焦无摄纳之权，以致血行失道，无故妄下，《金匮》胶艾汤温经升举，固阴和阳，是其正治，非血热妄行之下血也。生肌肉者，虚羸之人，血少形癯，得此以温养之，则气血旺而肌自丰；亦有溃疡气血两虚，阳和不运，则新肌不长，艾能温煦以和脉络，而肌肉易长，若热多烁液者，非其治也。

近现代：《本草再新》：调经开郁，理气行血。治产后惊风，小儿脐疮。

《王好古》：治带脉为病，腹胀满，腰溶溶如坐水中。

【现代鲜用】

1. 慢性气管炎　取鲜艾 1 000 g，洗净、切碎，放入 4 000 ml 水中浸泡 4 ~ 6 h，煎煮过滤，约得滤液 3 000 ml，加适量调味剂及防腐剂。日服 3 次，每次 30 ~ 60 ml。或制成注射剂，每日 2 次，每次肌注 2 ~ 4 ml。治疗 154 例，近期控制 6 例，显效 21 例，好转 81 例，无效 46 例。

2. 寻常疣　采鲜艾叶擦拭局部，每日数次，至疣自行脱落为止。治疗 12 例，最短 3 d、最长 10 d 即行脱落。

3. 阴囊湿疹　鲜艾叶 20 g 加水 500 ml 煮沸，用小块毛巾浸入药液，敷于阴囊：或趁热熏洗阴囊，然后以热毛巾敷于阴囊上。

4. 神经性皮炎　将鲜艾叶用开水冲泡，再用纱布将艾叶包好，每天用艾叶水洗患处，将包好的艾叶抹擦患处，每天 5 ~ 6 次，如将患处擦破效果更快更好，此方使用方法简便，安全可靠，药材易收集，而且收效快。

5. 肌紧张性偏头痛　将鲜艾叶 50 g 放入锅内烧开，煮 20 min 后端下，趁热用布蒙住头部进行熏蒸，药液凉后再放火上烧开，每次熏蒸 2 遍，每日熏蒸 2 次。此法可有效缓解局部肌肉紧张，在头部热敷后进行局部按摩，效果更好。

【不良反应】

口服大剂量的艾叶可引起胃肠道急性炎症，产生大量恶心呕吐，若大量吸收后可引起中枢神经系统过度兴奋，出现谵妄、惊厥及肝损害等。由于神经反射性的变化，以及血管壁本身受损，可招致子宫充血、出血，妊娠时甚至流产。亦可引起肝细胞代谢障碍，而致中毒性黄疸和肝炎。由于主要作用于中枢神经系统，痊愈后亦常有健忘，幻觉等后遗症。慢性中毒者则有感觉过敏、共济失调、幻想、神经炎、癫痫样痉挛等症状出现。

【防范措施与禁忌】

《本草纲目》：苦酒、香附为之使。

《本草备要》：血热为病者禁用。

《本经逢原》：阴虚火旺，血燥生热，及宿有失血病者为禁。如遇口服中毒者，首先清洗胃肠道，用骨炭粉吸收，并置病人于安静及光线较暗之房内，避免外来刺激，给予镇静剂，保护肝脏机能，以及其他一般内科常规对症治疗。

【中药小故事】

传说唐朝名医孙思邈自幼好学，从 5 岁开始跟随父亲走街串巷给人看病，经常到山上采集药品。一天孙思邈和几个小朋友到山上一起玩耍，有个小朋友一不小心摔了一跤把脚崴了，脚肿得很厉害动弹不得。小朋友疼痛难忍，坐在地上哇哇直哭。怎么办？孙思邈灵机一动就从地上拔了一把草放在嘴里嚼烂糊在小朋友疼痛处，过了一会儿，小朋友不哭了，且肿痛也在逐渐消失。其他小朋友问孙思邈是什么药，孙思邈思索片刻，他想，小朋友哭的时候总是哎哎的，就把这种草药叫“艾叶”吧。从此“艾叶”这种药一直用到今天。

断血流

【来源】唇形科植物灯笼草 *Clinopodium polycephalum*（Vaniot）C.Y.WuetHsuan 或风轮菜 *Clinopodium chinense*（Benth.）0.Kuntze 的干燥地上部分。

【性味归经】微苦、涩，凉。归肝经。

【功能】收敛止血。

【主治】用于崩漏，尿血，鼻衄，牙龈出血，创伤出血。

【化学成分】

黄酮类：蜂草苷（Dydi min）和橙皮苷（Hesperidin）；皂苷；挥发油：反式－石竹烯（24.20%），柠檬烯（13.22%）和匙叶桉油烯醇（6.44%）；其他成分：6-十六碳酸酯基-α-E菠甾醇3-O-β-D-葡萄糖苷（6-palmityl-α-spinasteryl-3-O-β-D-glucoside）和6-十八碳酸酯基-α-菠甾醇-3-O-β-D-葡萄糖。

【干燥方法】

将断血流除去杂质、洗净，用切片机切成 3 ~ 5 mm 的片，速冻至 −30 ℃，按照冻干曲线设定参数操作，最终加热温度设定为 −50 ℃，真空度保持在 50 ~ 70 Pa，到物料温度为 50 ℃时为止。

【防范措施与禁忌】

置干燥处，防潮。

【中药小故事】

说起“断血流”这味药材，在南岳神话故事中，有着“南岳仙草”一说。

传说这仙草止血之效奇佳，可在很长的时间里，始终未有人找到这种传说中鸟雀们说的“止血草”。直到清光绪年间，一位叫做刘西堂的医生，巧遇龟蛇战，见受伤的甲板龟自己摘草疗伤，经一番探寻后，终于寻到仙草。刘家长者见此草药能止血，又是自己刘家发现的，便取了“断血流（刘）”一名。直至 1958 年，刘西堂的后代才献出这一祖传秘方——断血流，霍山县据此创办了断血流制药厂。到 1977 年，这“断血流”收载入《中国药典》，跻身国家出口药品行列。

其他可鲜用止血药

药名	来源	功能主治	临床鲜用
马兰	菊科植物马兰 *Kalimeris indica*（L.）Sch.Bip. 的全草或根	凉血止血，清热利湿，解毒消肿。主治吐血衄血，血痢，崩漏，创伤出血，黄疸水肿，淋浊，感冒，咳嗽，咽痛喉痹，痔疮，痈肿丹毒，小儿疳积	1. 治疗吐血：鲜白茅根四两（白嫩去心），马兰头四两（连根），湘莲子四两，红枣四两，先将茅根、马兰头洗净，同入锅内浓煎两三次，滤去渣，再加入湘莲，红枣入罐内，用文火炖之。晚间临睡时取食一两（《集成良方三百种》）。2. 治疗传染性肝炎：鸡儿肠鲜全草 30 g，酢浆草，地耳草，充州卷柏各鲜全草 15 ~ 30 g，水煎服（《福建中草药》）。3. 治疗小便淋痛：鲜马兰 30 ~ 60 g，金丝草 30 g，土丁桂、胖大海各 15 g，水煎服（《福建药物志》）。4. 治疗急性结合膜炎：马兰鲜嫩叶 60 g，捣烂拌茶油少许同服（《常用青草药选编》）。5. 治疗中耳炎：路边菊鲜根捣烂，加取汁，加冰片或酸醋少许，滴患耳（《广西本草选编》）。6. 治疗丁疮：鲜马兰根及叶适量，捣烂稍加食盐少许搅匀敷于患处，另用此药 30 ~ 60 g，水煎服，并治一切阳性肿毒（《战备草药手册》）。7. 治疗乳痈：鲜马兰全草连根 30 ~ 60 g，水煎服，外用鲜马兰叶及根，鲜天胡荽、鲜蛇含草等分，捣烂如泥，并加口津同捣和，敷于患处（《战备草药手册》）。8. 治疗急性睾丸炎：马兰鲜根 60 ~ 90 g，荔枝核 10 枚，

续表

药名	来源	功能主治	临床鲜用
			水煎服（《福建中草药》）。9. 治疗胃十二指肠溃疡：鲜马兰 30 g，石菖蒲 6 g，鸡肫花（野鸦椿）15 g，水煎服（《福建药物志》）
金盏菊花	菊科植物金盏菊 *Calendula officinalis* L. 的花	凉血止血，清热泻火。主治肠风便血，目赤肿痛	治疗肠风便血：鲜金盏菊花 10 朵，酌加冰糖水煎服（《内蒙古中草药》）
地柏枝	卷柏科植物江南卷柏 *Selaginella moellendorfii* Hieron. 的全草	止血，清热，利湿。主治肺热咯血，吐血，衄血，便血，痔疮出血，外伤出血，发热，小儿惊风，湿热黄疸，淋病，水肿，水火烫伤	1. 治小儿口疮：鲜地柏枝适量，捣烂，兑淘米水洗口腔，每日两次。2. 治蛇毒：石柏鲜适量，捣烂外敷，另用石柏 30 g，水煎服
紫萁苗	紫萁科植物紫萁 *Osmunda japonica* Thunb. 的嫩苗或幼叶柄上的绵毛	止血。主治外伤出血	治外伤出血：紫萁鲜嫩苗捣烂外敷伤处
狼萁草	里白科植物铁芒萁 *Dicranopteris linearis*（Burm.f.）Underw. 的全草	止血，接骨，清热利湿，解毒消肿。主治血崩，鼻衄，咳血，外伤出血，跌打骨折，热淋涩痛，白带，风疹瘙痒，疮肿，烫伤，蛇毒咬伤，咳嗽	1. 治眼睛外伤出血：芒萁鲜嫩芽，杜鹃鲜花各适量，捣烂加入乳少许拌匀，敷眼睑。2. 治白带：芒萁鲜嫩芽 15 g，桂圆肉 30 g，水炖调冰糖服。3. 治小便淋沥不畅：鲜芒萁根茎 30 g，水煎调冰糖服。4. 治跌打骨折：铁狼鸡根酌量，捣烂敷患处
华东瓶蕨	膜蕨科植物华东瓶蕨 *Vandenboschia orientalis*（C.Chr.）Ching 的全草	止血生肌，健脾消食，清热解毒。主治外伤出血，痈疖肿毒，消化不良，肺热咳嗽	1. 治毒疮及溃疡久不收敛：狗脊鲜品加白糖适量，捣烂敷患处（《中药配伍应用》）。2. 治外伤出血：华东瓶蕨捣烂外敷，或晒干研末敷

续表

药名	来源	功能主治	临床鲜用
篦梳剑	蹄盖蕨科植物单叶双盖蕨 *Diplazium lanceum*（Thunb.）Presl 的全草	止血通淋，清热解毒。主治咳血，淋证，尿血，目赤肿痛，感冒，发热，烧烫伤，蛇虫咬伤	1. 治肺结核咳血。2. 治热淋，尿血。3. 治目赤肿痛。4. 治毒蛇咬伤煎服。5. 治脚藓：单叶双盖蕨捣烂擦患处，擦后忌下水
柏树叶	柏科植物柏木 *Cupressus funebris* Endl. 的枝叶	凉血止血，敛疮生肌。主治吐血，血痢，痔疮，癞疮，烫伤，刀伤，毒蛇咬伤	1. 治烫伤：柏树叶捣汁搽。2. 治刀伤：柏树嫩叶，嚼烂敷
柳絮	杨柳科植物垂柳 *Salix babylonica* L. 的带毛种子	凉血止血，解毒消痈。主治吐血，创伤出血，痈疽，恶疮	1. 治金疮血出不止：柳絮封之（《千金药方》）。2. 治一切恶毒，脓血胀痛不溃化：柳絮敷上，脓泄毒减（《外科撮要》）
槲叶	壳斗科植物槲树 *Quercus dentata* Thunb. 的叶	止血，通淋。主治吐血，衄血，便血，痔血，血痢，小便淋痛	治大衄，口耳皆出血不止：槲叶捣绞取汁，每服一小盏
楮叶	桑科植物构树 *Broussonetia papyrifera*（L.）Vent.［*Marus papyrifera* L.］的叶	凉血止血，利尿解毒。主治吐血，衄血，崩漏，金疮出血，水肿，疝气，痢疾，毒疮	1. 治酒毒吐血：楮叶捣绞取汁，不计时候，服一小盏（《普济方》）。2. 治外伤出血：鲜构叶捣烂敷患处（《广西中草药》）
苎麻叶	荨麻科植物苎麻 *Boehmeria nivea*（L.）Gaud. 的叶	凉血止血，散瘀消肿，解毒。主治咯血，吐血，血淋，尿血，月经过多，外伤出血，跌仆肿痛，脱肛不收，丹毒，疮肿，乳痈，湿疹，蛇虫咬伤	1. 治关节扭伤：鲜苎麻叶、鲜陆英叶、红茶叶、生姜各适量，捣烂外敷，每日换 1 次（赏用青草药手册）。2. 治乳痈初期：鲜野苎麻叶、韭菜根、葱根、橘叶同酒精捣烂，敷患处（《福建中点药》）。3. 治骨髓炎：鲜苎麻叶捣烂外敷，至脓流尽为止（江西《草药手册》）。4. 治藓：鲜苎麻叶加适量，黑硝捣烂，纱布包裹擦患处。5. 治毒蛇毒虫咬伤：鲜苎麻叶捣烂，绞汁一杯，加黄酒适量，内服，渣敷患处

续表

药名	来源	功能主治	临床鲜用
虫蚁菜	荨麻科植物微柱麻 *Chamabainia cuspidata* Wight 的全草	止血生肌，除湿止痢。主治外伤出血，痢疾胃腹疼痛	治刀伤：虫蚁菜叶嚼绒，敷伤口
葛蕈	蛇菇科植物红冬蛇菰 *Balanophora harlandii* Hook. F.［*Balania harlandii*（Hook.f.）van Tiegh.］的全草	凉血止血，清热解毒。主治咳嗽咯血，血崩，肠风下血，痔疮肿毒，梅毒，疔疮，小儿阴茎肿	治生蛇头疔，小儿阴茎肿：捣烂敷患处
金线草	蓼科植物金线草、短毛金线草 *Antenoron filiforme*（Thunb.）Roberty et Vautier［*Polygonum filiforme* Thunb.］的全草	凉风止血，清热利湿，散瘀止痛。主治咳血，吐血，便血，血崩，泄泻，痢疾，胃痛，经期腹痛，产后血瘀腹痛，跌打损伤，风湿痹痛，瘰疬，痈肿	治痢疾：鲜金线草、龙芽草各 30 g，水煎服
金线草根	蓼科植物金线草 *Antenoron filiforme*（Thunb.）Roberty et Vautier 和短毛金线草 *A.neofiliforme*（Nakai）Hara 的根茎	凉血止血，散瘀止痛，清热解毒。主治咳嗽咯血，吐血，崩漏，月经不调，痛经，脘腹疼痛，泄泻，痢疾，跌打损伤，风湿痹痛，瘰疬，痈疽肿毒，烫火伤，毒蛇咬伤	1. 治跌打损伤：①鲜金线草根 30 g，鲜杜衡 15 g，共捣烂敷患处；②廖子七 30 g，大血藤 30 g，红牛膝 30 g，酢浆草 30 g，铁马鞭 30 g，浸酒服并外搽。2. 治骨折：鲜金线草根适量，切碎，捣极碎，酌加甜酒或红砂糖捣和，敷于患处，夹板固定。3. 治腰痛：鲜金线草根，30 ~ 45 g，水酒各半煎服。4. 治淋巴结核：鲜金线草根 30 ~ 45 g，玄参 9 ~ 12 g，水煎，以鸡蛋两个煮服

续表

药名	来源	功能主治	临床鲜用
羊蹄叶	蓼科植物羊蹄 *Rumex japonicus* Houtt. 和尼泊尔酸模 *Rumex nepalensis* Spreng. 的叶	凉血止血，通便，解毒消肿，杀虫止痒。主治肠风便血，便秘，小儿疳积。痈疮肿毒，疥癣	1. 治对口疮：鲜羊蹄叶适量，同冷饭捣烂外敷。2. 治小儿久创及疥癣：内黄水汁出，用羊蹄草捣烂，以白蜜和绞取汁涂之。3. 治秃疮，头部脂溢性皮炎，头皮白屑：羊蹄茎叶适量，食盐少许共捣烂外敷。4. 治皮肤痒疹：鲜羊蹄叶捣乱，轻擦患处
枣树根	鼠李科植物枣 *Ziziphus jujuba* Mill. 的根	调经止血，祛风止痛，补脾止泻。主治月经不调不孕，崩漏，吐血胃痛痹痛，脾虚泄泻，风疹丹毒	治胃痛
复叶葡萄叶	葡萄科植物复叶葡萄 *Vitis piasezkii* Maxim. 的叶	止血，清热解暑。主治外伤出血，预防中暑	治外伤出血：复叶葡萄鲜叶捣烂敷，或干叶研粉撒布
野火绳	椴树科植物毛果扁担杆 *Grewiaeriocarpa* Juss. 的根白皮	止血接骨，生肌解毒。主治外伤出血，刀枪损伤，骨折，疮疖红肿	1. 治骨折：鲜根捣烂鸡蛋清调敷，每 2 日换药 1 次。2. 治刀枪伤，疮疖红肿：鲜品捣敷或干品研末，冷开水调敷
胡颓子根	胡颓子科植物胡颓子 *Elaeagnus pungens* Thunb. 的根	活血止血，祛风利湿，止咳平喘，解毒敛疮。主治吐血咯血，便血月经过多，风湿关节痛，黄疸，水肿泻痢，小儿疳积，咳喘咽喉肿痛，疮疥，跌扑损伤	治乳痛：胡颓子鲜根 30 g，先琴叶榕根 30 g，鲜雪见草 30 g，水酒煎服

续表

药名	来源	功能主治	临床鲜用
杜鹃花根	杜鹃花科植物杜鹃花 *Rhododendron simsii* Planch. 的根	和血止血，消肿止痛。主治月经不调，吐血，衄血，便血，崩漏，痢疾，脘腹疼痛，风湿痹痛，跌打损伤	治跌打损伤：杜鹃花根皮（鲜）适量，酒糟少许，捣烂外敷，治产后腹痛鲜根 60 g，水煎服
黄开口	报春花科植物轮叶过路黄 *Lysimachiahiaklattiana* Hance 的全草	凉血止血，平肝，解蛇毒。主治咯血，吐血，衄血，便血，外伤出血，失眠，高血压病，毒蛇咬伤	治外伤出血：鲜见血住适量，捣烂，敷患处（《湖北中草药志》）
茜草	茜草科植物茜草 *Rubia cordifolia* L. 的根和根茎	凉血止血，活血化瘀。主治血热咯血，吐血，瘀血，尿血，便血，崩漏，经闭，产后瘀阻，腹痛，跌打损伤，风湿痹痛，黄疸，疮痈，痔肿	1. 治风湿痛，关节炎：鲜茜草根 120 g，白酒 500 g，将茜草根洗净捣烂，浸入酒内 1 星期，取酒炖温，空腹饮，第一次饮到八成醉，然后睡觉，覆被取汗，每日 1 次，服药后 7 d 不能下水《江苏验方草药选编》。2. 治时行瘟毒，豆疮正发：煎茜草根汁，入酒饮之（《奇效良方》）。3. 治牙痛：鲜茜草 30 ~ 60 g，水煎服（《河南中草药手册》）
茜草藤	茜草科植物茜草 *Rubia cordifolia* L. 的地上部分	止血，行瘀。治吐血，血崩，跌打损伤，风痹，腰痛，痈毒，疔肿	1. 治疔疽：茜草鲜嫩叶略加食盐，捣烂，敷疔疽疮头（《现代实用中药》）。2. 治痈肿：新鲜茎叶适量，捣烂外敷（《上海常用中草药》）
红莲子草	苋科植物红莲子草 *Alternanthera bettzickiana* (Regel) Nichols.［*Telantherabettzickiana* Regel；*Alternanthera versicolor* (Lem.) Hort. ex Regel］的全草	凉血止血，散瘀解毒。主治吐血，咯血，便血，跌打损伤，结膜炎，痢疾	1. 治吐血，咯血，下血及内伤出血：红莲子草鲜品 30 ~ 45 g。捣烂绞汁调童便服。2. 治跌打损伤：红莲子草鲜品 30 g，捣烂绞汁冲酒服（1 ~ 3 方出自福建晋江（《中草药手册》）。3. 治藓：鲜红草捣烂加米醋绞汁，涂擦患处（《福建药物志》）

续表

药名	来源	功能主治	临床鲜用
簕苋菜	苋科植物刺苋 *Amaranthusspinosus* L. 的全草或根	凉血止血，清利湿热，解毒消痈。主治胃出血，便血，痔血，胆囊炎，胆石症，痢疾，湿热泄泻，带下，小便涩痛，咽喉肿痛，湿疹，痈肿，牙龈糜烂，蛇咬伤	1. 治蛇头疔：刺苋叶和蜂蜜捣烂敷患处。2. 治镰疮：鲜刺苋全草捣烂，加生桐油和匀，敷贴患处。3. 治蛇咬伤：刺苋全草、犁头草等分。捣烂如泥，敷伤口周围及肿处（江西《草药手册》）
红木耳	苋科植物血苋 *Iresineherbstii* Hook. f. 的全草	凉血止血，清热利湿，解毒。主治吐血，衄血，咳血，便血，崩漏，痢疾，泄泻，湿热带下，痈肿	治痢疾：鲜红木耳叶 30 g，捣汁，调红糖服（《泉州本草》）
黄瑞木	山茶科植物黄瑞木 *Adinandramillettii*（Hook.et Arn.）Benth.et Hook.f. 的根及嫩叶	凉血止血，解毒消肿。主治尿血，尿血，传染性肝炎，腮腺炎，疖肿，蛇虫咬伤，癌肿	凉血止血，消肿解毒，根治鼻衄，睾丸炎，腮腺炎，仙药外用治疖肿，毒蛇咬伤，毒蜂蛰伤（《全国中草药汇编》）
红旱莲	藤黄科植物黄海棠 *Hypericumascyron* L. 的全草	凉血止血，活血调经，清热解毒。主治血热所致，吐血咯血，尿血便血崩漏跌打损伤外伤出血，月经不调，痛经乳汁不下风热感冒，疟疾，肝炎，痢疾腹泻，毒蛇咬伤烫伤湿疹黄水疮	治毒蛇咬伤：鲜湖南连翘 30 g，水煎服，另取鲜全草加生半夏，食盐，烧酒捣烂外敷伤处
小连翘	藤黄科植物小连翘 *Hypericumerectum* Thunb.ex Murray 的全草	止血调经，散瘀止痛，解毒消肿。主治吐血咯血，衄血，便血崩漏，创伤出血，月经不调产妇乳汁不下跌打损伤风湿关节痛疮疔肿毒毒蛇咬伤	1. 治疖肿：小连翘 15 ~ 30 g，水煎服，另取鲜全草捣烂外敷。2. 治疮毒：小连翘鲜 60 g，梨头草 30 g，酒糟适量，捣烂外敷或水煎外洗。3. 治毒蛇咬伤：先小连翘、鲜梨头草、黄疸草、匍匐堇各适量，捣烂外敷

续表

药名	来源	功能主治	临床鲜用
贯叶连翘	藤黄科植物贯叶连翘 *Hypericumperforatum* L. 的全草	收敛止血，调经通乳，清热解毒，利湿。主治咯血，吐血，肠风下血，崩漏外伤出血，月经不调，乳妇乳汁不下，黄疸，咽喉疼痛，目赤肿痛，尿路感染，口鼻生疮，痈疖肿毒，烫火伤	治无名肿毒，烫火伤：鲜贯叶连翘捣烂敷干粉，用麻油或蛋清调敷
元宝草	藤黄科植物元宝草 *Hypericumsampsonii* Hance 的全草	凉血止血，清热解毒，活血调经，祛风通络。主治吐血咯血尿血血淋创伤出血肠炎，痢疾，乳痈，痈肿疔毒烫伤，舌咬伤，月经不调，痛经，白带跌打损伤，风湿痹痛，腰腿痛。外用还可治头癣，口疮，目翳	1. 治疮毒：宝草叶（鲜）60 g，犁头草（鲜）30 g，酒精适量，捣烂外敷（《江西草药》）。2. 治指头炎：鲜元宝草叶适量，田螺肉 1 ~ 3 个，同捣烂，敷患处（《福建药物志》）。3. 治毒蛇咬伤：鲜元宝草捣烂外敷伤口周围；另取元宝草 15 g，半边莲、并头草各 15 g，水煎服（《浙江民间常用草药》）。4. 治眼翳：元宝草全草捣烂，塞鼻（7 ~ 8 方出自《湖南药物志》）
芸薹	十字花科植物油菜 *Brassicacampestris* L. 的根、茎和叶	凉血散血，解毒消肿。主治血痢丹毒热毒疮肿，乳痈，风疹吐血	1. 治血痢不止，腹中疗痛，心神烦闷：芸褰捣，绞取汁二合，蜜一合。同暖令温服之（《圣惠方》）。2. 治天火热疮，初出似痱子，渐渐大如水泡，似火烧疮，赤色，热翕翕，须臾浸淫渐多：芸薹菜不限多少，捣，绞取汁，芒硝、大黄、生铁衣各等分，捣大黄末相和芒硝等，以芸薹汁调和稀糊，以秃笔点药敷疮上，干即再点，频用极有效（《近效方》）。3. 治赤游肿半身红，

续表

药名	来源	功能主治	临床鲜用
			浙渐展引不止：以芸薹叶杵烂，敷之（《小儿卫生总微论方》）。4. 治风疹痒不止：用芸薹三握，细锉烂研，绞取汁，于疹上热揩，时时上药令热彻，又续煎椒汤洗（《普济方》）。5. 治女子吹乳：芸薹菜，捣烂敷之（《日用本草》）
荠菜	十字花科植物芥菜 *Brassicajuncea*（L.）Czern.et Coss.［*Sinapisjuncea* L.］、油芥菜 *Brassicajuncea*（L.）Czern.etCoss. var. *gracilis* Tsenet Lee 的嫩茎和叶	凉肝止血，平肝明目，清热利湿。主治吐血瘀血咯血尿血崩漏，目赤疼痛，眼底出血，高血压病，赤白痢疾，肾炎水肿，乳糜尿	治尿血
檵木叶	金缕梅科植物檵木 *Loropetalumchinense*（R.）Oliv. 的叶	收敛止血，清热解毒。主治咯血便吐血便血崩漏产后恶露不净，紫癜暑湿泻痢跌打损伤，创伤出血，肝热目赤，喉痛	1. 治闪筋：鲜槠花叶一握，加烧酒捣烂，纹汁 1 杯。每日服 1 ~ 2 次((福建民间草药》)。2. 治外伤出血：鲜桃花叶一握，捣烂外敷。3. 治紫斑病：檵木鲜叶 30 g，捣烂卓加开水擂取汁服
伽蓝菜	景天科伽蓝菜属植物伽蓝菜 *Kalanchoelaciniata*（L.）Pers. 以全草入药	散瘀止血，清热解毒。主治跌打损伤扭伤，外伤出血，咽喉炎，烫伤，湿疹用疮肿毒，毒蛇咬伤	1. 治跌打损伤：扭伤伽蓝菜绞 30 ~ 50 ml，黄酒等量冲服；另取鲜草揉烂蘸酒擦伤部。2. 治痈肿初起：伽蓝菜、榔榆叶各等量，捣烂敷患处（1 ~ 2 方出自《福建药物志》）。3. 治毒蛇咬伤：伽蓝菜鲜叶 30 ~ 60 g。捣烂取汁冲酒服，渣敷伤口周围（《广西本草选编》）

续表

药名	来源	功能主治	临床鲜用
瓦松	景天科瓦松属植物瓦松 *Orostachysfimbriatus* (Turcz.) Berg. 的全草	凉血止血，清热解毒，收湿敛疮。主治吐血，并有便血，血痢，热淋月经不调疔疮痈肿，痔疮湿疹烫火伤肺炎，肝炎，宫颈糜烂，乳糜	1. 治烫伤火泡：用瓦松、生柏叶。同捣敷；干者为末（《医方摘要》）。2. 治疮疡疔疖：瓦松适量，加食盐少许。共捣烂遍敷患部，日换2次（《福建民间草药》）。3. 治腮腺炎：鲜瓦松 30 g，松香、乳香、没药同捣烂，鸡蛋清调涂患处（《本草骈比》）。4. 治疟疾：瓦松鲜全草 15 g，烧酒 30 g，隔水炖汁，于早晨空腹时服，连服 1 ~ 3 剂（《浙江民间常用草药》）。5. 治鼻衄：鲜瓦松 1 000 g。洗净，阴干，捣烂，用纱布绞取汁，加砂糖 15 g 拌匀，倾入瓷盘内，晒干成块。每次服 1.5 ~ 3 g，每日 2 次，温开水送服，忌辛辣刺激食物和热开水（《全国中草药新医疗法展览会资料选编》）
景天三七	景天科植物费菜 *Sedumaizoon* L. 横根费菜 Sedumkamtschaticum *Fisch.* 的根或全草	散瘀止血，凝血安神解毒。主治吐血瘀血咯血便血尿血崩漏，紫斑外伤出血，跌打损伤，心悸，失眠疮疔痈肿烫火伤，毒虫螯伤	1. 治吐血，咳血，鼻衄，牙龈出血，内伤出血：土三七 60 ~ 90 g，水煎或捣汁服，连服数日（(浙江民间常用草药》）。2. 治白带，崩漏：鲜土三七 60 ~ 90 g，水煎服（《浙江民间常用草药》）。3. 治跌打损伤：①景天三七鲜草，捣烂外敷；②景天三七、土大黄、水苦荬各 9 g，水煎，冲红糖服（《全国中草药汇编》）；③景天三七顶上嫩芽 7 个，炒鸡蛋吃（《秦岭巴山天然药物志》）。4. 治癔病，惊悸，失眠，烦躁惊狂：鲜土三七 30 ~ 90 g，猪心一

续表

药名	来源	功能主治	临床鲜用
			个（不要剖割，保留内部血液），置瓦罐中炖熟，去草。当天分 2 次吃，连吃 10 ~ 30 d（《浙江民间常用草药》）。5. 治白细胞减少症：景天三七鲜草 45 g，槲蕨、虎杖各 15 g，当归 22.5 g。水煎，每日 1 剂（《浙南本草新编》）。6. 治疮疖痈肿：黄水疮景天三七鲜品适量，捣烂外敷（《秦岭巴山天然药物志》）。7. 治刀伤，烫伤：毒虫蛰伤景天三七鲜草，捣烂外敷（《全国中草药汇编》）
羽萼	唇科植物羽萼木 Colebrookea oppositifolia *Smith* 的叶或全株	止血解毒止痒。主治鼻衄，咳血外伤出血，皮炎癣症	1. 治外伤出血：鲜野山茶叶，捣烂外包或晒干研粉撒伤口（《玉溪中草药》）。2. 治皮炎，癣：鲜野山茶叶捣烂，加酒少量外包（《玉溪中草药》）
野芝麻	唇形科植物野芝麻 Lamium barbatum Sieb. Et Zucc. 的全草	凉血止血，活血止痛，利湿，消肿。主治肺热，咳血，血淋，月经不调，崩漏，水肿，白带，胃痛，小儿疳积，跌打损伤，肿毒	1. 治跌打损伤：鲜野芝麻 90 ~ 120 g，水煎，冲黄酒服（《浙江药用植物志》）。2. 治骨折：包团草、钱钱草、接骨丹、接筋藤各等量，捣烂炒热包伤处（《贵州草药》）。3. 治肿毒，毒虫咬伤：野芝麻、山莴苣、萱草共捣烂，敷患处（《江西草药手册》）
鼻血草	唇形科植物滇荆芥 Melissa axillaris(*Benth.*) *Bakh.F.* 的全草	凉血止血，清热解毒。主治吐血，鼻衄，崩漏，带下，麻风，皮肤瘙痒，疥疮，蛇虫咬伤，口臭	1. 治鼻衄，吐血：鼻血草 15 g，刺黄柏 15 g，白茅根 15 g，土茯苓 1 g 克，水煎服或鲜鼻血草叶，捣绒塞鼻。2. 治疗蛇咬伤：鼻血草、马牙半枝连、半边连各等分，捣绒敷患处（《四川中药志》）

续表

药名	来源	功能主治	临床鲜用
山藿香	唇形科植物血见愁 Teucrium viscidum *Bl.* 的全草	凉血，止血，解毒消肿。主治咳血，吐血，衄血，肺痈，跌打损伤，痈疽肿毒，痔疮肿痛，漆疮，脚癣，狂犬咬伤，毒蛇咬伤	1. 治肺痈，咳血，吐血，衄血：鲜山藿香 30 ~ 60 g，冰糖 30 g，水煎服（《福建晋江中草药手册》）。2. 治跌打损伤：西安山货香，全草 30 g，水煎服；另用鲜山藿香全草，捣烂调热酒推擦或敷肿处。3. 治外伤出血：山藿香全草，捣烂，敷患处。4. 治痈肿：鲜山藿香全草 30 ~ 60 g，水煎服，渣捣烂外敷。5. 治女阴瘙痒：鲜藿香、千里光各 30 g，水煎服；另取山藿香适量，和盐捣烂，绞汁涂患处（《福建药物志》）6. 治脚癣：山藿香鲜叶适量，搓擦患处。7. 治漆疮：山藿香鲜叶，洗净和食盐少许，捣烂加清水两倍量搅匀，先用冷水洗涤患处，忌用温汤，再蘸药汁擦患处干后再搽至痒止结痂为度。忌食荤腥及刺激性食物（《浙南本草选编》）。8. 治狂犬咬伤：鲜山藿香 500 g，加少许开水捣烂绞汁，一次炖服，如已发狂，加榕树的气根同量捣烂绞汁炖服（《福建晋江中草药手册》）。9. 治冻疮：鲜山藿香全草，调红糖，捣烂外敷
牛耳草	苦苣苔科植物猫耳朵 Boea hygrometrica（*Bunge*）*R.Br.* 的全草	散瘀止血，清热解毒，化痰止咳。主治吐血便血，外伤出血，跌打损伤，聍耳，咳嗽痰多	治疗中耳炎耳痛：鲜牛耳草适量，捣汁滴耳（《山西中草药》）

续表

药名	来源	功能主治	临床鲜用
羊屎条叶	忍冬和植物烟管荚蒾 Viburnum utile *Hemsl.* 的茎叶	止血，接骨。主治外伤出血，骨折，预防流感	治疗刀伤：羊屎条茎上嫩绒毛放于伤口处（《贵州草药》）
黑沙蒿根	菊科植物黑沙蒿 Artemisia ordosica *Krasch.* 的根	止血。主治鼻衄，吐血，崩漏	1. 治疗鼻衄：鲜黑沙蒿根，去外皮，折断用鼻嗅之（如嗅之过久能引起鼻腔肿胀）。2. 治休克晕倒：用黑沙蒿鲜根闻之，即能苏醒（《沙漠地区药用植物》）
香油罐	菊科植物大花金挖耳 Carpesium macrocephalum *Franch.et. Sav.* 的全草或根皮	凉血止血，祛瘀。主治，外伤出血，跌打损伤	治跌打损伤：鲜香油罐全草适量。捣烂敷患处（《全国中草药汇编》）
光板猫叶草	景天科植物大叶火焰草 Sedumdrmarioides *Hance*［*S.*drymarioides *Hance var.*genuium *Hamet*］的全草	凉血止血，清热解毒。主治吐血咯血，外伤出血，肺热咳嗽	1. 治吐血，咳血：大叶火焰草新鲜全草 60 g，绞汁服；或全草 30 g，水煎服。2. 治肺炎：大叶火焰草鲜叶 60 ~ 90 g。捣烂绞汁，开水冲。3. 治外伤出血：鲜大叶火焰草全草适量，捣烂外敷（《浙江药用植物志》）
岩景天	景天科植物吉林景天 Sedummiddendorffianum *Maxim.* 的根及全草	止血解毒敛疮。主治咯血，衄血血崩湿疹，蛇虫咬伤	1. 治咯血，衄血，血崩：鲜岩景天根 10 g，水煎，每日服两次。2. 治蜂蛰，蛇咬伤：鲜岩景天捣烂外敷
土三七	菊科植物菊叶三七 Gynurasegetum（*Lour.*）*Merr.* 的根或全草	止血散瘀，消肿止痛，清热解毒。主治吐血，衄血，咯血，便血，崩漏，外伤出血，痛经，产后瘀滞腹痛，跌打损伤，风湿痛，虫蛇咬伤	1. 治疗骨折，脱臼：鲜土三七根适量，甜酒糟少许，捣烂外敷，隔日换药一次（《江西草药》）。2. 治大骨节病：先菊叶 376 ~ 12 g，水煎服，每 30 d 为一个疗程，一个疗程后隔 7 d，再服一个疗程。3. 治毒虫咬伤：土三七鲜叶，捣烂外敷（《浙江民间常用草药》）

续表

药名	来源	功能主治	临床鲜用
紫珠	马鞭草科植物杜虹花 Callicarpa formosana Rolfe 白棠子树 Callicarpa dichotoma (Lour.) K.Koch、华紫珠 *Callicarpa cathayana* H.T.Chang、老鸦糊 *Callicarpa giraldii* Hesse ex Rehd. 的叶	收敛止血，清热解毒。主治咯血，呕血，衄血，牙龈出血，尿血，便血，崩漏，皮肤紫癜，外伤处血，痈疽肿毒，毒蛇咬伤，烧伤	1. 治创伤出血：鲜紫珠叶，用冷开水洗净捣匀后敷创口（《福建民间草药》）。2. 治跌打内伤出血：鲜紫珠叶和实 60 g，冰糖 30 g，开水炖，分 2 次服（《闽东本草》）。3. 治赤眼：鲜紫珠草头 30 g，洗净切细，水 2 碗，煎 1 碗服（《闽南民间草药》）
大叶紫珠	马鞭草科植物大叶紫珠 *Callicarpa macrophylla* Vahl 的叶或带叶嫩枝	散瘀止血，消肿止痛。主治咯血，吐血，衄血，便血，创伤出血，跌打瘀肿，风湿痹痛	治扭伤肿痛：大叶紫珠鲜叶，捣烂外敷（《广西本草选编》）
红紫珠	马鞭草科植物红紫珠 *Folium et Ramulus* Callicarpac 的叶	凉血止血，解毒消肿。主治衄血，吐血，咯血，痔血，跌打损伤，外伤出血，痈肿疮毒	治疮疖肿毒，跌打肿痛：红紫珠鲜叶，捣烂敷（《湖南药物治》）
五色梅	马鞭草科马缨丹属植物马缨丹 *Lantana camara* L. 的花	清热止血。主治肺痨咯血，腹痛吐泻，湿疹，阴痒	1. 治腹痛吐泻：鲜马缨丹花，研末 3 g，开水送服，外用鲜茎叶，煎汤洗浴（《福建中草药》）。2. 治跌打损伤：马缨丹鲜花或鲜叶捣烂，搓擦患处，或外敷（《福建中草药》）
铁扫竹	豆科木蓝属植物河北木蓝 *Indigofera bungeana* Walp. 的根及全草	止血敛疮，清热利湿。主治吐血，创伤，无名肿毒，口疮，臁疮，痔疮，泄泻腹痛	治发烧肚痛：铁扫帚鲜皮 90 g，煎水服，每日 3 ~ 4 次（《贵州民间药物》）
蚕豆荚壳	豆科植物蚕豆 *Vicia faba* L. 的荚壳	止血，敛疮。主治咯血，衄血，吐血，便血，尿血，手术出血，烧烫伤，天泡疮	治中、小量咯血：鲜豆荚 250 g，水煎，每日 2 次分服（《浙江医学》1960，（2）：74）

续表

药名	来源	功能主治	临床鲜用
蚕豆花	豆科植物蚕豆 *Vicia faba* L. 的花	凉血止血，止带，降压。主治劳伤，吐血，咳嗽咯血，崩漏带下，高血压病	1. 治血热漏下：鲜蚕豆花 30 g，水煎服（《福建中草药》）。2. 治中风口眼歪斜或吐血、咯血：鲜（蚕豆）花 60 g，捣汁，冲冷开水服，每日 1 剂，连服 1 星期（《贵州草药》）
蚕豆叶	豆科野豌豆属植物蚕豆 *Vicia faba* L. 的叶或嫩苗	止血。解毒。主治咯血，吐血，外伤出血，臁疮	1. 治吐血：鲜蚕豆叶 90 g，捣烂绞汁，加冰糖少许化服（《安徽中草药》）。2. 治酒精中毒：鲜蚕豆叶 60 g，煎水当茶饮（《安徽中草药》）
东风螺	蛾螺科动物泥东风螺 *Babylonia lutosa*（Lamarck）和方斑东风螺 *Babylonia oreolata*（Lamarck）的肉	止血，润燥。主治鼻衄，大便燥结	治大便燥结：鲜（东风）螺肉 100 g，煮汤服，不通再服（《中国动物药志》）
海螵蛸	乌贼科动物无针乌贼 *Sepiella maindroni* de Roehebrune 或金乌贼 *Sepia esculenta* Hoyle 的干燥内壳	收敛止血；固精止带；制酸止痛；收湿敛疮。主吐血；呕血；崩漏；便血；衄血；创伤出血；肾虚遗精滑精，赤白带下，胃痛嘈杂；嗳气泛酸；湿疹溃疡	治打扑伤损，或刃伤血不止及破伤风：生乌贼骨，不经盐腌者，为细末，干敷即止；破伤风用鱼胶烧灰，存二三分性，为末，酒调服，童子小便尤妙（《百一选方》）

第十四章　止咳化痰平喘药

半　夏

【**来源**】天南星科植物半夏 *Pinellia ternata*（Thunb.）Breit. 的块茎。

【**性味归经**】味辛，性温。归、脾、肺经。

【**功能**】燥湿化痰，降逆止呕，消痞散结。

【**主治**】湿痰寒痰，咳喘痰多，痰饮眩悸，风痰眩晕，痰厥头痛，呕吐反胃，胸脘痞闷，梅核气；外治痈肿痰核。

【**化学成分**】

半夏的化学成分主要包括：生物碱、氨基酸、有机酸、甾醇类、蛋白质、挥发油等多种成分。生物碱作为半夏的有效成分之一，主要包括：胆碱、L- 麻黄碱、鸟苷、葫芦巴碱、腺苷、胸苷、次黄嘌呤核苷等；半夏中含有谷氨酸、甘氨酸、丙氨酸、亮氨酸、异亮氨酸、赖氨酸、组氨酸、精氨酸等 17 种氨基酸，其中 7 种为人体必须氨基酸，2 种为半必需氨基酸；有机酸类成分主要有芳香酸、亚油酸，棕榈酸等 15 种脂肪酸；半夏中甾醇类化合物为 β- 谷甾醇；现在能够鉴别出的半夏蛋白主要是从掌叶半夏中分离出的掌叶半夏凝集素 A 蛋白；挥发油类成分主要是包括：3- 乙酰氨基 - 甲基异唑、丁基乙烯基醚、对丙烯基茴香醚等 65 种物质。此外，半夏还含有 K、Ca、Na、Mg、Al、Ba 等多种无机元素，以及（2 s）-1-O-（9Z，12Z- 十八烷二烯基）-3-O-β- 半乳糖基甘油、胡萝卜苷等多种其他成分。

【**干燥方法**】

将鲜半夏除去杂质、洗净，速冻至 −30 ℃，按照冻干曲线设定参数操作，最终加热温度设定为 −50 ℃，真空度保持在 50 ~ 70 Pa，到物料温度为 50 ℃时为止。

【**药理作用**】

1. 镇咳　制备小鼠咳嗽模型，用半夏水煎剂进行灌胃，结果表明，半夏具有一定程度的镇咳作用，能够明显减少氨水诱发的咳嗽次数，随着半夏剂量的增加，咳嗽次数随之减少。

2. 祛痰　用小鼠酚红法考察祛痰作用，结果表明，半夏、水半夏新、老法制品乙醇提取物均具有一定的祛痰作用，统计处理与对照组比较有显著或非常显著的差异。

3. 镇吐与催吐　生半夏磨成细粉过 120 目筛，混悬于生理盐水，给水貂以 2 g/kg，给药容积为 10 ml/kg 的剂量进行灌胃，结果发现，生半夏可诱发水貂产生干呕和呕吐，呕吐发生时间集中，干呕和呕吐发生率均为 100%。制备姜半夏醇提物、姜半夏水提物及姜半夏水煎剂，观察在 ip 顺铂（7.5 mg/kg）、sc 阿朴吗啡（1.6 mg/kg）水貂呕吐模型的止呕作用，结果表明，姜半夏在水貉呕吐模型中具有止呕作用，其机制与中枢抑制有关。

4. 抗炎　通过二甲苯致小鼠耳廓肿胀实验、腹腔注射醋酸（HAc）所致小鼠腹腔毛细血管通透性增高的实验以及大鼠棉球肉芽肿实验，结果发现，半夏生物碱对二甲苯致小鼠耳廓肿胀、醋酸致小鼠毛细血管通透性的增加以及大鼠棉球肉芽肿的形成均有明显的抑制作用，半夏总生物碱部位对多种炎症模型均有明显的对抗作用。

5. 镇静　将生、清、法、姜半夏配制成溶液，对小鼠进行灌胃，给药容积为 0.2 ml/10 g，连续给药 7 d。结果表明：生、清、法、姜半夏对小鼠均具有一定的镇静作用，其镇静作用与剂量相关，生半夏镇静效果最佳。

6. 抗衰老　建立学习记忆障碍的衰老小鼠模型，给予半夏总生物碱，每天 1 次，连续 8 周，半夏总生物碱低、中、高剂量组小鼠 Y 迷宫训练时达标所需总次数减少，Y 迷宫记忆测试时错误次数也明显减少，小鼠脑组织中 SOD 活性增高（$P < 0.01$），MDA 含量明显降低（$P < 0.01$），中、高剂量组 AChE 含量显著减少（$P < 0.01$，$P < 0.05$）。

7. 抗早孕　运用不同剂量的半夏蛋白给孕 7 d 的小鼠皮下注射，随着给药剂量的增加抗生育疗效也随之提高。当剂量增至 30 mg/kg 时，100% 小鼠发生流产。给药后 24 h，就可见到血浆孕酮水平下降，在光镜下子宫内膜变薄，大部分区域已见不到蜕膜反应，胚胎停止发育并死亡。

8. 抗肿瘤　建立 S180、H22、EAC 小鼠移植性肿瘤模型，运用半夏多糖进行给药，连续给药 10 d，结果发现，半夏多糖对三种瘤株引发的实体瘤瘤重均有不同程度的抑制作用。其中对 S180 抑制作用较好，对 H22、EAC 的抑制作用较弱。

9. 抗溃疡　给小鼠服用清半夏 75% 乙醇提取物 5 g/kg 和 15 g/kg，分别在服药 1 h 后给小鼠灌服 0.6mol/L HCl 0.35 ml、0.5 h 后给小鼠腹腔注射吲哚美辛 0.1 g/kg，1 h 后灌服 50% 乙醇 0.2 ml/ 只，结果表明，清半夏能显著抑制小鼠盐酸性溃疡及吲哚美欣 – 乙醇性溃疡的形成。

10. 抗血栓　分别运用清半夏 3 g/kg 和 10 g/kg 的剂量给大鼠进行灌胃，用血栓形成测定仪测定血栓形成时间，结果表明，清半夏 3 g/kg 能显著延长大鼠实验性体内血栓形成时间，清半夏 10 g/kg 能非常显著地延长大鼠实验性体内动脉血栓形成时间。

【毒理研究】

1. 急性毒性 小鼠灌胃给药生半夏混悬液的 LD_{50} 为 42.7 g/kg；小鼠腹腔注射半夏浸膏的 LD_{50} 为生药 325 mg/kg；生半夏误服微量（0.1 ~ 2.4 g）即可中毒。

2. 亚急性毒性 生半夏混悬液、生半夏汤与制半夏汤小鼠分别灌胃给药，剂量均为 100 g/kg，每 3 h 1 次，共 5 次，观察 1 周，未见任何不良反应。

3. 蓄积毒性 生半夏混悬液 9 g/kg、4.5 g/kg、2.25 g/kg 及制半夏混悬液 9 g/kg 分别对小鼠灌胃给药，结果表明：制半夏对小白鼠体重无影响；而生半夏各组均有显著地抑制小白鼠体重增长的作用，而且随着生半夏剂量的增加，给药时间的延长，这种作用就表现得更加明显；制半夏组未见毒性反应，生半夏各组均有死亡。

4. 生殖毒性 生半夏粉 9 g/kg 灌胃，对妊娠母鼠和胚胎均有非常显著的毒性，而相同剂量的制半夏粉与对照组无显著的差异，但制半夏汤剂 30 g/kg（相当于临床常用量的 150 倍）能引起孕鼠阴道出血，胚胎早期死亡数增加，胎儿体重显著降低。生半夏汤剂 30 g/kg 对大鼠妊娠和胚胎的毒性与制半夏汤剂无差异，说明对妊娠和胚胎产生毒性的成分不因炮制而降低。姜半夏 30 g/kg 的剂量，可诱发怀孕小鼠骨髓细胞姐妹染色体交换（SCE）轻微升高，15 g/kg 和 9 g/kg 剂量无影响，说明高剂量（相当临床剂量 100 倍）对 DNA 可能有一定损伤作用。而 3 个剂量对胎鼠肝细胞的 SCE 率均无影响，说明胎盘对姜半夏可能有屏障作用。

5. 神经毒性 生半夏误服微量即可中毒，中毒潜伏期为 10 ~ 60 min。对神经系统产生抑制甚至麻痹，若服食大量生半夏，也会引起智力发育障碍。

【古代应用】

《神农本草经》：主伤寒寒热，心下坚，下气，喉咽肿痛，头眩胸胀，咳逆，肠鸣，止汗。

《别录》：消心腹胸膈痰热满结，咳嗽上气，心下急痛坚痞，时气呕逆；消痈肿，堕胎，疗痿黄，悦泽面目。生令人吐，熟令人下。

《药性论》：消痰涎，开胃健脾，止呕吐，去胸中痰满，下肺气，主咳结。新生者摩涂痈肿不消，能除瘤瘿。气虚而有痰气，加而用之。

《本草图经》：主胃冷，呕哕。

《医学启源》：治寒痰及形寒饮冷伤肺而咳，大和胃气，除胃寒，进饮食。治太阳痰厥头痛，非此不能除。

《本草纲目》：治腹胀，目不得瞑，白浊，梦遗，带下。

【现代应用】

1. 疟疾 生半夏 2 钱，捣烂置于胶布上。于疟疾发作前 3 ~ 4 h 贴于脐部，可控制发作。

2. 急性乳腺炎　取生半夏 1 ~ 2 钱，葱白 2 ~ 3 根，共捣烂，揉成团（亦可用生半夏捣细和米饭少许捏成丸），塞于患乳对侧鼻孔。

3. 鸡眼　半夏研末敷于患部。用药前先洗净患处，消毒后用手术刀削去鸡眼的角化组织，呈一凹面，然后放入半夏末，外贴胶布。经 5 ~ 7 d 后，鸡眼坏死脱落，生出新生肉芽组织，再过数日即可痊愈。治疗 30 余例未见复发。

4. 牙痛　生半夏 1 两，捣碎，置于 90% 酒精 3 两中，浸泡 1 日后即可使用。

5. 急慢性化脓性中耳炎　生半夏研末溶于米酒或 50% 酒精中（1 份半夏，3 份酒精），浸泡 24 h 以上，取上层澄清液滴耳。

【不良反应】

半夏的不良反应主要表现在它的毒性方面，中毒后会出现口舌麻木、咽喉干燥、胃部不适等，继而出现喉舌肿胀、灼痛充血、流涎、呼吸迟缓、声音嘶哑、言语不清、吞咽困难、剧烈呕吐、腹痛、腹泻、头痛、发热、出汗、心悸、面色苍白、脉弱无力、呼吸不规则等，严重者出现抽搐、喉部痉挛症状，最后可因呼吸麻痹而死亡。

【防范措施与禁忌】

一切血证及阴虚燥咳、津伤口渴者忌服；不宜与乌头类药材同用。

《本草经集注》：射干为之使。恶皂荚。畏雄黄、生姜、干姜、秦皮、龟甲。反乌头。

《药性论》：忌羊血、海藻、饴糖。柴胡为之使。

张元素：诸血证及口渴者禁用。孕妇忌之，用生姜则无害。

《医学入门》：凡诸血证及自汗，渴者禁用。

【中药小故事】

相传在很久以前，有位叫白霞的姑娘，她在田野里割草时，挖到了一种植物的地下块茎，由于饥饿难耐，她就试着将块茎放在嘴里咀嚼，想拿它填饱肚子。谁知吃完就吐了起来，她赶快嚼块生姜止呕，呕吐止住了，谁知连久治不愈的咳嗽都治好了。于是，白霞就用这种药和生姜一起煮汤给乡亲们治咳嗽病，效果甚好。但这种植物块茎含浆液丰富，要清洗好多次才能使用。某一天，白霞在河边清洗这种药的时候，不慎滑入河中丧命。当地人们为了纪念她，就把这种药命名为“白霞”。后来，人们又发现白霞在夏秋季节采收，加上时间的推移，就逐渐把“白霞”改成了“半夏”。

皂 荚

【来源】植物皂荚 *Gleditsia sinensis* Lam. 的果实。

【性味归经】味辛、咸，性温；有小毒。归肺、大肠经。

【功能】祛痰开窍，散结消肿。

【主治】中风口噤，昏迷不醒，癫痫痰盛，关窍不通，喉痹痰阻，顽痰喘咳，咳痰不爽，大便燥结；外治痈肿。

【化学成分】

皂角的化学成分主要为萜类、黄酮类、酚酸类、甾体类等。萜类化合物主要是五环三萜及其糖苷类化合物，包括皂荚皂苷 A ~ G、N、O、P、Q 等，其苷元为齐墩果酸或刺囊酸，糖配基主要有鼠李糖、葡萄糖、阿拉伯糖、木糖醇等；黄酮类化合物主要为：双氢山奈素、北美圣草素、槲皮素、3，3′，5，5′，7- 五羟基双氢黄酮醇、表儿茶素等；从皂荚刺的乙酸乙酯部分分离到没食子酸乙酯、咖啡酸、3-O- 甲基鞣花酸 -4′-(5″ 乙酰基)-α-L- 阿拉伯糖苷、3-O- 甲基鞣花酸 -4′-O-α-L- 鼠李糖苷等酚酸类化合物；甾体类化合物包括；豆甾醇、β- 谷甾醇；多糖组分主要为阿拉伯树胶酸、半乳甘露聚糖和半乳聚糖。此外，皂角还含有鞣质、生物碱、有机酸以及油脂等物质。

【干燥方法】

将鲜皂角除去杂质、洗净，速冻至 −30 ℃，按照冻干曲线设定参数操作，最终加热温度设定为 −50 ℃，真空度保持在 50 ~ 70 Pa，至物料温度为 50 ℃时为止。

【药理作用】

1. 祛痰　皂角含皂苷类物质，能刺激胃粘膜而反射性的促进呼吸道黏液的分泌，产生祛痰作用（恶心性祛痰药）。煎剂 1 g/kg 给猫灌胃，能增加呼吸道黏液分泌，有祛痰作用，但较桔梗、前胡为差，持续时间较短。

2. 抑菌　在试管中，皂荚对某些革兰氏阴性肠内致病菌有抑制作用。对大肠杆菌、伤寒、副伤寒杆菌、宋内氏痢疾杆菌、变形杆菌、绿脓杆菌、霍乱弧菌等病菌均有抑制作用。其水浸剂（1：3）在试管中对某些皮肤真菌、阴道滴虫也有抑制作用。

3. 抗心肌缺血　皂角所含皂苷能增加冠状动脉血流量，减轻心肌缺血程度，缩小梗死面积，降低血清中 AST、CK、LDH 活性，并能增加血清中 SOD 活性及降低血清中 MDA 含量。

4. 其他　美国皂角中所含之三刺皂荚碱（Triacanthin）有罂粟碱样作用，可治疗高血压病、支气管哮喘、消化性溃疡及慢性胆囊炎等。0.25% 煎剂对离体大鼠子宫有兴奋作用。皂苷物和正丁醇提取物有抗肿瘤样作用。

【毒理研究】

1. 对皂荚提取物的亚慢性毒性进行研究，结果发现，以皂荚提取物 0.180 g/kg、0.090 g/kg、0.045 g/kg 的剂量对大鼠连续灌胃 12 周，大鼠无严重毒性反应，仅有体重增长减慢，WBC、HGB、PT、GLU 增高，ALT 减低，光镜下各组织病理学观察未见异常改变，停药后其毒性作用大部分可逆。

2. 乙醇提取液对小鼠的致死的最大量（Dn）和 100% 致死的最小量（Dm）分别为 1.5 g/kg、4.0 g/kg，致死中量 LD_{50} = 2.21 g/kg；丙酮提取液体的 Dn = 2.0 g/kg，Dm = 6.0 g/kg，LD_{50} = 3.52 g/kg，乙醇提取液的毒力大于丙酮提取液的毒力，且两者毒力均较强。总皂苷对小鼠的 100% 致死最小剂量为 2.0 g/kg，致死最大剂量为 0.8 g/kg，致死中量 LD_{50} = 1.379 8 g/kg；精制皂苷 D3 对小鼠的 100% 致死最小剂量为 1.4 g/kg，致死最大剂量为 0.6 g/kg，致死中量 LD_{50} 为 0.870 0 g/kg；两者对试鼠的毒杀作用均具有性别差异，对雄鼠的毒杀率大于雌鼠。

3. 对鱼类的毒性很强，高等动物对它一般很少吸收，故主要为对局部粘膜的刺激作用，使分泌增加等。但如服用剂量过大或胃肠粘膜有损伤或注射给药，均可产生全身毒性，血细胞溶解；特别是影响中枢神经系统，先痉挛，后麻痹，呼吸中枢麻痹即导致死亡。国内曾报告有服皂荚煎剂（200 g 加老醋 1 杯）中毒死亡者。大量皂荚中所含之皂甙不仅刺激胃肠粘膜，10 min 后即呕吐，以后有腹泻；而且腐蚀胃粘膜，发生吸收中毒。

【古代鲜用】

《金匮要略》：治咳逆上气，时时唾浊，但坐不得眠：皂角 240 g（刮去皮，用酥炙）末之，蜜丸梧桐子大，以枣膏和汤服三丸，日三服，夜一服。

《普济方》：治小儿毒气攻腮赤肿：皂角（去核）60 g，天南星（生用）6 g，糯米一合为末。上为细末，姜汁调涂。

《太平圣惠方》：治食诸鱼骨鲠，久不出：以皂荚末少许吹鼻中，使得嚏，鲠出。

《仁斋直指方》：治便毒痈疽：皂角（长一尺以上）一条，捶碎，法醋煮烂，研成膏敷之。

【现代鲜用】

1. 足癣　取鲜皂荚 150 g，切碎，用 1 200 ml 温开水浸泡 24 h。每日将患足浸洗 5 ~ 6 次。每次 15 ~ 20 min，一般 3 ~ 5 d 即可痊愈。

2. 带状疱疹　取鲜皂荚 100 g，切碎，鲜开水 300 ml 浸泡 12 h，用消毒棉球蘸涂患处，每日 5 ~ 6 次，直至痊愈为止。

3. 湿疹性皮炎　取鲜皂荚 100 g，切碎捣烂，用鲜开水 100 ml、醋 20 ml 调匀，密闭 3 h，即可用消毒棉球涂敷患处，1 日 3 ~ 4 次，直至痊愈为止。

4. 漆疮　取鲜皂荚 100 g，鲜韭菜 50 g，洗净捣烂，取汁涂患处，直至痊愈为止。

5. 丹毒　取鲜皂荚 100 g，煎水 20 ml，加入冰片 3 g。用消毒棉球蘸此药液涂患处，1 日数次。

6. 痱子　取鲜皂荚 100 g，煎水，涂擦患部，1 日数次。然后再用滑石粉扑患处。

7. 风湿性关节炎　鲜三百草 1 000 g，鲜皂角刺 250 g，煮沸后即直接熏蒸局部，每日 2 次，每次 30 ~ 60 min，如疼痛剧烈，治疗时间可适当延长，一般治后痛减，3 ~ 5 d 可愈。

【不良反应】

皂荚所含的皂苷有毒，对胃黏膜有强烈的刺激作用，胃黏膜被破坏而吸收中毒，故用量过大、误食种子或豆荚，及注射用药均可致毒性反应。初感咽干，上腹饱胀及灼热感，继之恶心、呕吐、烦躁不安、腹泻，大便多呈水样、带泡沫。并有溶血现象，出现面色苍白、黄疸、腰痛、血红蛋白尿及缺氧症状等。同时出现头痛、头晕、全身软弱无力及四肢酸麻等。严重者可出现脱水、休克、呼吸麻痹、肾衰而致死亡。

【防范措施与禁忌】

内服剂量不宜过大，以免引起呕吐、腹泻。辛散走窜之性强，非顽疾证实体壮者慎用。孕妇、气虚阴亏及有出血倾向者忌用。

金沸草

【来源】菊科植物旋覆花 *Inula japonica* Thunb. 或欧亚旋覆花 *Inula Britannica* L. 的干燥头状花序

【性味归经】苦、辛、咸，微温。归肺、脾、胃、大肠经。

【功能】降气，消痰，行水，止呕。

【主治】用于风寒咳嗽，痰饮蓄结，胸膈痞闷，喘咳痰多，呕吐噫气，心下痞硬。

【化学成分】

大花旋复花开花时期的地上部分含倍半萜内酯化合物大花旋复花素和旋复花素。

花含槲皮素、异槲皮素、咖啡酸、绿原酸、菊糖及蒲公英甾醇等多种甾醇。

【干燥方法】

将金沸草除去杂质、洗净，用切片机切成 3 ~ 5 mm 的段，速冻至 −30 ℃，按照冻干曲线设定参数操作，最终加热温度设定为 −50 ℃，真空度保持在 50 ~ 70 Pa，到物料温度为 50 ℃时为止。

【古代鲜用】

《神农本草经》：主结气，胁下满，惊悸。除水，去五脏间寒热，补中，下气。

《名医别录》：消胸上痰结，唾如胶漆，心胁痰水，膀胱留饮，风气湿痹，皮间死肉，目中眵蔑，利大肠，通血脉，益色泽。

《药性论》：主肋胁气，下寒热水肿，主治膀胱宿水，去逐大腹，开胃，止呕逆不下食。

《汤液本草》：发汗吐下后，心下痞，噫气不除者宜此。

《滇南本草》：祛头目诸风寒邪，止太阳、阳明头疼，行阳明乳汁不通。（治）乳岩、乳痈、红肿疼痛、暴赤火眼、目疾疼痛、祛风明目、隐涩羞明怕日，伤风寒热咳嗽、老痰如胶，走经络，止面寒腹疼，利小便，治单腹胀，风火牙根肿痛。

《医学入门》：逐水，消痰，止呕噎。

《南京民间药草》：花和苗，祛湿、拔毒、消肿，煎水洗患处。

【不良反应】尚未报道。

【防范措施与禁忌】

《本草衍义补遗》：病人涉虚者不宜多服，利大肠，戒之。

《本经逢原》：阴虚劳嗽，风热燥咳，不可误用。

【中药小故事】

百花都有妖艳之姿，备受人们的喜爱，地位也都一天天上升，然而只有旋覆花不愿看着人的脸色行事，不随众意，地位就一天天下降。后来，在百花封神的时候，花王就成全了旋覆花的意志，就让它显示出独降的功能了。其行水、下气、降逆止呕等功能的确与其他花所具有的轻扬、发散、清热之功是明显不同的，在中药药理中较为独特。

瓜 蒌

【来源】葫芦科植物栝楼 *Trichosanthes kirilowii* Maxim. 双边栝楼 *Trichosanthes rosthornii* Harms 的新鲜成熟果实。

【性味归经】甘、微苦，寒。归肺、胃、大肠经。

【功能】清热涤痰，宽胸散结，润燥滑肠。

【主治】肺热咳嗽，痰浊黄稠，胸痹心痛，结胸痞满，乳痈，肺痈，肠痈，大便秘结。

【化学成分】

瓜蒌化学成分主要包括萜类及其苷类、黄酮及其苷类、甾醇类、糖类、苯丙素类、生物碱、油脂、有机酸、蛋白质、氨基酸、微量元素等活性物质。果实含三萜皂甙、有机酸、树脂、糖类和色素，种子含脂肪油，瓜蒌皮含有少量的挥发油，除此之外，可从瓜蒌皮中获得不含蛋白质、核酸的中性纯粹瓜蒌多糖，得率为 0.929 8%。栝楼种子脂肪酸含量占种子中有效成分的 26% ~ 30%，其中，不饱和脂肪酸主要含有亚油酸、油酸和栝楼酸等；饱和脂肪酸主要含有硬脂酸、棕榈酸等。其次，瓜蒌子的一种分子质量为 27kD 的核糖体失活蛋白（RIP）已被命名为栝楼素。

【干燥方法】

中短波红外干燥：取鲜品置于隧道式中短波红外干燥机中，恒温干燥至目标含水量。研究表明 70 ℃中短波红外干燥所得瓜蒌皮药材中黄酮、三萜、氨基酸等各类成分含量综合评分较高。

【药理作用】

1. 镇咳　新鲜瓜蒌仁可使小鼠的咳嗽潜伏延长，咳嗽次数明显减少。

2. 祛痰　新鲜瓜蒌仁可使小鼠的酚红排出量明显增多。即新鲜瓜蒌仁有较好的祛痰作用。

3. 致泻　新鲜瓜蒌仁可明显增加小肠推进百分率，即新鲜瓜蒌仁有较好的泻下作用。

4. 其他　瓜蒌子油有良好的抑菌作用，除此之外，瓜蒌还具有降血糖、降血脂、抗肿瘤以及改善心血管疾病等药理作用。

【毒理研究】

瓜篓注射液小鼠 1 次腹腔注射或静脉注射的半数致死量分别为 363 ± 33 g/kg 和

306 ± 22 g/kg。麻醉犬 1 次静滴 100 g/kg（相当临床用量的 100 倍），除在给药时血压有一过性的下降外，未见其他明显毒性反应。犬亚急性毒性试验，每日 30 g/kg，静脉注射 21 天，除个别犬在给药第 3 周胃纳较差和部分犬给药毕后出现肝细胞局部度浊肺外，也未见其他明显毒性反应。

【古代鲜用】

《名医别录》：主胸痹。

《本草图经》：主消渴。

《品汇精要》：消结痰，散痈毒。

《本草纲目》：润肺燥，降火。治咳嗽，涤痰结，利咽喉，消痈肿疮毒。张仲景治胸痹痛引心背，咳唾喘息，及结胸满痛，皆用栝楼实，乃取其甘寒不犯胃气，能降上焦之火，使痰气下降也。成无己不知此意，乃云苦寒以泻热，盖不尝其味原不苦，而随文附会尔。

《本草衍义补遗》：栝楼实，《本草》言治胸痹，以味甘性润，甘能补肺，润能降气。胸有痰者，以肺受火逼，失降下之令，今得甘缓润下之助，则痰自降，宜其为治嗽之要药也。又洗涤胸膈中垢腻，治消渴之神药也。

《本经逢原》：栝楼实，其性较栝楼根稍平，而无寒郁之患。

《本草述》：栝楼实，阴厚而脂润，故于热燥之痰为对待的剂，若用之于寒痰、湿痰、气虚所结之痰，饮食积聚之痰，皆无益而有害者也。

《重庆堂随笔》：栝楼实，润燥开结，荡热涤痰，夫人知之；而不知其舒肝郁，润肝燥，平肝逆，缓肝急之功有独擅也，（魏）玉璜先生言之最详。

《本草便读》：瓜蒌，性味与花粉相同，惟润降之功过之。故凡上焦郁热，垢腻痰火咳嗽等证，皆可用之。一切肺痈、肠痈、乳痈之属火者，尤为相宜。

《本草思辨录》：栝楼实之长，在导痰浊下行，故结胸胸痹，非此不治。然能导之使行，不能逐之使去，盖其性柔，非济之以刚，则下行不力。是故小陷胸汤则有连、夏，栝楼薤白等汤则有薤、酒、桂、朴，皆伍以苦辛迅利之品，用其所长，又补其所短也。

《医学衷中参西录》：栝楼，能开胸间及胃口热痰，故仲景治结胸有小陷胸汤，栝楼与连、夏并用；治胸痹有栝楼薤白等方，栝楼与薤、酒、桂、朴诸药并用。若与山甲同用，善治乳痈；若与赭石同用，善止吐衄；若但用其皮，最能清肺、敛肺、宁嗽、定喘；若但用其瓤，最善滋阴、润燥、滑痰、生津；若但用其仁，其开胸降胃之力较大，且善通小便。

《本草正义》：蒌实入药，古人本无皮及子仁分用之例，仲景书以枚计，不以分量计，是其确证。盖蒌实能通胸膈之痹塞，而子善涤痰垢粘腻，一举两得。自《日华子本草》，有其子炒用一说，而景岳之《本草正》，只用其仁，张石顽之《逢原》，亦云去壳纸包压去油，则皆不用其壳，大失古人专治胸痹之义。且诸疡阳症，消肿散结，又皆以皮子并用为捷。观濒湖《本草纲目》附方极多，全用者十之九，古人衣钵，最不可忽。惟近今市肆，以蒌实老时，皮肉不粘，剖之不能成块，凡用全蒌者，皆乘其未老之时，摘取曝干而剖为数块，方能皮肉粘合，以取美观，然力量甚薄，却无功效。所以颐欲用其全者，宁以蒌皮、蒌仁，列为二物，乃能得其老者，始有实验，若但书全瓜蒌三字，则用如不用，此亦治医者不可不知药物之真性情也。即使但用其皮，亦是老而力足，疏通中满，确有奇能。

《江苏植药志》：治水肿。

《山西中药志》：瓜瓤洗手，治冻裂。

《本草便读》：瓜蒌，性味与花粉相同，惟润降之功过之。故凡上焦郁热，垢腻痰火咳嗽等证，皆可用之。一切肺痈、肠痈、乳痈之属火者，尤为相宜。

【现代鲜用】

1. 胆道蛔虫病　1 次取新鲜瓜蒌 50 ~ 100 g 切片放入小铝锅加入小半杯水，炖或煮均可，沸腾后 2 min 即可倒出服用，伴发感染者配用些抗生素和解热药，3 例病情较轻者和 3 例新发病例，口服 1 次疼痛逐渐缓解，5 min 后痛止，观察 2 d 未见其他不适而出院。2 例患者口服 1 次后疼痛逐渐减轻，2 h 后仅心窝部还有些闷胀不适，再口服 1 次闷胀不适等全部消失。

2. 胃溃疡　将成熟之鲜瓜蒌去子洗净，每日用 2 只，水煎早晚分服，一般 20 ~ 30 d 即可痊愈。

3. 胸痹　栝蒌实一枚（捣），薤白三两，半夏半斤，白酒一斗。上四味，同煮取四升，温服一升，日三服。

4. 乳肿痛　栝蒌（黄色老大者）一枚熟捣，以白酒一斗，煮取四升，去滓，温一升，日三服。

5. 干咳。　用熟栝楼捣烂，加蜜等分，再加白矾一钱，共熬成膏，随时口含回汁。

6. 风疮疥癣　生栝楼一、二个，打碎、酒泡一日夜，取酒热饮。

7. 消渴　取大栝楼根（天花粉），去皮，切细，水泡五天，每天换水。五天后取出捣碎，过滤，澄粉，晒干。每服一匙，水化下。一天服三次。亦可将药加入粥中及乳酪中吃下。又方：用栝楼根切薄，炙过，取五两加水五升煮至四升，随意饮服。

8. 折伤肿痛　用栝楼根捣烂涂患处，厚布包住，热除，痛即止。

9. 急性乳腺炎　治疗急性乳腺炎 89 例，内服中草药瓜蒌公英汤（全瓜蒌 20 g，蒲公英 30 g，鹿角霜 15 g，金银花 30 g，当归尾 12 g，每日一剂内服），经过治疗红肿消退而痊愈者 84 例，治愈率为 95%。

【不良反应】

内服过量瓜蒌可引起胃部不适、恶心呕吐和腹痛泄泻。服用瓜蒌片，除少数病例有胃部不适及轻度腹泻，个别病例有月经过多外，其他反应极少。瓜蒌皮注射液应用 382 例研究对象中患者中有 3 例发生药疹，发生率为 0.8%。

【防范措施与禁忌】

胃虚寒，大便不实，有寒痰、湿痰者不宜。

《本草经集注》：枸杞为之使。恶干姜。畏牛膝、干漆。反乌头。

《本经逢原》：脾胃虚及呕吐自利者不可用。

《本草便读》：冷滑大肠，脾虚无火、大便不实者不可用。

【中药小故事】

江南有一座高山，山上有许多山洞，被云雾和密林遮掩着。人们传说，这山中有仙人居住。有个樵夫常常进山砍柴。一天中午，他砍了满满一担柴，感到又渴又累，就寻着泉水的响声，来到一个山洞的外边。这里长着几棵又高又粗的老树，一股山泉从洞口流出。樵夫放下柴担，手捧泉水喝足了，又走进山洞。山洞很大，可往里走了几步就到头了。樵夫只好出来，在树荫下找到一块石板，躺在上面休息。正当他睡得迷迷糊糊的时候，忽听有人讲话。他歪头一看，对面树底下坐着两个老头儿，一个长着白胡子，一个长着黑胡子。

樵夫心想，这深山里哪来的人呀？大概是神仙吧？他就一动不动，听着两个仙人聊天。黑胡子老头说："今年咱们洞里结了好大的一对金瓜呀！"白胡子老头说："小声点儿，那边躺着一个砍柴的，让他听见就会把那宝贝偷走。"黑胡子老头说："怕什么？他听见也进不了山洞！除非七月七午时三刻，站在这儿念一句：'天门开，地门开，摘金瓜的主人要进来！"白胡子老头说："少说几句，咱们还是下棋吧。"樵夫听到这儿心里一喜，没留神滚到地上，这才睁开双眼。呀，哪有什么神仙！原来是个梦。他扫兴地挑着柴担回了家。不过，他还牢牢记着那几句话。樵夫总想试试梦中听来的话灵不灵。

七月七这天，樵夫又来到山洞。他等到午时三刻，便走进洞口，嘴里念道："天门开，地门开，摘金瓜的主人要进来！"只听嘎地一声，真有一扇石门在面前打开。原先的山洞中又出现了一个金光闪闪的山洞。樵夫走进去，看见里面长着一架碧绿的青藤，上边结着一对金瓜。他十分高兴，用柴刀把金瓜砍下来，捧在手中，一口气跑回家。谁知，到家仔细一看，哪是金瓜呀，不过是两个普普通通的瓜。樵夫以为上了当，就把它们扔到了一边。过了些日子，樵夫上山砍柴，又来到那个山洞外边。他又躺在石板上歇息。刚闭上眼，那两个长胡子的神仙又到大树底下来了。白胡子神仙埋怨道："都怪你多嘴，洞里的金瓜被人偷走啦。"黑胡子老头说："怕什么，他偷去也没用，又不是真金的瓜。""怎么没用？那可是名贵的药材呀，比金子还贵重呢。""嗨，那非得把它晒得皮色橙红，才有润肺、清热的作用呢。"这时，樵夫又从梦中醒来，他急忙回家找到那两个瓜。可是，瓜全烂了，樵夫掏出瓜籽，等到第二年春天就把它们全都种在院子里。几年后，结了一大片金瓜。樵夫就用这种瓜给人治病。那些长年咳嗽痰喘的病人，吃了这种瓜，果然一个个的都好了。

人们无不称奇，并纷纷议论着该给这种瓜起个什么名才好。樵夫想到这种瓜的藤茎需要披架，在高处结瓜，所以就给它取了个名叫"瓜楼"。后来人们又把它写成"瓜蒌"或"栝楼"了。

竹 茹

【来源】禾本科植物青秆竹 *Bambusa tuldoides* Munro、大头典竹 *Sinocalamus beecheyanus*（Munro）McClure var.*pubescens* P.F.Li 或淡竹 *Phyllostachys* n1 gra（Lodd.）Munrovar.henonis（Mitf.）Stapf ex Rendle 的茎秆去外皮刮出的中间层。

【性味归经】甘，微寒。归肺、胃，心、胆经。

【功能】清热化痰，除烦，止呕。

【主治】用于痰热咳嗽，胆火挟痰，惊悸不宁，心烦失眠，中风痰迷，舌强不语，胃热呕吐，妊娠恶阻，胎动不安。

【化学成分】

竹茹中含有抑制环磷酸腺苷（cAMP）磷酸二脂酶的成分，为 2，5- 二甲氧基 -p- 苯醌、p- 羟基苯甲醛、丁香醛、松柏醇醋醛、香荚兰酸、阿魏酸和对香豆酸。朱梅等通过硅胶、大孔树脂、葡聚糖凝胶 Sephadex LH-20 和 HPLC 等多种色谱分离方法，从慈竹茹（Sinocalamus afinis）乙醇提取物的乙酸乙酯萃取部位中分离得到 15 个化合物，分别为：(+)-（1 s，2R）-1,2- 双（4- 羟基 -3- 甲氧基苯基）-1,3- 丙二醇、苏式 - 愈创木基甘油 -B-O-4′- 松柏基醚、赤式 - 愈创木基甘油 -B-O-4′- 松柏基醚、(+)-(7 s，8R，8′R）-5′- 甲氧基落叶松树脂醇、(+)-（7 s，8R，8′R）-5，5′- 二甲氧基落叶松树脂醇、(4)- 秃毛冬青素 I、(-)- 丁香树脂酚、(-)- 杜仲树脂酚、(-)-(8R，8R′)-4，4′- 二羟基 -3，3′，5，5′- 四甲氧基木脂烷 -9，9′ 二醇、(-)- 开环异落叶松树脂酚 -9，9-

缩丙酮、（+）-珍珠花树环木脂醇、2，6-二甲氧基吡喃-4-酮、β-谷甾醇、4-羟基桂皮酸和2，6-二甲氧基对苯醌。

【干燥方法】

将鲜竹茹除去杂质、洗净，用切片机切成3～5 mm的段，速冻至-30 ℃，按照冻干曲线设定参数操作，最终加热温度设定为-50 ℃，真空度保持在50～70 Pa，到物料温度为50 ℃时为止。

【药理作用】

1. *增加尿中氯化物量*　有研究表明竹茹有增加尿中氯化物量的作用。

2. *增高血糖*　有研究表明竹茹增高血糖作用。

3. *抑菌*　有研究表明竹茹粉在平皿上对白色葡萄球菌、枯草杆菌、大肠杆菌及伤寒杆菌等有较强的抑菌作用。

【古代鲜用】

《名医别录》：主呕啘，温气寒热，吐血，崩中溢筋。

《药性论》：止肺痿唾血，鼻衄，治五痔。

《食疗本草》：主噎膈，鼻衄。

《备急千金要方》：治产后内虚，烦热短气，有甘竹茹汤；产后虚烦头痛，短气，闷乱不解，有淡竹茹汤。内虚用甘以安中，闷乱用淡以清胃，各有至理存焉。其性虽寒而滑能利窍，可无郁遏客邪之虑。

《本草纲目》：治伤寒劳复，小儿热癎，妇人胎动。

《本草正》：治肺痿唾痰，尿血，妇人血热崩淋，胎动，及小儿风热癫痫，痰气喘咳，小水热涩。

《神农本草经疏》：《经》曰，诸呕吐酸水，皆属于热。阳明有热，则为呕啘；温气寒热，亦邪客阳明所致。竹茹，甘寒解阳明之热，则邪气退而呕啘止矣。甘寒又能凉血清热，故主吐血崩中及女劳复也。

《药品化义》：竹茹，轻可去实，凉能去热，苦能降下，专清热痰，为宁神开郁佳品。主治胃热噎膈，胃虚干呕，热呃咳逆，痰热恶心，酒伤呕吐，痰涎酸水，惊悸怔忡，心烦躁乱，睡卧不宁，此皆胆胃热痰之症，悉能奏效。

《本草蒙筌》：主胃热呃逆，疗噎膈呕哕。

《本草述》：除胃烦不眠，疗妊娠烦躁。

《本草再新》：泻火除烦，润肺开郁，化痰凉血，止吐血，化瘀血，消痈痿肿毒。

《本经逢原》：竹茹专清胃府之热，为虚烦烦渴、胃虚呕逆之要药；咳逆唾血，产后虚烦，无不宜之。

【现代鲜用】

1. 妇人乳中虚，烦乱呕逆，安中益气　生竹茹二分，石膏二分，桂枝一分，甘草七分，白薇一分。上五味，末之，枣肉和丸弹子大。以饮服一丸，日三夜二服。有热者倍白薇，烦喘者加柏实一分。

2. 产后虚烦，头痛短气欲绝，心中闷乱不解　生淡竹茹一升，麦冬五合，甘草一两，小麦五合，生姜三两，大枣十四枚。上六味以水一斗，煮竹茹、小麦，取八升，去滓，乃纳诸药，煮取一升，去滓，分二服，羸人分作三服。

3. 伤暑烦渴不止　竹茹一合（新竹者），甘草一分（锉），乌梅两枚（椎破）。上三味，同用水一盏半，煎取八分，去滓放温，时时细呷。

4. 小儿痫　青竹茹三两，醋三升，煎一升，去滓，服一合。兼治小儿口噤体热病。

5. 齿龈间血出不止　生竹茹二两，醋煮含之。

6. 黄泡热疮　真麻油二两，青木香二两，青竹茹一小闭，苦杏仁二十粒（去皮、尖）。上药入麻油内，慢火煎令杏仁黄色，去渣，入松脂（研）半两，熬成膏，每用少许擦疮上。治虚烦不可攻：青竹茹二升。上一味，以水四升，煎至二升，去滓，分温五服，徐徐服之。

7. 妊娠烦躁口干及胎不安　淡竹茹一两。以水一大盏，煎至六分，去滓。不计时候，徐徐温服。

8. 妊娠心痛　青竹茹一升，羊脂八两，白蜜三两。上三味合煎，食顷服如枣核大三枚，日三。

9. 疗痫，少老增减　竹茹一握，衣中白鱼七头。上二味，以酒一升，煎取二合，顿服。

10. 伤寒鼻衄不止　青竹茹鸡子大一块，生地黄半两（拍碎）。上二味，以水一盏半，煎至八分，去滓，食后温服。

11. 小便出血　竹茹一大块。水煎服。

12. 交接劳复，卵肿，腹中绞痛，便欲死　刮竹皮一升。以水三升，煮五沸，绞去滓，顿服。

13. 饮醉头痛　刮生竹皮五两。水八升，煮取五升，去滓。然后合纳鸡子五枚，搅稠，更煮再沸，二三升，服尽。

14. 兵杖所加，木石所伤，血在胸背及腹胁中痛，气息出入有妨　青竹茹鸡子大二枚（炒令焦），乱发鸡子大二枚（烧灰）。上件药，捣细罗为散，以酒一中盏，煮二味（三沸），放温，和滓服，日三服。

【不良反应】

《本草经疏》：胃寒呕吐及感寒挟食作吐忌用。

《本草汇言》：诸病非因胃热者，勿用。

《冯氏锦囊》：不宜于痘疹初起灌浆之时。

《得配本草》：畏皂刺、油麻。

《本草求原》：苦竹茹大寒，虚热禁用。

《本草用法研究》：腹泻及消化不良禁用。

【防范措施与禁忌】

严格掌握适应证：寒炎咳喘、胃寒呕逆及脾虚泄泻者禁服。

【中药小故事】

相传，张仲景在长沙当太守时，一边参与社会管理，经常到民间走访，还一边行医著书，为人和蔼踏实，是典型的“理性人，良家父”。一天，张仲景在长沙南门口私访时，路过一户农民人家。家人见是太守来访，纷纷以礼相待。席间，农民把只过年才舍得吃的鸡鸭鱼肉一一端上了菜桌，满满的一桌菜肴，以示尊敬，可见张太守在人民心中的地位和分量。太守问及农民田间耕作以及喂养牛羊等等情况的时候，农民都如实地回答了。正在大家吃得、问答得正高兴的时候，该农民的妻子突然呕吐了，这可是大不敬，当着太守的颜面呕吐。随行的官员中有一个怒斥妇人，说她太不懂礼貌，公然藐视朝廷命官，要治罪。淳朴的农民顿时吓破了胆，从座位上滑到了地上，跪着连连告罪，一只手还拉扯着夫人，意思让她也跪下来，可是其夫人肚子太大，动作有些缓慢。眼看妇人艰难地就要跪下了，张仲景连忙说：“罢了，不碍事，免罪！”妇人站立着，又开始呕吐了。张仲景放下碗筷，踱步走向妇人，让妇人坐在座位上。问农民：“令堂身孕多久了？”农民还没反应过来，张仲景又问了一遍。“六个多月了。”农民诚惶诚恐地回答道。张仲景开始给妇人把脉，查舌。随后，叫随从拿出毛笔和纸，写下了竹茹，人参，陈皮，生姜等诸药方，这就是张仲景《金匮要略》中的著名经方《橘皮竹茹汤》的第一次使用。张仲景写完方后，笑了笑，对农民说，没事，我们继续吃饭，吃完饭就去买药。农民连连跪谢张太守的恩典。

竹 沥

【来源】禾本科植物淡竹 *Phyllostachys nigra*（Lodd.）Munro var.henonis（Mitf.）Stapf ex Rendle 等的茎经火烤后所流出的液汁。

【性味归经】味甘、苦，性寒。归心、肝、肺经。

【功能】清热降火，滑痰利窍。

【主治】中风痰迷，肺热痰壅，惊风，癫痫，热病痰多，壮热烦渴，子烦，破伤风。

【化学成分】

竹沥所含成分较为复杂，其组分随竹材的产地、种类和制备工艺的不同差异较大，主要含酚类、氨基酸、无机元素及有机酸等成分。酚类化合物主要以愈创木酚为代表，此外还有甲酚、苯酚等；氨基酸主要包括天冬氨酸、蛋氨酸、亮丝氨酸等多种氨基酸；有机酸包括醋酸、丙酸等成分；无机元素主要以钙、铁、锰、锌、铜、镁 6 种元素为主。

【干燥方法】

将鲜竹沥速冻至 −30 ℃，按照冻干曲线设定参数操作，最终加热温度设定为 −50 ℃，真空度保持在 50 ~ 70 Pa，至药液温度为 50 ℃时为止。

【药理作用】

1. 镇咳　采用 17.5% 枸橼酸和 28% 氨水喷雾，分别造成豚鼠、小鼠咳嗽模型，运用不同剂量鲜竹沥分别给豚鼠和小鼠进行灌胃，与对照组相比，两者均明显延长了咳嗽潜伏期，减少了咳嗽次数。

2. 祛痰　给小鼠分别采用 20 ml/kg 和 10 ml/kg 剂量的鲜竹沥进行灌胃，通过气管分泌酚红试验，与对照组相比，鲜竹沥能使小鼠气管分泌酚红量明显增加。通过对兔离体气管黏液纤毛运动进行观察，发现鲜竹沥可加速气管黏膜的黏液纤毛运动，加速痰的咳出。

3. 抗惊厥　将小鼠随机分为对照组（0.9% 生理盐水，20 g/kg）、阳性对照组（安定，0.005 g/kg）、给药组（竹沥，40 g/kg），通过实验发现，竹沥灌胃给药，与阳性对照组相比，对小鼠咖啡因致惊厥有明显的抑制作用，同对照组相比有显著差异，竹沥有较强的抗惊厥作用。

4. 镇静催眠　将小鼠随机分为对照组（0.9% 生理盐水，20 g/kg）、阳性对照组（安定，40 g/kg）、给药组（竹沥，40 g/kg），结果表明，与对照组相比，竹沥能够明显抑制小鼠的自发活动，延长戊巴比妥钠致小鼠睡眠时间，有较强的镇静安神的作用。

【毒理研究】

通过急性毒性试验，发现慈竹沥以2倍浓缩液灌胃，每次50 ml/kg，一天之内给药4次（约为临床给药量的30倍），小鼠无异常反应，该药无毒，临床使用剂量安全。

【古代鲜用】

《名医别录》云：疗暴中风风痹，胸中大热，止烦闷（《本草纲目》末句下有“消渴劳复”）。

《药性论》中记载：治卒中风失音不语。

《本草拾遗》：久渴心烦。

《本草衍义》：竹沥行痰，通达上下百骸毛窍诸处，如痰在巅顶可降，痰在胸膈可开，痰在四肢可散，痰在脏腑经络可利，痰在皮里膜外可行。又如癫痫狂乱，风热发痉者可定；痰厥失音，人事昏迷者可省，为痰家之圣剂也。

《本草衍义补遗》：竹沥，《本草》大寒，泛观其意，以与石膏、芩、连等同类，而诸方治产后胎前诸病及金疮口噤与血虚自汗，消渴尿多，皆阴虚之病，无不用。

《内经》曰，阴虚发热，大寒而能补，正与病对，薯蓣寒而能补，世或用之，惟竹沥因大寒置疑。竹沥味甘性缓，能除阴虚之有大热者，大寒者言其功也，非以气言，幸相与可否，若曰不然，人吃笋自幼至老者，可无一人因笋寒而有病，沥即笋之液也，况假于火而成者，何寒如此之甚。

《本草纲目》：治子冒风痉，解射罔毒。

《本草备要》：消风降火，润燥行痰，养血益阴，利窍明目。治中风口噤，痰迷大热，风痉癫狂，烦闷消渴，血虚自汗。

《本草再新》：清心火，降肝火，化痰止渴，解热除烦，治牙痛，明眼目。

【现代鲜用】

1.痰热咳嗽　选择120例痰热咳嗽患者，口服竹沥颗粒和鲜竹沥液模拟剂，另选用120例相同症状患者口服鲜竹沥液和竹沥颗粒模拟剂，两组患者服用量均为30 ml/次，3次/d，共服用7 d，两组临床总有效率分别为96.61%和81.90%。

2.哮喘　给予350例支气管哮喘患者应用鲜竹沥液60～90 ml于雾化器中雾化吸入，缓解胸闷症状的有效率为95.70%，消除患者咳嗽和多痰症状的有效率分别为98.6%和97.4%，对哮喘患者疗效较好。

3.支气管炎　62例患有急性支气管炎的孕妇在给予抗感染、祛痰等常规治疗的基础上，加用鲜竹沥超声雾化吸入，5 ml/次，每次治疗15～20 min，服用7 d。治愈率达90.32%。

4.咽喉炎　40例急性咽喉炎患者，在口服阿莫西林胶囊（0.5 g/粒、2次/d）的基础上，加服鲜竹沥口服液，30 ml/次，3次/d，连续服用7 d，结果显示，鲜竹沥口服液能够有效改善急性咽喉炎患者发热、咽痛、咽部红肿等临床症状，并减轻其咳嗽，咯痰，胸闷，气喘等症状，有效率达 80.00%。

5. 脑出血　选用 26 例脑出血伴有意识障碍的患者，在一般治疗的基础上，服用鲜竹沥，按灌肠常规行直肠保留灌肠 200 ml/ 次，1 次 /d，共灌肠 7 d。结果表明，鲜竹沥具有改善意识障碍、减少神经功能缺损及促醒等作用。

6. 呃逆　患呃逆（膈肌痉挛）反复不止的患者，服用鲜竹沥 100 ml，3 瓶，每 4 h 服 30 ml，服至第 2 次即再不呃逆。

【不良反应】

反复长期使用可致上消化道出血。

【防范措施与禁忌】

寒嗽及脾虚便溏者忌服。

服用期间若出现上消化道出血等症状，应当立即停药，止血。

若需长期使用竹沥时，应当在医师指导下服用，以确保用药安全、有效。

《本草纲目》：姜汁为之使。

《本草经疏》：寒痰湿痰及次食生痰不宜用。

《本草备要》：寒胃滑肠，有寒湿者勿服。

【中药小故事】

相传很久很久以前，天目山下住着一对老夫妇。他们平日里积德行善，过着平和安宁的日子。有一天，老妇人得了痰火症，咳嗽、气闷、痰多，坐卧不宁。八仙之一的韩湘子有心为老妇人解除病痛，于是化身为一走方郎中，来到老妇人家。他将青竹一头放入灶膛，不一会儿，那青竹后边竟然滴出好多水来。韩湘子接了大半碗，双手捧给老妇人，说："这碗药水分三次服用，饮后便会好的。"果然，那老妇人喝下后不久，头痛、胸闷、咳痰、气喘的症状就全没了。于是，后人便将这种从新鲜竹子烤出的药水称之为"鲜竹沥"。

百　部

【来源】百部科植物直立百部 *Stemona sessilifolia*（Miq.）Miq.、蔓生百部 *Stemona japonica*（BL）Miq，或对叶百部 *Stemona tuberosa* Lour. 的新鲜块根。

【性味归经】味甘、苦，性微温。归肺经。

【功能】润肺下气止咳，杀虫灭虱。

【主治】新久咳嗽，肺痨咳嗽，顿咳；外用于头虱，体虱，蛲虫病，阴痒。

【化学成分】

百部属植物中主要的化学成分主要包括生物碱类和非生物碱类成分。其中蔓生百部块根含百部碱、百部定碱、异百部定碱、原百部碱、百部宁碱、华百部碱等。直立百部块根含百部碱、原百部碱、百部定碱、异百部定碱。对叶百部块根含百部碱、对叶百部碱、异对叶百部碱、斯替宁碱、次对叶百部碱、氧化对叶百部碱，新鲜百部的生物碱含量比蜜制百部高。除此之外百部块根含糖 2.32%，脂类 0.84%，蛋白质 9.25%，灰分 12.1%，以及乙酸、甲酸、苹果酸、琥珀酸、草酸等。

【干燥方法】

将鲜百部除去杂质、洗净，用切片机切成 3 ~ 5 mm 的段，速冻至 −30 ℃，按照冻干曲线设定参数操作，最终加热温度设定为 −50 ℃，真空度保持在 50 ~ 70 Pa，到物料温度为 50 ℃时为止。

【药理作用】

未发现百部新鲜块根的相关药理作用研究，但百部块根乙醇提取物具有较好的镇咳、平喘、祛痰作用，百部水煎液对头虱、猪虱、牛虱、臭虫、椿象、天牛等十余种害虫均有接触性杀灭作用，并且对大肠杆菌、金黄色葡萄球菌和绿脓杆菌有明显抑制作用。百部多糖对自由基的清除作用存在明显的量效关系并且有较好的抗氧化能力。除此之外，百部还具松弛支气管平滑肌和抗病毒作用。

【毒理研究】

鲜百部水煎液及非碱液给药后小鼠出现身体不动，缩成一团并互相聚团，10 min 后开始抽搐并伴有死亡现象。未死亡动物约 2 h 后可恢复正常。生品总生物碱给药后小鼠出现异常兴奋、互相撕咬现象，2 d 内几乎不进食。

【古代鲜用】

《名医别录》：主咳嗽上气。

《抱朴子》：治咳及杀虫。

《药性论》：治肺家热，上气，咳嗽，主润益肺。

《本草拾遗》：火炙浸酒空腹饮，去虫蚕咬，兼疥癣疮。

《滇南本草》：润肺，治肺热咳嗽；消痰定喘，止虚痨咳嗽，杀虫。

《本草纲目》：百部，亦天门冬之类，故皆治肺病杀虫，但百部气温而不寒，寒嗽宜之；天门冬性寒而不热，热嗽宜之，此为异耳。

《本草经疏》：百部根，《蜀本》云微寒，《日华子》言苦，《本经》言微温者误也。苦而下泄，故善降，肺气升则喘嗽，故善治咳嗽上气。

《本草述》：百部，乃先哲多谓其能治久嗽，损庵所云，治久嗽用以保肺者也。以此治暴嗽者，宜于肺气素虚之人，而随分寒热，有以佐之，如寒则生姜，热则和蜜，如治久嗽者加蜜，固为其虚而定有热也，岂浸无区别乎哉！

《本草正义》：百部，善于杀虫，……即劳瘵家肺中有虫，亦是虚热，此其专药，似不可谓之性温，故甄权以为甘，《大明》以为苦，苏恭且以为微寒，缪氏《经疏》直谓《别录》为误，盖亦有理。然即曰微温，亦如紫菀温润，专治肺咳之例，究非温热之温，故凡有咳嗽，可通用之。本是草根，而多者可数十茎，性专下降，故治上气。濒湖谓百部亦天门冬之类，故皆治肺病，杀虫，但百部气温而不寒，寒嗽宜之，天门冬性寒而不热，热嗽宜之。颐谓濒湖此说，尚嫌太泥，实则门冬甘腻，止可治燥热之嗽，而肺有寒饮痰滞者，皆其大忌。百部虽曰微温，然润而不燥，且能开泄降气，凡嗽无不宜之，而尤为久嗽虚嗽必需良药。程钟龄《医学心悟》止嗽散，颇有捷效，功力实在紫菀、百部二味，宣通肺气；《千金方》谓一味取汁浓煎，可愈三十年嗽，有自来矣。石顽谓肺热劳瘵喘嗽，有寸白虫者宜之，蛲虫痢及传尸骨蒸多用之。又谓脾胃虚人弗用，以其味苦伤胃之故。颐谓专主上气，正其味苦之功，凡嗽皆肺气上逆，非此不治，若嫌其微伤胃土中和，以参、术补中之品相辅而行可也。

《本草新编》：百部，杀虫而不耗气血，最有益于人，但其力甚微，用之不妨多也。然必与参、茯、芪、术同用为佳。大约用百部自一钱为始，可用至三、四钱止，既益肺胃脾之气，又能杀虫。倘痨病有传尸之虫者，须同地骨皮、沙参、丹皮、熟地、山茱共用为好。

《中国药植志》：与猪蹄煮服，可以治风湿症。

《常用中草药手册》：治百日咳，肺结核，支气管炎，皮炎，湿疹，荨麻疹，脚癣，阿米巴痢疾。

【现代鲜用】

1. 暴嗽　百部藤根捣自然汁，和蜜等分，沸汤煎成膏咽之。或百部根渍酒，每温服一升，日三服。

2. 遍身黄肿　用新鲜百部根，洗净，捣烂，敷脐上，以糯米饭半升，拌水酒半合，揉软，盖在药上，外用布包好。一、二天之后，口内有酒气，水从小便出，肿亦渐消。

3. 熏衣虱　百部、秦艽，共研为末，烧烟熏衣，虱自落。用上两药煮汤洗亦可。

4. 脑膜炎　对 81 例流行性脑脊髓膜炎阳性患者采取百部水煎液喉头喷雾方法治疗 3 d 后，以琼脂凹杯法培养脑膜炎双球菌验证治疗效果，其抑制率达 100%。

5. 犊牛蛔虫病

取鲜苦楝根皮 80 ~ 100 g，鲜百部根 30 ~ 50 g，切碎捣烂，加水 500 ml 煎煮至沸待冷（纱布过滤最好）备用。治疗时取煎煮液 200 ml 一次灌服。轻度患畜一次即愈，重症第一次服药后 2 d 再重服一次即可。

6. *疮疡脓肿*　取鲜品洗净备用每次用量 400 ~ 500 g，水煎熏洗患处，早晚各 1 次，对治疗疮疡，有奇效。每次熏洗时，若能浸泡 20 ~ 30 min，则效更佳。

【不良反应】

百部碱服用过多可减低呼吸中枢兴奋性，继而导致呼吸中枢麻痹。

【防范措施与禁忌】

解救方法应立即给氧或人工呼吸，注射山梗菜碱或尼可刹米等呼吸兴奋剂，静脉滴注葡萄糖盐水等对症治疗。

《得配本草》：热嗽，水亏火炎者禁用。

【中药小故事】

从前，有一对夫妻，两人非常恩爱。妻子打理家务，尽职尽责，对丈夫倍加关心；丈夫在外面耕作打拼，维持生计，对妻子也百般呵护，日子虽然过得苦了点，但是这个家一直非常温馨。有一年秋天，妻子看到满地的落叶，心想着，秋天来了，冬天也就快来了，应该给丈夫做件棉衣，好用来冬天御寒啊，他以前的那件已经破烂不堪了。当时，丈夫去了县城办事，要一阵子才能回来。于是，她马不停蹄，日以继夜地做衣服，心想着要在丈夫回来之前把衣服做出来，好给他一个惊喜。妻子的身体素来不是很好，以前就病过一次，咳嗽了几个月，好不容易才治好。这一次，由于过度操劳，妻子的病又犯了，不停地咳嗽，但她仍咬着牙，忍着病痛，继续为丈夫做衣服，终于，在丈夫回来的前一天把衣服做好了。妻子如此关心着丈夫，丈夫也非常惦记着妻子，他在县城的时候特意买了些治疗咳嗽的药，以防不时之需。丈夫回来后，见到那些药，妻子非常感动。妻子按要求吃了一段时间的药，咳嗽的症状减轻了不少，夫妻俩很是欣慰。后来有一次，妻子不小心，把放在灶台上熬好的药打翻了，掉在洗澡水里。由于打水的地方离家比较远，倒掉可惜，于是她只好将就着仍洗了澡。其实，妻子除了有咳嗽的毛病之外，还有阴道瘙痒，只不过，这种事难于启齿，就一直没有告诉丈夫，没想到这次用混有药物的水洗了澡后，瘙痒也减轻了。妻子喜出望外，后来不仅喝，还用药水洗澡，咳嗽和瘙痒都痊愈了。妻子问这是什么药，丈夫说，好像是叫“百部”。

枇杷叶

【来源】蔷薇科植物枇杷 *Eriobotryajaponica*（Thunb.）Lindl. 的新鲜叶。

【性味归经】味苦，性微寒。归肺、胃经。

【功能】清肺止咳，降逆止呕。

【主治】肺热咳嗽，气逆喘急，胃热呕逆，烦热口渴。

【化学成分】

枇杷叶中含有挥发油、黄酮类、三萜酸等多种生理活性物质。新鲜叶含挥发油含量较高约为 0.045% ~ 0.108%，主成分为橙花叔醇和金合欢醇，还有 α 和 β 蒎烯、莰烯、月桂烯、对聚伞花素、芳樟醇、α- 衣兰烯、α 和 β 金合欢烯等。枇叶中含皂苷类、糖类、熊果酸、齐墩果酸、酒石酸、柠檬酸、苹果酸、鞣质、维生素 B、维生素 C、苦杏仁苷及微量砷等。黄酮类化合物主要有山柰酚、槲皮素，最为典型的三萜酸化合物主要包括熊果酸、齐墩果酸、2α- 羟基熊果酸（科罗索酸）、山楂酸等。

【干燥方法】

真空干燥：将采来的新鲜枇杷叶放在真空干燥箱中，真空条件下，40 ℃干燥至叶片含水量达到 10% 为止。

【药理作用】

未发现鲜枇杷叶相关的药理作用研究，但是枇杷叶含有的黄酮类化合物具有较好的抗氧化作用。枇杷叶中的科罗索酸、齐墩果酸、熊果酸和山楂酸具有抗人类白血病细胞增殖活性和诱导细胞凋亡的作用。除此之外，枇杷叶还具有降血糖、止咳祛痰、抗炎消肿、抗肺纤维化和抗肿瘤的作用。

【毒理研究】

急性经口毒性试验显示枇杷叶水提物对小鼠的半数致死量（LD）大于 20.00 g/kg。Ames 试验在剂量为 8 ~ 5 000 μg/ml 范围内，回变菌落数均未达到自发回变菌落数的 2 倍，50 亦无剂量 - 反应关系；微核试验在剂量为 20.0 g/kg、10.0 g/kg 和 5.00 g/kg 时微核细胞率均 < 3.0%，与阴性对照组比较差异均无统计学意义（$P > 0.05$）；染色体畸变试验在剂量为 625 ~ 5 000 μg/mL 范围内，畸变细胞率均≤ 5.0%，与阴性对照组比较差异均无统计学意义（$P > 0.05$）。即枇杷叶水提物属无毒级物质，未显示遗传毒性。

【古代鲜用】

《名医别录》：主卒宛不止，下气。

《食疗本草》：煮汁饮之，止渴，治肺气热嗽及肺风疮，胸、面上疮。

《本草纲目》：枇杷叶，治肺胃之病，大都取其下气之功耳。气下则火降痰顺，而逆者不逆，呕者不呕，渴者不渴，咳者不咳矣。

《神农本草经疏》：《经》曰：诸逆冲上，皆属于火。火气上炎，则为卒宛不止。宛者，哕也，其声浊恶而长。《经》曰，树枯者叶落，病深者声哕，病者见此，是为危证。枇杷叶性凉，善下气，气下则火不上升，而胃自安，故卒宛止也。其治呕吐不止，妇人产后口干，男子消渴，肺热咳嗽，喘息气急，脚气上冲，皆取其下气之功。又治妇人发热咳嗽，经事先期，佐补阴清热之药服之，可使经期正而受孕。

《本草汇言》：枇杷叶，安胃气，润心肺，养肝肾之药也。沈孔庭曰：主呕哕反胃而吐食不止，安胃气也；或气逆痰滞而咳嗽靡宁，润肺气也；或虚火烦的而舌干口澡，养肾气也；或瘟疫暑？而热渴不解，凉心气也。

《滇南本草》：止咳嗽，消痰定喘，能断痰丝，化顽痰，散吼喘，止气促。

《本草纲目》：和胃降气，清热解暑毒，疗脚气。

《重庆堂随笔》：枇杷叶，凡风温、温热、暑、燥诸邪在肺者，皆可用以保柔金而肃治节；香而不燥，凡湿温、疫疠、秽毒之邪在胃者，皆可用以澄浊气而廓中州。

《本草》但云其下气治嗽宛，则伟绩未彰，故发明之。

《本草再新》：清肺气，降肺火，止咳化痰，止吐血呛血，治痈痿热毒。

《安徽药材》：煎汁洗脓疮、溃疡、痔疮。

【现代鲜用】

1. 声音嘶哑　鲜枇杷叶一两，淡竹叶五钱，水煎服。

2. 温病有热饮水暴冷啘　枇杷叶（拭去毛）、茅根各半升。上二味切，以水四升，煮取二升，稍稍饮之，啘止则停。

3. 痘疮溃烂　鲜枇杷叶煎汤洗之。

4. 久咳不止　鲜批把叶 100 g，除去背面绒毛，洗净后切碎，放进锅内炒，火力宜小把叶变成黑色时停火待用。另取红糖 100 g 加热水 500 ml，溶化后倒入炒好的批把叶锅中加水煎 10 min，滤出药液，分 2 次服用。

5. 扁桃腺肿　先将鲜枇杷叶背面的茸毛洗净，然后再煎煮 1 ~ 2 h，去渣取汁，饮用。每日多次。胃弱的人服用时会有恶心、想吐的感觉，所以含漱是比较好的办法，可多含漱几次，效果会更好。

6. 猪急性支气管炎　通过 17 头猪实践治疗效果很好。其方法是：采摘枇杷叶，把背面的绒毛刷去，煎水喂猪，每日 1 剂，连喂 3 ~ 5 剂愈。

7. 紫癜　用鲜枇杷叶 50 g（刷去毛），水煎酌加单晶糖少许，治疗 38 例紫癜，所有病例在运用该方治疗时，未再用其他中西药。以紫癜及兼症均完全消失者为痊愈；紫癜及兼症明显减轻或基本消失者为显效；紫癜及兼症减轻或部分消失者为有效；紫癜及兼症未见好转和减轻者为无效。经服药 1 ~ 2 个疗程后，痊愈 13 例，占 34.21%；显效 19 例，占 50.00%；有效 3 例，占 7.89%；无效 3 例，占 7.89%；总有效率为 92.11%。

【不良反应】

一患者口服大剂量鲜枇杷叶煎剂后出现头晕头昏，有时视物旋转，与颈部体位变化无明显关系，闭目后症状加重，站立不稳，步态踉跄有踏棉花感，取物不准确，动作不协调。

【防范措施与禁忌】

《本草经疏》：胃寒呕吐及肺感风寒咳嗽者，法并忌之。

不宜过量服用，一般使用剂量宜控制在 10 g 内。

如大量服用枇杷叶后，出现了共济失调等不良反应，宜立即对症处理。

长期服用本品，宜在医生的指导下使用，以保证用药的安全性。

【中药小故事】

郑板桥一生坎坷，享年 73 岁，逾越古稀，在当时堪属长寿。晚年的郑板桥，一直幽居茅舍。一次，他偶患咳嗽，却厌服汤药。于是，就到自己的庭院里信手摘了十几张枇杷叶，抹去细毛，然后用泉水煮茶喝。谁知连饮数日后，咳嗽竟然痊愈了。为何枇杷叶能够治疗咳嗽？原来，浆汁清香甜美的枇杷不但味道适口，而就连枇杷叶也是一味良药。

牡荆叶

【来源】马鞭草科植物牡荆 *Yitex negundo* L.var.*cannahifolia*（Sieb.et Zucc.）Hand.-Mazz. 的新鲜叶。

【性味归经】微苦、辛，平。归肺经。

【功能】祛痰，止咳，平喘。

【主治】咳嗽痰多

【化学成分】

荆叶含挥发油约 0.1%，其中主成分为 β- 丁香烯含 α- 侧柏烯 α- 及 β- 蒎烯，樟烯，月桂烯，α- 水芹烯，对 - 聚伞花素，柠檬烯，1, 8- 桉叶素，α- 及 γ - 松油烯，异松油烯，蓄谋检疫站醇，4- 松油烯醇，α- 松油醇，乙酸龙脑酯，乙酸橙花醇酯，β- 及 δ - 榄香烯，乙酸松油醇酯，β- 波旁烯，葎草烯，γ - 前兰油烯，β- 荜澄茄油烯，佛术烯，β- 甜没药烯，δ - 荜澄茄烯，菖蒲烯，丁香烯氧化物，β- 桉叶醇。

【干燥方法】将牡荆叶除去杂质、洗净，用切片机切成 3 ~ 5 mm 的片，速冻至 −30 ℃，按照冻干曲线设定参数操作，最终加热温度设定为 −50 ℃，真空度保持在 50 ~ 70 Pa，到物料温度为 50 ℃时为止。

【药理作用】

1. 抑菌　研究发现牡荆叶在体外对金黄色葡萄球菌和炭疽杆菌有显着抑菌作用，

对大肠杆菌、乙型链球菌、白喉杆菌、伤寒杆菌、绿脓肝菌和痢疾杆菌等也有一定抑菌作用。

2. 其他　牡荆叶挥发油具有祛痰，镇咳，降血压，增强体液免疫功能，镇静催眠等作用。

【毒理研究】

1. 急性毒性试验：牡荆叶挥发油小鼠灌胃的 LD_{50} 为 7.40 g/kg 或 8.68 g/kg；牡荆叶挥发油乳剂小鼠灌胃的 LD_{50} 为 5.20 g/kg，腹腔注射为 0.34 g/kg。

2. 亚急性毒性试验：小鼠口服牡荆叶挥发油 1/10 和 1/20 LD_{50}，连续 14 d，全部存活，体重及主要器官的形态和组织学检查均未见异常。

【古代鲜用】

《别录》：主久痢，霍乱转筋，血淋，下部疮，湿匿薄脚，主脚气肿满。

《福建中草药》：祛风解表，调气和胃。

【现代鲜用】

1. 头癣　取鲜牡荆叶 500 g，加开水 1 000 g，浸泡 15 min 后过滤，用滤液洗头 5 ~ 8 min，每日 1 次；或用鲜叶半斤捣烂，涂擦患处。每日 2 次。洗擦后头部用布包扎。一般洗擦 4 d 后头皮痒感消失，脓疱、糠皮状鳞屑减少，2 个月后长发。

2. 脚癣　取牡荆叶半斤，置面盆中，加开水以浸没药面为度，浸泡至水呈浅绿色时，加温水到半面盆；然后将两脚浸于药液中 5 ~ 6 min，擦干。每晚睡前 1 次，一般浸洗 5 ~ 6 次后即可痒止而愈。亦可用鲜牡荆叶直接涂擦于患部，每日 1 ~ 2 次，同样有效。

【不良反应】尚未报道。

【防范措施与禁忌】无

其他可鲜用止咳化痰平喘药

药名	来源	功能主治	临床鲜用
蜂药	卷柏科植物疏叶卷柏 *Selaginella kraussiana*（Kunze）A.Br. 的全草	祛痰止咳，解毒消肿，凉血止血。主治肺热咳嗽，痔疮，疮毒，烧伤，蜂刺伤及出血	1. 治肺热咳嗽：鲜蜂药 30 g，棣棠花 9 g，鹿衔草 15 g，煎水兑蜂糖服。2. 治鼻窦热闔：蜂药嫩叶少许捶绒，塞鼻孔连塞多次。3. 治黄蜂刺伤，红肿辣痛：鲜蜂药一把，拌口涎捶烂，揉擦患处，以消肿为度

续表

药名	来源	功能主治	临床鲜用
西南小阴地蕨	阴地蕨科植物薄叶阴地蕨 *Botrychium daucifolium* Wall. 的全草或根茎	清肺止咳，解毒消肿。主治肺热咳嗽，痄腮，乳痈，跌打肿痛，蛇犬咬伤	治狂犬咬伤，毒蛇咬伤：西南小阴地蕨30 g，煎服，另取适量，捣敷患处周围
铁杆地柏枝	铁角蕨科铁角蕨属植物北京铁角蕨 *Asplenium pekinense* Hance 的全草	化痰止咳，清热解毒，止血。主治感冒咳嗽，肺结核，痢疾，腹泻，热痹，肿毒，疮痈，跌打损伤，外伤出血	治跌打损伤：铁杆地柏枝适量，倒绒包伤处
螺厣草	蕨类水龙骨科伏石蕨属植物伏石蕨 *Lemmaphyllum microphyllum* Presl 的全草入药	清肺止咳，凉血止血，清热解毒。主治肺热咳嗽，肺痈，咯血，吐血，衄血，尿血，便血，崩漏，咽喉肿痛，腮腺炎。痢疾瘰疬，痈疮肿毒，皮肤湿痒，风火牙痛，风湿骨痛	1. 治大便出血：镜面草捣汁，无灰酒下之，或用淡豆豉煎汤下之。2. 治手指肿毒及指恶疮：镜面草捣烂敷值。3. 治蛇缠恶疮：镜面草入盐杵烂敷之。4. 治牙齿虫痛：镜面草，不拘多少，以水缸下泥捣成高，入香油二三点，研匀，贴于痛处腮上
鳞瓦韦	水龙骨科植物多鳞瓦韦 *Lepisorus oligolepidus* (Bak.)Ching[*Polyndium oligolepidum* Bak.]的全草	清肺止咳，健脾消疳，止痛，止血。主治肺热咳嗽，头痛，腹痛，风湿痛，小儿疳积，外伤出血	治刀伤出血：鳞瓦韦、鹅不食草各适量，捣烂，敷伤处（《湖南药物志》）
银白杨叶	杨柳科植物银白杨 *Populus alba* L. 的叶	止咳平喘，化痰清热。主治咳嗽气喘	治风火牙痛：鲜银白杨叶，煎水加米醋适量混匀含漱

续表

药名	来源	功能主治	临床鲜用
水稻清	桑科植物竹叶榕 *Ficus stenophylla* Hemsl. 的全株	祛痰止咳，祛风除湿，活血消肿，安胎，通乳。主治咳嗽胸痛，风湿骨痛，胎动不安，肾炎，乳痈，疮疖肿毒，跌打损伤	治急性乳腺炎：竹叶榕鲜叶捣烂敷
斜叶榕叶	桑科植物斜叶榕 *Ficus tinctoria* Forst.f.subsp. gibbosa（Bl.）Corner 的叶	祛痰止咳，活血通络。主治咳嗽，风湿痹痛，跌打损伤	1. 治风湿关节炎：斜叶榕鲜叶 30 ~ 60 g，水煎冲酒服，并用鲜叶适量，水煎熏洗。2. 治支气管炎：斜叶榕鲜叶 30 ~ 60 g，水煎冲冰糖 30 g。3. 治跌打损伤：用斜叶榕鲜叶捣烂，酒炒外敷
桑白皮	桑科植物桑 *Morus alba* L. 的根皮	泻肺平喘，利水消肿。主治肺热咳嗽，水饮停肺，胀满喘急，水肿，脚气，小便不利	治蜈蚣蜘蛛毒：桑白皮捣汁敷，立效（《卫生简易方》）
冬里麻	荨麻科植物水麻 *Debregeasia orientalis* C.J.Chen 的枝叶	疏风止咳，清热透疹，化瘀止血。主治外伤咳嗽，咳血，小儿急惊风，麻疹不透，跌打伤肿，妇女腹中包块，外伤出血	治咳血：水麻柳嫩尖 10 个，捶绒，取汁兑白糖服
石油菜	荨麻科植物石油菜 *Pilea cavaleriei* Levl. subsp.valida C.J.Chen 的全草	清肺止咳，利水消肿，解毒止痛。主治肺热咳嗽，肺结核，肾炎水肿，烧烫伤，跌打损伤，疮疖肿毒	1. 治肺结核，肾炎水肿：用鲜石油菜 30 ~ 60 g，炖猪骨服。2. 治急性肾炎：鲜石油菜 30 ~ 60 g，海金沙、金钱草、苡米各 15 g，水煎服。3. 治跌打损伤，烫火伤，疮疖红肿：鲜石油菜适量，捣敷患处

续表

药名	来源	功能主治	临床鲜用
寄生黄	蛇菇科植物筒鞘蛇菇 *Balanophora involucrata* Hook.f.[*B. involucrata* Hook.f.var. flava Hook.F.] 的全草	润肺止咳，行气健胃，清热利湿，凉血止血，补肾涩精。主治肺热咳嗽，脘腹疼痛，黄疸，痔疮肿痛，跌打损伤，咯血，月经不调，崩漏，外伤出血，头晕，遗精	治疔疮，小儿阴茎肿，蚯蚓毒：葛均适量，捣烂外敷
胖血藤	廖科植物牛皮消蓼 *Polygonum cynanchoides* Hemsl. [*Fagopyrum cynanchoides*(Hemsl.) H.Gross] 的根	敛肺止咳，行气健胃，祛风除湿。主治肺痨咳嗽，痰中带血，百日咳，胃脘胀闷疼痛，风湿痹痛	1. 治肺弱咳嗽，吐血：生胖血藤去粗皮和木心 60 g，炖猪肉吃。2. 治阴疮久不收口：毛血藤捣烂，敷患处
葛藟果实	葡萄科葡萄属植物葛藟 *Vitis flexuosa* Thunb. 的果实	润肺止咳，凉血止血，消食。主治肺燥咳嗽，吐血食积泻痢	治湿疹：葛藟鲜叶适量，捣汁外涂或加明矾，食盐少许，煎汤外洗
蔓胡颓子叶	胡颓子科植物蔓胡颓 *Elaeagnusglabra* Thunb. 的枝叶	止咳平喘。主治咳嗽气喘	治骨鲠喉：蔓胡颓子鲜叶 60 ~ 90 g，捣烂冲开水，慢慢吞咽
胡颓子叶	胡颓子科植物胡颓子 *Elaeagnus pungens* Thunb. 的叶片为胡颓子科植物胡颓子的叶片	止咳平喘，止血解毒。主治肺虚，咳嗽，气喘吐血，咳血，外伤出血，痈疽，痔疮肿痛	1. 治肺结核咳血：鲜胡颓子叶 24 g，冰糖 15 g，开水冲炖，饭后服每日两次，连服一星期。2. 治蜂、蛇咬伤：鲜胡颓子叶，捣烂绞汁和酒服渣敷患处

续表

药名	来源	功能主治	临床鲜用
沙棘	胡颓子科植物沙棘 *Hippophae rhamnoides* Linn. 的干燥成熟果实	止咳化痰，健胃消食，活血散瘀。主治咳嗽痰多，肺脓肿，消化不良，食积腹痛，胃痛肠炎闭经，跌打损伤	治咽疼痛：沙棘鲜果揉烂，用纱布包，挤压其汁液，加白糖用温开水冲服
小叶杜鹃	杜鹃花科植物头花杜鹃 *Rhododendron-capitatum* Maxim. 的叶或花	祛痰止咳，暖胃止痛。主治咳喘多痰，胃寒腹痛	治慢性气管炎、哮喘：小叶杜鹃（鲜品）6 ~ 9 g，水煎服
紫杜鹃	杜鹃花科植物广东紫花杜鹃 *Rhododendronmariae* Hance 的花、叶、嫩枝或根	祛痰止咳，消肿止痛。主治咳嗽多痰，气喘，跌打损伤，对口疮	1. 治疗慢性气管炎：紫花杜鹃鲜花或枝叶 60 g，水煎，每日分两次，饭后服。 2. 治对口疮：紫花杜鹃鲜叶适量，捣敷
照山白	杜鹃花科杜鹃花属植物小花杜鹃 *Rhododendron micranthum* Turcz［R.*rosthornii* diels；R.*pritzelianum* Diels］的枝叶	止咳化痰，祛风通络，调经止痛。主治咳喘痰多，风湿痹痛，腰痛，月经不调，痛经，骨折	治疮肿及骨折：照白杜鹃花、叶，捣烂敷
平地木	紫金牛科植物平地木 *Ardisia japonica* (Thunb.) Bl.［*Bladhia japonica* Thunb.］的全株	化痰止咳，利湿，活血。主治新久咳嗽，痰中带血，黄疸，水肿，淋证，白带，经闭痛经，风湿痹痛，跌打损伤，睾丸肿痛	《李氏草秘》：捣汁冲酒服，治偏坠疝气（引自《纲目拾遗》）

续表

药名	来源	功能主治	临床鲜用
豆瓣香	木犀科豆瓣香 *Osmanthus delavayi* Franch.[*Siphonosmanthus delavayi*(Franch.)Stapf]以叶、皮入药	祛痰止咳，化痰止血。主治慢性气管炎，跌伤瘀痛，外伤出血	1.治骨折：豆瓣香鲜皮、叶适量，捣烂。复位后，外包于骨折患处，3～5 d换药1次。2.治外伤出血，扭伤疼痛等：豆瓣香研末外用或捣烂外敷（1～2方出自《全国中草药汇编》）
醉鱼草花	醉鱼草科植物醉鱼草 *Buddleja lindleyana* Fort.的花	祛痰，截疟，解毒。主治痰饮喘促，疟疾，疳积，烫伤	治疟疾：醉鱼草鲜花，仙桃叶，算盘子鲜叶各等量，同捣烂，在发作前1～2 h贴于手脉上，保持4 h，连续贴2～3 d（《福建中草药》）
睡菜根	龙胆科植物睡菜 *Menyanthes trifoliata* L.的根	润肺止咳，利尿消肿，降血压。主治咳嗽，水肿，风湿痛，高血压	治心悸失眠，高血压：鲜睡菜根30～60 g，水煎服或捣汁服（《浙江药用植物志》）
白前	萝藦科植物柳叶白前 *Cynanchum stauntonii*(Decne.)Schltr.ex Lévl.或芫花叶白前 *Cynanchum glaucescens*(Decne.)Hand.-Mazz.的干燥根茎和根	祛痰止咳，泻肺降气，健胃调中。主治肺气壅实之咳嗽痰多，气逆喘促，胃脘疼痛，小儿疳积，跌打损伤	1.治肝炎：鲜白前根30 g，白英30 g，阴行草15 g，水煎服（江西《草药手册》）。2.治水肿：鲜白前根30 g，星宿菜根、地菍根、灯心草各15 g，水煎，酌加红糖调服（江西《草药手册》）
剑叶耳草	茜草科植物剑叶耳草 *Hedyotis lance*(Thunb)O.Kuntze的全草	止咳化痰，健脾消积。主治支气管哮喘，支气管炎，肺痨咯血，小儿疳积，跌打损伤，外伤出血	1.治小儿疳积：剑叶耳草鲜叶30 g，与猪瘦肉同炖，服汤食肉（《全国中草药汇编》）。2.治跌打肿痛，外伤出血：剑叶耳草鲜叶适量，捣烂外敷（《全国中草药汇编》）

续表

药名	来源	功能主治	临床鲜用
蛇根草	茜草科蛇根草属植物日本蛇根草 *Ophiorrhiza japonica* Bl. 的全草	祛痰止咳，活血调经。主治咳嗽，劳伤吐血，大便下血，妇女痛经，月经不调，筋骨疼痛，扭挫伤	治伤筋和扭伤脱臼：蛇根草 30 g，水煎冲黄酒服；另取部分加醋共捣烂外敷（《湖南药物志》）
绒毛桢楠	樟科植物绒毛桢楠 *Machilusvelutina Champ.ex Benth.* 的根或叶	化痰止咳，消肿止痛，止血。主治咳嗽痰多，痈疖疮肿，骨折，烫烧伤，外伤出血	治骨折复位后：取绒楠末 125 g，花榈木根皮、南五味子根皮各 60 g，昆明鸡血藤嫩根 30 g，共捣烂调黄酒适量，烤热温敷患处（《福建药物志》）
大火草根	毛茛科植物大火草 *Anemone tomentosa*（Maxim.）Pei 的根	化痰散瘀，消食化积，截疟解毒，杀虫主治劳伤咳喘跌打损伤，小儿疳积疟疾，疮疖臃肿	治疗疮疖痈肿无名肿痛：野棉花根适量，捣烂外敷
鸭脚板草	毛茛科植物扬子毛茛 *Ranunculussieboldii* Miq. 的全草	除痰截疟，解毒消肿。主治疟疾，跌打损伤	治毒疮或跌伤出血：鸭脚板草嫩茎叶捣烂，包伤口上，可以拔脓除毒，止血生肌，但不能敷在未伤的皮肤上，否则刺激起泡
八角莲	小檗科八角莲属植物八角莲 *Dysosma versipellis*（Hance）M.Cheng ex T.S.Ying 的干燥根茎	化痰散结祛瘀止痛，清热解毒。主治咳嗽，咽喉肿痛，痈肿，疔疮蛇虫咬伤跌打损伤	治无名肿毒：白八角莲、野葵，蒲公英各等分，捣烂，敷患处（《贵州草药》）
岗柃叶	山茶科植物岗柃 *Euryagroffzi* Merr. 的叶	祛痰止咳，解毒消肿。主治肺结核咳嗽，无名肿毒，脓疱疮，跌打损伤，骨折	治跌打肿痛：鲜岗柃叶，捣烂，酒炒外敷

续表

药名	来源	功能主治	临床鲜用
白屈菜	罂粟科白屈菜属植物白屈菜 *Chelidoniummajus* L. 的全草	镇痛止咳，利尿解毒。主治胃痛，腹痛，肠炎，痢疾，慢性支气管炎，百日咳咳嗽，黄疸水肿，腹水，疥癣疮肿，蛇虫咬伤	1. 治顽癣：鲜白屈菜用50%的乙醇浸泡，擦患处（《辽宁常用中草药手册》）。2. 治外科疮肿，毒虫咬伤：鲜白屈菜适量，捣烂外敷（《陕甘宁青中草药选》）
芥菜	十字花科植物芥菜 *Brassicajuncea*（L.）Czern.et Coss.［*Sinapisjuncea* L.］、油芥菜的嫩茎和叶	利肺豁痰，消肿散结。主治寒饮咳嗽，痰质气逆，胸膈满闷，砂淋，石淋，牙龈肿烂，乳痈痔肿，冻疮漆疮	1. 治膀胱结石，小便不通，烫伤冻疮：鲜叶（《福建药物志》）。2. 治白带：老黄叶
小金牛草	远志科植物小花远志 *Polygala arvensis* Willd. 的带根全草	祛痰止咳，散瘀，解毒。主治咳嗽，咯痰不爽，跌打损伤，月经不调，痈肿疮毒，毒蛇咬伤	治麻风病神经反应：鲜品60 g，两面针9 g，加水两碗熬成半碗，睡前加糖顿服，每晚一剂
肾果小扁豆	远志科植物肾果小扁豆 *Polygalafurcata* Royle［P.*triphylla*1Buch. Ham.exD.Don］的带根全草	祛痰止咳，解毒散瘀止血。主治痰多咳嗽，咽喉肿痛，牙痛，疔疮，失眠多梦，跌打损伤，外伤出血	治疗疮、刀伤：黄华香适量，捣绒敷患处
大金牛草	远志科远志属植物金不换 *Polygalaglomerata* Lour.［Polygala-chinenus. chinensis L.］的全草	祛痰，消积，散瘀解毒。主治咳嗽咽痛，小儿疳积，跌打损伤，瘰疬，痈肿，毒蛇咬伤	治癫痫：金不换60～125 g，捣烂绞汁，加入乳或牛乳一小盏

续表

药名	来源	功能主治	临床鲜用
瓜子金	远志科远志属植物瓜子金 *Polygalajaponica* Houtt. 的全草	祛痰止咳，散瘀止血，宁心安神，解毒消肿。主治咳嗽痰多，跌打损伤，风湿痹痛，吐血，便血，心悸失眠，咽喉肿痛，痈疽疮疡，毒蛇咬伤	1. 治咽喉肿痛，扁桃体炎：鲜瓜子金30 g，切碎捣烂，加冷开水一碗绞汁。2. 治毒蛇咬伤：鲜瓜子金 30 ~ 60 g，加冷开水绞汁服
黄瓜仁草	远志科植物蓼叶远志 *Polygalapersicariaefolia* DC. 的全草	化痰散结，解毒消肿。主治咽喉肿痛，咳嗽胸闷，咯痰不爽，毒蛇咬伤，跌打损伤	治跌打损伤蛇咬伤：黄瓜仁草 6 ~ 9 g，煎服；另用鲜品捣烂敷患处
干苔	石莼科植物浒苔 *Enteromorpha prolifera*（Muell.）J.Ag.、条浒苔 *Enteromorpha clathrata*（Roth）Grev.、扁浒苔 *Enteromorpha compressa*（L.）Grev.、缘管浒苔 *Enteromorpha linza*（L.）J.Ag. 等的藻体	软坚散结，化痰消积，解毒消肿。主治瘿瘤，瘰疬，痈肿，疮疖，食积，虫积，脘腹胀闷，鼻衄	1. 鲜浒苔加桐油和冰片适量，捣成糊状，外敷（《中国药用海洋生物》）。2. 治手痈、背痈、疮疖，消肿排脓
海藻	马尾藻科植物海蒿子 *Sargassum pallidum*（Turn.）C.Ag. 或羊栖菜 *Sargassum fusiforme*（Harv.）Setch. 的干燥藻体	消痰软坚，利水退肿。主治瘿瘤，瘰疬，癞疝，脚气浮肿	捣傅小儿赤白游疹，火炎热疮：捣，绞汁服，去暴热，热痢，止渴（《本草拾遗》）

续表

药名	来源	功能主治	临床鲜用
大黑头草	唇形科植物垂花香薷 *Elsholtzia penduliflora* W.W. Smith 的全草	清肺止咳，清热解毒。主治流感，肺炎，支气管炎，胆囊炎，尿路感染，扁桃体炎，乳腺炎，炭疽，外伤感染	治疗风湿关节痛：大黄药（干品）9 ~ 15 g，煎汤服，外用鲜品捣烂酒炒热敷（《红河中草药》）
湖广草	唇形科植物佛光草 *Salvia substolonifera* Stib. 的全草	清肺，化痰，益肾，调经止血。主治肺热咳嗽，痰多气喘，吐血，肾虚腰酸，小便频数，带下，月经过多	1. 治蛇头疔：盐咳药、蛇泡草、虎山叶各等量，捣绒敷患处（《贵州草药》）。2. 治慢性输卵管炎急性发作：鲜湖广草 30 g，与鸡蛋、红枣同煮服（《全国中草药汇编》）
地椒	唇形科植物百里香 *Thymus mongolicus* Ronn. 或展毛地椒 *Thymus quinquecostatus* Cé lak.var. *przewalskii*（Kom.）Ronn. 的全草	祛风止咳，健脾行气，利湿，通淋。主治感冒，头痛，咳嗽，百日咳，反复疼痛，消化不良，呕吐，泄泻，牙痛，小便涩痛，湿疹瘙痒，疮痈肿痛	1. 治脚气：百里香全草，煎水外洗（沙漠地区《药用植物》）。2. 慢性湿疹，皮肤瘙痒：地椒 15 g，蒲公英 30 g，水煎外洗（《陕甘宁青中草药选》）
山油柑叶	芸香科山油柑属植物山油柑 *Acronychia pedunculata*（L.）Miq. 的叶	祛风止咳，理气止痛，活血消肿。主治支气管炎，感冒咳嗽，风湿性腰腿痛，胃痛，疝气痛，跌打损伤，疗疮痈肿	治跌打肿痛：用鲜山油柑叶，捣烂调酒外敷（《广西本草选编》）

续表

药名	来源	功能主治	临床鲜用
曼陀罗叶	茄科植物白曼陀罗 *Datura metel* L. 或毛曼陀罗 *Daturainnoxia* Mill. 的叶	镇咳平喘，止痛拔脓。主治喘咳，痹痛，脚气，脱肛，痈疽疮疖	1. 治喘息：曼陀罗叶少许，和烟草中，吸其烟（《现代实用中药》）。2. 治顽固性溃疡：曼陀罗鲜叶用银针密刺细孔，再用开水或米汤冲泡，然后敷患处，每日换两次（《福建民间草药》）。3. 治疗皮肤瘙痒，起水泡：曼陀罗鲜叶适量，捣烂取汁涂患处（《闽南民间草药》）。4. 治疗蛇咬伤，跌打损伤：曼陀罗鲜叶捣烂外敷（《陕甘宁青中草药选》）
曼陀罗根	茄科植物白曼陀罗 *Datura metel* L. 或毛曼陀罗 *Daturainnoxia* Mill. 的根	镇咳，止痛，拔脓。主治喘咳，风湿痹痛，疖癣，恶疮，狂犬咬伤	1. 治手掌心破痒，流黄水：曼陀罗鲜根 9 g，雄黄 9 g，明矾 9 g，水适量，煎数沸取起，令患者于适合温度时将患处浸于药水中，越久越好，每日作 1～2 次（《闽南民间草药》）
黄水茄	茄科茄属植物黄刺茄 *Solanum coagulans* Forsk. 以根、叶及果入药	止咳平喘，解毒，消肿止痛。主治咳嗽哮喘，风湿性关节炎，热淋，睾丸炎，牙痛，痈疮溃烂	治蚂蝗入鼻：苦天茄鲜叶捣汁，滴入鼻腔（《云南中草药》）
野颠茄	茄科植物刺茄 *Solanum surattense* Burm.f. 的全株	镇咳平喘，散瘀止痛。主治慢性支气管炎，哮喘，胃痛，风湿腰腿疼，瘰疬，寒性脓疡，痈肿疮毒，跌打损伤	1. 治跌打肿痛，痈疮肿痛：鲜颠茄根捣敷，或用颠茄茎叶晒干煅存性为末，调茶油敷患处（《广东中草药》）。2. 治扭挫伤：丁茄、姜黄、韭菜根，共捣烂外敷（《广西实用中草药新选》）。3. 治小儿疳积：鲜颠茄果 1～2 枚，切开，加猪肝蒸熟，去滇茄取猪肝吃

续表

药名	来源	功能主治	临床鲜用
水芙蓉	玄参科植物紫苏草 *Limnophila aromatica* (Lam.) Merr. 的全草	清肺止咳，消肿，解毒。主治感冒咳嗽，百日咳，毒蛇咬伤，疮痈肿毒，疥癣，皮肤瘙痒	1. 治毒蛇咬伤：水芙蓉 15 g，穿心莲 24 g，捣烂冲米酒适量，取药液内服，渣搽伤口周围（《广东中草药》）。2. 治癣疥：鲜水芙蓉绞汁涂，或煎水洗（广州部队《常用中草药手册》）
大种半边莲	桔梗科植物江南山梗菜 *Lobelia davidii* Franch. 的根或全草	宣肺化痰，清热解毒，利尿消肿。主治咳嗽痰多，水肿，痈肿疮毒，下肢溃烂，蛇虫咬伤	治疗痈肿疔毒：山梗菜根适量，白糖，熟盐少许，捣烂外敷（《江西草药》）
狭萼半边莲	桔梗科植物线萼山梗菜 *Lobelia melliana* E.Wimm. 的全草	宣肺化痰，清热解毒，利尿消肿。主治咳嗽痰多，水肿，乳蛾，痈肿疔疮，毒蛇咬伤，蜂蛰	治疗毒蛇咬伤：鲜山梗菜 30 g，鲜三叶鬼针草 60 g，捣烂绞汁或水煎服，有喉痹者，加六神丸 20 粒；山梗菜根酒浸 7 d 后捣烂外敷，内服山梗菜叶，一次 3 g，冷开水送服（《福建药物志》）
山梗菜	桔梗科半边莲属植物山梗菜 *Lobelia sessilifolia* Lamb. 的根或带根全草	祛痰，止咳，利尿，消肿，清热解毒。主治感冒发热，咳嗽，痰喘，肝硬化腹水，水肿，痈疽疔毒，蛇犬咬伤，蜂蛰	治疗蛇伤：大种半边莲适量，捣烂外敷（《江西草药手册》）
水葫芦根	菊科植物和尚菜 *Adenocaulon himalaicum* Edgew. 的根及根茎	宣肺平喘，利水消肿，散瘀止痛。主治咳嗽气喘，水肿，小便不利，产后瘀滞腹痛，跌打损伤	治疗骨折：水葫芦根适量，捶绒包伤处（《贵州民间药物》）

续表

药名	来源	功能主治	临床鲜用
红头小仙	菊科植物柔毛艾纳香 *Blumea mollis*(D.Don) Merr. [*Erigeron molle* D.Don ; *Blumea Wightiana* DC. ; B.*parvifolia* DC.] 的全草	清肺止咳，解毒止痛。主治肺热咳喘，小儿疳积，头痛，鼻渊，胸膜炎，口腔炎，乳腺炎	1. 治湿疹，皮肤瘙痒：柔毛艾纳香，煎水熏洗或鲜品捣汁涂（《湖南药物志》）。2. 治口腔炎：红头小仙叶数张，搓烂，冲开水含服（《全国中草药汇编》）
茼蒿	菊科茼蒿属植物蒿子杆 *Chrysanthemum carinatum* Scbousb. 和南茼蒿 *Chrysanthemum segetum* L. 的茎叶	和脾胃，消痰饮，安心神。主治脾胃不和，二便不通，咳嗽痰多，烦热不安	1. 治疗热咳痰浓：鲜茼蒿菜 90 g，水煎去渣，加冰糖适量，融化后分两次饮服。2. 治高血压性头昏脑胀：鲜茼蒿菜一把洗，切，捣烂取汁，每服一酒杯，温开水和服，每日两次。3. 治烦热头昏，睡眠不安：鲜茼蒿菜、菊花脑嫩苗各 60 ~ 90 g，煎汤，每日两次饮服（《食物中药与便方》）
还阳参	菊科植物滇川还阳参、驴打滚儿草和长茎还阳参 *Crepis riges cens* Diels 的全草或根	止咳平喘，健脾消食，下乳。主治支气管炎，肺结核，小儿疳积，乳汁不足	催乳：炖鲜猪脚 1 ~ 2 只，加鲜还阳参根 30 g（《怒江中草药》）
水朝阳草	菊科植物水埋阳 *Inula helianthus-aquatica* C.Y.Wu ex Ling 的全草	降气化痰，祛风除湿。主治咳嗽痰多，胸闷气喘，风湿痹痛，疔疮肿毒	治外伤出血，疔疮肿毒：金沸草叶适量，捣绒敷患处（《四州中药志》1982 年）
枇杷根	蔷薇科植物枇杷 *Eriobotrya japonica* (Thunb.) Lindl. 的根	清肺止咳，下乳，祛风湿。主治虚劳咳嗽，乳汁不通，风湿痹痛	1. 治关节疼痛：鲜枇杷根 120 g，猪脚节一只，黄酒酌量，水煎服。2. 治遗精：鲜枇杷根 30 ~ 120 g，猪脚节一只，炖服连服 3 次（1 ~ 2 方出自福建晋江《中草药手册》）。3. 治传染性肝炎：取鲜枇杷根 120 ~ 160 g，切碎，加水与童雌鸡 1 只或瘦猪肉 240 ~ 360 g，共煮 1 ~ 2 h，

续表

药名	来源	功能主治	临床鲜用
			浓缩至1小碗，除去表面油腻，喝汤，也可吃鸡肉（《武汉医学院学报》1959，（2）：211）
白草莓	蔷薇科植物白草莓 *Fragaria nilgerrensis* Schlecht.ex Gay 的全草	清肺止咳，解毒消肿。主治肺热咳喘，百日咳，口舌生疮，痢疾，小便淋痛，疮疡肿痛，毒蛇咬伤，骨折损伤	1. 治腰椎结核，骨折：白草莓15 ~ 30 g，煎服；并用鲜品适量，捣烂外敷（《云南中草药》）。2. 治毒蛇咬伤，疮疖：白草莓（鲜品）适量，捣烂加红糖外敷（《云南中草药选》）。3. 治烫火伤：白草莓（鲜品）适量，捣烂加红糖外敷（《全国中草药汇编》）
猪仔笠	豆科植物猪仔笠 *Eriosemachinense* Vog. 的块根	清肺化痰，生津止渴，消肿。主治肺热咳嗽，肺痈，发热烦渴，痢疾，睾丸鞘膜积液，食积不消，跌打肿痛	治跌打损伤：鲜猪仔笠捣烂外敷（广州部队《常用中草药手册》）
含羞草根	豆科植物含羞草 *Mimosa pudica* L. 的根	止咳化痰，利湿通络，和胃消积，明目镇静。主治慢性支气管炎，风湿疼痛，慢性胃炎，小儿消化不良，闭经，头痛失眠，眼花	治慢性支气管炎：含羞草根（鲜）60 g，红丝线根（鲜）18 g，水煎，每日1剂，分2次服。10 d 为1疗程，连续2个疗程（《全国中草药汇编》）
葫芦茶根	豆科植物葫芦茶 *Tadehagi triquetum*（L.）Ohashi 及蔓茎葫芦茶 *Tadehagi triquetrum*（L.）Ohashi subsp. *pseudotriquetrum*（DC.）Ohashi 的根	清热止咳，拔毒散结。主治风热咳嗽，肺痈，痈肿，瘰疬，黄疸	1. 治痈肿：葫芦茶鲜根、茎30 ~ 60 g，水煎服；另用鲜叶加冷饭少许，捣烂敷患处。2. 治瘰疬，瓜藤痈：葫芦茶鲜根30 ~ 60 g，水煎服（1 ~ 2方出自《福建中草药》）

续表

药名	来源	功能主治	临床鲜用
虎尾轮	豆科植物猫尾射 *Uraria crinita*（*L.*）*Desv.*［*Hedysarum crinitum L.*］的全草	清热止咳，散瘀止血。主治肺热咳嗽，肺痈，积聚，乳吹，脱肛，子宫脱垂，吐血，尿血，外伤出血	1. 治肺痈吐痰腥臭：鲜虎尾轮 30 ~ 45 g。洗净，切碎，水适量煎服。2. 治乳痈，乳癌：猫尾射鲜叶每次 30 ~ 60 g，合牛肉炖服（《闽南民间草药》）
罗伞草	酢浆草科植物感应草 *Biophytum sensititvum*（L.）DC.［*Oxalis sensitivum* L.；*Biophytum nanum* H.Chang］的全草	化痰定喘，消积利水。主治哮喘，小儿疳积，水肿，淋浊	治小儿疳积：鲜感应草 9 ~ 15 g，洗净，与肝类或瘦肉蒸熟，汤肉并食（《广西本草选编》）
望江南	豆科决明属植物望江南 *Cassia occidentalis* Linn. 的茎叶	肃肺，清肝，利尿，通便，解毒消肿。主治咳嗽气喘，头痛目赤，小便血淋，大便秘结，痈肿疮毒，蛇虫咬伤	1. 治蛇头疔：鲜羊角豆叶一握，和白麻子捣烂敷贴患处。2. 治蛇伤：鲜羊角豆叶一握，捣烂绞自然汁服，渣敷患处（《福建民间草药》）
无患树蕴	无患子科植物无患子 *Sapindusmukorossi* Gaertn. 的根	宣肺止咳，解毒化湿。主治外感发热咳喘，白浊带下，咽喉肿痛，毒蛇咬伤	治双单鹅喉：无患树蕴 90 g，捣烂或切片，煎水含漱
兰花根	兰科植物建兰 *Cymbidium ensifolium*（L.）Sw.；寒兰 *Cymbidium kanran* Makino；或台兰 *Cymbidium floribundum* Lindl.var.pumilum（Rolfe）Y.S.Wu et S.C.Chen 的根	润肺止咳，清热利湿，活血止血，解毒杀虫。主治肺结核咯血，百日咳，急性胃肠炎，热淋，带下，白浊，月经不调，崩漏，便血。跌打损伤，疮疖肿毒，痔疮，蛔虫腹痛，狂犬咬伤	1. 治尿血或小便涩痛：（建兰）鲜根 45 g，葱白 3 ~ 5 个，清水煎汤调乌糖服（《泉州本草》）。2. 治跌打损伤：鲜春兰根、蛇葡萄根皮适量，加酒糟捣烂做成饼状，烘热后敷伤处（《浙江药用植物志》）

续表

药名	来源	功能主治	临床鲜用
鹤顶兰	兰科鹤顶兰 *Phaius tankervilliae*(Ban-ksex L'Herit.) BI. [*Limodorum tankervi*11*iae* Banks ex L'Herlt.] 以假鳞茎入药	止咳祛痰，活血止血。主治咳嗽痰多，咳血，乳腺炎，跌打损伤，外伤出血	1. 治乳腺炎：鹤顶兰鲜球茎，捣烂，调醋外敷（《广西本草选编》）。2. 治跌打肿痛：鹤顶兰鲜球茎捣烂，酒炒，外敷（《广西本草选编》）
石枣子	兰科植物云南石仙桃 *Pholidota yunnanensis* Rolfe. 的假鳞茎或全草	润肺止咳，散瘀止痛，清热利湿。主治肺痨咯血，肺热咳嗽，胸胁痛，胃腹痛，风湿疼痛，疮疡肿毒	治疮疖肿毒：鲜假鳞茎捣烂敷（《湖南药物志》）
岩笋	兰科植物笋兰 *Thunia alba*(*Lindl.*)*Rchb.f.* 的全草	止咳平喘，活血祛瘀，接骨。主治肺热喘咳，胃脘痛、跌打损伤，骨折	治骨折：鲜品加酒适量，捣绒，炒热加入鸡蛋清调匀外敷（《云南、中草药》）
猪胰	猪科猪属动物猪 *Sus scrofa domestica* Brisson 的胰脏	益肺止咳；健脾止痢；通乳润燥。主肺痿咳嗽；肺胀喘急；咯血；脾虚下痢；乳汁不通；手足皲裂；不孕；糖尿病	治糖尿粮心：新鲜猪胰 1 条，先净，于开水中烫到半熟，以酱油拌食，每日 1 条（《山东药用动物》）
蠵龟血	海龟科动物蠵龟 *Caretta caretta gigas* Deraniyagala 的血	润肺平喘；解毒疗伤。主哮喘；干咳；刀箭伤	治气管炎，干咳：鲜（蠵）龟血加白糖，每次服 3 ~ 4 匙（《山东药用动物》）

第十五章　安神药

缬　草

【来源】 败酱科植物缬草 *Valeriana officinalis* 黑水缬草 V.*amurensis* P.Smirn. 宽叶缬草的根、根茎。

【性味归经】 味辛、苦，性温。归心、肝经。

【功能】 安心神。

【主治】 主心神不安；心悸失眠；癫狂；脏躁；风湿痹痛；痛经；经闭；跌打损伤。

【化学成分】

含挥发性成分含有挥发油成分（单萜及倍半萜），根部多含有环烯醚萜类与倍半萜类化学成分。

【干燥方法】

将鲜缬草除去杂质、洗净，用切片机切成 3 ~ 5 mm 的段，速冻至 −30 ℃，按照冻干曲线设定参数操作，最终加热温度设定为 −50 ℃，真空度保持在 50 ~ 70 Pa，到物料温度为 50 ℃时为止。

【药理作用】

1. 抗氧化　在对比其提取物对自由基清除活性，还原能力和总抗氧化活性的研究中，发现水和丙酮提取物中观察到最高和最低活性。

2. 对神经系统的作用　解痉镇痛：选取 100 名女学生作为受试对象，研究发现缬草可能具有解痉作用。因其能够有效地抑制受试对象子宫的收缩，继而证明缬草对女子痛经具有作用。

抗焦虑：缬草所含挥发油类成分具有抗癫痫作用。

抗惊厥：缬草中所含挥发性成分具有抗心律失常的作用。

3. 抑菌　缬草精油显示具有广谱抑菌活性，有抗轮状病毒作用。

4. 保肝护肾　缬草提取物具有保护肝脏，护肾作用。

【毒理研究】

兔的四氯化碳性肝坏死，有一定的保护作用。缬草油之毒性颇低，大鼠口服的半数致死量与耐受量（即每日口服 1 次共 8 周，不发生明显损害，体重增长与对照组无异的量）之比为 7.0，远低于芥子油。

【古代鲜用】

《科学的民间药草》：用于神经衰弱，精神不安。

《山东中药》：治妇女经闭，月经困难。

《四川中药志》：治脑神经及心、胃衰弱，慢性神经失常及尿崩。

《陕西中药志》：治心悸及腰痛。

《陕西中草药》：安神镇静，驱风解痉，生肌止血，止痛。治癔病，克山病，心脏病（心肌炎、产后心脏病、风湿性心脏病合并心力衰竭），腰腿痛，胃肠痉挛，关节炎，跌打损伤，外伤出血。

【现代鲜用】

1. 神经衰弱及神经病　缬草、五味子。煎服或浸酒服。

2. 腰痛，腿痛，腹痛，跌打损伤，心悸，神经衰弱　缬草一钱。研为细末，水冲服，蕨加童便冲服。

3. 神经官能症　缬草一两，五味子三钱，合欢皮三钱，酒半斤，浸泡七天，每次服 10 ml，一日三次。

【不良反应】尚未报道。

【防范措施与禁忌】

体弱阴虚者慎用。

【中药小故事】

人类认识和利用缬草可追溯到近 2500 年前，古希腊人最早在祭祀和庆典的活动中运用缬草。缬草早在古希腊和古罗马时期就被当作一种草药使用。希波克拉底描述了缬草的特性，之后盖伦指出其可作为治疗失眠的药物。在瑞典中世纪时期的结婚典礼中，缬草有时候会被新郎戴在礼服上以防精灵嫉妒。600 多年前，欧洲人发现缬草富含挥发性精油，曾主要用来做香水和卷烟香精，法国著名奢侈品品牌香奈儿（Chanel）香水就是用缬草精油调制。

其他可鲜用安神药

药名	来源	功能主治	临床鲜用
一把伞	真藓科植物暖地大叶藓 *Rhodobryum giganteum*（Schwaegr.）Par.［*Bryum giganteum* Schwaegr.；*Mnium giganteum* Schwaegr.］的植物体	养心安神，清肝明目。主治心悸怔忡，神经衰弱，目赤肿痛，冠心病，高血压等	治刀伤：岩谷伞适量，捣敷患处
定心散	观音座莲科植物定心散观音座莲 *Angiopteris officinalis* Ching 带叶柄基部的根茎	安神通络，清热消肿，止咳。主治神经衰弱，精神分裂症，冠心病，黄疸型肝炎，痄腮，痈肿，蛇咬伤，肺炎咳嗽	治摆心病：鲜定心散 60 g，水煎服
夜交藤	蓼科植物何首乌 *Fallopia multiflora*（Thunb.）Harald. 的藤茎或带叶的藤茎	养心安神，祛风通络。主治失眠多梦，血虚身痛，肌肤麻木，风湿痹痛，风疹瘙痒	治腋疽：首乌藤、鸡屎藤叶各适量，捣烂，敷患处

第十六章　平肝息风药

地　龙

【来源】 钜蚓科动物参环毛蚓 *Pheretima aspergillum*（E.Perrier）、通俗环毛蚓 *Pheretima vu*1 *garis* Chen、威廉环毛蚓 *Pheretima guillelmi*（Michaelsen）或栉盲环毛蚓 *Pheretima pectinifera* Michaelsen 的干燥体。

【性味归经】 咸，寒。归肝、脾、膀胱经。

【功能】 清热定惊，通络，平喘，利尿。

【主治】 用于高热神昏，惊痫抽搐，关节痹痛，肢体麻木，半身不遂，肺热喘咳，水肿尿少。

【化学成分】

参环毛蚓和背暗异唇蚓含溶血成分：蚯蚓素，解热成分：蚯蚓解热碱，有毒成分：蚯蚓毒素等。还含 6- 羟基嘌呤，黄嘌呤，腺嘌呤，鸟嘌呤，胍，胆碱，以及丙氨酸，缬氨酸，亮氨酸，苯丙氨酸，酪氨酸，赖氨酸等氨基酸。我国市面出售的赤子爱胜蚓和美国红蚓即红色爱胜蚓的杂交种，称为“大平二号蚓”，其中含有天冬氨酸，苏氨酸，丝氨酸，谷氨酸，甘氨酸，丙氨酸，缬氨酸，蛋氨酸，异亮氨酸，亮氨酸，酪氨酸，苯丙氨酸，赖氨酸，组氨酸，精氨酸，脯氨酸和锌、铜、铁、铬、硒、钼、钆、镁等元素。近年从赤子爱性蚓体内找出血小板活化因子，其前体物质1-O- 烷基 -2- 酰基 -sn- 甘油 -3- 磷酸胆碱占磷脂酰胆碱的比例高达 61.4%。

【干燥方法】

喷雾干燥工艺参数为：药液相对密度 1.10 g/mL，进风温度 142 ℃，泵药速度 2.00 r/ min。

【药理作用】

1. 促进皮肤创面愈合　地龙鲜液外敷于大鼠皮肤创面，总蛋白含量显著升高，总蛋白含量的增高有利肉芽生长；羟脯氨酸含量升高使肉芽中胶原合成增加，促进创面愈合，使创面减小。地龙鲜液能有效抑制大鼠创面感染、炎症的发生。

2. 抑制瘢痕增生　建立兔耳增生性瘢痕模型，鲜地龙各剂量治疗组与模型组比较，兔耳创面上皮化时间明显缩短，光镜显示，鲜地龙各剂量治疗组明显抑制成纤维细胞增殖以及降低胶原纤维的含量。鲜地龙液具有促进兔耳创面愈合、抑制瘢痕增生的作用。

3. 抗炎　鲜地龙外敷对二甲苯致小鼠急性炎症耳肿胀、蛋清致大鼠足爪肿胀均有明显的抑制作用，具有良好的抗炎消肿作用，可减少炎性渗出，缩短炎症周期，高浓度抑炎效果更明显。

4. 抑菌　鲜地龙提取物对绿脓杆菌、大肠杆菌、肺炎双球菌、伤寒杆菌、白色葡萄球菌、乙型链球菌有一定抑制作用。

【毒理研究】

广地龙热浸剂给小鼠静注 LD_{50}。为 3.85 g/kg，腹腔注射 LD_{50}。为 95 ~ 115 gl/kg，给大鼠灌胃 0.1 gl/（kg·d），连续 45 d 未发现毒性反应。小鼠腹腔注射广地龙注射液，LD_{50} 为 40.7 g/kg。从广地龙 1 000 g 提得淡黄色结晶 2 g，给小鼠为注 LD_{50}。为 38.7 mg/kg。按动物急性死亡率法估测参环毛蚓毒性组分的药动学参数，其在体内属一级动力学消除，呈一室模型，t1/2。为 31.2 min，仅为抗凝血酶成分消除半衰期的 22.3%，因毒性组分半衰期短，所以地龙多次连续给药不易造成蓄积中毒。比较安全。

【古代鲜用】

《滇南本草》：治小儿螵，惊风，口眼歪斜，强筋，治痿软。

【现代鲜用】

1. 带状疱疹　鲜地龙 20 克，鲜韭菜根 30 克，共捣成泥状，调入少许芝麻油，装瓶置阴凉处备用。用时以药涂患处，外用纱布包扎。

2. 腮腺炎　取仙人掌 3 片，去皮去刺，捣烂成泥备用；再将适量新鲜地龙（即蚯蚓）捣碎成泥，将仙人掌泥与地龙泥以 1∶1 的比例混合后涂抹于患处，再用新鲜蔬菜叶覆盖以起保湿作用，外层覆盖纱布固定，每次敷药时间 4 h，每日 2 次。

3. 小儿惊风　鲜地龙 7 条，白砂糖 60 g，加水共捣绒澄清滤过炖服。

4. 肝硬化难治性腹水　鲜地龙 50 g 洗净加白砂糖 20 g 捣成糊状敷脐，患者脐部先予洁净纱布覆盖，然后覆盖鲜地龙糊，上面再予 2 ~ 3 层洁净纱布覆盖包扎，1 天 1 换，20 d 为一个疗程。

5. 中耳炎　活地龙 30 g，白糖 20 g。先以 3% 双氧水清洁外耳道及内耳，再用干棉球拭干，然后将地龙水吸入干净的眼药瓶内滴用，每次 2 ~ 3 滴，每日 3 ~ 4 次。滴入后，在外耳道口塞一无菌干棉球。

6. 小儿夜啼　鲜地龙（即活蚯蚓）5 ~ 7 条，洗净，放于清洁容器中，加入适量白砂糖浸泡，0.5 h 后取出浸出液，置入小号砂锅中，加水约 20 ml，文火熬开约 5 min，一日数次频服。一日一剂。

7. *褥疮* 鲜地龙 100 g，清水洗净捣烂，加入白糖 30 g。将患部常规消毒后，用准备好的地龙浆外敷，纱布覆盖，每日换药 1 次。一般于敷药后 3 d 脓性分泌物即见减少，5 d 后长出新鲜肉芽，8 ~ 30 d 内疮面可以愈合。

8. *产后尿潴留* 鲜地龙 50 g，清水洗净，捣烂，纱布包煎，取汁 400 ml，加红糖适量，每次 200 ml 口服。观察 1 h 内排尿。

9. *骨质增生* 鲜地龙白糖液，加入适量野葡萄汁。

10. *癫痫* 鲜地龙 50 条，半夏 12 g，郁金 30 g，生大黄 10 g。

【不良反应】尚未报道。

【防范措施与禁忌】脾胃虚寒不宜服，孕妇禁服。

【中药小故事】

相传，宋太祖赵匡胤登基不久，患了“缠腰火丹”病，他的哮喘病也一起复发了。太医院的医官们绞尽脑汁，仍是回春乏术，百无一验，太祖一怒之下，将所有治病的医官都监禁起来。后来，一位河南府的医官想起洛阳有位擅长治疗皮肤病的药铺掌柜，外号叫做“活洞宾”的，善治此病，于是上章推荐。

“活洞宾”来到宫中，见太祖环腰长满了大豆形的水泡，像一串串珍珠一样，这时，太祖问道：“朕的病怎么样。”“活洞宾”连忙答道：“皇上不必忧愁，下民有好药，涂上几天就会好的。”太祖冷冷一笑：“许多名医都没有办法，你敢说此大话。”“活洞宾”道：“倘若治不好皇上的病，下民情愿杀头，若治好了，请皇上释放被监禁的太医。”

太祖回答道：“若真如此，就答应你的要求。”于是，“活洞宾”来到殿外，打开药罐，取出几条蚯蚓放在两个盘子里，撒上蜂糖，使其溶化为水液。他用棉花蘸水液涂在太祖患处，太祖立刻感到清凉舒适，疼痛减轻了许多。他又捧上另一盘蚯蚓汁，让太祖服下。

太祖惊问：“这是何药，即可内服，又可外用。”“活洞宾”怕讲实话而受到太祖责罚，就随机应变地说：“皇上是真龙天子下凡，民间俗药怎能奏效，这药叫做地龙，以龙补龙，定能奏效。”太祖听后非常高兴，立即服下。几天后，太祖的疱疹落，咳喘止，疼痛消失，又上朝了。“活洞宾”也因此而极尽荣华。从此，地龙的名声与功能也就广泛传开了。

蜈　蚣

【来源】蜈蚣科少棘巨蜈松的 *Scolopendra subspinipes mutilans* L.Koch 的虫体。

【性味归经】辛，温；有毒。归肝经。

【功能】息风镇痉，通络止痛，攻毒散结。

【主治】用于肝风内动，痉挛抽搐，小儿惊风，中风口嗝，半身不遂，破伤风，风湿顽痹，偏正头痛，疮疡，瘰疬，蛇虫咬伤。

【化学成分】

含二种类似蜂毒的有毒成分，即组胺样物质及溶血性蛋白质；尚含脂肪油、胆甾醇、蚁酸等。又分离出 δ－羟基赖氨酸；氨基酸有组氨酸、精氨酸、鸟氨酸、赖氨酸、甘氨酸、丙氨酸、缬氨酸、亮氨酸、苯丙氨酸、丝氨酸、牛磺酸、谷氨酸。

【干燥方法】

微波干燥：微波 1 000 W，中火 8.5 min。

【药理作用】

1. 抑菌　有研究发现蜈蚣对多种皮肤真菌有不同程度的抑制作用，对葡萄球菌，八叠杆菌、绿脓杆菌、白色念球菌并不显示直接的抑制作用。

2. 镇痛抗炎　有研究发现全蝎蜈蚣治疗类风湿性关节炎的可能途径是调节胶原免疫性关节炎（CIA）大鼠外周血和肠黏膜局部 T 淋巴细胞平衡。

3. 增强消化　有研究发现蜈蚣水提取物冻干粉 20 mg/kg 剂量时对大鼠胃液、胃酸、胃酶、胃蛋白酶总活力及对小鼠小肠推进运动有促进作用。

【毒理研究】

小鼠口服给 24 h LD_{50} 为 9.90 g/kg（9.63 ~ 10.18 g/kg）；小鼠腹腔注射 24 h LD_{50} 为 6.66 g/kg（6.48 ~ 6.84 g/kg）。用 18 ~ 20 g 小鼠共 60 只，剂量为 1 g/kg，观察 lwk，无死亡。亚急性毒性：50 ~ 55 g Wistar 大鼠，每日 1 次 ig 给药的最大剂量为 2 g/kg，连续 15 d，分别死亡动物，检查血象、NPN，脏器病理切片光镜检查等均未见异常。蜈蚣毒液 ip 小鼠的 LD_{50} 为 22.5 mg/kg。大剂量时小鼠表现为极不稳定、抽搐，然后在几分钟之内死亡。小剂量时表现为站立不稳呼吸急速和衰竭，惊厥等，可能逐渐恢复或死亡。

【古代鲜用】

《神农本草经》：主啖诸蛇虫鱼毒，温疟，去三虫。

《神农本草经》：主啖诸蛇虫鱼毒，温疟，去三虫。

《名医别录》：疗心腹寒热结聚，堕胎，去恶血。

《抱朴子》：末，以治蛇疮。

《日华子诸家本草》：治症癖。蛇毒。

《本草纲目》：治小儿惊痫风搐，脐风口噤，丹毒，秃疮，瘰疬，便毒，痔漏，蛇瘕、蛇瘴、蛇伤。

《本草述》：治疠风。

《玉楸药解》：拨脓消肿。

【现代鲜用】

1. 结核病　取蜈蚣去头足焙干研末内服，每次量约为 3 ~ 5 条，每日 2 ~ 3 次。

2. 百日咳　取蜈蚣、甘草等分，焙干研末口服，每日 3 次，每次 1 ~ 2 岁 1.5 g，3 ~ 4 岁 2 g。连服 5 ~ 7 d 为一疗程。治疗 500 余例，有效率 90%。

3. 癌症　蜈蚣晒干研末，每日量约 2 ~ 3 条蜈蚣，分次服。或以蜈蚣 100 条制成 200 ml 注射液，每天用 2 ~ 4 ml，于病灶基底部浸润注射。

4. 颌下淋巴腺炎　取干蜈蚣 2 条，水煎分 3 次服，每日 1 剂。一般 3 ~ 4 d 即可治愈。

5. 骨髓炎　取蜈蚣焙干研末，以 0.5 g 装入胶囊或压片内服，每次 1 g，每日 3 次，小儿减半；同时用凡士林纱条拌药粉敷于瘘管内，每天 1 次。

6. 甲沟炎　取蜈蚣 1 条，雄黄、枯矾各 5 分，共研细末；另取新鲜鸡蛋 1 只，一端打破，倾出部分蛋白以手指插入不溢出为标准，然后将药粉装入蛋内搅匀，患指即从蛋孔处插入，用小火沿着蛋壳围烘 1 h 以上。

7. 烧烫伤　取活蜈蚣若干条，用麻油浸泡半个月。油以浸过蜈蚣面为度。Ⅰ度烧烫伤用蜈蚣油涂患处，Ⅱ ~ Ⅲ度用纱布浸蜈蚣油敷患处，绷带包扎。治疗 13 例烫伤，4 例烧伤，多数用药 1 ~ 2 次（最多 3 ~ 4 次）即愈。

【不良反应】尚未报道。

【防范措施与禁忌】

血虚生风者及孕妇禁服。

《本草衍义》：畏蛞蝓。

《本草纲目》：畏蜘蛛、鸡屎、桑皮、白盐。

《本草经疏》：小儿慢惊风，口噤不言，大人温疟非烟岚瘴气所发，心腹积聚非虫结蛇瘕，便毒或脓将溃，咸在所忌。

置干燥处，防霉，防蛀。

【中药小故事】

蛇医专家季德胜为试验蛇毒，让小花蛇在自己小臂上咬了一口，皮肤陡然变黑，内服蛇药无效，人渐昏迷，医者无策。季本人用 5 条活蜈蚣吞下去，仍无好转，生命危急，只得去电向其师兄求救。其师兄电云："仍口吃蜈蚣，数量加倍。"依法服后黑色渐退，神志清醒。15 条活蜈蚣救了季德胜的命。

其他可鲜用平肝息风药

药名	来源	功能主治	临床鲜用
一柱香	茜草科植物败酱耳草 *Hedyotis capituligera* Hance 的全草	清肝泻火，解毒。主治目赤肿痛，无名肿毒，毒蛇咬伤	治无名肿毒，一柱香适量，捣绒敷患处（《贵州草药》）
柔毛水杨梅	蔷薇科植物柔毛路边青 *Geum japonicum* Thunb. var.*chinense* F.Bolle 的全草	补肾平肝，活血消肿。主治头晕目眩，小儿惊风，阳痿，遗精，虚劳咳嗽，风湿痹痛，月经不调，疮疡肿痛，跌打损伤	1. 治小儿惊风：（华东水杨梅）鲜叶捣烂，取汁 1 盅，开水冲服（《北方常用中草药手册》）。2. 治高血压病：（华东水杨梅）鲜全草、鲜夏枯草各 30 g，水煎服（《浙江药用植物志》）。3. 治风湿痹痛：（华东水杨梅）全草 6 ~ 9 g，水煎服；另用（华东水杨梅）鲜叶适量，捣烂外敷患处（《浙江药用植物志》）。4. 治乳腺炎，疮毒：水杨梅鲜草，捣烂敷患处（《云南中草药》）。5. 治跌打损伤：（华东水杨梅）鲜叶适量，捣烂外敷患处（《浙江药用植物志》）
槐叶	豆科植物槐 *Sphora japonica* L. 的叶	清肝泻火，凉血解毒，燥湿杀虫。主治小儿惊痫，壮热，肠风，尿血，痔疮，湿疹，疥癣，痈疮疔肿	1. 治外痔红肿，内痔脱出：鲜槐叶捣烂绞汁，调苦参末涂患处（《安徽中草药》）。2. 治慢性湿疹：新鲜槐叶置沸水中冲洗净，捣烂如泥状，先用开水洗净患部，将槐叶泥敷患处，外以纱布包扎，每日更换 1 次（《中医杂志》1959，（5）：39）
亚麻	亚麻科植物亚麻 *Linum usitatissimum* L. 的根、叶	平肝，活血。主治肝风头痛，跌打损伤，痈肿疔疮	1. 治跌打损伤：亚麻根加香附或细辛，同捣烂外敷。2. 治刀伤出血：鲜亚麻叶捣烂或干叶研粉，加少许冰片外敷（1 ~ 2 出自江西《草药手册》）
鲤鱼脑	鲤科鲤属动物鲤 *Cyprinus carpio* Linnaeus 的脑髓	明目，聪耳，定痫。主治青盲，暴聋，久聋，诸痫	治耳聋有脓，不瘥，有虫：捣挂和鲤鱼脑，（绵裹）纳耳中，不过三四度（《千金要方》）

续表

药名	来源	功能主治	临床鲜用
鸭涎	鸭科动物家鸭 *Anas domestica* Linnaeus. 的口涎	凉肝止痉，消肿解毒。主治异物哽喉，小儿阴囊被蚯蚓咬伤肿亮	1. 治小儿痓风，头及四肢皆往后：以鸭涎滴之。2. 治蚯蚓吹小儿阴肿：取雄鸭涎抹之（《海上方》）。3. 治谷芒刺喉：饮鸭涎（《食物本草会纂》）
缘桑螺	琥珀螺科动物赤琥珀螺 *Succinea erythrophana* Ancey 的全体	息风震惊，消肿止痛。主治小儿惊风，痔疮，脱肛	1. 治小儿惊风：缘桑螺七枚焙研，米饮服（《纲目》引《小儿宫气方》）。2. 治脱肛：缘桑螺烧之，以猪脂和敷之（《本草纲目》引《范汪方》）
雀瓮	刺蛾科动物黄刺蛾 *Cnidoca Mpa flavescens* Walker［*Monema flavescens* Walker］的虫茧	息风止惊，解毒消肿。主治小儿惊风，脐风，癫痫，乳蛾肿痛	1. 治小儿撮口病，先小儿口傍，令见血：以瓮碎取汁涂之，亦生捣鼠妇并雀瓮汁涂（《本草拾遗》）。2. 治小儿急惊风搐搦：天浆子（生用）三枚，干蝎（生用）七枚，朱砂一钱。上捣罗为散，以软饭和丸，如粟米大。不计时候，以荆芥汤下二丸，量儿大小，加减服之（《圣惠方》）。3. 治小儿痫疾：棘枝上雀瓮，研，其间虫出，取汁灌之（《圣惠方》）

第十七章　开窍药

石菖蒲

【来源】天南星科植物金钱蒲 *Acorus gra mineus* Soland 大田栽培后的新鲜带叶根茎。

【性味归经】苦辛，温。归心、胃经。

【功能】开窍宁神、豁痰、理气、活血、散风、去湿、和胃。

【主治】用于癫痫、痰厥、热病神昏、健忘、气闭耳聋、心胸烦闷、胃痛、腹痛、风寒湿痹、痈疽肿毒、跌打损伤。

【化学成分】

石菖蒲经烘干处理后挥发油含量降低，根茎中挥发油的含量较叶中的含量高。β-细辛醚在鲜药材和干药材根茎中的质量分数分别为 2.81% 和 1.70%，在鲜药材和干药材叶中质量分数分别为 0.90% 和 0.75%。α- 细辛醚在鲜药材和干药材根茎中的质量分数分别为 0.03% 和 0.02%，在鲜药材和干药材叶中的质量分数分别为 0.05% 和 0.04%。

【干燥方法】

将石菖蒲药材切片或切段，然后放入包装袋里，抽真空后封口，置于 −30 ℃下速冻，随后放入 −18 ℃冰箱内贮藏。

【药理作用】

1. 对中枢神经系统　有研究发现石菖蒲有镇静作用。

2. 对心血管系统　有研究发现石菖蒲挥发油（β- 细辛醚）在一定浓度下有使豚鼠冠状血管扩张的作用。临床常用于冠心病、肺心病等属于痰浊气滞之胸痹者的治疗，其机制可能与其能增加冠脉流量有关，还可能与镇静、改善消化机能、平喘、镇咳等作用有关。

3. 对消化系统　有研究发现石菖蒲煎剂内服能促进消化液的分泌及制止胃肠异常发酵，并有缓解肠管平滑肌痉挛的作用。

【毒理研究】

石菖蒲水煎剂给小鼠腹腔注射的半数致死量为 53 ± 2.5 g/kg。石菖蒲挥发油给小鼠皮下注射的半数致死量为 0.157 ml/kg。其急性中毒的表现为初期安静不动，继则为运动失调、抽搐，外界刺激可诱发或加重抽搐，最后死于强直性惊厥。说明挥发油的主要急性中毒症状可能是兴奋脊髓。石菖蒲煎剂给小鼠口服，未见毒性反应。

【古代鲜用】

《名医别录》：四肢湿痹不得屈伸，则即《本经》之主风寒湿痹，复叠无别，殊是蛇足。温疟亦时行之戾气，而兼有湿痰蒙蔽，菖蒲涤痰辟秽，裨助正气，故能治之。然疟之虚实寒热，各各不同，偏举小儿，似嫌泛滥，且作浴汤外治，其效亦鲜。

《名医别录》：皆非精要，大是可疑，或后人有所点窜欤？甄权治耳鸣，则湿痰蒙其清气，而甲木少阳之气，郁而不伸者，即开通九窍之功效也，若肝肾阴虚，浮阳上扰之耳鸣，则非辛温开窍之所宜矣。甄权又治头风泪下，亦惟寒风外束者为宜，若肝阳自扰之头风，又不可一例论治。甄氏又谓治鬼气，濒湖谓治中恶卒死，客杵，则皆阴霾不正之气，固芳香辟秽之正治也。

《本草汇言》：石菖蒲，利气通窍，如因痰火二邪为眚，致气不顺、窍不通者，服之宜然。若中气不足，精神内馁，气窍无阳气为之运动而不通者，屡见用十全大补汤，奏功极多，石菖蒲不必问也。

《本草纲目》：菖蒲气温，心气不足者用之，虚则补其母也。肝苦急，以辛补之是矣。

《本草新编》：石菖蒲，必须石上生者良，否则无功。然止可为佐使，而不可为君药。开心窍必须佐以人参；通气必须君以苍术；遗尿欲止，非加参、芪不能取效；胎动欲安，非多加白术不能成功；除烦闷，治善忘，非以人参为君，亦不能两有奇验也。

《本经逢原》：菖蒲，心气不足者宜之，《本经》言补五脏者，心为君主，五脏系焉。首言治风寒湿痹，是取其辛温开发脾气之力。治咳逆上气者，痰湿壅滞之喘咳，故宜搜涤，若肺胃虚燥之喘咳，非菖蒲可治也。其开心孔、通九窍、明耳目。出音声，总取辛温利窍之力。又主肝虚，心腹痛，霍乱转筋，消伏梁癫痫，善通心脾痰湿可知。凡阳亢阴虚者禁用。以其性温，善鼓心包之火，与远志之助相火不殊，观《本经》之止小便利，其助阳之力可知。

《重庆堂随笔》：石菖蒲，舒心气、畅心神、怡心情、益心志，妙药也。清解药用之，赖以祛痰秽之浊而卫宫城，滋养药用之，借以宣心思之结而通神明。

《本草正义》：菖蒲味辛气温，故主风寒湿邪之痹着。治咳逆上气者，以寒饮湿痰之壅塞膈上，气窒不通者言之。辛能开泄，温胜湿寒，凡停痰积饮，湿浊蒙蔽，胸痹气滞，舌苔白腻垢秽或黄厚者，非此芬芳利窍，不能疏通，非肺胃燥咳及肾虚之咳逆上气可比。开心孔，补五脏者，亦以痰浊壅塞而言；荡涤邪秽，则九窍通灵，而脏气自得其补益，非温燥之物，能补五脏真阴也。而俗谓菖蒲能开心窍，及反以导引痰涎，直入心包，比之开门迎贼者，过矣。且清芬之气，能助人振刷精神，故使耳目聪明，九窍通利。凡寒饮闭塞，肺气不宣，则令人音暗，菖蒲能逐饮宣窍，而声自开，以视虚劳金破之不鸣，显然有别。主耳聋以下十二字，其义殊与上文不类，大观本不在白文之例，恐是后人羼入，姑存而不论。其止小便利一说，盖指清气下陷，收摄无权之症，辛温能升举下陷之气，或可治之。

【不良反应】

《本草经集注》：恶地胆、麻黄。秦艽、秦皮为之使。

《千金方》：忌饴糖及羊肉。

《日华子》：勿犯铁器，令人吐逆。

《医学人门》：辛芳太甚，心孔昏塞，若心劳神耗者禁用。

《本草汇言》：阴虚火炎，吐血咳嗽之人，切勿与也。

《医宗必读》：菖蒲香燥而散，血少、汗多忌用。

《药性纂要》：滑精忌。

《药性通考》：乃勉伐之药，气虚体弱之人慎用。

《药论》：既害津枯，又妨赤目。

【防范措施与禁忌】

阴虚阳亢、烦躁汗多、咳嗽、吐血、精滑者慎服。

【中药小故事】

明代王象晋写的《群芳谱》中记载："乃若石菖蒲之为物不假日色，不资寸上，不计春秋，愈久则愈密、愈瘠则愈细，可以适情，可以养性，书斋左右一有此君，便觉清趣潇洒。"不但写出了石菖蒲顽强生命力的特性，也道出了石菖蒲自古就为人们喜爱，并常作案头清玩、摆设的情况。

第十八章 补虚药

人 参

【来源】五加科植物人参 *Panax ginseng* C.A.Mey. 的根和根茎。

【性味归经】味甘、微苦，性微温。归脾、肺、心、肾经。

【功能】大补元气，复脉固脱，补脾益肺，生津养血，安神益智。

【主治】用于体虚欲脱，肢冷脉微，脾虚食少，肺虚喘咳，津伤口渴，内热消渴，气血亏虚，久病虚羸，惊悸失眠，阳痿宫冷。

【化学成分】

人参的化学成分主要包括：人参皂苷、人参多糖、挥发油、氨基酸、有机酸等。人参皂苷作为人参的主要化学成分，有达玛烷型四环三萜类皂苷和齐墩果烷型五环三萜皂苷两类；人参多糖主要分为人参中性糖和人参酸性果胶两大类；挥发油的含量较低，主要包括倍半萜烯类、脂肪酸类、烷烃类化合物；从根中提取的氨基酸有 15 种之多，以精氨酸最多，其次是谷氨酸，天门冬氨酸和酸含量较低，肮氨酸和蛋氨酸含量最低；人参中的有机酸含有柠檬酸、异柠檬酸、延胡索酸、马来酸、苹果酸、丙酮酸、琥珀酸、酒石酸、水杨酸、香草酸、对羟基肉桂酸等多种成分。此外，人参还具有蛋白质、甾醇、维生素、Ca^{2+}，Mg^{2+}，K^{+} 等各种无机元素。

【干燥方法】

人参片装料重量和物料厚度分别为 10 kg/30 mm/m^2，预冻结时间为 3.65 h，料温 −24 ℃；升华干燥时间 20.85 h，料温 −29.5 ~ 1.5 ℃；解吸干燥时间 4 h，料温 −1.5 ~ 50 ℃；出干比（即鲜重：成品重）3.955∶1。

【药理作用】

1. 研究发现　人参花寡糖能增强小鼠内源性抗氧化酶活性，降低丙二醛（Malondialdehyde，MDA）的水平。人参皂苷可有效延长小鼠负重游泳时间，具有显著抗疲劳效果，可以调节免疫功能，能够明显促进肿瘤细胞凋亡和坏死。人参糖蛋白可有效保护神经细胞，能够明显改善小鼠记忆获得障碍和小鼠记忆巩固障碍，具有提高小鼠记忆能力的作用。

2. 抑菌　研究发现人参亲环素蛋白可明显抑制疫霉菌菌丝的生长，具有一定的抗真菌作用。

【毒理研究】

1. 急性毒性　大鼠、小鼠口服标准化人参浸膏，半数致死量（median lethal dose，LD_{50}）、均大于 1 000 mg/kg，小型猪口服剂量 2 000 mg/kg，观察 7 天，未见任何毒性反应。

2. 亚急性毒性　大鼠口服标准化人参浸膏，每日剂量为 4 000 mg/kg，连续服用 20 天，未见任何不良反应。

3. 慢性毒性　32 只米格鲁猎兔犬喂服标准化人参浸膏，每日剂量为 0 mg/kg、1.5 mg/kg、5.0 mg/kg、15 mg/kg，时间 90 天，未见与药物相关的毒性反应。

4. 致畸、致癌、致突变　用红参制成的乙酸乙酯浸膏在最大剂量 1.0 g 时有细胞毒性，红参水浸膏没有致突变的产物，但当浓度为 0.04 g 时开始有细胞毒性。人参浸膏 G115 未见致畸性和致癌性。

【古代鲜用】

《神农本草经》：主补五脏，安精神，止惊悸，除邪气，明目，开心益智。

《名医别录》：疗肠胃中冷，心腹鼓痛，胸肋逆满，霍乱吐逆，调中，止消渴，通血脉，破坚积，令人不忘。

《药性论》：主五脏气不足，五劳七伤，虚损瘦弱，吐逆不下食，止霍乱烦闷呕哕，补五脏六腑，保中守神。消胸中痰，主肺痿吐脓及痫疾，冷气逆上，伤寒不下食，患人虚而多梦纷纭，加而用之。

《日华子诸家本草》：调中治气，消食开胃。

《珍珠囊》：养血，补胃气，泻心火。

《医学启源》：治脾胃阳气不足及肺气促，短气、少气，补中缓中，泻肺脾胃中火邪。

《滇南本草》：治阴阳不足，肺气虚弱。

《本草蒙筌》：定喘嗽，通畅血脉，泻阴火，滋补元阳。

《本草纲目》：治男妇一切虚证，发热自汗，眩晕头痛，反胃吐食，痎疟，滑泻久痢，小便频数，淋沥，劳倦内伤，中风，中暑，痿痹，吐血，嗽血，下血，血淋，血崩，胎前产后诸病。

【现代应用】

未发现鲜人参相关的现代应用，但研究发现人参注射剂可用于急救，人参还可用于心血管系统疾病、胃和肝脏疾病、糖尿病、精神病、神经衰弱、阳痿。

【不良反应】

大剂量服用人参可出现玫瑰疹、瘙痒、头痛、头晕、体温升高等。出血为人参急性中毒的特征。长期服用可致"人参滥用综合征"，如失眠、头痛、心悸、血压升高和体重减轻或抑郁。

【防范措施与禁忌】

实证、热证忌服。

服人参当天或 24 h 内忌萝卜，忌茶，辛辣或者刺激性食物

忌与葡萄同吃营养受损，葡萄中含有鞣酸，极易与人参中的蛋白质结合生成沉淀，影响吸收而降低药效。

《本草经集注》：茯苓为使。恶溲疏。反藜芦。

《药对》：畏五灵脂。恶皂荚、黑豆。动紫石英。

《药性论》：马蔺为使．恶卤咸。

《医学入门》：阴虚火嗽吐血者慎用。

《月池人参传》：忌铁器。

《药品化义》：若脾胃热实，肺受火邪，喘嗽痰盛，失血初起，胸膈痛闷，噎膈便秘，有虫有积，皆不可用。

【中药小故事】

很久以前，山东有座云梦山，山上有座云梦寺，寺里有老小俩和尚。老和尚早已无心烧香拜佛，天天下山游荡。小和尚在寺中，还时常挨老和尚怪罪刁难，被折磨得骨瘦如柴。

一天，老和尚下山，临行前，给小和尚安排了很多活。小和尚吃力地干着，累得腰酸背痛。这时，不知从何处跑来一个穿红兜肚的小孩，不声不响地帮小和尚干起活来。说来也怪，在穿红兜肚小孩的帮助下，活儿很快做完了。此后，只要老和尚下山去，穿红兜肚的小孩就来帮助小和尚忙这忙那。老和尚返回寺中，小孩就不知去向了。

时间一天天过去，老和尚每次下山，不论给小和尚安排多少活计，他总能做完做好，老和尚心生疑心。而且，近来小和尚与以前简直判若两人，脸红润了，精神飒爽身体健康了。其甚感奇怪，不解其奥，逐叫来小和尚，问其究竟。在威逼利诱下，无奈的小和尚只好说出实情。

老和尚心想，深山峻岭，哪来的红兜肚小孩？莫非是仙草棒槌（人参）？于是，他从木箱中取出一根长长的红线，穿上针，递给小和尚说："孩子如再来时，你悄悄地把这根针别在小孩的红兜肚上。"

老和尚又下山了，红兜肚小孩又来了。小和尚想把实情告诉他，但又怕老和尚处罚。小孩干完活计，准备返回时，趁其不备小和尚将针别在了小孩的兜肚上。次日，老和尚把小和尚锁在库房中，手持镐头，顺着红线，来到一株老松树下，只见那针插在一棵棒槌苗上。他高兴极了，举起镐头，恶狠狠地刨下去，不一会挖出了一个"参

童”来。

老和尚把“参童”带回寺里，放入锅中，加入水，盖好的锅盖上又压了块大石头。唤来小和尚，生火烧煮。这时，老和尚朋友突来寺中，言有要事，请老和尚下山一趟。老和尚难以推辞，只好随其下山。临别，老和尚反复叮嘱小和尚：“我不回寺，不准揭开锅盖！”

老和尚走后，不一会儿锅开了，锅内冒出一股香气，小和尚好奇，搬开石头，揭开锅盖，香气扑鼻而来，只见锅内煮着一只大棒棰。小和尚用勺舀汤放嘴里，又香又甜。美味的诱惑，小和尚不管三七二十一，索性将人参与汤吃喝一个净光。老和尚办完事情，匆忙赶回寺中，急急打开锅盖，取棒捶。老和尚见锅里空荡荡的，棒捶不翼而飞，追问小和尚人参的去处，并顺手取一木棍向小和尚打去。小和尚不知所措，在寺里奔跑躲藏，跑着跑着，顿觉两腿生风轻飘，悠然地腾空飞起，而去。老和尚见得这般情景，心想“参童”定是被小和尚偷吃了，懊悔不已。

原来，锅中的人参就是红兜肚小孩。老松树下长着一对人参，自从那棵“参童”被老和尚挖走以后，没被挖去的这棵人参，伤心极了。老松树说：“好孩子，别哭了，这儿是住下去了，我带你到关东去吧。那里人烟稀少，我可以永远保护你。”人参不哭了，他和小伙伴们，跟随老松树来到了关东深山老林，寻得宜居之地长白山，安家落户了。从此，关内人参日渐稀少，直至消失，而长白山人参却越来越多，越长越好。

党　参

【来源】桔梗科植物党参 *Codonopsis pilosula*（Franch.）Nannf.、素花党参 *Codonopsis pilosula* Nannf.var.modesta（Nannf.）L.T.Shen 或川党参 *Codonopsis tangshen* Oliv. 的干燥根。

【性味归经】甘，平。归脾、肺经。

【功能】健脾益肺，养血生津。

【主治】用于脾肺气虚，食少倦怠，咳嗽虚喘，气血不足，面色萎黄，心悸气短，津伤口渴，内热消渴。

【化学成分】

党参根含皂甙、微量生物碱、蔗糖、葡萄糖、菊糖、淀粉、黏液及树脂等。川党参根含挥发油、黄芩素葡萄糖甙、微量生物碱、多糖、菊糖、皂甙。

【干燥方法】

放入冰箱冷冻 4 h，后放入冷冻干燥机 24 h 以上。

【药理作用】

研究发现野生党参总黄酮有明显的抗氧化、抗疲劳功能，党参水提液可用于调节神经系统，调节血糖、血脂，调节消化系统。党参多糖能改善炎症反应。党参提取物具有治疗心力衰竭、调节血细胞生长发育、增强造血功能、抑制血小板聚集等作用，党参乙醇提取物对金黄色葡萄球菌、枯草芽胞杆菌、炭疽芽胞杆菌、大肠埃希氏菌、伤寒沙门氏菌等常见细菌有显著的抑制作用。

【毒理研究】

党参水提乙醇沉淀注射液，小鼠腹腔注射的半数致死量为 79.21 ± 3.6 g/kg。小鼠 1 次口服党参多糖 10 g/kg，观察 72 h 无死亡，外观也无明显变化。

【古代鲜用】

《本经逢原》：清肺。

《本草从新》：补中益气，和脾胃，除烦渴。

《本草纲目拾遗》：治肺虚，益肺气。

《科学的民间药草》：补血剂。适用于慢性贫血，萎黄病，白血病，腺病，佝偻病。

《中药材手册》：治虚劳内伤，肠胃中冷，滑泻久痢，气喘烦渴，发热自汗，妇女血崩、胎产诸病。

【现代鲜用】

药膳食疗：早晚空腹时嚼食对老年人病后体虚或气血亏虚者有较好的补益作用；或用党参，大枣，一同煎汤代茶饮，并食党参和大枣，连用 7 ~ 10 d，早晚各 1 次，对神经衰弱、气血两虚有一定补益之功。

【不良反应】尚未报道。

【防范措施与禁忌】实证、热证禁服；正虚邪实证，不宜单独应用。

【中药小故事】

很久以前，有户贫苦的青年，名叫黄七郎，父子二人相依为命。后来，黄七郎的父亲得了重病，吃了几服药也不见效，病情却越发严重了。因为看病他们还欠了高财主很多债。听说党参可以治病，他就自己上山去找党参。

黄七郎背着背篓和挖锄，在山里寻啊，找啊。到处是峭壁陡岩、冷风飕飕、黑雾弥漫，很是吓人。黄七郎又累又饿，终于倒在了一个岩洞里。模模糊糊中，他觉得好像是睡在花瓣铺的床上，软软和和的，非常舒适。面前还站着个年轻姑娘，面目俊秀、身材苗条，十分动人。姑娘问他到这里来干什么，他叙说了自己的苦处以后，姑娘告诉他说："前面夹槽里有一大棵党参，你把它挖去栽在自己的园子里，再掐一片叶儿，给你父亲煎水喝，病就会好的。”黄七郎醒了，原来是一场梦。这时候，天已亮了。他爬过悬崖，来到夹槽，果然发现了一棵党参。黄七郎小心地挖了起来，嘿，竟有一尺多长，且已成了人形，有胳膊有腿，有鼻子有眼，模样儿就像昨夜的姑娘。他双手连土捧起，理顺党参的藤秧，慢慢地放进背篓，一口气背回了家。他把党参栽到菜园里，搭好藤架，然后掐了一片党参叶儿进屋给爹煎水喝，不想爹的病一下子就好了。

此后，黄七郎天天给党参浇水，经常培土锄草，看得比什么都珍贵。终于有一天，党参架下走出了梦中的姑娘，并与黄七郎结成了夫妻，过起了幸福的生活。

世上没有不透风的墙，这件事后来被一个财主知道了，他逼着黄七郎以菜园里的党参和他美貌的妻子还债。黄七郎自然不肯，财主就来抢。眨眼之间，党参不见了，黄七郎的妻子也不见了。财主恼羞成怒，就把黄七郎父子送到官府治罪。县官大笔一挥，竟判了黄七郎“私种毒药，窝藏民女”的罪名，戴上脚镣手铐，下入监牢。

党参姑娘回山以后，请动了山上百合、柴胡、天麻、牡丹、桔梗、沙参等百药之精，施展法术，杀了县官，宰了高财主，救出了黄七郎，夫妻双双回到了山上。

白　术

【**来源**】菊科植物白术 *Atractylodes macrocephala* Koidz. 的干燥根茎。

【**性味归经**】苦、甘，温。归脾、胃经。

【**功能**】健脾益气，燥湿利水，止汗，安胎。

【**主治**】脾虚食少，腹胀泄泻，痰饮眩悸，水肿，自汗，胎动不安。

【**化学成分**】

白术的根茎中含挥发油其主要成分为苍术醇和苍术酮并含维生素 A 样物质。

【**干燥方法**】

将白术除去杂质、洗净，用切片机切成 3 ~ 5 mm 的段，速冻至 −30 ℃，按照冻干曲线设定参数操作，最终加热温度设定 −50 ℃，真空度保持在 50 ~ 70 Pa，到物料温度为 50 ℃时为止。

【**药理作用**】

研究发现白术煎剂有利尿作用，白术内酯 1 具有抗肿瘤、抗炎作用，对胃肠功能有双向调节作用。

【毒理研究】

大鼠每日灌服煎剂 0.5 g/kg，有中等度白细胞减少，轻度贫血某些动物个别肾小管上皮细胞有轻度颗粒变性，肾小球则无任何改变。

【古代鲜用】

《神农本草经》：主风寒湿痹，死肌，痉，疸，止汗，除热消食。

《名医别录》：主大风在身面，风眩头痛，目泪出，消痰水，逐皮间风水结肿，除心下急满，及霍乱吐下不止，利腰脐间血，益津液，暖胃，消谷嗜食。

《药性论》：主大风顽痹，多年气痢，心腹胀痛，破消宿食，开胃，去痰涎，除寒热，止下泄，主面光悦，驻颜去皯，治水肿胀满，止呕逆，腹内冷痛，吐泻不住，及胃气虚冷痢。

《唐本草》：利小便。

《神农本草经疏》：术，其气芳烈，其味甘浓，其性纯阳，为除风痹之上药，安脾胃之神品。

《本草汇言》：白术，乃扶植脾胃，散湿除痹，消食除痞之要药也。脾虚不健，术能补之，胃虚不纳，术能助之。

《本草通玄》：张元素谓其生津止渴者，湿去而气得周流，而津液生矣。谓其消痰者，脾无湿则痰自不生也。安胎者，除胃中热也。

《本草会编》：脾恶湿，湿胜则气不得施化，津何由生？故曰：膀胱者，津液之府，气化则能出焉。用白术以除其湿，则气得周流而津液生矣。

《本草崇原》：凡欲补脾，则用白术，凡欲运脾，则用苍术，欲补运相兼，则相兼而用，如补多运少，则白术多而苍术少，运多补少，则苍术多而白术少，品虽有二，实则一也。

《本经逢原》：白术，生用有除湿益燥，消痰利水，治风寒湿痹，死肌痉疸，散腰脐间血，及冲脉为病，逆气里急之功；制熟则有和中补气，止渴生津，止汗除热，进饮食，安胎之效。

《长沙药解》：白术，性颇壅滞，宜辅之以疏利之品，肺、胃不开，加生姜、半夏以驱浊，肝、脾不达，加砂仁、桂枝以宣郁，令其旋补而旋行，则美善而无弊矣。

《本草求真》：白术味苦而甘，既能燥湿实脾，复能缓脾生津。且其性最温，服则能以健食消谷，为脾脏补气第一要药也。

《本经疏证》：风寒湿痹、死肌、痉、疸，不得尽谓脾病，而以术为主剂者，则以湿为脾所主，湿能为患，固属脾气不治，一也；脾主肌肉，介在皮毛筋骨中，痹与痉，病在肌肉内，死肌及疸，病在肌肉外，旁病则当取中，二也；筋骨皮毛，均非驻湿之所，惟肌肉间为可驻湿，三也。

《医学衷中参西录》：白术，性温而燥，气不香窜，味苦微甘微辛，善健脾胃，消痰水，止泄泻，治脾虚作胀，脾湿作渴，脾弱四肢运动无力，甚或作疼。

《本草正义》：白术者，质润而气香，健运脾阳，滋养胃阴之力不小，且其气既盛，不致呆守满中，允为健脾益胃之专剂矣。

【防范措施与禁忌】

阴虚燥渴，气滞胀闷者忌服。

忌桃、李、菘菜、雀肉、青鱼。

《药品化义》：凡郁结气滞，胀闷积聚，吼喘壅塞，胃痛由火，痈疽多脓，黑瘦人气实作胀，皆宜忌用。

【中药小故事】

传说南极仙境有只仙鹤，衔着一株药草，想把它带到人间，种植在最好的地方。仙鹤来到了天目山麓上空，看到下界有一块依山傍水、向阳避风的盆地，便降落下来，把口里衔着的药草种了下去。仙鹤日里除草松土和浇水，夜里就垂颈俯首守护在旁。日子一长，仙鹤竟化成了一座小山，人称"鹤山"。

有一年，鹤山附近发生一场大瘟疫，不少人染病在床。这一天，正是九月重阳，秋高气爽。於潜街头，来了一位姑娘，白衣白裙上绣朵朵菊花和点点朱砂，她摆了摊在叫卖白术，免费发放给病人。有个药店老板见有利可图，就全部收买了下来。果然，这白术奇效无比，人们个个摆脱了病魔，药店老板发了一笔大财。

他贪得无厌，想起姑娘临走时说家住鹤山，便入山寻找，可找来找去，找不着一户人家。老板娘知道这事，心生一计，对着老板耳朵私语……如此这般一说，把老板说得眉开眼笑。

转眼到了第二年重阳，那白姑娘又来卖白术了。这一次，老板显得百般殷勤，搬凳献茶。白姑娘一坐定，老板娘偷偷地用针穿了一根红线，别在了姑娘的衣裙上。白姑娘收了钱就走，老板却带了一个伙计，悄悄地跟了上去。白姑娘顺着一条荒芜的羊肠小道往山坡上走，走着走着，忽然不见了。老板和伙计急忙满山寻找，在山岗找着了一株穿着红线的药草，香味扑鼻，老板开心极了，说："好！这个活宝贝可落到我手里了！"大声叫喊伙计："快！快！拿锄头来。"谁知一锄头掘下去"啪"的一声，闪出一道金光，刺瞎了老板的眼睛。那株千年老白术也无影无踪，再也找不着了。从那以后，再没有人见到那白衣姑娘。后来，潜鹤山所产的白术，特别珍贵，你若切开来看一看，还有朱砂点和菊花般的云头形状哩！

山药

【来源】薯蓣科植物薯或 *Dioscorea opposita* Thunb. 的新鲜根茎。

【性味归经】味甘，性平。归脾、肺、肾经。

【功能】补脾养胃，生津益肺，补肾涩精。

【主治】脾虚食少，久泻不止，肺虚喘咳，肾虚遗精，带下，尿频，虚热消渴。

【化学成分】

鲜山药较干山药来说分淀粉和多糖类物质含量较高。山药中主要含有多糖、氨基酸、脂肪酸、山药素类化合物、微量元素、淀粉、蛋白质等成分，其根茎中亦含有甾体、薯蓣皂苷、尿囊素、菲及联苄类等化学成分。山药中含有 18 种氨基酸成分，8 种是人体必需氨基酸，其中含量最高的是谷氨酸。山药素类成分为山药较为特殊的一类化学成分，主要包括山药素Ⅰ、Ⅱ、Ⅲ、Ⅳ、Ⅴ。除此之外，山药中富含微量元素锌、铁、锰、铜，淀粉是山药中的主要碳水化合物，含量较高，一般为 16% ~ 20%。

【干燥方法】

取新鲜山药去皮清洗，修去斑疤，用清水漂洗干净沥水，斜切成厚度为 3 mm 的片，把怀山药片浸入含维生素 C、柠檬酸、氯化钠的护色液中浸泡 2 ~ 3 h 护色，将护色后的怀山药片放入沸水中漂烫进行灭酶。把漂烫好的怀山药放入格盘内沥水，均匀摊开，快速冷却，放入速冻库，在 −30 ℃以下进行速冻 2 ~ 3 h，直至盘中心温度达 −30 ℃，即得山药冻片。把速冻山药片均匀装入真空罐中，封闭罐口，进行冻干，开启微波源 4 ~ 5 h，至物料内部水分降至 5% 以下，采用真空充氮包装成品。

【药理作用】

1. 预防胃溃疡　研究发现鲜山药提取物可降低血清丙二醛（$C_3H_4O_2$，MDA）MDA、一氧化氮（NO）表达，增加超氧化物歧化酶（Superoxide dismutase，SOD）、谷胱甘肽过氧化物酶（Glutathione peroxidase，GSH−Px）表达含量。鲜山药水提取物具有预防急性胃溃疡保护胃黏膜的作用。

2. 抗癌　腥水型荷瘤小白鼠，在无菌条件下抽集腹水，显微镜下检查瘤细胞数，用灭菌生理盐水作稀释，制成瘤细胞生理盐水悬液。研究发现新鲜山药黏液质对胚胎干细胞（Embryonic stem cell，ES）腹水癌有明显的抑制作用，新鲜山药黏液质对腹水癌有明显抑制作用。

3. 抗氧化　研究发现鲜山药水提物以及山药渣水提物对 1,1− 二苯基 −2− 三硝基苯肼自由基清除能力均呈量效关系。鲜山药水提物有较好的抗氧化作用。

4. 其他　山药多糖有较好的抗肿瘤作用，山药水煎液具有促进小肠运动、调节免疫、降血糖等药理作用。

【毒理研究】

山药饮片 SO_2 平均含量为 179.89 ug/g，尽管其 SO_2 含量远低于 500 ug/g，但长期食用，仍有引起肝、肾毒性的可能；重金属含量测定试验中，有 9 份样品检测出了重金属铅，4 份样品检测出了砷元素；安全性评价实验中，通过实验组和对照组动物肝、肾组织病理学检查，部分动物的标本出现病理改变，提示硫黄熏蒸可能对动物肝、肾组织造成损伤。

【古代鲜用】

《神农本草经》：主伤中，补虚，除寒热邪气，补中益气力，长肌肉，久服耳目聪明。

《神农本草经》：山药，能补肾填精，精足则阴强、目明、耳聪。凡上品俱是寻常服食之物，非治病之药，故神农另提出久服二字，可见今人每取上品之药，如此物及人参、熟地、葳蕤、阿胶、菟丝子、沙苑蒺藜之类，合为一方，以治大病，误人无算。盖病不速去，元气日伤，伤极则死。凡上品之药，法宜久服，多则终身，少则数年，与五谷之养人相佐，以臻寿考。若大病而需用此药，如五谷为养脾第一品，脾虚之人，强令食谷，即可毕补脾之能事，有是理乎！

《名医别录》：主头面游风，风头眼眩，下气，止腰痛，治虚劳羸瘦，充五脏，除烦热，强钥。

《药性论》：补五劳七伤，去冷风，止腰痛，镇心神，补心气不足，患人体虚羸，加而用之。

《食疗本草》：治头疼，助阴力。

《日华子诸家本草》：助五脏，强筋骨，长志安神，主泄精健忘。

《唐本草》：署蓣，日干捣细筛为粉，食之大美，且愈疾而补。此有两种：一者白而且佳；一者青黑，味亦不美。蜀道者尤良。

《本草图经》：署预，今处处有之，以北都、四明者为佳。南中有一种生山中，根细如指，极紧实，刮磨入汤煮之，作块不散，味更珍美，云食之尤益人，过于家园种者。又江、湖、闽中出一种根如姜芋之类而皮紫，极有大者，一拔可重斤余，刮去皮，煎煮食之，俱美，但性冷于北地者耳。

《伤寒蕴要全书》：补不足，清虚热。

《本草纲目》：益肾气，健脾胃，止泄痢，化痰涎，润皮毛。

《药品化义》：山药，温补而不骤，微香而不燥，循循有调肺之功，治肺虚久嗽，何其稳当。因其味甘气香，用之助脾，治脾虚腹泻，怠惰嗜卧，四肢困倦。又取其甘则补阳，以能补中益气，温养肌肉，为肺脾二脏要药。土旺生金，金盛生水，功用相仍，故六味丸中用之治肾虚腰痛，滑精梦遗，虚怯阳痿。但性缓力微，剂宜倍用。

《医经溯洄集》：干山药，虽独入手太阴经，然其功亦能强阴，且手太阴为足少阴之上原，原既有滋，流岂无益。

《本草求真》：山药，本属食物，古人用入汤剂，谓其补脾益气除热。然气虽温而却平，为补脾肺之阴，是以能润皮毛、长肌肉，不似黄芪性温能补肺阳，白术苦燥能补脾阳也。且其性涩，能治遗精不禁，味甘兼咸，又能益肾强阴，故六味地黄丸用此以佐地黄。然性虽阴而滞不甚，故能渗湿以止泄泻。生捣敷痈疮，消肿硬，亦是补阴退热之意。至云补阳消肿，补气除滞，理虽可通，语涉牵混，似非正说。至入汤剂以治火虚危症，难图近功，必多用之方愈，以其秉性和缓故耳。入滋阴药中宜生用，入补脾宜炒黄用。

《本经疏证》：薯蓣，主伤中补虚羸，即补中益气力也。而《本经》复言之何故，此盖当连下句读，主伤中、补虚羸，除寒热邪气云者，犹云补伤中而致之虚羸，除伤中而受之寒热邪气也。夫虚必有一处为先，他处乃连类及之者。邪之所凑，虽云其气必虚，然亦有阴阳之分，五藏六府之异；薯蓣所主之虚之邪，须审定其由伤中伤气，方得无误。不然伤血及他伤亦能致虚羸、成寒热，又何别焉。《别录》所主补虚劳羸瘦，充五脏，除烦热，正与《本经》相印，惟下气、止腰痛、强阴三项为特出。至于头面游风、头风、眼眩，唐以来医家不甚用此味，故无从参其底里，然质之仲景治风气百疾，《本经》除寒热邪气，亦可默会其旨矣。

《植物名实图考》：狂风藤，江西赣南山中有之。赭根绿茎，蔓生柔苒。参差生叶，长柄细韧，似山药叶而长，仅有直纹数道。土人以治风疾。章炳麟：薯蓣一味，开血痹特有神效，血痹虚劳方中风气诸不足，用薯蓣丸。今云南人患脚气者，以生薯蓣切片，散布胫上，以布缠之，约一时许，胫上热痒即愈。

【现代鲜用】

1. *肿毒*　山药，蓖麻子，糯米为一处，水浸研为泥，敷肿处。

2. *项后结核*　生山药一挺（去皮），蓖麻子二个。同研贴之。

3. *乳癖结块*　鲜山药和芎䓖、白糖霜共捣烂涂患处。涂上后奇痒不可忍，忍之良久渐止。

4. *冻疮*　鲜山药少许，于新瓦上磨为泥，涂疮口上。

5. *糖尿病*　用鲜山药 120 克，将山药洗净后用锅蒸熟，饭前一次吃完，每日食用 2 次，可治疗糖尿病。

【不良反应】药性平和，生品外敷致过敏：颈、胸、背部瘙痒，心烦不安，坐卧不宁。

【防范措施与禁忌】

有实邪者忌服。

《本草经集注》：紫芝为之使，恶甘逆。

《汤液本草》：二门冬为之使。

【中药小故事】

东晋永和初年，有一个采药人来到衡山，迷路粮尽，坐在悬崖下休息。忽看到有一老翁，面色年轻，正对着石壁看书。采药人以饥饿告之，老翁给他食物吃（食物即为薯蓣），并指点他出山之路。采药人走了六天才回到家，而仍不知饥，由此方知薯蓣功效神奇。

扁豆花

【来源】豆科扁豆属植物扁豆 *Dolichos lablab* L. 的新鲜花。

【性味归经】味甘、淡，性平，归脾、胃经。

【功能】解暑化湿，和中健脾。

【主治】夏伤暑湿，发热，泄泻，痢疾，赤白带下，跌打伤肿。

【化学成分】

扁豆花含有原花青甙，黄酮类，花青素，香豆精。黄酮类化合物主要包括芦丁、木犀草素、大波斯菊甙、木犀草素 -4′-0- 葡萄糖甙、木犀草素 -7-0- 葡萄糖甙、野漆树甙。除此之外还含有蛋白质、脂肪、粗纤维、微量元素、核黄素、硫氨酸、胡萝卜素以及维生素等营养成分。

【干燥方法】

将鲜扁豆花除去杂质、洗净，用切片机切成 3 ~ 5 mm 大小，速冻至 −30 ℃，按照冻干曲线设定参数操作，最终加热温度设定为 −50 ℃，真空度保持在 50 ~ 70 Pa，到物料温度为 50 ℃时为止。

【药理作用】

研究发现扁豆花煎液在试管内可抑制宋内型、福氏型痢疾杆菌生长。扁豆对机体防御机能降低有促其恢复的作用。扁豆煎剂的水透析液小鼠病毒有抑制作用。除此之外扁豆可使注射环磷酰胺后小鼠白细胞总数下降恢复到正常水平。

【古代鲜用】

《本草图经》：主女子赤白下，干末，米饮和服。

《本草纲目》：焙研服，治崩带；作馄饨食，治泄痢；擂水饮，解中一切药毒。功同扁豆。

《奇效良方》：治妇人白崩，白扁豆花（紫者勿用）焙干为末，炒米煮饮入烧盐，空心服。

《本草便读》：扁豆花赤者入血分而宣瘀，白者入气分而行气，凡花皆散，故可清暑散邪，以治夏月泄痢等证也。

《岭南采药录》：敷跌打伤，去瘀生新，消肿散青黑。

《四川中药志》：和胃健脾，清热除湿，消暑热神昏，湿滞中焦，下痢脓血，夏日腹泻及赤白带下。

【现代鲜用】

1. *细菌性痢疾* 白扁豆花 100 克，制成 100% 煎液。口服剂量按每次每公斤体重 0.5 ~ 1 ml 计算，每 6 h 1 次，7 天为一疗程。观察 13 例，经治 3 ~ 7 天后，痊愈（临床症状消失。大便培养连续二次阴性）7 例，进步（临床症状部分消失或减轻）3 例，无效 3 例。治程中未见副作用。

2. *养颜嫩肤* 扁豆花 10 ~ 15 g，粳米 100 g。于每年采集未完全开放的白扁豆花以粳米煮粥，待粥将熟时，放入扁豆花，再煮一二开即成。扁豆花粥味甜清香，醒脾开胃，甚为爽口。长期食用，具有美肌艳容、健身提神、防老抗衰之功效。

【不良反应】白扁豆花中含有一种物质，进入身体后会对人体中的红细胞非特异性进行凝结，对于动物的生长具有一定的抑制作用。

【防范措施与禁忌】注意扁豆花的储存，防止扁豆花变质。

【中药小故事】

相传，唐僧还在娘肚中时，父亲陈子春带着妻子殷凤英赴九江上任。从河南堰师到长江边换乘水路时，上了江洋大盗刘洪的贼船，行致途中，刘洪突然惊呼："真古怪来真古怪，南边有金龙在戏水，北部有鲤鱼跃龙门，速请陈大人出舱看宝珍。"陈子春闻得，信以为真，忙从船中钻出问刘洪何处有宝珍。话语未了，刘洪一脚将陈子春踢落江心。将身怀唐僧的殷凤英连同金银细软劫往含潘口，陈子春被打落江中顺江流而下，撞进东海龙王三小姐闺房后花园，被三小姐的贴身丫鬟蚌精发现，将其藏在自己的私房，并从龙宫宝库盗得还魂枕，经过七七四十九天后，陈子春真魂附体还阳，由衷感激蚌精的救命之恩，将随身的传家宝夜光珠赠给蚌精，以示救命之情。蚌精对陈子春亦日久生情，顺手将七珠条形珍珠发夹回赠陈子春，并恋恋不舍，将陈子春送至九江复任，惩处刘洪贼，与殷凤英团圆，随身带到任上的七珠条形珍珠发夹被殷凤英发现，殷凤英出于妒忌，将七珠条形珍珠发夹扔出衙门窗外，落地后长出了白扁豆缠绕于树上。

大　枣

【来源】鼠李科植物枣 *Ziziphus jujuba* Mill. 的果实。

【性味归经】味甘，性温。归脾、胃、心经。

【功能】补中益气，养血安神。

【主治】脾虚食少，乏力便溏，妇人脏躁。

【化学成分】

大枣的化学成分较为复杂，目前已分离得到的成分包括：三萜类、皂苷类、生物碱类、黄酮类、糖苷类、核苷类、糖类、蛋白质、氨基酸类、维生素类、酰胺类、有机酸类、甾体类等。三萜类化合物主要类型包括羽扇豆烷型、齐墩果烷型，主要成分为白桦脂酮酸、齐墩果酸、马斯里酸（即山楂酸）、3–O– 反式对 – 香豆酰马斯里酸、3–O– 顺式对香豆酰马斯里酸、白桦脂酸、麦珠子酸、3–O– 反式对香豆酰麦珠子酸、3–O– 顺式对 – 香豆酰麦珠子酸等。皂苷类成分以达玛烷型三萜皂苷为主，包括：枣树皂苷Ⅰ～Ⅵ、大枣皂苷Ⅰ～Ⅲ、和酸枣仁皂苷B等。生物碱类成分主要包含：无刺枣环肽Ⅰ、无刺枣因 S1～S7，S8–1，S9～10，S26～S27、蛇婆子碱X、千金藤碱、N– 去甲基荷叶碱、巴婆碱、酸枣碱、无刺枣碱A、荷叶碱、衡州乌药碱、原荷叶碱、观音莲明碱、滇刺枣碱A、D等。黄酮类化合物包含：芦丁、当药黄素、棘苷、6,8– 二葡萄糖基 –2(S)– 柑橘素、6，8– 二葡萄糖基 –2（R）– 柑橘素、槲皮素等。糖苷类化合物为：无刺枣苄苷Ⅰ～Ⅱ、无刺枣催吐醇苷Ⅰ～Ⅱ和长春花苷五种。对于其核苷类成分，大枣含有丰富的环磷酸腺苷，还含有尿苷、鸟苷、胞苷、腺嘌呤、鸟嘌呤、次黄嘌呤等核苷及碱基类化学成分。大枣含有丰富的糖类成分，鲜果中的含糖量在 40% 以上，在水溶性糖类中，主要以葡萄糖、果糖和低聚糖为主。低聚糖则由阿拉伯糖、鼠李糖、核糖、甘露糖、半乳糖和葡萄糖等组成。目前已分离出的多糖主要为中性多糖、酸性多糖和果胶多糖。有机酸类成分包括：油酸、亚油酸、肉豆蔻酸、棕榈酸、硬脂酸、苹果酸、酒石酸、儿茶酸和对羟基 – 间甲氧基苯甲酸等。甾体类化合物包括：β– 谷甾醇、豆甾醇、3β，6β– 豆甾烷 –4– 烯 –3，6– 二醇和胡萝卜苷。此外，大枣还含有：蛋白质、维生素 A、B、C、E、缬氨酸、蛋氨酸、异亮氨酸、亮氨酸、酪氨酸、苯丙氨酸、赖氨酸等氨基酸以及钙、铁、磷、钾、镁、锰、铝及硒在内的 36 种微量元素。

【干燥方法】

采用真空冷冻干燥技术，枣片厚度为 8 mm，真空度为 60 Pa，预冻初始温度为 −26 ℃。

【药理作用】

研究发现大枣可降低胃肠道恶性肿瘤发生率、并对中枢神经有抑制作用、抗Ⅰ型变态反应、对 IgE 抗体产生有特异性抑制作用增加体重、增强肌力作用。

【毒理研究】

台湾大枣中的 SpinosaA 和 B 作为催眠药作用时，发现毒性反应。除了大枣种子的这两种成分有毒性外，其他尚未见毒性方面的报道。

【古代鲜用】

《神农本草经》：主心腹邪气，安中养脾，助十二经。平胃气，通九窍，补少气、少津液，身中不足，大惊，四肢重，和百药。

《名医别录》：补中益气，强力，除烦闷，疗心下悬，肠僻澼。

《本草经集注》：煞乌头毒。

《日华子诸家本草》：润心肺，止嗽。补五脏，治虚劳损，除肠胃癖气。

《珍珠囊》：温胃。

《药品化义》：养血补肝。

《本草再新》：补中益气，滋肾暖胃，治阴虚。

【现代鲜用】

1. 预防输血反应　输血前 15 ~ 30 min 服红枣汤（红枣 20 枚，地肤子、炒荆芥各 3 钱）。据 46 人次观察，无反应者占 2/3 左右，且很少出现Ⅲ° 反应。

2. 降低血清谷丙转氨酶水平　对于急慢性肝炎、肝硬化患者的血清转氨酶活力较高的病人，每晚睡前服红枣花生汤（红枣、花生、冰糖各 1 两，先煎花生，后加红枣冰糖）1 剂，30 d 为一疗程，观察 12 例均有效。

3. 补益脾胃　将鲜大枣破开，去掉枣皮和枣核，用小火细烤，直至有香味飘出。然后用烤过的枣煮水喝。

【不良反应】红枣无毒，可长期服用，但大枣生用时，易发生胃肠道不良反应，如食欲减退，腹部饱胀，腹泻等。

【防范措施与禁忌】

凡有湿痰、积滞，齿病、虫病者，均不相宜。

《医学入门》：心下痞，中满呕吐者忌之。多食动风，脾反受病。

《本草经疏》：小儿疳病不宜食，患痰热者不宜食。

《本草汇言》：胃痛气闭者，蛔结腹痛及一切诸虫为病者，咸忌之。

《随息居饮食谱》：多食患胀泄热渴，最不益人。凡小儿、产后及温热、暑湿诸病前后，黄疸、肿胀并忌之。

【中药小故事】

《妇人良方》里头记载：一妇人白天悲哭，非常凄凉，又说不出原因，医生反复治疗都没效果，有个人说这是脏躁，只需甘缓滋润，悲戚自止，遂用大枣汤，一投而愈。张仲景也讲道，妇人脏躁，喜悲伤欲哭，像如神灵所作，甘麦大枣汤主之。用甘缓之品，可以缓其情志剧烈波动。前文的大枣汤即张仲景的甘麦大枣汤。以枣为脾之果，脾欲缓，以甘缓之药，可以令悲伤躁动之情绪得消。

鸡子黄

【来源】雉科动物家鸡 *Gallus gallus domesticus* Brisson 的蛋黄。

【性味归经】味甘，性平。归心、肾、脾经。

【功能】滋阴润燥，养血息风。

【主治】心烦不得眠，热病痉厥，虚劳吐血，呕逆，下痢，胎漏下血，烫伤，热疮，湿疹，小儿消化不良。

【化学成分】

含蛋白质，脂类，碳水化合物，灰分；钙，磷，铁；维生素，硫胺素，核黄素，烟酸微量，对氨基苯甲酸。蛋白质有卵黄磷蛋白、卵黄球蛋白，唾液酸糖蛋白。鸡子黄含大量脂肪性物质，主要是油酸。葡萄糖。还含叶黄素和叶黄素的多种异构物，也含少量胡萝卜素。

【干燥方法】

将鸡子黄速冻至 −30 ℃，按照冻干曲线设定参数操作，最终加热温度设定为 −50 ℃，真空度保持在 50 ~ 70 Pa，至物料温度为 50 ℃时为止。

【药理作用】

1. 促进创面愈合　鸡子黄组均匀涂复方鸡子黄油膏于创面上，每日换药 1 次，连续 14 d。大鼠创面基本愈合。

2. 调节血脂　卵黄可用来制取卵磷脂，卵磷脂是保持体内胶体溶液稳定的必需物质，它可促进胆固醇和蛋白质结合而降低血浆胆固醇，减轻脂质对血管壁的浸润。抗焦虑作用。

3. 抗焦虑　研究发现鸡子黄水煎液具有抗焦虑作用。

【毒理研究】

1. 中医本草学认为鸡子黄无毒，在临床值得推广。

2.《本草再新》：味甘，性平，无毒。

3.《本草纲目》：甘，温，无毒。

【古代鲜用】

《伤寒杂病论》：黄连阿胶汤，用之治少阴病，心中烦，不得卧者，以其补脾而润燥也。

《金匮要略》：百合鸡子汤，用之治百合病吐之后者，以其涤胃而降逆也。排脓散，用之以其补中脘而生血肉也。温润淳浓，滋脾胃之精液，泽中脘之枯槁，降浊阴而止呕吐，升清阳而断泄利，补中之良药也。

《药性论》：和常山末为丸，竹叶煎汤下，治久疟不差。治漆疮，涂之。醋煮，治产后虚及痢，主小儿发热。煎服，主痢，除烦热。炼之，主呕逆。

《千金食治》：主除热，火灼，烂疮，痓。

《日华子诸家本草》：炒取油，和粉敷头疮。

《本草纲目》：鸡子黄，气味俱厚，故能补形，昔人谓其与阿胶同功，正此意也。其治呕逆诸疮，则取其除热引虫而已。

《长沙药解》：鸡子黄，补脾精而益胃液，止泄利而断呕吐。

《本草逢原》：治产后胞衣不下，并用生者，又以煮熟去白取黄，用乱发香油熬化，涂婴儿胎毒热疮。

《本草再新》：补中益气，养肾益阴，润肺止咳，治虚芳吐血。

【现代鲜用】

1. 烧伤　将鸡蛋煮熟，去壳取蛋黄，置铜锅内以文火加热，待水分蒸发后再用大火，即熬出蛋黄油，过滤装瓶，高压灭菌备用。用时，将蛋黄油直接涂在经清创处理的烧伤创面上，以暴露疗法为佳。治疗 100 余例一、二度中小面积烧伤，均获良好效果，未发生继发感染。涂药后，创面有清凉感，疼痛减轻，渗出减少，结痂快，痂皮自行脱落，一般不留疤痕或疤痕不显。

2. 静脉曲张性溃疡　将煮熟的鸡蛋，去白留黄，研碎，置铜锅内加热熬出蛋黄油，贮于无菌磁器中备用。用时先清理创面，然后用浸有蛋黄油的棉片平敷于上，外加包扎。隔日或隔 2 日换药 1 次，至痊愈为止。

【不良反应】

《本草求真》中记载道：“多食则滞。”

【防范措施与禁忌】

冠心病，高血压，动脉血管粥样硬化者慎用。

鹿　茸

【来源】鹿科动物梅花鹿 *Cervus nippon* Tem minck 或马鹿 *Cervus elaphus* Linnaeus 的雄鹿未骨化密生茸毛的幼角。

【性味归经】味甘、咸，性温。归肾、肝经。

【功能】壮肾阳，益精血，强筋骨，调冲任，托疮毒。

【主治】肾阳不足，精血亏虚，阳痿滑精，宫冷不孕，羸瘦，神疲，畏寒，眩晕，耳鸣，耳聋，腰脊冷痛，筋骨痿软，崩漏带下，阴疽不敛。

【化学成分】

1. 花鹿茸的化学成分　花鹿茸含有多种化学成分，包括甘氨酸、色氨酸、赖氨酸、组氨酸、精氨酸、天冬氨酸、苏氨酸、丝氨酸等，以甘氨酸的含量最高，其中包括人体不能合成的 8 种必需氨基酸，以赖氨酸的含量较高。

乙醚提取物中含有甾醇肉豆宏酸酯、肥出醇油酸酯、胆甾醇棕润酸酯、胆甾醇硬脂酸酯、对一羟基苯甲醛、胆甾醇、胆；另外，从乙醚提取液中还分离得脂肪酸、三酸甘油和单酸甘油酯，其中脂肪酸由月桂酸、肉豆蔻酸、棕榈酸、棕榈烯酸、油酸和亚油酸组成。正丁醇提取物含有尿喀陡、次黄嘌呤、尿素、尿嘧啶核苷、烟酸、肌酥，鹿茸中多胺类，主要包括精眯、精胺、腐胺三种物质；此外，鹿茸中尚含有硫酸软骨素 A 等酸性黏多糖类物质、雌酮、神经髓鞘磷脂、神经节式酯、雌二醇、前列腺素、神经酰胺及钙、磷、镁等 20 种元素。

2. 马鹿茸的化学成分　马鹿茸的化学成分主要为胆甾醇肉豆蔻酸酯、胆甾醇油酸酯、胆甾醇棕相酸酯、胆甾醇硬脂酸酯、胆甾醇、胆甾 -5- 烯 -3β- 醇 -7 酮、胆甾 -5- 烯 -3β,7α- 二醇、胆甾 -5- 烯 -3β,7β- 二醇、尿嘧啶、次黄嘌呤、肌酐、烟酸、尿素、对羟基苯甲醛、对 - 羟基苯甲酸、尿甙等。

马鹿茸中还含有 2 种降压成分，其中一种已确定为溶血磷脂酰胆碱，此外，马鹿茸中还含有氨基酸、无机元素、神经酰胺及少量雌酮等。

【干燥方法】

将锯下的鹿茸速冻后保存，在冷冻状态下运送。鹿茸放在冷冻干燥机中，降温到 −40 ℃，然后以约 2 ℃ /h 速度升温，同时抽直空排水分，时间大约 30 h。

【药理作用】

研究发现鹿茸对生殖系统、心血管系统有调节作用，能够促进伤口愈合，鹿茸血能增强免疫力，鹿茸醇提物具有抗氧化、抗衰老、抗疲劳作用，鹿茸蛋白提取物具有抗肿瘤作用，鹿茸多糖具有抗炎作用。

【毒理研究】

按 8.25 g/kg、16.5 g/kg、33 g/kg 三个浓度的马鹿茸剂量对大鼠进行灌胃，连续喂养 30 d，各剂量组动物血常规、各项生化指标测定值均在正常值范围内，对机体未见不良影响。给予相当鹿茸正常用量 25、50 和 100 倍的鹿茸多肽混入饲料，使小鼠自由采食，饲喂 13 周，各剂量小鼠的血常规指标和血清生化指标均没有显著性差异，认为鹿茸多肽亚慢性毒性试验对小鼠的血液学指标没有影响。鹿茸提取物 10 g/kg、16 g/kg、25 g/kg 及 40 g/kg 灌胃后观察 3 天均未见死亡，亦未见其他异常现象。亚急性毒性实验表明，12 周内给大鼠腹腔注射 9 mg/kg、27 mg/kg，引起明显的纤维性腹膜炎，内分泌性变不明显。血液和生化学检查表明，大剂量鹿茸精可引起红血球容积、血红素、血总蛋白、白蛋白及球蛋白比值轻度降低，但使雌性大鼠血中碱性磷酸酶和 SGOT 活性增高。鹿茸精无抗原性，也无致畸作用。

【古代应用】

《神农本草经》：主漏下恶血，寒热惊痫，益气强志。

《名医别录》：疗虚劳洒洒如疟，羸瘦，四肢酸疼，腰脊痛，小便利，泄精，溺血，破留血在腹，散石淋，痈肿，骨中热，疽痒（《本草经疏》云："痒"应作"疡"）。

《药性论》：主补男子腰肾虚冷，脚膝无力，梦交，精溢自出，女人崩中漏血，炙末空心温酒服方寸匕。又主赤白带下，入散用。

《日华子诸家本草》：补虚羸，壮筋骨，破瘀血，安胎下气，酥炙入用。

《神农本草经疏》：鹿茸，禀纯阳之质，含生发之气。妇人冲任脉虚，则为漏下恶血，或瘀血在腹，或为石淋。男子肝肾不足，则为寒热、惊痫，或虚劳洒洒如疟，或羸瘦、四肢酸疼、腰脊痛，或小便数利。泄精、溺血。此药走命门、心包络及肝、肾之阴分，补下元真阳，故能主如上诸证，及益气强志也。痈肿疽疡，皆营气不从所致，甘温能通血脉，和腠理，故亦主之。

《本草纲目》：生精补髓，养血益阳，强健筋骨。治一切虚损，耳聋，目暗，眩晕，虚痢。

《本草发明切要》：治小儿痘疮虚白，浆水不充，或大便泄泻，寒战咬牙；治老人脾肾衰寒，命门无火，或饮食减常，大便溏滑诸证。

《本经逢原》：鹿茸功用，专主伤中劳绝，腰痛羸瘦，取其补火助阳，生精益髓，强筋健骨，固精摄便，下无虚人，头旋眼黑，皆宜用之。《本经》治漏下恶血，是阳虚不能统阴，即寒热惊痫，皆肝肾精血不足所致也。八味丸中加鹿茸、五味子，名十补丸，为峻补命门真元之专药。

【现代鲜用】

1. *血液病*　取鹿茸内骨髓，用白酒浸渍，制成的鹿茸血酒；或从鹿颈静脉内取血放入白酒中，制成的鹿血酒。每次 10 ml，日服 3 次。试治血小板减少症 21 例，11 例临床症状和血象均有明显改善；白细胞减少症 5 例，血象进步者 3 例，临床症状改善者 2 例；血小板、白细胞减少症 15 例，其中 7 例血象和症状均有改善；再生障碍性贫血 6 例，血象和症状均有不同程度的改善，由慢件苯中毒引起的血液病 14 例，其中 10 例眼药后眩晕、头痛、乏力、齿龈出血、鼻衄、失眠等症状和血象均有改善。

2. *心衰*　选取心肾阳虚型心衰者 24 人，服用鹿茸，结果发现，鹿茸可明显改善心阳虚型心衰患者的中医临床症状和生活质量，对畏寒肢冷、大便溏泻、心悸、疲倦乏力、面肢浮肿、胸闷（痛）等明显改善。

【不良反应】

鹿茸服用过量或服用不当，一般可引起胃肠道反应，表现为：上腹疼痛、恶心、出冷汗，严重时可引起上消化道出血。同时也可能会导致过敏、休克、面色不好、大汗不止、胸闷、气短等症状出现。

【防范措施与禁忌】

凡阴虚阳亢者，血分有热，胃火盛或肺有痰热以及外感热病者均禁服。

鹿茸当中的有效成分会跟水果或蔬菜当中的鞣酸发生反应，从而导致有效成分被破坏，因此在服用鹿茸时要避免吃蔬菜和水果。

凡体格壮实而无须服食的人或食茸过量的人，容易引起头涨、胸闷或鼻衄等反应，须立即停药观察，而不可强行续用。

【中药小故事】

从前，在雨林里居住着三兄弟，父母死了以后，他们就分了家。老大为人尖酸毒辣，老二为人吝啬狡诈，老三为人忠厚老实、勇敢勤劳，受到人们称赞。

有一天，兄弟三人相约，一起去森林里打猎。老三勇敢地走在前面，老二胆小走中间，老大怕死跟后边。走着走着，树林里发出了异样的响声。老大、老二都吓得躲到大树后面，蹲下来不敢动弹，只有老三无畏地向发出声音的地方走去。原来是一只长着嫩角的马鹿。老三不慌不忙，端起了猎枪，扣动扳机，“砰”一声，马鹿被击中头部，倒在草丛里一动不动了。

老大老二听到枪声，站起来一看，发现马鹿已被老三打死，就急忙端起枪冲过去。老二的枪口挨着死鹿肚子开了一枪，老大的枪口挨着死鹿的大腿开了一枪。马鹿打死了，怎么分呢？老三说：“把皮剥开，把肉剔下来，称一称，按三份平均分吧！”“我看这样分吧，大哥是一家之首，应该分头，弟弟是一家之尾，应该分脚和尾巴。”狡猾的老二说：“我不上不下，不前不后，不头不尾，应该分身子。”尖刻的老大连连摆手说："不行不行，打猎还分什么我大你小！最合理的办法是，谁打着哪里就分哪里，打着什么分什么。"精明的老二心想，按照大哥的方法分，自己一点都不吃亏，还是分得到鹿身部分，就极力表示赞同。

三个人有两个意见一致，这两个又是大哥二哥，忠厚老实的老三当然争不过他们。还有什么可说的呢，谁叫自己打着鹿头！大哥、二哥把鹿腿、鹿身抬走了。他只好提着一个没肉的鹿头回家了。

按照寨规，不管谁打得野味，都要分一部分给大家尝尝。老三难办极了，鹿头上一点肉没有，怎么分给大家呢？他想来想去，只好采用一个这样的办法。他去借了一口大锅来，挑了满满两挑水倒进去。然后就把鹿头放到锅里煮，由于太少，鹿角也不像过去那样砍下来扔掉了，都放进去，熬成了一锅骨头汤，把汤给寨子里的每个乡亲都端去一碗。

怪事出来了，吃了很多鹿肉的老大老二没有把身子补好，而喝了鹿头汤的人，却个个觉得全身发热，手脚有了使不完的劲。原来黄瘦的人胖了，脸孔红润了，原来体弱的人强壮了，身上增长了力气，原来有病的人病也消失了，恢复了健康。

"这到底是为什么？"寨子里老一点的人都在想这个问题，"前几年我们也吃鹿头，可没有这样的事啊！""对啦！恐怕是那对嫩角的作用。"一个波涛（大爹）叫了起来，"我们以前吃的鹿，是母鹿，没有角，是公鹿，有角，我们又把角丢掉了。所以没有补身子的作用。这一次，老三把一对嫩角都放进去煮了，所以就大不一样啦。"大家觉得他的话很有道理。以后，他们又反复试了几次，证明嫩鹿角确实有滋补身子的功效。一次还不能吃得太多呢！因为嫩鹿角上长有很多茸毛，大家就把这种大补药叫做鹿茸了。

冬虫夏草

【来源】麦角菌科真菌冬虫夏草菌 *Cordyceps sinensis*（Berk.）Sacc. 寄生在蝙蝠蛾科昆虫幼虫上的子座和幼虫尸体的复合体。

【性味归经】味甘，性平。归肺、肾经。

【功能】补肾益肺，止血化痰。

【主治】肾虚精亏，阳痿遗精，腰膝酸痛，久咳虚喘，劳嗽咯血。

【化学成分】

冬虫夏草鲜品的化学成分主要包括：糖醇、氨基酸、核苷、甾醇、脂肪酸、挥发性成分等 67 种化合物。糖醇类成分主要含有甘露醇、葡萄糖和海藻糖；氨基酸类化合物包括天冬氨酸、谷氨酸、丝氨酸、甘氨酸、组氨酸、精氨酸、苏氨酸、丙氨酸、脯氨酸、酪氨酸、缬氨酸、异亮氨酸、亮氨酸、苯丙氨酸和赖氨酸等 15 种氨基酸，其中赖氨酸、苯丙氨酸、苏氨酸、异亮氨酸、亮氨酸、缬氨酸为必须氨基酸；核苷类化合物含有尿嘧啶、尿苷、肌苷、鸟嘌呤、鸟苷、胸苷、脱氧鸟苷、腺苷、腺嘌呤和 2′-脱氧腺苷 10 种核苷类成分；甾醇类化合物已发现 7 种成分，以麦角甾醇、胆甾醇和谷甾醇为主，此外，还含有菜油甾醇、豆甾醇、真菌甾醇等；脂肪酸类化合物含有 17 种成分，主要以油酸、亚油酸和十六烷酸为主；挥发性成分鉴定出了 15 种主要成分，包括异丁醛、2- 丁酮、异戊醛、2- 甲基丁醛、正戊醛、正己醛、正庚醛、2- 戊基呋喃、2- 庚烯醛、1- 辛烯 -3- 醇、苯甲醛、正辛醛、5- 乙基环戊烯 -1- 甲醛、苯乙醛、壬醛。

【干燥方法】

使冬虫夏草吸收低温雾化水分子，吸水率达 75% ~ 80%，随后进行快速冷冻，在 −50 ~ 55 ℃温度下冷冻 2 ~ 5 h，最后在温度 −45 ~ 55 ℃下真空冷冻干燥 2 ~ 20 h，使成品含水率达 5% ~ 9%。

【药理作用】

1. 免疫调节　研究发现鲜冬虫夏草对刀豆蛋白 A 诱导的淋巴细胞的转化有明显抑制作用。

2. 抗肿瘤　研究发现鲜冬虫夏草提取物能够对多种肿瘤细胞产生抑制作用，其中鲜冬虫夏草冷提物的 IC50 值最低，对多种肿瘤细胞的抑制作用最强。

3. 抗氧化　研究发现鲜冬虫夏草中含量有丰富的超氧化物歧化酶，可清除机体代谢过程中产生的有害物质，包括羟自由基、有机自由基 DPPH、超氧阴离子等，从而起到很好的抗氧化作用。

4. 抗急性肺损伤　研究发现鲜冬虫夏草水提物组小鼠的中性粒细胞数量和白细胞数量极显著下降，鲜冬虫夏草能够通过降低炎症的方式保护小鼠的急性肺损伤。

5. 抗细颗粒物（Primary aerosol PM2.5）　研究发现鲜冬虫夏草能通过促进斑马鱼体内的 PM2.5 分泌进入肠道和促进斑马鱼巨噬细胞吞噬 PM2.5，起到抗 PM2.5 的作用。

【毒理研究】

140 只小鼠 24 h 内 3 次灌胃给药鲜冬虫夏草，每次给药剂量为 12 g/kg，两次给药间隔时间 3 h，总剂量为 36 g/kg。给药后 2 d、14 d 检查动物体重、运动情况、眼睑指征、抽搐反应、呼吸情况、皮毛、排泄物和分泌物等变化，均未见任何异常；血液学及生化指标无药物相关的显著影响；各脏器大体解剖中均未见异常变化。小鼠腹腔注射冬虫夏草水浸剂 30 ~ 50 g/kg 者全部死亡，5 g/kg 者未有死亡。中毒症状为安静、呼吸变深而慢，随之发生痉挛，呼吸抑制而死。小剂量引起不同程度镇静以及睡眠，可维持数小时。中毒症状是先抑制后兴奋，随后因痉挛和呼吸抑制而死亡。

【古代鲜用】

《本草从新》：保肺益肾，止血化痰，已劳嗽。

《脉药联珠药性考》：秘精益气，专补命门。

《柑园小识》：以酒浸数枚啖之，治腰膝间痛楚，有益肾之功。

《本草纲目拾遗》：潘友新云治膈症，周兼士云治蛊胀。

《本草纲目拾遗》：张子润云，夏草冬虫若取其夏草服之，能绝孕无子，犹黄精、钩吻之相反，殆亦物理之奥云。

《重庆堂随笔》：冬虫夏草，具温和平补之性，为虚疟、虚痞、虚胀、虚痛之圣药，功胜九香虫。凡阴虚阳亢而为喘逆痰嗽者，投之悉效，不但调经种子有专能也。周稚圭先生云，须以秋分日采者良。雄谓夏取者可治阳气下陷之病。

《现代实用中药》：适用于肺结核、老人衰弱之慢性咳嗽气喘，吐血、盗汗、自汗；又用于贫血虚弱，阳痿遗精，老人畏寒，涕多泪出等证。

《云南中草药》：补肺，壮肾阳。治痰饮喘咳。

《本草正义》：冬虫夏草，始见于吴氏《本草从新》，称其甘平，保肺、益肾、补精髓，止血化痰，已劳嗽。近人恒喜用之，皆治阴虚劳怯，咳嗽失血之证，皆用吴氏说也，然却未见其果有功效。《四川通志》明谓之温暖，其说甚是，又称其补精益髓，则盛言其功效耳，不尽可凭也。赵氏又引潘友新说，入房中药用，周兼士亦谓其性温，治蛊胀，近日种子丹用之云云。则此物补肾，乃兴阳之作用，宜于真寒，而不宜于虚热，能治蛊胀者，亦脾肾之虚寒也。赵氏又引《文房肆考》，称孔裕堂之弟患怯而汗大泄，盛夏密室犹畏风寒，以此和作肴馔，食之而愈，则此之怯症，洵是真寒之证，大汗亡阳，而常畏寒，本是当用参、附者，乃冬虫夏草能愈之，其温补又可知。此种虚劳，恰与阴虚劳怯咳嗽痰红之相火上凌者相反，乃吴氏竟谓其止血化痰已劳嗽，遂使今人如法施治，而相火愈肆，甚至咳愈甚而血愈多，不于釜中注水，而但于釜底添薪，苟其阴血未枯，则泛溢沸腾，不尽不止；若果津液已竭，惟有燔灼的成灰而已。赵氏所引诸家之说极多，皆言其兴阳温肾，独《从新》则曰甘平保肺，不知何所见而云然。

【现代鲜用】

1. 呼吸系统疾病　87 例复治性肺结核病人随机分为单用抗痨药的对照组和冬虫夏草加味配以抗痨药的治疗组。治疗组 45 例中治愈 39 例，好转 3 例，无好转 3 例，有效率 93%；对照组 42 例中治愈 28 例，好转 6 例，无好转 8 例，有效率 80%。治疗组的治愈率、有效率明显高于对照组，两组疗效有极显著性差异。

2. 肿瘤　通过对人工培养冬虫夏草配合化疗中、晚期恶性瘤的临床观察，结果发现，人工培养冬虫夏草能显著抑制肿瘤生长，稳定病情，增强机体免疫功能，减轻化疗毒性，提高患者对疗的耐受性。

【不良反应】

冬虫夏草及人工冬虫夏草制剂所致不良反应以过敏反应为主，同时涉及泌尿、内分泌、消化等系统。其所致的过敏反应发生较迅速，主要表现为皮肤黏膜损害，或伴有呼吸、心血管等系统的症状。

【防范措施与禁忌】

1. 在临床应用时一定要了解有无过敏史，是否过敏体质，对此类患者应用时应慎重。

2. 由于冬虫夏草为滋补之品，滋腻碍脾胃，故脾胃虚弱者慎服；外感者服用易致引邪入里，故外感表邪者慎用。

3. 阴虚火旺的病人，不可单独使用，以防加重病情。

【中药小故事】

很早以前，鸡是一只天庭的名鸟。一只虫子听到了鸡们的谈话，说鸡们要进行一场革新运动，不再像燕子那样飞翔天空，也不再像啄木鸟那样啄食害虫，它们要集体迁移到地面上去，那里有更多的虫子还有好多粮，是多少丰富的盛餐美景啊。这只虫子将偷听来的鸡话，报告给了地面上所有的虫子，虫子们为了躲避纷纷地钻到地下，由此保全了卑微的生命。而鸡们由于找不到了食物，迫不急待地刨土啄来啄去，美丽的羽毛因此变得肮脏不堪，苗条的身也就变得臃肿不耐，天庭看鸡再也飞不起来了，便查找造成这个样子的真正原因。于是，就查到这只虫子，虽然这只虫子也钻进了地下，长成了一棵夏草，但天庭还是在冬天做出了处罚，让它变成一只冬天的虫子，受尽风雪的肆虐和折磨，但也由此成就了它的美名。冬虫夏草，一样生命的两种不同，人生就是这样，当你被挤兑到了生活的边缘，你或许会在另一个领域中站起，敢于应对不公平的挑战，成为不幸中成功的例证。

何首乌

【来源】蓼科植物何首乌 *Polygonum multiflorum* Thunb. 的块根。

【性味归经】苦、甘、涩，微温。归肝、心、肾经。

【功能】解毒，消痈，截疟，润肠通便。

【主治】用于疮痈，瘰疬，风疹瘙痒，久疟体虚，肠燥便秘。

【化学成分】

何首乌中分离出的二苯乙烯苷类达 37 种，其中二苯乙烯苷类单体报道了 24 种，二苯乙烯苷类二聚体 13 种。目前已分离出的蒽醌类衍生物有大黄素、大黄素甲醚、大黄酚、大黄酸、二蒽酮及其苷类化合物共 37 种。此外，何首乌中还含有卵磷脂、肌醇磷脂、乙醇胺磷脂、磷脂酸、心磷脂、磷脂酰甘油、磷脂酰胆碱、磷脂酰肌醇等磷酯类化合物。王浩等报道何首乌中含儿茶素、3-O- 没食子酰表儿茶素、3-O- 没食子酰儿茶素等 26 种黄酮类化合物和对苯二酚、β- 谷甾醇、何首乌丁素等 23 种其他化合物。除上述几类主要化合物外，何首乌还含淀粉、粗脂肪、游离氨基酸及少量的锰、铁、锌等微量元素。

【干燥方法】

将洗净、切制好的鲜何首乌块置减压干燥箱中，抽真空至 −0.09 MPa，45 ℃减压干燥 12 h。

【药理作用】

研究发现何首乌水煎剂具有抗衰老、调节血糖作用，何首乌有降血脂、防治动脉粥样硬化和增强机体免疫功能的作用，何首乌浸出液有兴奋肾上腺皮质功能的作用，何首乌浸膏及从何首乌中提取的大黄酚均有促进肠管运动的作用，体外实验表明何首乌对人型结核杆菌、弗氏痢疾杆菌有抑制作用，对流感病毒亦有抑制作用。

【毒理研究】

何首乌的毒性与其炮制关系密切，制首乌毒性甚小，生首乌则有一定毒性。有报告指出，高温炮制的何首乌的水提液和醇提液每天给大鼠灌胃 8 g/kg、32 g/kg、80 g/kg，或每天给小鼠喂饲 8 g/kg、15 g/kg，连续 1 个月，其肝、肾功能及血常规均正常，心、肝、肾等脏器病理检查亦无异常发现。临床应用本品，大部分病例可出现大便稀薄，少数病人伴有轻微腹痛和恶心、呕吐。个别病人服用大剂量首乌合剂后自诉有肢体麻木感。亦有出现皮疹 4 例和药物热 1 例的报告。

【古代鲜用】

《神农本草经》：何首乌，余于久疟久痢多取用之。盖疟少阳之邪也，久而不愈，少阳之气惯为疟邪所侮，俯首不敢与争，任其出入往来，绝无忌惮，纵旧邪已退，而新邪复乘虚入之，则为疟，纵新邪未入，而荣卫不调之气自袭于少阳之界亦为疟。首乌妙在直入少阳之经，其气甚雄，雄则足以折疟邪之势；其味甚涩，涩则足以堵疟邪之路，邪若未净者，佐似柴、苓、橘、半，若已净者，佐以参、术、耆、归，一、二剂效矣。设初疟而即用之，则闭门逐寇，其害有不可胜言者矣。久痢亦用之者，以土气久陷，当于少阳求其生发之气也，亦以首乌之味最苦而涩，苦以坚其肾，涩以固其脱；宜温者与姜、附同用，宜凉者与芩、连同用，亦捷法也。此外，如疽疮、五痔之病，则取其通经络；瘰疬之病，则取其入少阳之经；精滑、泄泻、崩漏之病，则取其涩以固脱。若谓首乌滋阴补肾，能乌须发，益气血，悦颜色，长筋骨，益精髓，延年，皆耳食之误也。凡物之能滋润者，必其脂液之多也；物之能补养者，必气味之和也。试问涩滞如首乌，何以能滋？苦劣如首乌，何以能补？今之医辈，竟奉为补药上品者，盖惑于李时珍《本草纲目》不寒不燥，功居于地黄之上之说也。

《何首乌录》：主五痔，腰腹中宿疾冷气，长筋益精，能食，益气力，长肤，延年。《日华子诸家本草》：治一切冷气及肠风。

《开宝本草》：主瘰疬，消痈肿，疗头面风疮，五痔，止心痛，益血气，鬓，悦颜色，亦治妇人产后及带下诸疾。

《本草纲目》：何首乌，白者入气分，赤者入血分。肾主闭藏，肝主疏泄，此物气温味苦涩，苦补肾，温补肝，能收敛精气，所以能养血益肝，固精益肾，健筋骨，乌发，为滋补良药，不寒不燥，功在地黄、天门冬诸药之上。气血太和，则风虚、痈肿、瘰疬诸疾可知（除）矣。

《本草汇言》：何首乌，前人称为补精益血，种嗣延年，又不可尽信其说。但观《开宝》方所云，治瘰疬，消痈肿，灭五痔，去头面热疮，苏腿足软风，其作用非补益可知矣。惟其性善收涩，其精滑者可用，痢泄者可止，久疟虚气散漫者可截，此亦莫非意拟之辞耳。倘属元阳不固而精遗，中气衰陷而泄痢，脾元困疲而疟发不已，此三证，自当以甘温培养之剂治之，又不必假此苦涩腥劣，寒毒损胃之物所取效也。

《滇南本草》：涩精，坚肾气，止赤白便浊，缩小便，入血分，消痰毒。治赤白癜风，疮疥顽癣，皮肤瘙痒。截疟，治痰疟。

《药品化义》：益肝，敛血，滋阴。治腰膝软弱，筋骨酸痛，截虚疟，止肾泻，除崩漏，解带下。

《本经逢原》：何首乌，生则性兼发散，主寒热疟，及痈疽背疮皆用之。今人治津血枯燥及大肠风秘，用鲜者数钱，煎服即通，以其滋水之性最速，不及封藏，即随之而下泄也，与苁蓉之润燥通大便无异，而无助火之虞。肠风脏毒，用干者为末，米饮日服二、三钱有效，盖其内温肝肾，外祛少阴风热之验也。丹方治久疟，用生干何首乌一两，柴胡三钱，黑豆随年数加减，煎成露一宿，清晨热服，若夜疟尤效，乃散中寓收，补中寓散之法。

《本草求真》：何首乌，诸书皆言滋水补肾，黑发轻身，备极赞赏，与地黄功力相似。独冯兆张辩论甚晰，其言首乌苦涩微温，阴不甚滞，阳不甚燥，得天地中和之气。熟地、首乌，虽俱补阴，然地黄蒸虽至黑，则专入肾而滋天一之真水矣，其兼补肝肾者，因滋肾而旁及也。首乌入通于肝，为阴中之阳药，故专入肝经以为益血祛风之用，其兼补肾者，亦因补肝而兼及也。一为峻补先天真阴之药，故其功可立救孤阳亢烈之危；一系调补后天营血之需，以为常服，长养精神，却病调元之饵。先天、后天之阴不同，奏功之缓急轻重，亦有大异也。况补血之中，尚有化阳之力，岂若地黄功专滋水，气薄味厚，而为浊中浊者，坚强骨髓之用乎？斯言论极透辟，直冠先贤未有，不可忽视。

《重庆堂随笔》：何首乌，内调气血，外散疮痈、功近当归，亦是血中气药。第当归香窜，主血分风寒之病，首乌不香，主血分风热之疾为异耳。故同为妇科要药，兼治虚疟，并滑大肠，无甚滋补之力，昔人谓可代熟地，实未然也。

《本草述》：治中风，头痛，行痹，鹤膝风，痫证，黄疸。

《本草再新》：补肺虚，止吐血。

《本草正义》：首乌，专入肝肾，补养真阴，且味固甚厚，稍兼苦涩，性则温和，皆与下焦封藏之理符合，故能填益精气，具有阴阳平秘作用，非如地黄之偏于阴凝可比。好古谓泻肝风，乃是阴不涵阳，水不养木，乃致肝木生风，此能补阴，则治风先治血，血行风自灭，亦其所宜。但此是滋补以息风，必不可误以为泻肝。

【现代鲜用】

可用于足癣　生首乌、生黄精各 50 g，轧碎，加陈醋 300 g，容器置热水中加温 6～8 h 后备用。先用淡盐水洗脚，再用药醋涂搽，每日 3 次，15 d 为 1 疗程。糜烂伴继发感染者，加服苦参三妙汤（苦参 15 g，牛膝 10 g，黄柏、苍术各 6 g）。治疗 55 例，痊愈 32 例，好转 21 例，无效 2 例。疗程最短 10 d，最长 2 个月。

【不良反应】

1.《何首乌传》：忌猪肉、血、无鳞鱼。

2.《开宝本草》：忌铁。

3.《宝庆本草折衷》：恶萝卜。

4.《本草纲目》：忌葱、蒜。

【防范措施与禁忌】

1. 补益精血当用制首乌。

2. 截疟、解毒、润肠宜用生首乌。

3. 鲜首乌解毒润肠的功效较生首乌更佳。

4. 大便溏泻及湿痰较重者不宜服。

【中药小故事】

民间传说，唐元和七年，僧人文象遇茅山老人而传此事。李翱著《何首乌传》：何首乌者，顺州南河县人。祖名能嗣，父名延秀。能嗣本名田儿，生而孱弱，年五十八，无妻子，常慕道术随师在山。一日，醉卧山野，忽见有藤两株，相去三尺余，苗蔓相交，久而方解，解而又交。田儿惊讶其异，至旦遂掘其根归。问诸人，无识者。

后有山老忽来。示之。答曰："子既无嗣，其藤乃异，此恐是神之药，何不服之？"遂杵为末，空心酒服一钱。七日而思人道，数月身体强健，因此常服，又加至二钱。经年旧疾皆痊，发乌容少。十年之内，即生数男，乃改名能嗣。后与子延秀服，皆寿百六十岁。延秀生首乌。首乌服后，亦生数子，年百三十岁，发犹里。有李安其者，与首乌乡里亲善，窃得方服，其寿亦长。遂叙其事而传之云。

北沙参

【来源】伞形科植物珊瑚菜 *Glehnia littoralis* F.Schmidtex Miq. 的新鲜根。

【性味归经】味甘、微苦，性微寒。归肺、胃经。

【功能】养阴清肺，益胃生津。

【主治】肺热燥咳，劳嗽痰血，胃阴不足，热病津伤，咽干口渴。

【化学成分】

北沙参中已经发现的化学成分主要包括香豆素类、木脂素类、聚炔类，其次还有单萜糖苷、酚酸类、挥发油以及多糖等成分。黄酮和酚酸类成分是北沙参药材中的抗氧化成分。鲜北沙参中欧前胡素和异欧前胡素的含量是干的 4 倍。鲜根皮中富含干品所没有的挥发油，其挥发油的主要成分为镰叶芹二醇。除此之外，还含有淀粉、豆甾醇、各甾醇，沙参素等营养成分和钙、钾、钠、磷、铁、铬等微量元素。

【干燥方法】

冷冻干燥法：在 −20 ℃，将冷冻的鲜沙参置于真空状态下，使之充分脱水，从而完成植物从冷冻状态到脱水防腐状态的转换，最能保留完整的有效成分及原味。

【药理作用】

1. 抗癌　研究发现鲜北沙参根的热水提取物对人乳腺癌细胞（MCF−7）细胞增殖的抑制作用呈剂量依赖性。可以作为一种潜在的治疗人类乳腺癌的化疗或化疗药物来源。

2. 其他　北沙参粗多糖具有增强细胞免疫的作用，北沙参含有的欧前胡内酯具有较好的抗炎作用，除此之外，北沙参提取物还具有抗肿瘤、抗炎、抗氧化、抗脂肪形成和促进神经生长及神经保护等药理作用。

【毒理研究】

北沙参的最大给药量为 32 g/kg，是临床人用最高剂量的 13.3 倍，提示北沙参的毒性很低。北沙参与藜芦在 1∶1 配比的情况下毒性增大，并且毒性会随北沙参用药比例增加而增强。

【古代鲜用】

《本草从新》：专补肺阴，清肺火，治久咳肺痿。

《饮片新参》：养肺胃阴，治劳咳痰血。

《东北药植志》：治慢性支气管炎，肺结核，肺膨胀不全，肺脓疡等。

《中药志》：养肺阴，清肺热，祛痰止咳。治虚劳发热，阴伤燥咳，口渴咽干。

【现代鲜用】

1. 肺胃阴虚，见有咳嗽咯血，咽痛口渴　北沙参 20 g，鸡蛋 1 ~ 2 个，冰糖适量。加清水共煮，10 多分钟后蛋熟去壳再煮，20 ~ 30 min 后，取汤温服。亦治肺结核属肺阴不足者。

2. 阴虚咳血　北沙参 30 g，百合 30 g，鸭肉 150 g，一起煮汤，鸭肉熟后饮汤食肉。亦治肺结核咳血。

【不良反应】

北沙参对少数人群有明显的致敏性及刺激性。

【防范措施与禁忌】

1. 风寒作嗽及肺胃虚寒者忌服。

2. 接触北沙参后，若患有过敏性皮炎应给予抗过敏药物治疗。

【中药小故事】

很久以前，有个叫张郎的青年，自幼丧母，十岁丧父，为人老实勤快，他把父母留给他的两亩地全部种上了北沙参。想通过北沙参丰收，盖房娶媳妇。因此，他天天守在地里，除草、捉虫，浇水；他地里的北沙参长得非常好，远超过财主家的。财主因为张郎地里有参神，几次派人想用两亩好地换他的两亩北沙参地。张郎都回绝了，财主自此记恨上他。眼看北沙参要丰收了，张郎在地里搭起了一个小棚子，昼夜守护。地里的北沙参一棵棵长得像惹人喜爱的胖娃娃，他挑了两棵最大的，用盘子盛着，恭恭敬敬的供在他的小棚子里。一天晚上，他躺在床上，刚一闭上眼睛，一个天仙般的姑娘出现在他面前，可是，一睁开眼，姑娘又不见了。一连好几个晚上都是这样。不久北沙参收获了，张郎把北沙参堆在一起，准备第二天去集市上卖。然而，第二天清晨，他发现北沙参都不见了，顿时便晕了，等他醒了后，发现一个姑娘在他旁边，就是晚上见到的那个。姑娘告诉他，北沙参被财主偷走了。她是沙参姑娘，见张郎勤劳善良，且珍爱沙参，愿意嫁与他为妻，张郎听了很高兴、激动。当天二人便拜堂成亲了。沙参姑娘严惩了财主，后来两人以种沙参为业，还将技术传授给村里其他贫苦人，深受大家喜爱。

百　合

【来源】百合科植物卷丹 *Lilium lancifolium* Thunb. 百合 *Lilium brownii* F.E.Brown var. *viridulum* Baker 或细叶百合 *Lilium pumilum* DC. 的干燥肉质鳞叶。

【性味归经】甘，寒。归心、肺经。

【功能】养阴润肺，清心安神。

【主治】用于阴虚燥咳，劳嗽咳血，虚烦惊悸，失眠多梦，精神恍惚。

【化学成分】

百合鳞茎含秋水仙碱等多种生物碱及淀粉、蛋白质、脂肪等。麝香百合的花药含有多种类胡萝卜素，其中大部分是顺花药黄质酯。卷丹的花药含蛋白质，脂肪，淀粉，还原糖，维生素，泛酸，维生素 C，并含 β- 胡萝卜素等。

【干燥方法】

将百合置于冷库中进行冷冻处理（−18 ℃、72 h）。

【药理作用】

研究发现百合具有镇咳祛痰、镇静、抑菌和抗抑郁作用。卷丹水提物具有一定的镇痛消炎作用。百合所含秋水仙碱能抑制癌细胞的增殖。

【毒理研究】

1. 秋水仙碱会引起骨髓抑制、胃肠道症状如恶心、呕吐、食欲减退、腹泻、便秘等，有的可产生肠麻痹、四肢酸痛。

2. 注射液局部刺激性较大，漏于血管外，可引起局部坏死。

3. 少数患者会出现脱发、心电图改变。

【古代鲜用】

《神农本草经》：主邪气腹胀、心痛。利大小便，补中益气。

《神农本草经》：主邪气腹胀心痛，亦是散积蓄之邪。其曰利大小便者，性专降泄耳。其曰补中益气者，邪热去而脾胃安矣。

《名医别录》：除浮肿胪胀，痞满，寒热，通身疼痛，及乳难。喉痹，止涕泪。

《药性论》：除心下急、满、痛，治脚气，热咳逆。

《食疗本草》：主心急黄。

《日华子诸家本草》：安心，定胆，益志，养五脏。治癫邪啼泣、狂叫，惊悸，杀蛊毒气，熁乳痈、发背及诸疮肿，并治产后血狂运。

《本草衍义》：治伤寒坏后百合病。

《本草蒙筌》：除时疫咳逆。

《医学入门》：治肺痿，肺痈。

《神农本草经疏》：百合，主邪气腹胀。所谓邪气者，即邪热也。邪热在腹故腹胀，清其邪热则胀消矣。解利心家之邪热，则心痛自瘳。肾主二便，肾与大肠二经有热邪则不通利，清二经之邪热，则大小便自利。甘能补中，热清则气生，故补中益气。清热利小便，故除浮肿、胪胀。痞满寒热，通身疼痛，乳难，足阳明热也；喉痹者，手少阳三焦、手少阴心家热也；涕、泪，肺肝热也；清阳明三焦心部之热，则上来诸病自除。

《本草从新》：朱二允云：久嗽之人，肺气必虚，虚则宜敛。百合之甘敛，甚于五味之酸收也。

《本草纲目拾遗》：清痰火，补虚损。

《本草述》：百合之功，在益气而兼之利气，在养正而更能去邪，故李氏谓其为渗利和中之美药也。如伤寒百合病，《要略》言其行住坐卧，皆不能定，如有神灵，此可想见其邪正相干，乱于胸中之故，而此味用之以为主治者，其义可思也。

《本草述》：治中风，头痛，行痹，鹤膝风，痫证，黄疸。

《本经逢原》：百合，能补土清金，止嗽，利小便。仲景百合病，兼地黄用之，取其能消瘀血也。

《医林纂要探源》：百合，以敛为用，内不足而虚热、虚嗽、虚肿者宜之。与姜之用，正相反也。

《上海常用中草药》：治肺热咳嗽，干咳久咳，热病后虚热，烦躁不安。

【现代鲜用】

1. 肺病吐血　新百合捣汁，和水坎之，亦可煮食。

2. 肺脏壅热烦闷　新百合四两，用蜜半盏，拌和百合，蒸令软，时时含如枣大，咽津。

3. 百合病不经吐下发汗，病形如初者　百合七枚，生地黄汁一升。上以水洗百合，渍一宿，当白沫出，去其水，更以泉水二升煎取－升，去渣，内地黄汁煎取一升五合，分温再服，中病勿更服，大便当如漆。

【不良反应】

1. 秋水仙碱会出现髓抑制、胃肠道症状如恶心、呕吐、食欲减退、腹泻、便秘等，有的可产生肠麻痹、四肢酸痛等症状。

2. 注射液局部刺激性较大，漏于血管外，可引起局部坏死。

3. 少数患者会发生脱发、心电图改变。

【防范措施与禁忌】

1. 风寒痰嗽，中寒便滑者忌服。

2.《本经逢原》：中气虚寒，二便滑泄者忌之。

3.《本草求真》：初嗽不宜遽用。

4. 置通风干燥处。

【中药小故事】

据说，东海上有一群海盗，他们常常去海边打劫渔民。

有一天，这艘海盗船又上岸去抢劫一个渔村。这群海盗将抢到的财物粮食搬到船上，同时把孩子和妇女也劫走了，随后把船驶向大海中的一座孤岛。

过了不久，这艘海盗船驶离孤岛，去其他地方抢劫，因为这群海盗知道妇女和孩子无法逃离孤岛，所以海盗没留下一个人来看守这群妇女和孩子。第二天，狂风呼啸，大雨倾盆，海浪有几丈高。孤岛上的妇女都跑到海边，一起祈求龙王，期盼海浪把贼船掀翻。说来也巧，那群强盗还真的没躲过这场暴风雨，全都掉进海里喂了鱼。好几天过去，没看见这群海盗的身影，妇女和孩子都非常高兴。又过了几天，妇女和孩子吃光孤岛上的粮食后，开始发愁。周围都是一望无际的海洋，去哪里找食物啊？虽然孤岛上抢来的金银财宝非常多，但是不能当饭吃啊。大家都饿得头晕目眩，只能在孤岛上到处找食物，不管是什么野果、鸟蛋，还是被潮水冲上海岸的死鱼，凡是可以进嘴巴的就拿起来吃。有一个妇女还挖了许许多多根部圆圆的，就像大蒜头一样的野草根，把它们煮熟后一尝，蛮香还带甜味儿，大家都一起去挖这种野草根。他们连续吃了好多天后，发现这种野草根不光可以和米饭一样解饿，原本几个身体虚弱、痨伤咳血的病人，吃了这种野草根也都痊愈了。

第二年，一条采药的船只偶然间来到这座孤岛。孤岛上的人们欣喜若狂，殷勤招待采药者。采药者了解到这群妇女和孩子遇难的经过后十分诧异，问道："这座孤岛不长任何粮食，你们怎能吃得又白又胖？"

大家就将挖来的"大蒜头"给采药者看。采药者掐了一点点尝一尝，发现甜丝丝的，于是大胆猜测"大蒜头"可能具有某种药性。

后来，采药者想方设法找到一艘大船，将孤岛上的妇女和孩子都接回陆地。同时，采药者带回了很多"大蒜头"。经过栽种、试验，果然发现"大蒜头"这种东西具有润肺止咳、清心安神的功效，就将它当药用了。可是，这药还没有名字呢？采药者掐指一算，在孤岛上遇难的妇女和孩子总人数，合起来一共百人，就把它取名为"百合"了。

麦 冬

【来源】百合科植物麦冬 *Ophiopogon japonicus*（Thunb.）Ker-Gawl. 的新鲜块根。

【性味归经】味甘、微苦，性微寒。归心、肺、胃经。

【功能】养阴生津，润肺清心。

【主治】肺燥干咳，阴虚咳嗽，喉痹咽痛，津伤口渴，内热消渴，心烦失眠，肠燥便秘。

【化学成分】

麦冬的化学成分主要包括甾体皂苷类、高异黄酮类、多糖类以及大量的酚类。甾体皂苷类化合物是麦冬的主要活性部位，从麦冬中分离出甾体皂苷，根据其基本化学结构可分为螺甾烷醇型和呋甾烷醇型。其次，麦冬块根中含有丰富的多糖，麦冬多糖由单糖和低聚糖类化合物组成。值得注意的是，麦冬中提取出的高异黄酮是黄酮化合物中稀有的一类，它比普通异黄酮母核多一个碳原子。

【干燥方法】

微波干燥：将鲜麦冬置于微波干燥机中（微波干燥机一般分为箱式真空微波和隧道式微波干燥机）在 60 ℃下通过自动调节微波功率干燥。

【药理作用】

麦冬块根含有的麦冬多糖能明显改善胰岛素敏感性，使周围组织对胰岛素抵抗力降低，有较好的降血糖作用，还能增强体液免疫和细胞免疫功能；麦冬总皂苷具有保护心血管系统、抗心律失常、抗炎、抗肿瘤的作用。除此之外，麦冬还具有抗衰老、抗心肌缺血等药理作用。

【毒理研究】

麦冬须根经口毒性评价属实际无毒级；3 种遗传毒性试验结果均为阴性。食用情况调查结果表明麦冬须根食用人群中每人每周摄入量中位数为 1.00 g，在食用麦冬相关制品后均未出现不良反应。

【古代鲜用】

《神农本草经》：主心腹结气，伤中伤饱，胃络脉绝，羸瘦短气。

《神农本草经》将麦冬列为养阴润肺的上品，言其“久服轻身，不老不饥”。

《金匮要略》：麦门冬汤，麦冬七升，半夏一升，粳米三合，人参二两，甘草一两，大枣十二枚。治咳嗽，火逆上气，咽喉不利。以肺胃上逆，相火刑金，麦冬、半夏，清金泻火而降逆，甘、枣、参、粳，补中化气而生津也。

《伤寒杂病论》：炙甘草汤，方在甘草。用之治少阳伤寒，脉结代，心动悸者。以少阳相火不降，致累君火，逆升而生烦悸，麦冬清心而宁神也。

《名医别录》：疗虚痨客热，口干燥渴，定肺气，安五脏。

《本草衍义》云：治肺热之功为多，其味苦，但专泄而不专收，寒多人禁服。治心肺虚热及虚劳。麦门冬、地黄、麻仁、阿胶，润经益血，复脉通心。二门冬、五味子、枸杞子，同为生脉之剂。

《本草蒙筌》：天麦门冬并，能殴烦解渴，止咳消痰，功用似同，实亦有偏胜也。麦门冬……每每清心降火，使肺不犯于贼邪，故止咳立效；天门冬……屡屡滋肾助元……故消痰殊功。

《本草纲目》云：主心腹结气，伤中伤饱，胃络脉绝，羸瘦短气。身重目黄，心下支满，虚劳客热，口干燥渴，止呕吐，愈痿蹶，强阴益精，消谷调中，保神，定肺气，安五脏，令人肥健，美颜色，有子。地黄、车前子为之使，恶款冬花、苦瓠。畏苦参、青。入手太阴。

《本草分经》称麦冬“甘、微苦，微寒。润肺清心、泻热生津、化痰止呕、治嗽行水”。

《医学衷中参西录》言其：“能入胃以养胃液，开胃进食，更能入脾以助脾散精于肺，定喘宁嗽。”中医认为，麦冬味甘、微苦，性微寒，归胃、肺、心经，有养阴润肺、益胃生津、清心除烦的功效，用于肺燥干咳、阴虚痨嗽、喉痹咽痛、津伤口渴、内热消渴、心烦失眠、肠燥便秘等症。

【现代鲜用】

1. 消渴　把大苦瓜捣成汁，泡麦门冬二两，过一夜，麦门冬去心、捣烂，加黄连（去皮毛）研末，做成丸子，如梧子大。每服五十丸，饭后服。一天服两次。

2. 吐血、鼻血　用麦门冬（去心）一斤，捣烂取汁，加蜜三合，调匀，分二次服下。

3. 糖尿病　用鲜麦冬全草日 50 g，切碎煎汤代茶饮服，连服 3 月查血糖、尿糖均正常，为巩固疗效，又以 30 g/d 量饮服月余，随访 4 年再没复发。

4. 动物乳房炎　用新鲜麦冬全草煎汁内服。牛肉用 400 ~ 500 g，母猪肉用 120 ~ 180 g，家兔肉 50 ~ 80 g 即可。一般服 1 ~ 2 次均可痊愈，绝大多数服药 1 次痊愈，均无不良反应。

【不良反应】

1. 麦冬不宜长期服用，尤其在没有医生指导的情况下，否则可能生痰生湿，适得其反。

2. 部分患者在口服用药初期有腹胀、嗳气、大便增多等消化道症状，一般于两周后可自行消失。

【防范措施与禁忌】

1. 脾胃虚寒泄泻，胃有痰饮湿浊及暴感风寒咳嗽者均忌服。
2.《本草经集注》：地黄、车前为之使。恶款冬、苦瓠。畏苦参、青蘘。
3.《药性论》：恶苦芙。畏木耳。
4.《神农本草经疏》：虚寒泄泻、痘疮虚寒作泻、产后虚卓泄泻者，咸忌之。
5.《雷公炮制药性解》：忌鲫鱼。
6.《本草纲目》：气弱胃寒者必不可饵。
7.《药性纂要》：胃寒而多湿痰者勿用。
8.《本经逢原》：风热暴咳，咸非所宜。麻疹咳嗽，下可误用。

【中药小故事】

天冬、麦冬本来是天上两个仙女。大姐天冬干练灵巧，爽直，性格盛于妹妹；小妹麦冬文静秀气，貌美，并喜用淡紫色或白色的花朵装扮自己。她们在天上见到人间虚痨热病的病魔到处行凶，致使人们面黄肌瘦，燥咳吐血，口渴便秘，死者众多，十分可怜。姐妹俩十分同情人间疾苦，决心下凡解救。大姐就在我国东南、西南、河北、山东、甘肃的山谷、坡地疏林、灌木丛中生根落户，小妹麦冬就在我国的秦岭以南浙江、四川一带的溪边、林下安家落户。姐妹俩出没在偏僻地带为那些被病魔缠身的病人奉献自己，和病魔作斗争。姐妹俩虽然都能赶出肺胃阴虚、肺胃燥热、便秘的病魔，又根据两个人的性格有所侧重。大姐对火、燥二魔的清除的力度大于妹妹，直至入侵肾部的魔鬼；小妹性格文静力弱，但主攻心中燥魔不在话下。二人合作，水火既济，促人康泰。

天　冬

【来源】百合科植物天冬 *Asparagus cochinchinensis*（Lour.）Merr. 的新鲜块根。

【性味归经】味甘、苦，性寒。归肺、肾经。

【功能】养阴润燥，清肺生津。

【主治】肺燥干咳，顿咳痰黏，腰膝酸痛，骨蒸潮热，内热消渴，热病津伤，咽干口渴，肠燥便秘。

【化学成分】

天冬块根含多种螺旋甾甙类化合物如天冬甙，天冬酰胺、还含有多种氨基酸成分，主要有天冬酰胺、谷氨酸、缬氨酸、苯丙氨酸、瓜氨酸、丝氨酸、苏氨酸、脯氨酸等19种氨基酸。寡糖类成分有新酮糖，多糖类成分有天冬多糖等以及低聚糖。并且含有5-甲氧基-甲基糠醛、天冬素和磷脂。

【干燥方法】

真空干燥：取70支/kg鲜天冬1.6 kg，洗净后，置沸水中煮烫15 min后取出，剥去外皮后在35 ℃温度下抽真空干燥。

【药理作用】

天冬醇提物具有很强的抑制溃疡形成的作用，天冬水提取液具有抗氧化、延缓衰老、抗炎、镇咳、祛痰、平喘的作用，天冬中的菝葜皂苷元有明显的抗肿瘤作用，天冬总多糖有增强非特异性免疫功能的作用。除此之外，天冬还能够改善糖尿病症状、降低高血糖作用。

【毒理研究】

天门冬酞苯丙氨酸（甜味素）对NIH小鼠的急性毒性，LD_{50} > 10 g/kg，无蓄积毒性作用，以2 000 mg/kg，1 000 mg/kg，500 mg/kg，250 mg/kg处理，微核试验阴性，在20%，2%，0.2%，0.02%剂量的Ames试验结果均阴性。

【古代鲜用】

《神农本草经》：主诸暴风湿偏痹，强骨髓，杀三虫。

《名医别录》：保定肺气，去寒热，养肌肤，益气力，利小便，冷而能补。

《药性论》：主肺气咳逆，喘息促急，除热，通肾气，疗肺痿生痈吐脓，治湿疥，止消渴，去热中风。宜久服。

《日华子诸家本草》：镇心，润五脏，益皮肤，悦颜色，补五劳七伤，治肺气并嗽，消痰、风痹热毒、游风、烦闷吐血。

《备急千金药方》：治虚劳绝伤，老年衰损羸瘦，偏枯不随，风湿不仁，冷痹，心腹积聚，恶疮，痈疽肿癞，亦治阴痿、耳聋、目暗。

《本草蒙筌》：天、麦门冬，并入手太阴经，而能驱烦解渴，止咳消痰，功用似同，实亦有偏胜也。麦门冬兼行手少阴心，每每清心降火，使肺不犯于贼邪，故止咳立效；天门冬复走足少阴肾，屡屡滋肾助元，令肺得全其母气，故消痰殊功。盖痰系津液凝成，肾司津液者也，燥盛则凝，润多则化，天门冬润剂，且复走肾经，津液纵凝，亦能化解。麦门冬虽药剂滋润则一，奈经络兼行相殊，故上而止咳不胜于麦门冬；下而消痰必让于天门冬尔。先哲亦曰，痰之标在脾，痰之本在肾。又曰，半夏惟能治痰之标，不能治痰之本。以是观之，则天门冬惟能治痰之本，不能治痰之标，非但与麦门冬殊，亦与半夏异也。

《本草蒙筌》：能除热淋，止血溢妄行，润粪燥秘结。

《本草纲目》：润燥滋阴，清金降火。

《植物名实图考》：拔疔毒。

【现代鲜用】

1. 血虚肺燥，皮肤拆裂及肺痿咳脓血证　天门冬新掘者不拘多少，净洗，去心、皮，细捣，绞取汁用砂锅慢火熬成膏，每用一二匙，空心温酒调服。

2. 肺痿咳嗽，吐涎沫　生天冬捣取汁一升，酒一斗，饴一升，紫菀四合，人铜器于汤上煎至可丸。服如杏子大一丸，日可三服。

3. 乳房肿瘤　每日取鲜天门冬 2 两，剥去外皮，隔水蒸熟，3 次分服。亦可制成片剂内服、或注射剂供肌肉或静脉注射。52 例乳腺小叶增生和纤维腺瘤患者，治疗后 30 例临床痊愈，16 例显效，5 例有效，1 例无效。对乳腺癌也有一定的效果，表现为用药后肿块缩小，质地变软。

4. 乳癌　鲜天冬 60 g 捣汁，兑适量黄酒，饭前服。能促进病情好转。适用于早期癌症。

5. 痈肿　新掘天门冬一味，约三五两。洗净，入砂盆内研细，以好酒荡起，滤去渣，顿服。

6. 五淋痛甚久不愈　生天门冬捶汁半盅服。

7. 女子白带　天门冬捣汁，井花水调服。

8. 功能性子宫出血　鲜品 30 ~ 90 g，水煎，每日 1 剂，红糖为引，口服。

【不良反应】

《长沙药解》云：其性寒滑湿濡，最败脾胃而泄大肠。临床使用时可出现消化系统不良反应，如食欲不振，腹泻等。

【防范措施与禁忌】

1. 严格掌握适应证：虚寒泄泻及风寒咳嗽者禁服。《本草正》：虚寒假热，脾肾溏泄最忌。

2. 不宜超剂量使用，一般不超过 15 g。

3. 如服用本品后出现胃肠道不适，可以停药观察。

【中药小故事】

天冬、麦冬本来是天上两个仙女。大姐天冬干练灵巧，爽直，性格盛于妹妹；小妹麦冬文静秀气，貌美，并喜用淡紫色或白色的花朵装扮自己。她们在天上见到人间虚痨热病的病魔到处行凶，致使人们面黄肌瘦，燥咳吐血，口渴便秘，死者众多，十分可怜。姐妹俩十分同情人间疾苦，决心下凡解救。大姐就在我国东南、西南、河北、山东、甘肃的山谷、坡地树林、灌木丛中生根落户，小妹麦冬就在我国的秦岭以南浙江、四川一带的溪边、林下安家落户。姐妹俩出没在偏僻地带为那些被病魔缠身的病人奉献自己，和病魔作斗争。姐妹俩虽然都能赶出肺胃阴虚、肺胃燥热、便秘的病魔，又根据两个人的性格有所侧重。大姐对火、燥二魔的清除的力度大于妹妹，直至入侵肾部的魔鬼；小妹性格文静力弱，但主攻心中燥魔不在话下。二人合作，水火既济，促人康泰。

石　斛

【来源】兰科植物金钗石斛 *Dendrobium nobile* Lindl.、霍山石斛 *Dendrobium huoshanense* C.Z.Tang et S.J.Cheng、鼓槌石斛 *Dendrobium chrysotoxum* Lindl. 或流苏石斛 *Dendrobium fimbriatum* Hook. 的栽培品及其同属植物近似种的新鲜茎。

【性味归经】甘，微寒。归胃、肾经。

【功能】益胃生津，滋阴清热。

【主治】热病津伤，口干烦渴，胃阴不足，食少干呕，病后虚热不退，阴虚火旺，骨蒸劳热，目暗不明，筋骨痿软。

【化学成分】

石斛的生物活性成分主要有多糖、石斛碱、酚类、必需氨基酸、倍半萜类、甾体类、芪类、木质素类和微量元素等。鲜石斛的总生物碱和多糖成分以及维生素含量高于干品，生物碱主要包括5类，分别为倍半萜类、吲哚里西啶类、吡咯烷类、苯酞类以及咪唑类。TCL法分析单糖组分，发现主要含有D-木糖和D-葡萄糖，维生素中维生素 B_1、B_2 和C为主。微量元素以Ca、Mg、K含量较高，P含量较低。四种石斛含有的氨基酸种类相同，但以霍山石斛的氨基酸含量较高，氨基酸主要包括天冬氨酸，谷氨酸、甘氨酸、缬氨酸和亮氨酸。鼓槌石斛主要含有联苄类、菲类及芴酮类化合物。

【干燥方法】

取石斛的新鲜药材各5 kg，洗净泥沙，晾干表面水分，切片或段，装入包装袋中，每袋30 g，真空封口，放入速冻设备中（−30 ℃以下），待冻结后，贮存于−18 ℃冰箱中。

【药理作用】

1. 调节肠管活动　取鲜药材捣碎，加70%乙醇室温冷浸15天，过滤减压回收乙醇至小体积，浸膏用蒸馏水配成每1 ml相当于鲜药材4 g，豚鼠，雌雄不限，截取回肠，每段约3 cm，用离体器官测定仪记录肠管活动。实验结果表明，金钗石斛兴奋肠管；铁皮石斛、流苏石斛、先使肠管抑制，几分钟后恢复到给药前水平；钩状石斛使肠管收缩幅度稍降低，束花石斛明显地抑制肠管的活动。

2. 抗氧化　观察鲜金钗石斛水提液的抗氧化活性，结果为鲜金钗石斛水提掖对 DPPH 自由基、螯合 Fe^{2+}、超氧自由基均有较强的清除作用。随着鲜金钗石斛水提物质量浓度的增大，对 DPPH 和自由基和螯合 Fe^{2+} 清除效果也逐渐加强，且上升趋势比较稳定。

3. 免疫调节　鲜铁皮石斛粉可使环磷酰胺免疫抑制小鼠的白细胞数和胸腺、脾脏指数均明显升高，能有效促进外周血白细胞和免疫器官的增殖效应。鲜铁皮石斛粉可以较好地增强机体的免疫系统功能。

4. 降血压　观察鲜铁皮石斛对自发性高血压大鼠的降压作用：鲜铁皮石斛组、络活喜组和模型组，另设正常对照组。经口每日等容量给药，给药前测量 3 次血压，给药后每周测量 1 次 2 h 血压。结果为与模型组相比，鲜铁皮石斛和络活喜 2 组在每个给药时点后收缩压和舒张压均显著降低，鲜铁皮石斛组和络活喜组相比，在给药 1 周收缩压和舒张压有显著性差异，鲜铁皮石斛能够显著降低大鼠血压水平。

5. 抗炎　观察鲜石斛榨汁对小鼠炎症的影响：正常组、阳性对照组、石斛榨汁高、低剂量组，石斛水提高、低剂量组。小鼠按给药或蒸馏水，空白对照组以蒸馏水灌胃，消炎痛阳性组以消炎痛溶液灌胃，其余各组分别以同体积高低剂量的石斛提取液灌胃。结果为各给药组有明显抑制二甲苯致小鼠耳廓急性炎症肿胀的作用，表明鲜铁皮石斛具有抗炎作用。

6. 抗应激　空白对照组、参维灵片（阳性组）、石斛榨汁高、低剂量组、石斛水提高、低剂量组，给药组按给药剂量每日灌胃一次，正常组给予等容量的蒸馏水，连续 14 天。结果为榨汁高剂量组能有效使游泳时间延长。鲜石斛榨汁有较好的抗应激作用。

7. 保肝护胃　观察铁皮石斛鲜榨汁对小鼠肝胃损伤模型的影响：建立四氯化碳急性肝损伤模型、亚急性酒精性肝损伤模型、应激性胃溃疡模型及化学性胃溃疡模型。铁皮石斛鲜榨汁显著降低应激性胃溃疡模型及消炎痛诱导的化学性胃溃疡模型的溃疡指数。即铁皮石斛鲜汁具有保肝护胃的作用。

8. 其他　石斛碱有抑制呼吸的作用。

【毒理研究】

鲜铁皮石斛在每皿≤ 5 000 ug 内，代谢和非代谢活化条件下，对 5 种菌株的回变菌落数与阴性对照组比较均无统计学差异，对各菌株均未见致回复突变作用；亦未见诱发微核作用和染色体畸变诱发作用。即鲜铁皮石斛在所测剂量范围内，没有遗传毒性。

【古代鲜用】

《神农本草经》：主伤中，除痹，下气，补五脏虚劳羸瘦，强阴，久服厚肠胃。

《名医别录》：益精，补内绝不足，平胃气，长肌肉，逐皮肤邪热痱气，脚膝疼冷痹弱，定志除惊。

《药性论》：益气除热。主治男子腰脚软弱，健阳，逐皮肌风痹，骨中久冷，虚损，补肾积精，腰痛，养肾气，益力。

《日华子诸家本草》：治虚损劣弱，壮筋骨，暖水脏，益智，平胃气，逐虚邪。

《本草衍义》：治胃中虚热。

《僧深集方》：囊湿精少，小便余沥者，宜加之。

《本草纲目》：治发热自汗，痈疽排脓内塞。

《药品化义》：治肺气久虚，咳嗽不止。

《本草通玄》：石斛，甘可悦脾，咸能益肾，故多功于水土二脏。但气性宽缓，无捷奏之功，古人以此代茶，甚清膈上。

《本草备要》：疗梦遗滑精。

《本草纲目拾遗》：清胃除虚热，生津，已劳损，以之代茶，开胃健脾。定惊疗风，能镇涎痰，解暑，甘芳降气。

《本草再新》：理胃气，清胃火，除心中烦渴，疗肾经虚热，安神定惊，解盗汗，能散暑。

【现代鲜用】

1. 胃炎　临床上采用鲜铁皮石斛治疗萎缩性胃炎合并十二指肠球部溃疡，临床效果明显。铁皮石斛中的石斛多糖、石斛生物碱能使血液中的促胃液素浓度升高，对慢性萎缩性胃炎的治疗效果显著。

2. 助消化　鲜铁皮石斛榨汁，直接口服，能促进胃酸分泌，增强胃的排空能力，帮助消化。

3. 改善患有肿瘤的病人精神状态　新鲜铁皮石斛直接吃，所含营养成分和药效不受影响，且易于人体吸收，其具有滋阴益精、开胃健脾和退烧等作用，可以改善肿瘤病人所表现的气阴两虚、肝肾阴虚证。

4. 便秘　铁皮石斛鲜食可以清热、养阴、生津，人体摄入大量的植物纤维，吸附体内垃圾与毒素，并帮助排出体外。

5. 提高新陈代谢　铁皮石斛鲜食还能完整地摄取食物中的酵素成分，从而促进人体新陈代谢。

6. 小儿顽固性发热　新鲜铁皮石斛可以缩短体温降至正常的时间，减少体温复升的次数。新鲜铁皮石斛因其具有益气养阴清热作用，且味甘易为患儿接受，故可用于发热时间较长、反复应用解热镇痛药发汗导致气阴两虚、余热未清的患儿，以解决反复发热体温不退的难题。

【不良反应】

1. 长、虚、味大苦者，名木斛，服之损胃。

2. 对血压和呼吸也有抑制作用，中毒剂量可引起惊厥。

【防范措施与禁忌】

1.《本草经集注》：陆英为之使。恶凝水石、巴豆。畏僵蚕、雷丸。

2.《百草镜》：惟胃肾有虚热者宜之，虚而无火者忌用。

3. 温热病早期阴未伤者、湿温病未化燥者、脾胃虚寒者均禁服。

4. 鲜品置阴凉潮湿处，防冻。

【中药小故事】

在民间人们将新鲜的铁皮石斛原汁喂入身体极度虚弱的重危病人口中，可使其慢慢复苏因此，铁皮石斛有“救命仙草”的美誉。唐开元年间的道家经典《道藏》曾把铁皮石斛列为“中华九大仙草”之首，唐宋以来的历代皇帝都把铁皮石斛列为贡品。

其他可鲜用补虚药

药名	来源	功能主治	临床鲜用
土马鬃	金发藓科植物金发藓 *Polytrichum commune* L.ex Hedw. 的植物体	滋阴清热，凉血止血。主治阴虚骨蒸，潮热盗汗，肺痨咳嗽，血热吐血。衄血，咯血，便血，崩漏，二便不通	治肺痨吐血：吐马鬃 30 g，捣烂熬水加白糖服
扶芳藤	卫矛科植物扶芳藤 *Euonymus fortunei* （Turcz.）Hand.Mazz. 的带叶茎枝	益肾壮腰，舒筋活络，止血消瘀。主治肾虚腰膝酸痛，半身不遂，风湿痹痛小儿惊风，咯血吐血，血崩，月经不调，子宫脱垂，跌打骨折，创伤出血	1. 治骨折：鲜扶芳藤适量，捣烂敷患处。2. 治创伤出血：鲜叶捣烂外敷
土人参	马齿苋科植物栌兰 *Talinum Paniclatum* （Jacq.）Gaertn. 的根	补气润肺，止咳调经。主治气虚劳倦，食少，泄泻，肺痨咳血，眩晕，潮热，盗汗，自汗，月经不调，带下，产妇乳汁不足	治痈疮疖肿：鲜品土高丽参适量，捣烂敷患处

续表

药名	来源	功能主治	临床鲜用
面根藤	双子叶植物药旋花科植物打碗花 *Calystegia hederacea* Wall.［*Convolvu-lus japonicus* Thunb.］的全草或根	健脾，利湿，调经。主治脾胃虚弱，消化不良，小儿吐乳，疳积五淋，带下，月经不调	治肾虚耳聋：鲜面根藤、响铃草各 120 g，炖猪儿朵服（《重庆草药》）
铁蚂蝗	铁角蕨科巢蕨属植物巢蕨 *Neottopteris nidus*（L.）J.Smith［*Asplenium nidus* L.］的全草或根茎	强筋壮骨，活血祛瘀。主治骨折，阳痿，跌打损伤	1. 治骨折：铁蚂蟥鲜品捣烂，鸡蛋清调敷患处。2. 治跌打损伤：巢蕨 15 g，煎服，并取适量捣敷患处
团叶槲蕨	槲蕨科槲蕨属植物团叶槲蕨 *Drynaria bonii* Christ 的根茎	益肾气，壮筋骨，散瘀止血。主治肾虚耳鸣，牙痛，跌打损伤，骨折，风湿腰痛，外伤出血	治骨折，关节脱位：团叶槲蕨 15 g，水煎服，并用鲜根茎捣敷
牛奶浆根	桑科植物天仙果 *Ficus erecta* Thunb. var.*beech-eyana*（Hook.et Arn.）King 的根	益气健脾，活血通络，祛风除湿。主治劳倦乏力，食少，乳汁不下，脾虚白带，脱肛，月经不调，头风疼痛，跌打损伤，风湿性关节炎	1. 治风湿性关节酸痛：鲜天仙果根 45 g，水酒合煎汤内服，并另以一部分鲜根捣烂推患处；鲜天仙果根 30 g，猪脚节七寸，合炖服，重者可服多次。2. 治小儿发育缓慢：鲜天仙果根 45 g，小雄鸡一只，去头脚，加开水炖服
木馒头	桑科植物薜荔 *Ficus pumila* L. 的果实	补肾固精，清热利湿，活血通经，催乳，解毒消肿。主治肾虚遗精，阳痿，小便淋浊，久痢，力滞，血肠风，下血，久痢，痔血脱肛，闭经，疝气，乳汁不下，咽喉痛，痄腮，痈肿，疥癣	治乳糜尿：鲜霹雳果五个，切片，水煎服

续表

药名	来源	功能主治	临床鲜用
五指毛桃果	桑科植物裂掌榕 *Ficus simplicissima* Lour. 的果实	滋润生津，通便催乳。主治津少便秘，产后缺乳	治产后少乳：五指毛桃果鲜品 30 g 或干品 15 g，水煎
柘木白皮	桑科柘属植物柘树 *Maclura tricuspidata* Carr. 除去栓皮的树皮或根皮	补肾固精，利湿解毒，止血化瘀。主治肾虚耳鸣，腰膝冷痛，遗精带下，黄疸，疮疖，呕血，咯血，崩漏，跌打损伤	1. 治腮腺炎，疖肿：用鲜柘根皮适量，捣烂敷患处。2. 治腰痛：鲜柘树根皮 120 g，酒炒后水煎服。3. 治跌打损伤：柘根白皮 15 g，煎水，服时兑黄酒适量，另用鲜根白皮捣烂，加酒少许，调敷患处（《安徽中草药》）
柳树寄生	桑寄生科植物柳叶钝果寄生 *Taxillus delavayi*（van Tiegh.）Danser［*Phylndesmis delavayi* van Tiegh.；*Loranthus delavayi*（van Tiegh.）Engl.；*Loranthus balfourianus* Diels］的带叶茎枝	补肝肾，祛风湿，止血，安胎。主治头晕目眩，腰膝疼痛，风湿麻木，崩漏，胎动不安	治膈气刺痛：柳寄生，捣汁服一杯（《本草纲目》）
火炭母草根	蓼科植物火炭母草 *Polygonum chinense* L. 的根	补益脾肾，平降肝阳，清热解毒，活血消肿。主治体虚乏力，耳鸣耳聋，头目眩晕，白带，乳痈肺痈，跌打损伤	1. 治乳痈：鲜火炭母根 30 g，水煎，调酒服。2. 治肺脓疡：鲜火炭母根、鱼腥草、葫芦茶各 30 g，青壳鸭蛋 2 个，水煎服。3. 治跌打伤：鲜火炭母根 60 g 和猪肉炖熟，加酒，再炖 10 min 服

续表

药名	来源	功能主治	临床鲜用
酱头	蓼科植物酱头 *Polygonum denticulatum* Huang 的块根	健脾和中，清热解毒，调经止血。主治消化不良，胃痛，痢疾，月经不调，崩漏，疔疮初起，外伤出血	治腹蛇咬伤：稀花蓼鲜草，捣烂外敷
菠菜	藜科植物菠菜 *Spinacia oleracea* L. 的全草	养血，止血，平肝润燥。主治衄血，便血，头痛，目眩，目赤，夜盲症，消渴引饮，便闭，痔疮	1. 治眼为物所伤，或肉胬：生地肤苗五两，洗净，捣绞取汁，瓷盒中盛，用铜频点目中。冬月以干者，煮之点之。2. 治头痛：地肤苗、马屎烧灰，共捣烂敷头顶
龙骨莲	睡莲科植物贵州萍逢草 *Nuphar bornetii* Levl.et Vant. 的根茎	滋阴，清热。主治劳伤，虚损阴虚发热，盗汗外敷，刀伤	治阴虚劳弱：鲜龙骨莲，去须 60 g 炖肉吃，早晚各吃一次
萍蓬草根	睡莲科植物萍蓬草 *Nuphar pumilum*（Hoffm.）DC. 的根茎	健脾益肺，活血调经。主治脾虚食入难消，阴虚咳嗽盗汗血瘀，月经不调痛经及跌打损伤	治急性乳腺炎，疔疮：外伤出血萍蓬草鲜根茎捣烂敷
多花猕猴桃	猕猴桃科植物阔叶猕猴桃 *Actinidia laizfolia*（Gardn.et Champ.）Merr. 的果实	益气养阴。主治久病虚弱肺痨	治疮疖癌肿：阔叶猕猴桃鲜果配臭牡丹叶、马齿苋捣烂敷
盐麸叶	漆树科植物盐肤木 *Rhus chinensis* Mill. 的叶	止渴止血，收敛解毒。主治痰嗽便血，血痢盗汗，痈疽疮疡湿疹，蛇虫咬伤	治蛀节疽、五掌疽、对口疮：盐肤木鲜叶或树枝的二重皮适量，糯米饭少许涂患处
功劳根	冬青科植物枸骨 *Ilex cornuta* ex Paxt. 的根	补肝益肾，疏风清热。主治腰膝痿弱，关节疼痛，头风赤眼牙痛，荨麻疹	治瘰疬：枸骨根（鲜）150 g，乌梅 120 g，白酒 500 g，浸泡半月，每服药酒 15 g

续表

药名	来源	功能主治	临床鲜用
番茄	茄科植物西红柿 *Lycopersicon esculentum* Mill.［*Solanum lycopersicum* L.］的新果实	生津止渴，健胃消食。主治口渴食欲不振	治高血压，眼底出血：鲜西红柿每日早晨空腹时生吃，1～2个，15 d为一疗程（《食物中药与便方》）
岩白菜	虎耳草科植物岩白菜 *Bergenia purpurascens*（Hook.f.et Thoms.）Engl. 的全草	滋补强壮，止咳止血。主治虚弱头晕，肺虚咳喘，劳伤咯血，吐血，淋浊，白带	治虚痨咳嗽：鲜岩白菜60 g，四块瓦10 g，八角枫0.6 g，煮鸡蛋3个服用（《中国民族药志》）
桃子	蔷薇科植物桃 *Amygdalus persica* L. 或山桃 A.*davidiana*（Carr.）C.de Vos ex Henry 的果实	生津，润肺，活血，消积。主治津少口渴，肠道便秘，闭经，积聚	治小儿病疮：用桃捣，以醋和涂之
杨梅	杨梅科杨梅属植物杨梅 *Myrica rubra*（Lour.）Sieb.et Zucc.［*Mosella rubra* Lour.］的根、树皮及果实	生津除烦，和中消食，解酒，涩肠，止血。主治烦渴，呕吐，呃逆，胃痛，食欲不振，食积腹痛，饮酒过度，腹泻，痢疾，流血，头痛，跌打损伤，骨折，烫火伤	1. 治鼻息肉或一般肉芽：杨梅连核合冷饭粒捣极烂敷患处。2. 治雷公藤中毒：杨梅鲜果1.5～2.5 kg，捣汁，每隔一小时服100 ml，另取鲜根125 g，水煎两次，浓缩成400 ml，每次服100 ml，与果汁交替服用
樱桃	蔷薇科植物樱桃 *Cerasus pseudocerasus*（Lindl.）G.Don［*Prunus pseudocerasus* Lindl.］的果实	补脾，益肾。主治脾虚泄泻，肾虚遗精，腰腿疼痛，四肢不仁，瘫痪	治冻疮：鲜樱桃放瓶内埋于地下，入冬时取出外涂患处（《南药中草药学》）
枇杷	蔷薇科植物枇杷 *Eriobotrya japonica*（Thunb.）Lindl. 的果实	润肺下气，止渴。主治肺热咳喘，吐逆，烦渴	治肺热咳嗽：鲜枇杷肉60 g，冰糖30 g，水煎服（《福建药物志》）

续表

药名	来源	功能主治	临床鲜用
树锦鸡儿	豆科锦鸡儿属植物树锦鸡儿 *Caragana arborescens* Lam. [*Aspualathus arborescens* Amn.] 的根、根皮或花	健脾益肾，祛风利湿。主治肾虚耳鸣，眼花头晕，食少羸瘦，脚气浮肿，男子淋浊，女子带下，血崩，乳汁不畅，风湿骨节疼痛	1. 治头痛：鲜锦鸡儿根 30 g，鸡蛋 2 个，炖服。2. 治风湿性关节炎：鲜锦鸡儿根 30 g，猪蹄 1 只，酒水各半炖之，早晚各服 1 次（1 ~ 2 方出自《吉林中草药》）
柠条根	豆科植物中间锦鸡儿 *Caragana intermedia* Kuang et H.C.Fu 的根	益气养阴。主治头晕，心悸，气短乏力，高血压病	治高血压病头晕：鲜柠条根 24 ~ 30 g，水煎汁，加白糖适量，分 3 次服（《沙漠地区药用植物》）
锦鸡儿	豆科植物锦鸡儿 *Caragana sinica* (Buchoz) Rehd. [*Robinia sinica* Buchoz; *Caragana chamriagu* Lam.] 的花	健脾益肾，和血祛风，解毒。主治虚劳咳嗽，头晕耳鸣，腰膝酸软，气虚带下，小儿疳积，痘疹透发不畅，乳痈，痛风，跌打损伤	治干血劳：阳雀花 120 ~ 250 g，或鲜品 1 000 ~ 1 500 g，蒸后分多次服（《陕西中草药》）
响铃草	豆科植物假地蓝 *Crotalaria ferruginea* Gran. 或条叶猪屎豆 *Crotalaria linifolia* L.f. 的根或全草	滋肾养肝，止咳平喘，利湿解毒。主治耳鸣，耳聋，头目眩晕，遗精，月经过多，白带，久咳痰血，哮喘，肾炎，小便不利，扁桃体炎，腮腺炎，疔疮肿毒	治疔毒，恶疮：(响铃草) 全草捣烂，敷患处（《湖南药物志》）
铁马鞭	豆科植物铁马鞭 *Lespedeza pilosa* (Thunb.) Sieb.et Zucc. [*Hedysarum pilosum* Thunb.; *Desmodium pilosum* (Thunb.) D.] 的带根全草	益气安神，活血止痛，利尿消肿，解毒散结。主治气虚发热，失眠，痧症腹痛，风湿痹痛，水肿，瘰疬，痈疽肿毒	1. 治乳痈：野花生叶（鲜）、苦荬（鲜）各适量，米酒少许，捣烂外敷（《江西草药》）。2. 治腋痈疽：鲜铁马鞭 60 g，鸡蛋 3 个，水煎服（江西《草药手册》）

续表

药名	来源	功能主治	临床鲜用
小雪人参	豆科植物山豆花 *Lespedeza tomentosa* (Thunb.) Sieb. [*Hedysarum tomentosum* Thunb.] 的根	健脾补虚，清热利湿，活血调经。主治虚劳，血虚头晕，水肿，腹水，痢疾，经闭，痛经	治虚劳：鲜白土子 30 g，炖肉吃（《贵州草药》）
岩豆藤根	豆科植物香花崖豆藤 *Millettia dielsiana* Harms 的根	补血活血，祛风活络。主治气血虚弱，贫血，四肢无力，痢疾，风湿痹痛，跌打损伤，外伤出血	1. 治跌打损伤：鸡血藤鲜根 30 ~ 60 g，酒、水煎服。2. 治创伤出血：鸡血藤鲜根，捣烂敷伤处（1 ~ 2 方出自《福建中草药》）
山土瓜	豆科植物野豇豆 *Vigna vexillata* (L.) Benth. [*Phaseolus verillata* L.] 的根	益气，生津，利咽，解毒。主治头昏乏力，失眠，阴挺，脱肛，乳少，暑热烦渴，风火牙痛，咽喉肿痛，瘰疬，疮疖，毒蛇咬伤	治毒蛇咬伤：鲜野豇豆根、鲜农吉利、鲜半边莲各等量，捣烂外敷伤口周围及肿处，干则更换（《安徽中草药》）
葡萄	葡萄科葡萄属植物葡萄 *Vitis vinifera* L. 的果实	补气血，强筋骨，利小便。主治气血虚弱，肺虚咳嗽，心悸盗汗，烦渴，风湿痹痛，淋病，水肿，痘疹不透	除烦止渴：生葡萄捣之取之，以瓦器熬稠，入熟蜜少许，同收，点汤饮
鹿衔草	鹿蹄草科植物鹿蹄草 *Pyrola calliantha* H.Andres 或普通鹿蹄草 *Pyrola decorata* H.Andr. 的干燥全草	补肾强骨，祛风除湿，止咳，止血。主治肾虚腰痛，风湿痹痛，筋骨痿软，新久咳嗽	治产后胎盘不下：鲜全草 60 g，水煎服
当归藤	紫金牛科植物当归藤 *Embelia parviflora* Wall. [*Samara parvi florum* Kurz] 的根与老茎	补血，活血，强壮腰膝。主治血虚诸证，月经不调，闭经，产后虚弱，腰腿酸痛，跌打骨折	治骨折：虎尾草、车前草、锅铲叶、细黑心。捣烂敷患部，隔日换药 1 次（《云南思茅中草药选》）
花被单	报春花科花被单 *Lysimachia lobelioides* Wall. 以全草入药	补虚止咳，消肿解毒，止血生肌。主治肺虚咳嗽，乳痈，刀伤出血	治刀伤：花被单适量，捣烂，敷伤处，每日换药 2 次（《贵州民间药物》）

续表

药名	来源	功能主治	临床鲜用
菊花	菊科植物菊 *Dendranthema morifolium*（Ramat.）Tzvel.［*Chrysanthemum morifolium* Ramat.］的干燥头状花序	益肺肾，退虚热。主治肺虚咳嗽，肾虚遗精，遗尿，虚劳发热，病后体虚，自汗，盗汗，小儿疳积	1. 治小儿疳积：铜钱参鲜品39 g，研末，蒸蛋或炖肉服（《南昌中草药》）。2. 治跌打瘀肿：铜钱参鲜品配透骨消，酸浆草各适量，捣敷患处（《南昌中草药》）
白首乌	萝藦科植物牛皮消 *Cynanchum auriculatum* Royle ex Wight 和 戟叶牛皮消 *Cynanchum bungei* Decne. 的块根	补肝肾，强筋骨，益精血，健脾消食，解毒疗疮。主治腰膝酸痛，阳痿遗精，头晕耳鸣，心悸失眠，食欲不振归，小儿疳积，产后乳汁稀少，疮痈肿毒，毒蛇咬伤	治无名肿毒：鲜牛皮消适量，捣烂，兑酒或醋少许，敷患处（《湖北中草药志》）
断节参	萝藦科植物昆明杯冠藤 *Cynanchum wallichii* Wight 的根	补肾壮腰，强筋骨，解毒。主治肾虚腰痛，足膝无力，跌打损伤，骨折，狂犬咬伤	治跌打损伤，骨折：断节参15 ~ 30 g，泡酒服；外用鲜品捣敷（《红河中草药》）
华萝藦	萝藦科华萝藦 *Metaplexis hemsleyana* Oliv.［M.*sinensis*（Hemsl.）Hu］以全草入药	温肾益精。主治肾阳不足，畏寒肢冷，腰膝酸软，遗精阳痿，乳汁不足，宫冷不孕	1. 治产后缺乳：奶浆藤30 g，鲜品加倍，与猪蹄炖服，去药渣，汤肉同服（《湖北中草药志》）。2. 治蛇，蜈蚣咬伤：鲜奶浆藤适量，捣烂敷患处（《湖北中草药志》）
萝藦	萝藦为萝藦科植物萝藦 *Metaplexis japonica*（Thunb.）Makino 的全草或根	补精益气，通乳，解毒。主治虚损劳伤，阳痿，遗精白带，乳汁不足，丹毒，瘰疬，疔疮，蛇虫咬伤	治丹火毒遍身赤肿不可忍：萝藤草，捣烂取汁敷之或捣敷（《梅师方》）
鸡筋参	茜草科虎刺属植物长叶数珠树 *Damnacanthus indicus* Gaertn.var. *giganteus* Makino［D.*macrophyllus* Sieb. ex Miq.var. *giganteas*（Makino）Koidz.］的根	益气补血，收敛止血。主治体弱血虚，妇女崩漏，肠风下血	1. 治妇女血崩，肠风下血：鲜鸡筋参250 ~ 500 g，炖鸡一只，内服（《湖南药物志》）。2. 治体弱血虚：鲜鸡筋参250 ~ 500 g，炖鸡一只，内服（《湖南药物志》）

续表

药名	来源	功能主治	临床鲜用
小茜草	茜草科植物云南茜草 *Rubia yunnanensis* (Franch.) Diels 的地上部分	补血活血，祛风除湿。主治贫血，头晕失眠，风湿痹痛，慢性胃炎，跌打损伤，月经不调	治外伤出血，疖疮：鲜品洗净捣敷（《红河中草药》）
旋花根	旋花科植物旋花 *Calystegia sepium* (L.) R.Br. 的根	益气补虚，续筋接骨，解毒，杀虫。主治劳损，金疮，丹毒，蛔虫病	治被斫筋断：旋精葍根捣汁，沥疮中，仍以滓傅之，即封裹之（《外台》引《必效方》）
香菇	白蘑科真菌香菇 *Lentinus edodes* (Berk.) Sing. 的子实体	扶正补虚，健脾开胃，祛风透疹，化痰理气，解毒，抗癌。主治正气衰弱，神倦乏力，纳呆，消化不良，贫血，佝偻病，高血压，高血脂症，慢性肝炎，盗汗，小便不禁，水肿，麻疹透发不畅，荨麻疹，肿瘤	治肠胃不适的腹痛：鲜香菇 90 g，切片，水煎服
石耳	石耳科真菌石耳 *Umbilicaria esculenta* (Miyoshi) minks *Gyrophora esculenta* Miyoshi 的地衣体	养阴润肺，凉血止血，清热解毒。主治肺虚劳咳，吐血，衄血，崩漏，肠风下血，痔漏，脱肛，淋浊，带下，毒蛇咬伤，烫伤和刀伤	治痢疾：鲜石耳洗净，嚼服 15 ~ 30 g
老虎耳	唇形科植物中华锥花 *Gomphostemma chinense* Oliv. 的全草	益气血，祛风湿，通经络，消肿毒。主治气亏血虚，风湿痹痛，拘挛麻木，刀伤出血，口疮	1. 治疗断指：中华锥花叶适量，口嚼烂，调梅片少许，敷患处（《广西民族药简编》）。 2. 治疗刀伤出血：中华锥花叶适量，口嚼烂或捣烂敷患处（《广西民族药简编》）
地蚕	唇形科水苏属植物地蚕 *Stachys geobombycis* C.Y.Wu 的块茎	益肾润肺，补血消疳。主治肺痨咳嗽，吐血，盗汗，肺虚气喘，血虚体弱，小儿疳积	治肺结核：地蚕鲜品 15 ~ 30 g，水煎服或煲猪瘦肉服（《香港中草药》）

续表

药名	来源	功能主治	临床鲜用
野油麻	唇形科植物长圆叶水苏 *Stachys oblongifolia* Benth. 的全草或根	补气，止血。主治病后体弱，气虚乏力，久痢，外伤出血	治外伤出血：野油麻适量，捣绒敷患处（《贵州草药》）
婆婆纳	玄参科婆婆纳属植物婆婆纳 *Veronica didyma* Tenore 的全草	补肾强腰，解毒消肿。主治肾虚腰痛，疝气，睾丸肿痛，妇女白带，痈肿	1. 治疗疝气：狗卵草鲜者 60 g，捣取汁，白酒和服，饥时服药尽醉，蒙被暖睡，待发大汗自愈。2. 治疗吐血：鲜婆婆纳 60 g，水煎服或捣烂绞汁加红糖，适量开水冲服（《福建药物志》）
黄花参	爵床科植物粘毛假尖蕊 *Pseudaechmanthera glutinosa*（Nees）Bremek.［*Strobilanthes glutinosa* Nees］的全草	益气补血。主治形体虚弱，头晕目眩，外伤出血	治刀伤：毛叶草嚼绒，加砂糖，外敷（《贵州草药》）
菜头肾	爵床科菜头肾属植物菜头肾 *Strobilanthes sarcorrhiza*（C.Ling）S.Ho［*Championella sarcorrhiza* C.Ling］以根及茎、叶入药	补肾养阴，清热解毒。主治肾虚腰痛，虚火牙痛，肝炎，疔疮疖肿	治疗疖肿：鲜菜头肾全草适量，捣烂复敷患处（《浙江药用植物志》）
续断	川续断科多年生草本植物川续断 *Dipsacus asperoides C.Y.Cheng et T.M.Ai* 的干燥根	补肝肾，强筋骨，调血脉，止崩漏。主治腰背酸痛，肢解，痿痹跌打创伤，损筋折骨，胎动漏红，血崩遗精，带下，痈疽疮肿	长发用续断汁沐头（《普济方》）

续表

药名	来源	功能主治	临床鲜用
白仙茅	川续科植物大花刺参 *Morina nepalensis* D.Don var.*delavayi* (Franch.) C.H. Hsing [M.*deiavayi* Franch.; M.*bulleyana* Forr.et Dieis] 的根	益肺健脾，补肾壮阳，活血舒筋。主治肺虚咳嗽，脾虚，消化不良，肾虚阳痿，带下，子宫脱垂，跌打损伤，骨折	治跌打损伤，刀枪伤：鲜大花刺参根适量，捣烂外敷或煎服，亦可研末，每次 9 g，酒冲服（《全国中草药汇编》）
都拉	川续断科植物西南囊苞花 *Triplostegia glandulifera* Wall.Ex DC. 的根	温肾益气，活血止血。主治脾虚，头昏，虚劳久咳，脾虚，食积肾虚腰痛，带下，阳痿不孕，风湿性心脏病，外伤出血	治疗跌打劳伤：白都拉根 3～7 个，嚼烂酒送服（《西昌中草药》）
沙参	桔梗科植物沙参 *Adenophora stricta* Miq.、杏叶沙参 *Adenophora hunanensis* Nannf.、轮叶沙参 *Adenophora tetraphylla* (Thunb.) Fisch. [A.*verticillata* Fisch.; *Ca Mpanula tetraphylla* Thunb.]、云南沙参 *Adenophora khasiana* (Hook.f.et Thoms.) Coll.et Hhemsl [*Cam panula khasiana* Hook. f.et Thoms]、泡沙参 *Adenophora potaninii* Korsh. 及其同属数种植物的根	养阴清热，润肺化痰，益胃生津。主治阴虚久咳，劳嗽痰血，燥咳痰少，虚热喉痹，津伤口渴	治卒得诸疝，小腹及阴中相引痛如绞，自汗出欲死：捣沙参木，筛，服方寸匕，立差（《肘后方》）

续表

药名	来源	功能主治	临床鲜用
土党参	桔梗科金钱豹属植物大花金钱豹 *Ca Mpanumoea javanica* Bl. 与金钱豹 2. 金钱豹 *Campenumoea javanica* Bl.subsp. *Japonica*（Makino）Hong［*C.javanica* Bl.var.japonica Makino；*C.japonica* Maxim.］又名；小花土党参（《中药材品种论述》）的根	健脾益气，补肺止咳，下乳。主治虚劳内伤，气虚乏力，心悸多汗，脾虚泄泻，白带，乳汁稀少，小儿疳积，遗尿，肺虚咳嗽	1. 治小儿疳积：鲜土党参 30 g，白糖适量，水煎服，或取汤冲鲜鸡蛋 1 枚服。2. 治肺痿声哑：①土党参 15 g，仙茅 4 ~ 6 g，猪瘦肉 60 g，炖服（《福建药物志》）；②土党参鲜根 90 g，猪肺一具，炖服（《闽南本草》）。3. 治乳汁少：土党参 30 g，煮猪脚食（《湖南约物志》）。4. 治痈疽难溃：①鲜土党参 30 g，黄花稔 30 g，水煎服。②鲜土党参 60 g，冰糖 6 g，水煎服；渣捣烂敷患处（《福建药物志》）。5. 治外伤出血：牛尾参适量，研末撒于患处（《云南中草药》）
红果参	桔梗科植物长叶轮钟草 *Ca Mpanumoea lancifolia*（Roxb.）Merr.［*Ca Mpanula lancefolia* Roxb.］的根	补虚益气，祛痰止痛。主治劳倦，气虚乏力，跌打损伤，肠绞痛	治疗跌打损伤：蜘蛛果 15 ~ 30 g，九节莲 15 g，捣绒敷伤口处（《贵州草药》）
山海螺	桔梗科党参属植物羊乳 *Codonopsis lanceolata*（Sieb.et Zucc.）Tratv.［*Ca Mpanumoea lancelata* Sieb.et Zucc.］的根	益气养阴，解毒消肿，排脓通乳。主治神疲乏力，头晕头痛，肺痈，乳痈，肠痈，疮疖肿毒，喉蛾，瘰疬，产后乳少，白带，毒蛇咬伤	治疗毒蛇咬伤：鲜羊乳根 120 g，切碎，水煎服，每日两次，另用龙胆草根加水捣烂外敷（《南京地区常用中草药》）

续表

药名	来源	功能主治	临床鲜用
兰花参	桔梗科植物蓝花参 *Wahlenbergia marginata* (Thunb.) A.DC. [*Ca Mpanula marginata* Than.] 的根或全草	益气健脾，止咳祛痰，止血。主治虚损劳伤，自汗盗汗，小儿疳积，妇女白带，感冒咳嗽，衄血，疟疾，瘰疬	1. 治疳积：鲜兰花参15～30 g（干品9～15 g），炖肉或鸡蛋吃，日服1剂（《全国中草药汇编》）2. 治跌打损伤：鲜（兰花参）根30～60 g，水煎，冲黄酒服（《浙江药用植物志》）。3. 治痢疾初起：鲜（兰花参）全草60 g，水煎服（《福建中草药》）
墨旱莲	菊科鳢肠属植物鳢肠 *Eclipta prostrata* (L.) L. 的干燥地上部分	补益肝肾，凉血止血。主治肝肾不足，头晕目眩，须发早白，吐血，咯血，衄血，便血，血痢，崩漏，外伤出血	1. 治疗功能性子宫出血：鲜旱莲草、鲜仙鹤草各30 g，血余炭、槟榔炭各9 g，研粉，将前二味煎水，冲后二味药粉，待冷服（《全国中草药汇编》）。2. 治刀伤出血：鲜墨旱莲，捣烂敷伤处（《湖南药物治》）
天文草	菊科金钮扣属植物金钮扣 *Spilanthes paniculata* Wall.ex DC. [*Spilanthes a cmella* auct.non L.] 的全草	止咳平喘，清利解毒，利湿消肿止痛。主治感冒，咳嗽，哮喘，百日咳，肺结核，痢疾，肠炎，疟疾，疮疖肿毒，风湿性关节炎，牙痛，跌打损伤，毒蛇咬伤	1. 治牙痛：天文草鲜品捣烂，塞龋洞内。2. 治疗蛇咬伤，疮疖：天文草鲜品捣烂敷（广州部队《常用中草药手册》）
婆罗门参	菊科婆罗门参属植物蒜叶婆罗门参 *Tragopogon porrifolius* L. 的叶和根	健脾益气。主治病后体虚，小儿疳积，头癣	治疗头癣：土泡参根，取汁搽患处（《云南中草药》）

续表

药名	来源	功能主治	临床鲜用
双肾子	兰科植物鹅毛玉凤花 *Habenaria dentatu*(Sw.) Schitr.［*Orchis dentata* Sw.；*Platanthera dentata*（Sw.）Lindl.］又的块茎	补肾益肺，利湿，解毒。主治肾虚腰痛，阳痿，肺痨咳嗽，水肿，白带过多，疝气，痈肿疔毒，蛇虫咬伤	1. 治痈疽疔毒：鲜玉凤花根适量，甜酒糟少许，捣烂外敷（《江西草药》）。2. 治毒蛇咬伤：鲜玉凤花根适量，捣烂外敷；亦可用根磨水内服（《江西草药》）
独叶一枝花	兰科植物扇唇舌喙兰 *Hemipilia flabellata* Bur. et Franch.［H.*cordifolia* Lindl.var.*sub–flabellata* Finet；H.*flabellata* Bur. et Franch.var.*grandi flora* Finet］的全草	滋阴润肺，补虚，止血。主治肺热燥咳，痨嗽，虚损劳伤，虚热，盗汗，肾虚腰痛，外伤出血	治中耳炎：（单肾草）鲜块根捣烂取汁滴耳（《全国中草药汇编》）
石仙桃	兰科植物石仙桃 *Pholidota chinensis* Lindl. 的假鳞茎或全草	养阴润肺，清热解毒，利湿，消瘀。主治肺热咳嗽，咳血，吐血，眩晕，头痛，梦遗，咽喉肿痛，风湿疼痛，湿热浮肿，痢疾，白带，疳积，瘰疬，跌打损伤	1. 治梦遗：石仙桃鲜假鳞茎 30 g，金丝草鲜全草 15 g，水煎服（《福建中草药》）。2. 治急性扁桃体炎：鲜石仙桃 30 g，鲜杠板归 60 g，鲜一枝黄花 15 g，水煎服（《香港中草药》）。3. 治慢性骨髓炎：鲜石仙桃全草，捣烂外敷患处，或用干品，用淡米酒浸软捣汁，调温开水外搽患处（《全国中草药汇编》）
盘龙参	兰科植物绶草 *Spiranthes sinensis*（Pers.）Ames［*Neottia sinensis* Pers.］的根和全草	益气养阴，清热解毒。主治病后虚弱，阴虚内热，咳嗽吐血。头晕，腰痛酸软，糖尿病，遗精，淋浊带下，咽喉肿痛。毒蛇咬伤，烫火伤，疮疡痈肿	1. 治糖尿病：鲜绶草根 30 ~ 60 g，银杏 15 g，猪胰 1 条，水煎服（《福建药物志》）。2. 治肾炎：鲜绶草 30 ~ 60 g，无根藤、星宿菜、丝瓜根各 30 g，水煎服

续表

药名	来源	功能主治	临床鲜用
			(《福建药物志》)。3. 治毒蛇咬伤，痈肿，指疔：鲜盘龙参、一支箭适量，捣敷患处(《四川中药志》1982年)
鸡肝	雉科动物家鸡 *Gallus gallus domesticus* Brisson 的肝脏	补肝肾。主治肝虚目暗，小儿疳积，妇人胎漏	1. 治夜盲，小儿疳眼(角膜软化症)：每日取鲜鸡肝 1 ~ 2 个，在沸水中烫 20 min，以食盐或酱油砸食，连吃 3 ~ 5 d 为 1 疗程(《食物中药与便方》)。2. 治妇女阴痒(滴虫病)：鲜鸡肝切片，纳入阴户内，每日换 2 次(《吉林中草药》)
雀	文鸟科动物麻雀 *Passer montanus* (Linnaeus) 的肉或全体	补肾壮阳；益精固涩。主治肾虚阳痿；早泄；遗精；腰膝酸软；疝气；小便频数；崩漏；带下；百日咳；痈毒疮疖	1. 治头晕目眩：鲜麻雀肉 5 只，蒸吃，连服几次(《广西药用动物》)。2. 治痈毒：麻雀 1 只，将胸膛剖开贴敷患处(《内蒙古中草药》)
兔肉	兔科兔属动物东北兔 *Lepus mandschuricus* Radde、华南兔 *Lepus sinensis* Gray、蒙古兔 *Lepus tolai* Pallas、高原兔 *Lepus oiostolus* Hodgson 等的肉	健脾补中；凉血解毒。主治胃热消渴；反胃吐食；肠热便秘；肠风便血；湿热痹；丹毒	治疗结核：将胎兔(健康孕兔的胎儿)搅碎，烘干研末，每次 15 g，内服，每日 2 ~ 3 次(《广西药用动物》)
鼠	鼠科动物褐家鼠 *Rattus norvegicus* Berkenhout 和黄胸鼠 *R.flavipectus* Milne-Edwards 等的全体或肉	补虚消疳；解毒疗疮。主治虚劳羸瘦；小儿疳积；烧烫伤；外伤出血；冻疮；跌打损伤	治破伤风，角弓反张，牙噤肢强：活雄鼠一枚，铁线缚绕，阴阳瓦般存性，研为细末，作一服，热黄酒调下(《医宗金鉴》雄鼠散)

续表

药名	来源	功能主治	临床鲜用
猪肉	猪科猪属动物猪 *Sus scrofa domestica* Brisson 的肉	补肾滋阴；养血润燥；益气；消肿。主治肾虚羸瘦；血燥津枯；燥咳；消渴；便秘；虚肿	1. 治疫症邪火已衰，津不能回者：鲜猪肉数斤，切大块，急火煮清汤，吹净浮油，恣意凉饮，乃急救津液之无上妙品（《温热经纬》）。2. 治小儿火丹：猪肉切片贴之（《本草纲目》）
驼乳	骆驼科骆驼属动物双峰驼 *Camelus bactrianus ferus* Przewalski 雌驼的乳汁	补中益气，壮筋骨。主治久病虚损，筋骨痿弱，虫咬伤	治毒虫咬伤：驼奶鲜用或发酵后冲洗患处（《内蒙古药用动物》）
牛血	牛科野牛属动物黄牛 *Bos taurus domesticus* Gmelin 或水牛属动物水　牛 *Bubalus bubalis* Linnaeus 的血液	健脾补中养血活血。主脾虚羸瘦；经闭；血痢；便血；金疮折伤	治误吞水蛭，肠痛黄瘦：牛血热饮一二升，次早化猪脂一升饮之即下出也（《肘后方》）
羊髓	牛科山羊属动物山羊 *Capra hircus* Linnaeus 或绵羊属动物绵羊 *Ovis aries* Linnaeus 的骨髓或脊髓	益阴填髓；润肺泽肤；清热解毒。主虚劳腰痛；骨蒸劳热；肺痿咳嗽；消渴；皮毛憔悴；目赤障翳；痈疽疮疡	治小儿舌上疮：羊蹄骨中生髓，和胡粉敷之（《千金要方》）
羊血	牛科山羊属动物山羊 *Capra hircus* Linnaeus 或绵羊属动物绵羊 *Ovis aries* Linnaeus 的血	补血；止血；散瘀解毒。主治妇女血虚中风；月经不调；崩漏；产后血晕；吐血；衄血；便血；痔血；尿血；筋骨疼痛；跌打损伤	1. 治产后余血攻心，或下血不止，心闷面青，身冷气欲绝：新羊血一盏饮之（《梅师集验方》）。2. 治吐血、衄血，积日不止：新羊血，上热饮一二小盏（《圣惠方》）。3.治外伤出血：羊血炭10份，血余炭 10 份，黄芩粉 2 份。先将新鲜羊血放置 12 h 后，

续表

药名	来源	功能主治	临床鲜用
			取其血块放入锅内，用火炒至膏状，再另扣一口锅作盖，在两锅周边用黄泥封严，于上锅底贴一张白纸，用火煅至白纸呈黄色为度，待锅凉后取羊血炭，压成细末；然后加入血余炭和黄芩细末研匀。用时撒布出血处，用纱布块敷盖加压止血，3 min 后再包扎。小伤口上药 1 次即可。4. 治老人脾胃气虚，干呕不能下食：羊血一升（鲜者，面浆作片），葱白一握，白面四两。上煮血令熟，渐食之（《安老怀幼书》）
羊脑	牛科山羊属动物山羊 *Capra hircus* Linnaeus 或绵羊属动物绵羊 *Ovis aries* Linnaeus 的脑髓	补虚健脑；润肤。主治体虚头昏；皮肤皲裂；筋伤骨折	治小儿丹瘤：绵羊脑子（生用），朴硝，调匀，贴于瘤上（《瑞竹堂经验方》）
羊肝	牛科动物山羊 *Capra hircus Linnaeus* 或绵羊 *OvisariesLinnaeus* 的肝	养血；补肝；明目。主治血虚萎黄，羸瘦乏力；肝虚目暗；雀目；青盲；障翳	治目赤肿痛：羊肝（鲜）12 g，枸杞 15 g，菊花 15 g，生地 30 g，玄参 15 g，草决明 9 g。水煎服（《青岛中草药手册》）
角螺	盔螺科动物管角螺 *Hemifusus tuba*（Gmelin）[*Semifusus tuba* Gmelin] 和天狗角螺 *Hemifusus ternatanus*（Gmelin）等的肉。拉丁动物名：采收和储藏：四季均可捕捉，捕得后取肉，鲜用	滋阴补气。主治腰痛，耳聋	1. 治腰痛：（响螺）肉煮食（《中国药用海洋生物》）。2. 治耳聋：（响螺）肉炖猪脚吃（《南海海洋药用生物》）

续表

药名	来源	功能主治	临床鲜用
牡蛎肉	牡蛎科巨牡蛎属动物近江牡蛎 *Ostrea rivularis* Gould、长牡蛎 O.*gigas* Thunberg、大连湾牡蛎 O.*talienwhanensis* Grosse、密鳞牡蛎 O.*den-selame-llosa* Lischke 等的肉	养血安神，软坚消肿。主治烦热失眠，心神不安，瘰疬	治颈淋巴结结核：牡蛎肉捣烂外敷（《中国药用海洋生物》）
蛤蜊	蛤蜊科动物四角蛤蜊 *Mactra veneriformis* Reeve［*Mactra quadrangularis* Deshayes］等的肉	滋阴；利水；化痰；软坚。主治消渴；水肿；痰积；癖块；瘿瘤；崩漏；痔疮	1. 治黄疸，甲状腺腺瘤：蛤蜊肉煮熟。常食有效。2. 治肺结核，阴虚内热：蛤蜊肉同韭菜煮食；或蛤蜊肉、百合、玉竹、山药共煮汤服食。3. 治糖尿病：蛤蜊肉常炖常食（1～3 方出自《海味营养与药用指南》）
章鱼	章鱼科动物真蛸 *Octopus vulgaris* Lamarck、长蛸 *Octopus variabilis*（Sasaki）、短蛸 *Octopus ocellatus* Gray 等的肉	养血通乳；解毒；生肌。主治血虚经行不畅；产后缺乳；疮疡久溃	治痈疽肿毒：章鱼捣烂，调冰片，敷患处（《泉州本草》）
对虾	对虾科动物中国对虾 *Penaeus chinensis*（Osbeck）［*Penacus orientalis* Kishinouye］、长毛对虾 *Penaeus penicillatus* Alcock、墨吉对虾 *Penaeus merguiensis* de Man、斑节对虾 *Penaeus monodon* Fabricius［P.*bubulus* Kubo；P.*tahitensis* Heller］等多种对虾的肉或全体	补肾兴阳；滋阴息风。主治肾虚阳痿；阴虚风动；手足搐搦；中风半身不遂；乳疮；溃疡日久不敛	1. 治阳痿：①活海虾若干，浸酒中醉死，炒食（《泉州本草》）；②活海虾肉 120 g，麻雀肉 4 只，黄酒炖服；或用海虾米浸酒常服（《青岛中草药手册》）。2. 治手足搐搦：①鲜对虾肉 30 g，补骨脂 9 g，水煎服（《中国药用海洋生物》）；②鲜海虾肉、牡蛎末等量。捣成膏状，外敷患处（《青岛中草药手册》）

续表

药名	来源	功能主治	临床鲜用
虾	长臂虾科动物日本沼虾 *Macrobrachium nipponens*（de Haan）等的全体或肉	补肾壮阳，通乳，托毒。主治肾虚阳痿，产妇乳少，麻疹透发不畅，阴疽，恶核，丹毒，臁疮	1. 治阳痿：①鲜活河虾 60 g，清水中漂洗净，滚热黄酒半杯，将虾烫死后吃虾、喝酒，每日 1 次，连吃 7 d 为 1 疗程；②鲜活河虾、韭菜适量，略加油、盐炒熟吃（《食物中药与便方》）。2. 治无乳及乳病：鲜虾米一斤，取净肉捣烂，黄酒热服，少时乳至，再用猪蹄汤饮之，一日几次，其乳如泉（《本草纲目拾遗》虾米酒）。3. 治小儿麻疹，水痘：活虾煮汤服。能促其早透早回，经过顺利，并可减少并发症。4. 治阴疽、恶核、寒性脓疡（包括骨结核）致流脓流水，久不收口者：活虾肉 7 ~ 10 只，生黄芪 9 g，水煮汤服（3、4 方出自《食物中药与便方》）。5. 治血风臁疮：生虾、黄丹，捣和贴之，日一换（《濒湖集简方》）
梭子蟹	梭子蟹科动物三疣梭子蟹 *Portunus trituberculatus*（Miers）的全体	滋阴养血；解毒疗伤。主治血枯经闭；漆疮；关节扭伤	治接触性皮炎，漆过敏：三疣梭子蟹煎汤洗患处，或捣烂敷患处（《中国药用海洋生物》）
重唇鱼	鲤科动物鲮 *Hemibarbus labeo*（Pallas）的全体	补气利水；祛风湿；强筋骨。主治水肿；小便不利；腰膝酸痛；行动艰难	1. 治水肿，小便不利：重唇鱼 2 条，茶叶 15 g，白茅根 50 g。水煎熟，食肉饮汁，每日服 2 次。2. 治腰膝酸痛：

续表

药名	来源	功能主治	临床鲜用
			重唇鱼2条，狗脊15 g，杜仲15 g，水煎服，食肉饮汁，每日服2次（1～2方出自《中国动物药》）
黑海参	海参科动物黑海参 *Holothuria atra* Jaeger［*Halodeima atra*（Jaeger）］、黑赤星海参 *Holothuria cinerascens*（Brandt）［*Halodeima cinerascens*（Brandt）］、米氏海参 *Holothuria moebi* Ludwig及期近缘种的全体	养血催奶。主治妇女产后乳少	治外伤出血、止痛：取鲜海参倒悬，使其口流白色线状黏液，包扎伤口（《南海海洋药用海洋生物》）
七鳃鳗	脊椎动物亚门七鳃鳗 *Lampetra japonica*（Martens）的全体	滋补强壮；通经活络；明目。主治口眼歪斜；夜盲症；角膜干燥	治口眼歪斜：七星子鱼3条，捣烂糊之，向左歪敷右面，向右歪敷左面（《吉林中草药》）
鲨鱼肉	皱唇鲨科星鲨属动物白斑星鲨 *Mustelus manazo* Bleeker、灰星鲨 *Mustelus griseus*（Pietschmann）及角鲨科角鲨属动物白斑角鲨 *Squlus acanthias* Linnaeus等的肉	补虚；健脾；利水；祛瘀消肿。主治久病体虚；脾虚浮肿；创口久不愈合；痔疮	1. 促进伤口愈合：鲜鲨肉加醋适量，炒食，手术后使用。2. 治外痔：鲜鲨肉、绿豆，共煮1 d，食用（《中国药用海洋生物》）
鲨鱼心	真鲨科真鲨属动物阔口真鲨 *Carcharhinus latistomus* Fang et Wang等多种鲨鱼的心脏	健脾益胃。主治脾胃虚弱	治胃病：鲨鱼心脏炒熟食用（《中国药用海洋生物》）

续表

药名	来源	功能主治	临床鲜用
海鹞鱼	魟科动物赤魟 *Dasyatis akajei*（Müller et Henle）、花点魟 *Dasyatis uarnak*（Forskal）及其近缘多种动物的肉	益肾，通淋。主治男子白浊膏淋，阴茎涩痛	治小儿疳积：赤魟肉熬出的油，每日放入少量在菜或汤中食用（《常见药用动物》）
鳇鱼	鲟科鳇属动物鳇鱼 *Huso dauricus*（Georgi）的肉	益气养血。主治病后体虚；筋骨无力；贫血；营养不良	1. 治贫血，营养不良，脾虚泄泻：鳇鱼肉 50 g，白术 9 g，山药 9 g，陈皮 9 g，水煎服，每日 2 次。2. 治淋巴结肿大：鳇鱼肉 100 g，牡蛎 100 g，夏枯草 12 g。水煎服（1 ~ 2 方出自《中国动物药志》）
鮧鱼	鲇科动物鲇鱼 *Silurus asotus*（Linnaeus）［*Parasilurus asotus*（Linnaeus）］的全体或肉	滋阴补虚；健脾开胃；下乳；利。主治虚损羸弱；脾胃不健；消化不良；产后乳少；水肿；小便不利	1. 治浮肿：①鲇鱼 2 条，香菜 15 g，香油适量。将鱼剖腹去杂，把香菜纳入鱼腹中，香油加水炖食（不加盐），连续服用（《吉林中草药》）；②鲇鱼 1 条，剖腹去杂，纳大蒜头 30 g，加水炖食（《海洋药物民间应用》）。2. 治身、面白驳（白癜风）：鲇鱼勿洗，连滑涎皮肉切剁细，加食盐和醋拌。用时先以布擦患部至发赤，即以此鱼肉炙热，用布包之熨患处，每日 1 次，以愈为度（《山东药用动物》）
鮧鱼涎	鲇科动物鲇鱼 *Silurus asotus*（Linnaeus） 皮肤分泌的黏液	滋阴润燥。主治消渴；小儿疳渴	治三消：生（鮧）鱼涎，溲黄连末作丸，饭后乌梅煎饮，下五七丸（《本草图经》）

续表

药名	来源	功能主治	临床鲜用
黄颡鱼涎	鮠科动物黄颡鱼 *Pseudobagrus fulvidraco*（Richardson）皮肤中分泌的黏液	生津消渴。主治消渴	治消渴，饮水日夜不止：青蛤粉、白滑石。上研为细末，用黄颡鱼涎和为丸，如梧桐子大，每服三十丸，煎陈粟米饮下，不拘时（《普济方》生津丸）
海鳗	海鳗科动物海鳗 *Muraenesox cinereus*（Forskal）的全体	补虚损，润肺，祛风通络，解毒。用于病后、产后体虚，遗精，贫血，神经衰弱，气管炎，面神经麻痹，骨节疼痛，急性结膜炎，疮疖，痔瘘	治面神经麻痹：活海鳗切断取血，或用带血的肉涂于腮上，右歪涂左，左歪涂右，日涂 1 次，以正为止（《青岛中草药手册》）
鳝鱼	合鳃科黄鳝属动物黄鳝 *Monopterus albus*（Zuiew）的肉	益气血，补肝肾，强筋骨，祛风湿。主治虚劳，疳积，阳痿，腰痛，腰膝酸软，风寒温痹，产后淋沥，久痢脓血，痔瘘，臁疮	1. 治内痔出血：活鳝鱼，剖腹去杂，常煮汤食之（《水产品营养与药用手册》）。2. 治老烂腿（臁疮）久不愈：黄鳝去骨，将鳝肉剁成肉泥，敷于患处，2 ~ 3 h 更换 1 次（《食物中药与便方》）。3. 治糖尿病：鲜鳝鱼 250 g，炖熟食之，宜常食用（《水产品营养与药物手册》）
蓝圆鲹	鲹科动物蓝圆鲹 *Decapterus maruadsi*（Tem minck et Schlegel）的肉	健脾益气，消食化积。主治脾虚乏力，食欲不振，久痢，咳血	1. 治疲乏：鲜蓝圆鲹，清炖（服）（《海味营养与药用指南》）。2. 治食欲不振：（蓝圆鲹）鲜鱼肉适量，佐以适宜配料，炖服（《海味营养与药用指南》）
石首鱼	石首鱼科动物大黄鱼 *Pseudosciaena crocea*（Richardson）或小黄鱼 *Pseudosciaena polyactis* Bleeker 的肉	益气健脾，补肾，明目，止痢。主病后、产后体虚，乳汁不足，肾虚腰痛，水肿，视物昏花，头痛，胃痛，泻痢	治腰肌劳损：鲜大黄鱼 1 条，或干鱼尾鳍 30 g，加米酒炖服（《海味营养与药用指南》）

续表

药名	来源	功能主治	临床鲜用
带鱼	带鱼科动物带鱼 *Trichiurus haumela*（Forskal）的肉、鳞、油	补虚，解毒，止血。主治病后体虚，产后乳汁不足，疮疖痈肿，外伤出血	1. 治产妇奶汁不下：鲜带鱼 200 g，木瓜 250 g，煎汤服（《常见药用动物》）。2. 治肝炎：鲜带鱼蒸熟后上层油食用，不限量（《中国药用海洋生物》）
鳢鱼	鳢科鳢属动物乌鳢 *Ophiocephalus argus* Cantor 的肉	补脾益胃，利水消肿。主治身面浮肿，妊娠水肿，温痹，脚气，产后乳少，习惯性流产，肺痨体虚，胃脘胀满，肠风及痔疮下血，疥癣	1. 治水肿腹大：活鳢鱼去腹垢，入独颗蒜令满，外涂湿黄泥，炭火炙食（《本经逢原》）。2. 治关节炎：活斑鳢 1 条（体重 300 ~ 400 g），去内脏和鳞，洗净后，用黄酒 100 g，炖食（《水产品营养与药用手册》）
海龟	海龟科动物蠵龟 *Chelonia mydas*（Linnaeus）的板及掌	滋阴补肾，润肺止咳。主治肝硬化，慢性支气管炎，哮喘，目赤肿痛，关节痛，痢疾，便血，水火烫伤	治支气管炎，哮喘，干咳：（海龟）鲜龟血，加白糖，每次服 3 ~ 4 汤匙（《中国药用海洋生物》）
原蚕蛾	蚕蛾科动物家蚕蛾 *Bombyx mori* L. 雄虫的全体	补肾壮阳，涩精，止血，解毒消肿。主治阳痿遗精，白浊，血淋，金疮出血，咽喉肿痛，口舌生疮，痈肿毒，冻疮，蛇伤	治刀斧伤，止血生肌：晚蚕蛾（生），为细散，将药散掺绢帛上，裹伤处（《圣济总录》蚕蛾散）
勒鱼	鲱科动物鳓鱼 *Ilisha elongata*（Bennett）的肉	健脾开胃，养心安神。主治脾虚泄泻，消化不良，噤口不食，心悸怔忡	1. 治慢性腹泻：勒鱼 1 条，葱、姜各适量，煎汤，食肉饮汁（《中国动物药》）。2. 治小儿噤口不能食：用勒鱼煎，小儿闻此，胃口即开，后用莲肉研末，米饮调服（《证治宝鉴》）

续表

药名	来源	功能主治	临床鲜用
蛇鲻	狗母鱼科蛇鲻属动物多齿蛇鲻 *Saurida tumbil* (Bloch et Schneider)、长蛇鲻 *Saurida elongata* (Tem minck et Schlegel)等多种蛇鲻的肉	健脾补肾，缩尿。主治小儿麻痹后遗症，遗尿，夜尿多	1. 治小儿麻痹后遗症：（蛇鲻）鲜鱼用盐腌一夜，煮汤或粥食用（《中国药用海洋生物》）。2. 治遗尿、夜尿多：（蛇鲻）鲜鱼煮饭或粥食用；或鲜鱼煮汤服食
鲤鱼	鲤科鲤属动物鲤 *Cyprinus carpio* Linnaeus 的肉或全体	健脾和胃，利水下气，通乳，安胎。主治胃痛，泄泻，水湿肿满，小便不利，脚气，黄疸，咳嗽气逆，胎动不安，妊娠水肿，产后乳汁稀少	1. 治慢性肾炎：鲜大鲤鱼 500 g，1 条（去鳞及内脏），醋 30 g，茶叶 6 g，共放入锅内加水炖熟，空腹吃（一次吃不完，可分两次）（《全国中草药汇编》）。2. 治妇女月经不调，腰痛，心慌头昏：鲜鲤鱼 250 g，当归 15 g，赤小豆 50 g，生姜少许，米酒适量。共煎汤服之（《常见药用动物》）
鳝鱼头	合鳃科黄鳝属动物黄鳝 *Monopterus albus* (Zuiew)的头部	健脾益胃，解毒杀虫。主治消化不良，痢疾，消渴，痞积，脱肛，小肠痈，百虫入耳	

第十九章　收涩药

糯稻根

【来源】禾本科植物糯稻 *Oryza sativea* L.var.*glutinosa* Matsum. 的根及根茎。

【性味归经】味甘，性平。归肝经。

【功能】养阴除热，止汗。

【主治】阴虚发热，自汗盗汗，口渴咽干，肝炎，丝虫病。

【化学成分】

糯稻根的化学成分主要包括：氨基酸、糖类以及黄酮类成分。氨基酸类化合物包括：组氨酸、赖氨酸、丝氨酸、脯氨酸、苏氨酸、谷氨酸、精氨酸、门冬氨酸、甘氨酸、酪氨酸、丙氨酸、缬氨酸、蛋氨酸、苯丙氨酸、异亮氨酸、亮氨酸等；糖类主要为葡萄糖和果糖；黄酮类化合物主要以山奈酚为主，其余化合物还有待进一步鉴定。此外，糯稻根的成分还包括小麦黄素、多糖、β- 谷甾醇及无机盐等。

【干燥方法】

将鲜糯稻根除去杂质、洗净，用切片机切成 3 ~ 5 mm 的段，速冻至 −30 ℃，按照冻干曲线设定参数操作，最终加热温度设定为 −50 ℃，真空度保持在 50 ~ 70 Pa，到物料温度为 50 ℃时为止。

【药理作用】

1. 保肝　用糯稻根水提液对小鼠进行灌胃，每天两次，连续 7 d。结果发现，糯稻根的水煎液能拆利四氯化碳（CCl_4）所致的肝损伤小鼠，尤其以低剂量的作用最为显著，可有效的保护肝。

【古代鲜用】

《本草再新》：补气化痰，滋阴壮胃，除风湿。治阴寒，安胎和血，疗冻疮、金疮。

《中国医学大辞典》：养胃，清肺，健脾，退虚热。

《药材资料汇编》：止盗汗。

《药材学》：补肺健脾，养胃津。

【现代鲜用】

1. 急性传染性肝炎　糯稻根 450 g，生甘草 45 g，水煎沸 1 h，去渣，加白糖 150 g，苯甲酸 2.5 g，共制 500 ml。成人每日 120 ml，儿童 60 ml，分 3 次服。同时每日口服复合维生素 B_6 片，维生素 C 0.3 g。治疗 44 例，服药 14 ~ 18 日，近期治愈 395 例，好转 27 例，无效 18 例。

2. 小儿盗汗　采挖糯稻地下部分的根茎及根须，洗净，鲜用，用量每次 40 ~ 150 g，用水煎服。

金樱子

【来源】蔷薇科植物金樱子 *Rosa laevigata* Michx. 的果实。

【性味归经】味酸、甘、涩，性平。归肾、膀胱、大肠经。

【功能】固精缩尿，固崩止带，涩肠止泻。

【主治】遗精滑精，遗尿尿频，崩漏带下，久泻久痢。

【化学成分】

金樱子中的化学成分主要包括三萜、甾体、苯丙素和多糖等类型化合物。此外，还有维生素、氨基酸、柠檬酸、亚油酸及其衍生物、内酯类等成分。三萜类化合物主要包括乌苏酸类、齐墩果酸类、羽扇豆烷类这几种类型。甾体类化合物以谷甾醇 -β-D- 吡喃葡萄糖苷酯、β- 谷甾醇为主，还含有豆甾 -3α，5α- 二醇 -3-β-D 吡喃葡萄糖苷酯、7- 氧代谷甾醇 -β- 吡喃葡萄糖苷酯、3,7- 羟基谷甾醇 -3-O-β-D- 吡喃葡萄糖苷等成分。苯丙素类包括多穗柯醇、金樱子素 A、金樱子素 B 等多种类型的化合物。多糖则由葡萄糖、甘露糖、半乳糖、鼠李糖、阿拉伯糖和木糖所组成。

【干燥方法】

将刚采摘的金樱子除去刺、籽及绒毛，将金樱子肉平铺于烘盘上，进行冷冻干燥，待药材里面的水份全部呈冰状，再抽真空，装搁板，开启加热装置进行加热干燥，最后再经冷冻干燥。

【药理作用】

1. 提高机体的免疫力　研究发现金樱子鲜汁可以提高小鼠的心脑抗缺氧能力，延长生存时间，结果具有显著性。

2. 其他　研究发现金樱子在一定的浓度范围内具有抗氧化活性。金樱子总黄酮可以降血糖、降血脂。金樱子醇提物有一定的抗炎作用。金樱子多糖具有保肝作用，金樱子水醇萃取液可以改善肝肾功能。

【毒理研究】

在遗传毒性研究中发现，金樱子不能使小鼠骨髓微核和小鼠精子畸形频率增高；在小白鼠进行急毒和亚毒实验中，金樱子多羟基色素对小鼠血清血清谷－丙转氨酶（SGPT）和血浆非蛋白氮（NPN）含量未造成明显变化，心、肝、肾、脾、肠、肾上腺均未见病变；在小鼠的亚慢性毒性实验研究中，500 mg/kg 未观察到有害作用剂量。综上，金樱子是一种无毒、安全的中草药。

【古代鲜用】

《名医别录》：止遗泄。

《梦溪笔谈》：金罂子，止遗泄，取其温且涩也，世之用金罂者，待其红熟时，取汁熬膏用之，大误也，红则味甘，熬膏则全断涩味，都失本性。今当取半黄时采，干捣末用之。

《蜀本草》：治脾泄下痢，止小便利，涩精气。

《本草衍义补遗》：经络隧道，以通畅为和平，味者取涩性为快，遂（以金樱子）熬为煎，食之自不作靖，咎将谁执。

《神农本草经疏》：《十剂》云，涩可去脱。脾虚滑泄不禁，非涩剂无以固之。膀胱虚寒则小便不禁，肾与膀胱为表里，肾虚则精滑，时从小便出，止药（金樱子）气温，味酸涩，入三经而收敛虚脱之气，故能主诸证也。

《本草纲目》：金樱子，无故而服之，以取快欲，则不可；若精气不固者服之，何咎之有。

《滇南本草》：治日久下痢，血崩带下，涩精遗泄。

《本草新编》：金樱子，世人竞采以涩精，谁知精滑非止涩之药可止也。遗精梦遗之症，皆尿窍闭而精窍开，不兼用利水之药以开尿窍，而仅用涩精之味以固精门，故愈涩而愈遗也。所以用金樱子，必须兼用芡实、山药、莲子、薏仁之类，不单止遗精而精滑反涩，用涩于利之中，用补于遗之内，此用药之秘，而实知药之深也。

《南宁市药物志》：熬膏治火伤。

【不良反应】

1. 金樱子可致接触性皮炎。

2. 可能会出现尿频尿急的现象。

3. 可能会出现血压升高的现象。

【防范措施与禁忌】

1. 有实火、邪热者忌服。

2.《医学入门》：中寒有痞者禁服。

3.《神农本草经疏》：泄泻由于火热暴注者不宜用；小便不禁及精气滑脱因于阴虚火炽而得者，不宜用。

【中药小故事】

早些年，有兄弟三人都成家立业了，兄弟妯娌之间倒也和睦团结。美中不足的是，兄弟三人中，老大老二虽然娶了妻却没生子，只有老三生了一个儿子。那个时代的人，把传宗接代看作是人生大事，“不孝有三，无后为大”，所以一家三房个个都把老三的儿子当成掌上明珠。一晃十几年过去了，掌上明珠在全家人的呵护之下也长大成人了。他长得还不错，四方大脸，浓眉大眼，憨憨实实的一个小伙子，老哥仨急着给孩子说媳妇了。可是媒人请了一个又一个，谁也说不成这门亲。原来左邻右舍都知道，小伙子虽然样样都好，可就是有个见不得人的病：尿炕。谁家姑娘都不愿意嫁个尿炕的丈夫。老哥仨商量了半天，别无他法，先给孩子治病吧。全家人到处寻药问医，郎中请了一个又一个，药吃了一剂又一剂，却总不见效。全家人天天唉声叹气地愁死了。这一天，有个身上背着药葫芦的老人来到他们家找水喝。老人年纪已经很大了，背上背的药葫芦头上还拴着一缕金黄的缨子。他喝完了水，道了声谢，转身要走了。可老人看见这一大家人个个唉声叹气、愁眉苦脸的样子，就主动问道：“老兄弟家中可有什么为难事儿？”大家看见老人身背药葫芦，就说：“实不相瞒，我家的孩子十七八了，可尿炕的毛病总是治不好。您老可有什么好药可以治吗？”老人说：“眼下我葫芦里没有这种药。不过，我认识一种药是专治尿炕病的。不过，这种药得到有瘴气的地方去找、去挖，毒气熏人啊。”老哥仨一听，都跪下了，恳求老人说：“请您行行好。辛苦跑一趟吧。我们全家就守着这根独苗，他要成不了亲，我们全家就断了后了。”老人叹了口气：“我也没儿子，知道没后人的辛苦，再说，治病救人本是我的宗旨。我就跑一趟吧。”说完，背着药葫芦就走了。

十天半个月过去了，老人没回来；一个月两个月过去了，老人还没回来；全家人天天在等，一直等到九九八十一天，这天晚上天都黑下来了，老人才一步一拖地来到老哥仨的家门口。大家一看，大吃一惊，只见老人面色苍白、全身浮肿，路都走不动了。老哥仨急忙把老人扶进屋里坐下，倒碗水给老人喝了。老人这才缓过一口气来，说：“我中了瘴气的毒啦！”大家急问：“有什么药可解吗？”老人摇了摇头说：“没有药可解啦。”说着从背上解下药葫芦，从中倒出一种小粒粒的药来，说：“这药准能治好你们孩子的病。”说完倒下就死了。老哥仨都难过得痛哭起来，就像是自己的一位长辈去世了一样。全家人用厚礼把挖药老人埋葬了。办完了丧事之后，全家记起老人千辛万苦找来的药。赶紧拿给孩子服了。孩子说：药味并不苦，还带点甜味呢。连服了几次，病就好了。不久，就娶上了媳妇。过了一年，老哥仨就抱上了白胖胖的大孙子。

为了纪念这个舍己为人的挖药老人，他们就把老人挖来的药取名叫“金缨”。那是因为老人始终没留名也没留姓，只记得他背的药葫芦上系着一缕金黄的缨子。叫来叫去，就把“金缨”叫成了“金缨子”。以后，凡尿炕或尿频，吃金缨子准保药到病除。药就这么一代代地流传下来，故事也一代又一代地流传下来了。这就是“金缨子”名字的来历。

莲　子

【来源】睡莲科植物莲 *Nelumbo nucifera* Gaertn. 的新鲜成熟种子。

【性味归经】味甘、涩，性平，归脾、肾、心经。

【功能】补脾止泻，益肾涩精，养心安神。

【主治】脾虚久泻，遗精带下，心悸失眠。

【化学成分】

新鲜莲子中超氧化物歧化酶（SOD）活性比干燥莲子高，新鲜莲子的可溶性多糖含量平均 7.45 mg·g^{-1}FW。莲子包括莲肉和莲子心，主要含有脂肪酸、棕榈酸、油酸、亚油酸、亚麻酸、蛋白质、脂肪、膳食纤维、碳水化合物、硫胺素、核黄素、尼克酸、多聚糖、黄酮化合物以及锌、硒等多种矿物质、微量元素和营养成分。营养成分主要包括维生素 B_1、B_2、B_6、C、D、E 及必需氨基酸和非必需氨基酸等 17 种氨基酸。莲肉中的多糖和微量元素的含量较高，多糖含量约在 3% 以上，微量元素主要包括钙、磷和钾。莲子心生物碱含量比较高主要包括莲心碱、异莲心碱、甲基莲心碱。

【干燥方法】

真空冷冻：取莲子 300 g，放入真空冷冻干燥机中于 −40 ℃预冻 2 h，在真空度分别为 60 Pa、90 Pa、120 Pa 条件下，设置冻干条件为第一阶段 −20 ℃ /12 h，第二阶段 −10 ℃ /12 h，第三阶段 30 ℃ >10 h。

【药理作用】

1. 增强免疫力　莲子粉有一定的增强免疫力的作用。

2. 其他　莲子中的莲心碱、甲基生物碱具有抗癌、降血压的作用；莲子多酚具有抑菌、抗氧化、消炎的作用；莲子多糖还具有抗衰老的作用。

【毒理研究】

莲子心总生物碱的急性毒性试验中，口服莲子心总生物碱剂量高达 5 000 mg/kg 未出现口服毒性。长期毒性试验中，口服剂量高达 400 mg·kg/d^{-1} 莲子心总生物碱不会导致血清生化指标的异常，也不会引起内脏器官不正常的病理变化。

【古代鲜用】

《神农本草经》：主补中、养神、益气力。

《日华子诸家本草》：益气，止渴，助心，止痢。治腰痛，泄精。

《本草拾遗》：令发黑，不老。

《食医心镜》：止渴，去热。

《日用本草》：止烦渴，治泻痢，止白浊。

《本草纲目》：交心肾，厚肠胃，固精气，强筋骨，补虚损，利耳目，除寒湿，止脾泄久痢，赤白浊，女人带下崩中诸血病。

《本草纲目》：莲之味甘，气温而性涩，禀清芳之气，得稼穑之味，乃脾之果也。土为元气之母，母气既和，津液相成，神乃自生，久视耐老，此其极舆也。昔人治心肾不交，劳伤白浊，有清心莲子饮；补心肾，益精血，有瑞莲丸，皆得此理。

《滇南本草》：清心解热。

《本经逢原》：石莲子，本莲实老于莲房，堕入瘀泥，经久坚黑如石，故以得名。为热毒噤口痢之专药。补助脾阴而涤除热毒，然必兼人参之大力开提胃气，方始克应。若痢久胃气虚寒，口噤不能食，则为戈戟也。

《本草备要》：清心除烦，开胃进食，专治噤口痢、淋浊诸证。

《随息居饮食谱》：镇逆止呕，固下焦，愈二便不禁。

《玉楸药解》：莲子甘平，甚益脾胃，而固涩之性，最宜滑泄之家，遗精便溏，极有良效。

《医林纂要探源》：莲子，去心连皮生嚼，最益人，能除烦、止渴、涩精、和血、止梦遗、调寒热。煮食仅治脾泄、久痢、厚肠胃，而交心肾之功减矣。更去皮，则无涩味，其功止于补脾而已。

《重庆堂随笔》：莲子，交心肾，不可去心，然能滞气。

《王氏医案》：莲子，最补胃气而镇虚逆，若反胃由于胃虚，而气冲不纳者，但日以干莲子细嚼而咽之，胜于他药多矣。凡胃气薄弱者常服玉芝丸，能令人肥健。至痢症噤口，热邪伤其胃中清和之气，故以黄连苦泄其邪，即仗莲子甘镇其胃。今肆中石莲皆伪，味苦反能伤胃，切不可用。惟鲜莲子煎之，清香不浑，镇胃之功独胜，如无鲜莲，干莲亦可。

【现代鲜用】

1. 慢性肾小球肾炎　使用清心莲子饮［组成为：黄芩、麦冬、地骨皮、车前子、甘草（炙）、莲肉、茯苓、黄芪、党参］治疗慢性肾炎 86 例，治疗前均有尿蛋白升高，血浆总蛋白降低，白、球蛋白比例倒置，胆固醇含量升高者 78 例；尿素氮增高者 23 例。治疗后临床疗效完全缓解者 30 例，基本缓解者 22 例，部分缓解者 15 例，无变化者 19 例，故效果显著。

2. 糖尿病肾病　莲子肉、人参、炙甘草各 15 g，黄芪 30 g，白茯苓 10 g，地骨皮 5 g，柴胡 6 g，麦门冬 10 g，车前子 20 g（包煎）。1 次 150 ml，早晚各服用 1 次，疗程均为 6 周，有效 17 例，无效 4 例，总有效率 90.47%。

【不良反应】

1. 与牛奶同服，加重便秘。

2. 一次大量使用时会出现消化不良，出现腹胀、呕吐等症状。

【防范措施与禁忌】

1.《本草拾遗》：生则胀人腹，中薏令人吐，食当去之。

2.《本草备要》：大便燥者勿服。

3.《随息居饮食谱》：凡外感前后，疟、疸、疳、痔，气郁痞胀，溺赤便秘，食不运化，及新产后皆忌之。

【中药小故事】

有一年的夏天酷热难当，朱熹像往常一样的林荫道旁读书，朱夫人在百忙之中煮了碗莲子汤，远远地叫着他的小名找了过来，朱熹慌忙放下手中的书，接过莲子汤，又端到母亲面前，愧疚地说："母亲，您每天操劳到晚，还是您先喝吧！"望着这聪明懂事的孩子，母亲感慨万分，夫君去世，母子相依为命。孩子在五夫里刘、胡二位先生的教诲下，学业大进。想到这朱夫人对朱熹道："孩儿，莲乃花之君子，它的浑身都是宝，建莲是朝廷贡品，一直供皇上享用，百姓也可自种自享，这样看来，君王庶民均为一体，孔孟之道存于其中。莲藕是人们喜爱的佳肴，还可制成藕粉。荷叶味苦，但清热解暑，荷叶还可供观赏。此中的用处，你应该都知道，做人也该如此，要做有用的人，像莲花一样做正人君子。"朱熹接过母亲手上这碗蕴涵着做人道理的莲子汤，细细品味着，思索着。朱夫人慈祥地看着儿子，心中百感交集地说："莲子，心是苦的，抽掉莲子心，它却甘美无比，甘味隽永无穷啊！"朱熹品尝着莲子汤，也细细品味母亲这番意味深长的话语沉思良久，终于悟出此中之意：莲子，即怜子也，慈母怜子的心是苦的，待日后学有所成时，那慈母的心就像抽掉苦心的莲子一样，变得甘美无比了。我应当发奋读书，用以报答母亲的这份养育之苦心。从那以后，朱熹更加废寝忘食地求学上进，常常苦读至深夜。朱熹 19 岁时就荣登进士。

其他可鲜用收涩药

药名	来源	功能主治	临床鲜用
委陵菜	蔷薇科植物委陵菜 *Potentilla chinensis* Ser. 的干燥全草	凉血止痢，清热解毒。主治赤痢腹痛，久痢不止，痔疮出血，疮痈肿毒	1. 治阿米巴痢疾：委陵菜鲜品 60 g，人苋 30 g，水煎服（福建晋江《中草药手册》）。2. 治毒蛇咬伤：鲜委陵菜根皮适量，捣烂敷患处（《河南中草药手册》）2. 治颈淋巴结结核，鲜委陵菜叶、紫玉簪花根、生南星各适量，捣烂敷患处（《安徽中草药》）。3. 治瘿瘤，瘰疬：委陵菜鲜品 30 g，鸡蛋 1 只，冰糖 15 g，开水炖服，渣捣烂外敷患处（福建晋江《中草药手册》）
金樱根	蔷薇科植物金樱子 *Rosa laevigata* Michx. 的根或根皮	收敛固涩，止血敛疮，祛风活血，止痛，杀虫。主治遗精，遗尿，泄泻，痢疾，咳血，便血，崩漏，带下，脱肛，子宫下垂，风湿痹痛跌打损伤，疮疡，烫伤，牙痛，胃痛，蛔虫症，诸骨哽喉，乳糜尿	治久痢，久泻：鲜金樱根及枸骨根各 30 g，红、白糖各少量，水煎服，每日 1 剂。服后如有头昏、气喘等副反应，可服用盐水解除（《江西草药》）
野大豆藤	豆科植物野大豆 *Glycine soja* Sieb.et Zucc. 的茎、叶及根	清热敛汗，舒筋止痛。主治盗汗，劳伤筋痛，胃脘痛，小儿食积	治伤筋：野大豆鲜根加山天萝根皮、酒糟或酒捣烂，烘热包敷患处（《天目山药用植物志》）
锡叶藤	五桠果科植物锡叶藤 *Tetracera asiatica*（Lour.）Hoogl 和毛叶锡叶藤 *Tetracera scandens*（L.）Merr. 的根或茎叶	收涩固脱，消肿止痛。主治久泻久痢，便血脱肛遗精，白带，子宫脱垂，跌打肿痛	治耙齿插伤：锡叶藤适量，捣烂外敷患处

续表

药名	来源	功能主治	临床鲜用
油茶叶	山茶科植物油茶 *Camellia oleifera* Abel 的叶	收敛止血解毒。主治鼻衄，皮肤溃烂瘙痒，疮疽	治嘴角疽：油茶叶，桃树叶，黄糖，捣烂敷患处
黄海葵	海葵科动物黄海葵 *Anthopleura xanthogrammica*（Berkly）的全体	收敛固脱，祛湿杀虫。主治痔疮，脱肛，白带过多，蛲虫病	《山东药用动物》：痔疮，脱肛：鲜海葵 1 个，撒冰片少许，化水后敷于肛门
纵条肌海葵	银冠海葵科动物纵条肌海葵 *Haliplanella luciae*（Verrill）的全体	收敛固脱，燥湿杀虫。主治痔疮，脱肛，腹泻，白带，体癣，蛲虫病	1. 治痔疮：脱蒂鲜海葵 1 个。撒冰片少许，化水后敷于肛门。2. 治体癣：鲜海葵捣碎，外散患处。3. 治蛲虫病：将鲜海葵剪 1 块塞入肛门，每晚 1 次，连用 1 星期（1 ~ 3 方出自《中国药用海洋生物》）
鸭血	鸭科动物家鸭 *Anas domestica* Linnaeus. 的血液	补血，解毒。主治劳伤吐血，贫血虚弱，药物中毒	1. 治经来潮热，胃气不开，不思饮食：白鸭血，头上取之，酒调饮（《秘传内府经验女科》鸭血酒）。2. 治中诸药毒已死者：取生鸭断头，以鸭项内病者口中，得血三两滴入喉中即苏也（《太平御览》引《博物志》）

第二十章　攻毒杀虫止痒药

蟾　蜍

【来源】 蟾蜍科动物中华大蟾蜍 *Bufo bufo gargarizans* Cantor 或黑眶蟾蜍 *Bufo melanostictus* Schneider 的全体。

【性味归经】 味辛；性凉；有毒。

【功能】 解毒散结；消积利水；杀虫消疳。

【主治】 主痈疽；疔疮；发背；瘰疬；恶疮；症瘕癖积；膨胀；水肿；小儿疳积；破伤风；慢性咳喘。

【化学成分】

花背蟾蜍耳后腺分泌物含胆甾醇，南美蟾毒精，日本蟾毒它灵，远华蟾毒精，沙蟾毒精。耳腺分泌物中的挥发性成分含壬酸，癸酸，少量正十八烷，正十九烷，正三十烷，二十一烷，十八碳二烯酸。

【药理作用】

研究发现蟾蜍制剂可增强心肌收缩力，增加心搏出量，减低心率并消除水肿与呼吸困难，类洋地黄样作用。蟾蜍制剂具有增高小鼠脾脏溶血空斑形成细胞（PEC）活性率，促进巨噬细胞功能及增高清溶菌酶浓度等作用，另外蟾蜍对免疫系统及循环系统等方面也有作用。蟾蜍毒液中提取物对哺乳动物动脉平滑肌缓激肽受体的选择性更高。

【毒理研究】

因服食蟾蜍引起中毒，文献屡有报道。一般均于煮食后 30 ~ 60 min 发生中毒症状，主要表现有恶心、呕吐、腹痛、腹泻、头昏、头痛，甚或神志昏迷、面色苍白、四肢厥冷、脉搏微弱、心律不齐等，心电图的表现酷似洋地黄中毒。蟾蜍的卵及其腮腺、皮肤腺的分泌物，含有多种毒性物质，其他部分是否有毒，尚不明了。烧煮并不能破坏或消除其毒性。曾有 2 例小儿，合食煮熟之蟾蜍一只后均发生严重中毒症状。其中 1 例 5 岁患儿经抢救脱险；另 1 例 1 岁半患儿抢救无效，于发病后 7 h 左右死亡。故一般认为蟾蜍不宜食用，如用作外敷药，其毒素亦可能吸收入血而引起中毒，应加注意。

【古代鲜用】

《名医别录》：疗阴蚀，疽疬，恶疮，猘犬伤疮。

《四民月令》：治恶疮疽。

《药性论》：杀疳虫，治鼠漏恶疮。烧灰敷一切有虫恶痒滋胤疮。

《本草拾遗》：主温病生斑者，取一枚，生捣绞取汁服之，亦烧末服；主狂犬咬发狂欲死，作脍食之，频食数顿。

《日华子本草》：破癥结，治疳气，小儿面黄癖气。

《本草蒙筌》：治小儿洞泻下痢，炙研水调吞之；疗大人跌打损伤，活捣泥烂罯上；风淫生癣，烧灰和猪脂敷；煨熟啖，杀疳蚀成癖。

《本草纲目》：治一切五疳八痢，肿毒，破伤风病，脱肛。

《本草正》：消癖气积聚，破坚癥肿胀。

《本草备要》：发汗退热，除湿杀虫。

《医林纂要探源》：能散，能行，能渗，能软，而锐于攻毒。主治痈疽疔毒，杀小儿疳积。剖其腹合肿毒上，三易则毒可消。

《本草再新》：治疮疽发背，小儿脾胃不和，肝旺火甚，动风惊厥。

《随息居饮食谱》：清热杀虫，消疳化毒，平惊散癖，行湿除黄。

《山东中草药手册》：强心利尿，镇痛。治水肿腹水。

【现代鲜用】

1. 白喉　每次取活蟾蜍约 170 g，明矾约 33 g，同放在石臼内舂烂，用纱布包裹成长方形，置于患者前颈，绷带固定。当时患者即有清凉舒适感，约经 4 ~ 5 小时咽喉部分泌物减少。重症患者受 4 ~ 6 h 更换 1 次，轻症 6 ~ 10 h 更换 1 次，经 20 h 后即感咽喉部湿润舒适，吞咽便利。一般重症更换 5 ~ 6 次，轻症 3 ~ 4 次即可见症状减轻或痊愈。

2. 炭疽病　用于蟾蜍 1 只，加水 30 ml，煎至 200 ml，冷却后顿服；或以活蟾蜍 1 只，去净内脏，捣成糜状，开水冲服；或用蟾蜍 1 只去内脏洗净，配合白菊花，水煎当茶喝，或将蟾蜍、白菊花药渣外敷皮肤炭疽溃疡处。亦可配合金黄散（成药）水调，经常涂抹水肿处。

3. 腹水　取新鲜活蟾蜍杀死（内脏不去）后置瓦上烘干，研成细末，贮于密闭瓶内备用。成人每日口服 1 次，每次 2 g，体弱妇幼酌减。10 次一疗程，一般可进行二个疗程，如无效不必续服。治程中如血压逐步下降，亦应考虑停药。

【不良反应】

一般均于煮食后 30 ~ 60 min 发生中毒症状，主要表现有恶心、呕吐、腹痛、腹泻、头昏、头痛，甚或神志昏迷、面色苍白、四肢厥冷、脉搏微弱、心律不齐等，心电图的表现酷似洋地黄中毒。

【防范措施与禁忌】

《广西药用动物》：表热、虚脱的人忌用。

【中药小故事】

嫦娥，后羿妻也，窃王母不死药服之，奔月。嫦娥遂托身于月，化为蟾蜍。这是对嫦娥偷药的惩罚。嫦娥变成蟾蜍后，在月宫中终日被罚捣不死药，过着寂寞清苦的生活，李商隐曾有诗感叹嫦娥："嫦娥应悔偷灵药，碧海青天夜夜心。"西晋时，蟾蜍演变成了白兔，并成为嫦娥的"宠物"。由于怕嫦娥寂寞，人们后来又陆续加进了吴刚、月桂树、广寒宫，嫦娥也从最初的蟾蜍变为广寒仙子。

石　蒜

【来源】石蒜科石蒜属植物石蒜 *Lycoris radiata*（*L'Herit.*）*Herb.*［*Amaryllis radiata L'Herit.*］或中国石蒜 *Lycoris chinensis Traub* 的鳞茎。

【性味归经】辛、甘，温。有毒。

【功能】消毒，杀虫。

【主治】外用治淋巴结结核，疔疮疖肿，风湿关节痛，蛇咬伤，水肿，灭蛆、灭鼠。

【化学成分】

鳞茎含果糖，葡萄糖，蔗糖，伪石蒜碱，去甲雨石碱，去甲高石蒜碱，石蒜碱，高石蒜碱，雨石蒜碱，石蒜伦碱，多花水仙碱，石蒜胺，雪花莲胺碱，小星蒜碱，表雪花连胺碱，条纹碱，网球花定碱，石蒜西定醇，石蒜西定。又含对－羟基苯乙酸,O-去甲基石蒜胺 O- 去甲基二氢雪花莲胺碱，前多花水仙碱。中国石蒜，鳞茎含抗肿瘤化合物水仙克拉辛，石蒜碱，雪花莲胺碱，石蒜胺，表石蒜胺，高石蒜碱，文殊兰碱，网球花定碱，小星蒜碱，雨石蒜碱及石蒜伦碱。

【干燥方法】

将鲜石蒜除去杂质、洗净，用切片机切成 3 ~ 5 mm 的段，速冻至 −30 ℃，按照冻干曲线设定参数操作，最终加热温度设定为 −50 ℃，真空度保持在 50 ~ 70 Pa，到物料温度为 50 ℃时为止。

【药理作用】

研究发现石蒜碱及多花水仙碱能调节中枢神经系统、循环系统、子宫和肠管平滑肌、垂体－肾上腺皮质系统、血糖。除此之外，石蒜碱还具有抗病毒、抑菌、抗寄生虫作用。

【毒理研究】

狗口服或注射石蒜碱，均可引起呕吐。二氢石蒜碱亦可引起呕吐，但较石蒜碱轻得多。石蒜伦碱则不引起呕吐。家兔口服或注射石蒜碱可引起不同程度的腹泻。犬皮下注射 30 mg/kg 时引起呕吐、腹泻、衰竭，最后死亡。持续给予大鼠石蒜碱，则体重减轻、出血、牙齿及骨发育障碍，肝、肾、肾上腺、睾丸及卵巢等脏器抗坏血酸含量降低，并能抑制肝脏酪氨酸氧化酶及尿酸酶的活性，如同时给予抗坏血酸则不出现上述变化；石蒜碱对动物及植物均能抑制抗坏血酸的合成；对大鼠，石蒜碱能对抗三氯叔丁醇引起的抗坏血酸合成的增加。但在急性试验中，抗坏血酸反而增加石蒜碱引起小鼠死亡。连续给予石蒜碱的大鼠，还可引起外周血液中红细胞及白细胞数降低，后者更加显著，主要是中性细胞的减少。也能抑制幼年大鼠生殖细胞的分裂，使睾丸、卵巢重量减轻，雄性成熟大鼠则不受影响。由上可见，石蒜碱在消化道不易吸收而石蒜胺碱则较易吸收。

【古代鲜用】

《本草图经》：主敷贴肿毒。

《本草纲目》：疔疮恶核，河水煎服，取汗，及捣敷之。又中溪毒者，酒煮半升服，取吐。

《纲目拾遗》：治喉风，痰核，白火丹，肺痈，煎酒服。

《中国药植图鉴》：治肋膜炎、腹膜炎的蓄水症。

《陕西中药志》：祛痰，催吐，利尿，消痈肿。主治小便不利，咳嗽痰喘，食物中毒。

《闽东本草》：清热，解毒，散结，消肿。治痢疾。

【现代鲜用】

1. 疔疮肿毒　可用石蒜适量捣烂敷患处，疗效佳。

2. 水肿　可用鲜石蒜八个，蓖麻子（去皮）七十至八十粒。

【不良反应】

过量服用致中毒；石蒜碱接触皮肤后即红肿发痒，进入呼吸道会引起鼻出血。

【防范措施与禁忌】

体虚，无实邪及素有呕恶者忌服，孕妇禁服；皮肤破损者禁敷。因石蒜具有一定毒性，故除催吐救急（石蒜碱有强力的催吐作用）等外，一般少内服、多外用。

【中药小故事】

传说，在很久很久以前，冥府三涂河边，开满了大片大片的彼岸花。它的花香有一股魔力。可以让人回忆到自己的前世，守护彼岸花的是两个妖精：一个是花妖，曼珠；一个是叶妖，沙华。花叶同根，却永不相见。花妖和叶妖守护了几千年的彼岸花，可是从来没见过面，

因为花开的时候没有叶子，而叶子只在花谢时才出现。花妖和叶妖疯狂的想念着彼此，并被痛苦折磨着，在一年的七月，花妖与叶妖偷偷地违背了神的规定见了面。那一年的七月，彼岸花大片大片，鲜红如血。神怪罪了下来，把曼珠沙华打入轮回，并被永远诅咒，生生世世在人间遭受磨难，不能相遇。曼珠和沙华每一次转世在黄泉路上闻到彼岸花香就能想起自己的前世，然后发誓再也不分开，却在下次依旧跌入诅咒的轮回...

破解诅咒的唯一方法是找到真正的曼珠沙华，而它就是两个人的眼泪结成的，并且，要其中一个人所有的血液染红的那朵曼珠沙华结局是曼珠和沙华在这一世还是没能在一起……

传说无数轮回后，有一天佛来到这里，看见地上一株花气度非凡，花妖彼岸花红似火，佛便来到它前面仔细观看，只一看便看出了其中的奥秘。佛既不悲伤，也不愤怒，他突然仰天长笑三声，伸手把这花从地上给拔了出来。佛把花放在手里，感慨地说道："前世你们相念不得相见，无数轮回后，相爱不得厮守，所谓分分合合不过是缘生缘灭，你身上有天庭的诅咒，让你们缘尽却不散，缘灭却不分，我不能帮你解开这狠毒的咒语，便带你去那彼岸，让你在那花开遍野吧。"

佛在去彼岸的途中，路过地府里的三途河，不小心被河水打湿了衣服，而那里正放着佛带着的这株红花，等佛来到彼岸解开衣服包着的花再看时，发现火红的花朵已经变做纯白，佛沉思片刻，大笑云：大喜不如大悲，铭记不如忘记，是是非非，怎么能分得掉呢，好花，好花呀。佛将这花种在彼岸，叫它曼陀罗华，又因其在彼岸，叫它彼岸花。

可是佛不知道，他在三途河上，被河水褪色的花把所有的红色滴在了河水里，终日哀号不断，令人闻之哀伤，地藏菩萨神通非常，得知曼陀罗华已生，便来到河边，拿出一粒种子丢进河里，不一会儿，一朵红艳更胜之前的花朵从水中长出，地藏将他拿到手里，叹道："你脱身而去，得大自在，为何要把这无边的恨意留在本已苦海无边的地狱里呢？我让你做个接引使者，指引他们走向轮回，就记住你这一个色彩吧，彼岸已有曼陀罗华，就叫你曼珠沙华吧。"

从此，天下间就有了两种完全不同的彼岸花，一个长在彼岸，一个生在三途河边。生生世世，永远相望……

其他可鲜用攻毒杀虫止痒药

药名	来源	功能主治	临床鲜用
鸡骨柴叶	唇形科植物鸡骨柴 *Elsholtzia fruticosa*（D.Don）Rehd. 的叶	杀虫止痒。主治脚癣，疥疮	鸡骨柴鲜草适量捣烂，敷在疮疡表面，可防虫蝇叮咬
辣椒叶	茄科植物辣椒 *Capsicum annuum* L. 的叶	消肿活络，杀虫止痒。主治水肿顽癣，疥疮，冻疮，痈肿	疟疾：鲜椒嫩叶捣烂，于疟疾发作前两小时外敷双侧列缺，涌泉穴（《福建药物志》）
莨菪根	茄科植物莨菪 *Hyoscyamus niger* L. 的根	截疟，攻毒杀虫。主治疟疾，疥癣	1. 治癣：捣莨菪根蜜和敷之。2. 治狂犬咬人：捣莨菪根，和盐敷，每日三次（《千金要方》）。3. 治疗趾尖肉刺：莨菪根捣之，涂之（《本草纲目》）
虱婆草	玄参科植物石龙尾 *Limnophila sessiliflora*（Vahl）Bl.［*Hottoinia sessiliflora* Vahl］的全草	消肿解毒，杀虫，灭虱。主治烧烫伤，疮疖肿毒，头虱	疮疖肿毒：石龙草，鲜草捣烂敷（《湖南药物志》）
顶头马蓝	爵床科植物顶头马蓝 *Tarphochlamys affinis*（Griff.）Bremek.［*Adenosina affinis* Griff；*Strobilanthes affinis*（Griff.）Y.C.Tang］的全草	杀虫止痒。主治癣，疥疮	疮癣：癣药全草，煎水洗患处后，用叶捣烂敷患处（《贵州民间药物》）
苦苣苔	苦苣苔科、苦苣苔属植物苦苣苔 *Conandron ramondioides* Sieb. et Zucc. 的全草	解蛇毒。主治毒蛇咬伤	毒蛇咬伤：苦苣苔、秋海棠、夏枯草等，捣烂外敷（《福建药物志》）

续表

药名	来源	功能主治	临床鲜用
铁栏杆	桔梗科半边莲属植物塔花山梗菜 *Lobelia pyramidalis* Wall. 的全草	解毒消肿杀虫。主治对口疮肠痈，皮肤瘙痒	落头疽即对口疮：鲜铁栏杆、桃叶各等分，捶绒敷患处，留疮头，每日换一次（《贵州民间药物》）
水老虎	唇形科植物水虎尾 *Dysophylla-stellata*（Lour.）Benth.［*Menthua stellata* Lour. *Dysorphylla benthamiana* Hance］的全草	解毒消肿，活血止痛。主治疮疡肿痛湿疹，毒蛇咬伤，跌打伤痛	1. 治疮痈，肿毒湿疹：水老虎全草适量，捣烂敷或水煎外洗。2. 治毒蛇咬伤水：老虎鲜全草 15 ~ 30 g，捣烂炒热加酒适量取汁内服少许外涂伤口周围。3. 治跌打瘀肿：水老虎鲜，全草适量，捣烂加酒适量，内服少许，外涂患处（《全国中草药汇编》）
黄毛山牵牛	爵床科樾硬毛山牵牛 *Thunbergia lacei* Gamble. 的根、茎	解毒消肿，止痛。主治痈肿初起，跌打伤痛	气虚耳鸣：黄毛山牵牛适量，研粉末吹入耳内（《西双版纳傣药志》）
金盏草根	菊科植物小金盏花 *Calendula arvensis* L. 的根	解毒消肿。主治睾丸炎	疝气睾丸炎：鲜的金盏草根 60 ~ 120 g，干的 30 ~ 60 g，公鸡一只，洗净去肠杂，红酒 120 g，酌加开水炖三小时，分 2 ~ 3 次服，鸡肉亦可服用（《福建民间草药》）
烟管蓟	菊科植物烟管蓟 *Cirsium pendulum* Fisch.ex DC.［*C. falcatum* Turcz. ex DC.］的根或全草	解毒，止血，补虚。主治疮肿，疟疾，外伤出血，体虚	1. 外伤流血：烟管蓟根，新鲜捣烂，敷包伤口。2. 治打摆子：烟管蓟根皮，新鲜捣烂取汁内服，药渣外敷肚脐

续表

药名	来源	功能主治	临床鲜用
水老虎	唇形科植物水虎尾 *Dysophylla stellata*（Lour.）Benth.［*Mentha stellata* Lour. *Dysophylla benthamiana* Hance］的全草	解毒消肿，活血止痛。主治疮疡肿痛湿疹，毒蛇咬伤，跌打伤痛	1. 疮痈，肿毒湿疹：水老虎全草适量，捣烂敷或水煎外洗。2. 毒蛇咬伤水：老虎鲜全草 15～30 g，捣烂炒热加酒适量取汁内服少许外涂伤口周围。3. 跌打瘀肿：水老虎鲜全草适量，捣烂加酒适量，内服少血，外涂患处（《全国中草药汇编》）
黄毛山牵牛	爵床科槭硬毛山牵牛 *Thunbergia lacei* Gamble. 的根、茎	解毒消肿，止痛。主治痈肿初起，跌打伤痛	气虚耳鸣：黄毛山牵牛适量，研粉末吹入耳内（《西双版纳傣药志》）
宜昌荚蒾叶	忍冬科植物宜昌荚蒾 *Viburnum erosum* Thunb. 的茎叶	解毒，祛湿止痒。主治口腔炎，脚丫湿烂，湿疹	脚丫湿痒：宜昌荚蒾叶适量捣汁，搽患处（《湖南药物志》）
野亚麻	亚麻科亚麻属植物野亚麻 *Linum stellarioides* Planch. 的全草	解毒消肿。主治疔疮肿毒	各种疮疖痈肿：鲜亚麻全草捣烂，敷患处，每日换 1 次（《吉林中草药》）
臭牡丹	马鞭草科植物臭牡丹 *Clerodendrum bungei* Steud.［*C.foetidum* Bunge；*C.fragrans*（Vent.）Willd.var. *foetida*（Bunge）Bakh.］的茎、叶	解毒消肿，祛风湿，降血压。主治痈疽疔疮，发背，乳痈，痔疮，湿疹，丹毒，风湿痹痛，高血压病	1 治乳腺炎：鲜臭牡丹叶 250 g，蒲公英 9 g，麦冬草 12 g，水煎冲黄酒，红糖服《浙江民间常用草药》）。2. 治火牙痛：鲜臭牡丹叶 30～60 g，煮豆腐服（江西《草药手册》）。3. 治关节炎：臭牡丹鲜叶，绞汁，冲黄酒服，每日 2 次，每次 1 杯，连服 20 d。如有好转，再续服至痊愈（《浙江民间常用草药》）

续表

药名	来源	功能主治	临床鲜用
小果蔷薇叶	蔷薇科蔷薇属植物小果蔷薇 *Rosa cymosa* Tratt. 以根和叶入药	解毒，活血散瘀，消肿散结。主治疮痈肿痛，烫火伤，跌打损伤，风湿痹痛	1. 痈疖：鲜（山木香）叶和冷饭少许，捣烂敷患处（《福建中草药》）。2. 对口疮：山木香叶、枇杷树皮，共捣烂，敷患处。3. 烫火伤：山木香叶、青火草，捣烂敷患处（2～3 方出自《湖南药物志》）
蔷薇叶	蔷薇科蔷薇属植物野蔷薇 *Rosa multiflora* Thunb. 的叶	解毒消肿。主治疮痈肿毒	1. 痈肿：野蔷薇枝头嫩叶适量，捣烂如泥，酌加鸡蛋捣，敷于患处，未成脓者自消，已成脓空出疮顶不敷，可自溃出脓（《战备草药手册》）。2. 无名肿毒：鲜蔷薇叶，加食盐少许，捣烂外敷（《南京地区常用中草药》）
香叶树	樟科植物香叶树 *Lindera communis* Hemsl 的枝叶或茎皮	解毒消肿，散瘀止痛。主治跌打肿痛，外伤出血，疮痈疖肿	1. 治外伤出血，疮疖，无名肿毒：（香叶树）鲜品捣烂敷患处，或研末撒布患处《云南中草药》）。2. 升疮，对口痈：（香叶树）鲜品适量，未成脓时加白酒，已成脓时加白糖，同捣烂敷患处，每日换药 1 次，亦可同时用鲜枝叶煎汤内服（《全国中草药汇编》）
四时青	豆科植物云实 *Caesalpinia decapetala*（Roth）Alston 的叶	除湿解毒，活血消肿。主治皮肤瘙痒，口疮，痢疾，跌打损伤，产后恶露不尽	痢疾：鲜云实叶 3～5 g，嚼烂用冷开水吞服（《中国民族药志》）
鹤草芽	蔷薇科植物龙牙草 *Agrimonia pilosa* Ledeb. 的地下冬芽	驱虫，解毒消肿。主治绦虫病，阴道滴虫病，疮疡疥癣，疖肿，赤白痢疾	小儿头部疖肿：鲜鹤草芽 250 g，糯米适量煮粥，去渣，加糖炖服（不放油盐），每日 1 剂，连服 3～5 剂（《四川中药志》1979 年）

续表

药名	来源	功能主治	临床鲜用
樱桃根	蔷薇科樱属植物樱桃 *Cerasus pseudocerasus* (Lindl.) G.Don 的根	杀虫，调经，益气阴。主治绦虫，蛔虫，蛲虫病，经闭，劳倦内伤	劳倦内伤：鲜樱桃根 90 ~ 120 g，水煎，早晚饭前各服 1 次。忌食酸、辣、芥菜、萝卜等（《天目山药用植物志》）
山麻杆	大戟科山麻杆属植物山麻杆 *Alchornea davidi* Franch. 的茎皮及叶	驱虫，解毒，定痛。主治蛔虫病，狂犬、毒蛇咬伤，腰痛	蛇咬伤：鲜山麻杆适量，捣烂敷患处（《陕西中草药》）
青棉花藤叶	虎耳草科植物冠盖藤 *Pileostegia viburnoides* Hook. f.et Thoms. 的枝叶	解毒消肿，敛疮止血。主治脓肿，疮疡溃烂，外伤出血	多年溃烂疮毒：（青棉花藤）叶洗净，加白糖捣烂，敷疮口，外加包扎（《天目山药用植物志》）
光叶海桐叶	海桐花科植物光叶海桐 *Pittosporum glabratum* Lindl. 的叶	消肿解毒，止血。主治毒蛇咬伤，痈肿疮疖，水火烫伤，外伤出血	毒蛇咬伤，疮疖肿毒，过敏性皮炎：鲜一朵云叶捣烂外敷或煎水外洗（广州部队《常用中草药手册》）
木豆叶	豆科木豆属植物木豆 *Cajanus cajan* (L.) Millsp. 的茎叶	解毒消肿。主治小儿水痘，痈肿疮毒	跌打损伤：干枝柳适量，加甜酒捣绒，敷患处
钓樟枝叶	樟科植物红果钓樟 *Lindera erythrocarpa* Makino 的枝叶	祛风杀虫，敛疮止痛。主治疥癣痒疮，外伤出血，手足皲裂	1. 疥癣痒疮：鲜钓樟枝叶（连果）适量，煎水或钓樟鲜嫩枝叶捣烂，用纱布包后烘热搽患处。2. 外伤出血：鲜钓樟叶捣烂敷伤口。或钓樟叶研细末敷伤口，加压包扎（《安徽中草药》）

续表

药名	来源	功能主治	临床鲜用
苦檀叶	豆科植物厚果崖豆藤 *Millettia pachycarpa* Benth. 的叶	祛风杀虫，活血消肿。主治皮肤麻木，癣疥，脓肿	疥癣：苦檀叶熬水洗患处或将叶捣烂，包敷（《贵州草药》）
牛西西叶	蓼科植物巴天酸模 *Rumex patientia* L. 的叶	祛风止痒，敛疮，清热解热。主治皮肤瘙痒，烫火伤，咽痛	1. 皮肤痒疹：鲜酸模叶适量，捣烂轻擦患处或酸模全草适量，水煎洗患处，洗时需避风。2. 治咽痛：金不换叶鲜品 30 g，榨汁内服
小构树叶	桑科植物小构树 *Broussonetia kazinoki* Sieb.et Zucc. 的叶	祛风止痒，清热解毒。主治皮炎，疥藓，蛇虫犬咬	1. 痢疾：小钩树鲜叶 60 ~ 90 g，加凉开水，捣汁冲服。2. 疥癣：小钩树鲜叶捣烂绞汁擦患处。3. 刀伤出血：谷沙藤，鲜叶捣烂外敷
钓樟枝叶	樟科植物红果钓樟 *Lindera erythrocarpa* Makino 的枝叶	祛风杀虫，敛疮止痛。主治疥癣痒疮，外伤出血，手足皲裂	1. 疥癣痒疮：鲜钓樟枝叶（连果）适量，煎水温或钓樟鲜嫩枝叶捣烂，用纱布包后烘热搽患处。2. 外伤出血：鲜钓樟叶捣烂敷伤口；或钓樟叶研细末敷伤口，加压包扎（《安徽中草药》）
钩吻	马钱科植物胡蔓藤 *Gelsemium elegans*（Gardn.et Champ.）Benth.［*Medicia elegans* Gardn.et Champ.］的全草	祛风攻毒，散结消肿，止痛。主治疥癞，湿疹，瘰疬，痈肿，疔疮，跌打损伤，风湿痹痛，神经痛	1. 痈疮肿毒：生断肠草 120 g，黄糖 15 g，共捣敷患处（《广西药用植物图志》）。2. 远年臁疮：鲜大茶药 500 g，煎水洗患处，口洗数次，洗后将药叶贴创口（《岭南草药志》）。3. 远年膝疮：鲜大茶药 500 g。煎水洗患处，口洗数次，洗后将药叶一张贴疮口。4. 癫疸：大茶药叶、石灰，二味捣烂，贴患指第 3 节，有脓即溃，无脓即消（3 ~ 4 方出自《岭南草药志》）

续表

药名	来源	功能主治	临床鲜用
醉鱼草	源马钱科醉鱼草属植物醉鱼草 *Buddleja lindleyana* Fort. 以带根的全草及叶、花入药	祛风解毒，驱虫，化骨鲠。主治痄腮，痈肿，瘰疬，蛔虫病，钩虫病，诸鱼骨鲠	1. 阴疽：鲜醉鱼草叶，酒或醋捣烂，敷患处（《福建中草药》）。2. 鱼骨鲠：每用（醉鱼儿草）少许捣汁，冷水浸，灌漱时复咽下些子，自然骨化为水（《履巉岩本草》）。3. 风寒牙痛：醉鱼草鲜叶和食盐少许，捣烂取汁漱口（《福建中草药》）
皂角刺	豆科植物皂荚 *Gleditsia sinensis* Lam. 的干燥棘刺	消肿透脓，搜风，杀虫。主治痈疽肿毒，瘰疬，疠风，疮疹顽癣，产后缺乳，胞衣不下	顽癣：新鲜皂角刺 2 500 g，将皂角刺捣碎，按熬清膏法熬成稠膏，再加入糖醋少许，使稀稠适度。先用细磁片将癣部白皮刮去，然后将药膏抹上一层，少时毒水泌出，应注意拭去。每日 1 次，数次即效，停 2 ~ 3 d 再抹第 2 次（《天津中草药》）
鸡娃草	蓝雪科小蓝雪花 *Plumbagella micrantha*（Lebeb.）Spach［*Plumbago micrantha* Ledeb.；P.*spinosa* Hao］属植物	杀虫止痒，腐蚀疣痣。主治体癣，头癣，手足癣，神经性皮炎，疣痣	神经性皮炎，牛皮癣：鲜鸡娃草，捣烂成糊状，湿敷局部，每日 2 次，3 ~ 7 d 为 1 疗程（《陕甘宁青中草药选》）
白狼毒	大戟科大戟属植物月腺大戟 *Euphorbia ebracteolata* Hayata［*Galarhoeus ebracteolatus* Hayata；E.*sieboldiana* auct. non Morr.et Decne.］和狼毒大戟 *Euphorbia pallasii* Turcz.［E.fischeriana Steud.］的根	破积，杀虫，拔毒，去腐，除湿，止痒。主治癥瘕，瘰疬，结核，痈疽，流痰，疥疮，顽癣，慢性咳喘，阴囊湿痒	干湿疥疮：鲜狼毒捣烂，加生猪油和匀，布包搽患处（《安徽中草药》）

续表

药名	来源	功能主治	临床鲜用
柳杉	杉科植物柳杉 *Cryptomeria fortunei* Hooibrenk ex Otto et Dietr 的根皮	解毒，杀虫，止痒。主治癣疮，鹅掌风，烫伤	1. 顽癣：鲜柳山皮 120 g，土槿皮 120 g，加食盐 30 g，水煎洗患处。2. 治癣疮：柳杉鲜根皮去栓皮 250 g，捣细，加食盐 30 g，开水冲泡洗患处
胡桃枝	胡桃科植物胡桃 *Juglans regia* L. 的嫩枝	杀虫止痒，解毒散结。主治疥疮，瘰疬，肿块	1. 疮疖：鲜核桃汁叶，化槁树枝叶各等量，煨水洗患处。2. 淋巴结肿：核桃树鲜嫩枝，鲜大蓟等分。煎水当茶饮，另煮马齿苋当菜吃。3. 宫颈癌：鲜核桃树枝 33 cm，鸡蛋四个，加水同煮，蛋熟后去壳，入汤再煮四小时，每次吃蛋两个，每日两次，连续吃，此方可适用于各种癌症治疗
化香树叶	胡桃科植物化香树 *Platycarya strobilacea* Sieb.et Zucc［*P.sinentsis* Mottet］或圆果化香树 *Platycarya longipes* Wu［*P. kwangtungensis* Chun］的叶	解毒疗疮，杀虫止痒。主治疮痈肿毒，骨痈肿毒，骨痈流脓，顽癣，阴囊湿疹，癞头疮	1. 巴骨癀，骨痈流脓，日久不收口，有多骨：小化香树叶 250 g，捣烂泡冷水，将患处浸入药水中数小时，使多骨疽消去。即用镊子拔出，后用药水随时洗。2. 痈疽疔毒类急性炎症：化香树叶，雷公藤叶，芹菜叶，大蒜各等分，均用鲜品，捣烂外敷，疮疡溃后不可使用
小青杨	杨柳科植物小青杨 *Populus pseudo-simonii* Kitag. 的树皮	解毒。主治顽癣疮毒	代指，取（小青杨）树枝上嫩皮，缠在指头上
橄榄核	橄榄科植物橄榄 *Canarium album*（Lour.）Raeusch. 的果核	解毒，敛疮，止血，利气。主治咽喉肿痛，口舌生疮，冻疮，痈疮，天疱疮，肠风下血，睾丸肿痛	《本草纲目》："磨汁服，治诸鱼骨鲠及食鲙成积，又治小儿痘疮倒靨

续表

药名	来源	功能主治	临床鲜用
栗树皮	壳斗科植物板栗 *Castanea mollissima* Bl. 的树皮	解毒消肿，收敛止血。主治癞疮，丹毒，口疳，漆疮，便血，鼻衄，创伤出血，跌打伤痛	跌打损伤：板栗树皮捣敷患处
刺榆皮	榆科植物刺榆 *Hemiptelea davidii*（Hance）Planch.［*Planera davidii* Hance；*Zelkova davidii* Bean］的树皮、根皮	解毒消肿。主治疮痈肿毒，毒蛇咬伤	痈肿：刺榆鲜根皮或树皮，和醋捣烂敷患处
山脚麻	榆科山黄麻属植物山油麻 *Trema cannabina* Lour.var. *dielsiana*（Hand.-Mazz.）C.J.Chen［T.*dielsiana* Hand. Mazz.］的叶、根	解毒消肿，止血。主治疮疖肿痛，外伤出血	疖毒：山脚麻鲜叶捣烂加白糖外敷患处，每日换一次
红辣蓼	蓼科植物辣蓼 *Polygonum hydropiper* L.var. *flaccidum*（Meissn.）Steward［*Polygonum flaccidum* Meissn.］的全草	解毒，除湿，散瘀止血。主治痢疾，泄泻，乳蛾，疟疾，风湿痹痛，跌打肿痛，崩漏，痈肿疔疮，瘰疬，毒蛇咬伤，湿疹，脚癣，外伤出血	1. 霍乱吐泻转筋：鲜辣蓼根 30 g，捣烂，米泔水一碗泡服。2. 中暑昏倒：辣蓼枝头嫩叶 7 ~ 10 片，捣烂加冷水 3 茶匙擂汁灌服。牙关不开者，从鼻孔灌入；或辣蓼嫩叶 30 g，明矾 3 g，共捣烂，开水泡汁服。3. 扁桃体炎：辣廖茎叶适量，捣烂取汁一杯，加温开水一杯含漱。4. 关节炎：辣蓼叶适量，开水泡片刻治关节炎，辣蓼叶适量，开水泡片刻后搓揉痛处。5. 跌打损伤：鲜蓼叶，鲜韭菜等分，捣烂，酌加甜酒摇匀，敷伤处。6. 治疔疮初起：鲜辣蓼叶捣烂敷伤处。能起疮顶或收聚根脚使不扩散。7. 牙痛：鲜辣

续表

药名	来源	功能主治	临床鲜用
			蓼全草或根 120 g，水煎，频频含漱。8. 毒蛇咬伤：鲜辣蓼嫩叶，鲜半边莲各 60 g，捣烂稍加甜酒或冷开水擂汁服，药渣外敷伤口周围及肿处。9. 创伤出血：鲜辣蓼叶捣烂外敷包扎
白辣蓼	蓼科植物长鬃蓼 *Polygonum longisetum* De Bruyn［*P.caespitosum* BL.var. *longisetum*（De Bruyn）Steward；*P.blumei* Meissn.ex Miq.］的全草	解毒，除湿。主治肠炎，菌痢，无名肿毒，阴疳，瘰疬，毒蛇咬伤，风湿痹痛	1. 无名肿毒，阴疳，瘰疬：马蓼炖肉服，或捣烂外敷（《天目山药用植物志》）。2. 毒蛇咬伤：长鬃廖，鲜草捣烂取汁，每次内服 50 ~ 100 ml，每日两次，药渣外敷伤口周围，并超过肿胀部位，切勿封住伤口，每日换药 1 ~ 2 次，严重者可增加服药和换药次数，用药时先行捆扎，并在伤口周围放瓦针，用药水自上下左右向伤口加压排毒，后用食盐加茶水冲洗伤口，肿甚消退较慢者，可加桃树叶捣烂敷。服药期禁食鱼，虾，雄鸡，韭菜，生姜，辣椒之类，服药期及治愈后一个月忌房事
何首乌叶	蓼科植物何首乌 *Polygonum multiflorum* Thunb. 的叶片	解毒散结，杀虫止痒。主治疮疡，瘰疬，疥癣	1. 瘰疬结核，或破或不破，下至胸前：何首乌叶捣涂之，并取何首乌根洗净，日日生嚼。2. 慢性溃疡：鲜何首乌叶适量，揉软贴患处，每日换药一次
鸡爪枝皮	番荔枝科植物假鹰爪 *Desmos chinensis* Lour. 的树皮	杀虫止痛	脱鱼鳞癣：鸡爪枝皮 125 g，醋 500 g，煲浓汁洗 1 ~ 2 次，可脱（《陆川本草》）
秋牡丹根	毛茛科植物秋牡丹 *Anemone hupehensis* Lem.var. japonica（Thunb.）Bowles et Stearn［*Anemone japonica*（Thunb.）Sieb.et Zucc.］的根	杀虫，清热解毒。主治蛔虫病，饶虫病，体癣，股癣，中暑发热	1. 中暑：秋牡丹根 0.6 g，捣烂，开水吞服（《浙江药用植物志》）。2. 白喉：秋牡丹根 3 g 捣烂，冲半杯开水，在 1 d 内频滴喉部；颈部用萝卜叶敷（《湖南药物志》）

续表

药名	来源	功能主治	临床鲜用
回回蒜	毛茛科植物茴茴蒜 *Ranunculus chinensis* Bunge. 的全草	解毒退黄，截疟定喘，镇痛，主治肝炎黄疸，肝硬化腹水，牛皮癣，疟疾哮喘，牙痛胃痛，风湿痛	1. 牛皮癣：鲜回回蒜叶捣烂，敷患处（《内蒙古中草药》）。2. 哮喘：回回蒜捣烂，敷大椎穴，发泡即除去。或取叶少量，用纱布包塞鼻孔，喘平后即除去（《内蒙古中草药》）。3. 牙痛：将鲜品捣烂，取黄豆大，隔纱布敷合谷穴，左痛敷右，右痛敷左（《昆明民间常用草药》）
回回蒜果	毛茛科植物回回蒜 *Ranunculus chinensis* Bunge. 的果实	解毒退黄，截疟定喘，镇痛。主治肝炎黄疸，肝硬化腹水，牛皮癣，疟疾哮喘，牙痛胃痛，风湿痛	疟疾：水杨梅鲜果捏扁，发疟疾前 2 h 外敷于腕脉门处，男左女右（《昆明民间常用草药》）
猫爪草	毛茛科毛茛属植物小毛茛 *Ranunculus ternatus* Thunb. [*R.zuccarinii* Miq.] 的块根	解毒，化痰散结。主治结核，咽炎，疔疮，蛇咬伤，疟疾，偏头痛，牙痛	蛇咬伤：小毛茛，仙草过坛龙鲜草捣敷治疗牙痛，鲜根少许捣烂敷痛处，流去热涎敷至不可忍受时即可取出，停数分钟再敷（《草药手册》）
天葵草	毛茛科植物天葵 *Semiaquilegia adoxoides* (DC.) Makino [*Isopyrum adoxoides* DC.] 的全草	解毒消肿，利水通淋。主治蛇虫咬伤疝气小便淋痛	尿路结石：鲜天葵草、鲜天胡荽各 30 g，鸡内金 9 g，水煎服（《中草药学》）
木防己花	防己科植物木防己 *Cocculus orbiculatus* (L.) DC. 的花	解毒化痰	慢性骨髓炎：仙木防己花 30 g，母鸡一只去肠杂，同煎煮，不放盐，吃肉喝汤，每周一剂，连服数剂

续表

药名	来源	功能主治	临床鲜用
大叶楠根	樟科植物落叶桢楠 *Machilus leptophylla* Hand. -Mazz 的根	解毒消肿。主治痈肿疮疖	掌心生疮：适量大叶楠根，用米饭汤和盐，卤磨成浆糊状敷患处（《天目山药用植物志》）
铁棒锤茎叶	毛茛科植物铁棒锤 *Aconitum pendulum* Busch 的茎叶	解毒消肿，止痛。主治跌打损伤，刀伤，痈肿疮疖	跌打损伤：铁棒锤叶揉碎敷在伤口上
紫花鱼灯草	罂粟科植物刻叶紫堇 *Corydalis incisa*（Thunb.）Pers. 的全草及根	解毒杀虫。主治疮疡肿毒，疥癞顽癣，湿疹，毒蛇咬伤	1. 顽癣及牛皮癣：断肠草块茎磨酒或醋外搽（南药《中草药学》）。2. 癣症：新鲜断肠草捣绒包，使皮肤灼热冒气时，又换新药，连续敷三四次。3. 痒子：断肠草块根、铁篱笆叶、白地黄瓜。捣绒外敷。4. 癞头：毒蛇伤断肠草块茎捣烂外敷（南药《中草药学》）
枫香树根	金缕梅科植物枫香树 *Liquidambar form-osana* Hance 的根	解毒消肿，祛风止痛。主治痈疽疔疮，风湿痹痛，牙痛湿热泻痢，痢疾，小儿消化不良	痈疔：鲜枫香果根 60 g，红糖 30 g，酒糟 15 g，共捣烂敷患处
吹云草	远志科植物齿果草 *Salomonia cantoniensis* Lour. 的全草	解毒消肿，散瘀止痛。主治痈肿疮疡，无名肿毒，喉痹，毒蛇咬伤，跌打损伤，风湿关节痛，牙痛	1. 无名肿毒，刀伤：一碗泡鲜全草捣烂外敷。2. 治毒蛇咬死：一碗泡鲜全草 3～9 g，水煎服；另用鲜品捣烂敷伤口周围
苦楝皮	楝科植物川楝 *Melia toosendan* Sieb.et Zucc. 或楝 *Melia azedarach* L. 的干燥树皮和根皮	杀虫，疗癣。主治蛔虫病，钩虫病，蛲虫病，阴道滴虫病，疥疮，头癣	外伤出血：灰毛浆果楝鲜叶适量，捣烂敷患处

续表

药名	来源	功能主治	临床鲜用
白骨走马	楝科植物茸果鹧鸪花 *Trichilia sinensis* Bentv.［*Heymeavelutina* How et T.Chen］的根、叶、果实	杀虫，燥湿，止痒止血。主治蛔虫腹痛，下肢溃疡，疥疮，湿疹瘙痒，外伤出血	外伤出血：白骨走马西安嫩叶捣烂外敷，或用鲜叶研粉敷患处
馒头蟹	馒头蟹科动物逍遥馒头蟹 *Calappa philargius*（Linnaeus）等的壳和蟹黄	止痛，杀虫。主治胸痛，脚癣	脚癣：鲜馒头蟹黄涂患处（《中国药用海洋生物》）
雄鸡口涎	雉科动物家鸡 *Gallus gallus domesticus* Brisson 雄者的口涎	解虫毒。主治蜈蚣咬伤，蝎螫伤	蝎螫毒：鸡口沥出涎涂之瘥（《古今医统》）
鹅血	鸭科动物家鹅 *Anser cygnoides domestica* Brisson 的血	解毒，散血，消坚。主治噎膈反胃，药物中毒	治晚期血吸虫病：生鹅血半杯，加少许热黄酒饮服，每日 1 ~ 2 次，连续服用，有改善体征，消除腹水，缩小肝脾之效（《食物中药与便方》）
竹蠹虫	粉蠹科动物褐粉蠹 *Lyctus brunneus* Steph. 的幼虫	解毒，去湿，敛疮。主治秃疮，聤耳	1. 治小儿瘌梨头疮：竹蠹虫（取慈竹内者），捣烂，和牛溺涂之（《本草纲目》）。2. 耳内痛（指中耳炎及毒虫入耳心等）：用竹子中虫和石榴汁水外搽。3. 暨虫吃鼻（鼻腔附近生疮，溃烂时流脓）：竹子虫和所蛀粉末，共捣烂，敷涂患处（2 ~ 3 方出自《彝医动物药》）
四脚蛇	鬣蜥科动物草绿龙蜥 *Japalura flaviceps* Barbour et Dunn 的全体	解毒消瘿，软坚散结。主治瘿瘤，结核，瘰疬未溃，痈肿疮毒	痈疮：四脚蛇 1 条，放入乙醇中浸泡，取浸液搽患处（《万县中萃药》）

续表

药名	来源	功能主治	临床鲜用
花蚁虫	昆虫纲鞘翅目隐翅目科多毛隐翅虫 *Paederus densipennis* Bernhauer. 的全虫	解毒散结，杀虫止痒。主治瘰疬，牙痛，神经性皮炎，癣疮	1. 九子疡（瘰疬）：取活花腰虫 4 ~ 5 条，在头顶旋涡处搽涂，可消肿止痛，止痒。2. 牙痛：取活花腰虫捣烂，敷头顶，皮肤起泡，然后牙痛可止。3. 神经性皮炎：黄蚂蚁适量，除去蚁头，挤出内脏浆汁涂患部，6 ~ 8 d 行 1 次。涂后 4 ~ 6 h，患部皮肤受刺激，出现疼痛红热，出现片状丘疹性皮炎；再敷磺胺软膏，2 ~ 3 d 结痂，瘙痒消失，4 ~ 5 d 脱痂，皮肤光滑柔软而愈
灯蛾	灯蛾科动物灯蛾 *Arctia caja* Linnaeus 的成虫	解毒敛疮。主治痔瘘	痔管：蜕螂一个，扑灯蛾十个，放罐内一宿，加麝香一钱，阴干为末，吹入管内，自能出水，水干即愈
地胆	芫青科动物地胆 *Meloe coarctatus* Motschulsky 和长地胆 *Meloe violcews* Linnaeus 的全虫	攻毒，逐瘀，消症。主治瘰疬，恶疮，鼻息肉，癥症瘕痞块	鼻中息肉肿大，气息闭塞不通：生地胆十枚，细辛半分（末），白芷半分（末）。上以地胆压去汁，和药末，以涂于息肉之上，以消为度。亦可单以地胆汁于竹筒中盛，当上灌之。无生者，干用酒煮汁用之（《圣惠方》）
蜜蜂房	蜜蜂科蜜蜂属动物中华蜜蜂 *Apis cerana* Fabr. 等的巢	解毒消肿，祛风杀虫。主治疮痈肿毒，咽痛咳嗽，慢性鼻炎，鼻窦炎，湿疹瘙痒，疮癣	慢性鼻窦炎：鲜蜜蜂房 3 ~ 7 平方厘米，每日三次，慢慢咀嚼，吮其汁液，把最后剩下的渣子吐掉，一个月左右可以治愈
青鳞鱼	鲱科动物青鳞鱼 *Harengula zunasi* Bleeker[*Sardinella zunasi*（Bleeker）] 及其近缘种的肉	解毒。主海蛇咬伤，缠腰火丹	1. 海蛇咬伤：鲜鱼肉捣烂，散于伤口，并鲜鱼肉浸醋生吃。可暂时阻止蛇毒扩散，为海上作业被海蛇咬伤的临时措施（《中国药用海洋生物》）。2. 缠腰，火丹：青鳞鱼肉，盐，泥各适量，混和捣烂，涂患处（《海洋药物民间应用》）

续表

药名	来源	功能主治	临床鲜用
蟾蜍肝	蟾蜍科动物中华大蟾蜍 *Bufo bufo gargarizans* Contor 或黑眶蟾蜍 *Bufo melanostictus* Schneider 的肝脏	解毒散结，拔疔消肿。主治痈疽，疔毒，疮肿，蛇咬伤，麻疹	治蛇咬伤：鲜癞蛤蟆肝，捣烂外敷伤口处（《青岛中草药手册》）
雨蛙	雨蛙科动物无斑雨蛙 *Hyla arborea immaculata* Boettger 或东北雨蛙 *Hyla japonica* Güenther 的全体	解毒杀虫。主治湿癣	1. 治湿癣：取腹部带赤色之生蛙，将其腹部紧贴患部，连蛙包扎之，每日 3 次（《动植物民间药》）。2. 治大烟中毒：将活青蛙缚于心口部位，待青蛙死后，即可解毒，或将青蛙舂烂捣绒，贴于心口位置（《彝医动物药》）
虾蟆皮	蛙科动物泽蛙 *Rana limnocharis* Boie 的皮	解毒，消肿，散结。主治疖肿，瘰疬，臁疮	1. 有虫痒臁疮：用活虾蟆剥去皮，趁热贴之，连换二三次，其虫自出，甚妙（《外科启玄》）。2. 头上软疖：虾蟆剥皮贴之（《活幼全书》）。3. 瘰疬脓已尽，肿已平，疮口未敛，以此贴之：虾蟆皮二个（要活剥者），鼠皮二张，蛇蜕二条，蜂房（大者）一个。上四味俱煅灰，将水胶一两，用井花水一酒钟化开后，加蜜一两；蜈蚣煎麻油一小钟，搅匀前四味灰，临起入麝香一分，将绢摊来不湿为度（《纲目拾遗》瘰疬敛口膏药）

第二十一章　祛风湿药

药名	来源	功能主治	临床鲜用
紫青藤	鼠李科植物牯岭勾儿茶 *Berchemia kulingensis* Schneid. 的根或茎藤	祛风除湿，活血止痛，健脾消疳。主治风湿痹痛，产后腹痛，痛经经闭，外伤肿痛，小儿疳积，毒蛇咬伤	1. 治跌打肿痛：鲜勾儿茶、鲜韭菜各等量，红糖少许，同捣烂敷伤处干则更换。2. 治骨折肿痛：鲜勾儿茶，活蟛蜞（小螃蟹）各等量，甜酒曹适量，同捣外敷
七角白蔹	葡萄科植物葎叶蛇葡萄 *Ampelopsis humulifolia* Bunge 的根皮	祛风湿，散瘀肿解毒。主治风湿痹痛，跌打瘀肿，痈疽肿痛	治疮疖：鲜小接骨丹适量，捣敷患处
枳椇根	鼠李科枳椇属植物北枳椇 *Hovenia dulcis* Thunnb. 枳椇 *Hovenia acerba* Lindl. 和毛果枳椇 *Hovenia trichocarpa* Chun et Tsiang 的根	祛风活络，止血，解酒。主治风湿筋骨痛，劳伤咳嗽，咯血小儿惊风，醉酒	治伤酒发热：鲜拐枣根，水煎服
过山龙	葡萄科植物乌头叶蛇葡萄 *Ampelopsis aconitifolia* Bunge 的根皮	祛风除湿，散瘀消肿。主治风寒湿痹，跌打瘀肿，痈疽肿痛	1. 治疮疖：过山龙鲜根皮适量，捣烂敷患处。2. 治乳腺癌：过山龙根皮，捣烂外敷
大母猪藤	葡萄科植物大叶乌蔹莓 *Cayratia oligocarpa* (Lévl.etVant.) Gagnep. 的根及叶	祛风除湿，通络止痛。主治风湿痹痛，牙痛，无名肿毒	治肩周炎：水煎服
四方藤	葡萄科白粉藤属植物四方藤 *Cissus pteroclada* Hayata 以藤入药	祛风除湿，活血通络。主治风湿痹痛，腰肌劳损，肢体麻痹，跌打损伤	治筋骨损伤：四方藤适量，捣烂敷患处

续表

药名	来源	功能主治	临床鲜用
六方藤	葡萄科植物翅茎白粉藤 *Cissus hexangularis Thorel* ex Planch. 的藤茎	祛风除湿，活血通络。主治风湿关节痛，腰肌劳损，跌打损伤	治跌打肿痛：六方藤适量，煎水洗，兼捣烂敷患处
吊岩风	葡萄科爬山虎属植物异叶爬山虎 *Parthenocissus heterophyllus*（Blume）Merr. 以根、茎入药	祛风除湿，散瘀止痛，解毒消肿。主治风湿痹痛，胃脘痛，偏头痛，产后瘀滞腹痛，跌打损伤，痈疮肿毒	1. 治胃痛：水煎服，连服 3 ~ 4 d。2. 治小儿烂头疮：巴山虎叶，捣烂敷患处
粉叶地锦	葡萄科植物白背乌蔹莓 *Cayrralia thomsonii*（Laws）Smesseng 的根、藤	祛风除湿，解毒消肿。主治风湿性关节炎，妇女白带，无名肿毒	治无名肿毒：细母猪藤、大母猪藤根各等分，捣烂敷患处
地锦	葡萄科植物爬山虎 *Parthenocissus tricuspidata*（Sieb.et Zucc.）Planch 的藤茎或根	祛风止痛，活血通络。主治风湿痹痛，中风半身不遂，偏正头痛产后血瘀，腹生结块，跌打损伤痈肿疮毒，溃疡不敛	1. 治疖子，损伤：鲜爬山虎根捣烂，和酒酿拌匀敷患处。2. 治带状疱疹：爬山虎根磨汁外搽
五爪金龙	葡萄科岩爬藤属植物狭叶岩爬藤 *Tetrastigma hypoglaucum* Planch. 以全草入药	祛风除湿，接骨续筋，散瘀消肿。主治风湿痹痛，跌打损伤，骨折筋伤，水火烫伤，无名肿毒，皮肤溃烂	1.接骨：鲜五爪龙赤捣烂敷患处。2.无名肿毒，火烫伤，皮肤糜烂：五爪金龙鲜品，捣烂或干粉外敷患部
毛枝崖爬藤	葡萄科植物毛枝崖爬藤 *Tetrastigma obovatum*（Laws.）Gagnep. 的根或茎藤	祛风除湿，活血通络。主治风湿痹痛，劳伤咳嗽，跌打损伤，骨折	治骨折：红五加适量，捣绒敷患处

续表

药名	来源	功能主治	临床鲜用
走游草	葡萄科植物崖爬藤 *Tetrastigma obtectum*（Wall.）Planch.、毛叶崖爬藤 *Tetrastigma obtectum*（Wall.）Planch. var.*pilosum* Gagnep. 的根或全株	祛风除湿，活血通络，解毒消肿。主治风湿痹痛，跌打损伤，流注，痈疮肿毒，毒蛇咬伤	1. 治跌打损伤，毒蛇咬伤：水煎服并用鲜崖爬藤捣烂或干品研粉调酒外敷。2. 治无名肿毒：鲜崖爬藤捣烂敷患处。治带状疱疹：鲜走游草，捣烂取汁涂擦患处
小九节铃	葡萄科植物无毛崖爬藤 *Tetrastigma obtectum*（Wall.）Planch.var. *glabrum*（Levl.etVant.）Gagnep. 的根或全株	祛风除湿，活血通络。主治风湿痹痛，跌打损伤，外伤出血	治骨折：泡酒，并用鲜小红袍捣绒，挑甜酒焙热包敷
扁藤	葡萄科植物扁担藤 *Tetrastigma planicaule*（Hook.f.）Gagnep.［*Vitis planicaule* Hook.f.］的藤茎及根	祛风化湿，舒筋活络。主治风湿痹痛，腰肌劳损，中风偏瘫，跌打损伤	治荨麻疹：铁带藤鲜藤适量，水煎外洗
爬树龙	葡萄科植物菱叶崖爬藤 *Tetrastigma triphyllum*（Gagnep.）W.T.Wang［T.*yunnanense* Gagnep. var.*triphyllum* Gagnep.］和云南崖爬藤 *Tetrastigma yunnanensis* Gagenp. 的根或藤茎	祛风湿，散瘀肿，续筋骨。主治风湿关节炎，跌打损伤，骨折烧伤，痈疮红肿	1. 治骨折：爬树龙鲜品，配大麻药五爪金龙，绿葡萄根各适量，捣敷三天一换。2. 治疮疖红肿：爬树龙鲜品捣敷
葡萄根	葡萄科植物葡萄 *Vitis vinifera* L. 的根	祛风通络，利湿消肿，解毒。主治风湿痹痛，肢体麻木，跌打损伤，水肿，小便不利，痈肿疔毒	1. 治肝炎，黄疸，水煎服。2. 治跌打损伤疼痛，风毒流痰：葡萄根或藤，加水、酒和煎服，并用鲜根捣烂敷患处

续表

药名	来源	功能主治	临床鲜用
娃娃拳	椴树科扁担杆属植物扁担杆 *Grewia biloba* G.Don 的全株	健脾益气，祛风除湿，固精止带。主治脾虚食少，久泻脱肛，小儿疳积，蛔虫病，风湿痹痛，遗精崩漏，带下，子宫脱垂	治骨髓炎：先以消毒药水洗净疮口，用鲜（扁担杆）根白皮捣烂敷，每日换 1 次，痊愈为止
地桃花	锦葵科植物地桃花 *Urena lobata* L. 或粗叶地桃花 *Urena lobata* L.var.*scabriuscula*（DC.）Walp. 的根或全草	祛风利湿，活血消肿，清热解毒。主治感冒，风湿痹痛，痢疾，泄泻带下，月经不调，跌打肿痛，喉痹乳痈，疮疖，毒蛇咬伤	1. 治肾炎水肿：鲜根酌加水煎，每日服两次。2. 妇人乳痈：八卦草鲜叶，用冷开水洗净和酒糟敷患处干即换。3. 治痈疮拔脓：生地桃花根捣烂敷
梵天花	锦葵科植物梵天花 *Urena procumbens* L. 的全草	祛风利湿，清热解毒。主治风湿痹痛，泻泄痢疾，感冒咽喉肿痛，肺热咳嗽，风毒流注，疮疡肿毒，跌打损伤，毒蛇咬伤	治毒蛇咬伤：梵天花鲜叶捣烂，浸洗米水，洗伤口渣敷伤部
木棉根	木棉科植物木棉 *Bombax malabaricum* DC. 的根或根皮	祛风除湿，清热解毒，散结止痛。主治风湿痹痛，胃痛赤痢，产后浮肿，瘰疬，跌打扭伤	治跌打扭伤：木棉鲜根皮，浸酒外搽或捣烂外敷
刺果藤	梧桐科刺果藤 *Buettneria aspera* Colebr.，以根入药	祛风湿，强筋骨。主治风湿痹痛，腰肌劳损，跌打骨折	治跌打骨折：刺果藤鲜根，捣烂酒炒外敷
梧桐叶	梧桐科植物梧桐 *Firmiana plantanifolia*（L.f.）Marsili 的叶	祛风除湿，解毒消肿，降血压。主治风湿痹痛，跌打损伤，痈疮肿毒，痔疮，小儿疳积，泻痢，高血压病	治臁疮：取鲜叶洗净，用银针密刺细孔，再用米汤或开水冲泡。全叶敷患处，日换两次

续表

药名	来源	功能主治	临床鲜用
梧桐根	梧桐科植物梧桐 *Firmiana plantanifolia*（L.f.）Marsili 的根	祛风除湿，调经止血，解毒疗疮。主治风湿关节疼痛，吐血肠风下血，月经不调，跌打损伤	治风湿疼痛：酒水各半同煎一个小时内服，加一个猪脚同煎更好
蛇婆子	梧桐科蛇婆子属植物蛇婆子 *Waltheria indica* L. 的根和茎	祛风利湿，清热解毒。主治风湿痹证，咽喉肿痛，湿热带下，痈肿瘰疬	治风湿关节痛：鲜蛇婆子，猪蹄一只，炖熟加酒服
滇瑞香	瑞香科植物尖瓣瑞香 *Daphne acutiloba* Rehd. 的全体	祛风除湿，活络行气止痛。主治风湿痹痛，跌打损伤，胃痛	治骨折：桂花岩陀，鲜根皮适量捣烂，蜂蜜调敷患处
铁牛皮	瑞香科瑞香属植物毛瑞香 *Daphne odora Thunb* var.atrocaulis Rehd. 的茎皮及根	祛风除湿，活血止痛，解毒。主治风湿痹痛，劳伤腰痛，跌打损伤，咽喉肿痛，牙痛疮毒	治咽喉炎：鲜根，加凉开水捣烂绞汁咽服
软皮树	瑞香科植物白瑞香 *Daphne papyracea* Wall. ex Steud. 的根皮、茎皮或全株	祛风止痛，活血调经。主治风湿痹痛，跌打损伤，月经不调，痛经疔疮，疖肿	治疔疖：白瑞香鲜叶，捣烂调蜜敷患处
宜梧	胡颓子科植物福建胡颓子 *Elaeagnus oldhami* Maxim. 的根	祛风活血，健脾益肾。主治风湿痹痛，跌打瘀肿，慢性肝炎，胃痛腹泻，消化不良肾亏腰痛，劳倦乏力，盗汗遗精，白带	1. 治风湿性关节炎：福建胡颓子鲜根，酒适量，猪瘦肉加水炖服。 2. 治肾虚腰痛，盗汗遗精：胡颓子鲜根加墨鱼干一只两只，黄酒少许
狗脚草根	杜鹃花科植物金叶子 *Craibiodendron stellatum*（Pierre）W.W.Smith［*C.shanicum* W.W.Smith；*Schima stellatum* Pierre］的根	祛风湿，通络止痛。主治风湿痹痛，跌打损伤	治急、慢性劳损性腰背痛，腰背风湿痛：狗脚草根真皮（鲜者加倍），新鲜松尖，白酒，隔水煮沸至酒量减半时趁热服

续表

药名	来源	功能主治	临床鲜用
白珠树	杜鹃花科植物白珠树 *Gaultheria leucocarpa* Bl.var.*cumingiana* (Vidal) T.Z.Hsu 的根或茎叶	祛风除湿，通络止痛。主治风湿痹痛，跌打损伤	治跌打损伤：（白珠树）根浸酒服，鲜叶捣烂敷
小豆柴	杜鹃花科植物毛叶珍珠花 *Lyoniavillosa* (Wall. exC.B. Clarke) Hand.-Mazz. 的枝、叶	祛风湿，活血止痛，杀虫止痒。主治风湿痹痛，跌打损伤，疮疥，麻风	治疥疮发痒：小豆柴适量，捣绒，擦患处
闹羊花	杜鹃花科杜鹃花属植物羊踯躅 *Rhododendron molle* (Bl.) G.Don [*R. sinense* (Lodd) Sweet] 的花	祛风除湿，定痛，杀虫。主治风湿痹痛，偏正头痛，跌扑肿痛，龋齿疼痛，皮肤顽癣，疥疮	外搽治癣：煎水含漱治龋齿病
矮脚罗伞	紫金牛科紫金牛属植物雪下红 *Ardisia villosa* Roxb. 的全株	祛风湿，活血止痛。主治风湿痹痛，咳嗽吐血，寒气腹痛，跌打损伤，痈疮肿痛	治扭伤肿痛，久年积伤痛：鲜毛茎紫金牛藤茎，水煎调酒服（《福建中草药》）
杜茎山	紫金牛科植物杜茎山 *Maesa japonica* (Thunb.) Moritzi. 的根或茎叶	祛风邪，解疫毒，消肿胀。主治热性传染病，寒热发作不定，身疼，烦躁，口渴，水肿，跌打肿痛，外伤出血	止血，消肿痛：杜茎山茎叶，捣烂敷（江西《草药手册》）
四念癀	报春花科植物琉璃繁缕 *Anagallis arvensis* L. 的全草	祛风散寒，活血解毒。主治鹤膝风，阴证疮疡，毒蛇及狂犬咬伤	治鹤膝风：鲜四念癀，青壳鸡蛋1枚。酒水各半炖服（《全国中草药汇编》）
香排草	报春花科植物细梗香草 *Lysimachia capillipes* Hemsl. 的全草	祛风除湿，行气止痛，调经，解毒。主治感冒，咳嗽，风湿痹痛，脘腹胀痛，月经不调，疔疮，蛇咬伤	1. 治疔疮：细梗香草全草捣烂，敷患处。2. 治骨疽：细梗香草、铁马鞭。同捣烂，敷患处（1～2方出自《湖南药物志》）

续表

药名	来源	功能主治	临床鲜用
三张叶	报春花科植物三叶香草 *Lysimachia insignis* Hemsl. 的全草或根	祛风通络，行气活血。主治风湿痹痛，脘腹疼痛，跌打肿痛	1. 治高血压头昏：鲜三张草叶全株，煎水频饮（《云南中草药》）。2. 治跌打肿痛，骨折：三块瓦根，水煎服；并用鲜全草捣烂，或用全草研粉调酒炒热，外敷（《广西本草选编》）
紫雪花	白花丹科植物紫花丹 *Plumbago indica* Linn. 的全草	祛风除湿，行气活血，解毒消肿。主治风湿痹痛，心胃气痛，肝脾肿大，血瘀经闭，跌打扭伤，痈肿瘰疬，疥癣瘙痒，毒蛇咬伤	1. 治跌打损伤：鲜白雪花叶捣烂调，黄酒加热，揉擦患处。《福建药物志》）。2. 治疮疖，毒蛇咬伤：（百花九叶股）鲜叶捣烂，有灼热感即取下（《红河中草药》）。3. 治眼翳：鲜白雪花叶捣烂贴印堂，见出水泡即除去（《福建民间草药》）
破骨风	木犀科植物清香藤 *Jas minum lanceolarium* Roxb. 的根及茎叶	祛风除湿，凉血解毒。主治风湿痹痛，跌打损伤，头痛，外伤出血，无名毒疮，蛇伤	1. 治外伤出血：破骨风鲜叶捣烂，或用叶研粉外敷（《广西本草选编》）。2. 治吹风蛇咬伤：破骨风适量，捣烂敷伤口周围（《广西民族药简编》）
白鱼尾	品为醉鱼草科植物亚洲醉鱼草 *Buddleja asiatica* Lour. 的根、茎叶	祛风化湿，行气活血。主治头风痛，风湿痹痛，胃脘痛，腹胀，痢疾，跌打骨折，无名肿毒，湿疹，皮肤瘙痒	治无名肿毒：驳骨丹鲜叶，调红糖捣烂外敷（《福建中草药》）
入地金牛	芸香科植物两面针 *Zanthoxylum nitidum* （Roxb.）DC.［*Fagara nitidum* Roxb.］的根或枝叶	祛风通络，胜湿止痛，消肿解毒。主治风寒湿痹，筋骨疼痛，跌打骨折，疝痛，咽喉肿痛，胃疼，蛔厥腹痛，牙痛，疮痈，瘰疬，烫伤	1. 治跌打损伤：两面针鲜根，鲜朱砂根，猪脚，酌加酒水炖服。2. 治疝痛：两面针鲜根，小茴香，鹅掌金星，荔枝干果。水煎，冲酒服。3. 治无名肿毒：鲜两面针根皮、百草霜、蜜各适量。捣烂敷患处（1～3方出自《福建药物志》）。4. 治

续表

药名	来源	功能主治	临床鲜用
			对口疮：（两面针）鲜根皮配红糖少许，捣烂外敷。5. 治毒蛇咬伤：（两面针）鲜根，水煎服；另用鲜根磨酒外敷（4～5方出自《福建中草药》）
蓬莱葛	马钱科植物蓬莱葛 *Gardneria multiflora* Makino 的根或种子	祛风通络，止血。主治风湿痹痛，创伤出血	治关节炎：蓬莱葛鲜根，鲜五加皮，鲜丹参，鲜土茯苓，勾儿茶根，水煎，冲入黄酒适量，早，晚各服1次（《全国中草药汇编》）
羊角拗	夹竹桃科植物羊角拗 *Strophanthus divaricatus*（Lour.）Hook.et Arn. 的根或茎叶	祛风湿，通经络，解疮毒，杀虫。主治风湿痹痛，小儿麻痹后遗症，跌打损伤，痈疮，疥癣	治乳痈初期：鲜羊角拗鲜叶，红糖同捣烂，烤热外敷（《福建中草药》）
百灵草	萝科植物百灵草 *Marsdenia longipes* W.T.Wang ex Tsiang et P.T.Li 的全株	祛风除湿，平喘，活血通络。主治风湿痹痛，风湿性心脏病，支气管哮喘，跌打损伤，骨折	治外伤出血，骨折：百灵草全株捣烂敷患处，或研末撒布上敷贴患处（云南中草药》）
三分丹	萝藦科植物三分丹 *Tylophora atrofolliculata* Metc. 的根	祛风，活血，止痛。主治风湿痛，跌打肿痛	治小儿口腔炎：三分丹捣烂敷“卤门”，并取药挂于胸前；或取叶与猪瘦肉煎服（《广西民族药简编》）
七层楼	萝藦科植物七层楼 *Tylophora floribunda* Miq. 的根	祛风化痰，活血止痛，解毒消肿。主治小儿惊风，风湿痹痛，咳喘痰多，白喉，跌打损伤，骨折，毒蛇咬伤，痈肿疮疖，赤眼，口腔炎，肝脾肿大	1. 治小儿惊风：娃儿藤鲜根，冷开水半碗擂汁，频频灌服（《江西草药》）。2. 治关节肿痛：①娃儿藤鲜根适量，乙醇少许，捣烂外敷（《江西草药》）；②鲜娃儿藤，鲜蓖麻叶各等量，捣烂，放锅内炒热敷患处，冷则更换（《安徽中草药》）。3. 治白喉：①娃儿藤鲜根，捣汁服。每日数次，如不能口服，可鼻饲（《江西草药》）；②鲜娃

续表

药名	来源	功能主治	临床鲜用
			儿藤，鲜土牛膝，煎水当茶饮（《安徽中草药》）。4. 治跌打损伤：用鲜娃儿藤，鲜蓖麻跟各等量，捣烂敷患处（《安徽中草药》）
三十六荡	萝藦科植物卵叶娃儿藤 *Tylophora ovata*（Lindl.）Hook.ex Steud.［*Diplolepis ovata* Lindl；T.*hispida* Decne.］的根或全株	祛风湿，化痰止咳，散瘀止痛，解蛇毒。主治风湿痹痛，咳喘痰多，跌打肿痛，毒蛇咬伤	治竹叶青蛇，眼镜蛇咬伤：鲜根捣烂，加酒适量调匀，由上而下涂擦伤口周围（《湖南药物志》）
虎刺	茜草科虎刺 *Damnacanthus indicus*（L.）Gaertn.f. 属植物	祛风利湿，活血消肿。主治风湿痹痛，痰饮咳嗽，肺痈，水肿，痞块，黄疸，妇女经闭，小儿疳积，荨麻疹，跌打损伤，烫伤	1. 治痛风：虎刺鲜根或花煎汁用水冲服（《浙江民间草药》）。2. 治痰饮咳嗽：绣花针鲜根，水煎服（《福建中草药》）。3. 治痞块：绣花针鲜根，羊肉酌量，水炖服（《福建中草药》）
牙疳药	茜草科植物长节耳草 *Hedyotis uncinella* Hook. et Arn. 或糙叶长节耳草 *Hedyotis uncinella* Hook. et Arn.scabrida Franch. 的全草	祛风除湿，健脾消积。主治风湿关节炎，小儿疳积，泄泻，痢疾，牙疳，皮肤瘙痒	治牙疳：牙疳药，水煎服，或捣烂取汁服或口含（《全国中草药汇编》）
鸡屎藤	茜草科植物鸡屎藤 *Paederia scandens*（Lour.）Merr. 的全草及根	祛风除湿，消食化积，解毒消肿，活血止痛。主治风湿痹痛，食积腹胀，小儿疳积，腹泻，痢疾，中暑，黄疸，肝炎，脾肝肿大，咳嗽，瘰疬，肠痈，无名肿毒，脚湿肿烂，烫火烧，湿疹，皮炎，跌打	1. 治带状疱疹，热疖肿毒，跌打肿痛，毒蛇咬伤：鲜鸡矢藤嫩叶捣烂敷患处（《安徽中草药》）。2. 治阑尾炎：鲜鸡矢藤根或茎叶，水煎服（《福建中草药》）。3. 治背疽：鲜鸡屎藤，酒水煎服，渣或另用鲜叶捣烂敷患处（《福建中草药》）。4. 治皮肤溃疡久不收口：鲜鸡矢藤叶或嫩芽适量，捣烂搽患处（《全国中

续表

药名	来源	功能主治	临床鲜用
		损伤，蛇咬蝎螯	草药汇编》)。5. 治神经性皮炎：鲜鸡矢藤叶揉烂擦患处（《安徽中草药》)
毛鸡屎藤	双子叶植物药茜草科植物鸡屎藤 *Paederia scandens*（Lour.）Merr.var.*tomentosa*（BL）Hand-Mazz.［*P.tomentosa* BL］的全草及根	祛风除湿，清热解毒，理气化积，活血消肿。主治偏正头风，湿热黄疸，肝炎，痢疾，食积饱胀，跌打肿痛	治毒虫咬伤：（毛鸡屎藤）全草捣烂，敷患处（《湖南药物志》)
白马骨	茜草科植物白马骨 *Serissa serissoides*（DC.）Druce 或六月雪 *Serissa japonica*（Thunb.）Thunb.［*Lycium japonicum* Thunb.；*Serissa foetida*（L.F.）Comm.J］的全草	祛风利湿，清热解毒。主治感冒，黄疸型肝炎，肾炎水肿，咳嗽，咽痛，角膜炎，肠炎，痢疾，腰腿疼痛，咳血，尿血，妇女闭经，白带，小儿疳积，惊风，风火牙痛，痈疽肿毒，跌打损伤	1. 治偏头痛：鲜白马骨，水煎泡少许食盐服（《泉州本草》)。2. 治外伤出血：鲜千年矮嫩叶捣烂，敷伤处（《河南中草药手册》)
水锦树	茜草科植物水锦树 *Wendlandia uvariifolia* Hance 的根、叶	祛风除湿，散瘀消肿，止血生肌。主治风湿骨痛，跌打损伤，外伤出血，疮疡溃烂久不收口	1. 治外伤出血：鲜叶捣烂外敷(《广西本草选编》)。2. 治疮疡溃烂久不收口：鲜叶捣烂外敷，并水煎外洗（《广西本草选编》)
田旋花	旋花科植物田旋花 *Convolvulus arvensis* L. 的全草或花	祛风，止痛，止痒。主治风湿痹痛，牙痛，神经性皮炎	1. 治牙痛：田旋花鲜花 3 份，胡椒 1 份，共研末混匀，塞蛀孔，或置病牙上咬紧，勿咽下（《沙漠地区药用植物》)。2. 治神经性皮炎：鲜草适量，用 70% 乙醇浸 24 h（《沙漠地区药用植物》)

续表

药名	来源	功能主治	临床鲜用
马鞍藤	旋花科植物鲎藤 *Lpomoea pes-caprae* (L.)Sweet[*Comwlvulus pes-caprae* L；L *biloba* Forsk.]的全草	祛风除湿，消痈散结。主治风湿痹痛，痈肿疔毒，乳痈，痔漏	1. 治风火牙痛：马鞍藤鲜根，水煎服（《福建中草药》）。2. 治湿疹：马鞍藤鲜根，水煎服，鲜叶煎汤洗或捣汁涂患处（《福建中草药》）。3. 治痈疽疔疮：二叶红薯一握，红糖（或冬蜜）适量，捣烂外敷（《福建民间草药》）
铜脚威灵仙	毛茛科植物圆锥铁线莲 *Clematis terniflora* DC.[*C.paniculata* Thunb.]的根	祛风除湿，解毒消肿，凉血止血。主治风湿痹痛，疔疮肿毒，肿疮蛇犬咬伤及吐血，咳血，崩漏下血	治毒蛇（主要为腹蛇）咬伤：铜脚威灵仙鲜根，水煎服；或干根，加乌桕树根须，水煎服，取渣外敷，每日2次（《浙江药用植物志》）
还亮草	毛茛科植物还亮草 *Delphinium anthriscifolium* Hance[D.*cavaleriense* Lévl.Et Vant.；D.*anthriscifolium* Hancef.latilobulatum W.T.Wang]的全草	祛风除湿，通络止痛，化石解毒。主治风湿痹痛，半身不遂食积腹胀，荨麻疹	治疗风湿关节痛，疮疖：鲜还亮草捣烂敷（《湖南药物志》）
小草乌	毛茛科植物大花飞燕草 *Delphinium grandiflorum* L.[D.*chinense* Fisch.]的根或全草	祛风湿止痛，杀虫止痒。主治风热，牙痛风湿痹痛，疮痈癣癞	治头虱：鲜鸡爪莲全草捣碎水浸洗头（《吉林中草药》）
苍白秤钩风	防己科植物苍白秤钩风 *Diploclisia glau-cescens* (Bl.) Diels 的藤茎	祛风除湿，清热解毒。主治风湿骨痛，咽喉肿痛，胆囊炎，痢疾，尿路感染，毒蛇咬伤	治毒蛇咬伤：苍白秤钩风茎，水煎服，同时用鲜茎叶捣烂敷伤口周围

续表

药名	来源	功能主治	临床鲜用
宽筋藤	防已科植物中华青牛胆 *Tinospora sinensis*（Lour.）Merr 的茎	祛风止痛，舒筋活络。主治风湿痹痛，腰肌劳损，跌打损伤	1. 治骨折跌打损伤：每用宽筋藤，煎服，外用其鲜藤叶捣烂敷患处。2. 治乳腺炎，无名肿痛：用宽筋疼鲜茎叶捣烂外敷
马桑根	马桑科植物马桑 *Coriarifanepalensis* Wall.［C.*sinica* Maxim.］的根	祛风除湿，清热解毒。主治风湿麻木，痈疮肿毒，风火牙痛，痞块，瘰疬，痔疮，急性结膜炎，汤火伤，跌打损伤	1. 治白口疮：鲜马桑根白皮，用青布包好，含 5 min 后取出隔日再含，一日数次。2. 治骨折：鲜马桑根皮捣烂，外敷
白鬼笔	鬼笔科鬼笔属白鬼笔 *Phallus inpudicus* L.ex. Pers. 的菌柄及菌托	祛风除湿，活血止痛。主治风湿痛	治风湿痛：取（白鬼笔）鲜品，浸泡在白酒（或五加皮酒）内，10 d 后服用，干品用量为鲜品 1/10(《全国中草药汇编》)
落马衣	唇形科植物广防风 *Epimeredi indica*（L）Rothm.［*Anisomeles indica*（L）O.Ktze］的全草	祛风湿，消疮毒。主治感冒发热，风湿痹痛，臃肿，疮毒，皮肤湿疹，虫蛇咬伤	治痈肿：防风草鲜全草，绞汁调黄酒炖服，渣外敷或鲜全草，鲜马鞭草，水煎，黄酒冲服（《浙江药用植物志》)
山槟榔	唇形科植物鸡脚参 *Orthosiphon wulfenioides*（Diels）Hand.–Mazz.［*Coleus wulfenioides* Diels］的根	祛风利湿，活血通络，杀虫消积。主治风湿痹痛，淋症，水肿跌打损伤，骨折，食积腹胀，虫积腹痛	治骨折，风湿痛：鸡脚参根适量，冲细外包患处，3 d 换药 1 次（《云南中草药》)
虎尾草	唇形科植物毛萼香共菜 *Rabdosia eriocalys*（Dunn）Hara［*Plectranthus eriocalyx* Dunn］的叶或根	祛风除湿，解毒杀虫。主治感冒头痛，风湿痹痛，泄痢腹痛，疝气，脚气，痈疮肿毒，刀伤	治香港脚：水苏麻叶揉绒，塞于脚缝（《贵州民间药物》)

续表

药名	来源	功能主治	临床鲜用
狮子草	唇形科植物不育红 *Rabdosia yuennanensis* (Hand.-Mazz.) Hara 的根茎或全草	祛风，利湿，活血通经，解毒消肿。主治感冒，风湿骨痛，偏瘫，食积，脘痛，痢疾，黄疸，痛经，经闭，崩漏，瘰疬，梅毒，疮疡，麻疹，风疹，疥癞，跌打损伤，狂犬、毒蛇咬伤	治毒蛇咬伤：九头狮子草根，煎服；外用鲜叶捣烂，敷患处（《云南中草药》）
苦茄	茄科植物欧白英 *Solanum dulcamara* L. 的全草	祛风除湿，清热解毒。主治风湿疼痛，破伤风，痈肿，恶疮，疥疮，外伤出血	治小儿中耳炎：排风藤叶倒绒泡水，滴入耳内（《贵州草药》）
毛风藤	茄科植物茄属野海茄 *Solanum japonense* Nakai 的全草	祛风湿，活血通经。主治风湿痹痛，经闭	1. 治眉棱骨疼，头昏：毛风藤鲜草，水煎煮鸡蛋吃。2. 治大粪毒发痒：毛风藤鲜叶，火上烤软后揉患处（《湖南药物志》）
苦天茄	茄科植物喀西茄 *Solanum khasianum* C.B.Clarke 的果实	祛风止痛，清热解毒。主治风湿痹痛，头痛，牙痛，乳痈，痄腮，跌打疼痛	治牙痛：刺天茄鲜果实捣烂，置牙痛处（《云南中草药》）
黄果茄	茄科植物黄果茄 *Solanum xanthocarpum* Schrad et Wendl. 的根、果实及种子	祛风湿，消瘀止痛。主治风湿痹痛，牙痛，睾丸肿痛，痈疖	1. 治头部发疮：黄果茄鲜果，切成两半，擦患处（福建晋江《中草药手册》）。2. 治手足麻痹，风湿性关节炎：黄果茄鲜根，炖母鸡服（福建晋江《中草药手册》）
毛麝香	玄参科植物毛麝香 *Adenosma glutinosum* (L.) Druce [*Gerardia glutinosa* L.] 的全草	祛风湿，消肿毒，行气血，止痛痒。主治风湿骨痛，小儿麻痹，气滞腹痛，疮疖肿毒，皮肤湿疹，跌打伤痛，蛇虫咬伤	治毒蛇咬伤，跌打损伤，疮疖肿毒：毛麝香鲜品适量，捣烂外敷或煎水洗患处，（广州部队《常用中草药手册》）

续表

药名	来源	功能主治	临床鲜用
蜜桶花	玄参科植物来江藤 *Brandisia hancei* Hook. f. 的全株	祛风利湿，清热解毒。主治风湿筋骨痛，浮肿，泻痢，黄疸，劳伤吐血，骨髓炎，骨膜炎，疮疖	治劳伤，咳嗽吐血：鲜蜂糖罐花，煎服（《贵州民间药物》）
鞭打绣球	玄参科植物鞭打绣球 *Hemiphragma heterophyllum* Wall. 的全草	祛风除湿，清热解毒，活血止痛。主治风湿痹痛，经闭腹痛，瘰疬，疮肿湿毒，咽痛，齿龈肿痛，跌打损伤	1. 治黄水疮，疮疡：鲜鞭打绣球，捣烂，敷患处（《云南中草药》）。2. 治口腔炎：鞭打绣球根加红糖捣烂，口含 15 min(《云南中草药选》)
泡桐根	玄参科泡桐属植物白花泡桐 *Paulownia fortunei* (Seem.) Hemsl. 及毛泡桐 *Paulownia tomentosa* (Thunb.) Steud. 的根	祛风止痛，解毒活血。主治风湿热痹，筋骨疼痛，疮疡肿毒，跌打损伤	治跌打损伤，骨折：泡桐树根皮、韭菜各适量，共捣烂敷患处，包扎固定（《河南中草药手册》）
草本威灵仙	玄参科植物草本威灵仙 *Veronicastrum sibiricum* (L.) Pen-nell. 的根及全草	祛风除湿，清热解毒。主治感冒发热，咽喉肿痛，腮腺炎，风湿痹痛，虫蛇所伤	治疗毒蛇咬伤：鲜草本威灵仙，或用干品水煎服，另用鲜品适量捣烂敷患处（《全国中草药汇编》）
驳骨丹	马钱科醉鱼草属植物 *Buddleja asiatica* Lour. 以全株入药	祛风湿，散瘀血，续筋骨。主治风湿痹痛，月经不调，产后腹痛，跌打肿痛，骨折	1. 治疗跌打伤：驳骨丹全草捣烂，酒炒后，趁热推跌打骨折（《台湾植物药材志》）。2. 治疗跌打瘀血，胸膜炎：白及草、火连包根各等量，共捣烂，酒炒后包患处（《玉溪中草药》）。3. 治疗无名肿毒：鲜小驳骨全草，捣烂敷患处（广州部队《常用中草药手册》）。4. 跌打骨节：捣烂敷之，可以接骨（《纲目拾遗》）

续表

药名	来源	功能主治	临床鲜用
三花枪刀药根	爵床科植物三花枪刀药 *Hypoestes triflora*（Forssk.）Roem.et Schult. 的根	祛风湿，强腰膝，活血消肿。主治风湿痹痛，腰膝酸软，劳伤疼痛，无名肿毒	1. 治伤口感染：牛膝琢叶、野葡萄叶、绿豆各适量，共撼烂，敷患处（《广东省惠阳地区中草药》）。2. 治蛇咬伤鳞：花草适量，捣烂敷伤口周围（《广西民族药简编》）
石吊兰	苦苣苔科植物石吊兰 *Lysionotus pauciflorus* Maxim. 的全草	祛风除湿，化痰止咳，祛瘀通经。主治风湿痹痛咳喘，痰多，月经不调，痛经，跌打损伤	1. 治跌打损伤：石吊兰，水煎，兑酒服；外用，捣烂敷伤处（《湖南药物志》）。2. 治乳腺炎：石吊兰（鲜草更好），与酒精同捣烂外敷；另用石吊兰、紫地丁、酒水各半煎服（《浙南本草新编》）
紫荆桠	忍冬科植物小叶六道木 *Abelia parvifolia* Hemsl. 的茎、叶	祛风，除湿，解毒。主治风湿痹痛，痈疽肿毒	治疗痈疽肿毒：紫荆桠、紫花地丁、齐头蒿、红牛膝各适量，研细末，水调敷患处或鲜品各等份捣烂，敷患处（《四川中药志》）
大金银花	忍冬科植物苦糖果 *Lonicera fragrantissima* Lindl.Et Pax. Subsp. Standishii（Carr.）Hsu et H.J Wang［L.*standishii* Carr.］的茎、叶及根	祛风除湿，清热止痛。主治风湿关节痛，劳伤，疔疮肿毒	治疗疔疮：大金银花嫩枝叶适量，捣绒敷患处（《贵州草药》）
血满草	忍冬科植物血满草 *Sambucus adnata* Wall. ex DC. 的全草或根皮	驱风沥水，活血通络。主治急慢性肾炎，风湿疼痛，风疹瘙痒，小儿麻痹后遗症，慢性腰腿痛，扭伤瘀痛，骨折	1. 治小儿麻痹，跌打损伤：先用梅花针刺患处，再用血满草鲜茎叶适量，捣细，酒炒外包（《云南中草药》）。2. 治骨折：用血满草，鲜根皮及叶共捣烂，外敷（《云南中草药选》）；用血满草鲜全草适量捣烂加酒或开水调敷（《云南中草药》）

续表

药名	来源	功能主治	临床鲜用
陆英	忍冬科植物陆英 *Sambucus chinensis* Lindl.［S.*javanica* auct. Non Reinw.ex Bl.］的茎叶	祛风利湿，舒筋活血。主治风湿痹痛，腰腿痛，水肿，黄疸跌打，损伤，产后恶露不行，风疹瘙痒，丹毒疮肿	1. 治疗跌打损伤以及闪肭骨节：用接骨草叶捣烂敷患处(《卫生易简方》)。2. 治疗小儿五色丹：捣蒴藋叶敷之(《千金药方》)。3. 治疗红肿痈毒：蒴藋鲜根或叶切碎捣烂，稍加鸡蛋白捣合，敷患处（江西《民间草药》)
陆英根	忍冬科植物陆英 *Sambucus chinensis* Lindl.［S.*jauanica* auct. Non Reinw.ex Bl.］的根	祛风利湿，活血散瘀，止血。主治风湿疼痛，头风，腰腿痛，水肿，淋证，白带，跌打损伤，骨折，癥积，咯血，吐血，风疹瘙痒，疮肿	1. 治头风：捣蒴藋根一升，酒二升渍服。汗出止(《千金要方》)。2. 治水肿，坐卧不得，头面身体悉肿：蒴藋根刮去皮，捣汁一合，和酒一合，暖空心服，当微吐利(《梅师集验方》)。3. 治五淋：蒴藋鲜根合猪赤肉炖服(《泉州本草》)。4. 治妇人赤白带：蒴藋鲜根。合猪小肠炖服，连服 3 ~ 5 次(《泉州本草》)。5. 治跌打伤或扭筋肿痛：蒴藋鲜根切碎，同连须葱白、酒糟捣烂敷患处，每日换 1 次(《江西民间草药》)。6. 治红肿痈毒：蒴藋鲜根或叶切碎捣烂，稍加鸡蛋白捣敷患处(《江西民间草药》)
接骨木	忍冬科植物接骨木、毛接骨木及西洋接骨木 *Sambucus williamsii* Hance Sanmbucus williamsii Hance var. miquelii（Nakai）Y.C.Tang［S.*buergeriana* Bl.var.miquelii Nakai］的茎枝	祛风利湿，活血止血。主治风湿痹痛，痛风，大骨节病，急慢性肾炎，风疹，跌打损伤，骨折，肿痛，外伤出血	治风湿性关节炎，痛风：①接骨木，鲜豆腐，酌加水、黄酒炖服（江西《草药手册》)；②接骨木、虎杖、白牛胆，水煎服(《湖南药物志》)

续表

药名	来源	功能主治	临床鲜用
接骨木根	忍冬科植物接骨木 *Sambucus williamsii* Hance S.williansii Hance var.（Nakai）Y.C.Tang S.nigra L. 的根或根皮	祛风除湿，活血舒筋，利尿消肿。主治风湿疼痛，痰饮，黄疸，跌打疼痛，骨折肿痛，急慢性肾炎烫伤	1. 治筋骨折伤：①接骨木根、乳香、当归、川芎、赤芍、白芍、自然铜，共研细末，黄蜡熔化，与药面为丸如豆大，酒送服（《河南中草药手册》）；②鲜接肾木根皮、黄栀子，共捣烂黄酒适量，炒热，按伤处大小摊药于布上，骨折复位后即以上药敷患处，夹板固定（江西《草药手册》）。2.（骨折）整复后：取鲜接骨木捣烂，黄酒调敷（适用于皮肤未破者）；另用接骨木，地鳖虫，制乳香，制没药，干姜，桂枝，共研细末，每日 2 ~ 3 次，黄酒送下（《安徽中草药》）
野烟	桔梗科植物西南山梗菜 *Lobelia sequinii* Levl.Et Vant. 的根或茎叶	祛风活血，清热解毒。主治风湿疼痛，跌打损伤，痈肿疔疮，痄腮，乳蛾，蛇虫咬伤	1. 治疗风湿性关节炎，跌打扭伤：破天菜全草切碎，用 75% 乙醇泡 7 ~ 10 d 乙醇用量以浸没过药面为度，外用每日擦患处 3 ~ 4 次（《全国中草药汇编》）。2. 治疗疮疡肿毒：西南山梗菜适量，捣敷患处或用干品，炒焦黄，煎水洗患处（《四川中药志》）。3. 治疗痈疮、搭背：用野烟，山乌龟等分，研末，凡士林或蜡或蜂蜜调匀外敷或鲜野烟捣烂外敷患处（《昆明民间常用草药》）
铜锤玉带草	桔梗科铜锤玉带草属植物铜锤玉带草 *Pratia nummularia*（Lam.）A.Br.et Aschers. 的全草	祛风除湿，活血解毒。主治风湿疼痛，跌打损伤，月经不调，目赤肿痛，乳痈，无名肿毒	1. 治疗小儿发热：铜锤玉带草鲜草，加百草霜、桐油、捣烂敷肚脐。2. 治疗结膜炎，角膜云翳：铜锤玉带草，捣烂敷眼周围（《湖南药物志》）。3. 治急性淋巴结炎：鲜

续表

药名	来源	功能主治	临床鲜用
			铜锤玉带草一把，糯米一匙，加水适量，捣烂取汁涂（《湖南药物志》）
地茄子	桔梗科植物铜锤玉带草 *Pratia nummularia* （Lam.）A.Br.et Ascher 的果实	祛风利湿，理气散瘀。主治风湿痹痛，疝气，跌打损伤，遗精，白带	1. 治疗跌打损伤，局部瘀滞肿痛：鲜地茄子、连钱草等量，捣烂敷患处（《四川中药志》1979 年）。2. 治疗角膜溃疡：铜锤玉带草鲜果实，取汁点眼（《云南中草药》）
土一枝蒿	菊科蓍属植物云南蓍 *Achillea wilsoniana* Heimerl ex Hand.-Mazz. 的全草	祛风除湿，散瘀止痛，解毒消肿。主治风湿疼痛，胃痛，牙痛，跌打瘀肿，经闭腹痛，痈肿疮毒，蛇虫咬伤	1. 治疗胃寒腹痛：飞天蜈蚣，嚼服（《万县中草药》）。2. 治疗跌打损伤红肿，瘀痛：鲜马茴香、生姜各适量，捣烂加酒炖热搽（《云南思茅中草药选》）。3. 治疮肿，狗咬伤，虫咬伤：西南蓍草、大蒜、雄黄、糯米草各适量，捣烂敷患处（《四川中药志》1979 年）
双股箭	菊科植物心叶兔耳风 *Ainsliaea bonatii* Beauv. 的根	祛风除湿，通络止痛。主治风湿痹痛，肢体麻木，跌打损伤，胃脘疼痛	治风湿筋骨疼痛，跌打损伤：双股箭，水煎服，或外包疼痛处（《昆明民间常用草药》）
燕麦灵	菊科植物云南兔耳风 *Ainsliaea yunnanensis* Franch. 的全草	祛风湿，续筋骨，消积，驱虫。主治风湿关节痛，跌打损伤，骨折，消化不良，疳积，虫积	治疗狂犬咬伤：追风箭，煎服，外用鲜品捣烂敷患处（《云南中草药》）
香艾	菊科植物馥芳艾纳香的 *Blumea aromatica* DC.［*Erigeron cochinense* Spreng.；*Blumea leptophylla* Hayata；*Conyza setschwanica* Hand.Mazz］全草	祛风除湿，止痒止血。主治风寒湿痹，关节疼痛，风疹湿疹，皮肤瘙痒，外伤出血	治疗湿疹，皮肤瘙痒：香艾水煎熏洗，或用鲜叶捣烂涂敷（《广西本草编选》）

续表

药名	来源	功能主治	临床鲜用
艾纳香	菊科艾纳香属植物大风艾 *Blumea balsamifera* DC. 以根、嫩枝、叶入药	祛风除湿，温中止泻，活血解毒。主治风寒感冒，头风头痛，风湿痹痛，寒湿泻痢，寸白虫病，毒蛇咬伤，跌打伤痛，癣疮	1. 治头风痛：大风艾鲜叶，鸡蛋2个，加酒、盐同煎服（《广西本草选编》）。2. 治跌打损伤，疮疖痈肿，皮肤瘙痒：大风艾鲜叶，捣烂外敷或煎水洗患处（广州部队《常用中草药手册》）
走马风	菊科植物六耳铃 *Blumea laciniata*（Roxb.）DC. 的全草	祛风除湿，通络止痛。主治伤风感冒，头风头痛，风寒湿痹，关节酸痛，跌打损伤，痈肿疮疖，湿疹，蛇伤	治疗产后关节痛：鲜走马风、鲜大风艾各适量，共捣烂，用酒炒热后，敷患处或用水煲洗患处（《广西民间常用草药手册》）
芙蓉菊根	菊科芙蓉菊属植物芙蓉菊 *Crossostephium chinense*（L.）Mak.ex Cham.et Schltr. 的根	祛风除湿，温中止痛。主治风湿痹痛，脘腹冷痛	治风湿痹痛：芙蓉菊鲜根，猪脚1只，酒水各半炖服（《浙江药用植物志》）
向日葵花	菊科植物向日葵 *Helianthus annuus* L. 的花。我国各地均有栽培	祛风，平肝，利湿。主治头晕，耳鸣，小便淋漓	治疗肝肾虚头晕：鲜向日葵花，炖鸡服（《宁夏中草药手册》）
鹿耳翎	菊科植物六棱菊 *Laggera alata*（D.Don）Sch.-Bip.［*Erigeron alatum* D.Don；*Blumea alata*（D.Don）DC.］的全草	祛风除湿，散瘀解毒。主治感冒发热，肺热咳嗽，风湿关节炎，腹泻，肾炎水肿，经闭，跌打损伤，疔疮痈肿，瘰疬，毒蛇咬伤，湿疹瘙痒	1. 治产后无乳：莴苣三枚，研作泥，好酒调开服。2. 治小便不下：莴苣捣成泥，作饼贴脐中（1～2方出自《海上集验方》）。3. 治小便尿血：莴苣捣敷脐上（引《杨氏方》）。4. 治沙虱水毒：敷莴苣菜汁（《肘后方》）。5. 治阴疝肿缩疼痛：莴苣（切）半斤，皂荚（锉碎）三挺，蜀椒（去目及闭口者，炒出汗）一两。上三味，少用水煮，令相得．不可太稀。乘热用布三两重囊，熨肿处，冷即易、频熨自消（《圣济总录》）

续表

药名	来源	功能主治	临床鲜用
豨莶根	菊科植物豨莶腺梗豨莶或毛梗豨莶 *Siegesbeckia orientalis* L.S.*pubescens* Makino S.*glabrescens* Makino。的根	祛风，除湿，生肌。主治，风湿顽痹，头风，带下，烧烫伤	1. 治火烧伤，烫伤：鲜豨莶草酌量，洗净，捣细，调花生油或麻油，敷患处（《泉州本草》）。2. 治疗狂犬咬伤：豨莶根和水煎，当茶服，并取鲜叶茎适量，和红糖，冷饭，共捣烂敷患处（《闽南民间草药》）
兔儿伞	菊科兔儿伞属植物兔儿伞 *Syneilesis aconitifolia*（Bge.）Maxim. 的根或全草	祛风除湿，舒筋活血，解毒消肿。主治风湿麻木，肢体疼痛，跌打损伤，月经不调，痛经，痈疽肿毒，瘰疬，痔疮	1. 治疗颈淋巴结结核：兔儿伞根、蛇莓、香茶菜根，水煎服；另以鲜八角莲根捣烂，敷患处（《浙江药用植物志》）。2. 治疗毒蛇咬伤：兔儿伞根鲜适量，捣烂外敷（《江西草药》）
牛舌癀	马鞭草科植物枇杷叶紫珠 *Callicarpa kochiana* Makino［*C.lou-reire* Hook.et Arn；*C.lon-giloba* Merr.］的根或茎、叶	祛风除湿，活血止血。主治风湿痹痛，风寒咳嗽，头痛，胃出血，外伤出血	1. 治风寒头痛：长紫珠鲜叶，酒水煎服（《福建中草药》）。2. 治冷咳：长叶紫珠鲜叶，刷净茸毛，加冰糖，水煎服（《福建民间草药》）。3. 治胃出血：鲜牛舌癀叶，洗净捣取自然汁半碗，加入蜂蜜半量和服（《闽南民间草药》）。4. 治水肿：长叶紫珠鲜根或鲜茎叶，水煎服（《福建中草药》）
千层塔	石杉科石杉属植物蛇足石杉 *Huperzia serrata*（Thunb.）Trev.［*Lycopodium serratum* Thunb.］，以全草入药	祛风除湿，消肿止痛，止血。主治风湿痹痛，跌打损伤，荨麻疹，外伤出血	1. 鲜全草和酒精，红糖捣烂，加热外敷（《福建中草药》）。2. 治劳伤咳血，胸闷：千层塔全草，水煎服（2～3方出自《福建中草药》）。3. 治肺痈吐脓血：鲜叶，捣烂绞汁，蜂蜜调服。4. 治跌打损伤，瘀血肿痛：蛇足草、菊三七各等量，共研末，每日 6 g，临睡前温黄酒或温开水送下，另用鲜舌足草捣烂敷患处，干则更换。5. 治劳伤咳血，胸闷：千层塔鲜全草，水煎服

续表

药名	来源	功能主治	临床鲜用
马尾千金草	石松科植物马尾千金草 *Lycopodium sieboldii* Miq. 的全草	舒筋活络，祛风除湿。主治风湿关节痛，跌打扭伤，肥大性脊柱炎，类风湿性关节炎，坐骨神经痛	治跌打扭伤：马尾伸筋草 9 g，煎服，另取鲜草适量捣敷
过江龙	石松科植物地刷子石松 *Diphasiastrum complanatum*（L.）Holub 的全草	祛风除湿，舒筋活血。主治风湿痹痛，手足麻木，跌打损伤，月经不调	治吐血：扁枝石松，捣烂冲淘米水服
伸筋草	石松科植物石松 *Lycopodium jaPonicum* Thunb. 的干燥全草	收湿，敛疮止咳。主治皮肤湿烂，小儿夏季汗疹，咳嗽	治外伤出血：鲜草捣烂，外包患处
峨眉半边莲	莲座蕨科植物峨眉莲座蕨 *Angiopteris omeiensis* Ching 的根茎	祛风湿，利小便，解热毒，止咳嗽。主治风湿骨痛，小便不利血痢，痄腮，热毒痈肿，蛇咬伤，肺热咳嗽	治疮痈肿毒，虫蛇咬伤，外伤出血：观音莲鲜捣烂，敷患处
龙骨风	桫椤科植物桫椤 *Alsophila spinulosa*（Wall.ex Hook.）Tryon［*Cyathea spinutosa* Wall.ex Hook.］的茎	祛风除湿，活血通络，止咳平喘，清热解毒，杀虫。主治风湿痹痛，肾虚腰痛，跌打损伤，小肠气痛，风火牙痛，咳嗽，哮喘，疥癣，蛔虫病，蛲虫病及预防流感	治藓：龙骨风鲜汁，患处（《广西实用中草药新选》）
大桫椤	桫椤科植物大黑桫椤 *Gymnosphaera gigantea*（Wall.ex Hook.）J.Smith［*Alsophila gigantea* Wall.；*Cyathea gigantea*（Wall.）Holtt.］的叶	祛风除湿，活血止痛。主治风湿关节疼痛，腰痛，跌打损伤	治跌打损伤：大桫椤，煎服；另取其适量，捣敷患处

续表

药名	来源	功能主治	临床鲜用
蜈蚣草	凤尾蕨科凤尾蕨属植物蜈蚣草 *Pteris vittata L.* 的全草或根茎	祛风除湿，舒筋活络，解毒杀虫。主治风湿筋骨疼痛，腰痛，肢麻屈伸不利，半身不遂，跌打损伤，感冒，痢疾，乳痈，疮毒，疥疮，蛔虫症，蛇虫咬伤	治跌打损伤：小牛肋巴，酸浆草各适量，捣敷患处
散血莲	裸子蕨科植物凤丫蕨 *Coniogramme japonica* (Thunb.) Diels [*Hemionitis japonica* Thunb.] 的根茎或全草	祛风除湿，散血止痛，清热解毒。主治风湿关节痛，瘀血腹痛，闭经，跌打损伤，目赤肿痛，乳痈及各种肿毒初起	治目赤肿痛：鲜凤丫蕨根茎，去鳞毛，水煎，加白糖，早晚饭前各服一次，忌食酸辣，芥菜，萝卜菜
东方荚果蕨	球子蕨科植物东方荚果蕨 *Matteuccia orientalis* (Hook.) Trev. 根茎或茎叶	祛风止血。主治风湿痹痛，外伤出血	治外伤出血：东方荚果蕨鲜草，捣烂外敷
东方狗脊	乌毛蕨科植物东方狗脊蕨 *Woodwardia orientalis* Sw. 的根茎	祛风湿，补肝肾，强腰膝，解毒，杀虫。主治腰背酸疼，膝痛脚弱，崩漏，白带，小儿疳积，蛇伤	治瘰瘘：东方狗脊鲜根茎，羊肉，黄酒，水炖服
半圆盖阴石蕨	骨碎补科半圆盖阴石蕨 *Humata platylepis* (Bak.) Ching [*Davallia platylepis* Bak.] 的根茎	祛风除湿，散瘀通络。主治风湿疼痛，感冒发热，急性扁桃体炎，破伤风，跌打损伤，骨折，肾炎水肿	治骨折：半圆盖阴石蕨，接骨木，煎服，另取半圆盖阴石蕨鲜根茎适量，捣敷患处

续表

药名	来源	功能主治	临床鲜用
宽羽线蕨	水龙骨科植物宽羽线蕨 *Colysis elliptica* (Thunb.) Ching var. *pothifolia* Ching 的根茎或全草	祛风通络，散瘀止痛。主治风湿，腰痛，跌打损伤	治跌打损伤：宽羽线蕨根状茎磨酒外搽，并取适量内服
松叶	松科植物华山松 *Pinus armandi* Franch、黄山松 *Pinus taiwanensis* Hayata、马尾松 *Pinus massoniana* Lamb.、黑松 *Pinus thunbergii* Parl.、油松 *Pinus tabulaeformis* Carr.、云南松 *Pinus yunnanensis* Franch.、红松 *Pinus koraiensis* Sied.et.Zucc. 等的针叶	祛风燥湿，杀虫止痒，活血安神。主治风湿痹痛，脚气，湿疮，癣，风疹瘙痒，跌打损伤，神经衰弱，慢性肾炎，高血压病，预防乙脑，流感	1. 治头风头痛：生鲜松毛四两，捣烂，焙燥，浸酒，时时饮之，其渣取出，贴顶门，用布裹头三日，乃愈。2. 治支慢性肾炎：马尾松叶鲜四量，剪去两头，捣烂取汁，温开水送服。3. 治冻疮：鲜松针一大把，煎水洗患处，每日两次，已溃未溃均适用。4. 预防流感流脑：鲜松叶，煎服。5. 治体虚浮肿：鲜松针，加水，去渣，加红糖，分六次服，每日两次。6. 治脱发：鲜松针，煎汤洗头。7. 治肋间神经痛：鲜松针，鸡蛋两只，水煮熟喝汤吃蛋
松花	松科植物马尾松 *Pinus massoniana* Lamb.、油松 *Pinus tabulaeformis* Carr.、赤松 *Pinus densiflora* Sieb.et Zucc.、黑松 *Pinus thunbergii* Parl. 等的花粉	祛风益气，收湿，止血。主治头痛眩晕，泄泻下痢，湿疹湿疮，创伤出血	治外伤出血，黄水疮：松花粉适量，撒敷患处
松根	松科植物马尾松 *Pinus massoniana* Lamb. 或其同属植物的幼根或根皮	祛风除湿，活血止血。主治风湿痹痛，风疹瘙痒，白带，咳嗽，跌打吐血，风虫牙痛	1. 治白带：马尾松鲜根，煎水冲鸡蛋服。2. 治筋骨痛：松树嫩根，煎汤兑白酒服

续表

药名	来源	功能主治	临床鲜用
松节	松科植物油松 *Pinus tabulaeformis* Carr.、马尾松 *Pinus massoniana* Lamb.、赤松 *Pinus densiflora* Sieb.et Zucc.、云南松 *Pinus yunnanensis* Franch. 等枝干的结节	祛风燥湿，舒筋通络，活血止痛。主治风寒湿痹，历节风痛，脚痹痿软，跌打伤痛	治水田皮炎：松节、艾叶各适量，制成松艾酒精涂擦患处
松笔头	松科植物云南松 *Pinus yunnanensis* Franch.、思茅松 *Pinus kesiya* Royle ex Gord.var. *langbianensis*（A.Chev.）Gaussen、马尾松 *Pinus massoniana* Lamb. 等的嫩枝尖端	祛风利湿，活血消肿，清热解毒。主治风湿痹痛，淋症，腰着跌打损伤，乳痛，动物咬伤，夜盲症	解木薯，钩吻（断肠草）中毒：松树梢八条（去叶），韭菜（全草）一把，铺地蜈蚣（马鹿角），共捣烂冲水半碗，去渣取水服
杉木根	杉科杉木属植物杉木 *Cunninghamia lanceolata*（Lamb.）Hook. 的根或根皮	祛风利湿，行风止痛，理伤接骨。主治风湿痹痛，胃痛，疝气痛，淋病，白带，血瘀崩漏，痔疮，骨折，脱臼，刀伤	1. 治风湿关节痛：鲜杉树根皮适量，捣烂加酒焙热，包患处。用鲜杉木根，酒水煎服。2. 治骨折，脱臼：先将伤部复位后、取鲜杉根或生二重皮、鲜梧桐皮、毛花桃根各等量，加酒精酌量，捣烂敷伤部，外以杉木皮固定（《福建药物志》）
杉叶	杉科杉木属植物杉木 *Cunninghamia lanceolata*（Lamb.）Hook. 的叶	祛风化痰，活血解毒。主治半身不遂，初起，风疹，咳嗽，牙痛，天疱疮，脓疱疮，鹅掌风，跌打损伤，毒虫咬伤	1. 治天疱疮：杉叶鲜适量，捣汁搽。2. 治脓包疮：鲜杉木叶捣烂外擦。3. 治跌打损伤：杉木鲜叶捣烂调酒外敷。4. 治毒虫咬伤，风疹：杉木嫩叶捣烂敷患处

续表

药名	来源	功能主治	临床鲜用
水松枝叶	杉科植物水松 *Glyptostrobus pensilis*（Staunt.）Koch 的枝叶	祛风湿，通络止痛，杀虫止痒。主治风湿骨痛，高血压，腰痛，皮炎	祛风湿，通络止痛，杀虫止痒。主治风湿骨痛，高血压，腰痛，皮炎
杜松	柏科植物杜松 *Juniperus rigida* S.et Z. 的枝叶及球果	祛风，镇痛，除湿，利尿。主治风湿关节痛，痛风，肾炎，水肿，尿路感染	治风湿关节痛：杜松子适量，捣烂外敷（《宁夏中草药手册》）
桧叶	柏科植物圆柏 *Sabina chinensis*（L.）Ant. 的叶	祛风散寒，活血解毒。主治风寒感冒，风湿关节痛，荨麻疹，阴疽肿毒初起，尿路感染	1. 治风寒感冒：鲜圆柏枝梢，黄酒炖服。2. 治风湿关节痛：鲜圆柏枝梢水煎，熏洗患处。3. 治初起硬结肿毒：取鲜的桧叶适量，加红糖捣烂敷贴
买麻藤	买麻藤科买麻藤属植物小叶买麻藤 *Gnetum parvifolium*（Warb.）C. Y. Cheng. 以藤、根和叶入药	祛风除湿，散瘀止血，化痰止咳。主治风湿痹痛，腰痛，鹤膝风，跌打损伤，溃疡并出血，慢性气管炎	1. 治骨折：鲜接骨藤适量捣烂，酒炒，复位后热敷包扎固定，每日换药一次。2. 治毒蛇咬伤：用鲜小叶买麻藤，捣汁内服，或用小叶买麻藤，水煎服
枫柳皮	胡桃科植物枫杨 *Pterocarya stenoptera* C.DC. 的树皮	祛风止痛，杀虫敛疮。主治风湿麻木，寒湿骨痛，头颅伤痛，齿痛，疥癣，浮肿，痔疮烫伤，溃疡日久不敛	1. 治牙痛：麻柳皮捣绒，塞患处或噙用。2. 治癞鬁头：枫杨鲜树皮，皂荚子，捣碎水煎洗患处
麻柳叶	胡桃科枫杨属植物枫杨 *Pterocarya stenoptera* C.DC. 的叶	祛风止痛，杀虫止痒，解毒敛疮。主治风湿痹痛，牙痛，膝关节痛，疥癣，湿疹，阴道滴虫，烫伤，创伤，溃疡不敛，血吸虫病，咳嗽气喘	1. 治皮肤藓：鲜麻柳叶，切碎，乙醇，将麻柳叶投入乙醇中近一个星期后取用。用时，取一些棉花蘸液擦患处，每日擦 1 ~ 2 次，或取叶煎水洗。2. 治牙痛：麻柳叶捣绒，塞患处或噙用。3. 治脚趾湿疹（香港脚）：枫杨叶捣烂，擦患处。4. 治膝关节痛：枫杨叶、虎耳草捣烂敷患处。5. 治阴道滴虫：鲜枫杨叶、蛇床子各适量，水煎浓汁熏洗

续表

药名	来源	功能主治	临床鲜用
响叶杨	杨柳科植物响叶杨 *Populus adenopoda* Maxim. 的根皮、树皮或叶	祛风止痛，活血通络。主治风湿痹痛，四肢不遂，龋齿疼痛，损伤瘀血肿痛	治损伤瘀血肿痛：响叶杨，根皮加苦参，蛇葡萄根等量，和酒糟捣烂，包敷伤处
白杨叶	杨柳科植物山杨 *Populus davidiana* Dode；[*P.tremela* L.var. *davidiana*（Dode）Schneid.] 的叶	祛风止痛，解毒敛疮。主治龋齿疼痛，骨疽，臁疮，	治关节痛和皮下组织炎：（白杨）芽和嫩叶，包于纱布内，放人沸水中，然后取处挤干，敷于局部
箭杆杨	杨柳科植物箭杆杨 *Populus nigra* L var. *thevestina*（Dode）Bean 的树皮或叶	祛风除湿，凉血解毒。主治风湿痹痛，脚气肿，肝炎，痢疾，烧烫伤，疥癣秃疮	1. 治肝炎，痢疾：钻天杨皮鲜品，煎服。2. 治骨结核：钻天杨叶，捣烂外敷
柳白皮	杨柳科植物垂柳 *Salix babylonica* L. 的树枝或根部的韧皮	祛风利湿，消肿止痛。主治风湿骨痛，风肿，瘙痒，黄疸，淋浊，白带，乳痈，疔疮，牙痛，烫火伤	治疟疾及风湿骨痛：清明柳柳枝去其木心及外面黄黑之粗皮，用其色之皮，鲜用水煎服
沙柳	杨柳科植物乌柳 *Salix cheilophila* Schneid. 的枝叶、树皮或须状根	祛风清热，散瘀消肿。主治麻疹初起，斑疹不透，皮肤瘙痒，慢性风湿，疮疖痈肿，腰扭伤	治痔疮痈肿：沙柳树皮捣烂，敷于患处
小叶柳	杨柳科植物小叶柳 *Salix hypoleuca* Seem. 的根或叶	祛风除湿，活血化瘀。主治风湿骨痛，劳伤	1. 治蛇头疔：山杨柳叶少许嚼烂外敷，至消肿为止。2. 治风湿冷痛：鲜山杨柳根、鲜三角风，煎水，洗四肢骨节痛处
亮叶桦皮	桦木科植物亮叶桦 *Betula lu minifera* H.Winkl. 的树皮	祛湿散寒，消滞和中，解毒。主治感冒，风湿痹痛，食积饱胀，小便短赤，乳痈，疮毒，风疹	1. 治疗毒已出脓，不收口：光叶桦鲜叶，捣烂敷患处，每日换 1 次（《天目山药用植物志》）。2. 拔毒生肌：光叶桦鲜叶、鲜桉叶、轻粉、红粉、冰片，共研细末，外敷

续表

药名	来源	功能主治	临床鲜用
奶汁树	桑科榕属植物窄叶台湾榕 *Ficus formosana* Maxim.f.*shimadai* Hayata 的根、叶	祛风利湿，清热解毒。主治风湿痹痛，黄疸，疟疾，背痛，乳痈，齿龈炎，毒蛇咬伤	治背痛：奶汁树叶鲜适量，捣烂外敷。另取奶汁树根水煎服
琴叶榕	桑科植物琴叶榕 *Ficus pandurata Hance* 的根、叶	祛风除湿，解毒消肿，活血通经。主治风湿痹痛，黄疸，疟疾，百日咳，乳汁不通，乳痈，痛经，闭经，痈疖肿痛，跌打损伤，毒蛇咬伤	1. 治乳痈：鲜琴叶榕根，水煎去渣，用甜酒兑服，外用琴叶榕叶捣敷患处。2. 治跌打损伤：琴叶榕鲜根，酒水各半煎服。另取鲜叶捣烂，加酒糟调敷，烘热外敷
全缘榕	桑科植物全缘榕 *Ficus Pandurata* Hance var. *holophylla* Migo 的根、叶	祛风除湿，解毒消肿。主治风湿痹痛，风寒感冒，血淋，带下，乳少，乳痈，痈疽溃疡，跌打损伤，毒蛇咬伤	1. 治风寒感冒：全缘琴叶榕鲜茎，叶、柴胡、一枝黄花，水煎服。2. 治乳痈初起：全缘榕鲜叶和食盐少许，捣烂敷患处；或鲜全缘琴叶榕根皮，水煎服，渣捣烂敷。3. 治汗多：鲜全缘琴叶榕、野燕麦，水煎或炖猪瘦肉服
薜荔	桑科植物薜荔 *Ficus pumila* L. 的茎、叶	祛风除湿，活血通络，解毒消肿。主治风湿痹痛，坐骨神经痛，泻痢，尿淋，水肿，疟疾，闭经，产后瘀血腹痛，咽喉肿痛，睾丸炎，漆疮，痈疮肿毒，跌打损伤	1. 治婴儿湿疹：鲜霹雳叶、黄连 9 g，加米汤适量擂烂，已汁搽擦患处。或同时服汁二三匙，每日两次。2. 治皮破出血：霹雳鲜叶，加白糖捣敷患处
珍珠连	毛茛科唐松草属植物细丝唐松草 *Thalictrum trichopus* Franch. 以根入药	祛风除湿，消肿止痛，解毒杀虫。主治风湿关节痛，脱臼，乳痈，疮疥，癣症	1. 治乳痈：珍珠连鲜根煎服。2. 治疮疖，癣：珍珠莲鲜根适量，加米汤磨汁，外敷患处

续表

药名	来源	功能主治	临床鲜用
爬藤榕	桑科植物爬藤榕 *Ficus sarmentosa* Buch.-Ham. ex J.E.*Smith* var.*impressa*（Champ.ex Benth.）Corner［*F.impressa* Benth.；F.*martinii* Levl. er Vant.］的根、茎	祛风除湿，行气活血，消肿止痛。主治风湿痹痛，神经性头痛，小儿惊风，胃痛，跌打损伤	治跌打损伤：爬藤榕鲜根，积雪草，水煎服
黄桷叶	桑科植物黄葛树 *Ficus virens* Ait.var.*sublanceolata*（Miq.）Corner 的叶	祛风通络，止痒敛疮，活血消肿。主治筋骨疼痛，迎风流泪，皮肤瘙痒，臁疮，跌打损伤，骨折	续骨：以大榕叶捣敷
穿破石	桑科柘属植物构棘 *Cudrania cochin chinensis*（Lour.）Kudo et Masam. 以根入药	祛风通络，清热除湿，解毒消肿。主治风湿痹痛，跌打损伤，黄疸，腮腺炎，肺结核，胃和十二指肠溃疡，淋浊，蛊胀，闭经，劳伤咳血，疔疮痈肿	1. 治跌打损伤，疖子，脓肿：穿破石，水煎服，另取根皮捣烂外敷患处。2. 治胃，十二指肠溃疡疼痛：鲜穿破石，水煎三次，分服。3. 疔疮痈肿：穿破石鲜根皮或鲜叶捣烂外敷。4. 治外痔出血：鲜穿破石，水煎服；另用红马蹄草捣烂外敷患处，连续三次
冬里麻根	荨麻科植物水麻 *Debregeasia orientalis* C.J. Chen 的根及根皮	祛风除湿，活血止痛，解毒消肿。主治风湿痹痛，跌打伤肿，骨折，外伤出血，疮痈肿毒	治无名肿毒：水麻柳根，家麻根，捣绒敷患处
大钱麻	荨麻科植物大蝎子草 *Girardinia diversifolia*（Link）Friis［*Urtica palmata* Forsk；U.*heterophylla* Vahl；*Girardinia hetero-phylla*（Vahl）Decne；G.*palmata*（Forsk.）Gaud.］的全草及根	祛风除痰，利湿解毒。主治咳嗽痰多，风湿痹痛，跌打疼痛，头痛，皮肤瘙痒，水肿疮毒，蛇咬伤	治蛇咬伤：红活麻适量，捣烂敷患处

续表

药名	来源	功能主治	临床鲜用
红线麻	荨麻科植物艾麻 *Laportea cuspidata*（Wedd.）Friis 的根	祛风除湿，通经活络，消肿，解毒。主治风湿痹痛，肢体麻木，腰腿疼痛，虚肿水肿，淋巴结结核，蛇咬伤	1. 治水肿：鲜红线麻叶，或根，煎汁，黄豆，水两，泡胀磨成渣。将红线麻叶也用沸水烫过切碎，点入豆渣煮熟，上为一日量，两次吃完，忌盐。2. 治老鼠疮：鲜红线麻捣烂，加麝香少许贴患处
赤车使者	荨麻科楼梯草属植物大伞楼梯草 *Elatostema umbellatum* Blume var.majus Maxim.［E.*involucratum* Franch. et Sav.］的全草	祛风胜湿，活血行瘀，解毒止痛。主治风湿骨痛，跌打肿痛，骨折，疮疖，牙痛，骨随炎，丝虫病引起的淋巴管炎，肝炎，支气管炎，毒蛇咬伤，烧烫伤	1. 治跌打损伤，骨折：鲜赤车适量，生枝子，糯米饭，米酒各少许，同捣烂后加热敷患处。2. 治挫伤血肿：赤车鲜全草加食盐少许，捣烂外敷伤处。3. 治疖子，未破者：赤车根，水煎服，另取鲜全草捣烂外敷，或干全草研粉，加水调敷。4. 治牙痛：赤车鲜全草，鸡蛋一只，水煎吃蛋喝汤。5. 治丝虫病引起淋巴管炎：鲜赤车叶适量，米泔水少许，捣烂敷患处。6. 治毒蛇咬伤：赤车鲜全草捣烂外敷
大粘药	荨麻科植物红雾水葛 *Pouzolzia sanguinea*（Bl.）Merr. 的根和叶	祛风除湿，舒筋活络，清热解毒。主治风湿痹痛，跌打损伤，乳痈疮疖，热淋，湿热泄泻	1. 治外伤骨折：鲜玄麻、小接骨丹、酸酸草、半枝莲，捣烂外包。2. 治乳痈，疮疖：玄麻、田基黄、地龙胆各适量，捣烂外敷
荨麻根	荨麻科植物宽叶荨麻 *Urtica laetevirens* Maxim.、荨麻 *Urtica fissa* Pritz、狭叶荨麻 *Urtica angustifolia* Fisch.et Hornem.、麻叶荨麻 *Urtica cannabina* L. 等的根	祛风，活血，止痛。主治风湿疼痛，荨麻疹，湿疹，高血压	治阴疽：荨麻鲜根、生半夏、橘叶加酒糟捣烂敷，

续表

药名	来源	功能主治	临床鲜用
焮麻	荨麻科植物滇藏荨麻 *Urtica mairei* Levl. 的全草	祛风除湿，活血止痛，解毒。主治风湿痹痛，劳伤疼痛，疝痛，小儿惊风，吐乳，妇女产后体虚水肿，皮肤瘙痒，毒蛇咬伤	治过敏性鼻炎，荨麻疹，毒舌咬伤：用鲜叶适量，捣烂敷患处
虎杖叶	蓼科植物虎杖 *Polygonum cuspidatum* Sieb. Zucc.［*P.reynoutria* Makino；*Reynoutria japonica* Houtt.］的叶片	祛风湿，解热毒。主治风湿关节疼痛，蛇咬伤，漆疮	治漆疮：虎杖叶捣烂，取汁擦
雀翘	蓼科植物箭叶蓼 *Polygonum sagittatum* L.［*P.sieboldii* Meissn.］的全草	祛风除湿，清热解毒。主治风湿关节疼痛，疮痈疖肿，泄泻痢疾，毒蛇咬伤	1. 治膝盖生疮：箭叶蓼、猫儿头草，捣烂敷患处。2. 治毒蛇咬伤：鲜箭叶蓼捣烂，敷伤口周围
大血藤	木通科植物大血藤 *Sargentodoxa cuneata*（Oliv.）Rehd.et Wils. 的茎	祛风活络活血止痛，利尿消肿。主治风湿痹痛，胃肠道及胆道疼痛，三叉神经痛，跌打损伤，痛经，小便不利，水肿	治疗烫伤：野木瓜鲜叶适量，和食盐少许，捣烂敷患处（《福建药物志》
天蓬草	石竹科植物雀舌草 *Stellaria uliginosa* Murr.［*S.alsine* Grimm.］的全草	祛风除湿，活血消肿，解毒止血。主治伤风感冒，泄泻，痢疾，风湿骨痛，跌打损伤，骨折，痈疮肿毒，痔漏，毒蛇咬伤，吐血，衄血，外伤出血	治疗疮：鲜雀舌草适量，加食盐少许，捣烂敷贴

续表

药名	来源	功能主治	临床鲜用
牛膝茎叶	苋科植物牛膝 *Achyranthes bidentata* Bl. 的茎叶	祛寒湿，强筋骨，活血利尿。主治寒湿痿痹，腰膝疼痛，淋闭，久疟	治毒蛇咬伤：牛膝叶、鲜乌柏叶，酌加红糖，白酒少许，捣烂外敷，每日换药 2 次；另用牛膝叶、乌柏叶百叶，擂汁，加甜酒少许，内服
小血藤	五味子科植物铁箍散 *Schisandrapropinqua* (Wall.) Baill.Var. *Sinensis* Oliv. 的茎藤或根	祛风活血，解毒消肿，止血。主治风湿麻木，筋骨疼痛，跌打损伤，月经不调，胃痛，腹胀，痈肿疮毒，劳伤吐血	治骨折：①铁箍散、血筋草、三月泡根皮、红刺老苞根皮各用鲜品适量，捣烂，敷患处（《湖北中草药志》）；②五香血藤根、叶，捣烂外敷（《昆明民间常用草药》）
绿叶五味子	五味子科植物绿叶五味子 *Schisandra viridis* A.C.Smith 的藤茎或根	祛风活血，行气止痛。主治风湿骨痛，胃痛，疝气痛，月经不调，荨麻疹，带状疱疹	治带状抱疹：绿叶五味子鲜叶，捣烂敷或绞汁擦（《湖南药物志》）
莽草	八角科植物狭叶茴香 *Illicium lanceolatum* A.C.Smith 的叶	祛风止痛，消肿散结，杀虫止痒。主治头风，皮肤麻痹，痈肿，乳痈，瘰疬，疝瘕，癣疮，秃疮，风虫牙痛，狐臭	1. 治狗咬昏闷：没椒水，调莽草末敷之（《便民图纂》）。2. 治跌打损伤：莽草根皮、仙茅根、上根辛、虎杖根，均鲜品各适量，加童便捣烂敷患处（《福建药物志》）
酒饼叶	番荔枝科植物假鹰爪 *Desmos chinensis* Lour. [*D.cochinchinensis sensu* Merr.] 的叶	祛风利湿，化瘀止痛，健脾和胃，截疟杀虫。主治风湿痹痛，水肿泄泻，消化不良，脘腹胀痛，疟疾，风疹，跌打损伤，疥癣，烂脚	1.《岭南采药录》："煎水洗疥癞烂脚，捣敷脚趾湿烂，祛风邪祛瘀生新"。2. 治脚趾湿烂而痒：用鲜酒瓶叶捣汁涂敷患处，或用干叶煎汤洗之，均有效（《广东中医》）

续表

药名	来源	功能主治	临床鲜用
广香藤	番荔枝科植物瓜馥木 *Fissistigma oldhamii*（Hemsl.）Merr.［*Melodorum oldhamii* Hemsl.］的根	祛风除湿，活血止痛。主治风湿痹痛，腰痛，胃痛跌打损伤	1. 治腰痛：鲜瓜馥木根、鲜南蛇藤、鲜虎刺、鲜牛膝，水煎服（《浙江药用植物志》）。2. 治跌打老伤：鲜香藤根、鲜江西玉桂菊花（豆科龙须藤）、鲜拓藤根，水煎服，白糖作引（《江西草药手册》）
酒饼婆	番荔枝科植物紫玉盘 *Uvaria microcarpa* Champ.ex Benth.，［U.*macrophylla* Roxb. var. *microcarpa*（Champ. exBenth.）Finet et Gagnep.］的叶或根	祛风除湿，行气健脾止痛，化痰止咳。主治风湿痹痛，腰腿痛跌打损伤，消化不良，腹胀腹泻，咳嗽痰多	治疗跌打肿痛：鲜酒饼婆叶捣烂，酒炒外敷
山蜡梅	蜡梅科植物山蜡梅 *Chimonanthus nitens* Oliv. 的叶	祛风解表，芳香化湿。主治流感中暑，慢性支气管炎，湿困胸闷，蚊蚁叮咬	治风寒感冒：香风茶、生姜，煎水服时，红糖适量（《安徽中草药》）
顺江木	樟科植物狭叶阴香 *Cinnamomum burmannii*（G.G.et Th.Nees）Bl f.*heyneanum*（Nees）H.W.Li. 的根、叶或树皮	祛风散寒，温中止痛，舒筋活络。主治风寒感冒，胃丸寒痛，腹泻，腹痛，风湿痹痛，跌打损伤，外伤出血，疮疖肿毒	治风湿跌打骨折：顺江木根 9 g，泡酒服或水煎服，夜间水洗或捣细酒调敷患处（《云南中草药》）
樟树皮	樟科樟属植物樟 *Cinnamomum camphora*（L.）Presl. 的树皮	祛风除湿，暖胃和中，杀虫疗疮。主治风湿痹痛，胃脘疼痛，呕吐泄泻，脚气肿痛，跌打损伤疥癣疮毒，毒虫螫伤	治对口疮：樟树二层皮捣烂，调蜂蜜敷患处（《岭南草药志》）

续表

药名	来源	功能主治	临床鲜用
樟树叶	樟科植物樟 *Cinnamomum cam-Phora*（L.）Presl［*Lauru-scamphora* L.］的叶子	祛风除湿，杀虫解毒。主治风湿痹痛，胃痛，水火烫伤，创伤中毒，慢性下肢溃疡，皮肤瘙痒，毒虫咬伤	1. 治肿毒：樟树叶捣烂敷。2. 治火伤：樟树叶煎浓汁涂伤处（《湖南药物志》）
见风消	樟科植物狭叶山胡椒 *Lindera angustifolia* Cheng 的根或枝叶	祛风除湿，行气散寒，解毒消肿。主治风寒感冒，头痛风湿痹痛，四肢麻木，痢疾，肠炎，跌打损伤，荨麻疹，淋巴结结核	治脓肿：见风消叶捣烂敷，或水煎服（《湖南药物志》）
黑壳楠	樟科植物黑壳楠 *Lindera megaphylla* Hemsl.［*L.oldhami* Hemsl.］的根、树皮或枝	祛风除湿，温中行气，消肿止痛。主治风湿痹痛，肢体麻木疼痛，脘腹冷痛，疝气疼痛，外用治咽喉肿痛，癣疮瘙痒	治疗咽喉肿痛：黑壳楠树皮，捣烂加淘米水炒热，外包喉部，水干即换（《全国中草药汇编》）
檫树	樟科植物檫木 *Sassafras tzumu*（Hemsl.）Hemsl.［*Lindera tzumu* Hemsl.］的根或茎、叶	祛风除湿，活血散瘀，止血。主治风湿痹痛，跌打损伤，腰肌劳损，半身不遂，外伤出血	治扭挫伤：筋檫树皮或根或叶，加山天萝（蛇葡萄科葡萄）根捣烂，拌和酒糟，做饼块，敷患处（《天山药用植物志》）
川乌头	毛茛科植物乌头 *Aconitum carmichaeli* Debx. 的干燥母根	祛风除湿，温经散寒止痛。主治风寒湿痹，关节疼痛，肢体麻木，半身不遂，头风头痛，心腹冷痛，寒疝作痛，跌打瘀痛，阴疽中毒并可用于麻醉止痛	治疗腰脚冷痹疼：痛川乌头三分（去皮脐，生用）捣细罗为散，以酽醋调涂于故帛上敷之，须臾痛止（《圣惠方》）

续表

药名	来源	功能主治	临床鲜用
草乌头	毛茛科植物乌头 *Aconitum carmichaeli* Debx.（野生种）、北乌头 *Aconitum kusnezoffii* Reichb. 等的块根	祛风除湿，温经散寒，消肿止痛。主治风寒湿痹关节疼痛，头痛中风不遂，心腹冷痛等，也可用于麻醉止痛	治疗瘫痪：风草乌头（生）、五灵脂各等分，为末，滴水为丸，如弹子大，40 岁以下一丸分六副，病甚，一丸分两副，薄荷酒磨下微觉麻为度（《本草方》）
麻布七	毛茛科植物高乌头 *Aconitum sinomontanum* Nakai 的根	祛风除湿，理气止痛，活血消肿。主治风湿痹痛，关节肿痛跌打损伤，胃痛，胸腹胀满及慢性痢疾及慢性肠炎疮疖	治疮疖：麻布七、金线吊葫芦各适量，捣烂敷患处（《万县中草药》）
二岐银莲花根	毛茛科植物二歧银莲花 *Anemone dichotoma* L. 的根茎	舒筋活血，清热解毒。主治跌打损伤，风湿性关节炎，痢疾疮痈	治疗跌打损伤：新鲜土黄橙适量，捣烂敷患处（《吉林中草药》）
地乌	毛茛科植物林荫银莲花 *Anemone flaccida* Fr.Schmidt 的根茎	祛风湿利筋骨。主治风湿疼痛，跌打损伤	流觞发散主筋骨：先吴淞三七根切片，加白糖炖汁分次服（《天目山药用植物志》打破碗花花）
女萎	毛茛科植物女萎 *Clematis apiifolia* DC. 的藤茎、叶或根	祛风除湿，温中理气利尿消食。主治风湿痹症，痢疾腹痛，肠鸣小便不利，水肿	1. 治疗风火牙痛：女为萎鲜根，加食盐捣烂，敷患处。2. 治疗严起心意：女萎鲜根捣烂塞鼻孔，左眼塞右孔，右眼塞左孔。3. 治疗漆疮：女萎茎叶，加食盐捣烂，敷患处，或将茎叶闲汤熏洗（《天目山药用植物志》）
威灵仙	毛茛科植物威灵仙 *Clematis chinensis* Osbeck、棉团铁线莲（山蓼）*Clematis hexapetala* Pall. 或东北铁线	祛风除湿，通络止痛。主治风湿痹痛，肢体麻木屈伸不利，脚气肿痛，疟疾骨鲠咽治疗痰饮积聚	治疗牙痛：威灵仙、毛茛各等量，取鲜药洗净，捣烂取汁

续表

药名	来源	功能主治	临床鲜用
	莲（黑　薇）*Clematis manshurica* Rupr. 的干燥根及根茎		
山木通	毛茛科植物山木通 *Cematis finetiana* Lévl. et Vant.［*C.pavoliniana* Pamp.］的根、茎、叶	祛风活血，利尿通淋。主治关节肿痛，关节肿痛，跌打损伤，小便不利，五知不通	1. 治疗：用杉木根捣烂，布包塞鼻中（《天山木药用植物志》）。2. 治疗走马牙疳：新鲜威灵仙根适量，捣烂，捏成蚕豆大敷前额中央部，每日一次（《江西草药》）
山木通根	毛茛科植物山木通 *Cematis finetiana* Lévl.et Vant. 的根	祛风除湿，活络止痛，解毒。主治风湿痹痛，跌打损伤走马牙疳，日生星翳	1. 治目生星翳：用山木通根捣烂，布包塞鼻中（《天目山药用植物志》）。2. 治走马牙疳：威灵仙根（鲜）适量，捣烂，捏成蚕豆大，敷前额中央部（《江西草药》）
金剪刀	毛茛科植物湖州铁线莲 *Clematis huchouensis* Tamura 的全草	祛风除湿，通络止痛。主治风湿性关节炎，四肢麻木拘挛，疼痛，牛皮癣	治深部脓肿，风湿性关节炎：鲜金剪刀全草适量，捣烂敷患处 24 h，发泡后除去（《浙江药用植物志》）
小木通	毛茛科植物毛蕊铁线莲 *Clematis lasiandra* Maxim. 的茎藤和根	舒筋活络，清热利尿。主治风湿关节疼痛跌打损伤水肿热淋小便不利痈伤肿毒	治眼起星翳：毛蕊铁线莲鲜根，捣栏塞鼻孔，左目塞右，右目寒左
窝儿七	小檗科山荷叶属植物中华山荷叶 *Diphylleia sinensis* H.L.Li 和东北山荷叶 *Diphylleia grayi* F.Schm. 的根及根茎	祛风除湿，活血祛瘀，解毒。主治风湿痹痛，跌打损伤，月经不调，小腹疼痛，毒蛇咬伤，痈肿疮疖	治毒蛇咬伤：窝儿七，水煎服，并将药渣捣烂，加烧酒敷患处

续表

药名	来源	功能主治	临床鲜用
木通根	木通科木通属植物木通 *Akebia quinata*（Thunb.）Decne.、三叶木通 A.*trifoliata*（Thunb.）Koidz. 及白木通 A.*trifoliata*（Thunb.）Koidz.var.*australis*（Diels）Rehd. 的根	祛风除湿，活血行气，利尿解毒。主治风湿痹痛跌打损伤，必经疝气睾丸肿痛，小便不利，带下虫蛇咬伤	治疗腹蛇咬伤：三叶木通鲜根水煎服，另取全草捣烂外敷伤处（《浙江民间常用草药》）
猫儿屎	木通科猫儿屎属植物猫儿屎 *Decaisnea insignis*（Griff.）Hook. f.et Thoms.［D.*fargesii* Franch.］的根或果实	祛风除湿，清肺止咳。主治风湿痹痛，肛门湿烂，阴痒，肺痨咳嗽	治疗皮肤皲裂：猫儿屎果煨水取浓汁，涂抹患处（《贵州草药》）
野木瓜	木通科植物野木瓜 *Sμluntonia fhinensis* Dc. 的干燥带叶茎枝	祛风活络活血止痛，利尿消肿。主治风湿痹痛，胃肠道及胆道疼痛，三叉神经痛，跌打损伤，痛经，小便不利，水肿	治疗烫伤：野木瓜鲜叶适量，和食盐少许，捣烂敷患处（《福建药物志》）
木防己	防己科植物木防己 *Cocculus orbiculatus*（L.）DC. 和毛木防己 *Cocculus orbiculatus*（L.）DC.var. mollis（Wall.ex Hook.f.et Thoms.）Hara 的根	祛风除湿，通经活络，解毒消肿。主治风湿痹痛，水肿小便淋痛，闭经跌打损伤，咽喉肿痛，疮疡肿毒，湿疹，毒蛇咬伤	1. 治鼻咽癌：鲜木防己、鲜野荞麦、鲜土牛膝，水煎服。2. 治中耳炎：木防己根用白酒磨浓汁，滴耳内
宽筋藤	防己科青牛胆属植物中华青牛胆 *Tinospora sinensis*（Lour.）Merr. 以藤茎入药	祛风止痛，舒筋活络。主治风湿痹痛，腰肌劳损，跌打损伤	1. 治骨折跌打损伤，每用宽筋藤煎服外用其鲜藤叶捣烂敷患处。2. 治乳腺炎，无名肿痛：用宽筋疼鲜茎叶捣烂外敷

续表

药名	来源	功能主治	临床鲜用
山蒟	胡椒科植物山蒟 *Piper hancei* Maxim. 的茎叶或根	祛风除湿，活血消肿，行气止痛，化痰止咳。主治风寒湿痹，胃痛痛经跌打损伤，风寒喘咳疝气痛	1. 治风湿痹痛：山蒟鲜茎叶，水煎服，每日一剂。2. 治暑湿腹痛：山蒟鲜茎叶，水煎服
海风藤	胡椒科植物细叶青蒌藤 *Piper kadsura*（Choisy）Ohwi［*P. futokadsura* Sieb.et Zucc.］的藤茎	祛风湿，通经络，理气止痛。主治风寒湿痹，肢节疼痛，经脉拘挛，脘腹冷痛，水肿	治暑湿腹痛：鲜海风藤茎叶，水煎服
细芦子藤	胡椒科植物短蒟 *Piper mullesua* D.Don 的全株	去风散寒，散瘀止痛，消肿解毒。主治风湿痹痛，四肢麻木，外感风寒，喘咳，脘腹冷痛，跌打损伤，月经不调，痛经，产后腹痛，牙痛，疮疔肿痛烫伤蛇虫咬伤	1. 治跌打损伤骨折：鲜钮子跌打，捣烂包敷患处。2. 治牙痛：鲜钮子跌打茎少许，咬于痛牙处。3. 治毒蛇或蜈蚣咬伤，外伤出血，烫伤疮毒，乳腺炎：干芦子，水煎服；外用鲜品捣敷
毛蒌	胡椒科植物毛蒟 *Piper puberulum*（Benth.）Maxim. 的全株	祛风散寒，除湿行气，活血止痛。主治风湿痹痛，风寒头痛，脘腹疼痛，疝痛，痛经，跌打肿痛	治胃和十二指肠溃疡，慢性胃炎：鲜毛蒌全草嚼服，或用干全草研粉，每次以开水送服
假蒟根	胡椒科植物假蒟 *Piper sarmentosum* Roxb. 的根	祛风除湿，消肿止痛，解毒截疟。主治风湿痹痛，脚气妊娠水肿，胃痛，牙痛，疮疡，痔肿，疟疾	1. 治疗疟疾：和鸡卵煮食之。凡患血箭疮，捣敷之（《岭南采药录》）2. 理脚气症：水煎，内服外洗

续表

药名	来源	功能主治	临床鲜用
南藤	胡椒科植物石南藤 *Piper wallichii*（Miq.）Hand.Mazz.［*P.wallichii*（Miq.）Hazz.var. *hupehense*（C.DC.）Hand.Mazz.］的茎叶或全株	祛风湿，强腰膝，补肾壮阳，止咳平喘，活血止痛。主治风寒湿痹，腰膝酸痛，阳痿，咳嗽气喘，痛经，跌打肿痛	1. 治跌打扭伤：石南藤适量，捣烂，加酒适量，蒸热，内服少许，外搽患处。2. 治牙龈肿痛：石南藤茎少许，放口内嚼烂含痛处。3. 治溃疡：鲜石南藤叶滚米汤浸软，贴患处
剪草	金粟兰科植物丝穗金粟兰 *Chloranthus fortunei*（A.Gray）Solms Lamb. 的全草或根	祛风活血，解毒消肿。主治风湿痹痛，跌打损伤，疮疔癣疥，毒蛇咬伤	1. 治跌打损伤后内伤腹痛呕吐：鲜根加青木香，水煎冲烧酒，早晚空腹，两次分服。2. 治皮肤瘙痒：鲜丝穗金粟兰适量，水煎，熏洗患处。3. 治毒蛇咬伤：丝穗金粟兰鲜叶适量，雄黄少许。捣世物患处（《福建药物志》）。4. 治疖肿：（剪草）鲜全草加醋捣烂，敷患处（《浙江民间常用草药》）
四大天王	金粟兰科植物宽叶金粟兰 *Chloranthus henryi* Hemsl. 的全草或根	祛风除湿，活血散瘀，解毒。主治风湿痹痛，肢体麻木，风寒咳嗽，跌打损伤疮肿及毒蛇咬伤	治疮肿，毒蛇咬伤：马蜂刺伤四大天王跟十克七叶一枝花，水煎服，病外用适量，捣烂敷局部，敷治毒蛇咬伤时，伤口要暴露，不能封口
对叶四块瓦	金粟兰科植物及已 *Chloranthus serratrs*（Thunb.）Roem.et Schult. 的茎叶	祛风活血，解毒止痒。主治感冒咳嗽，风湿疼痛，跌打损伤，痈疽疮疖，月经不调	1. 驱风开窍：对叶四块瓦捣烂，冲米甘水，吞服。2. 治头痛：鲜草 9 g，水煎服。3. 治痈疽恶毒：全草水煎服，外用鲜根捣敷
珠兰	金粟兰科植物金粟兰 *Chloranthus spicatus*（Thunb.）Makino 的全株或根、叶	祛风湿，活血止痛，杀虫。主治风湿痹痛，跌打损伤，偏头痛，顽癣	治皮炎顽癣：用珠兰鲜叶揉烂，外敷患处

续表

药名	来源	功能主治	临床鲜用
肿节风	金粟兰科植物草珊瑚 *Sarcandra glabra* (Thunb.) Makai [*Chloranthus glaber* (Thunb.) Makino] 的全株或根	祛风除湿，活血散瘀，解热解毒。主治风湿痹痛，肢体麻木跌打损伤骨折，妇女痛经产后瘀滞，腹痛，肺炎急性阑尾炎，急性胃肠炎，菌痢，胆囊炎脓肿，口腔炎	治外伤出血：鲜接骨金粟兰叶捣烂，敷患处
通城虎	马兜铃科植物通城虎 *Aristolochia fordiana* Hemsl. 的根或会株及马兜铃全株	祛风镇痛，消肿解毒。主治风湿骨痛，胃脘痛，腹痛，咽喉炎，小儿惊风跌打损伤毒蛇咬伤	治毒蛇咬伤：通城虎、八角莲、山苍树根二层皮，共捣烂淘米水调涂伤口周围
木天蓼根	猕猴桃科植物木天蓼 *Actinidia polygama* (Sieb.et Zucc.) Miq. 的根	祛风散寒，杀虫止痛。主治寒痹腰痛，风虫牙痛	治风虫牙痛：木天蓼根捣丸塞之，勿咽汁
地下明珠	茅膏菜科植物茅膏菜 *Drosera peltata* Smith var. *multisepala* Y.Z. Ruan 或光萼茅膏菜 D.*peltata Smith* var. *glabrata* Y.Z. Ruan 的球茎	祛风胜湿，活血止痛，散结解毒主治筋骨疼痛，腰痛偏头痛，跌打损伤，疟疾，瘰疬，肿毒，目赤翳障，疥疮也可用于小儿破伤风肺炎感冒	治瘰疬：先用小针当疬顶刺入疬之中心部位为止，出针后用茅膏菜鲜根 1 粒压扁放针孔处，外用膏药盖贴 1 ~ 2 日换一次，贴后稍有浓脓出，疬块渐消散
夏天无	罂粟科植物伏生紫堇 *Corydalis decumbens* (Thunb.)Pers.[C.*ambilis* Migo；*Pistolochia decumbens* (Thunb.) Holub] 的块茎	祛风除湿，舒筋活血，通络止痛，降血压。主治风湿性关节炎，中风偏瘫，坐骨神经痛，小儿麻痹，后遗症，腰肌劳损，跌扑损伤高血压	治高血压病，脑瘤或脑栓塞所致偏瘫：鲜夏天无捣烂，每日 1 ~ 3 次，用米酒开水送服，连服 3 ~ 12 个月

续表

药名	来源	功能主治	临床鲜用
老鼠瓜	山柑属植物山柑 *Capparis spinosa* L. 以果皮、花芽、果、叶入药	祛风止痛，除湿散寒。主治风湿痹痛牙痛，泄泻，痢疾	治急，慢性风湿性关节炎：鲜老鼠瓜根皮四份果一份，或老鼠瓜鲜艳四份果一份，共捣成糊状，用纱布包敷换不 15 ~ 30 min 后取下，每日一次，5 d 为一疗程
白花菜	白花菜科植物白花菜 *Cleome gynandra* L.［*Gynandropsis pentaphylla*（L.）Briq.］的全草	祛风除湿，清热解毒。主治风湿痹痛跌打损伤，淋着白带痔疮，疟疾痢疾蛇虫咬伤	1. 治风湿性关节炎：白花菜鲜叶捣烂，外敷。2. 治淋浊，带下白：花菜鲜草、猪膀胱，水油煎，饭前服。3. 治疟疾：白花菜鲜叶绞汁，黄酒等量。4. 熬热：在发作前 1 h 服（1 ~ 4 方出自《南京地区常用中草药》）
米仔兰	楝科植物米仔兰 *Aglaia odorata* Lour. 的枝叶	祛风湿，散瘀肿。主治风湿关节痛，跌打损伤，痈疽肿毒	治跌打骨折，痈疮：枝叶，水煎服，并用鲜叶捣烂，调酒，炒热外敷
金缕半枫荷叶	金缕梅科植物半枫荷 *Semiliquidambar cathayensis* Chang 的叶	祛风除湿，通络止痛止血。主治风湿痹痛外伤出血	治外伤出血：半枫荷鲜叶捣烂，敷患处，或培干研末撒患处
马桑根	马桑科植物马桑 *Coriaria nepalensis* Wall. 的根	祛风除湿，清热解毒。主治风湿麻木，痈疮肿毒，风火牙痛，痞块，瘰疬，痔疮，急性结膜炎，烫火伤，跌打损伤	1. 治白口疮：现马桑根白皮，用青布包好，含 5 min 后取出隔日再含，一日数次。2. 治骨折：鲜马桑根皮捣烂，外敷
盐肤木根	漆树科植物盐肤木 *Rhus chinensis* Mill. 的树根	祛风湿，利水消湿活血散毒。主治风湿痹痛，水肿咳嗽，跌打肿痛，乳痈癣疮	1. 治腰骨酸痛，风湿性关节痛：盐肤木鲜根猪脊骨或脚节不拘量，酌加水、酒各半炖服。2. 治骨折：盐肤木根、前胡捣烂敷伤处。3. 治毒蛇咬伤：盐肤木鲜根，水煎，加醋少许内服

续表

药名	来源	功能主治	临床鲜用
山漆树	漆树科植物小漆树 *Toxicodendron delavayi* (Franch.) F.A.Barkl. [*Rhus delavayi* Franch.] 的根、叶	祛风湿，解毒消肿止痛。主治风湿痹痛，疮疡肿痛	治无名肿毒：铁象杆叶适量，捣绒敷患处
秀丽槭	槭树科植物秀丽槭 *Acer elegantulum* Fang et P.L.Chiu 的根及根皮	祛风除湿，止痛接骨。主治风湿关节疼痛，骨折	治骨折：丫角槭树皮、配五加皮、八角枫，同捣烂敷患部
清风藤	清风藤科植物清风藤 *Sabia japonica* Maxim. 的茎叶或根	祛风利湿，活血解毒。主治风湿痹痛，鹤膝风，水肿脚气，跌打肿痛骨折，深部脓肿，化脓性关节炎，脊椎炎，疮疡肿痛，皮肤瘙痒	治跌打损伤，热疖肿毒：鲜清风藤适量，红糖少许，同捣烂敷伤处，干则更换
凤仙透骨草	凤仙花科植物凤仙花 *I Mpatien sbalsa mina* L. 的茎	祛风湿，活血止痛解毒。主治风湿麻痹，跌打肿痛，闭经通经，臁肿丹毒，鹅掌风，蛇虫咬伤	1. 治跌打损伤：透骨草、当归、赤芍，水煎服。伤处未破，并可用鲜透骨草适量，捣烂敷伤处。2. 治疮疖痈肿，蛇虫咬伤：鲜透骨草适量，捣烂外敷
凤仙花	凤仙花科植物凤仙花 *I Mpatiens balsa mina* L. 的花	祛风除湿，活血止痛，解毒杀虫。主治风湿肢体痿废，腰胁疼痛，妇女经闭腹痛产后瘀血未尽，跌打损伤骨折，痈疽疮毒，毒蛇咬伤白带，鹅掌风灰指甲	1. 治跌打损伤肿痛：鲜凤仙花捣如泥涂肿处。2. 治指甲痈：花到红糖敷患处。治灰指甲，凤仙花捣烂敷患处。3. 治蛇咬伤：鲜花，捣烂取自然汁服，渣敷伤口周围
南蛇藤根	卫矛科植物南蛇藤 *Celastrus orbiculatus* Thunb. 的根	祛风除湿，活血通经，消肿解毒。主治风湿痹痛，跌打肿痛，闭经，头痛腰痛疝气痛，痢疾肠风下血，痈疽肿毒，水火烫伤，毒蛇咬伤	治疔疮痈肿：南蛇藤干根或鲜根，磨烧酒频频涂抹患处，以保持湿润为度；另取鲜南蛇藤根，水煎早晚煎服气虚者加盐肤木，黄芪，同炖服

续表

药名	来源	功能主治	临床鲜用
南蛇藤叶	卫矛科植物南蛇藤 *Celastrus orbiculatus* Thunb. 的叶	祛风除湿，解毒消肿，活血止痛。主治风湿痹痛，疮疡疖肿，疱疹跌打损伤，蛇虫咬伤	1. 治毒蛇咬伤：鲜叶适量，捣烂如泥酌加雄黄、烧酒共捣匀敷于伤口周围及肿处，另附鲜叶煎服。2. 治蜂、虫伤：叶捣烂外敷。3. 治疱疹：鲜叶捣烂外敷
垂丝卫矛	卫矛科植物垂丝卫矛 *Euonymus oxyphyllus* Miq. 的根、根皮、及茎皮	祛风除湿，活血通络，利水解毒。主治风湿痹痛，痢疾泄泻，通经闭经，跌打骨折，脚气水肿，阴囊湿痒，疮疡肿毒	治骨折损伤：垂丝卫矛根或干皮，捣烂外敷，捣烂外敷
东北雷公藤	卫矛科植物东北雷公藤 *Tripterygium regeliiSpragus* et Takeda 的根或全株	祛风除湿，利水消肿，杀虫解毒。主治类风湿性关节炎，膨胀水肿，黄疸痞积，跌打损伤，瘰疬疮疡肿痛，头癣皮肤瘙痒，毒蛇咬伤	1. 治皮肤发痒：东北雷公藤叶，捣烂，搽敷。2. 治毒蛇咬伤：东北雷公藤适量捣汁，酒调服每日三汤匙，每日 3 次。渣敷伤口
雷公藤	卫矛科植物雷公藤 *Tripterygium wilfordii* Hook.f. 的根、叶及花	祛风除湿，后血通络，消肿止痛，杀虫解毒。主治类风湿关节炎，肾小球肾病综合征，红斑狼疮，口眼干燥综合征，白塞病湿疹，银屑病，麻风病，疥疮顽癣	治风湿性关节炎：雷公藤（叶、根）捣烂外敷，半小时后即去，否则起泡
海通	马鞭草科植物海通 *Clerodendrum mandarinorum* Diels 的枝叶	祛风通络。主治半身不遂，小儿麻痹后遗症	治半边风，小儿麻痹症：海通鲜品，开水炖服（《福建药物志》）

续表

药名	来源	功能主治	临床鲜用
臭茉莉	马鞭草科檀物臭茉莉 *Clerodendrum philippinum* Schauer. 的根与叶	祛风湿，强筋骨，活血消肿。主治风湿痹痛，脚气水肿，跌打扭伤，血瘀肿痛，痔疮脱肛，慢性骨髓炎	治扭挫伤：臭茉莉鲜根皮适量，加细米糠少许捣碎，置锅内喷酒炒热，布包擦患处（《福建药物志》）
青棉花藤	虎耳草科植物冠盖 *Pileostegia viburnoides* Hook.f.et Thoms. 的根	祛风除湿，散瘀止痛，消肿解毒。主治腰腿酸痛，风湿麻木，跌打损伤，骨折，外伤出血，痈肿疮毒	治跌打损伤、骨折：（冠盖藤）根或藤水煎冲黄酒服。另用鲜根、藤捣烂敷于患处，包扎固定。跌扑内伤者，可用藤、华山矾，连钱草，丹参，加水 3 碗煎至 1 碗。顿服，3 h 后再煎服（《浙江药用植物志》）
梅根	蔷薇科杏属植物梅 *Armeniaca mume* Sieb. 的根	祛风，活血，解毒。主治风痹，喉痹，休息痢胆囊炎，瘰疬	治瘰疬：鲜梅根，酒、水煎服（《福建中草药》）
石楠根	蔷薇科植物石楠 *Photinia serrulata* Lindl. 的根或根皮	祛风除湿，活血解毒。主治风痹，历节痛风，外感咳嗽，疮痈肿痛，跌打损伤	1. 治跌打损伤：鲜石楠根、鲜苎麻根各等分，加甜酒适量。同捣烂外敷，干则更换（《安徽中草药》）。2. 治伤风咳嗽、发热：石楠鲜根，棉毛旋覆花根。煎服（《江西草药手册》）
覆盆子根	蔷薇科植物掌叶覆盆子 *Rubus chingii* Hu. 的根	祛风止痛，明目退翳，和胃止呕。主治牙痛，风湿痹痛，目翳，呕逆	治扭伤腰痛：鲜覆盆根、鲜水苦荬，煎服（《安徽中草药》）
九龙藤	豆科植物龙须藤 *Bauhinia championi* （Benth.）Benth. 的茎	祛风除湿，行气活血。主风湿痹痛，跌打损伤，偏瘫，胃脘痛，疳积，痢疾	治风湿关节痛、腰腿痛：龙须藤鲜根，酒浸，每次服 1 杯，每日 2 次；或干根水煎服；或加猪脚节 1 只水炖服（福建晋江《中草药手册》）

续表

药名	来源	功能主治	临床鲜用
云实根	豆科植物云实 *Caesalpinia decapetala* (Roth) Alston 的根或根皮	祛风除湿，解毒消肿。主治感冒发热，咳嗽，咽喉肿痛，牙痛，风湿痹痛，肝炎，痢疾，淋证，痈疽肿毒，皮肤瘙痒，毒蛇咬伤	1. 治阴疮：鱼门便毒（腹股沟溃疡）云实根皮（鲜）适量，酒少许。捣烂外敷，每日换药两次（《江西草药》）。2. 治毒蛇咬伤：云实根、竹叶椒叶、娃儿藤根，白酒，浸 3 ~ 5 d。另用云实根皮、犁头堂、平边莲各适量（均鲜），捣烂外敷（《江西草药》）。3. 治乳腺炎，腮腺炎：云实根，鸡蛋 1 个，同煮服，外用公实根磨烧酒涂，或用鲜叶和红糖捣烂敷患处
对叶豆	豆科植物翅荚决明 *Cassia alata* Linn. 的叶	祛风燥湿，止痒，缓泻。主治湿疹，皮肤瘙痒，牛皮癣，神经性皮炎，疱疹，疮疖肿疡，便秘	治癣症，湿疹：用对叶豆叶捣汁外擦（《西双版纳傣药志》）
香槐	豆科植物香槐 *Cladrastis wilsonii* Takeda 和翅荚香槐 *Cladrastis platycarpa* (Maxim.) Makino 的根或果实	祛风止痛。主治关节疼痛	治关节疼痛：（香槐）鲜根，加五加皮（五加科细柱五加），钻地风（五加科杞李葠），水煎，冲黄酒、红糖，早晚饭前服 1 次（《天目山药用植物志》）
清酒缸根	豆科植物小槐花 *Desmodium cauda-tum* (Thunb.) DC. [*Hedysarum caudatum* Thunb.] 的根	祛风利湿，化瘀拔毒。主治风湿痹痛，痢疾，黄疸，痈疽，瘰疬，跌打损伤	1. 治寸白虫：蚂蟥根鲜根，煎水服，早晚空腹时各服 1 次，每次 1 酒杯（《贵州草药》）。2. 治蕲蛇、蝮蛇咬伤：小槐花鲜根，山白菊（三脉叶马兰）鲜根，捣烂绞汁服，另取上药捣敷伤口，每日 2 次。3. 治深部脓肿：小槐花鲜根皮捣烂，加黄酒炒热，外敷患处（2 ~ 3 方出自《浙江民间草药》）

续表

药名	来源	功能主治	临床鲜用
大麻药	豆科植物镰扁豆 *Dolichos tenuicaulis* (Baker) Craib 的根、叶	祛风通络，止痛止血。主治风湿痹痛，跌打损伤，外伤出血	1. 治风湿痛、跌打损伤：大麻药鲜根，水煎服，每日服 2 次（《文山中草药》）。2. 治骨折：大麻药鲜叶适量，捣烂或干粉敷患处（《文山中草药》）
千斤拔	豆科植物蔓性千斤拔 *Fle mingiu prostrata* Roxb. 的根	祛风除湿，强筋壮骨，活血解毒。主治风湿痹痛，腰肌劳损，四肢痿软，跌打损伤，咽喉肿痛	1. 治咳嗽：蔓性千斤拔鲜根，水煎服（《全国中草药新医疗法展览会资料选编》）。2. 治乳腺炎：千斤拔鲜根调红糖捣烂，用冷开水调匀，以纱布浸药液湿敷，每日敷数次（《广西本草选编》）
椆木	豆科植物花椆木 *Ormosia henryi* Prain. 的木材或根	祛风除湿，活血破瘀，解毒消肿。主治风湿性关节炎，腰肌劳损，产后瘀血腹痛，癥瘕，赤白漏下，跌打损伤，骨折，感冒，毒蛇咬伤，无名肿毒	1. 治产后瘀血腹痛：鲜花椆木根，水煎服（江西《草药手册》）。2. 治青竹蛇咬伤：花椆木根皮（鲜）适量，捣烂外敷(《江西草药》)。3. 治骨折：花椆木根皮、骨碎补、樟脑粉，加酒精捣烂，复位固定后敷患处，一星期内不必换药（《福建药物志》）
鹿藿	豆科植物鹿藿 *Rhynchosia volubilis* Lour. 的茎叶	祛风除湿，活血解毒。主治风湿痹痛，头痛，牙痛，腰脊疼痛，瘀血腹痛，产褥热，瘰疬，痈肿疮毒，跌打损伤，烫火伤	治流注，痈肿：鲜鹿藿叶适量，捣烂，酌加烧酒捣匀，外敷（江西《草药手册》）
阳桃根	酢浆草科植物阳桃 *Averrhoa carambola* L. 的根或根皮	祛风除湿，行气止痛，涩精止带。主治风湿痹痛，骨节风，瘫痪不遂，慢性头风，心胃气痛，遗精，白带	1. 治慢性头风：鲜阳桃根，豆腐，炖服，日服 1 次（《福建民间草药》）。2. 治遗精：阳桃鲜根二层皮、鳖甲，水煎，当茶饮（《壮族民间用药选编》）

续表

药名	来源	功能主治	临床鲜用
老鹳草	牻牛儿苗科植物牻牛儿苗 *Erodium stephanianum* Willd.、老鹳草 *Geranium wilfordii* Maxim.、西伯利亚老鹳草 *Geranium sibiricum* L.、尼泊尔老鹳草 *Geranium nepalense* Sweet、块根老鹳草 *Geranium dahuricum* DC. 带果实的全草	祛风通络，活血，清热利湿。主治风湿痹痛，肌肤麻木，筋骨酸楚，跌打损伤，泄泻，痢疾，疮毒	1. 治疮毒初起：鲜老鹳草适量，捣汁或浓煎取汁，搽擦患处（《浙江药用植物志》）。2. 治蛇虫咬伤：老鹳草鲜品，雄黄末少许，捣烂外敷伤口周围（《四川中药志》1982 年）
猫脚印	牻牛儿苗科老鹳草属植物纤细老鹳草 *Geranium robertianum* L. 的全草	祛风除湿，解毒消肿。主治风湿痹痛，扭挫损伤，疮疖痈肿，麻疹，子宫脱垂	治跌打损伤，刀枪伤，疮疖，蛇、犬咬伤：猫脚印鲜品，捣烂外敷（《云南中草药》）
米念芭	米念芭，学名：*Tirpitzia ovoidea* Chun et How ex Sha 是亚麻科青篱柴属植物	舒筋通络，散瘀止痛。主治风湿性关节炎，慢性肝炎，跌打瘀痛，骨折，外伤出血	治跌打损伤，骨折：白花柴鲜叶捣烂，加酒炒热外敷（《广西本草选编》）
丢了棒	大戟科白桐树属植物白桐树 *Claoxylon indicum*（Reinw.ex Bl.）Hassk. 的根或叶	祛风除湿，散瘀止痛。主治风湿痹痛，跌打肿痛，脚气水肿，烧、烫伤及外伤出血	1. 治水肿：丢了棒鲜叶与米擂烂，加糖煮糊食（《广东中草药》）。2. 治外伤出血：丢了棒鲜叶，捣烂外敷（《广西本草选编》）
赪桐叶	马鞭草科植物赪桐 *Clerodendrum japonicum*（Thunb.）Sweet. 的叶	祛风散瘀，解毒消肿。主治偏头痛，跌打瘀肿，痈肿疮毒	1. 治腋痈：赪桐鲜叶适量，和蜜共捣烂敷患处（《福建药物志》）。2. 治疔疮：鲜赪桐叶 1 握，和冬蜜捣烂敷患处（《福建民间草药》）
十八症	胡椒科胡椒属植物光轴苎叶蒟 *Piper boehmeriaefolium*（Miq.）C.DC.var. *tonkinense* C.DC. 以根或全株入药	祛风散寒，活血调经，消肿止痛。主治风寒，感冒风湿，痹痛，脘腹冷痛，牙痛，月经不调，痛经跌打肿痛，蛇虫咬伤	治关节炎：光轴苎蒟，捣烂，水煎取汁，其中一部分洗患处，另一部分与猪筒骨煲成浓汁服

续表

药名	来源	功能主治	临床鲜用
尖尾风	马鞭草科植物尖尾枫 *Callicarpa longissima* (Hemsl.) Merr. 的茎、叶	祛风散寒，散瘀止血，解毒消肿。主治风寒咳嗽，寒积腹痛，风湿痹痛，跌打损伤，内外伤出血，无名肿毒	1. 治风寒咳嗽：尖尾枫，冰糖，水煎服（《福建中草药》）。2. 治风湿关节炎：尖尾枫、紫苏、蓖麻各用鲜叶等量，水煎熏洗（《福建药物治》）。3. 治产后风：尖尾枫鲜叶捣汁半杯，黄酒半杯，姜汁2～3滴，调匀炖温服。4. 治跌打损伤：尖尾枫鲜叶捣烂，调黄酒外敷（《福建中草药》）。5. 治胃出血：①尖尾枫鲜叶捣汁半杯，调蜜服（《福建草药》）。②尖尾枫鲜叶、红莲子草各等量，阴干研粉，米汤送服（《福建药物志》）。6. 治无名肿毒初起：尖尾枫鲜叶，和红糖捣烂外敷（《福建中华药》）
桃叶	蔷薇科植物桃 *Amygdalus persica* L. 或山桃 *Amygdalus davidiana* (Carrière) de Vos ex Henry 的叶	祛风清热，燥湿解毒，杀虫。主治外感风邪，头风，头痛，风痹，湿疹，痈肿疮疡，癣疮，疟疾，阴道滴虫	1. 治风热头痛：生桃叶适量，盐少许，共捣烂，敷太阳穴（《广西民间常用草药手册》）。2. 治疟疾：鲜桃叶、胡椒共捣烂，于发作前3 h敷两侧内关穴（《安徽中草药》）。3. 治妇女阴中生疮，如虫咬疼痛：生捣（桃）叶绵裹内阴中，日三四易（《食疗本草》）。4. 治水火烫伤：鲜桃叶捣烂，麻油调敷患处。5. 治脚癣：（桃树）鲜嫩叶捣敷（《广西本草选编》）。6. 治皮肤瘙痒：鲜桃叶、杠板归叶、夹竹桃叶、番石榴叶各适量，水煎外洗（《福建药物志》）。7. 治阴道滴虫：鲜桃叶适量，煎水，于睡前熏洗阴部；另取鲜桃叶适量，洗净揉碎，

续表

药名	来源	功能主治	临床鲜用
			纱布包扎，于睡前塞入阴道，次晨取出（《湖北中草药治》）。8. 治胆道蛔虫：鲜桃叶，加食盐少许，捣烂绞汁，每日 1 剂，分多次服（《福建药物制》）。9. 治蛲虫：①桃叶一两。上一味，捣绞取汁，空腹服半合（〈圣济总录》）；②桃叶捣为泥，团如枣大，睡前塞肛门内，连用数日（《陕甘宁青中草药选》）
臭梧桐花	马鞭草科植物海州常山 *Clerodendrum trichotomum* Thunb. 的花	祛风，降压，止痢。主治风气头痛，高血压病，痢疾，疝气	治疝气偏坠：鲜臭梧桐花，捣烂泡酒服（《泉州本草》）
高粱泡	蔷薇科悬钩子属植物高粱泡 *Rubus lambertianus* Ser.，以根、叶入药	祛风清热，凉血止血，活血祛瘀。主治风热感冒，风湿痹痛，半身不遂，咳血，衄血，便血崩漏，经闭，痛经，产后腹痛，疮疡	1. 治产后腹痛：高粱泡嫩鲜根，黄酒，水煎服，连服 3 ~ 4 次（《浙江药用植物志》）。2. 治外痔：高粱泡鲜根适量，捣烂外敷患处（《浙江药用植物志》）
青葙子	苋科植物青葙 *Celosia argentea* L. 的种子	祛风热，清肝火，明目退翳。主治目赤肿痛，眼生翳膜，视物昏花，高血压病，鼻衄，皮肤风热瘙痒，疮癣	治鼻衄血不止：青湘子汁灌鼻中（《广利方》）
阳桃叶	酢浆草科植物阳桃 *Averrhoa carambola* L. 的叶	祛风利湿，清热解毒，止痛。主治风热感冒，小便不利，产后浮肿，痈疽肿毒，漆疮，跌打肿痛	1. 治热渴，小便短涩，（阳桃）鲜叶煎汤代茶服（《泉州本草》）。2. 治产后浮肿：阳桃鲜枝叶，鱼头（大鱼头）1 个。水煎服，每日 1 剂。3. 治羊毛痧：阳桃鲜枝、叶，鸡毛或鸭毛，水煎洗身（2 ~ 3 方出自

续表

药名	来源	功能主治	临床鲜用
			《壮族民间用药选编》)。4. 治痈疽肿毒：鲜阳桃捣烂，调米泔服，善拔毒生肌（《泉州本草》)。5. 治跌打伤肿痛：鲜洋桃叶捣烂，敷于患处，能止血止痛（《全国中草药汇编》)。6. 治顽癣疥疮：鲜杨桃叶煎汤，乘温洗患处(《泉州本草》)。7. 治漆过敏，皮肤瘙痒，阴道滴虫：用阳桃鲜叶，水煎外洗（《广西本草选编》)。8. 治蜘蛛、毒蛇咬伤：鲜阳桃叶捣烂绞汁搽患处，止痛拔毒（《泉州本草》)
山兵豆	大戟科叶下珠属植物小果叶下珠 *Phyllanthus reticulatus* Poir. 的根及茎、叶	祛风，利湿，活血。主治风湿关节痛，肝炎，肾炎，肠炎，痢疾，跌打损伤	治跌打损伤：(兵豆)茎、叶捣烂外敷(《广西本草选编》)
蓖麻叶	大戟科植物蓖麻 *Ricinus communis* L. 的叶	祛风除湿，拔毒消肿。主治脚气，风湿痹痛，痈疮肿毒，疥癣瘙痒，子宫下垂，脱肛，咳嗽痰喘	1. 治黄疸：鲜叶下珠、鲜马鞭草、鲜半边莲，水煎服（江西《草药手册》)。2. 治肝炎：鲜叶下珠、鲜黄胆草，母螺 7 粒，鸭肝 1 个，冰糖，水炖服(《福建药物志》)。3. 治夜盲症：鲜叶下珠，动物肝脏，苍术，水炖服。4. 治小儿疳积：叶下珠鲜根、老鼠耳鲜根，猪肝或猪瘦肉酌量。水炖服。5. 治小儿疳积：鲜叶下珠、葫芦茶、白马骨根、猪肝或猪瘦肉适量，水炖服（3～5 方出自《福建药物志》)。6. 治小儿呛水咳嗽：鲜山皂角、枇杷树皮、白金条，煎水服(《贵州草药》)。7. 治青竹蛇咬伤：叶下珠鲜

续表

药名	来源	功能主治	临床鲜用
			叶洗净，捣烂敷伤处（江西《草药手册》）。8. 治痈疖初起：鲜叶下珠捣烂外敷，干则更换（《安徽中草药》）
蓖麻根	大戟科植物蓖麻 *Ricinus communis* L. 的根	祛风解痉，活血消肿。主治破伤风，癫痫，风湿痹痛，痈肿瘰疬，跌打损伤，脱肛，子宫脱垂	1. 治鹤膝风初起：鲜蓖麻叶适量，放在蒸笼内蒸热，敷于患处，冷则更换。2. 治痈肿初起：鲜蓖麻叶适量，加红糖少许，捣烂敷患处（1～2方出自《安徽中草药》）。3. 治痈疖已溃：干蓖麻叶热水浸软，贴患处，如有鲜叶更好（《中医药实验研究》）。4. 治子宫下垂：用鲜蓖麻叶适量，捣烂炒熟麸百会穴和关元穴（《广西本草选编》）。5. 治阴道滴虫：鲜蓖麻叶，加水，煮沸后坐浴（《安徽中草药》）。6. 治小儿惊风：红蓖麻鲜根，水煎服（《云南中草药》）
透骨草	大戟科地构叶属植物地构叶 *Speranskia tuberculata*（Bunge）Baill. 的全草	祛风除湿，舒筋活血，散瘀消肿，解毒止痛。主治风湿痹痛，筋骨挛缩，寒湿脚气，腰部扭伤，瘫痪，闭经，阴囊湿疹，疮疖肿毒	治腰扭伤：透骨草根（鲜）适量，加盐少许，捣烂外敷（《青岛中草药手册》）
牛耳枫枝叶	虎皮楠科植物牛耳枫 *Daphniphyllum calycinum* Benth. 的小枝和叶	祛风止痛，解毒消肿。主治风湿骨痛，疮疡肿毒，跌打骨折，毒蛇咬伤	1. 治蛇伤或骨折：牛耳枫鲜叶，捣烂敷（广州部队《常用中草药手册》）。2. 治跌打损伤，疮疖肿毒，毒蛇咬伤，烧烫伤：牛耳枫叶煎，水洗或捣烂敷（《湖南药物志》）

续表

药名	来源	功能主治	临床鲜用
东风橘	芸香科植物酒饼簕 *Atalantia buxifolia*（Poir.）Oliv. 的根及叶	祛风解表，化痰止咳，行气活血止痛。主治感冒，咳嗽，疟疾，胃痛，疝气痛，风湿痹痛，跌打肿痛	治骨折，跌打肿痛：用东风橘鲜叶适量捣烂外敷（《广西本草选编》）
五除叶	芸香科吴茱萸属植物山吴萸 *Evodia trichotoma*（Lour.）Pierre 的叶	祛风除湿，散寒止痛。主治小儿麻痹后遗症，风湿关节痛，湿疹，荨麻疹，疮疡，风寒头痛	1. 治小儿麻痹后遗症、风湿性关节炎：用鲜（五除）叶，捣烂敷关节处。2. 治头痛：用鲜（五除）叶加艾，捣烂包头部（1～2 方出自《云南中草药》）
九里香根	芸香科植物九里香 *Murraya paniculata*（L.）Jack. 的根	祛风除湿，行气止痛，散瘀通络。主治风湿痹痛，腰膝冷痛，痛风，跌打损伤，睾丸肿痛，湿疹，疥癣	1. 治慢性腰腿痛：九里香鲜根、续断，水煎服（《福建药物志》）。2. 治腰骨酸痛：鲜九里香根，洗净，切碎，和猪尾骨（数量不拘），水酒各半适量，炖服（《闽南民间草药》）。3. 治睾丸肿大：鲜九里香根，酒水煎服（《福建中草药》）。4. 治骨折、痈肿：鲜九里香根捣烂，加鸡蛋清调敷患处（《云南中草药》）
千只眼	芸香科植物四数花九里香 *Murraya tetramera* Huang 的叶和根	祛风解表，行气止痛，活血散瘀。主治感冒发热，咳嗽气喘，胃痛，风湿痹痛，跌打瘀肿，皮肤瘙痒，湿疹	1. 治急性结膜炎：鲜千只眼煎水外洗，同时用叶，煮小肠吃（《云南中草药》）。2. 治皮肤瘙痒、湿疹：千只眼鲜叶，野茄树叶（洗碗叶）各适量。煎水外洗（《全国中草药汇编》）
臭草	芸香科植物芸香 *Ruta graveolens* L. 的全草	祛风清热，活血散瘀，消肿解毒。主治感冒发热，小儿高热惊风，痛经，闭经，跌打损伤，	1. 治小儿惊风：鲜臭草酌冲开水炖服，日服 2 次（《福建民间草药》）。2. 治跌打肿痛：鲜芸香叶，捣烂冲温酒服；另用鲜芸香叶捣烂推擦伤部（《福建中草药》）。3. 治痈疮肿

续表

药名	来源	功能主治	临床鲜用
		热毒疮疡，小儿湿疹，蛇虫咬伤	毒，毒蛇咬伤：鲜芸香，捣烂，绞汁，兑酒服，并以渣敷患处（《四川中药志》1980 年）。4. 治小儿湿疹：鲜芸香静茎、叶，绿豆，开水泡服（《福建中草药》）。5. 治小儿小便不通，腹胀：①鲜（芸香）叶、鲜积雪草、薄荷，同捣烂加热贴于脐部；②鲜（芸香）叶和茶油捣烂，加热揉擦或敷脐部（《福建中草药》）
竹叶椒根	芸香科植物竹叶椒 *Zanthoxylum armatum* DC. 的根皮或根	祛风散寒，温中理气，活血止痛。主治风湿痹痛，胃脘冷痛，泄泻，痢疾，感冒头痛，牙痛，跌打损伤，痛经，刀伤出血，顽癣，毒蛇咬伤	1. 治关节风湿痛，腰痛，跌打损伤：竹叶椒鲜根，或加阿利藤，毛大丁草，水煎，调酒服。外用鲜竹叶椒根，白酒，浸约 7 d，取药液擦伤处（《福建药物志》）。2. 治齿龈炎：鲜竹叶椒根皮，捣烂，塞敷患处；或煎汁漱口（《浙江民间常用草药》）。3. 治跌打损伤：鲜竹叶椒根，白酒，浸泡 7 d。取浸液擦伤处（《福建中草药》）
鸡血	鸡血为雉科动物家鸡 *Gallus gallus domesticus* Brisson. 的血	祛风，活血，通络，解毒。主治小儿惊风，口面歪斜，目赤流泪，木舌舌胀，中恶腹痛，痿痹，跌打骨折，痘疮不起，妇女下血不止，痈疽疮癣，毒虫咬伤	1. 治中风口面歪僻不正：雄鸡血煎热涂之，正则止；或新取者血，使涂之亦佳。涂缓处一边为良（《圣济总录》鸡血涂方）。2. 治燥癣作痒：雄鸡冠血频频涂之（《范汪方》）。3. 治眼赤烂：开不得取鸡冠血点目中，日三五度（《圣惠方》）。4. 治舌忽胀出口外：用雄鸡冠上刺血，瓦盏盛，浸舌就咽下即缩（《卫生易简方》）。5. 治痘

续表

药名	来源	功能主治	临床鲜用
			青紫黑陷，血热毒盛，穿山甲，土炒成珠，研细末，每用五六分，刺老雄鸡冠血数滴，调匀热服（《医方一盘珠》鸡冠酒）。6. 治产后余血攻心，或下血不止，面青身冷：用新鸡血一盏饮之，三两服妙（《卫生易简方》）。7. 治阴毒腹卒痛：雄鸡冠血入热酒中饮，暖卧取汗（《鱼孚溪单方选》）。8. 治小儿脑长因不合：取丹堆鸡一只，将就小儿颅上，割其冠使血滴囟讫，以赤芍药末粉血上（《圣济总录》鸡血涂方）。9. 治发背壳疽：雄鸡冠血滴疽上，血尽再换（《保寿堂经验方》）。10. 治对口毒疮：热鸡血频涂之，取散（《坦仙皆效方》）。11. 治燥癣作痒：雄鸡冠血频频涂之（《范旺方》）。12. 治妇女功能性子宫出血：取健康（无腹泻）公鸡抽取鲜血，立即乘热饮服，每日2次（《食物中药与便方》）
蜘蛛	圆蛛科圆蛛属动物大腹圆蛛 *Aranea ventricosa*（L.Koch）的全体	祛风，消肿，解毒，散结。主治狐疝偏坠，中风口，小儿慢惊，口噤，疳积，喉风肿闭，牙疳，聤耳，痈肿疔毒，瘰疬，恶疮，痔漏，脱肛，蛇虫咬伤	1.《本草图经》：蛇啮者涂其汁；小儿腹疳者，烧熟啖之。2. 治蝎螫人：蜘蛛研汁，敷之（《广利方》）。3. 治脱肛：取蜘蛛捣作油，傅下脐丹田上心一时即效（《调燮类编》）。4. 治便毒初起：大黑蜘蛛一枚，研烂，热酒一碗，搅服，不退再服（《寿域神方》）。5. 治疗毒：蜘蛛（去头），和乌糖捣烂贴患处。和

续表

药名	来源	功能主治	临床鲜用
			酸饭粒及食盐捣贴亦可（《泉州本草》）。6. 治鼻息肉：蜘蛛，红糖适量，共捣烂，涂鼻息肉上（《吉林中草药》）。7. 治喉闭：大蜘蛛一个，要活捉放银罐内，用白矾末八钱置罐内蜘蛛上，另盖小银罐于上，火煅存性，取起稍冷，除去蜘蛛，将枯矾研细为末，吹入喉内（《经验百病内外方》）
滚山虫	球马陆科动物日本球马陆 *Glomeris nipponica* Kishida 的全体	祛风通络，散瘀止痛。主治风湿痹痛，筋脉拘挛，跌打损伤，骨折肿痛	治疮肿，风湿跌打：鲜滚山虫 4 ~ 5 个，捣烂判敷患处，每日换药 2 ~ 2 次（《文山中草药》）
蚕沙	蚕蛾科昆虫家蚕 *Bombyx mori* Linnaeus 幼虫的干燥粪便	祛风除湿，和胃化浊，活血通经。主治风湿痹痛，肢体不遂，风疹瘙痒，吐泻转筋，闭经崩漏	治遗精白浊，有湿热者：生蚕沙一两，生黄柏一钱，同研末，空心开水下三钱（《医学从众录》蚕沙黄柏汤）
眼镜蛇	眼镜蛇科动物眼镜蛇 *Naja naja*（Linnaeus）除去内脏的全体	祛风通络止痛。主治风湿痹痛，中风瘫痪，小儿麻痹症	1. 治风湿病：（眼镜蛇）鲜肉炖服（《广西药用动物》）。2. 治风湿性关节痛：饮眼镜蛇新鲜血液，每日用一条蛇的血液冲酒服，连服半个月。若服后发热，可隔天服或停服（《广西药用动物》）
马鬃蛇	鬣蜥科动物变色树蜥 *Calotes versicolor*（Daudin）的全体	祛风活血，滋补强壮。主治腰腿筋骨疼痛，血虚体弱，小儿疳积	治小儿疳积：（马鬃蛇）活体去内脏和皮，切成块，和瘦猪肉同蒸吃，每次 1 ~ 2 条（马鬃蛇）活体去内脏，烧存性，研末，冲服；或蒸猪肉吃，每次 1 条（《广西药用动物》）

续表

药名	来源	功能主治	临床鲜用
锯鲨胆	锯鳐科动物尖齿锯鳐 *Pristis cuspidatus* Latham 及其近缘种的胆	祛风湿，散瘀血，解毒敛疮。主治风湿性关节炎，跌打损伤，胆囊炎，疮疖，皮肤溃疡	治风湿性关节炎、胆囊炎：（尖齿锯鳐）干胆或鲜胆汁，黄酒冲服

第二十二章 温里药

药名	来源	功能主治	临床鲜用
樱桃叶	蔷薇科樱属植物樱桃 *Cerasus pseudocerasus*（Lindl.）G.Don 的叶	温中健脾，止咳止血，解毒杀虫。主治胃寒食积，腹泻，咳嗽，吐血，疮疡肿痛，蛇虫咬伤，阴道滴虫	1. 治慢性支气管炎：鲜樱桃叶，加糖适量。水煎服（《浙江药用植物志》）。2. 治蛇咬伤：（樱桃）鲜叶捣汁饮，并外敷患处（《天目山药用植物志》）
巴豆树根	大戟科植物巴豆 *Croton tiglium* L. 的根	温中散寒，祛风镇痛，杀虫解毒。主治胃痛，寒湿痹痛，牙痛，外伤肿痛，痈疽疔疮，毒蛇咬伤	1. 治毒蛇咬伤：巴豆树鲜根捣烂，外敷伤口周围（《广西本草选编》）。2. 治痈疽发背，脑疽，鬓疽：掘取巴豆树根，洗，捣敷患处，留头（《本草纲目》引《杨诚经验方》）
乌药叶	樟科植物乌药 *Lindera aggregata*（Sims.）Kosterm.［*L.stry-chnifolia*（Sieb.et Zucc.）F.−Vill.］的叶	温中理气消肿止痛。主治脘腹冷痛，小便频数风湿痹痛，跌打伤痛烫伤	治风湿性关节炎，跌打肿痛：乌药鲜叶捣烂，酒炒敷患处（《广西中药志》）
三钻风	樟科植物三桠乌药 *Lindera obtusiloba* Bl.［*L. cercidifolia* Hemsl.］的树皮	温中行气，活血散瘀。主治心腹疼痛，跌打损伤，瘀血肿痛，疮毒	治疗瘀血肿痛：三桠乌药 9 g，白茄根、泽兰、透骨草，水煎服（《青岛中医药手册》）
木姜子（茎叶）	樟科植物清香木姜子、木姜子等① *Litsea euosma* W.W.Smith；② *Litsea mollis* Hemsl.［*Litsea mollifolia* Chun］；③ *Litsea pungens* Hemsl 的茎	温中行气，止痛，燥湿健脾消食解毒消肿。主治胃寒腹痛，暑湿吐泻，食滞饱胀，痛经，肾痛，疟疾疮疡肿痛	治疗关节痛：木姜子果实，雄黄，鸡屎，捣烂炒热布包揉擦痛处（《湖南药物志》）

续表

药名	来源	功能主治	临床鲜用
红楠皮	樟科植物红楠 *Machilus thunbergii* Sieb.Et Zucc. 的根皮、树皮	温中顺气，舒经活血，消肿止痛。主治呕吐腹泻，小儿吐乳，胃呆食少，扭挫伤，转筋足肿	治疗扭挫伤：根皮或树皮加食盐捣烂敷患处
尾花细辛	马兜铃科植物尾花细辛和花叶尾花细辛① *Asarum caudigerum* Hance；② *Asarum caudigerum* Hancecar.*Cardiophyllum*（Franch.）C.Y. Cheng et C.S.Yang 的全草	温经散寒，化痰止咳，消肿止痛。主治风寒感冒，头痛咳嗽，哮喘风湿痹痛跌打损伤口舌生疮毒蛇咬伤疮疡肿毒	1. 治腿部骨髓炎：尾花细辛叶，捣烂敷。2. 治蛀牙痛：土细辛鲜叶适量，搓烂塞蛀牙洞内，另用土细辛，石膏水煎服
竹叶椒	芸香科植物竹叶椒 *Zanthoxylum armatum* DC. 的果实	温中燥湿，散寒止痛，驱虫止痒。主治脘腹冷痛，寒湿吐泻，蛔厥腹痛，龋齿牙痛，湿疹，疥癣痒疮	治毒蛇咬伤：竹叶椒、雄黄、白芷、七叶一枝花根，共捣烂，敷伤口（《福建药物志》）

第二十三章　活血化瘀药

药名	来源	功能主治	临床鲜用
珍珠风	马鞭草科紫珠属植物紫珠 *Callicarpa bodinieri* Levl. 的根、茎叶	散瘀止血，祛风除湿，解毒消肿。主治血瘀痛经，瘀血，咯血，吐血，崩漏，尿血，风湿痹痛，跌打瘀肿，外伤出血，烫伤，丹毒	治跌伤筋骨痛，肌肉红肿：珍珠风全草捣烂，酒调，揉敷患处（《湖南药物志》）
凤仙根	凤仙花科植物凤仙花 *I Mpatiens balsa mina* L. 的根	活血止痛，利湿消肿。主治跌扑肿痛风湿，骨痛白带水肿	治跌打扑伤，红肿紫瘀溃烂：凤仙根，茎捣敷
紫花卫矛	卫矛科植物紫花卫矛 *Euonymus porphyreus* Loes. 的根及枝	散瘀止痛，清热解毒。主治跌打损伤，淋巴结核，疔肿恶疮	治疔疮：紫花卫矛（鲜根）适量，捣绒，外敷患处
省沽油根	省沽油科植物省沽油 *Staphylea bumalda* DC. 的根	活血化瘀。主治妇女产后恶露不净	治妇女产后瘀血不净：鲜省沽油根、红花、茜草，水煎，冲红糖、黄酒，早晚饭前服一次
山香圆	省沽油科植物锐尖山香圆 *Turpinia arguta*（Lindl.）Seem.［*Ochranthe arguta* Lindl.］的根或叶	活血止痛，解毒消肿。主治跌打损伤，脾脏肿大，乳蛾疮疖肿毒	1. 治跌打损伤：山香圆根，炖猪肉服；外用鲜叶捣烂敷患处。2. 治疮疖肿毒：鲜山香圆叶，捣烂敷患处
单鞭	黄杨科植物东方野扇花 *Sarcococca orientalis* C.Y.Wu 的根	活血舒筋，祛风消肿。主治跌打损伤，老伤瘀痛，水肿	1. 治跌打损伤：鲜根，水酒煎服。2. 治老伤发痛：鲜根，大活血，茜草，徐长卿，水酒煎服

续表

药名	来源	功能主治	临床鲜用
宝盖草	唇形科植物宝盖草 *Lamium amplexicaule* L. 的全草	活血通络，消解毒消肿。主治跌打，损伤筋骨，疼痛，四肢麻木，半身不遂，面瘫，黄疸，鼻渊，瘰疬肿毒，黄水疮	1. 治跌打损伤，红肿疼痛不能落地：接骨草、苎麻根、蜂蜜、鸡蛋清、大蓟共五味，捣烂包患处，一宿一次，日久肿疼加生姜，葱头三颗，再包（《滇南本草》）。2. 治痰火发时或手足红肿疼痛：接骨草、鸡脚刺根、土黄连二钱，共捣烂，点酒包敷疼处三次。肿痛消之后加苍耳、白芷、川芎，去黄连，鸡脚刺根，点水酒服三次。本方惟新病可用，久病不可用（《滇南本草》）。3. 治疗跌伤骨折：宝盖草、园麻根、续断，捣烂加白酒少许，敷患处（《湖南药物志》）。4. 治疗淋巴结核：①宝盖草嫩苗，鸡蛋，同炒食；②宝盖草、鸡蛋，同煮，蛋熟后去壳，继续煮半小时，食蛋饮汤；③鲜宝盖草，捣烂取汁，药汁煮沸后服，均隔日一次，连服 3 ~ 4 次（苏医《中草药手册》）
益母草	唇形科植物益母草 *Leonurus japonicus* Houtt. 的新鲜或干燥地上部分	活血调经，利尿消肿，清热解毒。主治月经不调，经闭胎漏，难产包衣不下，产后血晕，瘀血腹痛跌打损伤，小便不利，水肿臃肿疮疡	1. 治难产：益母草捣汁七大合，煎减半，顿服。2. 治疗胎死腹中：益母草捣烂，以暖水少许和，绞取汁，顿服之（《独行方》。3. 治疗产后血晕，心闷乱，恍惚：生益母草汁三合，地黄汁二合，小便一合，鸡子三枚（取清），煎三、四沸，后入鸡子清，匀搅，作一服（《经效产宝》）。4. 治耳聋：益母草一把，研取汁，少灌耳中（《圣

续表

药名	来源	功能主治	临床鲜用
			济总录》)。5. 治妇人勒乳后疼闷，乳结成痈：益母草，捣细末，以新汲水调涂于奶上，以物抹之，生者捣烂用之。6. 治疔肿至甚：益母草茎叶，捣烂敷疮上，又绞取汁五合服之，即内消（《圣惠方》)。7. 治疗喉痹肿痛：益母草捣烂，新汲水一碗，绞取汁顿饮；随吐愈，冬月用根（《卫生易简方》)
茺蔚子	唇形科植物益母草 *Leonurus japonicus* Houtt. 的干燥成熟果实	活血调经，清肝明目。主治妇女月经不调，痛经闭经，产后瘀滞腹痛，肝热，头痛，头晕目赤，肿痛，目生翳障	1. 治乳痈恶痛：用茺蔚子捣敷，及取汁服。2. 治耳聤：茺蔚子汁滴耳中（《普济方》)
泽兰	唇形科植物毛叶地瓜儿苗 *Lycopus lucidus* Turcz.vat.hirtus Regel 的干燥地上部分	活血化瘀，行水消肿，解毒消痈。主治妇女经闭，痛经，产后瘀滞腹痛，癥瘕，身面浮肿，跌打损伤，痈肿疮毒	1. 治疗一切，乳痈初起：泽兰一两，青皮三钱，白及五钱，菊叶三十片。上水煎半盏，加酒半盅，冲服立消（《仙拈集》)。2. 治痈疽发背：泽兰全草煎服，另取叶一握，调冬蜜捣烂敷贴，每日换两次。3. 治蛇咬伤：泽兰全草，加水适量煎服；另取叶一握捣烂，敷贴伤口（《福建民间草药》)
石见穿	唇形科植物华鼠尾草 *Salvia chinensis* Benth. 的全草	活血化瘀，清热利湿，散结消肿。主治月经不调，痛经，经闭崩漏，便血，湿热黄疸，热毒血痢，淋痛，带下，风湿骨痛，瘰疬，疮肿，乳痈，带状疱疹，麻风，跌打伤肿	1. 治疮疖肿毒，急性乳腺炎：紫参鲜茎叶适量，捣烂外敷（《湖南药物志》)。2. 治带状疱疹：紫参鲜叶捣汁，加烧酒外搽（《浙江民间常用草药》

续表

药名	来源	功能主治	临床鲜用
指天椒	茄科辣椒属植物朝天椒 *Capsicum annuum* L.var.*conoises* Irsh［*C. frutescens* L.var.*conoies* Bailey］的果实	活血，消肿，解毒。主治疮疡，脚气，狂犬咬伤	治癫狗，胎狗咬伤：指天椒子、假蒌、紫苏、青胎、片糖，捣烂敷（《岭南采药录》）
茄叶	茄科茄属植物茄 *Solanum melongena* L. 的叶	散血消肿。主治血淋，血痢，肠风下血，痈肿，冻伤	治发痈未溃：白茄叶捣烂，和黑醋煮敷（《岭南采药录》）
仙桃草	玄参科植物蚊母草 *Veronica peregrina* L. 带虫瘿的全草	化瘀止血，清热，消肿，止痛。主治跌打损伤咽喉肿痛，痈疽疮疡，咳血吐血，尿血便血，肝胃气痛，疝气痛，痛经	1. 治疗跌打坠伤，以及伤后咳嗽，吐血，肺痨咳嗽吐血：带虫鲜仙桃草，烈日晒干后，用童便浸泡一天，再浸泡，再晒干研成极细粉，每日热甜酒送服，咳嗽吐血者温开水送服，每天一次（《江西民间草药》）。2. 治疗痈肿初起：鲜蚊母草适量，捣烂加冬蜜少许敷患处（《福建药物志》）
大驳骨	爵床科植物鸭嘴花 *Adhatoda vasica* Nees. 的全株	活血止痛，接骨续伤，止血。主治筋伤骨折，扭伤，瘀血，肿痛，风湿痹痛，腰痛，月经过多，崩漏	治疗跌打创伤红肿：大驳骨适量，捶烂用酒炒热敷伤处（《广西民间常用草药》）
大驳骨丹	爵床科植物黑叶接骨草 *Gendarussa ventricosa*（Wall.）Nees 的干燥带叶嫩枝	活血止痛，化瘀接骨，祛风除湿，消肿，解毒。主治，跌打伤肿，骨折，劳伤腰痛，风湿痹痛，胃气痛，肺痈，乳痈，无名肿毒，外伤红肿	1. 治骨折：大驳骨、小驳骨、酢浆草、两面针根（皆鲜用）捣烂，加黄酒少许，骨折复位后外敷，患处小夹板固定，每天换药一次（《全国中草药汇编》）。2. 治疗风湿骨痛：鲜大驳骨、莪术、香附子，共捣烂酒炒敷患处（《梧州地区中草药》）。3. 理跌打伤，接合筋骨：取叶捣敷之（《岭南采药录》）

续表

药名	来源	功能主治	临床鲜用
跌打草	爵床科植物十万错 *Asystasia gangetica*（L.）J.Anders. 的茎、叶	散瘀消肿，接骨止血。主治跌打肿痛，骨折，外伤出血	1. 治疗跌打肿痛，骨折：鲜跌打草汁枝叶，捣烂，用树叶包好煨热外敷。2. 治外伤出血：鲜跌打草叶，捣烂外敷（《广西本草选编》）。3. 治疗子宫脱垂，脱肛：跌打草适量，捣烂煨热，敷外阴部或肛门，敷前先将突出部位推入（《广西民族药简编》）
白接骨	爵床科白接骨属植物白接骨 *Asystasiella chinensis*（S.Moore）E.Hossain［*Asystasia chinensis* S.Moore］的全草	化瘀止血，续筋接骨，利尿消肿，清热解毒。主治吐血，便血，外伤出血，跌打瘀肿，扭伤骨折，风湿肿痛，腹水，疮疡溃烂，疖肿，咽喉肿痛	1. 治外伤出血：华阿西达全草或根，捣烂敷伤口（《庐山中草药》）。2. 治疗骨折：鲜白接骨草、全草捣烂，患处复位后外敷（《浙江药用植物志》）。3. 治疗断指再植：鲜白接骨全草，加食盐捣烂外敷，再包扎固定，每日换药一次（《浙江民间常用草药》）。4. 治疗陈年烂脚疮，流脓出血：白接骨根加白糖，捣烂使粘稠如糯米饭，贴于患处，好后自落，不必更换（《浙江民间草药》）。5. 治疗疮疖肿毒：鲜白接骨叶，捣烂外敷（《湖南药物志》）
刺血红	爵床科植物花叶假杜鹃 *Barleria lupulina* Lindl. 的全株	通经络，续筋骨，解毒消肿。主治跌打肿痛，骨折，外伤出血，痈肿疮毒，毒蛇咬伤	1. 治疗跌打瘀肿：取花叶假杜鹃鲜叶适量，捣烂敷。2. 治疗鸡眼：花叶假杜鹃全株捣烂，猪油调敷（《西双版纳傣药志》）
接骨木叶	忍冬科植物接骨木 *Sambucus williamsii* Hanc. 的叶片	活血，舒筋，止痛，利湿。主治跌打骨折，筋骨疼痛，风湿疼痛，痛风，脚气，烫火伤	治疗筋骨折伤：接骨木鲜叶、栀子，共捣烂酌加黄酒适量，炒热摊布上，将骨复位后，用上药敷伤处，夹缚固定（《河南中草药手册》）

续表

药名	来源	功能主治	临床鲜用
鸡树条	忍冬科植物鸡树条或欧洲荚蒾 *Viburnum opulus* L.var.*caluescens* (Rehd.)Hrar[V.*sargentii Koehne* var.calues cens Rdhd. ; V.*sargentii* Koebne] 2.*Viburnum opulus* L. 的枝、叶	通经活络，解毒止痒。主治腰腿疼痛，闪腰岔气，疮疖疥癣，皮肤瘙痒	治闪腰岔气，关节疼痛：(鸡树条) 嫩枝叶，水煎服（《东北常用中草药手册》）
六股筋	忍冬科植物球核荚蒾 *Viburnum propinquum* Hemsl. 的叶或根	散瘀止血，续筋接骨。主治跌打损伤，筋伤骨折，外伤出血	1. 治疗骨折，跌打损伤，瘀血肿痛，球核荚蒾适量，捣绒，用酒调敷患部。2. 治疗创伤出血球核荚蒾适量，研细末，撒布患处（《四川中药志》1982 年 ）
对叶油麻叶	忍冬植物台东荚蒾 *Viburnum taitoense* Hayata 的茎叶	散瘀止痛，通便。主治跌打损伤便秘	1. 治疗便秘：对叶油麻鲜叶，加淘米水捣烂，取汁服（《湖南药物志》）。2. 治疗跌打损伤，胸背部，肋骨，腹部痛而无骨折以及破皮现象者：用对叶油麻鲜叶嫩枝十一个，老弱者用七个，捣烂加适量的两次淘米水，再换匀取汁，适量兑酒，加热温服，以微醉为度，其渣加酒糟和匀，敷局部一昼夜，每天服一剂，连服两剂，重者三剂，服后可致腹微痛，亦有吐泻者。如吐泻较严重，糙米粥热服即可停止（《湖南药物志》）
二郎剑	菊科植物长穗兔耳风 *Ainsliaea henryi* Diels 的全草	散瘀清热，止咳平喘。主治跌打损伤，血瘀肿痛，毒蛇咬伤，肺热咳嗽，哮喘	1. 治疗跌打损伤：见血草适量，捣烂外敷。2. 治疗毒蛇咬伤：见血草、一枝箭、鬼针草、半边莲、青藤香，水煎服，亦可捣烂外敷伤口（《万县中草药》）

续表

药名	来源	功能主治	临床鲜用
鸭脚艾	菊科植物白苞蒿 *Artemisia lactiflora* Wall. ex DC. 的全草或根	活血散瘀，理气化湿。主治血瘀痛经，经闭，产后瘀滞腹痛，慢性肝炎，肝脾肿大，食积腹胀，寒湿泄泻，疝气，脚气，阴虚肿痛，跌打损伤，水火烫伤	1. 治经闭或经前腹痛：鲜鸭脚艾，酒水煎，调红糖服。2. 治白带：鲜鸭脚艾，水煎服（《福建中草药》）
火油草	菊科艾纳香属植物千头艾纳香 *Blumea lanceolaria*（Roxb.）Druce，以叶入药	祛风活血，通络之痛。主治头风痛，风湿痹痛，跌打肿痛	治疗产后关节痛，风湿骨痛，跌打肿痛：火油草鲜叶捣烂，加酒炒热外敷，或煎水洗患处（《广西本草选编》）
八角香	菊科蟹甲草属植物白花蟹甲草 *Cacalia ainsliaefora*（Franch.）Hand.-Mazz. 的块茎	散瘀解毒，杀虫。主治风湿浮肿，无名肿毒，癞癣	1. 治无名肿毒：八角香适量，捣绒，敷患处（《贵州民间药物》）。2. 治癞癣：八角香适量，磨酒或醋，搽患处（《贵州民间药物》）
金盏菊根	菊科植物金盏菊 *Calendula officinalis* L. 的根	活血散瘀，行气止痛。主治癥瘕疝气，胃寒疼痛	1. 治疝气：金盏菊鲜根酒，水煎服。2. 治胃寒痛：金盏菊鲜根，水煎或酒水煎服（《福建中草药》）
线叶蓟	菊科植物线叶蓟 *Cirsium lineare*（Thunb.）Sch.-Bip. 的根或全草	活血散瘀，解毒消肿。主治月经不调，闭经痛经，乳腺炎，跌打损伤，尿路感染，痈疖，蛇伤	治乳腺炎：线叶蓟鲜根加葱白捣烂，加热，喷黄酒，适量外敷患处
蚯疽草	菊科植物鱼眼草 *Dichrocephala auriculata*（Thunb.）Druce［*Ethulia auriculata* Thunb.］的全草	活血调经，解毒消肿。主治月经不调，扭伤肿痛，疔毒，毒蛇咬伤	1. 治蚯疽小儿外生殖器焮肿，小便不利：鲜蚯疽草和冬蜜，捣烂敷贴。2. 治疗疔毒肿痛：鲜蚯疽草和米稀饭加食盐少许捣烂敷贴，每日换两次（《福建民间草药》）。3. 治扭伤肿痛：干茯苓菜研末，每次六

续表

药名	来源	功能主治	临床鲜用
			克酒送服，另用鲜茯苓菜捣烂调些酒敷伤处。4. 治毒蛇咬伤：鲜茯苓菜，捣烂敷伤处（《福建中草药》）
老鼠脚迹	菊科植物球菊 *Epaltes australis* Less. [*Sphaeromorphaea russeliana* DC.] 的全草	祛瘀止痛。主治跌打损伤，目赤肿痛	治赤眼肿痛：老鼠脚迹、田基黄、犁头草，捣敷谷穴，左眼痛敷右，右眼痛敷左（《陆川本草》）
飞机草	菊科植物飞机草 *Eupatorium odoratum* L. 的全草	散瘀消肿，解毒止血。主治跌打肿痛，疮疡肿毒，稻田性皮炎，外伤出血，旱蚂蚱咬后流血不止	1. 治跌打损伤，外伤出血：鲜飞机草全草，捣烂外敷（《广西本草选编》）。2. 治疔疮红肿：飞机草鲜叶适量，捣烂敷患处（《云南中草药》）。3. 治疗稻田皮炎：飞机草鲜叶揉烂外擦（《广西本草选编》）。4. 治旱蚂蝗咬后流血不止：用飞机草鲜叶，揉烂涂伤口。5. 防止旱蚂蟥咬伤：用鲜叶揉碎涂下肢（广州部队《常用中草药手册》）
蛇接骨	菊科菊三七属植物平卧土三七 *Gynura procumbens* (Lour.) Merr. 的全草	散瘀，消肿，清热止咳。主治跌打损伤，风湿性关节痛，肺炎，肺结核，痈疮肿毒	治跌打损伤，软组织挫伤：鲜蛇接骨捣烂，加胡椒末适量，外敷患处（《云南中草药》）
兔打伞	菊科橐吾属植物大头橐吾 *Ligularia japonica* (Thunb.) Less. 的根及全草	舒筋活血，解毒消肿。主治跌打损伤，无名肿毒，毒蛇咬伤，痈疖，湿疹	1. 治疗跌打损伤：大头橐吾根，酒水各半煎服，同时取鲜草适量，加白酒，捣烂外敷（《全国中草药汇编》）。2. 治无名肿毒：（大头橐吾）根适量，白糖少许，共捣烂外敷，早晚各换药 1 次。3. 治毒蛇咬伤：（大头橐吾）根、虎杖、苎麻（根皮）适量，共捣烂外敷（《全国中草药汇编》）

续表

药名	来源	功能主治	临床鲜用
小铜锤	菊科植物美形金钮扣 *Spilanthes callimorpha* A.H.Moore 的全草	活血祛瘀，消肿止痛。主治跌打损伤，骨折，闭经，痛经，胃痛，牙痛，风湿关节痛，腰痛，外伤出血	治胃寒痛：小铜锤叶，研末，开水送服，或嚼服鲜叶（《云南中草药》）
楮树根	桑科植物构树 *Broussonetia papyrifera*（L.）Vent.［*Marus papyrifera* L.］的嫩根或根皮	凉血散瘀，清热利湿。主治咳嗽吐血，崩漏，水肿，跌打损伤	治菌痢：鲜钩树根，水煎服
假连翘叶	马鞭草科植物假连翘 *Duranta repens* L. 的叶	活血通经，祛风除湿。主治血瘀闭经，风湿痹痛	1. 治重底：假连翘鲜叶适量，红糖，捣烂加热温敷（《福建中草药》）。2. 治痈肿初起：假连翘鲜叶，和红糖，捣烂外敷（《福建中草药》）
红升麻	虎耳草科落新妇属植物落新妇 *Astilbe chinensis*（Maxim.）Franch. et Sav. 和大落新妇 A.*grandis stapf* ex Wils. 的根茎	活血止痛，祛风除湿，强筋健骨，解毒。主治跌打损伤，风湿痹痛，劳倦乏力，毒蛇咬伤	1. 治陈伤积血，筋骨酸疼：（红花落新妇）鲜根捣烂，黄酒冲服（《天目山药用植物志》）。2. 治劳动过度，筋骨酸痛：（红花落新妇）鲜根，切成薄片，置碗中，入黄酒适量，上加盖，置锅中蒸熟取汁，分3次饭前服，并将残渣嚼服。忌食酸、芥菜（《天目山药用植物志》）
草绣球	虎耳草种植物草绣球 *Rhizoma Cardiandrae* Moell-endorffii 的根茎	活血祛瘀。主治跌打损伤	治各种损伤：鲜（草绣球）根，切片，加黄酒、红糖，盛碗中加盖，放锅内蒸，连蒸 3 ~ 4 汁（次），每饭前服 1 次（《天目山药用植物志》）

续表

药名	来源	功能主治	临床鲜用
桃枝	蔷薇科植物桃 *Pruuns persica*（L.）Batsch 的干燥枝条	活血通络，解毒杀虫。主治心腹疼痛，风湿关节痛，腰痛，跌打损伤，疮癣	治黄疸：鲜桃汁，切碎煎汁服（《陕甘宁青中草药选》）
湖北海棠根	蔷微科植物湖北海棠 *Malus hupehensis*（Pamp.）Rehd. 的根	活血通络。主治跌打损伤	1. 治筋骨扭伤：湖北海棠鲜根，切片，水煎，冲黄酒或烧酒，加红糖，饭前服；并取根白皮切碎用米泔水、盐卤捣成糊，敷患处（《天目山药用植物志》）
月季花	蔷薇科植物月季 *Rosa chinensis* Jacq. 的干燥花	活血调经，解毒消肿。主治月经不调，痛经，闭经，跌打损伤，瘀血肿痛，瘰疬，痈肿，烫伤	1. 治月经不调：鲜月季花，开水泡服（《泉州本草》）。2. 治皮肤湿疹，疮肿：鲜月季花捣烂，加白矾少许，外敷（《四川中药志》1979年）。3. 治热疖肿痛：月季花、垂盆草各适量，捣烂敷患处，干则更换（《安徽中草药》）
钝叶蔷薇	蔷薇科植物钝叶蔷薇 *Rosa sertata* Rolfe 的根	活血止痛，清热解毒。主治月经不调，风湿痹痛，疮疡肿痛	治无名肿毒：钝叶蔷薇鲜根，在糙碗底上加米泔水磨成糊状，涂患处（《天目山药用植物志》）
空心柳	蔷薇科植物绣线菊 *Spiraea salicifolia* L. 的根或全株	活血调经，利水通便，化痰止咳。主治跌打损伤，关节酸痛，闭经，痛经，小便不利，大便秘结，咳嗽痰多	治刀伤：用空心柳嫩叶，捣烂后敷患处，干则另换之（1～3方出自《黑龙江常用中草药手册》）
狗蚁草	豆科狗蚁草 *Alysicarpus vaginalis*（L.）DC.［*A. mummu-lariaefolius* DC.］，以全草、根、叶入药	活血通络，接骨消肿，清热解毒。主治跌打骨折，筋骨酸痛，外伤出血，疮疡溃烂久不收口，腮腺炎，慢性肝炎	1. 治跌打损伤，骨折：（狗蚁草）鲜全草捣烂外敷。2. 治外伤出血：（狗蚁草）鲜叶捣烂敷；或用叶研粉撒患处。3. 治疮疡溃烂久不收口：（狗蚁草）鲜全株水煎外洗，并用叶研粉撒患处（1～3方出自《全国中草药汇编》）

续表

药名	来源	功能主治	临床鲜用
紫荆根	豆科植物紫荆 *Cercis chinensis* Bunge 的根或根皮	破瘀活血，消痈解毒。主治妇女月经不调，瘀滞腹痛，痈肿疮毒，痄腮，狂犬咬伤	治疯狗咬伤：鲜紫荆根皮，酌加砂糖捣烂，敷伤口周围（《福建民间草药》）
双飞蝴蝶	豆科植物蝙蝠草 *Christiavespertilionis* （L.f.）Bahn.f. 的全草	活血祛风，解毒消肿。主治风湿痹痛，跌打损伤，喉蛾，肺热咳嗽，痈肿疮毒，毒蛇咬伤	治跌打骨折：用蝙蝠草鲜全草，捣烂或用全草研粉，调酒炒热外敷（《广西本草选编》）
鱼藤	豆科植物鱼藤 *Derris* trifoliata 的根或茎叶	散瘀止痛，杀虫止痒。主治跌打肿痛，关节疼痛，疥癣，湿疹	治关节肿痛：（鱼藤）枝叶捣烂，酒水各半煮热，温敷患处
大叶拿身草	豆科植物疏花山蚂蝗 *Desmodium laxiflorum* DC. 的全草	活血，平肝，清热，利湿，解毒。主治跌打损伤，高血压，肝炎，肾炎水肿，膀胱结石，过敏性皮炎，梅毒	治梅毒横痃：大叶拿身草、台湾绞股蓝、风藤葛、艾纳香、芋叶细辛各适量，共捣敷患处（《台湾药用植物志》）
饿蚂蟥	豆科植物饿蚂蝗 *Desmodium multiflorum* DC. 的全株	活血止痛，解毒消肿。主治脘腹疼痛，小儿疳积，妇女干血痨，腰扭伤，创伤，尿道炎，腮腺炎，毒蛇咬伤	治毒蛇咬伤：用鲜饿蚂蟥全草，水煎服，并用鲜叶捣烂敷伤口周围（《广西本草必选编》）
虾须豆	豆科植物干花豆 *Fordia cauliflora* Hemsl. 的根、叶	活血通络，消肿止痛，化痰止咳。主治风湿痹痛，跌打损伤，痈疮肿痛，咳嗽	治痈疮肿痛：虾须豆鲜根适量，调红糖捣烂外敷（《广西本草选编》）
铁罗伞	豆科植物仪花 *Lysi-dice rhodostegia* Hance 的根	活血止痛，消肿止血。主治跌打损伤，骨折，风湿痹痛，外伤出血	1. 治骨折：铁罗伞、大罗伞、榕树须，共捣烂，敷患处（《广西中草药》）。2. 治外伤出血：铁罗伞叶适量，捣烂（干的研末），敷伤处（《广西民间常用草药手册》）

续表

药名	来源	功能主治	临床鲜用
硬骨藤	豆科植物绿花崖豆藤 *Millettia championii* Benth. 的根	凉血散瘀，祛风通络。主治跌打损伤，风湿关节痛，面神经麻痹	1. 治跌打扭伤，风湿关节痛：硬骨藤鲜根皮捣烂，酒炒外敷，或用根皮浸酒外搽。2. 治面神经麻痹：硬骨藤鲜根皮捣烂，调醋外搽患侧（1～2方出自《广西本草选编》）
牛马藤	豆科植物常绿油麻藤 *Mucuna sempervirens* Hemsl. 的茎	活血调经，补血输舒筋。主治月经不调，痛经，闭经，产后血虚，贫血，风湿痹痛，四肢麻木，跌打损伤	治跌打损伤：鲜牛马藤皮，捣烂调童便少许，炖温敷患处（《浙江药用植物志》）
鹿藿根	豆科植物鹿藿 *Rhynchosia volubilis* Lour. 的根	活血止痛，解毒，消积。主治妇女痛经，瘰疬，疖肿，小儿疳积	治蛇咬伤：鹿藿根，捣烂敷伤处（《天目山药用植物志》）
三叶铜钱草	酢浆草科植物白花酢浆草 *Oxalis acetosella* L. 的全草	活血化瘀，清热解毒，利尿通淋。主治劳伤疼痛，跌打损伤，麻风，无名肿毒，疥癣，小儿口疮，烫火伤，淋浊带下，尿闭	1. 治诸淋赤痛：鲜（山酢浆草）捣汁半碗，酒一盅，空腹服，每日2次（《吉林中草药》）。2. 治小便不通：（山酢浆草）1把，车前草1把，捣烂，加砂糖少许，调服半碗，每日2次（《吉林中草药》）
铜锤草	酢浆草科酢浆草属植物红花酢浆草 *Oxalis corymbosa* DC. 的全草	散瘀消肿，清热利湿，解毒。主治跌打损伤，月经不调，咽喉肿痛，水泻，痢疾，水肿，白带，淋浊，痔疮，痈肿疮疖，烧烫伤	1. 治扁桃体炎：鲜红花酢浆草。米泔水洗净，捣烂绞汁，调蜜服（《福建药物志》）。2. 治咽喉肿痛，牙痛：鲜红花酢浆草全草，水煎，慢慢咽服（《浙江药用植物志》）。3. 治慢性肾炎：（红花酢浆草）鲜品，配鸡蛋煎服（《福建晋江中草药手册》）。4. 治肾盂肾炎：鲜红花酢浆草，捣烂和鸡蛋炒熟服（《福建药物志》）。5. 治蛇头疔：鲜红花酢浆草叶，和蜜捣烂，敷患处

续表

药名	来源	功能主治	临床鲜用
			(《福建中草药》)。6. 治烫伤:(红花酢浆草)鲜全草适量，捣烂，用冷开水调敷患处(《浙江药用植物志》)
巴豆叶	大戟科植物巴豆 *Croton tiglium* L. 的叶	祛风活血，杀虫解毒。主治疟疾，痹症，跌打损伤，缠腰火丹，疮癣，蛇伤	1. 治带状疱疹：巴豆树鲜叶，捣烂，调洗米水外涂。2. 治毒蛇咬伤：鲜叶捣烂，外敷伤口周围(1 ~ 2 方出自《广西本草选编》)
叶象花	大戟科植物猩猩草 *Euphorbia heterophylla* L. 的全草	凉血调经，散瘀消肿。主治月经过多，外伤肿痛、出血，骨折	治外伤出血，骨折：夜向花鲜叶适量，捣烂敷患处，2 ~ 3 d 换药 1 次(《文山中草药》)
麻疯树	大戟科植物麻疯树 *Jatropha curcas* L. 的叶、树皮	散瘀消肿，止血止痛，杀虫止痒。主治跌打瘀肿，骨折疼痛，关节挫伤，创伤出血，麻风，疥癣，湿疹，癞头疮，下肢溃疡，脚癣，阴道滴虫	1. 治跌打瘀肿，创伤出血:(麻风树)鲜叶适量，捣烂敷患处(《广西中草药》)。2. 治皮肤瘙痒：湿，用(麻风树)鲜叶置火上烤熟，至叶柔软时揉烂，擦患处(《广西中草药》)。3. 治骨折：麻疯树根皮、接骨藤、玄朗叶、叶上花各适量。捣烂外敷(《西昌中草药》)。4. 治关节挫伤:(麻疯树)树皮适量，捣烂外包(《全国中草药汇编》)。5. 治疥癣顽疮：用麻疯树皮或叶，捣烂敷患处(《云南中草药》)。6. 治烧烫伤：用(麻疯树)树皮和嫩叶各适量捣烂取汁，加茶油少许，搽患处(《广西本草选编》)
高山扁枝石松	石松科植物高山扁枝石松 *Diphasiastrum alpinum*(L.)Holub. 的全草	活血，止痛。主治关节痹痛，跌打损伤	治跌打损伤：高山扁枝石松，煎服，并取适量捣敷患处

续表

药名	来源	功能主治	临床鲜用
芒萁骨	里白科植物芒萁 *Dicranopteris pedata* (Houtt.) Nakai［*Polypodium pedatum* Houtt.; *Dicranopteris dichotoma* (Thunb.) Bernh.］的幼叶或叶柄	化瘀止血，清热利尿，解毒消肿。主治妇女血崩，跌打伤肿，外伤出血，热淋涩痛，白带，小儿腹泻。目赤肿痛，烫火伤，毒虫咬伤	治目赤肿痛：鲜芒萁、车前草各适量，水煎浓汁，熏眼，每日2～3次
回阳生	书带蕨科植物细柄书带蕨 *Vittaria filipes* Christ的全草	活血祛风，理气止痛。主治跌打损伤，筋骨疼痛，麻木，胃气痛，小儿惊风	治跌打损伤：细柄书带蕨鲜草适量，捣烂外敷
树韭菜	书带蕨科植物平肋书带蕨 *Vittaria fudzinoi* Makino的全草	活血，理气，止痛。主治筋骨疼痛，跌打损伤，劳伤痛，胃气痛，小儿惊风，疳积，目翳，干血痨	治肝胃气痛：鲜树韭菜，煎水加酒少许，分两次服
矮叶书带蕨	书带蕨科植物矮叶书带蕨 *Vittaria modesta* Hand.-Mazz.［V.nana Ching］的全草	舒筋活络，筋骨止痛。主治跌打损伤，骨折	治骨折：矮叶书带着蕨、参三七，煎服，并取适量鲜草捣敷患处
九倒生	蕨类铁角蕨科九倒生 *Asplenium varians* Wall.的全草	活血消肿，止血生肌。主治骨折，刀伤，疮疡溃烂，烧烫伤	1. 治刀伤骨折：(变异铁角蕨)全草适量，嚼绒或捣绒敷伤处(《贵州民间药物》)。2. 治烫火伤：变异铁角蕨叶、芭蕉叶各适量，捣烂调桐油敷患处
蜈蚣旗根	岩蕨科岩蕨属植物耳羽岩蕨 *Woodsia polystichoides* Eaton的根茎	舒筋活络。主治筋伤疼痛，活动不利	1. 治伤筋：鲜(耳羽岩蕨)根茎，山天萝(葡萄科蛇葡萄)根(外去栓皮，内除木心)各适量，共捣烂，加酒糟或黄酒做成饼，烘热包敷伤处，每日换药1～2次，忌食酸辣

续表

药名	来源	功能主治	临床鲜用
白毛蛇	骨碎补科阴石蕨属植物圆盖阴石蕨 *Humata tyermanni* S.Moore，以根状茎入药	活血止血，清热利湿，续筋接骨。主治风湿痹痛，腰肌劳损，跌打损伤，牙痛，吐血，便血，尿路感染，白带，痈疮肿痛	1. 治肺痈：鲜阴石蕨根茎，水煎调冰糖服。2. 治乳痈：鲜阴石蕨根茎适量，捣烂外敷。3. 治带状疱疹：鲜阴石蕨根茎，捣烂绞汁，调雄黄抹少许涂抹患处。4. 治黄疸型肝炎：阴石蕨鲜、茵陈、生山栀各 9 g，水煎服。5. 治扭伤：阴石蕨鲜根茎去毛鳞片，捣烂敷伤处
大膜盖蕨	骨碎补科植物大膜盖蕨 *Leucostegia immersa*（Wall.）Presl［*Davallia immersa* Wall.］的根茎	活血祛瘀。主治跌打损伤，腰痛	治跌打损伤：大膜盖蕨，煎服，或鲜根茎捣敷
琼越线蕨	水龙骨科植物琼越线蕨 *Colysis bonii* Ching 的全草	活血散瘀，清热利尿。主治跌打损伤，小便，淋沥涩痛	治跌打损伤：琼越线蕨，煎服，并取适量鲜草捣敷
石壁莲	水龙骨科植物掌叶线蕨 *Colysis digitata*（Baker）Ching 的叶	活血散瘀，解毒止痛，利尿通淋。主治跌打损伤，风湿疼痛毒蛇咬伤，热淋，石淋	治毒蛇咬伤肿痛：掌叶线嵌、瓜子金，七叶一枝花，水煎服，渣捣拦外敷
羊七莲	水龙骨科植物线蕨 *Colysis elliptica*（Thunb.）Ching 的全草	活血散瘀，清热利尿。主治跌打损伤，尿路感染，肺结核	治跌倒损伤：线蕨，煎服，并取适量，捣敷患处
猪毛蕨	水龙骨科植物光亮瘤蕨 *Phymatosorus cuspidatus*（D.Don）Pic.Serm. 的根茎	活血消肿，续骨。主治无名肿毒，小儿疳积，跌打损伤，骨折腰腿痛	治无名肿毒，骨折：光亮密网蕨适量，捣烂敷患处

续表

药名	来源	功能主治	临床鲜用
土碎补	水龙骨科植物水龙骨 *Polypodiode snipponica*（Mett.）Ching 的根茎	舒筋活络，清热解毒，消肿止痛。主治风湿痹痛，跌打损伤，痈肿疮毒	治跌打损伤：水龙骨，煎服；外用捣烂，敷患处
白果叶	银杏科植物银杏 *Gin kgo bilobe* L. 的叶片	活血养心，敛肺涩肠。主治胸痹心痛，喘咳痰嗽，泄泻痢疾白带	1. 治雀斑：采白果叶捣烂，搽，甚妙。2. 治鸡眼：鲜银杏叶十片，捣烂包贴患处，两天后成白腐状，用小刀将硬丁踢出
罗汉松根皮	罗汉松科植物罗汉松 *Podocarpus macrophyllus*（Thunb.）D.Don 或短叶罗汉松 *Podocarpus macrophyllus*(Thunb.)D.Don var.maki Endl. 的根皮	活血祛瘀，祛风除湿，杀虫止痒。主治跌打损伤，风湿痹痛，癣疾	1. 治跌打损伤：小罗汉松鲜根皮，苦参根等量，加黄酒捣烂敷伤处，每日换一次。2. 治金钱癣：鲜罗汉松根皮，醋浸半日，鲜羊蹄各等量红糖适量，共捣烂敷患处，每日两次
华鹅耳枥	桦木科植物华千金榆 *Carpinus cordata* B1.var.chinensis Franch.［*C.chinensis*（Franch.）Pei］的根或根皮	活血消肿，利湿通淋。主治跌打损伤，痈肿疮毒，淋症	1. 治跌打损伤：小果千金榆根皮加酒精捣敷。2. 治痈肿毒：小果千金榆根白皮，加酒精捣烂敷。3. 治赤白淋症：小果千金榆鲜根白皮，米酒煎服
香胶木根皮	榆科植物假玉桂 *Celtis timorensis* Span. 的根皮	活血消肿，止血。主治跌打损伤，疮疡肿痛，外伤出血	治疮疖肿痛：鲜香胶木根皮，捣烂外敷
山黄麻根	榆科山黄麻属植物山黄麻 *Trema orientalis*（L.）Bl. 的根	消瘀，消肿止痛。主治跌打损伤瘀肿疼痛，腹痛	治跌打瘀肿：鲜山黄麻根皮捣烂，酒炒外敷

续表

药名	来源	功能主治	临床鲜用
台湾榕	桑科植物台湾榕 *Ficus formosana* Maxim. 的全株	活血补血，催乳止咳，祛风利湿，清热解毒。主治月经不调，产后或病后虚弱，乳汁不下，咳嗽，风湿痹痛，跌打损伤，背痈，乳痈，毒蛇咬伤，湿热黄疸，急性肝炎，尿路感染	治毒蛇咬伤后昏迷不醒：台湾榕根皮、叶捣烂，冲入热酒焖片刻，取药酒灌服（《广西民族药简编》）
苎麻梗	荨麻科植物苎麻 *Boehmeria nivea*（L.）Gaudich. 的茎或带叶嫩茎	散瘀，解毒。主治金疮折损，痘疮，痈肿，丹毒	1. 治痘毒：以野苎麻去皮，捣敷。2. 治丹毒：苎麻嫩茎、叶捣烂榨汁，涂敷患处
小赤麻根	荨麻科植物小赤麻 *Boehmeria spicata*（Thunb.）Thunb. 的根	活血消肿，止痛。主治跌打损伤，痔疮肿痛	治跌倒损伤：鲜小赤麻根加天萝（葡萄科蛇葡萄）根，兰花（兰科春兰）根等量，拌入黄酒捣烂敷患处
山麻根	荨麻科苎麻属植物悬铃木叶苎麻 *Boehmeria tricuspis*（Hance）Makino 的根	活血止血，解毒消肿。主治跌打损伤，胎漏下血，痔疮肿痛，疖肿	1. 治跌打内伤：鲜山麻根加山天萝根，兰花根等量拌入黄酒捣烂敷患处。2. 治疖肿：悬铃木叶苎麻鲜根，或鲜叶，捣烂敷
豆瓣七	荨麻科植物狭叶楼梯草 *Elatostema lineolatum* Wight var.majus Wedd. 的全草	活血通络，消肿止痛，清热解毒。主治风湿痹痛，跌打损伤，骨折，外伤出血，痈疽肿痛	治痈疽骨折：鲜豆瓣七，捣敷患处
乌骨麻	荨麻科楼梯草属植物庐山楼梯草 *Elatostema stewardii* Merr. 的根茎及全草	活血祛瘀，解毒消肿，止咳。主治跌打扭伤，骨折，闭经，风湿痹痛，痄腮，带状疱疹，疮肿，毒舌咬伤，咳嗽	1. 治骨折，扭伤：鲜赤车使者全草，加食盐适量，捣烂外敷伤处。2. 治骨折：鲜赤车使者草根，加鲜苦参根各适量，入黄酒捣烂裹敷伤处，外夹以杉树栓皮固定，每日换一次。3. 治闭经：鲜赤车使者全草，

续表

药名	来源	功能主治	临床鲜用
			水煎冲黄酒，红糖服。4. 治流行性腮腺炎：鲜赤车使者全草，捣烂外敷患处。5. 治咳嗽：鲜赤车使者草茎，叶，洗净，炖猪肉服。6. 治肺结核，发热咳嗽：鲜赤车使者全草，水煎服
山椒草	荨麻科赤车属植物小赤车 *Pellionia minima* Makino［*Pellionia brevifolia* Benth.］的全草	舒筋活血，解毒消肿。主治扭伤，跌打损伤，疮疖肿毒，蛇伤，鸡眼	1. 治关节扭伤：（山椒草）全草加山天萝（葡萄科蛇葡萄）根等量，用酒精或酒拌和，捣烂烘热敷患处，每日换 1 次（《天目山药用植物志》）。2. 治鸡眼脚：（山椒草）全草加童便捣烂敷脚底板，2 ~ 3 剂即愈（江西《红药手册》）
水蓼根	蓼科植物水蓼 *Polygonum hydropiper* L. 的根	活血调经，健脾利湿，解毒消肿。主治月经不调，小儿疳积，痢疾，肠炎，疟疾，跌打肿痛，蛇虫咬伤	1. 治肠炎痢疾：水蓼鲜根，干根或全草，水煎服，连服三天。2. 治毒蛇，蜈蚣，黄蜂咬伤，咬伤未超过四小时者：红辣蓼一握，捣烂，从伤口周围向伤口揉搓，至伤口出血为止，再用红辣廖尖捣烂，敷患处；另用红辣蓼根，乌柏根，水煎服，每日一剂，连服三剂
独脚乌桕	葡萄科植物白粉藤 *Cissus repens*（Wight et Arn.）Lam. 的根及茎藤	活血通络，化痰散结，解毒消痈。主治跌打损伤，风湿痹痛瘰疬痰核，痈肿疮毒，毒蛇咬伤	治痰火瘰疬，痈疮肿毒，毒蛇咬伤：白粉藤根
桦叶葡萄根皮	葡萄科植物桦叶葡萄 *Vitis betulifolia* Diels et Gilg 的根皮	舒筋活血，利湿解毒。主治风湿瘫痪，跌打骨折，痢疾，无名肿毒	治风湿瘫痪，劳伤接骨：大血藤捣烂和甜酒酿调匀，包敷患处

续表

药名	来源	功能主治	临床鲜用
刺葡萄根	葡萄科植物刺葡萄 *Vitis davidii*（Roman.）Foex. 的根	散瘀消积，舒筋止痛。主治吐血腹胀癥积，关节肿痛，筋骨伤痛	治慢性关节炎：刺葡萄鲜根、钩藤根、鲜大活血、鲜五味子根仙三月泡，鲜百两金，娃儿藤根，用肉汤炖服急性者用用猪脚
拔毒散	锦葵科黄花稔属植物拔毒散 *Sida szechuensis* Matsuda. 的枝叶	下乳活血利湿解毒。主治乳汁不下，乳痈，痈肿，小便淋涩，泻泄，痢疾闭经，跌打骨折	治瘰疽疔疮：拔毒散鲜叶，捣烂敷患处。跌打损伤，拔毒轍鲜叶捣烂，加红糖或酒调敷患
昂天莲	梧桐科昂天莲属植物昂天莲 *Ambroma augusta*（L.）L.f. 的根、叶	通经活血，消肿止痛。主治月经不调疮疡疖肿，跌打损伤	1. 治跌打肿痛：昂天莲鲜根，捣烂，酒炒热外敷，或用根加酒三倍量，浸七天后用药酒外搽。2. 治疮疖红肿：昂天莲鲜根皮，或鲜叶，捣烂调，红糖外敷
瑞香花	瑞香科瑞香属植物瑞香 *Daphne odora* Thunb.，以根、树皮、叶及花入药	活血止痛，解毒散节。主治头痛牙痛，咽喉肿痛，风湿痛，乳痈，乳房肿硬，风湿疼痛	1. 治齿痛：鲜瑞香花叶，杵烂含痛处。2. 治咽喉肿痛：鲜白瑞香花及根，放碗中捣烂，加开水擂汁服。3. 治乳岩初起：鲜瑞香花捣烂，加少许鸡蛋白，同捣匀敷
垂穗荛花	瑞香科植物细轴荛花 *Wikstroemia nutans* Champ. 的花、根或茎皮	软坚散结，活血止痛。主治瘰疬初起，跌打损伤	治瘰疬初起：垂穗荛花第二层皮，红糖，共捣烂外敷
珍珠伞	紫金牛科植物珍珠伞 *Ardisia maculosa* Mez［*A.patens* Mez］的全株	活血止痛，清利咽喉。主治跌打损伤，骨折，风湿痹痛，白喉，咽喉肿痛，胃溃疡	治开放性骨折：鲜珍珠伞捣细炒热，与热鸡血拌匀敷患处，每日换药1次（《云南中草药》）
假刺藤	来源紫金牛科假刺藤 *Embelia scandens*（Lour.）Mez，以根、叶入药	舒筋活络，敛肺止咳。主治痹证筋挛骨痛，肺痨咳嗽	风湿痹痛，肺结核：鲜叶煎水洗头，可作清洁剂，也可灭虱（《全国中草药汇编》）

续表

药名	来源	功能主治	临床鲜用
耳叶排草	报春花科植物耳叶珍珠菜 *Lysimachia auriculata* Hemsl. 的根和根茎	活血利水，解毒消肿。主治月经不调，风湿痹痛，水肿，小便不利，咽喉肿痛，乳痈，无名肿毒，跌打损伤	1. 治咽喉肿痛：鲜狼尾花、鲜青木香，加水适量，捣汁服（《华山药物志》）。2. 治急性淋巴管炎：狼尾花鲜草，捣烂外敷（《华山药物志》）。3. 治淋巴结核，小儿疳热：鲜狼尾巴花，鸡蛋1个同煮熟，蛋、汤同服（《秦岭巴山天然药物志》）
缢瓣珍珠菜	报春花科植物缢瓣珍珠菜 *Lysimachia glanduliflora* Hanelt. 的全草	活血调经，解毒消肿。主治慢性肝炎，月经不调，跌打肿痛，痈肿疮疖，毒蛇咬伤	1. 治跌打损伤：缢瓣珍珠菜鲜草捣烂，加酒炒热敷（《湖南药物志》）。2. 治疮疖肿痛：缢瓣珍珠菜鲜草捣烂，加酒糟（《湖南药物志》）。3. 治腹蛇咬伤：缢瓣珍珠菜鲜草捣烂敷（《湖南药物志》）
醉鱼草根	醉鱼草科植物醉鱼草 *Buddleja lindleyana* Fort. 的茎叶	活血化瘀，消积解毒。主治经闭，癥瘕，血崩，小儿疳积，痄腮，哮喘，肺脓疡	治劳力身体疼痛：醉鱼草鲜根，红糖，黄酒，冲开水1杯炖服（《闽东本草》）
小筋骨藤	龙胆科植物尼泊尔双蝴蝶 *Tripterospermum volubile*（D.Don）Hara 的全草	舒筋活络，接骨。主治骨折，筋伤	治断指：三百棒、缬草状景天各4份，小筋骨藤2份（均用鲜品），切碎，加白酒数滴，捣烂，包敷。每3 d换药1次（《全国中草药新医疗法展览会资料选编·外科》）
大白药	萝摩科植物大白药 *Marsdenia griffithii* Hook.f. 的全株	活血通络，止血接骨。主治跌打损伤，骨折，外伤出血，痈肿疔毒	1. 治骨折：大白药全株鲜品适量，捣烂，加酒加温后外敷患处（《云南中草药选》）。2. 治疮毒：大白药鲜品，捣烂外敷患处（《云南中草药选》）
铁草鞋	来源萝摩科铁草鞋 *Hoya pandurata* Tsiang［*H.longipandurata* W.T. Wang］，以叶入药	活血散瘀，解毒消肿。主治跌打损伤，骨折，疮疡肿毒	治无名肿毒：铁草鞋、石仙桃、重楼，同捣烂，敷患部（《云南思茅中草药选》）

续表

药名	来源	功能主治	临床鲜用
龙船花茎叶	茜草科植物龙船花 *Ixora chinensis* Lam. 的茎叶	散於止痛，解毒疗疮。主治跌打伤痛，风湿骨痛，疮疡肿毒	治跌打损伤，瘀血肿痛，疮疖痈肿：鲜（龙船花）茎、叶，捣烂，或全株晒干研粉，用水调敷患处（广州部队《常用中草药手册》）
山石榴	茜草科山石榴 *Randia spinosa*（Thunb.）Poir.［R.*dumetorum* Lam.］，以根、叶、果入药	祛瘀消肿，解毒，止血。主治跌打瘀肿，外伤出血，皮肤疥疮，肿毒	1. 治跌打瘀肿：鲜根捣烂，酒炒外敷（《广西本草选编》）。2. 治外伤出血：鲜叶捣烂外敷，或用果研粉撒患处（《广西本草选编》）。3. 治皮肤疮疥：鲜果捣烂，放热水中搅拌，泛出白色泡沫，外洗（《广西本草选编》）
小红参	茜草科植物云南茜草 *Galium elegans* Wall.ex Roxb. 的根	活血舒筋，祛瘀生新，调养气血。主治风湿疼痛，跌打损伤，月经不调，经闭，带下，产后关节痛，肺痨咳血，头晕失眠，贫血	治贫血：鲜品，炖鸡服
天目木姜叶	樟科植物天目木姜子 *Litsea auriculata* Chien et Cheng 的叶	散瘀止痛。主治扭挫伤，跌打肿痛	治疗筋伤：天目木姜子叶和山天罗根捣烂，和酒糟或白酒作成饼，放在铁锹上烘干，包扎伤处，干燥后更换（《天目山药用植物志》）
水金凤	凤仙花科植物水金凤 *I Mpatiens nolitangere* L. 的花或根	活血通经，祛风除湿。主治月经不调通经经闭，跌打损伤风湿麻痹，脚气肿痛阴囊湿疹，癣疮癞疮	1. 治月经不调：鲜金水凤、益母草，煎水洗。2. 治阴囊湿疹：用鲜（水金凤）捣烂，取汁外搽。3. 治脚气：取鲜水金凤，捣烂，敷患处或煎水洗
霸王七	凤仙花科植物野凤仙花 *Rhizoma I Mpatientis* Textori. 的块茎	活血解毒。主治跌打损伤，瘀肿疼痛，腹痛，臁肿疮毒，毒蛇咬伤	1. 治脚生肥毒：霸王七，捣绒涂患处。2. 治毒蛇咬伤，伤口红肿疼痛：万年巴鲜品适量，捣烂敷患处

续表

药名	来源	功能主治	临床鲜用
刺苞南蛇藤叶	卫矛科植物刺南蛇藤 *Celastrns flagellaris* Rupr. 的叶	活血散瘀，清热解毒。主治跌打损伤多发性疖肿，毒蛇咬伤	治蛇咬伤：鲜刺苞南蛇藤叶，捣烂酌加雄黄、烧酒调匀敷伤口周围
女娄菜	石竹科女娄菜属植物女娄菜 *Silene aprica* Turcz. [*Melandrium apricum*（Turcz.）Rohrb.] 的全草	活血调经，下乳，健脾，利湿，解毒。主治月经不调，乳少，小儿疳积，脾虚浮肿，疔疮肿毒	1. 治痈肿：罐罐花、牛毛毡各适量。2. 治疔疮疖肿，毒蛇咬伤：女娄菜全草。3. 治毒蛇咬伤：杏香兔耳风，水煎服，外用鲜全草适量，捣烂敷或加食盐
倒扣草	苋科植物粗毛牛膝 *Achyranthes aspera* L. 的全草	活血化瘀，利尿通淋，清热解表。主治经闭，痛经，月经不调，跌打损伤，风湿关节痛，淋病，水肿，湿热带下，外感发热，疟疾，痢疾，咽痛，疔疮痈肿	1. 治血滞经闭：倒扣草、马鞭草鲜全草，水煎服，调酒敷，2. 治跌伤筋缩疼痛：破布粘鲜全草一握，和头发一团，煎汤熏洗，每日一次，可长洗。3. 治腘窝脓肿：虎鞭草鲜全草，酒水炖服，渣捣烂敷患处。4. 治冻疮：鲜倒扣草、生姜，水煎外洗，未溃以溃均宜
土牛膝	苋科植物牛膝 *Achyranthes bidentata* Blume 的野生种及柳叶牛膝 *Achyranthes longifolia*（Makino）Makino [A.*Bidentata* Bl.var.*Longifolia* Makino]、粗毛牛膝 *Achyranthesaspera* L、钝叶上牛膝 *Achyranthes aspera* L.var.indica L. 的根及根茎	活血祛瘀，泻火解毒，利尿通淋。主治闭经，跌打损伤，风湿关节痛，痢疾，白喉，咽喉肿痛，疮痈，淋症，水肿	1. 治水疔：土牛膝不拘多少，捣烂入盐少许，和匀敷疔上，半日即愈。2. 治一切喉症：鲜土牛膝根，洗净捣烂取汁，重汤炖温，频频漱之，极效。3. 治烂疮累治不可者：用土牛膝并盐泥捣栏，敷患处（《普济方》）。4. 治急性中耳炎：鲜土牛膝适量，捣汁，滴患耳（《江西草药》）

续表

药名	来源	功能主治	临床鲜用
小血藤叶	五味子科植物铁箍散 *Schisandra propinqua*（Wall.）Baill.Var. *Sinensis* Oliv. 的叶	散瘀止血，解毒消肿。主治疮疖肿毒，乳痈红肿，外伤出血，骨折，毒舌咬伤	1. 治疮疖肿毒：小血藤叶、破血丹、蒲公英、南瓜子、牵牛花根，共捣烂敷患处，也可煎汤外洗（《陕西中草药》）。2. 治外伤出血，疮疖肿毒：鲜（铁箍散）叶配田边菊，捣烂敷或研粉撒布（《湖南药物志》）。3. 治骨折：小血藤叶，捣烂外敷（《秦岭巴山天然药物志》）
香胶木	樟科植物倒卵叶黄肉楠 *Actinodaphne pilosa*（Lour.）Merr. 的树皮	活血止痛，解毒消肿。主治跌打伤痛，坐骨神经痛，胃痛，疮疖肿痛	治胃痛，坐骨神经痛：香胶木浸酒服（《广西民族药简编》）
毛叶三条筋	樟科植物香面叶 *Lindera caudata*（Nees）Hook.f. 的根、叶及树皮	活血止痛，理气止痛。主治跌打损伤瘀肿疼痛，外伤出血	治扭伤：毛叶三条筋、臭牡丹叶、曼陀罗叶，捣敷患处（《云南思茅中草药选》）
紫楠根	樟科植物紫楠 *Phoebe sheareri*（Hemsl.）Gamble 的根	活血祛瘀，行气消肿，催产。主治跌打损伤，水肿腹胀，孕妇过月不产	1. 治跌打损伤：紫楠鲜根，捣烂煎水，米酒为引服。2. 催产：紫楠鲜根，煎水服（《草药手册》）
铁棒锤	毛茛科植物铁棒锤 *Aconitum pendulum* Busch［*A. szechenyianum* Gay.］和伏毛铁棒锤 *Aconitum flavum* Hand.-Mazz.［A.*anthora* L.var. *gilvum* Maxim.］的块根	活血祛瘀，祛风除湿，消肿止痛。主治跌打损伤骨折，瘀肿疼痛，风湿腰痛，痈肿恶疮，无名肿毒，冻疮	1. 治疗冻疮：铁棒锤以醋磨汁涂患处。2. 治刀伤：铁棒锤、芋儿七、冰片、麝香，共为细粉。外敷伤处。3. 治冻疮：铁棒锤以水磨汁，涂患处

续表

药名	来源	功能主治	临床鲜用
耧斗菜	毛茛科耧斗菜属植物小花耧斗菜 *Aquilegia viridiflora* Pall.，以全草入药	活血调经，凉血止血，清热解毒。主治痛经，痢疾	治疗功能性子宫出血：鲜小花漏斗菜、鲜仙鹤草、鲜地榆、鲜益母草，水煎服（《全国中草药汇编》）
獐耳细辛	秘茛科植物獐耳细辛 *Hepatica nobilis* Schreb. var.asiatica（Nakai）Hara［*Hepatica asiatica* Nakai；*Anemone hepatica* auct.non L.；*A. hepatica* L.var.*asiatica*（Nakai）Hara］的根茎	活血祛风，杀虫止痒。主治筋骨酸痛	1. 治疗筋骨酸痛：獐耳细辛鲜根加黄酒，红糖盛碗内加盖蒸熟，早晚饭前各服一次。2. 治癣疮：先用新鲜生姜涂患侧，再用新鲜獐耳细辛捣烂绞汁外涂，每日数次（《安徽中草药》）
假耧斗菜	毛茛科植物假耧斗菜 *Paraquilegia microphylla*（Royle）Drunmm.et Hutch.［*Isopyrum microphyllum* Royle］的叶或地上部分	活血祛瘀。主治跌打损伤，经闭痛经，外伤出血，金疮伤口久不愈合，崩漏下血	治疗伤口久不愈合：假耧斗菜适量，研末或鲜品，捣烂外敷
岩萝卜	毛茛科植物尾囊草 *Urophysa henri*（Oliv）Ulbr.［*Isopyrum henryi* Oliv.］的根茎和叶	活血散瘀，生肌止血。主治跌打肿痛，创伤出血冻疮	治疗外伤出血：尾囊草仙根，捣烂敷或研末撒布
绿包藤	防己科植物波叶青牛胆 *Tinospora crispa*（L.）Hook.f.et Thoms.［*Menispermum crispum* L；*T.mastersii* Diels］的藤茎	活血消肿，清热解毒，止痢截疟。主治跌打损伤骨折，毒蛇咬伤，痈疖肿痛，痢疾，疟疾	1. 治骨折，软组织挫伤：刀伤鲜千里找根适量，冲绒配方外包，七天换一次。2. 治毒蛇咬伤，痈疖疮肿，无名肿痛：用鲜绿包藤适量，捣烂包

续表

药名	来源	功能主治	临床鲜用
银线草	金粟兰科植物银线草 *Chloranthus japonicus* Sieb. 的全草	活血化瘀，祛风除湿，解毒。主治跌打损伤，风湿痹痛，风寒感冒，肿毒疮疡，毒蛇咬伤	1. 治跌打损伤骨折，扭伤：鲜品食盐各适量，共捣烂，烘热敷患处，同时可用鲜品水煎服或干品研末服。2. 治疮疖，疥癣等皮肤病：取鲜品捣碎外敷用。3. 治无名肿毒：银线草鲜根，洗净捣烂，加黄酒少许，调敷患处
四叶细辛	金粟兰科植物多穗金粟兰 *Chloranthus multistachys* Pei 的根及全草及根茎	活血散瘀，消肿解毒。主治跌打损伤骨折，痈疖肿痛，毒蛇咬伤，皮肤瘙痒	1. 治跌打损伤：（四叶细辛）根磨酒外搽，或配落新妇捣烂加醋少量外敷（《湖南药物志》）。2. 治骨折：鲜多穗金粟兰根适量，捣敷，用杉皮或黄柏皮包扎固定（《江西草药》）。3. 治咽喉肿痛：（多穗金粟兰）根配朱砂根，淘米水磨汁含漱，并可内服少量（《湖南药物志》）。4. 治蛇伤：无名肿毒鲜多穗金粟兰根适量，甜酒少许，捣敷（《江西草药》）
及己	金粟兰科植物及己 *Chloranthus serratrs* (Thunb.) Roem.et Schult. 的根	活血散瘀，祛风止痛，解毒杀虫。主治跌打损伤骨折，经闭，风湿痹痛，疮疖疖肿，皮肤瘙痒，毒蛇咬伤	1. 治痈肿疮毒：鲜及己根葱白，各适量白矾少许，同捣烂敷患处，干则更换。2. 治毒蛇咬伤：及己适量加米泔水，少许捣烂敷患处
护心胆	罂粟科紫堇属植物尖距紫堇 *Corydalis sheareri* S.Moore［*C.sua-veolens* Hance］的全草或块茎	活血止痛，清热解毒。主治胃痛腹痛，泄泻，跌打损伤，痈疮肿毒，目赤肿痛	治疮痈肿毒，目赤肿痛，毒虫毒蛇咬伤：鲜红花鸡距草，捣烂敷患处
博落回	罂粟科博落回属植物博落回 *Macleaya cordata* (Willd.) R.Br. 的全草	散瘀，祛风，解毒，止痛杀虫。主治痈疮疔肿，臁疮，痔疮，湿	1. 治脓肿：博落回鲜根，适量酒糟少许，捣烂外敷。2. 治蜈蚣，黄蜂咬伤：取新鲜博落回茎折断有黄色

续表

药名	来源	功能主治	临床鲜用
		疹，蛇虫咬伤跌打肿痛，风湿关节痛，龋齿痛，顽癣，滴虫性阴道炎及酒皶鼻	汁液流出，以汁搽患处
石芥菜	十字花科植物紫花碎米荠 *Carda mine tangutorum* O.E.Schulz 的全草	散瘀通络，去湿止血。主治跌打损伤，风湿痹痛，黄水疮，外伤出血	治骨折脱臼：龙骨七、苎麻根、糯稻秧八棱麻各适量，共捣烂外敷患处
山乌柏叶	大戟科乌柏属植物山乌柏 *Sapium discolor*（Champ.ex Benth.）Muell.Arg. 的叶	活血，解毒，利湿。主治跌打损伤，毒蛇咬伤，湿疹，过敏性皮炎，缠腰火丹，乳痈	1. 治毒蛇咬伤：山乌柏叶、紫背金牛等分。共捣烂，敷患处四周。2. 治青竹蛇咬伤：生山乌柏叶，一半生嚼服；一半捣烂，敷患处四周。3. 治妇女乳痈：山乌柏叶适量，砂糖少许。共捣烂，敷患处（1 ~ 3 方出自《广西民间常用草药手册》）。4. 治脚趾湿痒：山乌柏鲜叶加牡荆叶、枫杨叶等量，捣汁涂（江西《草药手册》）
白乳木	双子叶植物药大戟科植物白木乌柏 *Sapium japonicum*（Sieb.et Zucc.）Pax et Hoffm. 的根皮	散瘀血，强腰膝。主治劳伤，腰膝酸痛	治漆中毒：白乳木鲜叶，捣汁外搽（《青岛中草药手册》）
野花椒叶	芸香科植物野花椒 *Zanthoxylum simulans* Hance 的叶	祛风除湿，活血通经。主治风寒湿痹，闭经，跌打损伤，阴疽，皮肤瘙痒	1. 治风湿痛：鲜野花椒叶、鲜白芙蓉叶、鲜艾叶、生姜、麻油，合锅内炸至各药焦黑为度，去药取油，擦患处，以愈为度。2. 治阴股疽及附骨疽：鲜野花椒叶，酒制 3 次，合糯米饭捣烂，调酒敷患处（1 ~ 2 方出自《泉州本草》）

续表

药名	来源	功能主治	临床鲜用
野花椒皮	芸香科植物野花椒 *Zanthoxylum simulans* Hance 的根皮或茎皮	祛风除湿，散寒止痛，解毒。主治风寒湿痹，筋骨麻木，脘腹冷痛，吐泻，牙痛，皮肤疮疡，毒蛇咬伤	1. 治积劳损伤，胸腹酸痛麻木：野花椒鲜根，水煎，兑黄酒红糖，早晚饭前各服 1 次，忌酸辣、芥菜、萝卜等（江西《中药手册》）。2. 治毒蛇咬伤：①野花椒根，水煎 2 次，分 2 ~ 3 次服，每日 1 剂。并用野花椒根（去芯）适量，捣烂，加烧酒少许调匀，敷患处，每日换药 1 ~ 2 次（江西《草药手册》）
海鹞鱼胆	魟科动物赤魟 *Dasyatis akajei*（Müller et Henle）、花点魟 *Dasyatis uarnak*（Forskal）及其近缘种的胆囊	散瘀止痛；解毒敛疮。主风湿性关节痛，跌打肿痛，疮疖，溃疡	治跌打伤痛：（红点魟）鲜鱼胆用水蒸气熏后晒干，浸酒服用
鳡鱼尾	鲇科动物鲇鱼 *Silurus asotus*（Linnaeus）的尾	活血通络。主口眼歪斜	口眼歪斜：活鲇切尾尖，朝吻贴之
鼠肝	鼠科动物褐家鼠 *Rattusnorvegicus* Berkenhout 和黄胸鼠 *Rattusflavipectus* Milne-Edwards 的肝脏	化瘀，解毒疗伤。主治肌肤破损，聤耳流脓	治箭簇不出：鼠肝捣烂外涂
寄居蟹	活额寄居蟹科艾氏活额寄居蟹 *Diogenes edwardsii*（de Haan）、下齿细螯寄居蟹 *Clibanarius infraspinatus* Hilgendorf 及寄居蟹科动物长腕寄居蟹 *Pagurus samuelis*（Stimpson）[P.*ge minus* McLaughlin] 等多种寄居蟹去螺壳的全体	活血散瘀，止痛消肿。主治瘀血腹痛，跌打损伤，淋巴结肿	1. 治瘀血腹痛：寄居蟹，瓦焙研末，黄酒冲服，每日 2 次。2. 治眩晕耳鸣：寄居蟹，酒炒加冰糖煎服（1 ~ 2 方出自《中国药用海洋生物》）

续表

药名	来源	功能主治	临床鲜用
蝤蛑	梭子蟹科动物日本蟳 *Charybdisjaponica*（A.Milne-Edwards）或其近缘动物的全体	活血化瘀，消食，通乳。主治血瘀经闭，产后瘀滞腹痛，消化不良；食积痞满；乳汁不足	治乳汁不足：蝉蚌2个，煮熟食之（《山东药用动物》）
青蟹	梭子蟹科动物锯缘青蟹 *Scylla serrata*（Forskal）的全体	化瘀止痛，利水消肿，滋补强壮。主治产后腹痛，乳汁不足，体虚水肿	治水肿：青蟹全体1只，同糯米煮食（《中国药用海洋生物》）
山螃蟹	溪蟹科动物束腹蟹 *Paratelphusa*（Paratelphusa）chongi Wu 的全体	活血止痛，散瘀消癥。主治产后血瘀腹痛，癥瘕积块，跌打伤痛	治棒疮疼：山螃蟹捣烂敷（《滇南本草》）
蟹爪	弓蟹科动物中华绒螯蟹 *Eriocheir sinensis* H.Milne-Edwards 和日本绒螯蟹 *Eriocheir japonicus*（de Haan）的爪	破血，催生。主治产后血瘀腹痛，难产，胎死腹中	治小儿解颅：生蟹足、白敛。上二味捣末，以乳汁和敷颅上（《千金要方》生蟹足傅方）
蟹壳	弓蟹科动物中华绒螯蟹 *Eriocheir sinensis* H.Milne-Edwards 和日本绒螯蟹 *Eriocheir japonicus*（de Haan）的甲壳	散瘀止血；解毒消肿。主蓄血发黄；血瘀崩漏；痈疮肿毒；走马牙疳；毒虫螯伤	治乳岩：生蟹壳数十枚，放砂锅内焙焦，研细末，每服二钱，陈酒冲服，不可间断（《串雅内编》）
山蛩虫	山蛩科动物燕山蛩 *Spirobolus bungii* Brandt 的全体	破瘕积聚，解毒肿。主治瘕积聚，胁下痞满，无名肿毒，瘰疬，亚疮，疠风，白秃	1. 治急性扁桃体炎：千脚虫、鲜赤葛各适量，捣绒包颈部（《泉州本草》）。2. 治颈淋巴结结核：千脚虫1条，五倍子，捣烂醋调外敷（《万县中草药》）

续表

药名	来源	功能主治	临床鲜用
蟑螂	蜚蠊科大蠊属动物美洲大蠊 *Periplaneta americana*（Linnaeus）、澳洲蜚蠊 *Periplaneta australasiae*（Fabricius）、蜚蠊属动物东方蜚蠊 *Blatta orientalis* Linnaeus. 的全体	散瘀，化积，解毒。主治症瘕积聚，小儿疳积，喉痹，乳蛾，痈疮肿毒，虫蛇咬伤	1. 治儿府初起：蟑螂，去头、足、翅，新瓦培干，常与食之（《百草镜》）。2. 治无名肿毒：蟑螂十个，盐一振，同捣烂敷之，留头（《慈航活人书》）。3. 治疗疮：蟑螂大者七个，去头、足、壳，将砂糖少许同捣烂，敷疗四围，露出头（《纲目拾遗》）。4. 解诸疗毒：灶上红蟑螂五个，研烂，热酒冲服，取汗为度（《养素园传信方》）。5. 治诸毒恶疮：蟑螂捣石灰敷之（《纲目拾遗》引《严氏家用方》）。6. 治吐血：蟑螂五个，止去妞净，在火盆净瓦上培干，为末，用湿腐皮包一个，滚汤吞下。每日如此，吞五日，不可间断（《纲目拾遗》）

第二十四章　涌吐药

药名	来源	功能主治	临床鲜用
大串连果	大戟科植物土密藤 *Bridelia stipularis*（L.）Bl. 的果实	催吐，解毒。主治草乌等药物中毒	解草乌、五棱金刚、曼陀罗、雪上一枝蒿中毒，鲜大串连果，捣烂白开水送服（《全国中草药汇编》）

第二十五章　拔毒化腐生肌药

药名	来源	功能主治	临床鲜用
绣线菊叶	蔷薇科植物粉花绣线菊 *Spiraea japonica* L.f. 的叶	解毒消肿，去腐生肌。主治阴疽瘘管	治慢性骨髓炎：绣线菊，鲜叶捣烂或干叶研粉适量，加烧酒敷瘘管口，胶布固定，每 2 d 换药 1 次，连敷 3 ~ 4 星期（《浙江民间常用草药》）
楸叶	紫葳科植物楸 *Catalpa bungei* C.A.Mey. 的叶	消肿拔毒，排脓生肌。主治肿疡发背，痔疮瘰疬，白秃	1. 治一切肿毒：不问硬软取楸叶十重敷肿上，旧帛裹之，日三易之，当重重有毒气为水流在叶上。冬月取干叶，盐水浸软，或取根皮捣烂傅之皆效。止痛消肿，食脓血，胜于众药（《本草纲目》引《范汪方》）。2. 治小儿眼有障翳：楸叶三两（嫩者）捣烂，以纸裹，更将泥重包，著猛火烧之，候泥干即取出，去泥，入水少许，令如稀塘，即贮入瓷合中，每日一度，点一绿豆许（《圣惠方》）
鹅蛋壳	鸭科动物家鹅 *Anser cygnoides orientalis* L. 的卵壳	拔毒排脓，理气止痛。主治痈疽脓成难溃，疝气，难产	治痈疽无头：用新生鹅蛋壳烧灰存性，为末，醋调敷，出脓血（《纲目拾遗》引《急救方》）
乌桕子	大戟科乌桕属植物乌桕 *Sapium sebiferum*（L.）Roxb. 的种子	拔毒消肿，杀虫止痒。主治湿疹，癣疮，皮肤皲裂，水肿，便秘	1. 治湿疹：乌桕种子（鲜）杵烂，包于纱布内，擦患处（《闽东本草》）。2. 治竹木刺入肉：乌桕种子合冷饭粒，捣烂敷患处，刺即逐渐浮出（《泉州本草》）

第二十六章　其　他

芙蓉花叶

【来源】锦葵科植物木芙蓉 *Hibiscus mutabilis* L. 的叶。

【性味归经】味平，性辛。归肺、肝经。

【功能】凉血，解毒，消肿，止痛。

【主治】痈疽焮肿，缠身蛇丹，烫伤，目赤肿痛，跌打损伤。

【化学成分】

木芙蓉叶的主要化学成分为黄酮苷、酚类、氨基酸、鞣质、还原糖、甾类化合物和挥发油类成分。黄酮苷作为其主要化学成分，主要包括：芸香苷、山柰酚-3-O-β-芸香糖苷、山柰酚-3-O-β-刺槐双糖苷和山柰酚-3-O-β-D-(6-E-对羟基桂皮酰基)-葡萄糖苷等；酚类化合物主要为：2-甲氧基-3-(烯丙基)-苯酚和2-甲氧基-4-乙烯基苯酚；甾体类化合物主要为β-谷甾醇和胡萝卜苷；有机酸包括：二十五烷酸、二十四烷酸、延胡索酸、阿魏酸、咖啡酸等11种化合物。此外，木芙蓉叶中含有Pb、Cd、Cr、Cu、Hg、Se、As、Cu、Fe、Zn、Ni、Pb、Cd、Cr等多种微量元素。

【干燥方法】

将鲜芙蓉花叶除去杂质、洗净，用切片机切成3 cm左右的叶，速冻至-30 ℃，按照冻干曲线设定参数操作，最终加热温度设定为-50 ℃，真空度保持在50 ~ 70 Pa，到物料温度为50 ℃时为止。

【药理作用】

1. 抗炎镇痛　木芙蓉叶70%乙醇提取物能显著降低关节炎模型大鼠血清中肿瘤坏死因子（TNF-α）、白介素-6（IL-6）和一氧化氮（NO）等炎症因子水平，且降低程度与剂量呈依赖关系。通过观察二甲苯致小鼠耳肿胀和小鼠乙酸扭体反应试验，表明木芙蓉叶具有明显抑制二甲苯造成的耳非特异性肿胀作用；有实验表明木芙蓉叶有一定的镇痛作用。

2. 抑菌　采用药敏纸片法和二倍稀释法进行观察，结果发现，木芙蓉叶70%乙醇提取物对革兰氏阴性和革兰氏阳性菌均有不同程度的抑制作用。

3. 治疗肝损伤　有实验表明，木芙蓉叶对 CCl_4 诱导的大鼠肝损伤具有保护作用，而且对其产生的肝纤维化有抑制和减轻作用。

4. 对肾缺血再灌注损伤的保护　有实验表明，木芙蓉叶有效成分能防止肾脏缺血再灌注损伤，原因可能与抑制 IL-1 等的生成有关。

5. 其他　木芙蓉叶的提取物对 2 型糖尿病具有一定的治疗作用，其中的阿魏酸和咖啡酸对 α- 葡萄糖苷酶具有一定的抑制作用。此外，木芙蓉叶也具有一定的抗病毒作用。

【毒理研究】

芙蓉叶水煎剂腹腔注射的半数致死量为 22 g/kg；灌胃给药最大耐受量为 100 g/kg。长期毒性：分别给大鼠每日灌胃 10 g/kg、14 g/kg、20 g/kg 连续 2 个月，狗分别灌服 4 g/kg、8 g/kg 连续 2 个月，动物一般状态正常，心电图、血液学、肝、肾功能等均在正常范围内。病理学检查也无明显病理损害，局部刺激试验提示芙蓉叶水煎剂对粘膜无刺激性，过敏试验也未见过敏反应。

【古代鲜用】

《本草图经》：敷贴肿毒。

《滇南本草》：可箍疮出头。

《本草纲目》：清肺凉血，散热解毒。治一切大小痈疽肿毒恶疮，消肿排脓止痛。

《玉楸药解》：清风泄热，凉血消肿。

《民间常用草药汇编》：外用接骨。

【现代鲜用】

1. 炎症感染　将鲜木芙蓉叶捣烂，加赤小豆粉，以蜂蜜调匀，外敷用于治疗小儿痄腮。对于软组织挫伤、感染，用木芙蓉鲜叶配以生地黄、郁金、桃仁，捣烂混匀，外敷于患处。将新鲜木芙蓉叶捣烂配以茶油进行调合，外敷用于治疗急性乳腺炎，且对母体及新生儿或婴儿无毒副作用。

2. 乳房疾病　取新鲜木芙蓉叶捣烂涂于乳房胀痛部位，用于治疗乳汁不通。用新鲜嫩木芙蓉叶配以生地黄，捣烂后直接敷于乳房上，可迅速消肿止痛并能回乳。

3. 烫伤　用新鲜木芙蓉叶捣烂敷于烫伤患处，或用干木芙蓉研成极细末，加少许冷开水调成糊状敷于伤部，可治疗烫伤。

4. 局部化脓性感染　取木芙蓉叶、花晒干，研粉过筛，加凡士林调制成 1∶4 软膏，外敷患处（已溃者敷四周）；亦可制成纱条用作疮口引流。每日或隔日换药 1 次。治疗疖、痈、蜂窝织炎、乳腺炎、深部脓肿等外科感染，早期能消肿、止痛、促进吸收，中晚期可加速局限，破溃排脓。应用过程中未发现有中毒、局部皮炎或其他并发症。

【防范措施与禁忌】

1.《民间常用草药汇编》：孕妇忌服。

2.《四川中药志》1960 年版：非实热者忌用。

【中药小故事】

早年间，东海边有座大山，山旁有个平湖。平湖边上有间小屋，里面住着一个名叫芙蓉的美丽姑娘。她心地善良，平日里谁家有困难，她总是主动去帮忙。她又很勤劳，劳作之余，就在平湖里种上一大片芙蓉花，述喂养着一大群嘎嘎叫的雁鹅儿。远远近近没人不夸她好的。

这是一个夏天的早晨，芙蓉姑娘坐在平湖边的一块石头上，正照着碧蓝清澈的湖水梳头。忽然，有条癞水獭游过来了，它摇晃着癞皮脑袋说："好漂亮的姑娘啊，不如嫁给我吧。我家住大海，大海里的珍奇宝贝都是我的，你会吃穿不愁，不但不用辛苦劳作，还会有享不完的荣华富贵哩。"芙蓉姑娘鄙夷地说了声："我不希罕！"转身就走进小屋去了。癞水獭讨了个没趣，走了。

有一天，芙蓉姑娘坐在木桶里，手划湖水，在荷叶丛中穿梭忙碌着摘莲蓬。突然荷叶丛中划来一只小船，船上站着个油尖粉面的花花公子，他扯起破锣似的嗓子："姑娘、姑娘"地叫个不停，芙蓉姑娘看见这类花花公子就讨厌，顺手抓起个大莲蓬，"砰"的一声掷过去，正好掷在那花花公子船前的水中，溅了他一身水花，那花花公子气愤地走了。

这一天晌午，芙蓉姑娘坐在湖边洗衣裳，突然被人从后边一推，就掉进平湖里去了。吃了几口水之后，就觉得昏天暗地什么也不知道了。可等她醒来一看，有个头戴大凉帽的人正讨好地对她说："好漂亮的姑娘啊。我在对面山上砍柴，见你掉进湖里，就赶忙跑过来把你救起来了。"善良的芙蓉姑娘相信了，说："谢谢你，谢谢你！"活没说完，突然平湖上的雁鹅嘎嘎地叫起来，一只大雁鹅飞过来，啄落了那人头上的大凉帽。哎呀，原来来是癞水獭变的呀，但癞水獭变得了人形，可变不了那癞脑袋。芙蓉姑娘吃了一惊，忙骑上一只雁鹅飞进了平湖。

癞水獭一见芙蓉姑娘飞走了，又气又急，立即现了原形，跟着冲进平湖要追芙蓉姑娘。平静的湖水立刻起了波涛，湖面上刮起了大风。芙蓉花的叶子都竖起来了，飞旋翻滚，裹住了癞水獭使它喘不过气来。癞水獭忍受不住了，就拼命挣扎，一下撞在山岩上，山石轰隆隆滚落下来，压住了癞水獭。它想从石头下逃出来，可怎么挣扎也出不来了，只露出了一张大嘴巴，还在"哇哇"叫唤，吐着瀑布似的水呢。

癞水獭死了。芙蓉姑娘呢，据老辈人说，她骑著雁鹅飞到远方去了。可是，水獭仍然害怕芙蓉叶，这就是直到今天，在池塘养鱼的人们为什么总要在池塘上种上儿株芙蓉的原因了。

毛茛（外用）

【来源】毛茛科毛茛属植物毛茛 *Ranunculus japonicus* Thunb. 的全草及根。

【性味归经】味辛，性温。归肝、胆、心、胃经。

【功能】退黄，定喘，截疟，镇痛，消翳。

【主治】黄疸，哮喘，疟疾，偏头痛，牙痛，鹤膝风，风湿关节痛，目生翳膜，瘰疬，痈疮肿毒。

【化学成分】

毛茛的化学成分主要包括：内酯类化合物、黄酮类化合物、生物碱类成分，此外还有皂苷、挥发油、有机酸等多种成分。内酯类化合物是毛茛的代表性成分主要包括：原白头翁素、白头翁素、小毛茛内酯、滨蒿内酯、东莨菪内酯、毛茛苷元、异毛茛苷元和二氢毛茛苷元等；黄酮类化合物作为毛茛的特征性成分含有小麦黄素、木犀草素、5-羟基-6,7-二甲氧基黄酮、5-羟基-7,8-二甲氧基黄酮、荭草素、异荭草素、芹菜素-6-C-β-D-葡萄糖苷-8-C-α-L-阿拉伯糖苷、小麦黄素-7-O-β-D-葡萄糖苷等；皂苷类化合物均为齐墩果酸型三萜皂苷，包括常春藤皂苷和齐墩果酸两种；生物碱类成分较为简单，目前分离得到的主要为季胺类生物碱。

【干燥方法】

将鲜茅根除去杂质、洗净，用切片机切成 3 ~ 5 mm 的段，速冻至 −30 ℃，按照冻干曲线设定参数操作，最终加热温度设定为 −50 ℃，真空度保持在 50 ~ 70 Pa，到物料温度为 50 ℃时为止。

【药理作用】

1. 抗炎镇痛　有实验说明毛茛总苷具有抗炎作用；采用小鼠热板法和扭体法实验观察毛茛的镇痛作用，实验证明，毛茛总苷能提高小鼠热刺激体表的痛阈值，延长热板痛反应时间，抑制醋酸刺激腹腔粘膜引起的痛反应，减少各鼠的扭体次数，毛茛总苷具有一定的镇痛作用。

2. 抑菌　毛茛中的化学成分原白头翁素具有很强的抑菌作用，能抑制结核菌的生长；白头翁素对葡萄球菌、链球菌、白喉杆菌、大肠杆菌均具有一定的抑菌作用。

3. 抗组胺　喷雾呼入 1% 原白头翁素，可降低豚鼠因吸入组胺而致的支气管痉挛窒息的死亡率；并可使静脉注射最小致死量组胺的小鼠免于死亡。豚鼠离体支气管灌流实验证明，1% 原白头翁素可拮抗组胺对豚鼠离体回肠平滑肌的收缩作用。

4. 抗肿瘤　有实验发现，毛茛总苷对人胃癌细胞 MGC803 和人胰腺癌细胞

PATU8988 具有较好地增殖和抑制作用；观察 Annexin V/PI 双染实验，结果表明，毛茛总苷可诱导 MGC803 细胞凋亡。

5. 对心血管系统　制备离体蛙心和大鼠离体胸主动脉环，结果证明，毛茛总苷具有抑制异丙肾上腺素及去甲肾上腺素诱导的蛙心收缩作用和大鼠胸主动脉环收缩作用；建立离体心脏缺血－再灌注损伤模型，将毛茛总苷通过蠕动泵灌流进行给药，实验结果表明，毛茛总苷对缺血－再灌注导致的心肌损伤具有良好的保护作用。

【毒理研究】

毛茛具有一定的毒性，其中的有效成分原白头翁素具有刺激性，为糜烂性毒剂。高浓度有接触过久，可引起皮肤发泡，粘膜充血；内服可引起剧烈胃肠炎和中毒症状。

【古代鲜用】

《本草拾遗》：主恶疮痈肿疼痛未溃，捣叶敷之，不得入疮，令人肉烂。主疟，令病者取一握微碎，缚臂上。子和姜捣涂腹，破冷气。

《民间常用草药汇编》：外用治癣癞。

《江西民间草药》：治偏头痛，眼生翳膜，黄疸，鹤膝风。

《本草推陈》：外用为皮肤刺激药。治瘰疬，关节炎，关节结核，骨结核，支气管喘息，及一切阴疽肿毒未溃者。

《重庆草药》：治鱼口及蛇咬伤。

【现代鲜用】

1. 传染性肝炎　采集新鲜毛茛全草，并连根须，洗净阴干切碎，加入食盐少许，捣成药糊，敷于列缺穴，肝俞或上臂三角肌范围内，足三里。敷药 20 ~ 60 min 左右，发泡比较大的，可用注射器吸出液体。

2. 风湿性关节痛、关节扭伤等　取新鲜毛茛全草适量，洗净，捣烂如泥，盛入一药瓶盖内，敷于所选穴位或患部皮肤，再用胶布固定瓶盖。敷贴时间为 2 h，水肿、起水泡，用针刺破，待黄水流尽，预防感染。

3. 胃痛　取鲜毛茛洗净捣烂，加少许红糖调匀，置于有凹陷的橡皮瓶塞（如青霉素瓶塞）内，翻转贴在胃俞、肾俞 2 穴（或加肓门、梁丘、阿是穴），局部有蚁行感即弃去。如发泡，不必刺破，任其自行吸收。偶有感染，可用消毒敷料保护。

4. 牙痛　用毛茛鲜叶 2 ~ 4 g，洗净后捣如泥状，清洁口腔及患部牙缝中的积垢，将药敷龋齿孔洞中，待流涎水、牙痛症状完全消失后，清除药渣，用水漱口。

【不良反应】

毛茛含有强烈挥发性刺激成分，与皮肤接触可引起炎症及水泡，内服可引起剧烈胃肠炎和中毒症状，但很少引起死亡。内服超量使口腔粘膜糜烂，可能出现头晕、头痛、呕吐、食欲不振、乏力、腹痛、腹泻、或便秘、舌痉挛，甚至吐血、瞳孔散大、肾炎、肾出血，偶见烦躁不安。如误入眼中，可发生结膜炎，或角膜溃疡等。

【防范措施与禁忌】

1. 毛茛有毒，一般不作内服。

2. 皮肤有破损及过敏者禁用，孕妇慎用。

3. 如误入眼中，可用3%硼酸水冲洗。口服中毒后，用0.5%药用炭混悬液洗胃（或用清水），然后给大量乳汁及粘性饮料，保护胃粘膜。用4%碳酸氢钠液洗口腔或擦洗皮肤。

其他鲜药

药名	来源	功能主治	临床鲜用
土常山	虎耳草科绣球属植物蜡莲绣球 *Hydrangea strigosa* Rehd. 及伞形绣球 *Hydrangea chinensis* Maxim. 的根	截疟，消食，清热解毒，祛痰散结。主治疟疾，食积腹胀，咽喉肿痛，皮肤癣癞，疮疖肿毒，瘿瘤	治跌伤肿痛，疮疖肿毒：（土常山）鲜根捣烂敷（《湖南药物志》）
阳桃花	酢浆草科植物阳桃 *Averrhoa carambola* L. 的花蕾	截虐，止痛，解毒，杀虫。主治疟疾，胃痛，漆疮，疥癣	治疟疾：阳桃花，水煎，于发作前2～3 h服，肝脾大者用鲜阳桃适量，捣烂绞汁（《福建药物志》）
毛叶巴豆	大戟科巴豆属植物毛尾叶巴豆 *Croton caudatus* Geisel.var.*tomentosus* Hook. 的全株	截虐镇痛，舒筋活血。主治疟疾高热不退，惊痫抽搐，风湿痹痛，骨折，跌打损伤	治风湿性关节炎：毛叶巴豆、蔓荆子、石灰各适量，捣烂包敷患处（《云南思茅中草药选》）
假连翘	马鞭草科植物假连翘 *Duranta repens* L. 的果实	截疟，活血止痛。主治疟疾，跌打伤痛	治跌打胸痛：鲜假连翘，捣烂热酒冲（《福建中草药》）
六月合	荨麻科植物长圆楼梯草 *Elatostema oblongifolium* Fu ex W.T. Wang 的全草	消肿止痛，清热解毒。主治骨折，扭伤肿痛，疮肿，风热感冒	治疮肿：小水药捣烂，敷患处
铁包金	鼠李科藤状 Berch emia lineata（L.）DC. 或矮灌木	消肿解毒，止血镇痛，祛风除湿。主治痈疽疔毒，咳嗽咯血，消化道	1. 治疔疮：老鼠草捣烂加盐花少许，敷患处并用白菊甘草煎服。2. 治外痔：老鼠耳鲜草头（洗净切片），

续表

药名	来源	功能主治	临床鲜用
		出血，跌打损伤烫伤，风湿骨痛，风火牙痛	猪尾口头一节，水适量，炖服。3. 治肺结核：铁包金鲜根白及水煎服
醉马草	豆科植物小花棘豆 *Oxytropis glabra* DC. 的全草	止痛镇静。主治关节疼痛，牙痛，神经衰弱，皮肤瘙痒	治神经衰弱：鲜醉马草。水煎服（《沙漠地区药用植物》）
冻绿叶	鼠李科植物冻绿 *Rhamnus utilis* Decne. 的叶	止痛，消食。主治跌打内伤，消化不良	治跌打内伤，冻绿叶，捣烂冲酒服
茉莉根	木犀科植物茉莉 *Jas minum sambac*（L.）Ait. 的根	麻醉，止痛。主治跌打损伤及龋齿疼痛，亦治头痛，失眠	1. 治骨折、脱臼、跌打损伤引起的剧烈疼痛：茉莉根、接骨木、洋金花、透骨消（连钱草）各适量，捣烂，酒炒包患处（《四川中药志》1979 年）。2. 治头顶痛：茉莉根、蚤休根，捣烂敷痛处；并先以磁针轻扎头部（《湖南药物志》）
自消容根	豆科植物大猪屎豆 *Crotalaria assamica* Benth. 的根	养血降压。主治跌打损伤，高血压病	治高血压病：用（自消容）鲜根，炖猪瘦肉服（《全国中草药汇编》）
续随子茎中白汁	大戟科植物续随子 *Euphorbia lathyris* L. 的茎中白色乳汁	祛斑解毒，敛疮。主治黯，白癜，蛇伤	治蛇咬伤：续随子鲜茎中白浆汁，滴入伤口（《四川中药志》1960 年）
朴树根皮	榆科朴属植物朴树 *Celtis tetrandra* Roxb. 的根皮	祛风透疹，消食止泻。主治麻疹透发不畅，消化不良，食积泄痢，跌打损伤	治跌打扭伤：朴树鲜根皮，捣烂外敷，或取根皮炖瘦猪肉服